TRAITÉ

DES

MALADIES DU SEIN

Paris. — Imprimerie de L. MARTINET, rue Mignon, 2.

TRAITÉ

DES

MALADIES DU SEIN

ET DE

LA RÉGION MAMMAIRE

PAR

A. VELPEAU

Membre de l'Institut (Académie des sciences) et de l'Académie impériale de médecine,
professeur à la Faculté de médecine de Paris,
chirurgien de l'hôpital de la Charité, etc.

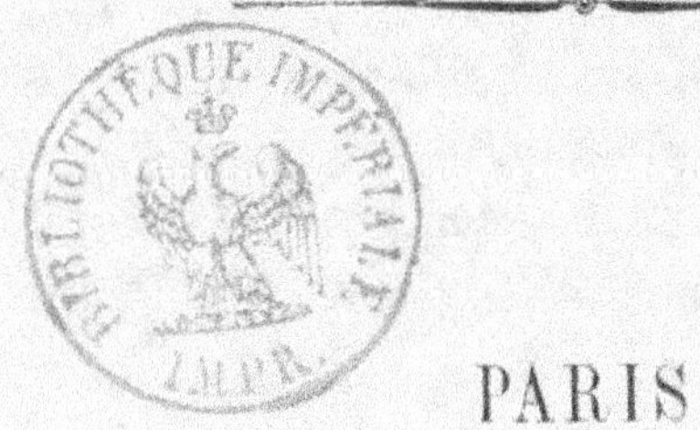

PARIS

LIBRAIRIE DE VICTOR MASSON

PLACE DE L'ÉCOLE-DE-MÉDECINE.

1854

PRÉFACE.

Un traité des maladies de la mamelle manquait aux praticiens français, et les articles de Boyer, d'A. Cooper, de nos dictionnaires, consacrés à ce groupe d'affections, n'en peuvent plus tenir lieu actuellement. L'ouvrage que je livre au public a pour but de combler en partie cette lacune. Il est commencé depuis plus de trente ans. Quelques uns des faits qui lui servent de base ont été recueillis à l'hôpital de Tours, au début de mes études médicales, sous la direction de maîtres habiles, V.-O. Gouraud et M. Bretonneau. Le service des grands hôpitaux, une consultation devenue nombreuse et une pratique assez étendue, m'ont permis de réunir, sur l'ensemble du sujet, près de deux mille observations nouvelles. Le résultat de mes recherches soit anatomiques, soit cliniques, et les doctrines qui en découlent, ont du reste été partiellement exposés à diverses reprises depuis 1822 (1). L'enseignement dont je suis chargé à la Faculté m'y ramène en effet chaque jour, ainsi que le prouvent une foule d'articles de journaux ou de thèses (2). Mes premières communications eurent même un

---

(1) *Revue médicale*, 1825, t. II, p. 257, 326. — *Revue médic.*, 1825-1826. — *Arch. gén. méd.*, 1826-27, etc.

(2) Voyez entre autres : de Berigny (*Gazette des hôpitaux*, 1835, n° 465, etc.), Duchesne (thèse de Paris, 1839, n° 283), Colomb (1841, n° 14), Traichet (1843), Pareja (1844, n° 207), Gaffarot (1846, n° 71), Tizon (1847, n° 42), Moisin (1851, n° 230), Doré (1851, n° 218), Robelin (1852, n° 32), etc.

certain retentissement dans la presse comme au sein des Académies dès 1824 et 1825 (1), et l'article MAMELLE du *Répertoire des sciences médicales*, qui paraît avoir servi de point de départ aux mémoires importants de M. Nélaton sur les inflammations, et de A. Bérard sur les tumeurs du sein, montre où j'en étais sous ce rapport en 1839 : des fragments nombreux de mon œuvre d'aujourd'hui se trouvent ainsi depuis longtemps dans le domaine public.

L'examen, l'étude, la discussion de faits qui se renouvellent sans cesse au lit des malades, en ont sans cesse aussi retardé la rédaction complète. L'impulsion une fois donnée, il fallait suivre le mouvement. Forcé de les soumettre journellement au contrôle de la pratique, j'ai dû modifier, épurer peu à peu mes opinions au foyer des lumières toujours nouvelles qui jaillissent incessamment de l'expérience et de la réflexion. Aussi est-ce un livre que j'ai refait plusieurs fois.

Ce ne sont pas les matériaux qui lui manquent en tous cas ; nul n'en a, je crois, une pareille masse pour appui. Il en est résulté que, sans négliger absolument ceux de mes devanciers, j'ai cependant pu, presque partout, me contenter des miens. Sous ce rapport, mon embarras a même été grand. Les observations que je possède auraient exigé à elles seules plus d'un volume. Je me suis résigné à n'en donner que quelques unes, en résumant la plupart des autres dans de simples tableaux. A l'appui de ces observations, des dessins nombreux eussent été nécessaires ; mais le prix du livre en eût souffert, et mon but était de le mettre à la portée de tout le monde.

Des trois parties principales qui le composent, la première, celle qui traite des inflammations, n'a pas besoin, je pense, de

____

(1) Mémoire sur un cas remarquable de maladie cancéreuse, 1825.

justification préalable. Fondée sur l'anatomie chirurgicale, la classification que j'ai adoptée, susceptible en outre de s'associer à toute autre, pourra être perfectionnée, modifiée ; mais il n'est guère possible, ce me semble, d'en rejeter le fond.

Les deux autres sections, celles qui se rapportent aux tumeurs bénignes et aux tumeurs malignes, ne sont pas dans le même cas. Les discussions auxquelles je me suis livré, à leur occasion, dans divers écrits et au sein des sociétés savantes, en 1825 comme en 1844, laissent assez voir que mes efforts ont toujours eu pour principal mobile le désir d'enlever à la catégorie des cancers celles de ces tumeurs qui, par leur nature, peuvent ou doivent en être séparées. La confusion était telle, les difficultés du sujet sont si grandes, que trente années de recherches assidues sont loin d'avoir suffi pour dissiper en entier, à cet égard, les ténèbres et l'incertitude.

Un résultat important a été obtenu, cependant : on peut admettre comme démontré, dès à présent, que sur quatre cents cas de tumeurs confondues sous le titre de *cancer*, il y en a près de cent qui ne sont pas cancéreuses, et qu'il est possible maintenant de distinguer au lit des malades. De nouvelles études, les progrès naturels de la science, permettront d'élever encore ce chiffre, j'en ai la conviction. Si, plus j'avance, plus la proportion des tumeurs bénignes est considérable dans mes tableaux, on n'en conclura pas, sans doute, qu'il y a plus de ces tumeurs aujourd'hui qu'autrefois ; non, c'est uniquement parce que, les diagnostiquant mieux, il est tout simple que j'en augmente le nombre en quelque sorte d'année en année. Il y a donc lieu d'espérer que, partant de cette base, les chirurgiens pourront un jour réduire de beaucoup encore le cercle du véritable cancer.

Les tumeurs bénignes elles-mêmes ne sont pas toutes de

même espèce. Ayant souvent confondu ces tumeurs entre elles, j'en ai donné d'abord des descriptions qui, s'appliquant aux unes, ne devaient point convenir aux autres. De là les noms divers dont je me suis servi tour à tour pour les désigner. Il est essentiel d'en former déjà au moins deux groupes, l'un pour les tumeurs réellement hypertrophiques, l'autre pour les tumeurs de nouvelle formation. La jeune école de Paris, se fondant sur les données du microscope, ne sépare point ces deux groupes, qu'elle embrasse sous le titre commun d'hypertrophie partielle de la mamelle. Pour les micrographes, en effet, les tumeurs non cancéreuses du sein sont dues à l'accumulation de l'épithélium dans les radicules des galactophores et à l'hypertrophie d'un certain nombre d'*acini* mammaires. Satisfaisante pour le premier groupe, cette doctrine ne m'a point paru applicable au second.

Les vraies tumeurs hypertrophiques diffèrent par tant de caractères des tumeurs adénoïdes, qu'il est difficile de ne pas les en distraire. Cette année même, au mois de mai, puis au mois de novembre, j'en ai eu deux nouvelles preuves des plus concluantes. Chez une première malade, jeune femme forte, bien réglée, mère de deux enfants, comme chez la deuxième, demoiselle âgée de quarante-quatre ans, gibbeuse, de constitution et de santé chétives, la tumeur, du volume d'un œuf, ramollie vers le centre, ne se distinguait pas du tissu mammaire, avec lequel on la voyait se continuer de toutes parts sans ligne de démarcation appréciable. Mises en regard de tumeurs adénoïdes enlevées aux mêmes époques chez d'autres femmes, ces tumeurs en étaient aussi différentes par la forme qu'un lipôme le serait d'une hypertrophie de la langue, par exemple. La composition microscopique est la même, il est vrai, dans les deux cas ; mais j'ai dit dans le corps de l'ouvrage la confiance que mérite un pareil témoignage.

Je dois ajouter ici un fait d'une certaine importance. Chez une femme opérée d'une énorme adénoïde (10 livres) dix-huit mois auparavant, il est survenu sous le bord du grand pectoral une tumeur secondaire, globuleuse, mobile, que j'ai pu enlever par simple énucléation, et qui avait d'ailleurs toute la physionomie des autres tumeurs adénoïdes, soit avant, soit après l'opération. Or, M. Follin, qui l'a examinée avec grand soin au microscope, m'a remis la note suivante :

« Cette tumeur était formée de deux parties différentes. L'une, » corticale, dense, de consistance fibreuse, d'un blanc grisâtre, légèrement opaline, criait sous le scalpel et ne laissait écouler à la pression qu'un liquide séreux, transparent, » tout à fait distinct du suc lactescent des tumeurs cancéreuses. » L'autre, la partie centrale de la masse, était formée surtout » par des dépôts jaunâtres, grumeleux, mêlés en certains points » avec du sang non décoloré. Au microscope, la partie corticale » était formée par les éléments suivants : 1° en grand nombre, » des corps allongés, ellipsoïdes, pourvus d'un noyau central, » terminés en bouts arrondis ou effilés ; 2° des corps fusiformes » très allongés, légèrement renflés au centre et munis de » queues souvent très longues. Ces corps en fuseau, rappro» chés de façon à former un groupe assez serré, constituaient » la partie fondamentale du tissu.

» Quant à la portion centrale, elle ne m'a montré aucune » structure déterminée. Je n'y ai trouvé que des agrégats fi» brineux et quelques globules sanguins (c'étaient là des dépôts » sanguins en voie de décoloration). »

Ainsi il n'y avait point, dans cette tumeur, de cellules épithéliales, de culs-de-sac, d'éléments mammaires, et cependant comment nier qu'elle fût de même espèce que celle du sein ?

Et qu'est-ce que c'était que cette tumeur secondaire qui avait le volume des deux poings, qui ne ressemblait en rien aux ganglions lymphatiques, sinon une tumeur par dépôt ou de nouvelle formation?

La malade dont je viens de parler était à peine guérie, qu'il en est entré une autre dans la même salle, avec une tumeur adénoïde comme je n'en avais jamais vu, une tumeur du poids d'environ 20 kilogrammes. La bénignité de cette tumeur ne s'en était pas moins maintenue, quoique, d'après les doctrines vulgaires, elle eût toute la physionomie de l'encéphaloïde, et que, de composition hypertrophique pour le microscope, elle fût étrangère au tissu mammaire proprement dit.

La pratique et la science se réunissent donc pour demander que, provisoirement au moins, les tumeurs adénoïdes ne soient pas confondues avec les simples hypertrophies partielles de la mamelle, pas plus que les corps fibreux avec les hypertrophies de l'utérus.

Quant aux cancers véritables, il m'a été très difficile de les classer. Les recherches microscopiques dont je sollicitais déjà l'intervention en 1830, et que j'ai favorisées en toute occasion, n'ont pas encore, selon moi, fourni de notions assez fixes pour servir de base à une bonne détermination des tumeurs. J'ai d'ailleurs prouvé sans réplique, je crois, contrairement à la prétention des micrographes avancés : 1° que la *cellule* dite *cancéreuse* n'est pas l'élément spécifique du cancer; 2° que des cancers bien constatés ne contiennent point cette cellule; 3° que cette cellule a été trouvée dans des tumeurs non cancéreuses.

Afin d'ôter tout prétexte au doute sous ce rapport, je ne me suis servi que des faits vérifiés par les micrographes eux-mêmes, par M. Lebert surtout. La *Physiologie patho-*

logique et le *Traité du cancer* de cet auteur, aussi loyal que laborieux, indiquent en effet qu'une foule de tumeurs tirées de ma pratique ont été examinées, analysées par lui. Nous avons, par conséquent, vu les mêmes faits. S'il s'était borné à affirmer l'existence de certaines formes de globules dans les tumeurs dont il parle, s'il s'en était tenu à l'anatomie pathologique en un mot, je n'aurais rien à lui objecter, je ne me serais pas vu, à regret, dans la nécessité de repousser ses interprétations soit théoriques, soit pratiques, au sujet de la cellule cancéreuse.

Sans parler de M. Müller et de quelques autres anatomistes éminents de l'Allemagne qui nient la spécificité de la cellule à noyaux, je ferai remarquer que M. Alquié de Montpellier, que M. Michel de Strasbourg, que MM. Marjolin, Robert, Forget, etc. (1), à Paris, sont arrivés, de leur côté, à des conclusions semblables aux miennes.

M. Lebert, et, après lui, M. Robin, ont le tort, selon moi, de poser en fait ce qui est toujours en question, à savoir, que telle cellule déterminée forme l'élément fondamental de chaque espèce de tumeur. Pour établir que toute tumeur formée de cellules homœomorphes doit être rangée dans la classe des tumeurs bénignes, de même que toute tumeur où existe la cellule hétéromorphe est nécessairement un cancer, ils ont marché, ils ont conclu trop vite. Avancer que le cancer des lèvres, que les cancers de la face, de l'anus, de l'utérus, de la verge, que le cancer des téguments, en général, ne sont que des follicules hypertrophiés ou des amas d'épithélium ; que les verrues, les cors, les poireaux, les productions cornées, les stéatomes, et ces sortes de cancers sont de nature identique(2),

(1) *Union médic.*, 1852-1853.
(2) Voyez Mayor, thèse, 1846, n° 8.

paraîtra, même *à priori*, toujours étrange aux chirurgiens expérimentés. Avant Sertuerner, l'analyse ne constatait dans l'opium que les éléments de la gomme ; fallait-il en conclure que la gomme et l'opium étaient identiques ?

Conséquent avec sa doctrine, M. Lebert n'a point hésité à soutenir que les ulcères, les boutons, les tumeurs, les végétations des lèvres, du visage, etc., étudiés par les chirurgiens sous le nom de *noli me tangere*, de dartres rongeantes, de cancers cutanés, n'étaient pas des cancers, n'étaient que des *pseudo-cancers*, des *cancroïdes*, et que, complétement enlevées par l'opération, ces tumeurs n'étaient point susceptibles de se reproduire ; qu'on s'expliquerait ainsi pourquoi les cancers des lèvres, par exemple, ne repullulant que sur place, ne sont pas ordinairement suivis de récidives.

Deux erreurs existent sous ces propositions. D'abord, il n'est pas vrai que les cancers des lèvres soient exempts de récidives ; peut-être même repullulent-ils avec autant d'opiniâtreté que le cancer des mamelles. Il est certain ensuite qu'une fois opérés, ils reviennent aussi bien à distance que sur place, et qu'ils peuvent se généraliser. Je le savais, il y a dix ans, comme aujourd'hui ; mais les micrographes m'objectaient alors qu'on avait dû confondre jusque-là dans la pratique les tumeurs épithéliales avec de véritables cancers, et que, pour cette raison, les observations antérieures aux recherches modernes n'étaient pas de mise dans la question. Une semblable fin de non-recevoir ne pouvait avoir aucune valeur à mes yeux ; car il m'était facile de voir que le cancroïde est bien la maladie que les chirurgiens ont toujours opérée sous le titre de *cancer*.

Cependant le fait, venant d'un homme comme M. Lebert, valait la peine d'être examiné. Je me suis donc remis à l'œuvre.

Tous les cancroïdes que j'ai rencontrés ont été soumis à l'examen du microscope, et, je ne crains pas de l'affirmer, jamais les micrographes ne m'ont vu prendre une tumeur de ce genre pour une autre au lit des malades. Or, il est résulté de ma pratique nouvelle, que les pseudo-cancers repullulent comme les cancers réels, avec une ténacité déplorable.

N'osant plus le nier, M. Lebert a d'abord répondu que la récidive pouvait tenir à ce qu'une partie du mal avait échappé au bistouri. Nouvelle erreur : les cancroïdes ne reviennent pas seulement au voisinage du bouton primitif ; ils se manifestent sous la mâchoire, sous l'oreille, dans les ganglions lymphatiques du cou, aussi bien que sur les confins de la cicatrice. Repoussée sur ce point, la doctrine cellulaire s'est retranchée dans une autre proposition aussi peu fondée que la précédente : si le cancroïde retentit parfois à une certaine distance de son foyer primordial, ce n'est dû moins, disent les partisans de cette doctrine, que dans l'atmosphère lymphatique de la région, et jamais on ne le voit se répandre dans les viscères ; s'il se multiplie, enfin, c'est à la manière des tumeurs scrofuleuses ou des tubercules, mais non à la façon des véritables cancers. Vain refuge, qu'est venue détruire aussi la saine observation ! J'ai vu le cancroïde de la lèvre repulluler, sans continuité aucune, dans l'épaisseur des os, dans le corps, dans la branche de la mâchoire, tantôt du côté correspondant, tantôt du côté opposé, et quelquefois même dans la mâchoire supérieure, alors que le mal avait débuté par la moitié inférieure du visage ; je l'ai vu en outre se reproduire dans le foie et ailleurs. J'ai vu plus encore. Chez un homme dont le cancroïde labial, enlevé deux ans auparavant, ne contenait que des éléments épithéliaux, la tumeur secondaire, qui

s'est développée sous la mâchoire et dans la région parotidienne, a présenté une proportion considérable de cellules
cancéreuses! Chez une malade de M. Maisonneuve, la tumeur
d'une des moitiés de la mâchoire est chargée de cette cellule;
la récidive a lieu dans l'autre moitié de l'os, et cette nouvelle
tumeur, enlevée au bout de quelques mois, ne contient que des
éléments fibro-plastiques! L'examen des objets a été fait par
les plus habiles micrographes.

Ainsi, pas d'illusion, le cancroïde est un cancer. Il ronge,
il désorganise de proche en proche; il se répand par continuité
et par dissémination, au voisinage et à distance, par le système
lymphatique ou de toute autre façon, comme le cancer; il
ne guérit jamais de lui-même et il finit toujours par amener
la mort; aucun traitement, ni topique ni interne connu, n'en
triomphe, et sa destruction par l'instrument tranchant ou par
les caustiques est à peu près aussi souvent suivie de repullulation que celle du cancer proprement dit.

Quand même il ne se reproduirait que dans le champ lymphatique de la région, dès qu'on en admet la léthalité fatale,
quel avantage y aurait-il au surplus à ne pas en faire un cancer?
Dire que la mort aura lieu par désorganisation des parties
atteintes et non par infection générale, ne consolerait guère le
malade, je suppose, puisque d'une façon comme de l'autre
il doit en mourir.

La cellule *fibro-plastique* est dans le même cas que la cellule
épithéliale. Il ne m'a jamais paru possible qu'un élément qui
fait la base des tissus fibreux naturels, des indurations phlegmasiques, du chancre induré, des ganglions hypertrophiés, des
corps fibreux de l'utérus, des végétations conjonctivales, etc.,
pût être l'élément spécifique de tumeurs malignes. Etonnés
eux-mêmes du fait, les micrographes ont essayé de faire passer

toutes les productions fibro-plastiques dans la catégorie des tumeurs bénignes, quoique plusieurs d'entre elles aient été rangées jusque-là parmi les cancers, et que, par malheur, il faille les y laisser.

Les tumeurs napiformes, chondroïdes, bien que fibro-plastiques, ne repullulent pas seulement sur place, ou parce qu'il en est resté après l'opération ; comme les cancroïdes, comme les cancers, elles repullulent surtout à cause de leur nature propre. Après l'amputation de la jambe, du pied ou de la main, je les ai vues repulluler dans le corps de la cuisse ou du bras. Quand elles reviennent, il est même assez rare que ce soit dans les ganglions lymphatiques, quoique ce ne soit pas non plus par continuité de tissu.

Parmi les exemples de généralisation de ces tumeurs tirés de ma pratique, il en est trois qui me paraissent juger la question sans appel.

Un adulte (trente-deux ans), Siméon Delaporte (1), est opéré trois fois de tumeurs chondroïdes à la cuisse ; le mal repullule encore, on ampute le membre. Le malade meurt quelques mois plus tard, et, à l'autopsie, on découvre une foule de tumeurs fibro-plastiques dans les deux poumons, tumeurs dont la nature a été constatée au microscope par M. Verneuil, et par M. Follin, qui m'a remis la note suivante comme pouvant être ajoutée à l'observation de M. Giraudet :

« La plèvre droite offrait un épaississement de plusieurs travers de doigt, et dans les deux poumons on constatait une grande quantité de noyaux de volume variable, d'un tissu analogue à celui qui se trouvait dans le moignon.

» L'examen microscopique, fait avec soin, ne montre, dans

(1) Voyez Giraudet, thèse, n° 184, Paris, 1852.

ces productions pathologiques, que les éléments habituels du tissu fibro-plastique ; dans la plèvre, les corps fusiformes étaient bien développés ; dans le tissu médullaire du fémur, on constatait quelques globules fibro-plastiques parfaitement distincts. »

Une jeune fille, forte, parfaitement constituée, entre à l'hôpital avec une tumeur napiforme de la partie supérieure du bras gauche. Cette tumeur, qui acquiert rapidement le volume du corps d'un adulte, en se ramollissant, amena la mort au bout de quelques mois. A l'autopsie, on trouva les poumons remplis de tumeurs de même nature. Dans le troisième cas, c'était un sarcocèle, chez un jeune sujet ; après la castration, des tumeurs nouvelles s'étaient développées dans le ventre.

Avant la mort, les micrographes, se fondant sur l'existence des fuseaux fibro-plastiques, sur l'absence de la cellule cancéreuse, ont soutenu contre moi, que dans ces trois cas, il s'agissait de tumeurs homœomorphes, bénignes par conséquent, et, sur le cadavre, ils ont constaté la nature fibro-plastique des tumeurs internes. L'observation du sarcocèle date de 1847. M. Lebert m'a remis à cette occasion trois notes détaillées, relatives, l'une à la tumeur des bourses, l'autre aux tumeurs du ventre pendant la vie, et la troisième aux résultats de l'autopsie (1), notes qui

(1)   AU MOMENT DE L'OPÉRATION.

« Un jeune homme de dix-huit ans, dans le service de M. Velpeau, offre un sarcocèle fibreux du testicule. La castration a dû être pratiquée ; la tumeur a été prise pour cancéreuse ; cependant elle n'en offre guère les caractères. »

Nulle part on ne fait sortir par la pression de suc ressemblant au suc cancéreux, et en raclant fortement avec le scalpel on n'en obtient autre chose qu'un suc transparent, comme synovial.

En examinant le tissu de cette tumeur au microscope, on peut se convaincre aisément qu'on n'a affaire qu'à une tumeur *fibro-plastique ordinaire* et même des mieux conditionnées.

Par places le tissu fibreux est complétement organisé, renfermant dans ses mailles de nombreux noyaux plastiques.

dix ans. Il en est de même d'une dame An... que j'ai opérée avec Mondat en 1832, que je n'avais plus revue, et dont j'ai eu l'occasion de constater la guérison persistante en novembre 1853.

Je conviens donc que, sous ce rapport, il est difficile de prouver aux micrographes qu'ils se sont trompés. Il leur sera toujours loisible de dire que, si elle ne s'est point annoncée jusqu'ici, la récidive se fera plus tard chez les malades que je donne comme guéries, ou de soutenir que, le microscope n'ayant pas été consulté, la nature cancéreuse du mal peut être révoquée en doute pour les guérisons de date ancienne. Mais j'ai trop de confiance dans leur bonne foi pour redouter une argumentation pareille. Reconnaissant qu'ils se sont trop hâtés de conclure, ils se remettront à l'œuvre, sans perdre de vue les notions que le microscope leur a déjà fournies. Ils arriveront ainsi, j'en ai le ferme espoir, à quelque autre découverte, à un résultat plus décisif pour la détermination des cancers. Personne plus que moi ne le désire assurément, et je saurai toujours gré à MM. Lebert, Robin et Follin de l'empressement qu'ils ont mis à examiner les tumeurs que je leur ai confiées dans ce but.

L'importance du sujet justifiera j'espère, aux yeux des chirurgiens, les pages précédentes et celles que je lui ai consacrées aux différents chapitres des cancers et des tumeurs adénoïdes.

N'ayant à m'occuper que des tumeurs de la mamelle, j'aurais pu laisser de côté toutes ces questions ; mais, de cette façon l'ouvrage ne se fût point trouvé au niveau de la science, et j'aurais couru risque de n'être pas compris. Il ne pouvait point entrer dans mon plan néanmoins de traiter à fond, à propos des tumeurs du sein, les divers problèmes de patho-

logie ou de micrographie qui concernent le cancer en général.
La science en est, sous ce rapport, à une période de rénovation
qui ne permet d'aller, je crois, ni plus ni moins loin, pour le
moment, sans sortir du raisonnable, de l'utile et du vrai.

La plupart des observations dont je me suis servi dans ce
livre ont été recueillies sous mes yeux et sur mes indications
plutôt que par moi-même. Quatre à six jeunes gens ont été
chargés de ce travail, chaque année. Plus de cent médecins y ont par conséquent pris part. Parmi les plus distingués, je me fais un devoir de citer MM. Richet, Jarjavay,
Deville, Gubler, Delpech, Follin, Morel-Lavallée, devenus
hommes notables, agrégés à la Faculté, médecins ou chirurgiens des hôpitaux ; ainsi que MM. L. Corvisart, L'Allier, Blain,
Tenain, Demeaux, Blot, Poumet, Gimelle, Boulard, Houel,
Béraud, Foucher, qui ont déjà marqué dans divers concours.
Indiquer tous ceux qui exercent avec distinction soit dans les
départements, soit à l'étranger, ou qui, à Paris même, se sont
contentés du rôle de simples praticiens, serait trop long. Je
dois mentionner encore le nom de deux disciples plus nouveaux, MM. Barbereau et Roby, qui ont concouru avec intelligence à la confection de mes tableaux statistiques, et celui de
M. Camus, qui a dessiné une grande partie des tumeurs que
représentent les planches.

Je conviens aussi que, dans plusieurs de ses parties, ce
travail n'est encore qu'une ébauche ; qu'au point de vue
scientifique ou doctrinal, comme sous le rapport pratique, il
doit attendre beaucoup de l'avenir. Des occupations de toute
nature, les exigences de devoirs nombreux, m'ont d'ailleurs
empêché de consacrer à sa rédaction tout le temps nécessaire.

Les questions qu'il embrasse ne sont pas de celles qui se
résolvent en un jour ou à volonté. Les faits dont elles ont be-

soin ne s'inventent pas, il faut attendre qu'ils se présentent d'eux-mêmes.

Que d'autres maintenant en discutent, en élucident les points litigieux ou obscurs, et je les en féliciterai sans arrière-pensée ; mes vœux les plus sincères suivront partout les travailleurs dont le but sera de mettre à jour ce qui reste de mystérieux dans les sujets que j'ai traités, dans les questions que j'ai soulevées ou agitées.

Paris, 15 décembre 1853.

TRAITÉ

DES

MALADIES DU SEIN.

Composée de grains terminaux (*acini*), de lobules sécréteurs, de conduits excréteurs, de filaments, d'aréoles, de cavités, de cloisons cellulo-fibreuses, de vaisseaux, de nerfs variés; entourée de tissu graisseux, d'une sorte de capsule, douée de fonctions intermittentes ou passagères, la glande mammaire est sujette à toutes les affections communes aux autres organes, aux autres glandes en grappe ou rameuses, et, de plus, à quelques maladies qui lui sont propres.

Sa forme, ses fonctions comme glande, sont d'ailleurs assez différentes dans les deux sexes et chez les enfants, pour que quelques unes des maladies du sein aient besoin d'être étudiées séparément chez la femme, chez l'homme, et avant l'âge de puberté.

Dans le jeune âge et chez l'homme, les tissus *spéciaux*, les canaux lactés, l'élément glanduleux lui-même, restés à l'état rudimentaire, ne se prêtent qu'à un petit nombre d'affections sérieuses; les loges, les vacuoles de la capsule, bien décrites en dernier lieu par M. Giraldès (1), confondues encore avec l'enveloppe cellulo-graisseuse, ne font point varier presque à l'infini, comme chez les nourrices, la forme ou la distribution des inflammations et des abcès.

____

(1) *Anatomie chirurgicale de la région mammaire, etc.*

PREMIÈRE PARTIE.

MALADIES DE LA RÉGION MAMMAIRE CHEZ LA FEMME.

Les affections de la mamelle de la femme se rangent en deux grandes catégories : 1° les maladies de nature bénigne, inflammatoires ou non inflammatoires ; 2° les maladies de nature maligne ou cancéreuses.

SECTION PREMIÈRE.

MALADIES DE NATURE BÉNIGNE.

J'entends par maladies bénignes celles qui, abandonnées à elles-mêmes, ne menacent pas fatalement l'existence, ou dont la guérison est la terminaison naturelle. J'en fais deux groupes, un pour les différents genres d'inflammation, l'autre pour les maladies qui sont d'abord, ou dans la suite, étrangères au travail inflammatoire.

CHAPITRE PREMIER.

MALADIES INFLAMMATOIRES.

Les inflammations du sein comprennent, soit au début, soit plus tard, les excoriations, les crevasses, les eczémas, les diverses sortes d'érysipèles, les engorgements laiteux, toutes les variétés de phlegmons. De ces diverses maladies, les unes s'attaquent de préférence au mamelon, d'autres à l'auréole, quelques unes aux conduits galactophores ; plusieurs d'entre elles affectent, presque exclusivement, à leur naissance, soit la glande seule, soit le tissu cellulo-graisseux.

Il ne faut point perdre de vue toutefois que, très souvent, établies de prime abord dans tel ou tel tissu, les maladies bénignes ne tardent pas à envahir les autres éléments de la région, soit un à un, soit plusieurs ensemble ou d'emblée.

ARTICLE PREMIER.

MALADIES, DIFFORMITÉS DU MAMELON ET DE L'AURÉOLE.

Presque toutes les affections inflammatoires du mamelon tiennent, de près ou de loin, à la gestation ou à la lactation. Il en est quelques unes, néanmoins, qui surviennent en dehors de ces deux fonctions et qui paraissent se rattacher plus spécialement à la structure de l'organe.

§ I. — Irritations eczémateuses.

1° *Mamelon*. — J'ai vu souvent le mamelon présenter un état squammeux tenant le milieu entre l'eczéma chronique et le psoriasis, chez des femmes qui avaient depuis longtemps cessé d'allaiter. Chez deux malades, les croûtes qui recouvraient le bout du sein, d'un gris verdâtre dans un cas, d'un gris jaunâtre dans l'autre, assez épaisses, fendillées, adhérentes, donnaient ordinairement lieu à un suintement sanguin, lorsqu'on cherchait à les détacher. Dans ces deux cas comme dans plusieurs autres, la maladie, qui datait de plusieurs années, était accompagnée de démangeaison, et d'ailleurs dépourvue de phénomènes inflammatoires notables. Il n'y avait au-dessous ni gerçure ni destruction de tissu, mais de simples excoriations. Tout indiquait que l'épiderme seul avait été détruit, que la face libre des lobules, des glandules de l'organe était le siége du mal. Le mamelon alors prend l'aspect d'une framboise ou d'une fraise et donne un peu l'idée du col utérin granulé.

Les frottements du sein contre la chemise ou le corset paraissaient en avoir été la cause dans quelques cas; mais j'en ai vu d'autres qui n'étaient pas nés de la même façon, si bien que cette affection s'établit évidemment sous l'influence de causes diverses, de causes qu'il n'est pas même toujours possible de bien préciser.

Une de mes malades fut débarrassée de son eczéma dans l'espace de quinze jours par de simples onctions avec la pommade au précipité. Chez une autre, l'eczéma finit par prendre un caractère ulcéreux, *ficoïde*, et l'on crut devoir y porter remède à la fin en excisant le mamelon ; la femme était âgée de quarante-sept ans.

Distincte des gerçures, des excoriations, des dégénérescences de mauvaise nature, cette lésion, en général peu grave, quoique assez tenace, est comparable jusqu'à un certain point à la blépharite ciliaire. Je me suis d'ailleurs assuré depuis quelques années que si la pommade au précipité blanc n'en triomphe pas, il est rare au moins de n'en pas venir à bout en touchant avec le nitrate d'argent ou le nitrate de mercure les surfaces exulcérées préalablement mises à nu ou décroûtées.

2° *Auréole.* — L'auréole est, plus encore que le mamelon, sujette aux affections eczémateuses. Chez un certain nombre de femmes, j'ai vu non seulement le mamelon et l'auréole, mais aussi toute l'étendue de la mamelle se couvrir d'eczémas simples ou impétigineux. Chez l'épouse d'un dentiste distingué de Paris, l'*eczema rubrum* était accompagné de douleurs lancinantes, d'une rougeur, d'un épaississement, d'une induration de la peau, tels que l'idée d'une affection cancéreuse était venue à l'esprit de quelques unes des personnes consultées. Cependant le mal, qui ne s'est jamais ulcéré, qui est resté limité à la superficie des téguments et qui a persisté près d'une année, qui est même revenu à trois reprises différentes avant de se dissiper définitivement, s'est éteint à la longue sans le secours de la chirurgie, sous l'influence de moyens médicamenteux assez simples.

J'ai vu l'eczéma de la mamelle occuper les deux seins, hors l'état de grossesse ou de couche, et faire naître des abcès.

Le plus souvent l'auréole ne se couvre que d'un eczéma

simple ; alors on voit autour du mamelon, sur un rayon de 3 à 4 centimètres, comme un disque rougeâtre ou grisâtre, croûteux, écailleux, fendillé, à la couleur duquel se joint une teinte jaunâtre ou verdâtre plus ou moins marquée. L'observation qui suit montre toute la simplicité de cette variété du mal.

OBSERVATION Ire. — 2 janvier 1840. Mlle K..., dix-sept ans, couturière, née à Bastia, bien réglée, d'une bonne constitution, entre à l'hôpital pour une maladie légère des deux seins. Elle avait eu au mois de juin précédent un abcès profond dans la mamelle droite. Cet abcès, pour lequel elle était entrée une première fois dans le service, nécessita plusieurs incisions et guérit en peu de temps. Elle était affectée en outre depuis près de six mois d'un eczéma autour du mamelon de ce côté. Une pommade lui fut donnée avec recommandation d'en enduire la région malade, matin et soir, une fois hors de l'hôpital. Guérie de son abcès, la jeune fille ne s'occupa plus de l'affection cutanée, qui non seulement augmenta du côté droit, mais encore ne tarda pas à s'établir sur la même région du côté gauche.

Avant que rien se remarquât au sein, il s'écoulait parfois un peu de sérosité roussâtre de la surface de l'auréole. Bientôt des plaques minces et jaunâtres, qui ne tardaient pas à tomber en laissant à découvert une surface rouge, s'établirent au pourtour du mamelon. La chute des premières pellicules croûteuses était promptement suivie de la formation de pellicules semblables, qui finissaient par se détacher à leur tour pour faire place à d'autres.

Aucune cause appréciable ne peut être donnée de la formation de ces eczémas chez la fille K..., qui a d'ailleurs été traitée chez elle par des cataplasmes de fécule de pomme de terre ou de mie de pain, mais sans succès.

Observé à l'hôpital, le mal occupe toute l'auréole, qu'il dépasse même un peu, du moins au sein droit. Il est caractérisé par une surface rouge, recouverte de pellicules minces ou de croûtes jaunâtres un peu soulevées. Des groupes de petites plaques rouges formées de vésicules fines se remarquent aussi sur divers endroits de la poitrine. La malade est tourmentée par une démangeaison vive et continuelle, qui la force à se gratter sans cesse. La santé est d'ailleurs parfaite sous tous les autres rapports. Elle sort de l'hôpital au bout de quelques jours, promettant de suivre chez elle le traitement qui lui est indiqué et qui consiste en des onctions avec la pommade au précipité blanc et l'usage d'une tisane altérante. S'étant représentée le mois suivant à la consultation publique, elle nous a mis à même de constater que son double eczéma n'existait plus.

Il ne faut pas croire, au surplus, que l'affection eczémateuse ou impétigineuse n'a lieu que chez les très jeunes femmes, les femmes enceintes ou chez les nourrices. Je l'ai plus souvent rencontrée hors l'état de gestation ou de couches que chez les femmes qui allaitent ; aucune période de la vie ne me paraît en préserver absolument la mamelle. Une femme âgée de trente-cinq ans, qui est restée quelques jours dans ma division, à la Charité, en 1834, m'en a offert un exemple bien conditionné, quoiqu'elle ne fût ni nourrice, ni enceinte, ni mal réglée, ni mal portante d'aucun côté.

Souvent aussi l'eczéma de l'auréole semble s'être développé sous l'influence de l'infection syphilitique.

OBSERVATION II. — En juillet 1837, je reçus à l'hôpital une jeune fleuriste, âgée de vingt ans, pour un eczéma du sein gauche. Le mamelon et l'auréole offrent une teinte rouge cuivré très prononcée. La surface en est humide et il en suinte incessamment une humeur roussâtre qui donne bientôt lieu à des croûtes d'un gris sale cuivré. Le mal date de six à huit mois et n'a pas changé d'aspect depuis son début jusqu'à présent. Une syphilis bien conditionnée a existé chez la jeune femme, qui est fille publique, et a été traitée, il y a cinq mois, à l'hôpital du Midi.

Le traitement par les topiques ne réussissant pas, le proto-iodure de mercure fut donné en pilules, et le mal céda dans l'espace de deux mois.

On observe souvent aussi l'eczéma du sein en même temps que des abcès chez les nourrices ou les nouvelles accouchées.

OBSERVATION III. — *Abcès de la mamelle droite (sous-mammaire), vingt-trois ans, domestique ; un enfant, n'a pas nourri. Ouverture spontanée, compression ; deux nouveaux abcès, incisions ; suppuration abondante, eczéma. Guérison en treize jours.*

21 janvier 1848. Femme d'un tempérament lymphatico-nerveux, taille moyenne, cheveux châtain clair, yeux gris ; n'est à Paris que depuis sept semaines. Ses règles ont paru à l'âge de quatorze ou quinze ans sans donner lieu au plus léger accident. N'a jamais été malade, n'a jamais eu aucune affection cutanée ; accouche le 13 octobre 1847 sans accident. L'enfant mourut à quatre semaines ; n'a pas nourri. Le 1er mois, santé très bonne, rien du côté des seins ; tisane et sel pour faire passer le lait. Au bout d'un mois, rougeur au niveau des mamelons, qui s'étendit à toutes les parties antérieures de la poitrine et jusqu'au niveau des limites de l'abdomen. Cette rougeur était unie ; la malade n'y a pas remarqué de boutons, n'a pas eu de fièvre, n'a point été obligée de garder le lit.

Premiers jours de janvier, douleurs dans les bras pendant quatre ou cinq jours ; le dimanche 9, un abcès s'ouvrit vers l'aisselle. Pas de douleur dans le sein : du 10 au 16 janvier, la fièvre survient ; le sein se tuméfie, un abcès se forme et s'ouvre le 17.

Aujourd'hui, la rougeur eczémateuse déjà signalée forme une sorte de zone sous le sein gauche et dans l'intervalle qui sépare les deux seins. La rougeur est vive, la peau comme gercée ; l'épiderme est soulevé sur certains points par un liquide blanchâtre puriforme ; la malade éprouve de vives démangeaisons.

La tuméfaction du sein a beaucoup diminué et occupe la partie inférieure du sein droit; c'est en ce point qu'existe l'ouverture spontanée de l'abcès; la peau en est un peu rouge. (Cataplasmes, pommade au précipité blanc.)

Le 23. Pus rougeâtre, douleurs vives, élancements dans le sein droit. La rougeur du sein gauche est moins vive et se couvre de croûtes. (Eau de Sedlitz.)

Le 24. Compression expulsive à la partie inférieure externe du sein.

Le 25. Suppuration moins abondante.

Le 27. La malade a beaucoup souffert sous le sein; la compression est enlevée : suppuration augmentée. (Cataplasmes.)

Le 28. Élancements, sensation de brûlure, nouvel abcès, incision qui donne issue à du pus jaune, sanguinolent.

29 février. Cataplasmes. La peau, siége de l'eczéma, est beaucoup moins rouge que précédemment; l'épiderme se desquamme par larges plaques.

Le 31. A gauche du mamelon le sein est tendu, douloureux, le siége d'un abcès fluctuant; incision dans ce point, du pus s'en écoule.

1er février. Aujourd'hui la malade ne souffre plus du tout.

Le 2. Sein toujours dur, un peu rouge. Il n'y a pas de tuméfaction, pas de douleur à la pression; trois plaies, l'une spontanée; les deux autres, résultats d'incisions: ne sont pas encore cicatrisées complétement. (Onguent de la mère sur les trois plaies.)

Le 3. La rougeur eczémateuse a presque complétement disparu; la desquamation continue à se faire.

Le 4. Les incisions sont cicatrisées; le sein est un peu rouge; l'eczéma est presque complétement guéri.

La malade sort le 7, débarrassée de son abcès et de son eczéma.

L'eczéma du sein peut exister sans qu'il y en ait la moindre apparence sur aucune autre partie du corps. Comme il peut à la longue dénaturer le mamelon ou l'auréole en ulcérant les tissus, il est prudent de l'attaquer de bonne heure, de ne pas en négliger le traitement.

Traitement. — Parmi les topiques usités en pareil cas, je me sers de préférence de ceux qui suivent :

1° Axonge lavée à l'eau de rose. . . . . 30 grammes.
   Bicarbonate de soude ou sulfure de chaux. 50 centigrammes.
Mêlez.
2° Cérat blanc à l'eau. . . . . . . 30 grammes.
   Précipité blanc ou calomel. . . . . 4 grammes.
   Camphre. . . . . 20 centigrammes.
Mêlez.

Après avoir fait tomber les croûtes au moyen de beurre frais ou d'un cataplasme de farine de lin, on enduit soigneusement la surface rouge avec l'une de ces pommades, ou bien encore avec la pommade soufrée, faite avec le beurre frais et le soufre en poudre plutôt qu'avec le soufre sublimé.

Du cresson écrasé et qu'on fait bouillir quelques minutes dans du beurre frais donne aussi une pommade qui n'est pas sans efficacité en pareil cas.

Si l'eczéma résiste à de tels moyens, on en triomphe en promenant sur toute la région dénudée un crayon d'azotate d'argent trois ou quatre fois dans l'espace de quinze à vingt jours.

Du reste, loin de s'exclure, ces divers remèdes viennent souvent au secours l'un de l'autre, et dans une foule de cas il est bon de les employer successivement ou alternativement.

Les topiques doivent, en outre, être le plus souvent secondés par les bains généraux, soit mucilagineux, soit sulfureux, soit alcalins. On donne en même temps à l'intérieur la tisane de patience et de bardane, ou de saponaire, ou de douce-amère, ou bien quelques eaux alcalines et rafraîchissantes.

§ II. — Excoriations.

Il ne s'agit point ici des excoriations causées par l'action des corps extérieurs ordinaires, de ces écorchures qui peuvent exister partout, et qui ne méritent pas plus une mention spéciale au sein que sur quelque autre région du corps que ce soit, mais bien des excoriations du mamelon des nourrices.

Les nouvelles accouchées qui allaitent pour la première fois sont fréquemment atteintes, dès le commencement, d'un ramollissement, d'une sensibilité très vive du mamelon. La surface de cet organe continuellement imbibé de lait, mâchonné par l'enfant, *s'attendrit* et se laisse excorier. Alors on en voit quelquefois la racine s'isoler, s'étrangler, se rétrécir, devenir plus particulièrement le siége d'excoriations, d'une sorte d'ulcération capable de la détruire en tout ou en partie et de le faire tomber.

Le mamelon prend, en pareil cas, la forme d'un petit champignon globuleux, d'un rouge vif, un peu jaunâtre, d'où suinte

Voici, du reste, une observation montrant les différences qui distinguent l'inflammation sous-cutanée de la phlegmasie glanduleuse du sein.

OBSERVATION X. — *Inflammation glandulaire du côté droit, incision de bonne heure, guérison tardive. — Phlegmon sous-cutané du côté gauche : incision, guérison prompte. Chez une nouvelle accouchée qui avait commencé à nourrir.*

Andrieux, dix-neuf ans, couturière, fille, bien constituée, habituellement très saine ; accouchée heureusement le 1er juin (première couche) ; a nourri pendant dix-huit jours, mais a toujours souffert des mamelons. Elle commença à souffrir des deux seins en même temps ; il y a trois jours ses douleurs ont été vives et accompagnées de fièvre ; ses seins sont devenus rouges seulement depuis cette époque.

4 juillet. Il y a une tuméfaction considérable du sein droit, dont la partie inférieure et externe est rouge, chaude, tendue, douloureuse à la pression, dure, sans fluctuation, mais avec un empâtement considérable. La tuméfaction se prolonge vers l'aisselle, où il y a des glandes engorgées, douloureuses. Incision au milieu de la partie rouge ; on enfonce le bistouri de presque toute la longueur de la lame sans rencontrer de foyer, des pressions font sortir quelques grumeaux de pus fort épais. La malade souffre beaucoup, et pendant près d'une demi-heure semble près d'éprouver des convulsions.

Au sein gauche, à un pouce au-dessous du mamelon, il y a un petit tubercule saillant où la fluctuation est manifeste. Une petite incision donne issue à du pus bien lié. (Quelques brins de charpie dans la plaie, cataplasmes ; soupes, tisane amère.)

6. L'incision de gauche est cicatrisée et l'abcès guéri ; dégorgement sensible du sein droit, mais presque pas de suppuration ; pus épais ; presque pas de douleur lorsque la malade est en repos ; pas de garderobe depuis sept jours. (Lavement laxatif, le quart.)

8 juillet. On a donné hier une potion huileuse à la malade, qui n'avait pas rendu son lavement. Elle a été une fois à la selle.

Depuis l'incision, la tuméfaction, la rougeur, l'induration n'ont que peu diminué ; pus toujours le même et en aussi petite quantité ; le tissu même de la glande s'engage à travers l'incision : la malade souffre plus que ces jours passés

9. Pas de changement apparent dans l'aspect du sein, qui cause cependant moins de douleur qu'hier. Bon sommeil, bon appétit. (Limonade citronnée.)

11. La malade a souffert d'un petit abcès à environ un pouce au-dessus et en avant de la première incision ; il en sort du pus épais. Constipation. (Lavement laxatif.)

12. Peu de changement dans l'aspect du sein. Les règles, venues il y a dix jours, coulent encore. (6 grains de seigle ergoté en trois paquets)

13. Petit abcès entre les deux incisions, le pus qui en sort est fort épais.

l'onguent populéum, le *cold-cream*, ou le simple cérat, échouent, je n'ai rien trouvé de mieux que des lotions avec une solution légère d'azotate d'argent ou de sulfate de zinc (5 à 10 centigrammes pour 30 grammes d'eau). Le calomel suspendu dans l'eau de guimauve est également un bon remède à essayer ; il en est de même des onctions avec la pommade au précipité blanc.

Seulement, la plupart de ces remèdes ne seraient pas sans quelques inconvénients, s'il en restait sur le mamelon au moment de la succion : l'eau de Saturne, l'onguent populéum, les solutions métalliques, les pommades mercurielles, etc., etc., de nature à compromettre ainsi la santé de l'enfant, ne doivent être mis en usage qu'à défaut des liniments vineux ou calcaires, ou de simple cérat. Toutefois, quand on a recours au mamelon artificiel, rien ne s'oppose à ce que les topiques les plus efficaces soient directement appliqués, dès le principe, sur les parties excoriées. Ainsi, lotions avec l'eau-de-vie ou l'eau alumineuse comme moyen préservatif ; lotions avec l'eau de Saturne ou l'eau de Goulard ; onctions avec le vin et l'huile, avec l'huile et l'eau de chaux, avec les pommades adoucissantes, la pommade rosat ou de concombre, avec le *cold-cream* ou avec la pommade au précipité blanc comme moyen curatif ; emploi d'un mamelon artificiel bien conditionné ; usage bien entendu des moyens de propreté, et soins extrêmes de la bouche de l'enfant, voilà l'ensemble des ressources que l'on doit opposer aux excoriations simples ou granuleuses du mamelon des nourrices.

§ III. — Crevasses ou gerçures.

Les nombreux follicules, les rides, les inégalités naturelles de la peau, l'union intime, l'homogénéité des divers éléments qui entrent dans la structure du mamelon, exposent cet organe à des espèces de gerçures ou de crevasses. Comme les excoriations qui en sont souvent le prélude, les gerçures du sein

trouvent en général leur source dans l'état humide ou conges-
tionné de la partie, et dans l'action qu'exerce la bouche de l'enfant sur le sommet de la mamelle.

On a pensé que l'âcreté de la salive, que les aphthes des nouveaux-nés, en étaient aussi une des causes occasionnelles les plus
ordinaires. M. Rossi a même soutenu (1845) que les aphthes
de l'enfant étaient à peu près la seule cause des gerçures du
sein. A en croire ce praticien, qui se fonde, dit-il, sur un grand
nombre de faits, l'état de la bouche du nourrisson se trans-
met alors purement et simplement par contagion au sein de la
nourrice.

La doctrine de M. Rossi ne doit être acceptée qu'avec réserve.
Il est vrai que le muguet, que les aphthes modifient parfois la
salive, les liquides de la bouche, au point de leur donner un certain degré d'âcreté, et que, par leur contact avec le mamelon,
ces liquides peuvent faire naître de l'irritation, des excoriations ;
mais il est difficile que des gerçures, des crevasses souvent
linéaires et assez profondes aient une pareille origine. Je me
suis donc demandé si l'on n'avait pas pris ici l'effet, une simple
coïncidence pour la cause, si l'état morbide du mamelon n'avait
point produit les aphthes au lieu d'en être la conséquence.
Il est au moins positif que plusieurs nourrices atteintes de
gerçures, et que j'ai observées, allaitaient des enfants dont la
bouche était parfaitement saine. J'ajoute que si, dans quelques
cas, le nourrisson a fini par être affecté d'aphthes, il en est
plus souvent encore resté exempt jusqu'après la guérison de sa
mère.

Le siége des crevasses du sein n'a rien de fixe. Tantôt sur un
point ou sur un autre de l'auréole, c'est d'autres fois sur le mamelon lui-même qu'elles se montrent de prime abord, tantôt à
sa racine, le plus souvent à sa surface. Quelques femmes n'en
ont qu'une ; le plus souvent il y en a deux ou même un plus
grand nombre. Leur longueur varie depuis 3 ou 4 millimètres
jusqu'à 1 centimètre ou 2. Assez superficielle d'abord, frangée,

inégale, la gerçure ne tarde pas à se régulariser en creusant les tissus, à dépasser en profondeur la couche tégumentaire. J'ai déjà dit qu'elles allaient dans certains cas jusqu'à éroder la racine du mamelon dont elles peuvent amener ainsi la chute.

Tiraillée, agrandie par le nouveau-né à chaque tentative de succion, la crevasse donne souvent lieu à un écoulement sanguin notable, à des douleurs d'une extrême acuité. On a peine à se figurer les angoisses que cause aux femmes une pareille maladie. Obligée de présenter le sein huit, dix à quinze fois par jour, la malheureuse mère reste dans un éréthisme douloureux tel, qu'elle en perd le sommeil et l'appétit, que la sécrétion laiteuse en est bientôt troublée. Le mal peut même se propager, dans l'épaisseur de la mamelle par les canaux galactophores ou dans le tissu cellulaire voisin, soit par continuité des couches organiques, soit par les vaisseaux lymphatiques, à tel point que plus d'un abcès du sein a été provoqué de la sorte.

Il est du reste à remarquer que les gerçures étrangères à la lactation donnent également lieu, dans certains cas, aux phlegmasies de la mamelle.

OBSERVATION Ire. — Marie Roussel, vingt et un ans, couturière, mariée depuis quatre ans, ayant eu déjà deux enfants et fait une fausse couche, entre à l'hôpital le 10 septembre 1836. Cette malade, dont la constitution n'indique rien de particulier et qui jouit habituellement d'une bonne santé, a été prise, il y a trois semaines, d'un suintement lactescent avec sensibilité douloureuse du mamelon. Sans se préoccuper de cet état, sans recourir à aucun remède, elle a continué son travail et ses habitudes pendant quinze jours. Le mal n'avait ni diminué, ni augmenté d'une manière notable. Cependant le mamelon était comme écorché, et il s'était formé deux ou trois crevasses à sa racine.

Au commencement de la troisième semaine, la douleur s'étend du côté de la mamelle; des frissons, de la fièvre survinrent; du gonflement, de la rougeur se manifestèrent dans une certaine étendue de la région. Actuellement on voit au-dessous du mamelon un gonflement accompagné de douleur, de rougeur et de chaleur, gonflement avec bosselures et sensibilité extrême de la peau. Les douleurs sont en outre sourdes et profondes. (Vingt-cinq sangsues *loco dolenti*, cataplasmes émollients. Les douleurs et la fièvre étant moindres le lendemain, j'eus la pensée que peut-être la terminaison du mal par résolution était encore possible.) Je fis essayer dans ce but la compression du sein. Le 13, les accidents ont reparu plus vifs que l'avant-veille, et il devient évident que la suppuration ne pourra pas être prévenue. On en revient par conséquent à l'emploi des topiques émollients. Le 16, la fluctuation du foyer ne laisse plus de doutes, l'ouverture de l'abcès put être effectuée. Pus blanc bien lié, de bonne nature. La tuméfaction des parties diminua très vite, la cavité phlegmoneuse ne tarda pas à se déterger, et, le 24 du même mois, la jeune femme sortit de l'hôpital complétement guérie.

On voit par cette observation qu'une femme qui n'est ni enceinte, ni nourrice, peut avoir des excoriations et des crevasses simples du sein ; on voit en même temps que cet état du mamelon peut donner lieu à de véritables phlegmons comme chez les nouvelles accouchées.

Traitement. — La médication préservative des crevasses consiste à donner au mamelon une forme convenable avant que la femme soit accouchée, au moyen de ventouses, de pompes fabriquées *ad hoc* ; à augmenter la densité, à émousser la sensibilité des téguments au moyen de lotions astringentes et toniques. L'infusion vineuse de roses de Provins, la décoction de quinquina ou de noyer, sont principalement employées dans ce but ; quoiqu'elles échouent souvent, ces précautions n'en doivent pas moins être prises surtout chez les primipares dont la peau est tendre, délicate, dont le mamelon est naturellement humide ou peu développé.

Ce que j'ai dit des excoriations s'applique de tous points aux gerçures. Le mal est parfois si pénible d'ailleurs, que les chirurgiens sont allés jusqu'à lui opposer des moyens fort actifs, une solution de deuto-chlorure de mercure en lotions, par exemple. Mais je proscris formellement ce remède ; son efficacité n'a rien qui doive le faire préférer, et l'enfant pourrait en éprouver des accident graves, s'il en restait la moindre parcelle à la surface ou dans le fond des crevasses.

Un médecin anglais propose de toucher les gerçures avec la teinture de cachou ; je n'ai pas trouvé que ce moyen valût mieux, ni même qu'il fût aussi bon que l'eau de guimauve associée au calomel, ou une solution légère d'alun.

Ce qui m'a le mieux réussi, c'est, comme pour les excoriations, une cautérisation légère avec le crayon de nitrate d'argent. Si le mal est plus étendu en surface qu'en profondeur, on se sert avec avantage d'une solution du même sel (1 gramme pour 10 grammes d'eau), que l'on porte sur toute la crevasse au moyen d'un pinceau ou d'une petite éponge.

Les poudres absorbantes, le lycopode, l'amidon, la simple fleur de farine, suffisent aussi assez souvent dans le principe, de telle sorte qu'on peut en essayer, comme des lotions ou pommades soit adoucissantes, soit astringentes, avant d'en venir aux cautérisations.

Un moyen nouveau, le *collodion*, semble jouir d'une certaine efficacité en pareil cas. Après avoir soigneusement abstergé, desséché la partie, on étale une couche un peu épaisse du médicament sur l'auréole, sur les gerçures et toute la région douloureuse, y compris le mamelon, s'il le faut, à l'exception de son sommet toutefois, qui doit rester libre pour la sortie du lait. On a ainsi une espèce d'épiderme artificiel qui protège solidement la peau, et qui permet aux crevasses de guérir au-dessous sans empêcher l'enfant de teter.

Les mamelons artificiels sont, du reste, en quelque sorte de rigueur ici. Sans eux, il est presque impossible aux nourrices les plus dévouées de continuer l'allaitement. On a donc à se procurer alors des bouts de sein de tetine de vache, soit par le procédé de madame *Breton*, soit avec la modification de *M. Pâques*. Les mamelons de liége de Darbot et les mamelons d'ivoire ramolli sont une autre ressource à ne pas négliger pour certains enfants qui ne s'accommodent pas de la tetine de vache.

Quant à la doctrine de M. Rossi, qui prescrit de s'occuper plus de l'enfant que de la mère, j'ai la conviction qu'elle n'est pas fondée. Je doute, en conséquence, qu'il suffise de donner au nourrisson du sirop de chicorée et des bains, de lui laver la bouche avec de l'eau citronnée ou de l'oxycrat, avec de l'eau miellée, chaque fois qu'il veut teter, pour guérir les crevasses et les excoriations de sa mère. Il n'en résulte pas néanmoins qu'il faille négliger la bouche du nouveau-né ; toucher les aphthes avec un pinceau imbibé d'un mélange d'acide chlorhydrique et de miel rosat (1 gramme sur 10), ou avec de la poudre d'alun, manque rarement de les éteindre en peu de jours. Ce qui convient en pareil cas à l'enfant est d'ailleurs indiqué par les symptômes qui surgissent, et non pas par l'existence des crevasses du sein. On doit le traiter pour lui-même s'il est malade, mais sans compter, je crois, sur ce qu'on lui fait pour guérir la nourrice.

La femme affectée de gerçure au sein doit-elle cesser de nourrir ? Règle générale, non ; quand même il n'y aurait qu'un sein pris, il convient de ne pas supprimer la lactation du côté malade. Si la femme ne donne plus à teter, la sécrétion du lait continuant entretient dans la mamelle une chaleur, un gonflement, une tension, un engorgement tels que les gerçures et les excoriations en sont exaspérées, qu'il y a bientôt menace de phlegmon et d'abcès. Si donc, il n'y a pas d'autre contre-indication, on doit tout essayer contre les gerçures avant de renoncer à l'allaitement ; mais si la maladie résiste, si la femme continue d'en être profondément impressionnée, si le nouveau-né devient malade ou maigrit, il vaut mieux chercher une autre nourrice : c'est alors le seul moyen de ramener le calme et la santé chez la mère et chez l'enfant.

§ IV. — Inflammations proprement dites.

Les éléments constitutifs du mamelon et de son auréole sont unis, combinés d'une manière tellement intime, forment par leur mélange une substance tellement homogène, que l'inflammation et les abcès ne peuvent pas y être distribués comme il sera permis de le faire dans le reste de la mamelle.

A. Inflammations et abcès du mamelon.

Quoique rares, les phlegmons du mamelon seul existent cependant. J'en ai observé deux variétés qui m'ont paru avoir pour siége, l'une les conduits lactés, l'autre le parenchyme. La première se montre avec des caractères assez bénins, n'est accompagnée que d'un gonflement médiocre, se termine par de petits foyers purulents, par la formation d'un pus bleuâtre ou lactescent qu'on voit quelquefois sourdre par gouttelettes. L'enfant, continuant de teter, peut avaler alors une certaine quantité de pus au lieu de lait, d'où il suit que cette variété de phlegmasie est fort dangereuse pour lui.

Plus douloureuse, accompagnée d'un gonflement plus rapide, plus considérable, l'inflammation parenchymateuse du mamelon se terminant par suppuration ne donne ordinairement lieu qu'à un abcès de forme globuleuse. Le foyer, qui acquiert parfois le volume d'une grosse noisette, se montre tantôt sur un point, tantôt sur un autre. Le pus, qui en est épais, crémeux, ne s'échappe point comme dans le cas précédent sous forme de pluie par des orifices naturels, et n'est pas exposé au même degré non plus à être sucé par l'enfant.

Dans les deux cas, si elle tarde à se terminer par résolution, l'inflammation devient si douloureuse au moindre attouchement, que toute succion est bientôt absolument insupportable. La suppuration une fois établie, la guérison n'est possible, pour l'abcès des conduits, que par l'issue libre du pus à travers l'espèce d'arrosoir que représente le mamelon lui-même. Quant à l'abcès parenchymateux, il se déterge et guérit vite, une fois ouvert spontanément ou par l'art.

Traitement. — Soupçonné de bonne heure, le mal doit être attaqué par des topiques résolutifs, par les onctions mercurielles en particulier. On a soin en même temps de ne plus donner le sein de ce côté pendant quelques jours. Reconnue inévitable, la suppuration devrait être favorisée à l'aide de topiques émollients. Si la chirurgie ne doit point intervenir dans l'abcès des conduits, c'est tout le contraire pour la suppuration du parenchyme. Ici, en effet, l'ouverture du foyer doit être pratiquée de bonne heure, aussitôt que l'existence de l'abcès n'est plus douteuse.

B. Inflammations de l'auréole.

Les deux variétés de phlegmasie et d'abcès dont il vient d'être question se montrent aussi dans la région auréolaire ; sous ce rapport, il existe une grande similitude entre les deux parties. Si l'inflammation purement sous-cutanée de l'auréole est difficile à cause de la confusion des tissus, il n'en est de même ni du phlegmon glandulaire, ni du phlegmon sous-mammaire. On voit souvent, en effet, sous le disque brunâtre qui entoure le mamelon, des inflammations accompagnées d'un gonflement bosselé, de petits *bourrelets*, et caractérisées par une rougeur roussâtre ou livide, par une douleur sourde, brûlante ou lancinante, quelquefois aussi par une saillie notable ou un aspect conoïde de tout le sein.

Presque toujours causées par les exulcérations, les gerçures ou autres irritations de la peau, j'ai cependant vu de ces inflammations chez des femmes hors l'état de couches et de lactation, comme dans le cas suivant, mais rarement. Chez les nouvelles accouchées ou les nourrices, l'inflammation de l'auréole a ceci de particulier, qu'elle se termine assez rapidement dans quelques cas par résolution, si l'on en supprime les causes déterminantes ou si on la traite convenablement dès le principe.

OBSERVATION Ire. — *Phlegmon de l'auréole, pas d'enfant ; coup comme cause éloignée probable. Incision, cataplasmes. Guérison en quatre jours.*

Augustine, relieuse, dix-neuf ans. Depuis un mois, sensation de fraîcheur au sein gauche ; ensuite un peu de douleur à ce sein, rougeurs autour du mamelon. Les douleurs, la rougeur augmentent ; le sein se gonfle, devient dur, surtout dans sa portion supérieure. Un médecin prescrit des sangsues et des cataplasmes. Douleurs plus fortes ; la malade entre à l'hôpital le 24 mars 1837. Alors le sein gauche est dur et rouge dans la portion supérieure, un peu interne, de l'auréole. Il y a de la fluctuation ; on incise le foyer, il en sort un pus bien lié et homogène. Cet abcès est du reste remarquable. La malade n'a pas eu d'enfant, elle n'a pas reçu de coup récent. Seulement, il y a deux mois, un passant l'a heurtée dans la rue, mais elle n'en avait ressenti aucune douleur.

Le 26, l'abcès ne donne presque plus ; l'induration du sein se fond et la malade ne ressent aucune douleur. On substitue un emplâtre d'onguent de la mère au cataplasme.

Le 27, le sein n'est plus dur, presque plus gonflé. On continue l'emplâtre.

Le 28, la malade sort avec un emplâtre d'onguent de la mère sur l'ouverture, et en mettra encore deux ou trois jours. Elle est guérie le surlendemain.

OBSERVATION II. — *Phlegmon du sein gauche en haut et en dehors de l'auréole. Incision, cataplasmes. Guérison en un mois.*

Clotilde, âgée de vingt-cinq ans, domestique, malade depuis trois semaines, est accouchée il y a deux mois. Forcée de nourrir pendant une dizaine de jours, elle a toujours été mal portante depuis sa couche. Écoulement abondant et blanc par le vagin. Point de réaction vers les seins. Il y a quatre semaines, un coup de coude sur le sein gauche. Aussitôt après douleurs. Le sein devient dur sans se gonfler ; élancements fréquents. Un travail inflammatoire s'établit. Cataplasmes arrosés d'eau de Saturne. Au bout de quelque temps l'inflammation semble s'être arrêtée, mais elle recommence bientôt et devient plus intense. Sangsues au-dessus de l'auréole. La malade, entrée à l'hôpital, offre un abcès bien caractérisé, fluctuant, situé en haut et en dehors du mamelon ; il paraît contenir une trop grande quantité de pus pour être un simple abcès furonculaire de l'auréole ; sa position n'est pas celle d'un abcès sous-mammaire, qui aurait traversé la glande ; le sein n'est pas d'ailleurs soulevé. C'est un abcès dont la formation se rattache aux crevasses nombreuses qui déchirèrent le voisinage du mamelon, lorsque la malade nourrissait, et au coup qui réveilla l'inflammation puerpérale latente et lui fit prendre le caractère aigu.

Incision le 3 juillet. Pus abondant, qui coule les jours suivants en petite quantité. Cataplasmes. La malade, d'une faiblesse extrême, se plaint de douleurs de ventre, et ne prend que quelques bouillons. Au bout de huit jours on la purge avec l'eau de Sedlitz. Son état s'améliore : elle se lève. Dès lors elle va chaque jour de mieux en mieux. Elle tousse un peu. Le 16, on la purge avec la manne. La toux cesse.

Le 20, l'abcès ne donne presque plus.

Le 22, la malade est parfaitement bien. On cesse les cataplasmes le 26.

Le 27, elle prend un bain.

Le 29, elle sort.

Il reste encore dans le sein des lobules engorgés, indurés, et qui au premier abord pourraient en imposer pour une tumeur du sein. Ces lobules sont indolents et se fondront au bout de quelque temps.

En somme, il est bon de remarquer que, comme on le verra dans le *tableau*, ces sortes d'abcès guérissent plus vite, se multiplient moins que ceux dont le parenchyme mammaire est le siège primitif.

OBSERVATION III. — *Phlegmon de l'auréole à gauche, sans cause autre qu'un coup reçu trois ans auparavant.*

Le 30 mai 1840 est entrée la nommée Pouch (Rose-Marie), âgée de vingt et un ans, couturière.

Il y a trois ans, elle reçut de sa mère un coup de poing dans le sein gauche. Cela n'avait été suivi d'aucun accident. Depuis trois semaines elle s'est aperçue d'un gonflement dans cet organe où elle sentait une douleur pesante, mais faible.

Le 31, on constate un peu d'hypertrophie à la glande mammaire, sous l'auréole.

Le 1er juin, rougeur avec gonflement et un peu de fluctuation dans une étendue de 1 centimètre. La malade ne voulant pas se soumettre à une piqûre par la lancette, on lui donne sa sortie.

Si elle doit suppurer, l'inflammation de l'auréole se termine en peu de jours par de petits foyers ordinairement multiples, de forme irrégulière, qui font promptement relief. Souvent, du reste, ces sortes de phlegmons sont le point de départ des abcès glandulaires, quand ils ne se confondent pas avec ces derniers. Ce sont, au demeurant, de petites bosselures en partie comparables par leur aspect extérieur à des furoncles, et qui se voient dans l'épaisseur de l'auréole sous forme d'autant de vacuoles. Comme ces vacuoles ne communiquent point entre elles, peut-être ne sont-elles que des portions de conduits lactés que le pus aurait plus ou moins distendues. Cela étant, il faudrait admettre dans l'auréole des abcès des conduits et des abcès du parenchyme.

Traitement. — On prévient les inflammations de l'auréole, en éteignant de bonne heure les excoriations, les crevasses, les irritations du mamelon et de la surface cutanée du sein. La saignée générale, les sangsues autour de la mamelle, les purgatifs salins, les onctions mercurielles, les cataplasmes de farine de lin posés à nu, conviennent particulièrement en pareil cas. Malheureusement cette médication est de nature à troubler la sécrétion laiteuse, à rendre la lactation difficile. D'un autre côté, elle réussit rarement à empêcher la formation des abcès, d'autant que le chirurgien n'est presque jamais appelé au début du mal ; comme elle reste, en outre, sans but dès que la suppuration existe, il vaut mieux, règle générale, s'en dispenser, s'en tenir à l'emploi des topiques simples.

L'abcès ou les abcès de l'auréole, une fois formés, guérissent d'autant plus vite qu'on les ouvre plus promptement. Seulement, si l'on attend, il y a chance d'en voir plusieurs se confondre par la destruction des cloisons intermédiaires et ne pas réclamer finalement un aussi grand nombre d'incisions. Par contre, la peau alors est plus amincie, plus largement décollée, moins apte à une cicatrisation rapide. Tout étant égal d'ailleurs, l'incision hâtive est préférable; une simple piqûre suffit pour chaque foyer, et la cicatrisation de tous les petits abcès s'obtient dans l'espace de quelques jours. Toutefois, abandonnés à eux-mêmes, de tels abcès ne manquent guère de s'ouvrir au bout de six à dix jours, de sorte qu'entre ceux qu'on ouvre à temps et ceux qu'on laisse ouvrir spontanément, il n'y a qu'une différence d'une semaine au plus dans la durée. Cette différence n'est donc ni assez grande ni assez importante pour que, chez les femmes très pusillanimes, le chirurgien insiste, et ne respecte pas parfois la frayeur des malades.

Les autres affections de l'auréole et du mamelon, telles que tumeurs, dégénérescences, etc., seront examinées dans une autre section, à l'occasion des maladies diverses dont le reste de la mamelle peut être le siége.

§ V. — Vices de conformation du mamelon et de la mamelle.

Chez quelques femmes le mamelon est mal conformé, aplati ou trop peu proéminent; il manque chez quelques autres; son imperforation a été notée plusieurs fois; au lieu d'en avoir un seul de chaque côté, il est des femmes qui en présentent plusieurs, soit à droite, soit à gauche, soit des deux côtés en même temps.

Rien de tout cela ne mérite le titre de maladie; mais comme la bonne conformation du mamelon est utile à l'accomplissement régulier des fonctions de la mamelle, le chirurgien est souvent consulté par les femmes sur les secours que comportent de pareilles difformités.

Si, au moment de la grossesse, la femme reconnaît que ses

mamelons sont trop courts ou trop durs, et qu'il n'en suinte aucune apparence de sérosité après le sixième ou le septième mois de la gestation, il y a lieu de tenter de les ramollir, d'en exciter le développement à l'aide de différents topiques. C'est à la classe des émollients qu'il convient alors de s'adresser. Le lait, le beurre frais, le cérat, l'huile d'amandes douces, le blanc de baleine, la pommade de concombre, et même de simples cataplasmes de farine de lin, tenus constamment, au moins la nuit, sur le mamelon que l'on nettoie chaque matin avec de l'eau de son ou de l'eau de savon, conviennent parfaitement.

Aux approches de l'accouchement, il est utile de joindre à ces moyens des attouchements, de légères excitations mécaniques afin de provoquer l'afflux des liquides dans l'organe dont on veut favoriser le développement.

On arrive au même but chez un certain nombre de femmes, à l'aide d'une succion un peu forte exercée sur le mamelon plusieurs fois le jour, soit par un enfant vigoureux, soit par une personne saine. On peut employer aussi avec avantage un suçoir, une sorte de pompe qui, appliquée sur le mamelon, agit à la manière d'une ventouse. L'industrie met aujourd'hui à la disposition des femmes des instruments variés, d'un emploi très commode sous ce rapport, et il n'est plus besoin de se servir de la bouteille de fer, préalablement remplie d'eau chaude, puis vidée, mise en usage autrefois par cette dame vénitienne dont parle Amatus Lusitanus, et que Boyer relate encore avec une sorte de complaisance.

Si les conduits lactés ne sont pas libres, il se peut que des durillons, des sortes de cordons se laissent apercevoir autour du mamelon vers les derniers jours de la grossesse. C'est à cette disposition que le vulgaire a donné le nom de *cordes de lait*. Les douleurs vives qui en résultent chez quelques femmes au moment où elles se désobstruent sous l'influence des tractions exercées sur le mamelon, soit par la bouche de l'enfant, soit par des succions artificielles, ont fait croire au *cassement* de ces cordes.

Une fois la forme du mamelon convenablement rétablie, il convient, pour la maintenir, de faire usage d'une sorte de dé ou de petit chapeau soit de gomme élastique, soit de cuir bouilli, soit de bois, soit d'ivoire, soit de liége ; en un mot, d'un de ces petits instruments connus sous le titre de *bouts de sein*, mamelons dont on possède actuellement un très grand nombre d'espèces, et parmi lesquelles se distinguent ceux qu'une sage-femme, madame Breton, fait construire en tetine de vache, et ceux que M. Darbo a imaginés. Ces petits chapeaux ont une base concave qui s'applique sur l'auréole, et une sorte de doigt de gant destiné à loger le mamelon. L'intérieur doit en être légèrement enduit d'un corps gras, et soigneusement nettoyé chaque jour.

J'ignore si l'imperforation complète du mamelon a jamais été observée, mais Boyer dit que les conduits lactés sont assez souvent atteints d'une obstruction qui s'oppose à l'issue du lait. Je n'ai point rencontré ce genre d'obstructions ; j'ai toujours vu, la sécrétion laiteuse une fois commencée, le mamelon laisser sortir le lait sans véritable résistance. Du reste, une pareille obstruction ne pourrait tenir qu'à l'aplatissement ou à l'induration du mamelon : on la combattrait d'ailleurs par les moyens indiqués plus haut, c'est-à-dire par l'emploi des topiques émollients ou par des succions artificielles un peu forcées. Ainsi que le remarque Boyer (1), l'occlusion du mamelon est souvent plus apparente que réelle, et c'est à la turgescence de la mamelle dans les premiers jours qui suivent l'accouchement qu'il convient d'en rapporter la source supposée. Toute la glande alors est tellement gonflée et ferme, que le mamelon en est comme déprimé, que le passage du lait à travers ses propres conduits devient momentanément impossible. Il suffit de nourrir l'enfant

(1) Boyer, t. VII, p. 204.

au biberon pendant quelques jours pour que la mamelle se détende et s'affaisse un peu, pour que le lait finisse par couler avec facilité.

L'absence complète et primitive du mamelon est rare, et je n'en connais pas d'exemple authentique; mais le mamelon peut manquer par suite de blessures ou de maladie. Une brûlure, une plaie quelconque, la gangrène, les ulcères vénériens, en ont plus d'une fois amené la destruction; il en est de même des crevasses ou des gerçures. La chute du mamelon peut encore être produite par différentes espèces d'inflammation, par les aphthes, par les eczémas, par toutes espèces d'ulcérations serpigineuses. Comme difformité, l'absence du mamelon est d'ailleurs irrémédiable. La femme doit en prendre son parti, et renoncer à se servir de la mamelle de ce côté pour la lactation.

Quant aux mamelons multiples, il y a lieu de se demander si la plupart des exemples qui en ont été signalés ne se rapportent pas à de fausses mamelles, plutôt qu'à de véritables mamelons. Toujours est-il que j'ai vu de ces prétendus mamelons surnuméraires dans différentes régions du corps, tout aussi bien que sur les régions mammaires proprement dites. Ainsi, j'ai vu sur l'épaule d'une jeune femme un lipome surmonté d'une saillie bien distincte, et qui avait absolument la forme d'une mamelle munie de son mamelon en parfait état de conformation. Une autre femme m'a offert la même disposition dans une tumeur graisseuse située à la partie interne et antérieure du haut de la cuisse gauche; j'ai rencontré la même chose au bas de la fesse d'une troisième. Si la tumeur lipomateuse, qui avait ainsi pris la forme d'une mamelle munie de son mamelon, se fût trouvée au devant de la poitrine, il eût certainement été difficile de la distinguer d'abord d'une mamelle véritable. J'ai rencontré aussi, soit sur le sein, soit dans le voisinage de la glande mammaire, de petites saillies cutanées, tantôt lisses, tantôt ridées, tantôt plus ou moins rétrécies à leur racine, d'autres fois en forme de simples tubercules coniques qu'on aurait pu prendre pour des mamelons surnuméraires; mais en y regardant avec un peu d'attention, il m'a toujours été facile de constater qu'il s'agissait là de tumeurs anormales, de productions tout à fait indépendantes du tissu mammaire.

Il n'en résulte pas, toutefois, que, pour moi, la multiplicité des mamelles soit impossible. La science possède des exemples incontestables de cette difformité. Dans quelques cas, la mamelle est même devenue le siége d'une véritable sécrétion laiteuse, comme chez la femme observée par M. Leclerc, et dont M. Geoffroy-Saint-Hilaire a parlé à l'Académie des sciences. M. Birkett (1), M. Gorré (2), en ont vu jusqu'à cinq sur le même sujet, cas qu'il faut joindre aux quatorze exemples rassemblés par Percy (3), et qui auraient pu servir de prétexte à la multiplicité des mamelles que les Égyptiens donnaient à leurs déesses Isis et Diane. Il se peut aussi que, par contre, les mamelles manquent complétement, ainsi que dit l'avoir vu M. Birkett (4).

Si de semblables difformités pouvaient inquiéter, l'extirpation en serait le seul remède. L'important, en pareil cas, serait de ne pas enlever le mamelon véritable à la place du mamelon accidentel. Mais, là-dessus, je ne puis pas admettre les craintes de Boyer; il ne me paraît pas possible, pour peu qu'on y regarde, de confondre une des saillies dont je viens de parler avec l'organe naturel. Le mamelon réel, en effet, se continue avec le tissu mammaire, dont il n'est en définitive que le sommet, tandis que l'autre fait uniquement partie de la peau ou de quelques tumeurs graisseuses qu'il surmonte, et dont le diagnostic ne sera jamais, je crois, bien difficile. Ainsi, quand le mamelon multiple ne consiste qu'en une simple difformité, il n'y a nul besoin de s'en occuper, d'y porter remède. S'il se rattache à une tumeur, à une production pathologique, il devra être extirpé en même temps que le mal qui lui sert de base. De toute façon, je ne pense

(1) *Diseases of the breast*, p. 23.
(2) *Dictionnaire des sciences médicales*, art. MULTIMAMME, p. 529.
(3) *Ibid.*
(4) *Diseases of the breast.*

pas qu'on puisse éprouver la moindre peine à distinguer le mamelon surnuméraire du mamelon véritable.

ARTICLE II.

INFLAMMATIONS DE LA MAMELLE PROPREMENT DITE.

Les phlegmasies du sein décrites sous le nom de *mastoïte*, de *mastite*, de *mammite*, sont tellement fréquentes, peuvent avoir des suites si graves, qu'il importe de les étudier avec quelque soin. Sans oublier que là comme ailleurs, les inflammations sont souvent modifiées par l'âge et la constitution, par l'état normal ou anormal des fonctions et de la santé générale, par la nature des causes, on ne peut se dispenser de reconnaître qu'au point de vue anatomique elles forment plusieurs ordres. Leur division peut être établie d'après les bases que j'ai cherché à faire ressortir dès 1825 (1), bases qui ont été adoptées depuis par M. Nélaton (2), par A. Bérard (1842), et par M. Vidal (3) en particulier.

Sous ce rapport, on doit en admettre trois classes : les unes ont leur point de départ entre la glande et la peau, dans la couche cellulo-graisseuse sous-cutanée ; d'autres s'établissent de prime abord, ou secondairement, sous la mamelle, entre la glande et la poitrine ; celles de la troisième catégorie ont pour élément, pour foyer principal la trame interlobulaire ou le tissu glanduleux lui-même.

Chacune de ces classes comprend au moins deux espèces, sans parler de l'état chronique qui s'applique à toutes, et outre que chacune d'elles engendre assez souvent l'une des deux autres. Ainsi l'inflammation sous-cutanée peut être diffuse ou circonscrite, primitive ou secondaire, simple ou compliquée. L'inflammation sous-mammaire est idiopathique ou symptomatique, partielle ou générale. La phlegmasie parenchymateuse, point de

(1) *Anatomie chirurgicale*, t. 1, p. 533, 1re édit, et p. 593, 2e édit.
(2) *Thèse de concours*, 1839.
(3) *Pathologie chirurgicale*, 3e édit., t. V.

départ ordinaire des deux autres chez les nourrices, se réduit quelquefois à un simple engorgement laiteux, à l'inflammation des conduits lactés, à l'inflammation des lobules de la glande, comme elle peut comprendre aussi, et les conduits excréteurs, et le tissu glanduleux. De là, un tableau représentant de six à dix ou douze divisions.

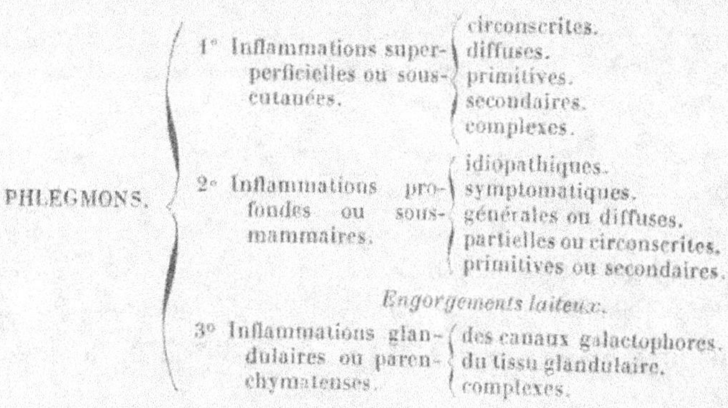

Hors cadre. — Erysipèle, érythème noueux, angioleucite.

PHLEGMONS.

1° Inflammations superficielles ou sous-cutanées.
- circonscrites.
- diffuses.
- primitives.
- secondaires.
- complexes.

2° Inflammations profondes ou sous-mammaires.
- idiopathiques.
- symptomatiques.
- générales ou diffuses.
- partielles ou circonscrites.
- primitives ou secondaires.

Engorgements laiteux.

3° Inflammations glandulaires ou parenchymateuses.
- des canaux galactophores.
- du tissu glandulaire.
- complexes.

Je ne fais point entrer dans cette division les inflammations de la peau, ni même l'érythème noueux, ni certaines nuances d'inflammation syphilitique, attendu que ces affections n'ont rien de spécial au sein, ou de régulier quant au tissu qui en est le point de départ.

D'une manière plus générale, les inflammations du sein occupent tantôt les tissus périmammaires, tantôt le tissu glandulaire ou les conduits lactés, soit à la première, soit à la dernière période, soit du commencement à la fin ; mais la première division m'a paru plus pratique.

§ I. — Erysipèle, érythème.

A la mamelle, l'érysipèle proprement dit, vésiculeux, bulleux, phlycténoïde ou autre, se complique facilement de phlegmon diffus ; l'érythème noueux lui-même, qui ailleurs ne suppure presque jamais, s'y transforme parfois en abcès. Chez une femme atteinte d'une inflammation qui offrit, du reste, dans son évolution, tous les caractères de l'*erythema nodosum*, j'ai vu l'une des quatre bosselures sous-cutanées constituant la maladie, celle qui d'abord offrait précisément le moins d'apparence de fluctuation, se transformer en un véritable foyer purulent.

Si quelques bosselures semblables sur d'autres régions, si l'état général et la marche, ainsi que la durée du mal, ne s'y étaient pas ajoutés pour éclairer le diagnostic, peut-être aurais-je cru qu'il s'agissait ici d'une angioleucite plutôt que d'un érythème noueux. Mais l'existence de plaques d'un rouge brunâtre apparaissant et disparaissant du jour au lendemain sur différents points du corps, et les autres caractères bien connus de cette singulière éruption, ne m'ont pas semblé laisser de place au doute.

§ II — Angioleucite.

Je n'ai point connaissance qu'il ait été sérieusement question, jusqu'à présent, de l'inflammation des vaisseaux lymphatiques de la région mammaire comme affection distincte. Si les observateurs n'en ont point parlé, c'est sans doute parce qu'elle est restée confondue avec certaines nuances de l'érysipèle ou du phlegmon, car elle n'est pas très rare. Les symptômes qui l'annoncent sont : 1° des frissons irréguliers, quelquefois un véritable tremblement, de la fréquence dans le pouls qui est tumultueux, inégal plutôt que fort, de la chaleur à la peau, de l'agitation, de l'insomnie, de l'inappétence et quelquefois des nausées; 2° dans le sein, des douleurs, une grande chaleur, du gonflement, des plaques rouges disséminées d'une manière inégale, reposant sur des noyaux douloureux accompagnés d'un relief plus ou moins marqué à l'extérieur; 3° ordinairement un état douloureux des ganglions de l'aisselle, et quelquefois des stries rougeâtres se portant du sein au creux axillaire.

Les gerçures et les excoriations, les affections eczémateuses, les écorchures, les maladies de tout genre du mamelon et de l'auréole, sont la cause ordinaire de l'angioleucite du sein. C'est une inflammation qui diffère de l'érysipèle en ce qu'elle est dépourvue des limites fixes ou tranchées, de la bordure festonnée propre à cette dernière phlegmasie. Représentée par des plaques rouges plus ou moins épaisses, elle diffère aussi de l'érysipèle phlegmoneux, dont la rougeur est continue, en ce que si la suppuration en est la suite, ce n'est guère qu'au bout de huit à quinze jours.

Les trois ou quatre premiers jours étant écoulés, les accidents généraux de l'angioleucite perdent ordinairement une grande partie de leur intensité, et, à partir de là, le mal ne persiste plus que sous forme de phlegmons multiples. En s'éloignant de leur point de départ, ces phlegmons suivent, en général, la marche des inflammations circonscrites du tissu cellulaire. Les uns se terminent par résolution, les autres par suppuration. A l'appui de ce qui précède, je puis invoquer aujourd'hui les travaux de M. Sappey, qui a trouvé dans la mamelle plusieurs couches de vaisseaux lymphatiques, et pour qui la plupart des abcès du sein ne sont que des résultats de l'angioleucite. Sans admettre de tous points une telle doctrine, je suis pourtant porté à penser que l'angioleucite n'a pas été suffisamment étudiée dans la mamelle.

Traitement. — Abandonnée à elle-même, cette inflammation se termine quelquefois par résolution, par une guérison rapide et complète. Si la suppuration en est la suite, les abcès finissent par s'ouvrir, se mondifier et se cicatriser. Mais alors la durée du mal est longue et pénible. C'est d'ailleurs une des phlegmasies qui offrent le plus de prise à la thérapeutique, que le praticien parvient le mieux à maîtriser. Si l'on est appelé à temps, c'est-à-dire dans les deux ou trois premiers jours, il convient de pratiquer une saignée du bras de 3 à 500 grammes, et de faire poser le lendemain de 15 à 30 sangsues autour de la mamelle. Toute la région enflammée doit être en même temps couverte de larges cataplasmes émollients. Si l'inflammation ne s'est pas amoindrie, on enduit largement toute la région qui en est prise avec l'onguent mercuriel trois fois le jour, sans discontinuer l'emploi des cataplasmes. Si rien ne s'y oppose, on pratique une nouvelle saignée, et il convient de donner un purgatif si les voies digestives ne sont pas autrement malades. La compression ne convient point ici. Si, loin de diminuer, les plaques douloureuses augmentent de volume ou de largeur, au delà de quatre ou cinq jours, c'est que quelques unes d'entre elles suppurent déjà ; les émissions sanguines deviennent alors inutiles, de même que l'onguent mercuriel et les autres topiques résolutifs. Aussi doit-on s'en tenir, à partir de là, aux cataplasmes de farine de lin comme topiques, aux bains, aux boissons délayantes et acidulées comme moyens généraux.

La suppuration des noyaux inflammatoires de l'angioleucite, n'ayant que peu de tendance à sortir de ses limites premières, n'exige pas qu'on lui livre trop promptement issue. Il convient d'attendre qu'elle soit complétement établie, que la fluctuation de l'abcès soit manifeste. L'incision du foyer ou des foyers a, en outre, rarement besoin d'être très large, surtout quand on n'a pas donné le temps à la peau qui les recouvre de s'amincir. Comme la maturité des abcès, en pareil cas, est loin de s'effectuer le même jour, on doit s'attendre, s'il y en a plusieurs, à être obligé de les fendre successivement à des intervalles qu'il n'est pas possible de préciser d'avance.

Une fois ouverts, les abcès de l'angioleucite se détergent en général assez vite. Tant que la suppuration en reste notable, on continue de les envelopper de cataplasmes. Ce n'est qu'à partir du moment où la plaie des téguments seule suppure qu'il est prudent de substituer aux cataplasmes le pansement simple ou les emplâtres d'onguent de la mère.

§ III. — Inflammations sous-cutanées.

La peau du sein est séparée des parties profondes par une couche cellulo-graisseuse faisant partie du fascia superficialis général. Cette couche, qui se confond tout autour avec le fascia sous-cutané de la poitrine et du creux de l'aisselle, offre une épaisseur quelquefois considérable. Se continuant d'ailleurs avec les cloisons interlobulaires, elle ne se réfléchit point entre la mamelle et la poitrine comme on pourrait le croire (1). Elle s'adosse simplement aux lames celluleuses profondes pour se perdre avec elles dans le fascia sous-cutané général. Une disposition pareille imprime aux inflammations superficielles des caractères d'une certaine valeur pratique. Plus elle s'éloigne du mamelon, plus la couche cellulo-graisseuse est épaisse et raréfiée, moins elle se distingue du fascia sous-cutané général. Aussi les phlegmasies s'y comportent-elles de ce côté comme sur les membres ou sur l'abdomen. Il est vrai cependant que, chez les femmes grasses surtout, elle forme quelquefois une masse tellement épaisse et lobulée qu'il serait à peu près impossible de la subdiviser en deux couches, une couche aréolaire ou filamenteuse, et une couche purement lamelleuse. D'ailleurs, placée entre les deux feuillets naturels du fascia sous-cutané et enveloppée de sa capsule, la glande empêche qu'il puisse exister ici deux lames du fascia superficialis sous la peau, puisque le feuillet lamelleux de ce fascia est en réalité situé entre le thorax et la mamelle.

En se rapprochant de l'auréole, au contraire, la couche sous-cutanée s'amincit de plus en plus, se dépouille de vésicules adipeuses, finit par se confondre avec la peau d'un côté, avec le tissu glandulaire de l'autre; d'où il suit que, dans ce dernier sens, les inflammations ne se comportent pas de la même manière qu'en dehors du disque coloré de la mamelle. L'observation suivante, jointe à celles que j'ai indiquées précédemment (art. Iᵉʳ), montre le peu de gravité des inflammations auréolaires; d'autres feront voir comment se comportent les phlegmasies de la couche sous-cutanée du reste de la région.

(1) *Dictionnaire de médecine*, art. MAMELLE.

Observation Iʳᵉ. — Une domestique âgée de vingt-trois ans entre le 13 septembre 1841 à la Charité. D'un tempérament sanguin, d'une bonne santé habituelle, accouchée récemment d'un enfant mort avant d'avoir pu prendre le sein, cette jeune femme ressentit au bout de huit jours des douleurs assez vives dans la mamelle gauche. Elle remarqua vers le centre de l'organe de la rougeur, du gonflement, et bientôt après une bosselure plus douloureuse que les régions voisines. Quelques cataplasmes furent appliqués et la malade entra trois jours après à l'hôpital. Alors on constate l'existence d'une tumeur à trois bosselures placées au-dessous et en dedans du mamelon. Ces bosselures, d'un rouge luisant, font relief d'un demi-centimètre environ sur le plan cutané, et se confondent avec une base encore ferme, quoique vivement enflammée. Il n'y a ni fièvre ni perturbation des voies digestives; les suites de couches ont d'ailleurs suivi leur marche naturelle.

La fluctuation est évidente dans la principale bosselure du petit phlegmon. On y eût immédiatement plongé le bistouri, si la malade, très pusillanime, n'eût demandé grâce jusqu'au lendemain. Le 15 septembre, l'abcès s'est ouvert spontanément. Il en est sorti environ une cuillerée de pus; amélioration notable au point de vue des douleurs, de la rougeur et du gonflement. On continue l'emploi des cataplasmes émollients; bientôt le tout se réduit à une petite plaie, et cette femme sort de l'hôpital au bout de treize jours, complètement guérie.

Il convient donc d'établir deux variétés d'inflammation sous-cutanée de la région mammaire : 1° inflammation du disque auréolaire dont il a été question plus haut et sur laquelle je ne reviendrai pas; 2° inflammation de la couche cellulo-graisseuse, ou sous-cutanée proprement dite.

Les inflammations de la couche sous-cutanée proprement dite de la mamelle se comportent comme les inflammations phlegmoneuses en général : tantôt aiguës, tantôt chroniques, elles comprennent quelquefois une grande étendue de surface, et ressemblent jusqu'à un certain point à l'érysipèle phlegmoneux, au phlegmon diffus, mais elles n'en sont pas moins le plus souvent bornées à quelques points de la périphérie ou de la face convexe de l'organe.

A. Phlegmon sous-cutané circonscrit.

L'inflammation circonscrite et sous-cutanée de la mamelle s'annonce par de la douleur, de la chaleur, du gonflement, une rougeur plus ou moins intense. La tuméfaction a pour caractère spécial ici de se montrer dès le principe, sans soulever la glande comme dans les phlegmasies profondes dont il sera question plus tard. Il semble alors que l'un des points de la mamelle se soit boursouflé du côté de la peau, et, dans quelques cas, que le mamelon fasse moins de saillie que d'habitude.

Les téguments rougissent, d'ordinaire, en même temps que la douleur et la chaleur se font sentir. Les autres symptômes ressemblent d'ailleurs à ceux du phlegmon sous-cutané en général. Si l'inflammation est peu étendue, il n'y a que peu de réaction fébrile ou nerveuse; dans le cas contraire, on observe parfois une pyrexie assez intense avec les caractères de la fièvre angioténique.

Ce genre d'inflammation s'établit de trois manières principales : 1° de dehors en dedans; 2° de dedans en dehors; 3° de prime abord dans la couche sous-cutanée même.

1° Phlegmon sous-cutané venant de l'extérieur.

Le phlegmon par irritation cutanée est souvent provoqué par un érythème, par un érysipèle, un eczéma, un impétigo du voisinage, de l'auréole en particulier. Les frottements du corset et de la chemise, un vésicatoire, une brûlure, les crevasses, peuvent aussi en être la cause déterminante. On conçoit, en effet, que des téguments l'irritation puisse passer dans la couche sous-cutanée, et que trouvant ici des tissus plus raréfiés, elle y arrive ou s'y établisse facilement. Il est inutile de dire que les coups, les chutes, les violences extérieures de toute sorte la produisent en outre quelquefois. Elle est possible à toutes les périodes de la vie, que la femme nourrisse, qu'elle soit enceinte, ou se trouve en dehors de toute fonction génératrice, ainsi que les observations suivantes en donnent la preuve.

Observation II. — *Phlegmon sous-cutané du sein gauche par cause traumatique.*

Une journalière âgée de trente-huit ans entre à l'hôpital le 18 octobre 1836, pour une douleur au sein. Forte, bien constituée, cette femme n'a jamais été malade, excepté par une chute qu'elle a faite il y a près de deux ans, chute qui amena une hémiplégie du côté gauche pendant dix-huit mois, des accès d'hystérie, puis une inflammation au genou. Il y a douze jours, à l'occasion d'un froissement de la poitrine, le sein s'est gonflé, est devenu rouge et douloureux au-dessous et en dehors de l'auréole. Des élancements, s'étant joints aux autres phénomènes de l'inflammation, ont porté la malade à demander des secours à l'hôpital.

A la première visite, on constate un gonflement notable de toute la moitié inférieure du sein gauche. On voit en dedans une saillie rouge, proéminente, douloureuse au moindre attouchement; la mamelle proprement dite n'est soulevée sur aucun point et paraît plutôt un peu déprimée. Un léger empâtement, un peu d'œdème phlegmasique existe jusqu'à la rainure sous-mammaire. La fluctuation étant évidente, une large incision, pratiquée aussitôt sur le point le plus aminci de la tumeur, donne issue à un demi-verre de pus crémeux. Dès le lendemain, un dégorgement notable s'est opéré; à partir du 23 octobre, il ne reste plus qu'une plaie simple qui ne tarde pas à se cicatriser. Le 27, la rougeur, l'empâtement, l'induration, tout a disparu. La plaie étant guérie, on laisse la malade sortir de l'hôpital.

OBSERVATION III. — *Inflammation sous-cutanée du sein droit, suite d'une chute sur une clef.*

Une femme de chambre âgée de vingt-six ans, accouchée depuis quatre ans, ayant nourri sans accident du côté des seins et s'étant toujours bien portée depuis, éprouve cependant parfois des irrégularités dans l'apparition des menstrues. Elle fit, il y a deux mois, une chute, dans laquelle le sein droit porta sur une clef de serrure. La partie heurtée resta douloureuse pendant quelques jours, puis se gonfla surtout vers la partie externe qui devint bientôt fort rouge. Au bout d'un mois, un frisson suivi de fièvre annonça l'établissement d'un abcès, qui s'ouvrit et guérit promptement sous l'influence de simples cataplasmes émollients.

Aujourd'hui le sein est rouge dans toute sa région inférieure et externe; l'engorgement remonte jusqu'auprès du mamelon et conserve un certain degré d'induration. L'ouverture de l'ancien abcès, située à la partie supérieure de l'engorgement, donne issue à du pus phlegmoneux; il existe des élancements dans toute la région malade, la langue est blanche, et il n'y a pas d'appétit ni de fièvre. (Vingt-cinq sangsues au-dessous de la région enflammée, cataplasmes émollients, tisane de fleurs de mauve.) Le lendemain, l'écoulement du pus, les douleurs, la rougeur sont moindres.

Quatre jours après, tous les accidents reparaissent. Un empâtement notable se manifeste à la partie inférieure externe du sein et annonce la suppuration. De la fièvre et un peu de bronchite surviennent. Deux jours plus tard l'abcès est évident; on en pratique l'incision, qui donne issue à une grande quantité de pus légèrement sanguinolent. Soulagement remarquable et prompt. La peau, largement décollée du côté de l'ancienne ouverture et d'ailleurs fort amincie, permet de s'assurer que l'abcès était entre la mamelle et les téguments, sous-cutané en un mot.

Au bout de deux jours, il ne coule par l'ancienne ouverture que du pus séreux. Un léger engorgement ganglionnaire existe du côté de l'aisselle. La suppuration perd graduellement de son abondance; le gonflement, l'induration disparaissent peu à peu. Un peu de constipation, de céphalalgie et de malaise réclament les jours suivants un lavement purgatif, des pédiluves sinapisés et une saignée du pied. Le premier mai, un mois après son entrée, cette jeune femme, n'ayant plus rien au sein, sort de l'hôpital tout à fait rétablie.

OBSERVATION IV. — *Phlegmon superficiel au sein droit, suite de contusion.*

Une femme de chambre âgée de vingt et un ans est admise le 31 mars 1840 à l'hôpital pour une douleur au sein. Cette femme est tombée, il y a trois semaines, le long d'un escalier. Il en est résulté de la dyspnée, de la difficulté dans les mouvements du thorax et du larynx, de la toux et une hémoptysie. Entrée dans un service de médecine, elle a été traitée par des ventouses, des sangsues et des cataplasmes. Elle était sortie de l'hôpital depuis quinze jours, lorsqu'il y a huit jours, éprouvant de la douleur au sein droit, elle s'aperçut qu'il y avait là du gonflement et de la rougeur. (Cataplasmes.) Des battements, des élancements se manifestèrent dans la tumeur, qui s'ouvrit d'elle-même au bout de quatre jours ; il s'en écoule une grande quantité de pus ; on y remarque aujourd'hui trois plaies, dont une, antéro-externe, a plus de 2 centimètres de diamètre, et les deux autres la largeur d'une lentille. (Cataplasmes.) Le 20 avril, la suppuration est considérablement amoindrie; le foyer est étranger à la mamelle ; les plaies tendent à se cicatriser. On substitue le pansement simple au cataplasme. Le 28, les plaies étant fermées, la malade sort de l'hôpital.

OBSERVATION V. — *Phlegmon sous-cutané du sein droit, sans cause connue chez une femme enceinte.*

Une domestique âgée de vingt et un ans, bien constituée, est reçue à l'hôpital le 18 septembre 1843. Enceinte de sept mois et demi, elle souffre de la mamelle droite depuis quelques jours, sans savoir au juste depuis quand et sans pouvoir indiquer la cause de son mal. On observe à l'endroit sensible une tuméfaction avec rougeur mal circonscrite, qui est le siége d'une grande chaleur, de pulsations, d'une douleur sourde. Aucun soulèvement de la mamelle ne peut être constaté ; c'est au bas et en dehors du sein que la tumeur existe ; la fluctuation y est évidente: on en pratique immédiatement l'incision et il en sort un pus de bonne nature. Charpie entre les lèvres de la plaie, cataplasme émollient.

Le quatrième jour, une contre-ouverture, rendue nécessaire par la stagnation du pus au-dessous de la première incision, est pratiquée. A partir de ce moment, le foyer se déterge rapidement ; dans les premiers jours d'octobre, un accouchement prématuré a lieu sans peine et sans accident. Les suites de couches n'offrent rien de remarquable, ne troublent en aucune façon la guérison de l'abcès du sein, de telle sorte que cette femme peut sortir de l'hôpital le 16 du même mois.

2° PHLEGMON SOUS-CUTANÉ PAR MALADIES DE LA GLANDE.

La seconde nuance de l'inflammation sous-cutanée, la plus fréquente à beaucoup près, se rattache à une maladie préalable du tissu sécréteur ou de quelque région voisine. Les engorgements laiteux, les irritations de toute sorte, soit aiguës, soit chroniques, dont la glande mammaire est si souvent le siége, finissent par amener de véritables inflammations dans la couche sous-cutanée; il est, en outre, possible que des contusions, des pressions sur le devant de la poitrine fassent naître des phlegmasies allant des parties profondes vers la superficie. Les nouvelles accouchées ne voient guère survenir ces sortes d'inflammations, au surplus, qu'après quelques tentatives d'un allaitement qui n'a pas pu être continué.

OBSERVATION VI. — *Phlegmon sous-cutané, sein droit; nouvelle accouchée qui a essayé de nourrir.*

Une couturière âgée de dix-neuf ans, d'une constitution délicate, lymphatique, quoique d'un visage coloré, entre le 14 janvier 1837 à la Clinique, jouissant d'une assez bonne santé habituelle, ayant toujours été bien réglée, elle est accouchée heureusement, il y a cinq semaines, de son premier enfant. Trois jours après, elle remarque à droite, au-dessous de la clavicule, une bosselure du volume d'une noix, qui disparut par l'emploi des cataplasmes dans l'espace de quatre ou cinq jours.

Se croyant rétablie, cette jeune femme reprit ses occupations, essaya de nourrir, sortit et se portait bien il y a trois semaines, lorsqu'un nouveau gonflement se montra dans le sein droit. Quelques douleurs en haut, à la partie externe, avaient précédé ce gonflement. La mamelle, continuant de se tuméfier, se gorgea de lait, devint rouge et le siége de douleurs pongitives. Ayant fait extraire son lait artificiellement, elle vit une grande partie du gonflement disparaître; mais les douleurs, la dureté et la tumeur primitives persistèrent. Le 15, à la visite, le sein droit présente sous le doigt une tumeur que l'œil ne distingue pas à l'extérieur. Située en haut et en dehors, cette tumeur, qui se prolonge un peu au-dessous et peut être isolée de la mamelle dont elle paraît être un lobule engorgé, est chaude, douloureuse, grosse comme un œuf. Frissons, quelques sueurs la nuit. Il existe à peine de la fièvre; la langue n'est pas limoneuse. Depuis trois jours, une sorte de diarrhée remplace une constipation habituelle. (Topiques émollients.) Le 16, douleurs vives avec élancements. La tumeur devient fluctuante. On l'ouvre et il en sort en abondance un pus jaune, bien lié. (Cataplasmes de farine de lin.) Le 18, la suppuration, encore abondante, est moins épaisse et roussâtre. Les accidents généraux ont cessé; un liquide séreux commence à remplacer la suppuration le 19. Le 20, la plaie est cicatrisée; il n'y a plus de douleurs, un simple noyau reste sous l'incision, et la malade sort guérie de l'hôpital. (Par M. Lemoine, élève du service.)

OBSERVATION VII. — *Phlegmon sous-cutané, mamelle gauche; nouvelle accouchée qui a essayé de nourrir.*

Une lingère âgée de vingt et un ans entre à l'hôpital le 8 octobre 1843, et se plaint du sein gauche. Cette femme, accouchée il y a cinq semaines, a essayé de nourrir pendant quinze jours. Une douleur vive, du gonflement dans le sein, l'ont forcée de sevrer. Le mal cependant a marché avec lenteur; aujourd'hui la mamelle malade est beaucoup plus volumineuse que celle du côté opposé. Sa région externe et inférieure offre une large plaque rouge et saillante. Si, avec les doigts écartés, on fixe d'une main la base de la mamelle sur la poitrine, et qu'avec l'indicateur de l'autre main on comprime l'organe, il est facile de voir que la glande n'est pas soulevée, que l'inflammation a son siége au-dessous de la peau.

Un abcès existe évidemment au centre du foyer enflammé. On ouvre cet abcès avec le bistouri sur le point déclive de la tumeur le 19 octobre. Il en coule environ deux cuillerées de pus de bonne nature. Les douleurs et autres accidents cessent presque aussitôt, et le 23 le sérum succède au pus dans la plaie. La malade sort guérie de l'hôpital le 28.

Ainsi l'inflammation peut se développer dans l'épaisseur de la couche sous-cutanée, soit par suite de violence extérieure, soit sous l'influence d'une maladie du tissu glandulaire, soit à cause d'une maladie de la peau, soit enfin par le fait de quelques dispositions internes, ou, comme on le dit, spontanément. Du reste, de quelque manière que le mal soit survenu, il n'en suit pas moins en général la même marche, et n'en présente pas moins aussi, le plus souvent, les symptômes indiqués précédemment.

Il est bien entendu, toutefois, que de nombreuses anomalies doivent être prévues en pareil cas. C'est ainsi que, chez quelques femmes enceintes, une contusion peut faire naître une phlegmasie d'abord sous-cutanée et ensuite parenchymateuse.

OBSERVATION VIII. — *Phlegmon sous-cutané du sein droit suite de contusion, chez une femme enceinte. Traitement antiphlogistique, abcès multiples.*

Pauline, vingt ans, domestique, entrée à la Clinique le 14 avril 1835, s'est heurtée le sein droit contre un morceau de bois il y a vingt-quatre jours. La douleur, d'abord légère et momentanée, se raviva trois ou quatre jours après; la malade, y portant la main, reconnut un peu de dureté à la partie inférieure et interne de la mamelle, qui n'était d'ailleurs encore ni rouge, ni gonflée. Aucun traitement ne fut employé pendant huit jours; le mal continuant, la jeune femme crut devoir essayer une sorte d'élixir dont elle ne peut indiquer le nom. Aujourd'hui toute la moitié inférieure du sein est notablement gonflée, douloureuse. Empâtement en dehors de la partie rouge, élancements fréquents; aucune apparence de fluctuation. Les mamelles sont d'ailleurs plus développées que dans l'état normal, la femme est enceinte de sept mois. (Vingt-cinq sangsues, cataplasmes.) 20 avril, la tumeur est ramollie, fluctuante; on l'incise à 3 centimètres au-dessous du mamelon; il en sort beaucoup de pus épais, bien lié. Le 23, le sein a repris une partie de sa souplesse ; la suppuration se réduit à peu de chose. Le 28, l'inflammation se ranime, la peau rougit de nouveau , s'amincit ; les bords de l'incision sont durs et engorgés. On ne peut attribuer ce nouvel orage qu'à une fausse position de la femme, qui s'est tenue un jour et une nuit couchée sur le côté malade. Le 29, fièvre toute la nuit, céphalalgie, chaleur vive à la peau. Le sein est gonflé, tendu ; la suppuration semble tarie. (Saignée du bras , topiques émollients.) 30, le sang tiré la veille est couenneux ; tous les accidents sont amoindris ; la suppuration a repris de l'abondance ; un nouvel abcès s'établit.

5 mai. Le nouveau phlegmon, placé en dedans du sein, semble diminuer, et le tout paraît vouloir se réduire à un petit foyer superficiel situé à 2 centimètres en dehors de la première incision, qui ne communique point avec lui et qui continue de fournir beaucoup de pus.

7. Le petit foyer externe s'est ouvert de lui-même ce matin ; le pus en est louable, assez abondant. Un abcès pareil se montre en dedans de la première ouverture sous forme d'une petite bosselure dont le sommet est fortement aminci.

10. L'abcès interne s'est ouvert spontanément comme l'abcès externe. On sent un nouvel engorgement profond, circonscrit, qui s'établit à la partie interne et inférieure du sein.

16 mai. L'inflammation a évidemment gagné les brides, les lamelles cellulo-fibreuses interlobulaires de la mamelle, qui se présente alors toute bosselée, dure sur certains points , comme ramollie dans d'autres. Cependant aucun abcès nouveau ne survient. Le 24, les deux petits abcès latéraux sont cicatrisés, et il ne reste plus que quelques bosselures à la partie inférieure et interne du sein. On leur oppose des onctions avec la pommade d'iodure de plomb. Le 2 juin, la première plaie est cicatrisée, le sein a repris sa souplesse ; il n'y a plus de douleurs et la malade sort de l'hôpital.

Signes. — On reconnaît l'inflammation sous-cutanée du sein aux caractères dont j'ai parlé plus haut et que reproduisent les observations. On la distingue de l'érysipèle en ce que le gonflement existe entre les téguments et la glande; ce gonflement est fixe; la rougeur qui l'accompagne est régulière, rose, violacée ou brune; la douleur et la chaleur sont sourdes, un peu profondes. Il n'y a point sur la peau de plaques d'un rouge jaunâtre se terminant d'une manière brusque par une bordure festonnée, ni cette chaleur âcre et mordicante qui spécifient l'érysipèle proprement dit. Elle se distingue ensuite de l'angioleucite par l'absence de stries rougeâtres allant se rendre au cou ou à l'aisselle; de la phlébite par l'absence de cordons durs, rouges et douloureux , de tremblements irréguliers et de symptômes d'infection purulente; du phlegmon diffus par la circonscription de ses limites, par les bosselures qui l'accompagnent, par le peu de gonflement qu'elle fait naître au voisinage.

Les *terminaisons* du phlegmon sous-cutané se rapportent presque toutes à la suppuration et à la résolution. L'induration, la gangrène, les dégénérescences qui pourraient en être la suite seront étudiées plus loin. Sa durée, variable en raison de son intensité, de son étendue, de ses causes, de la disposition des individus, est généralement moindre cependant que celle du phlegmon parenchymateux. La phlegmasie sous-cutanée de la mamelle est souvent guérie six à huit jours après l'ouverture de l'abcès. Il est rare, du moins, qu'au bout de trois semaines ou un mois elle ne soit pas éteinte.

Abandonnée à elle-même, il est rare qu'elle ne se termine pas par suppuration. Soit que la résolution s'en empare, soit qu'un foyer purulent en résulte, elle n'arrive presque jamais à son terme en moins de six à quinze jours. Même quand elle semble se résoudre, cette phlegmasie laisse parfois dans les tissus un noyau, une plaque indurée dans laquelle un rien peut ramener l'inflammation.

Observation IX. — *Phlegmon sous-cutané du sein gauche ayant pour point de départ un noyau induré, reste d'une ancienne inflammation.*

Passarat, âgée de vingt-cinq ans, cuisinière, entre à l'hôpital de la Charité le 28 avril 1837 pour une douleur au sein. Cette femme était restée dans le même lit cinq semaines auparavant pour une bosselure douloureuse à la partie interne et supérieure de la mamelle gauche. Ne souffrant plus et se croyant guérie, elle avait repris ses occupations habituelles. Il y a maintenant quinze jours qu'elle a ressenti à la même place des élancements et de la douleur, accidents qui se sont maintenus en augmentant jusqu'à aujourd'hui sans se compliquer de fièvres.

29 avril. Le sein est notablement gonflé à sa partie supérieure et interne ; là on remarque, à quelque distance du mamelon, une bosselure rouge et luisante. Il est évident que la tumeur s'est transformée en abcès. Une incision de 2 centimètres est aussitôt pratiquée avec le bistouri à 5 centimètres au-dessus du mamelon. Le pus, qui ne sort complétement que sous un certain degré de pression, est louable et crémeux. Dès le surlendemain le fond du foyer paraît comblé, et la suppuration est presque éteinte. Des frictions avec l'onguent napolitain sont dès lors mises en usage, et le 7 mai la malade sort entièrement guérie de l'hôpital. (M. Fortineau, élève du service.)

Voici, du reste, une observation montrant les différences qui distinguent l'inflammation sous-cutanée de la phlegmasie glanduleuse du sein.

OBSERVATION X. — *Inflammation glandulaire du côté droit, incision de bonne heure, guérison tardive. — Phlegmon sous-cutané du côté gauche : incision, guérison prompte. Chez une nouvelle accouchée qui avait commencé à nourrir.*

Andrieux, dix-neuf ans, couturière, fille, bien constituée, habituellement très saine; accouchée heureusement le 1er juin (première couche); a nourri pendant dix-huit jours, mais a toujours souffert des mamelons. Elle commença à souffrir des deux seins en même temps; il y a trois jours ses douleurs ont été vives et accompagnées de fièvre; ses seins sont devenus rouges seulement depuis cette époque.

4 juillet. Il y a une tuméfaction considérable du sein droit, dont la partie inférieure et externe est rouge, chaude, tendue, douloureuse à la pression, dure, sans fluctuation, mais avec un empâtement considérable. La tuméfaction se prolonge vers l'aisselle, où il y a des glandes engorgées, douloureuses. Incision au milieu de la partie rouge; on enfonce le bistouri de presque toute la longueur de la lame sans rencontrer de foyer, des pressions font sortir quelques grumeaux de pus fort épais. La malade souffre beaucoup, et pendant près d'une demi-heure semble près d'éprouver des convulsions.

Au sein gauche, à un pouce au-dessous du mamelon, il y a un petit tubercule saillant où la fluctuation est manifeste. Une petite incision donne issue à du pus bien lié. (Quelques brins de charpie dans la plaie, cataplasmes; soupes, tisane amère.)

6. L'incision de gauche est cicatrisée et l'abcès guéri; dégorgement sensible du sein droit, mais presque pas de suppuration; pus épais; presque pas de douleur lorsque la malade est en repos; pas de garderobe depuis sept jours. (Lavement laxatif, le quart.)

8 juillet. On a donné hier une potion huileuse à la malade, qui n'avait pas rendu son lavement. Elle a été une fois à la selle.

Depuis l'incision, la tuméfaction, la rougeur, l'induration n'ont que peu diminué; pus toujours le même et en aussi petite quantité; le tissu même de la glande s'engage à travers l'incision; la malade souffre plus que ces jours passés.

9. Pas de changement apparent dans l'aspect du sein, qui cause cependant moins de douleur qu'hier. Bon sommeil, bon appétit. (Limonade citronnée.)

11. La malade a souffert d'un petit abcès à environ un pouce au-dessus et en avant de la première incision; il en sort du pus épais. Constipation. (Lavement laxatif.)

12. Peu de changement dans l'aspect du sein. Les règles, venues il y a dix jours, coulent encore. (6 grains de seigle ergoté en trois paquets.)

13. Petit abcès entre les deux incisions, le pus qui en sort est fort épais.

16. Peau ulcérée en plusieurs points ; suppuration abondante. (Lavement laxatif.)

18. La peau s'est détruite dans une étendue considérable. Un nouvel abcès se fait jour par la première incision. Tisane amère. Constipation. (Huile de ricin.)

20. Un autre petit abcès s'est fait jour. Depuis quelque temps la tuméfaction et l'induration ont beaucoup diminué.

24. La malade ne souffre pas ; l'induration diminue, peu de suppuration ; l'ulcère se cicatrise. (Onguent mercuriel.)

30. Fièvre, mal au cou. (Saignée de trois palettes.)

3 août. Presque pas de suppuration, cicatrice presque achevée ; la malade ne souffre nullement. Il reste un noyau dur du volume d'une moitié d'œuf. La malade sort. (Adam Jewett, élève du service.)

Devant examiner à part les abcès, je ne parle pour le moment de l'inflammation sous-cutanée qu'en ce qui la concerne en dehors de la suppuration.

Traitement. — La médication préventive mérite ici une grande attention, car une fois établi, le mal se laisse difficilement arrêter ; il importe donc d'en éloigner avec soin les causes prédisposantes. Ainsi on attaque les affections croûteuses, eczémateuses, érythémateuses, érysipélateuses, toutes les irritations de la peau par leurs remèdes propres. Comme la lactation joue un plus grand rôle encore dans la production des inflammations profondes ou parenchymateuses, je dirai alors les soins qu'elle réclame, eu égard aux phlegmons sous-cutanés.

Le traitement curatif est le même que celui des inflammations sous-cutanées en général. La femme est-elle jeune, sanguine, robuste, il est bon de pratiquer une ou plusieurs saignées du bras. S'il n'y a point de réaction générale et que l'inflammation soit cependant assez vive, on applique sur la région malade de quinze à quarante sangsues.

Contrairement à ce que j'ai dit du phlegmon de l'auréole, il convient de poser les sangsues dans ce cas sur les points enflammées. Elles ont ainsi plus d'efficacité qu'à la circonférence du sein. En supposant que la suppuration ne paraisse point encore inévitable, il peut être utile de revenir deux ou trois fois, en peu de jours, à ce genre d'émissions sanguines.

Des cataplasmes de farine de lin à nu, simples dans les cas ordinaires, arrosés de laudanum si la douleur est très vive, arrosés d'extrait de Saturne dans le cas contraire, doivent être associés aux saignées locales. Il est essentiel aussi que le sein soit soutenu, de le relever mollement, par conséquent, à l'aide d'un bandage simple, et que la femme se tienne le plus possible sur le côté opposé, double précaution d'une véritable importance, surtout chez les malades dont le poids de l'organe et le point où s'est établi le phlegmon paraissent concourir à l'appel des fluides vers la région enflammée.

Soit de prime abord, parce que les moyens précédents se trouvent contre-indiqués, soit après ce premier genre de médication, on a encore quelque chance de faire avorter l'inflammation en ayant recours à de larges onctions mercurielles. C'est ici, en outre, qu'une compression bien faite réussit parfois merveilleusement ; mais, difficile à maintenir, elle exige là des soins minutieux, et beaucoup de malades ne peuvent pas la supporter, excepté quand il est possible de l'exercer à l'aide du collodion.

Je suis parvenu plusieurs fois à dissiper l'inflammation sous-cutanée du sein, en couvrant toute la région douloureuse d'un large vésicatoire volant ; comme ce moyen ne réussit pas toujours et qu'il répugne beaucoup aux femmes, je conseille cependant de ne l'employer que faute de mieux.

A titre de traitement général, il est bon d'agir avec quelque énergie sur les intestins : on maintient le ventre libre au moyen de boissons et de lavements laxatifs ; on ne s'en tient aux tisanes légèrement amères ou délayantes qu'en cas d'inflammation par cause externe ; on en vient, au contraire, à des purgatifs plus actifs, tels que l'eau de Pullna, l'huile de ricin, le jalap, la scammonée ou le séné, s'il est question d'une nourrice ou d'une inflammation à la suite de couches.

Le calomel, le tartre stibié sous différentes formes, vantés par plusieurs praticiens dans ces derniers temps, conviennent peu, si j'en crois ma propre expérience, au genre d'inflammation dont je parle actuellement. J'y reviendrai plus tard.

Si, après les premiers moyens antiphlogistiques, l'inflammation paraît incliner vers la résolution, il faut insister, ou sur les émissions sanguines et les purgatifs, ou sur les topiques résolutifs aidés de la compression. Dans les cas, au contraire, où le gonflement se maintient, indique une terminaison par suppuration, il faut en venir au traitement des abcès et mettre de côté la médication débilitante. Il faut savoir au surplus, qu'après cinq ou six jours une inflammation sous-cutanée du sein, franchement aiguë, est presque impossible à résoudre, et qu'il serait tout à fait irrationnel de s'en tenir au traitement résolutif dès que l'existence du pus ne paraît plus douteuse au-dessous de la peau.

Le phlegmon sous-cutané de la mamelle est d'abord une maladie trop légère, aux yeux de la plupart des femmes, pour que le médecin en soit instruit de bonne heure. Il en résulte qu'au moment où l'on est appelé, la suppuration est déjà établie dans la plupart des cas. On s'explique ainsi la rareté de la terminaison de cette maladie par résolution. Il faut dire aussi que le sein, placé entre deux couches de tissu cellulaire, mobile au-devant du thorax, forme de la sorte un organe pour ainsi dire isolé des centres circulatoires et nerveux, et par conséquent soustrait en grande partie aux effets immédiats de la thérapeutique générale. Aussi a-t-on besoin d'une médication énergique pour en dissiper, pour en arrêter les phlegmasies aiguës, même les moins étendues ; j'ajoute que sa position et sa forme ne permettent pas d'y appliquer les topiques et les bandages avec la même facilité ou la même sécurité que sur une foule d'autres régions. Ce sont là autant de remarques, au surplus, qui se représenteront dans les chapitres suivants.

B. — Phlegmon sous-cutané diffus.

Contrairement à ce que la théorie porterait à penser, le phlegmon diffus, l'érysipèle phlegmoneux est assez rare au sein. On l'y observe cependant; il s'y présente même avec des caractères qui ne permettent pas de le confondre avec les autres inflammations. Le peu d'observations que j'en possède ne m'explique pas, du reste, pourquoi les chirurgiens ont gardé le silence sur cette forme des phlegmasies mammaires.

OBSERVATION XI. — Une femme jeune et forte, qui avait été menacée pendant quelques jours d'abcès au sein sans être enceinte ni accouchée, se croyait guérie, lorsqu'un érysipèle simple vint se fixer au côté interne du mamelon gauche. Au bout de trois jours cet érysipèle revêtit la forme du phlegmon diffus. Il y eut alors boursouflement de toute la mamelle, et le gonflement marcha avec une rapidité comparable à ce qui survient en pareil cas au scrotum, aux paupières, aux grandes lèvres. Quatre jours plus tard, une large plaque gangréneuse se voyait sur la moitié externe de la glande, et la malade ne tarda pas à succomber.

L'autopsie montra que du pus séreux était infiltré entre les lobules du sein et dans la couche sous-cutanée. De larges lambeaux de tissu cellulaire mortifié se voyaient sous les téguments, et il n'y avait de collection purulente nulle part. La couche cellulaire profonde et le tissu glandulaire proprement dit étaient intacts.

J'ai rencontré quelque chose d'analogue chez une nouvelle accouchée. Ici l'inflammation sembla partir de la face convexe de la glande pour s'étaler dans le tissu sous-cutané. La suppuration s'établit rapidement; des trous multipliés se formèrent à la peau; le tissus cellulo-graisseux mortifié, comme imbibé d'un pus lactescent, se détachait et pouvait être extrait par lambeaux; la mamelle parut enfin comme disséquée au fond des ulcères, mais la malade finit par se rétablir.

Peut-être cette forme de la maladie appartient-elle à la catégorie de celles que MM. Trousseau et Contour ont signalées et qui, au dire de ces praticiens, donnent souvent lieu à la formation de bourbillons mortifiés. Quoi qu'il en soit, le phlegmon diffus, gangréneux, du sein diffère sous plus d'un rapport du phlegmon diffus des autres régions; il peut envelopper la totalité de la glande, la traverser dans toutes les directions, envahir l'élément cellulo-fibreux, l'espèce de capsule qui entoure et isole cet organe, détruire ainsi la trame vasculaire, vitale, en quelque sorte, qui seule peut alimenter le sein. Formé de filaments, de lames et de cellules qui se continuent sous forme de brides à travers la glande, le tissu cellulo-graisseux représente bien plutôt une sorte de feutrage qu'une toile au-dessous de la peau. Il est tout simple, dès lors, que l'inflammation diffuse, en s'y établissant, gagne aussi bien en profondeur, en épaisseur qu'en largeur, au lieu de s'étaler simplement en nappe, comme dans le phlegmon diffus ordinaire des membres. Tout en tenant compte de ces particularités, il faut bien accorder aussi que la nature même de l'inflammation est pour quelque chose dans les caractères qui distinguent les cas signalés plus haut.

De quelque façon qu'on l'envisage, le phlegmon diffus du sein est une maladie grave. Si l'on n'en obtient pas la résolution, et il est difficile d'espérer un résultat aussi heureux, l'infiltration séro-purulente ne tarde pas à s'emparer de tout le tissu sous-cutané. Les brides qui enveloppent les lobules de la glande se prennent bientôt de la même façon, et si la femme survit, résiste, il en résulte au moins une véritable *dissection* de la mamelle. Chez les nouvelles accouchées ou les nourrices, la sécrétion laiteuse augmente encore la gravité du pronostic, attendu que le lait, s'échappant par quelques canaux rompus, se mêle au pus en même temps que le pus provoque l'inflammation du tissu sécréteur.

On peut craindre le phlegmon diffus quand, sous un érysipèle ordinaire ou quelque affection érythémateuse des téguments, on voit le sein se boursoufler tout à coup à la manière d'une éponge qui s'imbibe, pendant que d'un autre côté le pouls, devenu fréquent, reste petit et dépressible.

Le traitement d'une affection pareille est en général le même que pour le phlegmon diffus proprement dit et doit varier selon la période de l'affection. Au début, c'est-à-dire dans les deux premiers jours, si l'on peut en soupçonner la nature, et qu'il n'y ait pas de contre-indication individuelle, il faut recourir à la saignée du bras et disséminer sur la mamelle un grand nombre de sangsues. Des onctions mercurielles à hautes doses, un grand vésicatoire volant, ou même la compression, viennent ensuite pour compléter la guérison si la résolution semble s'établir.

Quand le régime débilitant échoue, ou quand on n'est appelé qu'à partir du troisième jour, l'infiltration séro-purulente existant déjà à peu près inévitablement, il n'est plus permis de compter sur l'efficacité de la médication précédente. Il n'y a plus alors qu'une ressource vraiment importante, ce sont les incisions multiples. Quelque effrayant qu'il paraisse d'abord, ce remède doit pourtant être appliqué. C'est le seul qui puisse arrêter la mortification des tissus, l'extension de la phlegmasie. Il faut même que le bistouri soit enfoncé profondément ; on ne doit pas craindre d'inciser, en pareil cas, la mamelle et les téguments qui l'enveloppent sur six, huit ou dix points, ni de donner 2 à 3 centimètres d'étendue à chaque incision. Tout cela se fait du reste promptement, entraîne assez peu de douleur, et ne laisse pas après tout des traces aussi évidentes qu'on se l'imaginerait, une fois la guérison obtenue. En définitive, il suffit, pour ne pas hésiter, de se rappeler le danger du mal et l'impossibilité d'y remédier autrement.

Si la suppuration est établie et la continuité de la peau détruite sur quelque point, on déterge les foyers à l'aide d'injections antiseptiques. La décoction de quinquina ou de feuilles de noyer trouve ici sa place, mais rien n'égale l'efficacité de l'infusion vineuse de roses de Provins vantée dans le traitement du phlegmon diffus ordinaire par M. Morand, de Tours. Il est souvent nécessaire aussi, à cette période du mal, pour éviter l'amincissement et la destruction des restes de peau, de chercher le fond, le point déclive des parties décollées, afin d'y pratiquer, d'y placer des contre-ouvertures. Je n'ai pas besoin de dire que les cataplasmes émollients, que les pansements avec le linge criblé et la charpie, ont aussi leur tour à de certaines périodes de l'inflammation ou de la détersion et de la cicatrisation des foyers.

§ IV. — Phlegmon sous-mammaire ou profond.

Au lieu de la forme feutrée ou aréolaire, le tissu cellulaire qui sépare la mamelle du grand pectoral et des cartilages sterno-costaux ou des côtes présente l'aspect de lames foliacées qui permettent de le comparer au fascia sous-cutané profond de l'abdomen et des membres. Il en résulte que chez les femmes dont la mamelle est volumineuse, mobile et lourde, chez les femmes qui ont été nourrices plusieurs fois, chez les femmes d'un certain âge surtout, une sorte de bourse synoviale s'établit facilement là. Cette bourse celluleuse, signalée par M. Nélaton, et qui n'est pas constante, peut devenir le siége de tous les genres d'épanchement, de phlegmasie, qu'on observe dans les bourses muqueuses des autres régions du corps. Comme elle manque souvent, les inflammations profondes du sein sont loin d'offrir toujours le même aspect. Dans l'état ordinaire, elles ont une tendance marquée à revêtir la forme de phlegmon diffus. Pour peu qu'elles soient aiguës, en effet, elles ne manquent guère d'envahir bientôt tout l'espace qui supporte la base de la mamelle; elles diffèrent en cela des inflammations sous-cutanées, puisque celles-ci se montrent ordinairement sous forme de bosselures, de reliefs plus ou moins exactement circonscrits à la surface du sein.

Chez les jeunes femmes, surtout chez celles dont la mamelle est fixe ou peu développée, le phlegmon profond peut n'occuper, n'envahir qu'une partie de la région sous-mammaire, attendu que des lamelles, des espèces de cloisons en divisent quelquefois la largeur totale en un certain nombre de compartiments. Aussi trouve-t-on souvent cette inflammation circonscrite plutôt que diffuse, tantôt sur un point, tantôt sur un autre.

A. — Phlegmon profond diffus.

Les inflammations sous-mammaires naissent, comme les inflammations sous-cutanées, de trois manières différentes. Le plus souvent elles ont leur point de départ dans une irritation de la mamelle, irritation qui marche ou s'étend d'avant en arrière, de la glande vers la poitrine ; d'autres fois elles reconnaissent pour cause une maladie du thorax.

Une violente pleurésie en avait été évidemment la source chez une femme que j'ai observée. Je les ai vus survenir à l'occasion d'épanchements de pus, de sang, de sérosité dans la plèvre, chez plusieurs individus ; quelquefois aussi ce sont des altérations organiques du poumon, une vomique, l'affection tuberculeuse, par exemple, qui en deviennent l'origine : une fracture de côte peut amener le même résultat. Il en est de même de la carie, de la nécrose, de toutes les altérations des parois thoraciques qui se trouvent directement en rapport avec la mamelle. On devine enfin que le phlegmon sous-mammaire peut aussi s'établir de prime abord et sans maladie préalable des tissus voisins.

Le début de ce genre de phlegmon par le tissu cellulaire, qui en reste définitivement affecté, est assez rare. A part quelques exceptions, ce n'est guère que par suite d'une constitution profondément altérée sous l'influence de causes générales connues ou inconnues dans leur essence, ou spontanément, que ce genre de phlegmasie se montre effectivement. Il suit de là que le phlegmon sous-mammaire indique ordinairement une maladie préalable, soit de la glande elle-même, soit de la poitrine, soit de l'organisme en général. Il n'en est pas moins vrai que les violences extérieures, que les coups de toutes sortes, peuvent le faire naître, sans laisser de traces évidentes dans les parois thoraciques. Il est également vrai que la source de beaucoup la plus fréquente de ces sortes d'inflammations se trouve dans l'inflammation du parenchyme glandulaire des nouvelles accouchées ou des nourrices.

Quelques exemples vont mettre cette proposition dans tout son jour.

Observation Iʳᵉ. — *Phlegmon profond au sein gauche, nouvelle accouchée qui a commencé à nourrir. Incision, guérison prompte.*

Domestique, vingt-cinq ans, à Paris depuis quatre mois, d'une constitution assez faible, quoiqu'elle n'ait jamais fait de maladie ; quelques flueurs blanches ; accouchée depuis un mois, a nourri quinze jours. Il y a huit jours, elle commença à souffrir du sein gauche vers la partie supérieure et externe, du côté de l'aisselle, où quelques ganglions se sont tuméfiés. Aujourd'hui le sein est trois ou quatre fois plus gros que celui du côté droit ; si, l'embrassant de la main, on veut le ramener vers la ligne médiane, on le trouve très pesant ; la peau se laisse déprimer par la pression, qui ne fait pas disparaître la rougeur extérieure ; dans la moitié externe et supérieure, cette rougeur est intense, et la mamelle est tendue, arrondie, manifestement soulevée. Au-dessous et du même côté, la peau perd de sa coloration, de son infiltration, les tissus redeviennent sains ; mais en bas et en dedans est un autre engorgement dur, bosselé, ne se continuant pas avec la masse principale. Sensibilité vive dans les parties malades avec douleurs pongitives presque continuelles ; la fluctuation est évidente en haut et en dehors, surtout vers le bord du grand pectoral. L'absence de coup reçu dans le sein et la proximité des couches de cette femme rendent probable l'existence d'un abcès ayant débuté par l'inflammation de la glande elle-même. La suppuration s'est ensuite étendue au tissu sous-mammaire ; le pus est donc placé entre la mamelle et le grand pectoral. L'ouverture du foyer eût été faite à la première visite, si la malade, entrée le 16 juin, n'eût demandé à la remettre au lendemain ; le 18, une incision longue d'un pouce et demi est faite en dehors et en haut, sur les côtés de la glande : il en sort un pus abondant, jaunâtre, épais, de bonne nature.

Mèche dans l'incision ; cataplasmes.

La suppuration continue les jours suivants ; elle prend le 24 une consistance plus liquide et un aspect comme séreux ; les bords de l'incision sont rapprochés. Les élancements ont continué dans les parties engorgées en dedans et en bas ; une fluctuation profonde s'y fait sentir, et cet engorgement est évidemment transformé en un deuxième foyer. Le 25, deux incisions y sont faites et donnent issue à une grande quantité d'un pus bien lié ; la pression fait sortir le reste.

26. Suppuration peu abondante ; tendance des lèvres de la plaie à se rapprocher, mais engorgement assez dur aux environs ; quelques picotements ; pouls calme et régulier, langue naturelle ; sommeil. — Cataplasmes.

27. Plus de suppuration, induration seulement. — Pommade d'iodure de plomb. — Sortie le 28.

OBSERVATION II. — *Phlegmon sous-mammaire suite d'une contusion au sein gauche.*

Rochai, âgée de trente-trois ans, journalière, fortement constituée, n'ayant jamais été malade, a nourri deux enfants dont le dernier a huit ans. Son mal actuel résulte d'un coup de tête de cheval reçu, il y a huit jours, sur le sein gauche. Entrée aujourd'hui 27 avril 1837 à l'hôpital, elle dit que la région frappée n'a pas cessé d'être douloureuse, et que depuis quelques jours elle a reconnu un gonflement manifeste de toute cette région. Dès le lendemain de l'accident, on avait remarqué en dedans du mamelon une plaque ecchymotique assez large. Douze sangsues ont été appliquées dès que l'engorgement s'est laissé apercevoir, et des cataplasmes émollients ont été immédiatement mis en usage. L'enflure, qui avait d'abord paru diminuer un peu, a bientôt pris un accroissement nouveau plus rapide qu'auparavant.

Aujourd'hui, le sein malade a un volume au moins double de celui de la mamelle saine ; on y remarque une teinte verdâtre, des plaques rouges indiquant que du sang s'est infiltré dans les tissus. Du reste, la consistance de la glande blessée n'est guère plus considérable sur un point que sur l'autre ; tout l'organe conserve son aspect globuleux franc et régulier. La douleur que fait naître la pression est un peu plus marquée au côté interne du mamelon que partout ailleurs. Comme il n'y a pas de fluctuation, on essaie un bandage compressif dont les pièces sont imbibées d'une solution de sel ammoniac. Le 29 avril, le gonflement est assez amoindri pour exiger qu'on enlève le bandage afin de le réappliquer mieux ; mais dans la nuit du 30 avril au 1er mai, la malade éprouve des douleurs vives. Comme les imbibitions salines avaient été omises, on les prescrit de nouveau en continuant la compression. Le 4 mai, le sein conservant son volume, on enlève le bandage et l'on constate dans la tumeur une fluctuation profonde.

Un bistouri étroit, plongé de bas en haut à la partie externe et inférieure de la tumeur, donne issue à un verre de pus ; des cataplasmes sont ensuite posés sur le sein. Le 8, une nouvelle incision devient nécessaire, parce que la première, qui s'est refermée, a laissé un foyer purulent se reformer derrière. Le 9, la suppuration reste abondante. On place, le 10, une canule de gomme élastique dans la plaie, afin d'établir de nouveau la compression sur la tumeur. La suppuration ne perdant point de son abondance, il fut évident que le foyer n'avait pas une ouverture assez large. Aussi crut-on devoir le fendre dans l'étendue de 3 centimètres le 23 mai, et remplacer de nouveau les cataplasmes par la compression. A partir de ce moment, l'abcès s'est rapidement détergé, si bien que la malade put sortir guérie de l'hôpital le 29 mai.

OBSERVATION III. — *Phlegmon sous-mammaire, contusion. Sangsues, frictions mercurielles, incision. Guérison en trois semaines.*

Dubois, âgée de vingt-deux ans, giletière, d'une bonne constitution, réglée depuis l'âge de quinze ans, reçut, il y a quinze jours, un coup à la partie externe du sein droit ; la douleur, vive au premier moment, persista pendant plusieurs jours, cependant la malade n'y faisait pas beaucoup d'attention. Au bout de huit jours, sein gonflé, rouge, et le siège de douleurs lancinantes continuelles. Cataplasmes. Le mal ne fait qu'augmenter.

État actuel. — Sein droit gonflé, porté en avant ; on sent au-dessous de l'empâtement et une certaine résistance à la pression. A la partie externe, la peau est lisse et présente une rougeur qui disparaît brusquement sous la pression. L'organe malade est chaud, et le siège de douleurs gravatives continuelles ; la malade a un peu de fièvre.

25 septembre. Vingt sangsues sous le sein dans l'endroit où l'inflammation semble être la plus vive. Cataplasmes.

26. La malade souffre un peu moins. Nouvelle application de sangsues, mais au-dessus du mamelon. Cataplasme.

Le 27. Onctions mercurielles sur le sein ; cataplasme

Le 28. Inflammation encore considérable, cependant sein moins volumineux. Cataplasmes. Douleurs moindres, fluctuation à la partie externe et inférieure.

Le 1ᵉʳ octobre. Une incision faite à la partie inférieure du sein donne issue à beaucoup de pus blanc et épais mêlé de sang.

Les jours suivants, on applique des cataplasmes ; il sort une assez grande quantité de pus par l'incision.

Le 6. Le sein a beaucoup diminué de volume, il n'est plus rouge ; la malade souffre un peu dans le creux de l'aisselle. Induration à la partie supérieure du sein.

Le 14. La malade ne souffre plus et demande à s'en aller ; le sein est revenu à l'état normal.

Ainsi cette femme, qui n'était ni enceinte, ni nourrice, et chez laquelle la contusion n'avait point amené de collection de sang, n'en a pas moins été atteinte d'un phlegmon ayant de prime abord, et jusqu'à la fin, son siège entre la mamelle et le thorax. D'autres fois, et j'en donne ici un exemple, ce genre de phlegmon s'établit sans cause connue.

OBSERVATION IV. — Charret, seize ans, d'une constitution délicate, pâle, maigre, bien réglée cependant, ayant eu la gale six mois auparavant, entre à l'hôpital le 1ᵉʳ octobre 1840, se plaignant d'une douleur au sein droit. Elle ne sait à quoi attribuer sa maladie qui n'a été précédée ni accompagnée d'aucun symptôme général. Elle en souffre depuis environ quinze jours. Une douleur assez vive en a été le premier symptôme, et le sein a paru dès l'abord plus volumineux, plus dur que celui du côté opposé. Aucune médication n'a été mise en usage jusqu'ici.

A la visite, on constate une augmentation manifeste dans le volume du sein, qui est saillant, dur, tout en restant arrondi, ou plutôt comme conique à cause de la pointe représentée par le mamelon. Sans être rouge, la peau en est tendue ; la pression y cause peu de douleur ; toute la tumeur paraît homogène et ne différer de la mamelle saine que par un excès de volume. Aucune fluctuation ne peut y être constatée ; la mamelle tout entière semble avoir été soulevée, écartée de la poitrine par quelque liquide ; quand on la presse, on reste avec l'idée qu'un certain espace existe entre elle et le thorax.

Il n'y a d'ailleurs ni fièvre ni perturbation des fonctions digestives. Cette forme de la tumeur et la manière dont elle s'est développée indiquant qu'une collection existe profondément, on plonge un bistouri dans sa partie la plus déclive, c'est-à-dire en bas et en dehors. L'incision donne issue à une grande quantité de pus phlegmoneux, homogène. Un stylet introduit par la plaie permet en outre de se convaincre que le foyer était bien effectivement situé derrière la mamelle.

C'est le 2 octobre que l'abcès fut ouvert et vidé. Dès le 5, le pus est déjà remplacé par du sérum, si bien que la malade peut sortir de l'hôpital le 8, tout à fait guérie. (Par M. Bourgoin, élève du service.)

La constitution de cette jeune fille aurait pu faire présumer qu'une lésion quelconque, soit de l'intérieur de la poitrine, soit des os, avait amené ici la naissance du phlegmon, mais la promptitude avec laquelle la santé s'est rétablie ne permet pas de s'arrêter à une semblable pensée. Voici un autre fait qui montre comment les phlegmons sous-mammaires se développent le plus communément.

OBSERVATION V. — Phlegmon sous-mammaire chez une nouvelle accouchée dont la fonction de nourrice n'a pu être continuée.

Le 17 janvier 1837, une domestique, Rosalie Richard, âgée de vingt-six ans, bien constituée, entre à la Clinique, atteinte d'une douleur au sein droit. Cette femme, qui est accouchée, il y a deux mois, pour la troisième fois, a nourri pendant plus d'un mois. Étant sortie par un temps froid, il y a trois semaines, elle sentit au sein de la douleur et de la chaleur. Un gonflement marqué et de la rougeur s'ajoutèrent bientôt aux premiers symptômes. Quelques jours après, le sein, de plus en plus rouge, était le siége de battements douloureux. Des frissons, de la fièvre survinrent ; la jeune femme fut obligée de se mettre au lit. Pendant douze jours, des cataplasmes émollients sur la partie malade ont constitué tout le traitement mis en usage.

Un abcès a fini par se former ; il vient de s'ouvrir en haut et en dehors. La mamelle présente encore le double de son volume, et elle reste rouge, chaude, fluctuante, globuleuse, comme soulevée en masse. Une pression exercée à sa racine fait sortir une grande quantité d'un pus bien lié, jaunâtre, crémeux, louable. Le 19 janvier, les accidents généraux ont cessé ; il y a de l'appétit, le sein s'est affaissé, la suppuration est modérée, quelques lambeaux celluleux mortifiés sont tirés de la plaie qui semble ainsi s'être agrandie un peu. Dès le 21, l'amélioration est considérable sous tous les rapports. Cependant, au bout de quelques jours, de nouveaux accidents inflammatoires se manifestent, et un nouvel abcès se forme près du mamelon, si bien que la malade dut rester à l'hôpital jusqu'au 20 février.

Voici un autre exemple de phlegmon profond survenu de la même façon, et dont la marche a été assez franche.

OBSERVATION VI. — Ledoux, vingt et un ans, réglée à quinze ans, souvent malade, tombe, il y a deux ans, sur une espagnolette de croisée et ressent, à partir de là, des douleurs assez vives dans le dos. Entrée à l'hôpital le 18 juillet 1835, elle dit que ses douleurs ont cessé lorsqu'elle est devenue enceinte. Accouchée sans accident, il y a deux mois, elle s'est relevée à l'époque ordinaire et ses règles ont reparu au bout de six semaines. Cependant elle s'aperçut dès les premiers temps que le sein gauche, qui était plus volumineux et qui fournissait moins de lait que le sein droit, était devenu le siége de quelques élancements, sans qu'il y eût de rougeur à la peau. Du persil pilé, de l'onguent populéum, neuf sangsues, puis des cataplasmes émollients furent essayés d'abord, sans arrêter la marche du phlegmon.

Aujourd'hui, les souffrances sont vives ; le sein, très volumineux, est à peine rouge ; toute la mamelle est bombée, rénitente, comme soulevée. La fluctuation y est manifeste, mais profonde, et l'état général se maintient bon.

Le 20, un bistouri est plongé dans l'abcès, qui semble être parti d'un lobe de la glande pour s'établir dans la couche foliacée qui unit la mamelle à la poitrine. Il s'écoule de là près de deux verres de pus crémeux, un peu odorant. Une mèche est introduite dans la plaie et l'on panse avec des cataplasmes.

Le 21, les élancements et les souffrances n'existent plus. Les règles apparaissent le 22, et comme le 23 elles ont diminué en même temps que la langue est devenue limoneuse et qu'il y a de la céphalalgie, on prescrit un lavement purgatif et des sinapismes aux pieds. L'état saburral des voies digestives continuant, une bouteille d'eau de Sedlitz est administrée le 24. Le 25, il ne sort plus rien du sein, dont l'incision est déjà fermée. Cependant il reste encore là un noyau dur de la grosseur d'un petit œuf indiquant que tout n'est pas fini. En effet, l'incision se rouvre le lendemain et laisse encore écouler le 27 une certaine quantité de sérum. La malade n'est tout à fait guérie que le 1er août. (Par M. Lacombe, élève du service.)

Un coup de poing en avait été la cause dans cette autre observation.

Observation VII. — Troupeau, dix-huit ans, blanchisseuse à Saint-Denis, tempérament lymphatique, chairs mollasses, ordinairement bien réglée, accouchée depuis trois mois, sans que rien de fâcheux ait accompagné ou suivi le travail ; quelque temps après, en donnant à teter, elle fut frappée d'un coup d'air au sein droit : frissons passagers, légères douleurs. Tout était à peu près disparu, quand un mois après s'étant prise de querelle avec une de ses camarades, la malade reçut un violent coup de poing à la partie externe et supérieure du sein. Elle ressentit alors une vive douleur, le sein prit du volume et de la dureté. (Cataplasmes.)

Le sein droit a un volume au moins double de l'autre ; il est ferme, tandis que le gauche est mou et tombant ; rougeur, empâtement sous le doigt qui le presse : la glande semble soulevée, rejetée en avant sans bosselures ; elle est élastique, comme spongieuse, avec une ondulation profonde que la pression de la main ouverte apprécie. Quoiqu'il y ait en dehors une petite plaque qui tende à proéminer, on ne sent pas de fluctuation ; douleur sourde, profonde. Il existe en même temps des douleurs vagues dans le côté gauche de la poitrine et à la cuisse, surtout la nuit : rien n'apparaît en ces points. Pas de réaction : l'abcès est sous-mammaire.

On pratique une profonde incision de la longueur d'un pouce en dehors du mamelon, et il en sort au moins deux verres d'un pus épais, bien lié, jaunâtre, puis sanguinolent. (Mèche et cataplasme, chicorée ; quart.)

Le lendemain 9, la mamelle est pendante, presque revenue au volume de l'autre ; suppuration abondante ; la malade a de l'appétit.

Les deux jours suivants, même état ; peu de suppuration.

Le 16, la malade sort n'ayant plus qu'un léger suintement par la plaie, un pouls ordinaire et de l'appétit.

Signes. — On reconnaît l'inflammation profonde et on la distingue de l'inflammation sous-cutanée à plusieurs symptômes. Elle est ordinairement accompagnée de réaction, de fièvre, d'un gonflement considérable qui comprend la région en masse et semble repousser la glande du devant de la poitrine. La mamelle tout entière paraît alors tendue, lisse, hémisphérique, sillonnée de grosses veines. La peau en est chaude, légèrement rouge : on dirait que le sein repose sur une éponge quand on le comprime d'avant en arrière. La malade se plaint de douleurs sourdes, profondes, gravatives. Ces douleurs ne sont que légèrement augmentées par de douces pressions, tandis que dans le phlegmon sous-cutané le moindre attouchement est difficilement supporté. On ne remarque à l'extérieur ni bosselures, ni plaques, soit fongueuses, soit livides, soit simplement rougeâtres, du moins en général.

La marche des inflammations profondes du sein est habituellement rapide ; en deux, trois, quatre ou cinq jours, elles arrivent le plus souvent à leur summum d'intensité. Il leur suffit quelquefois de quarante-huit heures pour donner à la mamelle le double de son volume normal. Elles se terminent presque toujours par suppuration ; la formation d'un vaste abcès en est la conséquence presque obligée. Parfois aussi elles entraînent la gangrène du tissu cellulaire, comme dans l'érysipèle phlegmoneux ; l'induration, soit par plaques, soit par noyaux, en est une suite assez rare. Si elles ne se terminent par résolution que chez le plus petit nombre des femmes, cela tient, du reste, à ce que trois, cinq ou six jours suffisent pour amener dans le tissu cellulaire profond de la région mammaire une véritable suppuration.

Quelquefois cependant le phlegmon sous-mammaire est long à guérir, même hors l'état de lactation et quand il résulte d'une violence extérieure : mais alors c'est qu'il s'y joint des compli-

cations ou que l'inflammation gagne le parenchyme de la glande,
ainsi qu'on le voit ici, par exemple.

OBSERVATION VIII. — *Phlegmon sous - mammaire, côté droit : pansement
simple. Abcès multiples parenchymateux et sous-cutanés, incisions : séton
traversant la glande de part en part. Guérison complète ; soixante-cinq
jours.*

Courtin, âgée de vingt-neuf ans, domestique, de haute stature, de forte et
bonne constitution, a joui de la santé la plus parfaite jusqu'au 5 février.
Alors elle tombe la partie supérieure du sein droit sur le bord d'une
planche. Le coup fut assez violent pour provoquer une défaillance, mais
de peu de durée. La malade assure qu'il n'y avait aucun changement de
couleur de la surface cutanée. Le troisième jour, douleurs lancinantes à
la partie antérieure de l'aisselle et supérieure du sein. La tumeur, petite
dans les premiers jours, fut à peine remarquée par la jeune femme ; mais
au bout de dix jours elle était parvenue au volume que nous lui voyons
aujourd'hui, et devenue indolente ; elle ne grossit que fort peu jusqu'à l'entrée de la malade à l'hôpital. A ce moment les symptômes locaux sont les
suivants :

On remarque à la partie supérieure, ou plutôt au-dessus du sein droit,
une tumeur régulière, saillante, en forme de demi-sphère, non mobile, mal
limitée, à base large *paraissant* adhérer aux os et se continuer avec eux.
Sa consistance est variable. Dans sa partie la plus saillante, la fluctuation
est évidente et le foyer paraît assez rapproché de la peau, tandis que plus
bas il existe des bosselures de densité variable. Aucune induration ; quelque
peu d'empâtement des tissus voisins. La tumeur paraît consister en un foyer
dont les limites se perdent dans l'épaisseur de la glande mammaire et dans
le tissu graisseux de la paroi thoracique antérieure. Pas de douleur à ce
niveau, même à une forte pression ; aucun élancement, aucun sentiment de
chaleur.

État général parfait. Poumons intacts dans toute leur étendue. Il en est
de même du sternum et des côtes.

5 mai. A la partie la plus saillante de la tumeur où se montre la fluctuation la plus manifeste, une ponction étroite est pratiquée avec un bistouri
droit. La tumeur s'affaisse aussitôt en donnant issue à une grande quantité
de pus séreux, floconneux. Un stylet pénètre dans une caverne assez vaste,
dont la face profonde paraît constituée par la face antérieure des côtes et les
muscles intercostaux externes. Ces os ne sont pas dénudés. Pansement
simple.

6. Aucune trace d'inflammation autour de la plaie. Empâtement des
parois de la poche. Petite quantité de pus par l'ouverture. État général
parfait.

7. L'empâtement a presque disparu. Le foyer se déterge peu à peu. Ses
parois se recollent.

10. La suppuration a de la peine à se faire jour. La paroi antérieure du
foyer paraît soulevée par le pus.

11. Le sein présente un peu de rougeur. Il est douloureux. La malade a
eu, depuis hier, des nausées et trois vomissements de matières jaunâtres,

bilieuses. Le pouls, quoique régulier, est rapide (90), la langue blanchâtre, la soif vive.

12. Les vomissements ont cessé ; les selles sont normales, la suppuration est abondante. Les tissus sont légèrement indurés, empâtés autour de la plaie.

14. Le mieux continue. L'eau de Seltz est supprimée.

15. Le sein opéré est douloureux ; il augmente de volume ; la peau se tend. Léger mouvement fébrile, langue pâteuse ; l'appétit est de beaucoup diminué.

16. La suppuration semble ne pouvoir se faire complétement jour ; le pus s'amasse à la partie la plus déclive du sein. L'état général, sans inspirer de craintes, est peu satisfaisant. La bouche est pâteuse, l'appétit nul ; peau chaude.

17. Le sein tout entier est tuméfié, gonflé, douloureux ; la peau est tendue, luisante, surtout à la partie inférieure. Il semble qu'une contre-ouverture doive être pratiquée. Un stylet permet de constater que la plaie communique par un trajet assez étroit avec un foyer profondément placé au niveau de la portion sternale de la cinquième côte. On incise largement les tissus à 4 centimètres environ au-dessus de la première ouverture. L'instrument finit par pénétrer dans le foyer. Après la sortie d'une assez grande quantité de sang, un flot de pus fait irruption au dehors. Séton dans le trajet.

18. État général satisfaisant. Pus séreux, brunâtre, sanguinolent. La pression en détermine la sortie par la dernière ouverture. Le reste du sein est assez dur ; la peau est rouge ; pas de douleurs par là.

20. Une grande quantité de pus séreux, brunâtre, s'écoule de la dernière plaie, lorsque la main presse la partie inférieure du sein.

21. Suppuration moins abondante, d'une couleur plus favorable. Le sein est relevé et soutenu.

23. Douleurs beaucoup moindres depuis que le sein est suspendu.

24. Point douloureux au niveau de la portion sternale de la troisième côte, et une grande sensibilité à la partie la plus déclive du sein.

Cette sensibilité paraît tenir à l'arrêt que subit la matière purulente dans le foyer principal. La pression, de bas en haut, fait sortir par l'incision supérieure une quantité notable de pus, de bonne nature du reste.

7 juin. Les douleurs ne se calment pas ; une sonde cannelée introduite par l'orifice resté béant indique l'existence d'un trajet fistuleux faisant communiquer le foyer supérieur avec la partie la plus déclive du sein. Ce trajet se dirige obliquement de haut en bas et de dedans en dehors.

8. Incision au niveau du point où paraît se terminer le canal parcouru par la sonde, c'est-à-dire à la partie externe et inférieure du sein. Une petite quantité de pus sanguinolent se fait jour par l'incision.

9. Suppuration abondante ; les pièces du pansement sont couvertes d'un pus très odorant. Mouvement fébrile ; langue sale, nausées, vomissements, défaillances.

15. Point douloureux et fluctuant au-devant du bord droit du sternum, au niveau des cartilages des cinquième et sixième côtes.

17. Incision d'un demi-centimètre. Pus sanguinolent, non fétide. La toux ne modifie en rien le jet du liquide. Pas de douleurs profondes à ce niveau.

18. Suppuration abondante, de bonne nature, non fétide. Il y a eu, pen-

dant la nuit, du dévoiement, des coliques accompagnées de fièvre. Le matin, tout cela est passé.

19. Mieux sensible, soit dans l'état général, soit dans l'état local. Le sein est moins dur, moins douloureux à la pression, la suppuration est sensiblement diminuée.

22. Alternatives de mieux, de plus mal. La pression fait sortir une grande quantité de pus.

25. Un foyer paraît se former au-dessus du mamelon.

30. La fluctuation n'est pas encore évidente.

3 juillet. Fluctuation.

6. Incision sur le point où la peau est comme transparente, amincie, blanchâtre. Issue d'une notable quantité d'un pus épais, de bonne nature.

10. La suppuration diminue. Le trajet précédemment parcouru par la mèche du séton ne donne qu'une petite quantité de pus de bonne nature. L'induration, la tuméfaction vont tous les jours en diminuant.

15. Cicatrisation complète des deux orifices cutanés du trajet placé en travers du sein.

20. Cicatrisation de la dernière ouverture. Le sein tout entier ne présente plus qu'une induration partielle dans sa portion antérieure et externe.

28. La malade sort parfaitement guérie. Empâtement partiel de la glande ne causant aucune douleur, aucune gêne. État général parfait. (L'Homeau.)

Traitement.—Si la thérapeutique des inflammations profondes peut être la même, en général, que celle des inflammations superficielles, il est certain néanmoins qu'on doit la modifier dans ses détails. Ainsi la saignée du bras convient ici, et doit même être pratiquée largement, à des époques rapprochées, tant qu'il existe encore quelque chance de faire avorter la phlegmasie. Les effets de la saignée sont comparables en pareil cas à ceux qu'on peut en attendre dans le traitement de l'inflammation des parenchymes en général.

Les sangsues, moins efficaces que quand il s'agit d'un phlegmon sous-cutané, doivent être appliquées autour de la tumeur et non sur le sein lui-même. C'est principalement en dehors, entre l'aisselle et la mamelle ou au-dessous du sein, que ce genre d'émission sanguine convient.

Les sangsues ont peu de prise sur ce genre de phlegmon, parce que la glande cache en quelque sorte les couches organiques enflammées; c'est par la même raison qu'il vaut mieux les poser à la circonférence que sur le milieu de la tumeur. On doit en appliquer un grand nombre quand on se décide à en faire usage, et la saignée générale doit leur être préférée, quand il n'y a point de contre-indication individuelle.

Les pommades mercurielles, iodurées ou autres, ne sont non plus que d'un faible secours, le siège de la phlegmasie étant trop éloigné de la peau. Il en est de même des cataplasmes émollients, narcotiques, résolutifs. La compression, de larges vésicatoires volants n'auraient également que peu de prise sur elle. Il en résulte que les médications indirectes ou générales sont presque les seules qui offrent quelque chance de succès ; qu'ordinairement l'inflammation résiste alors à tous les moyens qu'on lui oppose ; enfin que la terminaison, en quelque sorte naturelle du phlegmon sous-mammaire, est la formation d'un abcès.

Voici une observation qui prouve cependant qu'on peut en obtenir la résolution, dans certains cas, au moyen des vésicatoires.

OBSERVATION IX. — *Phlegmon profond : sein gauche ; nouvelle accouchée qui a commencé à allaiter. Bons effets de la compression ; résolution sans suppuration.*

Bracque, accouchée il y a cinq semaines, avait beaucoup de lait et a nourri pendant tout ce temps, à l'exception des trois derniers jours.

Il y a quinze jours, elle fut prise de frissons, le sein gauche devint gros, rouge, douloureux. Elle se fit pratiquer, il y a huit jours, une incision qui ne fournit pas de pus et ne dégagea que très peu la partie malade.

6 mars. Cataplasmes sur le sein, qui reste gros, rouge, douloureux, en conservant la forme d'un demi-globe sans fluctuation.

7 mars. Eau de Sedlitz qui ne produisit aucun effet. Le lendemain, on donne de l'huile de ricin.

9 mars. Nouveau purgatif. Le 10, lavement purgatif, compression.

17 mars. On retire aujourd'hui la compression malgré ses heureux résultats, parce que la malade a des nausées, des coliques et mal à la gorge. Le sein est détuméfié.

23 mars. On réapplique la compression.

30 mars. Le sein est aussi bien que possible. Il reste seulement un petit noyau d'engorgement à la partie inférieure et interne de la glande. (Frictions hydrargyriques.)

9 avril. La malade sort guérie.

Le calomel, le tartre stibié à hautes doses, vantés d'une manière vague dans le traitement des inflammations du sein, conviennent évidemment mieux aux phlegmons sous-mammaires, qu'aux phlegmons sous-cutanés. J'ai mis souvent en usage ces sortes de moyens, et, sans être merveilleux, les résultats que j'en ai obtenus justifient cependant, jusqu'à un certain point, les éloges qu'on leur a donnés. Ainsi 5 centigrammes, 1 décigramme même de calomel, administrés deux, trois, quatre et cinq fois par jour, en même temps que les émissions sanguines étaient mises en usage, ont quelquefois fait avorter un phlegmon sous-mammaire non douteux. Il en a été de même de l'émétique à la dose de 20 à 30, 40 ou 50 centigrammes dans les vingt-quatre heures plusieurs jours de suite. L'efficacité des purgatifs ordinaires m'a paru incontestable aussi surtout quand la langue est limoneuse, quand il n'y a point d'appétit, quand les voies digestives indiquent un état saburral marqué. Au total, il faut ne point perdre de vue que de telles ressources n'ont de chance de succès qu'autant qu'elles sont mises en usage de bonne heure, dans les trois ou quatre premiers jours par exemple. Une fois établie, la suppuration les rend inutiles ou insuffisantes, et après quatre ou cinq jours d'un état inflammatoire franchement aigu, cette suppuration existe à peu près inévitablement.

B. — Phlegmon profond circonscrit.

Ce que j'ai dit dans l'article précédent doit s'entendre presque uniquement de l'inflammation sous-mammaire diffuse, c'est-à-dire de celle qui envahit, qui occupe volontiers toute la place du thorax recouverte par la mamelle. Mais, de même que dans le fascia sous-cutané profond des membres l'inflammation aiguë ne revêt pas toujours les caractères de phlegmon diffus, de même il se peut que sous le sein le phlegmon reste partiel ou circonscrit.

Cette forme de la maladie ne doit pas même être rare, et n'est pas rare en effet. Quand la phlegmasie débute par la moitié inférieure de la région, il lui arrive souvent de ne point en gagner la moitié supérieure. Chez les femmes dont la mamelle est naturellement fixe, si l'espèce de bourse muqueuse dont j'ai parlé n'existe pas, un phlegmon s'établit quelquefois tantôt sur un point, tantôt sur un autre de la couche celluleuse sous-mammaire, sans devenir nécessairement diffus.

Alors les symptômes diffèrent un peu de ce que nous avons vu ailleurs. C'est tantôt en haut, tantôt en bas, à droite ou à gauche, que le sein se gonfle et devient douloureux. Au lieu de se soulever en masse et de rester globuleux, il proémine plus particulièrement vers l'un des points de sa périphérie, de sa circonférence. L'inflammation marche en général moins vite, provoque moins de réaction fébrile. Quand la suppuration est établie, il est encore facile de voir que la glande recouvre le foyer du mal.

Le traitement diffère aussi de celui du phlegmon diffus. Les moyens généraux n'ont pas besoin d'être employés avec autant d'énergie, tandis que les remèdes locaux, les topiques, méritent en réalité plus de confiance. Ainsi les sangsues sur la région douloureuse, l'onguent mercuriel, les vésicatoires volants, qui conviennent à peine dans le premier cas, ne sont pas à dédaigner ici.

Circonscrit ou diffus, le phlegmon sous-mammaire ne reste pas toujours emprisonné derrière le sein. Il n'est point rare de le voir s'étendre aux traînées, aux brides cellulo-fibreuses qui unissent la couche sous-cutanée à la couche celluleuse profonde, et traverser ainsi toute la mamelle. De profond qu'il était d'abord, il peut devenir superficiel. C'est là une forme de la maladie sur laquelle je reviendrai en traitant soit de l'inflammation glanduleuse, soit des abcès parenchymateux.

D'autres fois, dans quelques cas assez rares du reste, c'est du côté de la poitrine que l'inflammation sous-mammaire se propage, quoique son extension la plus naturelle soit du côté de l'aisselle. La continuité des couches sous-cutanée et profonde avec le fascia sous-cutané général porte à penser d'abord que l'inflammation doit s'étendre avec facilité hors de cette enceinte, et gagner les régions voisines. Il n'en est rien cependant. L'anatomie chirurgicale, qui n'induit en erreur que quand on l'interprète mal, donne la clef de cette apparente contradiction. Si l'inflammation profonde du sein reste, en général, confinée sous la mamelle, cela tient à ce que l'union de la couche superficielle avec la couche profonde est rendue plus intime par une sorte de repli qui va de l'une à l'autre, comme pour compléter un kyste, pour emprisonner la glande dans un véritable sac, dans une espèce d'aponévrose d'enveloppe.

§ V. — Phlegmon du parenchyme, ou adénite mammaire.

La mamelle est sujette, comme glande, à des phlegmasies diverses que beaucoup d'auteurs ont englobées sous le titre général d'engorgement du sein. Ces engorgements, de nature inflammatoire, qui peuvent survenir dans la glande mammaire comme partout sous l'influence de coups, d'irritations mécaniques de différentes sortes, de causes internes, de mouvements organiques variés, se rapportent néanmoins presque tous au travail de la lactation.

Les phlegmasies de cause interne débutent le plus souvent par les canaux galactophores, et quelquefois seulement par le tissu sécréteur ou par l'élément fibro-cellulaire de l'organe. Les engorgements dus à la sécrétion laiteuse surtout commencent par les masses lobulaires ou par l'intérieur des canaux excréteurs. Il n'est pas rare cependant de voir l'inflammation débuter par la trame qui englobe et réunit tous les autres éléments de la mamelle, ainsi que j'en ai déjà donné des exemples dans les chapitres précédents.

Il suit de ces remarques que la glande seule offre trois variétés distinctes d'inflammation, inflammation des cloisons et filaments fibro-cellulaires, inflammation des lobules sécréteurs, inflammation des conduits lactés.

Bien que ces trois variétés de l'adénite mammaire n'en fassent souvent qu'une, se développent fréquemment à la suite l'une de l'autre, ne soient quelquefois que des degrés successifs du même mal, il faut pourtant convenir qu'elles se présentent aussi parfois isolément, et qu'il est bon de les étudier d'abord comme autant de maladies distinctes.

A. — Engorgements laiteux des conduits galactophores (poil).

Le gonflement des seins qui se manifeste chez les nouvelles accouchées ou chez les nourrices, comme dans les derniers mois de la grossesse chez quelques femmes, peut n'être qu'un résultat naturel de la formation, de l'accumulation du lait. Tant que cet état ne dépasse pas certaines limites, il rentre dans l'état normal des choses. Mais s'il s'accompagne de douleurs, de chaleur ; si le lait ne s'échappe plus du mamelon en même temps que la mamelle augmente de volume , il mérite le titre de maladie. Alors l'engorgement est dû, je crois, à la rétention du lait en partie concrété, épaissi, dans ses propres conduits. Le sein acquiert ainsi un volume quelquefois énorme en faisant naître des douleurs vives, une véritable réaction générale.

Je distingue cet engorgement douloureux de l'inflammation proprement dite par la raison : 1° qu'au début il n'y a point encore de phlegmasie dans les tissus ; 2° parce que si, d'une façon ou d'une autre, on redonne au lait sa fluidité normale, tous les accidents cessent immédiatement ; 3° parce qu'on le voit souvent disparaître du soir au lendemain sous l'influence de la chaleur ou de certaines médications stimulantes.

Observation Ire. — *Tumeur au sein droit, molle, sans induration, sans rougeur de la peau, contenant dans sa masse des grumeaux épars laissant apercevoir des orifices qui donnent issue à du lait mêlé de pus. Frictions mercurielles. Guérison en cinq jours.*

Berteuil, âgée de vingt ans, domestique, accouchée depuis sept mois, porte au sein droit une tumeur molle sans rougeur à la peau, volumineuse, sans induration. Lorsque l'on embrasse le sein dans la main, on sent au milieu de la masse des grumeaux épais ; on trouve au centre de la tumeur deux petits orifices qui donnent issue à du lait mêlé de pus ; ce qui confirme que la maladie est bien un engorgement dû à la rétention du liquide excrété par la glande dans les canaux galactophores ; en un mot, la va-

riété connue sous le nom de *poil*. Sous l'influence de frictions mercurielles, tous les symptômes disparaissent, et cinq jours après la malade sort
guérie.

L'engorgement laiteux des nouvelles accouchées est donc caractérisé par un gonflement de toute la mamelle ou au moins de
quelques lobules importants de cette glande, qui paraît bour-
soufflée, imbibée à la manière d'une éponge ou écartée de la
poitrine, comme dans les inflammations sous-mammaires. Au
lieu de conserver une certaine mobilité, de présenter une peau
lisse, tendue, le sein est alors comme collé sur le thorax, endurci,
criblé de bosselures; la peau de la région, souvent sillonnée
de grosses veines ou d'une teinte légèrement bleuâtre, est
parfois plus pâle que dans l'état normal. Il arrive aussi cependant
qu'elle est un peu plus rouge, ou d'une teinte rosée plus manifeste qu'à l'état de santé. Tantôt accompagnée de fièvre, d'un état
sudoral fatigant, cette sorte d'engouement, qui n'est quelquefois que partiel, n'occasionne aussi chez quelques femmes aucune
réaction et reste pour ainsi dire indolent. C'est de cette variété
des engorgements du sein que veut parler Aristote, quand il
dit : « Toute la mamelle est un corps spongieux, tellement que
si une femme a avalé *un poil* en buvant, il lui vient une maladie
que l'on nomme le poil, qui subsiste jusqu'à ce que ce corps
étranger ait été chassé et soit sorti, ou que l'enfant l'ait tiré en
tetant (1). » On voit du reste que ce nom de poil n'a point été imaginé par Aristote, et que la signification qui lui a été conservée
par les gens du monde autorise à le considérer comme synonyme d'engorgement laiteux. Le ridicule et la puérilité de l'idée
d'un poil avalé faisant naître le gonflement des mamelles n'ont
pas besoin, j'imagine, d'être signalés ici, et ressortent assez
d'eux-mêmes.

Ce genre d'engorgement, que j'ai souvent observé chez les
nourrices, et quelquefois aussi chez les femmes enceintes, doit
ainsi être distrait des inflammations proprement dites.

(1) Traduction de Camus. t. I, p. 447, in-4, liv. VII, XI, XV.

OBSERVATION II. — *Sein droit ; tuméfaction sans changement de forme ni de couleur ; sécrétion anticipée du lait. Compresses d'eau de sureau. Guérison en six jours.*

Lasne, dix-neuf ans, blanchisseuse, lymphatique, réglée à seize ans, sujette aux pertes blanches, mariée depuis un an, enceinte depuis six mois, s'aperçut un jour que le lait de son sein droit coulait spontanément. Elle y fit peu d'attention. Il y a cinq jours elle ressentit des douleurs lancinantes qui ne la laissèrent pas dormir. Elle remarqua en même temps que le sein était plus gros, plus dur et que le lait avait cessé d'en couler.

Aujourd'hui la tuméfaction est considérable. Sans changement de forme ni de couleur, les lobules de la mamelle paraissent plus gros, plus durs qu'à l'état normal. L'organe est douloureux à la pression, surtout autour du mamelon.

La sécrétion anticipée du lait autorise à conclure qu'il y a ici une sub-inflammation de la membrane interne des conduits galactophores.

Le lait a, du reste, cessé de couler depuis quatre jours, ce qui fait dire à la malade que c'est le lait qui, ne pouvant couler, engorge le sein.

30 janvier. L'écoulement du lait a recommencé. L'état général est bon.

31. Le sein est moins dur, moins douloureux ; il y a une amélioration sensible.

1er février. Le mieux continue. Le volume du sein est presque normal.

2. La malade parle de s'en aller.

3. Elle sort guérie.

Mille causes pouvant troubler la fluidité, la liquidité du lait, on comprend que les canaux de la mamelle doivent être souvent exposés à l'accident dont il s'agit. Que quelques uns des orifices du mamelon s'échauffent, se rétrécissent, et la sortie du lait sera tout aussitôt gênée. Retenu en arrière dans des conduits, dans des cavités formés de tissus vivants, le lait, liquide si facile à dénaturer, ne manque pas alors de réagir sur lui-même, de subir des changements et de consistance et de nature. Un travail chimique s'établit aussitôt entre ses divers éléments ; il n'est bientôt plus pour la mamelle qu'un véritable corps étranger. Si par quelque raison que ce soit, le sein n'est pas vidé aux époques nécessaires, si l'enfant ne lui est pas présenté quand la nature semble l'exiger, c'est comme si les orifices lactés du mamelon ne jouissaient pas de leur perméabilité normale. La rétention du lait doit exposer aux mêmes inconvénients en effet, qu'elle tienne à l'étroitesse des orifices excréteurs, ou qu'elle dépende de l'absence de succion.

Rien ne m'a paru donner plus souvent naissance aux engorgements laiteux que le refroidissement des seins. C'est, comme le disent elles-mêmes les femmes, un coup d'air qui le produit ordinairement ; aussi est-il rare que les malades n'en accusent pas quelque transition subite du chaud au froid. Après les refroidissements viennent la sécrétion trop abondante et la rétention trop prolongée du lait chez les femmes qui ne peuvent donner le mamelon qu'à de longs intervalles. Aussi le voit-on survenir de préférence : 1° au moment du sevrage ; 2° chez les nourrices qui exposent sans précaution leur sein à l'air, pour le présenter à l'enfant ; 3° chez celles qui ne donnent à teter à cause de leurs travaux qu'un petit nombre de fois dans la journée ; puis 4° chez celles dont la *montée* du lait se fait par de trop brusques saccades, ou dont le nourrisson exerce une succion trop précipitée.

OBSERVATION III. — *Sein gauche ; sevrage au bout de quatorze mois d'allaitement : tuméfaction, douleur, chaleur et rougeur ; dureté. Frictions avec un liniment d'ammoniaque et de camphre. Guérison presque complète.*

Dufeu, vingt-cinq ans, d'une bonne constitution, nourrissait depuis quatorze mois, et sevra. Quelques jours après, son sein gauche augmenta notablement de volume ; il devint assez dur, douloureux, chaud. Cataplasmes: aucune amélioration. Le sein est double de volume, chaud, peu sensible. On n'y distingue aucune apparence de fluctuation. La malade dit y avoir senti d'assez vives douleurs, en partie disparues Pouls agité, fréquent ; soif assez vive. Frictions avec un liniment composé d'ammoniaque et de camphre.

2 août. Mêmes symptômes que le jour d'entrée On continue les frictions avec le liniment, et l'on tient des compresses imbibées de ce liquide sur le mal.

3. Mieux : le sein paraît moins volumineux ; il est moins chaud, les douleurs ont entièrement disparu ; on continue l'usage du liniment.

4. Mieux notable. La malade dit qu'elle ne peut rester plus longtemps à l'hôpital ; le soin de ses enfants la rappelle chez elle. On lui accorde son exeat ; elle se trouve guérie et promet de continuer l'usage du liniment.

L'abus des boissons stimulantes signalé par A. Cooper, tous les écarts de régime, les maladies internes, certaines irritations du mamelon et de l'auréole, en sont également des causes prédisposantes, mais qui produisent plus volontiers le phlegmon que de simples engorgements de la mamelle.

Abandonné à lui-même, l'engorgement laiteux peut se terminer et se termine en effet chez nombre de femmes par le rétablissement du cours des liquides retenus, c'est-à-dire par résolution ; assez souvent aussi il lui succède une irritation plus vive, une véritable inflammation. Tant que la distension ne réagit que mécaniquement, le poil n'est qu'un *engorgement* ; mais ainsi distendus, les conduits lactés peuvent perdre patience : alors l'irritation gagne la glande et prend vite les caractères de l'inflammation parenchymateuse.

OBSERVATION IV. — *Engorgement laiteux ; inflammations des conduits galactophores ; Iodure de plomb, onguent mercuriel. Guérison ; quatre semaines.*

Valéry, vingt-deux ans, blanchisseuse, tempérament lymphatico-sanguin, brune, assez bien constituée, n'a jamais été malade, si l'on en excepte un abcès qu'elle dit avoir eu au cou à l'âge de quinze ans, est accouchée il y a six mois d'une petite fille morte de la coqueluche le 4 du mois dernier. Elle nourrissait et avait beaucoup de lait. Immédiatement après la mort de son enfant, elle a été prise de fièvre ; les seins sont devenus le siège d'élancements douloureux, de gonflement et de dureté ; puis de la rougeur est survenue, et un foyer s'est ouvert du côté droit. Du côté gauche, au contraire, on n'a pas laissé le temps au pus de se faire jour, et une ponction avec le bistouri a permis l'écoulement abondant d'une matière purulente, jaunâtre, assez fétide. Le tout a ensuite été recouvert de cataplasmes émollients : comme les douleurs continuaient, la malade est entrée hier (31 mars) à l'hôpital.

1er avril 1851. Les seins sont fortement gonflés, le sein gauche surtout, qui présente à 2 centimètres au-dessus du mamelon une petite ouverture irrégulièrement arrondie. Le mamelon est un peu rétracté, le reste de la peau est lisse, de couleur normale. Si l'on comprime la glande, on sent dans sa moitié gauche une masse bosselée assez dure, empâtée, se laissant déprimer un peu. Le sein droit présente au bas du mamelon une petite masse élastique moins volumineuse que celle qui existe à gauche. On remarque aussi sur le côté externe de la glande, à 3 ou 4 centimètres du mamelon, une petite ouverture qui donne encore quelques gouttes d'une sérosité purulente. Bon état général. (Eau de Sedlitz, pommade d'iodure de plomb ; onguent de la mère sur les orifices.)

6. Plus d'écoulement à droite ; moins de gonflement du sein gauche. L'induration persiste ; constipation. (Eau de Sedlitz ; onguent mercuriel.)

12. Les orifices des abcès sont cicatrisés ; il n'y a plus de traces de suppuration. Le gonflement et l'induration diminuent lentement ; mais en revanche la malade ne ressent plus aucune douleur.

18. Les deux seins n'ont pas encore repris leur volume normal. Il

n'existe plus qu'une faible induration à droite; à gauche, au contraire, le volume du sein est toujours considérable, et l'engorgement occupe encore le tiers supérieur et externe de la glande. Plus de traces de douleur. Excellent état général. La malade, qui se croit guérie, sort aujourd'hui de l'hôpital. (Elle continuera chez elle les frictions résolutives.)

Observation V. — *Engorgement du sein droit, puis abcès sous-mammaire. Incision. Guérison prompte; douze jours* (février 1845).

Lefranc, vingt-trois ans, couturière, constitution assez bonne, quoique un peu lymphatique, accouchée depuis peu de jours, se plaint de ressentir dans la mamelle droite des douleurs violentes; mais on ne tarde pas à s'apercevoir que, douée d'un moral peu courageux, elle exagère tout ce qu'elle éprouve. Décidée à nourrir son enfant, elle l'a gardé jusqu'à ce jour, et l'idée de se séparer de lui suffit pour déterminer chez elle des accidents nerveux accompagnés de réaction du côté des voies digestives et de trouble dans la circulation.

Du côté de la mamelle on observe un gonflement général avec empâtement, quelques bosselures que l'aspect régulier, uniforme de la mamelle ne fait pas d'abord soupçonner, et que l'on rencontre surtout dans sa moitié externe.

La peau qui recouvre ces bosselures est peu chaude et d'un rouge pâle.

Pressée d'avant en arrière, la mamelle, fixée sur la partie antérieure du thorax, donne une vague sensation d'empâtement, et ne permet pas d'affirmer qu'une collection véritable se soit déjà formée. Il en est de même si on la presse entre les deux mains et en l'isolant de la poitrine.

En conséquence, quoique huit jours se soient déjà écoulés depuis que la malade souffre, et que l'existence du pus soit probable, on enveloppe la mamelle de compresses imbibées d'un liquide résolutif.

Deux jours après, on trouve en dehors du mamelon une petite bosselure due à un soulèvement de la peau, qui est rouge et douloureuse en ce point; la fluctuation y est d'ailleurs manifeste. Une incision donne issue à du pus mêlé d'un peu de lait. (Cataplasmes.)

Le foyer se vide, le sein diminue, et malgré les inquiétudes de la malade qui se tourmentait beaucoup en songeant qu'on ne lui faisait point passer son lait, elle sort guérie au bout de quinze jours.

Il n'est pas rare non plus de voir chez la même femme les seins se prendre d'engorgement laiteux d'un côté, et d'inflammation réelle du côté opposé.

Observation VI. — *Phlegmon glanduleux du sein gauche; engorgement laiteux du sein droit. Guérison.*

Dubus, vingt-quatre ans, blanchisseuse, bonne constitution, n'a jamais été malade; a déjà eu un enfant qu'elle a nourri sans avoir éprouvé d'accidents autres que des crevasses au sein. Accouchée pour la seconde fois il y a un mois, elle a nourri du sein gauche (dont le mamelon est très court). Au bout de sept ou huit jours elle s'expose au froid, et s'aperçoit bientôt que son sein est plus gros, plus dur que l'autre; de plus il était douloureux, mais sans être rouge; elle se contenta d'y mettre des cataplasmes, et s'en servit pour nourrir pendant quelques jours encore. Alors le gonflement, la dureté, augmentèrent avec un peu de douleur. Au bout de huit à dix jours, la peau devint rouge, lisse et tendue, mais par places; des frissons se déclarèrent, surtout quand le sein était découvert; la peau se ramollit sans que la malade y eût remarqué de bosselures, puis s'ulcéra pour donner issue à un peu de pus.

19 juin 1844. Le mamelon est indiqué par une dépression; on aperçoit quatre ou cinq ulcérations disséminées, étroites, qui donnent issue à un peu de matière purulente, et deux ou trois pertuis par lesquels s'écoule du lait. (Cataplasmes; on soutient les deux seins avec un bandage de corps et un scapulaire.)

20. Le sein droit est douloureux, gonflé; on y distingue des bosselures très dures; mais la peau n'a pas changé de couleur. (Onctions sur le sein droit plusieurs fois par jour avec eau de laurier-cerise, 120 grammes; ammoniaque, 1 gramme; jaune d'œuf.)

21. Le sein droit a déjà diminué de volume.

24. Il est revenu à son état ordinaire; on y distingue seulement une espèce de mamelon, un noyau un peu douloureux; le sein gauche est moins gros, moins dur, moins rouge; du pus s'écoule en abondance par quatre ou cinq ouvertures; à sa partie externe il présente une bosselure violacée, molle et fluctuante.

25. La bosselure du sein gauche s'est ulcérée; il en sort du pus mêlé à du lait, comme par les autres ouvertures (Même liniment sur les seins.)

28. Le sein gauche se ramollit, est moins gros et moins rouge; le noyau situé au-dessous du mamelon du sein droit ne diminue pas, la peau qui le recouvre commence à rougir et la rougeur disparaît sous le doigt.

30. Les symptômes inflammatoires ont pris une grande intensité à droite; toute la nuit il y a eu des battements et des élancements. (Incision, cataplasmes.)

1er juillet. Le sein gauche diminue chaque jour de volume et de consistance, excepté à la partie interne, où deux ou trois bosselures continuent à suppurer; du côté droit, la bosselure incisée est encore dure et donne lieu à peu de suppuration.

3. Au sein gauche existent, un peu en dehors du mamelon, deux bosselures fluctuantes, rouges et douloureuses.

4. Les bosselures ne sont pas ulcérées, mais l'une d'elles communique avec l'une des ouvertures préexistantes.

5. Nouvelle bosselure rouge à la partie supérieure et interne. (Incision, cataplasmes.)

8. Le sein gauche se dégorge bien ; il y a encore quelques bosselures qui suppurent ; à droite le noyau est petit, et l'on sent seulement des lobules de la glande hypertrophiés.

15. La moitié externe du sein gauche est toujours dure, et une quantité assez abondante de suppuration s'écoule par les plaies.

16. Le sein est moins dur, moins rouge, à sa partie externe ; il verse beaucoup moins de suppuration.

27. Le dégorgement continue ; suppuration encore abondante. (Linge cérat é ; soutenir le sein.)

Sort guérie le 30.

Traitement. — Ce qui exige qu'on ne confonde point dans la pratique le *poil* avec le phlegmon des mamelles, c'est que le traitement qui convient le mieux à l'un pourrait être nuisible à l'autre. On remédie à l'engorgement laiteux en donnant plus souvent le mamelon à l'enfant, ou bien en vidant le sein par des succions artificielles, soit au moyen de la bouche d'une personne adulte, d'un jeune animal, d'une ventouse *ad hoc*, soit en dirigeant mieux les efforts du nourrisson et de la femme.

Des linges souples et fins, des coussins ouatés tenus très chauds sur la mamelle viennent en aide aux autres précautions ; on prescrit en même temps un régime plus régulier, s'il est possible, on attaque par les moyens appropriés les maladies internes, s'il en existe. En cas d'insuffisance de ces premières ressources, il serait utile de recourir soit aux topiques, soit aux moyens généraux. La saignée du bras, les sangsues autour du sein, les purgatifs, auraient certainement ici une assez grande efficacité ; mais comme de tels moyens troublent d'ordinaire la sécrétion laiteuse, on ne se décide point sans une nécessité bien reconnue à en faire usage chez les nourrices.

Il convient donc de s'en tenir, autant que possible, aux remèdes locaux. C'est à ce genre d'engorgement seul qu'un certain nombre de liniments, de topiques vantés par les gens du monde, après l'avoir été anciennement par les thérapeutistes, peuvent être quelquefois opposés. M. Ranques, d'Orléans (1), M. Couty de la Pomeraye (2), accordent une grande vertu au mélange suivant :

```
Eau de laurier-cerise. . . . . . .  60 grammes.
Extrait de belladone.   . . . . .    3   —
Ether. . . . . . . . . . .  30   —
```

J'ai plusieurs fois employé ce remède avec avantage ; souvent aussi il n'a point arrêté la marche de l'engorgement. Le liniment ammoniacal camphré, que préconise A. Cooper, réussit également chez un certain nombre de femmes. Voici la formule que j'ai le plus souvent employée en pareil cas avec quelque succès :

```
Huile douce . . . . . . . .  100 grammes.
Extrait de belladone. . . . . . .    1   —
Ammoniaque. . . . . . . . .    4   —
Camphre. . . . . . . . . .    2   —
Jaunes d'œufs. . . . . . . .    2   —
Éther. . . . . . . . . .    2   —
```

Étalant avec douceur, quatre ou cinq fois le jour, une certaine quantité de ces préparations sur le sein, on obtient, en général, une liquéfaction rapide du lait, un dégorgement manifeste des parties. Je me suis également servi, avec avantage, de cataplasmes avec le cerfeuil cuit dans du lait, avec des jaunes d'œufs, du miel et du vin, quelquefois même de simples cataplasmes de farine de lin. Comme l'engorgement et la douleur existent plus particulièrement en dehors de l'auréole, il est moins difficile qu'on ne croirait de continuer l'allaitement, d'épargner au nourrisson le désagrément de ces topiques au voisinage du mamelon.

L'énoncé simple des topiques dont il vient d'être question montre assez qu'ils seraient d'un usage dangereux, qu'ils de-

(1) *Journal des progrès*, t. XIV.
(2) *Archives générales de médecine*, t. XX, p. 591.

vraient être proscrits si, au lieu de rétention du lait, d'engorgement laiteux, il s'agissait d'une phlegmasie réelle, soit superficielle, soit profonde, soit parenchymateuse. D'un autre côté, on n'hésiterait point à pratiquer une saignée, à recourir aux sangsues, à donner des purgatifs, à couvrir le sein de cataplasmes émollients ou laudanisés, si l'engorgement laiteux, accompagné de réaction un peu vive, était la suite d'un sevrage définitif, s'il se montrait chez une femme qui ne doit plus ou qui ne peut plus nourrir.

Observation VII. — *Engorgement laiteux, suite de refroidissement, quinze jours après un deuxième accouchement.*

Amanda, fleuriste, vingt ans, entrée à l'hôpital le 31 décembre 1840, est accouchée pour la seconde fois il y a un mois. Quoique d'une constitution délicate, elle jouit généralement d'une bonne santé ; les suites de sa première couche sont restées exemptes de tout accident. Il en a été de même cette fois jusqu'au quinzième jour. Alors la malade, qui s'était exposée au froid, fut prise de frissons, d'une fièvre assez forte, quoique de courte durée. Une douleur vive, lancinante, s'établit en même temps dans le sein droit, qui fut aussitôt recouvert d'un cataplasme émollient. Les deux jours suivants, la malade remarqua que le sein s'engorgeait, devenait de plus en plus dur et douloureux. Les cataplasmes ayant été continués encore quelques jours sans qu'il en résultât aucun bien, elle prit le parti d'entrer à l'hôpital. A la première visite, le 1er janvier, le sein droit présente à la partie interne un engorgement large, vague, sensible à la moindre pression, avec quelque nodosité, sans rougeur à la peau. Cet engorgement paraît être parti de la région interne de la mamelle pour gagner insensiblement le côté externe en suivant la direction des conduits lactés. Du reste, le sein n'est ni déformé, ni très volumineux ; la santé générale est bonne et l'appétit se maintient.

Comme cette malade n'est pas obligée de nourrir, on applique quinze sangsues près de la région douloureuse : dès le lendemain les douleurs ont disparu, et l'engorgement, sur lequel on a continué d'appliquer les cataplasmes, est notablement diminué. Le 3 janvier, alors que le premier engorgement est éteint, on voit la partie externe du sein gauche se prendre absolument comme l'avait fait primitivement le sein droit, c'est-à-dire qu'il se manifeste là de la douleur, du gonflement et quelques bosselures (douze sangsues *loco dolenti*, cataplasmes). Le 5, mieux prononcé ; le 7, il n'y a plus de douleurs (onctions mercurielles ; bandage suspenseur modérément compressif). Tout est fini le 9, et la malade sort de l'hôpital.

On voit là, chez une nouvelle accouchée qui ne nourrit point, un état morbide tenant le milieu entre l'engorgement laiteux et le phlegmon mammaire. Cette nature en quelque sorte mixte de la maladie fait qu'elle exige des antiphlogistiques comme l'inflammation et qu'elle cède avec la même facilité que les engorgements. Voici d'autres faits où l'engorgement laiteux se montre dans toute sa simplicité.

OBSERVATION VIII. — *Engorgement laiteux avec bosselures sans état inflammatoire sur les deux seins, par suite d'un sevrage datant de quinze jours. Emploi du liniment ammoniacal.*

Larin, journalière, trente-trois ans ; entrée à l'hôpital le 19 août 1841, constitution usée ; plusieurs enfants dont chacun a été nourri par elle pendant vingt à vingt-cinq mois. Jamais la suppression de l'allaitement ne lui avait occasionné d'accident. Il y a maintenant quinze jours qu'elle a cessé sa dernière lactation ; quelques jours après elle ressentit dans les deux seins quelques douleurs passagères, en même temps qu'elle les vit se gonfler d'une manière rapide. A l'hôpital, on voit un gonflement notable des deux seins, qui présentent çà et là des bosselures mollasses, légèrement dépressibles, qui sont globuleux, sillonnés de veines variqueuses, d'une teinte bleuâtre, légèrement rosée. La pression y détermine un peu de douleur qui cesse aussitôt.

Des frictions sont faites cinq fois le jour sur les deux mamelles avec le liniment ammoniacal camphré. Il en résulte un mieux si rapide, que la femme Larin est sortie complétement guérie le 24 août, c'est-à-dire cinq jours après son entrée à l'hôpital.

OBSERVATION IX. — *Engorgement laiteux des deux seins. Cataplasmes, compression. Guérison rapide.*

Hassenfratz, vingt-sept ans, couturière, jeune femme d'une assez bonne constitution, accouchée d'un quatrième enfant il y a treize mois.

Elle a nourri jusque il y a quatre jours (juin 1846). Depuis le moment du sevrage il y a gonflement des deux seins, avec douleurs. La tuméfaction s'est faite rapidement et a pris les seins en masse ; les mamelles sont lourdes ; la peau est rosée par places. On sent partout des bosselures inégales, comme rayonnées, un peu fongueuses. Par la pression on fait sortir des mamelons quelques gouttes de lait. Le lait est retenu dans ses conduits.

Les deux seins seront couverts de larges cataplasmes émollients.

1er juillet. L'engorgement est presque nul aujourd'hui, surtout à gauche. On a remplacé les cataplasmes hier par un bandage qui comprime légèrement les mamelles et les soutient. La malade demande sa sortie.

OBSERVATION X. — *Engorgement mammaire du sein gauche. Onctions mercurielles, compression. Résolution en quatorze jours.*

Charpentier, vingt-trois ans, couturière, constitution moyenne, tempérament lymphatico-sanguin, bonne santé habituelle ; réglée depuis l'âge

de quatorze ans; trois accouchements heureux, le dernier il y a sept semaines; a nourri pendant quinze jours. Il y a trois semaines (mai 1847),
sans cause connue, apparut une douleur au sein gauche, dont la partie inférieure latérale devint dure, un peu rouge. Cataplasmes émollients : la douleur disparaît.

Il y a cinq jours, sans cause appréciable, de nouvelles douleurs apparurent au même endroit, et la tuméfaction, qui avait presque entièrement disparu, s'accrut en même temps.

3 juin. Bosselures inégales, dures, sans aucune fluctuation, sans changement de couleur de la peau.

Les six premiers jours, onctions mercurielles sous l'influence desquelles la
tuméfaction et les douleurs diminuent rapidement; une compression appliquée méthodiquement avec une simple bande sur la partie achève la résolution. Le 17 juin, la malade voulut sortir.

OBSERVATION XI. — *Engorgement laiteux des deux seins. Cataplasmes.
Sortie avant la guérison complète.*

Bernant, vingt-sept ans, culottière, bonne constitution, santé bonne ;
accouchée il y a cinq mois; suites de couches naturelles. Il y a huit jours
l'enfant est mort; la malade cessa donc subitement de nourrir. Dès lors
gêne, pesanteur dans les deux mamelles, qui se gonflèrent. Des compresses
d'eau de sureau n'amenant point de dégorgement, la malade entre à
l'hôpital.

Aujourd'hui, 24 novembre 1846, seins très volumineux, pendants, peu
douloureux à la pression ; la peau n'a point changé de couleur. Les douleurs,
ayant leur siége vers l'aisselle et en dedans, semblent dues au tiraillement
que les mamelles volumineuses exercent à leur base. La malade se porte
bien du reste; elle n'a point de fièvre et son appétit n'a point diminué. Mamelles relevées au moyen d'un bandage de corps.

30. Le dégorgement s'est opéré dans les deux seins; les douleurs ont
diminué avec l'affaissement des glandes. Vives douleurs en allant à la
selle; petites hémorrhoïdes flétries ; légère fissure très douloureuses au
toucher.

C'est depuis sa couche que la malade dit avoir commencé à souffrir de ce
côté; mais ce n'est que depuis cinq ou six jours que les douleurs ont pris
plus d'intensité au passage des matières fécales. La malade, ne voulant point
être opérée de cette fissure, dit ne plus souffrir depuis hier ; en conséquence,
elle demande son exeat, étant à peu près guérie de son engorgement mammaire.

Ici l'engorgement était purement laiteux, à marche lente, chez
une femme d'une santé détériorée et dans des organes longtemps
fatigués par de nombreuses lactations.

Ce genre de mal est du reste parfois fort long à se dissiper.

OBSERVATION XII. — *Engorgement laiteux, sans état inflammatoire, consécutif à une couche datant de trois mois ; pas d'autre cause connue ; pas d'allaitement. Antiphlogistiques.*

Bourry, vingt ans, couturière, lymphatique, bien réglée ; accouchée il y a trois mois sans accident. Quelques jours après, vomissements qui ont duré quatre jours. Depuis ses couches elle a toujours souffert aux mamelles, qui étaient volumineuses avec distension des tissus voisins. Il y a dix jours, douleur plus vive ; n'a pas allaité ; n'a fait aucun traitement chez elle ; seins de la grosseur d'une tête d'enfant ; pas de rougeur marquée sur aucun point. Le toucher ne fait pas découvrir d'induration ; pas de fièvre ; appétit ; soif assez vive. (Une saignée, cataplasmes ; suspension des seins.)

30 mars 1835. Mieux ; seins moins douloureux, engorgement à peu près le même. (Cataplasmes.)

31. Même état. (Vingt-cinq sangsues à la partie supérieure et externe du sein gauche.)

1er avril. Les sangsues ont donné beaucoup. (Suspension des seins avec compresses imbibées d'eau de guimauve.)

3. Seins moins douloureux ; le volume est à peu près le même ; celui du côté gauche est plus douloureux ; peu d'appétit, soif (Idem.)

4. Le tissu de la glande est plus souple, plus élastique ; moins de douleurs à la pression.

La malade veut sortir ; on lui recommande de tenir avec soin ses seins suspendus. Huit jours après elle vient se montrer guérie à la consultation publique.

OBSERVATION XIII. — *Tuméfaction du sein gauche datant d'un mois, chez une nouvelle accouchée ; pas de symptômes inflammatoires. Insuccès d'un liniment avec l'extrait de belladone, l'eau de laurier-cerise et l'éther ; la compression produit à peine une légère amélioration, à la suite de laquelle le sein a diminué par l'emploi du calomel à l'intérieur et du premier liniment à l'extérieur.*

Hardivilliez, vingt-trois ans, couturière, lymphatico-sanguine ; trois érysipèles à la face à une grande distance les uns des autres ; ayant eu deux enfants.

Il y a deux mois, accouchée sans accident, cette femme a nourri un mois, puis elle s'est servie d'herbes appropriées pour faire passer son lait. Sein gauche sensible, jusques il y a huit jours, alors ce sein devint douloureux, gonflé. (Cataplasmes.)

13 mai 1847. Aujourd'hui, sein gauche dur, gonflé, lobulé, élastique. Lorsqu'on le presse, il y a un léger suintement de lait ; la pression n'est pas douloureuse ou l'est à peine. Les douleurs lancinantes que la malade ressent sont attribuées à la distension des tissus par l'engorgement. (Liniment avec extrait de belladone, 2 drachmes ; eau de laurier-cerise, 4 onces ; éther, 1 once.)

14. La douleur a diminué, mais non pas l'engorgement. (Sérum miellé.)

15. Douleur exaspérée par la pression ; santé générale bonne d'ailleurs. (Quinze sangsues à la partie inférieure du sein ; cataplasmes ; 2 grains de calomel matin et soir.)

16. Même état. (Cataplasme de farine de lin arrosé avec le liniment ci-dessus). La malade a ses règles.

20. Sein toujours dur et tuméfié, mais beaucoup moins douloureux. (Bain simple ; cataplasme arrosé avec le liniment.)

21. Compression méthodique.

23. Un peu de constipation. (Purgatif.)

26. On lève la compression. Sein toujours dur, plus mobile ; l'engorgement occupe positivement la glande mammaire. (On rétablit la compression.)

3 juin. Engorgement moins étendu, parties engorgées toujours aussi dures. (Liniment comme ci-dessus ; calomel deux fois par jour.)

5. Sein moins gonflé ; la pression cause à peine de la douleur ; la malade se plaint de nouveau de constipation.

8. Diminution sensible dans le volume et la dureté du sein, plus de douleur. (Frictions et fomentations avec le liniment ordinaire.)

13. Le sein est presque revenu à son volume ordinaire, sa consistance seule est restée plus grande. La malade demande à partir. On lui recommande de continuer le liniment.

Au surplus, les observations d'engorgement laiteux sont si nombreuses, la marche et les symptômes de la maladie offrent tant de simplicité, qu'il serait complétement superflu d'en accumuler dans ce chapitre un plus grand nombre d'exemples particuliers.

1° Sur vingt-cinq cas le mal a occupé :

Les deux seins. . . . . 7 fois.
Le sein droit. 9
Le sein gauche. 9

2° 24 des femmes étaient à l'état de nouvelle accouchée ou de nourrice, et une seule était enceinte.

3° L'engorgement a été attribué :

Au sevrage. . . . . 7 fois.
A un refroidissement. 7
A un coup. 5
A une suite de couches simples. 6

4° Les malades étaient âgées :

De 19 ans. 2
De 20 ans. 3
De 20 à 30 ans. 12
De 30 à 40 ans. 5
De 40 à 50 ans. 2
De 55 ans. 1

5° La guérison complète a eu lieu dans l'espace de :

4 à 15 jours	. . . .	10 fois.
15 à 30 —	. . . .	3
30 à 40 —	. . . .	3
40 à 60 —	. . . .	2
60 à 80 —	. . . .	2

et cinq femmes sont sorties de l'hôpital avant la guérison définitive.

6° Enfin, dans 18 cas, l'engorgement était purement laiteux,
tandis que dans les 7 autres il était, ou inflammatoire, ou chronique, ou étranger à la lactation.

ANNÉES.	ESPÈCES.	AGE.	PROFESSION.	ACCOUCHEMENT.	SIÉGE.
1835	chronique. . . .	25	culottière. . .	2 enf. nouv. accouch. a nourri.	sein gauche. .
1836	id.	27	bordeuse. . .	un enfant	sein droit . .
1840	laiteux.	20	fleuriste . . .	2 enfants, nouvelle. acc. plus.	les 2 seins . .
1841	id.	33	journalière. .	enf. nouv. acc., a nourri. . .	les 2 seins . .
»	chronique. . . .	26	bordeuse. . .	sans enfant.	sein droit . .
1842	id.	46	domestique. .	id.	sein droit . .
»	id.	45	couturière . .	id.	id. . . . .
1843	inflammatoire. . .	25	domestique. .	nouvellement acc., a nourri.	sein gauche. .
»	id.	24	id.	id.	les 2 seins . .
1844	laiteux.	26	id.	accouchement. allaitement . .	sein gauche . .
1845	id.	20	id.	accouchée depuis 6 mois. . .	sein droit . .
»	id.	»	id.	accouch. nouv., n'a pas nourri.	sein gauche. .
1846	laiteux.	27	culottière . .	nouv. accouchée, allaitement.	les 2 seins . .
»	id.	35	blanchisseuse.	un enfant	sein droit . .
»	laiteux.	27	couturière . .	4 enf., nouv. acc., allaitement.	les 2 seins . .
1847	id.	23	blanchisseuse.	3 enfants, nouvellement acc.	sein gauche. .
»	id.	32	couturière . .	id.	id. . . . .
1848	id.	31	blanchisseuse.	id.	sein droit . .
»	id.	55	couturière . .	id.	sein gauche . .
1850	laiteux.	27	jardinière . .	nouv. accouchée, allaitement.	les 2 seins . .
»	id.	19	blanchisseuse.	enceinte de 6 mois.	sein droit . .
»	id.	29	domestique. .	id.	sein droit . .
1851	laiteux.	22	blanchisseuse.	nouv. accouchée, allaitement.	les 2 seins . .
1852	id.	35	id.	id.	id. . . . .
»	id.	19	lingère. . . .	id.	id. . . . .

TABLEAU D'ENGORGEMENTS

ANNÉES.	AGE.	PROFESSION.	ACCOUCHEMENT.	CAUSES.	SIÉGE.
1836	27	bordeuse. . .	un enfant.	suites de couches.	sein droit . .
1835	25	culottière. . .	2 enfants, nouvellement acc.	sevrage.	sein gauche. .
1842	46	domestique. .	id.	refroidissement . .	sein droit . .
1840	20	fleuriste . . .	2 enfants, nouvellement acc.	refroidissement . .	les 2 seins. .
1843	24	id.	id.	id.	les 2 seins. .
1846	27	culottière.	nouv. accouchée, allaitement.	sevrage.	les 2 seins. .
1847	23	couturière . .	3 enf., nouvellement accouch.	suites de couches.	sein gauche. .
1848	27	couturière . .	4 enf., nouv. acc., allaitement.	sevrage.	les 2 seins. .
1850	19	blanchisseuse.	enceinte de six mois. . . .	id.	sein droit. .

DU SEIN.

CAUSES.	TRAITEMENT.	TERMINAISON.	SÉJOUR	OBSERVATIONS.
sevrage. . .	Iod. pl. compr. frict. merc.	Guér. presq. compl.	38 jours. .	Reste d'un abcès s.,-mam. suite de couches.
id. . . .	Compression	Guérison	34 jours.	
refroidissem	Sangs., compr., frict. merc.	Guér. presq. compl.	9 jours.	
sevrage. . .	Liniment ammoniacal. .	Guérison.	5 jours.	
id. . . .	Sangsues, cataplasmes. . .	id.	19 jours.	
refroidissem	Compr. chlorhydr. d'amm. frict. iodure de plomb.	id.	42 jours	
coup. . . .	Frict. iodure de plomb. .	id.	2 jours.	
sevrage. . .	Incision	id.	34 jours.	
id. . . .	Bandage suspenseur. . . .	id.	12 jours.	
sevrage. . .	Frict. linim. amm. camph.	id.	6 jours.	
id. . . .	Frict. merc.	id.	5 jours.	
s. de couch.	Sangs. cat. iod. potas. à l'int. purg. emplâtre de savon.	id.	6 semaines	
sevrage. . .	Purg., compress., catapl. .	Sortie avant la guér.	7 jours.	
coup. . . .	Purg., sangs., catapl. . .	Guérison	9 jours.	
sevrage. . .	Catapl., compress.	id.	4 jours.	
s. de couch.	Onction merc., compress.	id.	14 jours.	
coup. . . .	Sangsues, catapl.	Amélioration . . .	5 jours.	
coup. . . .	id.	id.	7 jours.	
id. . . .	Incis., catapl.	Guérison	2 m. 20 j.	
sevrage. . .	id.	id.	2 jours.	
id. . . .	Compress., eau de sureau.	Guérison	6 jours.	
coup. . . .	Incision , catapl.	id.	65 jours.	
s. de couch.	Iod. plomb, onct. mercur.	id.	4 semaines	
id. . . .	id.	id.	»	
id. . . .	id.	id.	»	

TRAITÉS PAR LA COMPRESSION.

TRAITEMENT.	COMPLICATIONS.	TERMINAISON.	SÉJOUR.	OBSERVATIONS.
Compression.	. . . .	Guérison.	34 jours.	Reste d'un abcès s.-mam. chron.
Iod. pl., comp., frict. mercur.	. . . .	id.	38 jours.	Chronique.
Compr. chl. amm. iod. plomb.	. . . .	id.	42 jours.	
Sangs., compr., frict. mercur.	. . . .	Guéris. presqu. compl.	9 jours .	
Band. compress. et suspens.	. . . .	Guérison.	12 jours.	
Purg., compress., catapl.	. . . .	Sortie avant la guérison	7 jours .	
Onct. mercur., compress. .	. . . .	Guérison.	14 jours.	
Catapl., compression. . . .	. . . .	id.	3 jours.	
Compress., eau de sureau . .	. . . .	id.	6 jours.	

B. — Adénite mammaire, ou phlegmon du tissu glanduleux.

Qu'elle s'y établisse de prime abord ou qu'elle s'y transmette par les canaux galactophores, l'inflammation du tissu mammaire n'en présente pas moins à peu près les mêmes caractères séméiotiques. Du reste, elle débute tantôt par les éléments qui enveloppent les lobules, tantôt par les conduits excréteurs, et tantôt par le parenchyme lui-même. On a vu ailleurs de quelle manière le phlegmon sous-cutané envahit dans certains cas le tissu glandulaire, et comment le phlegmon sous-mammaire se transforme en phlegmon parenchymateux. Comme l'adénite ne se voit guère que chez les femmes qui allaitent, qui sont enceintes ou récemment accouchées, il y a lieu d'en faire une suite de l'engorgement laiteux. Débutant par les conduits lactés, l'inflammation gagne de proche en proche depuis le mamelon jusqu'aux grains sécréteurs de la glande.

Je l'ai rencontrée plus d'une fois, au surplus, hors l'état de gestation et de nourrice, soit à la suite de violence extérieure, soit sans cause connue.

OBSERVATION XIV. — *Phlegmon parenchymateux du sein gauche sans cause apparente qu'un coup de poing reçu un an auparavant.*

La femme Pouch, couturière, âgée de vingt et un ans, entre à la Clinique le 30 mai 1840. Cette femme, qui souffre et se plaint du sein gauche, ne peut attribuer d'autres causes à son mal qu'un coup de poing qui lui fut donné par sa mère il y a un an ; ce coup n'avait d'abord été suivi d'aucun accident. Il y a maintenant trois semaines, elle s'est aperçue que le sein de ce côté augmentait de volume et lui causait de la douleur. Aujourd'hui toute la glande est doublée de volume, le siége de battements, de chaleur, de douleur sourde, et d'une teinte légèrement rouge. Le 2 juin, on remarque en dehors du mamelon, sur l'auréole, une bosselure rouge accompagnée d'une douleur vive. Le 3, la fluctuation est évidente dans cette bosselure ; l'incision, qui en est aussitôt pratiquée, donne issue à un demi-verre de pus. Le 6, une bosselure analogue se montre à 1 centimètre au-dessous et en dedans de l'auréole. On en fait également l'ouverture, et il en sort une quantité à peu près égale de pus. Trois autres bosselures s'établirent encore successivement autour du mamelon dans l'espace de quinze jours. Tous les abcès finirent par se cicatriser ; mais la malade ne put sortir guérie que le 20 du mois de juin.

Observation XV. — *Adénite droite, survenue sans cause connue autre qu'un refroidissement, chez une femme bien portante.*

Entrée à l'hôpital le 22 août 1837, Ysasi, âgée de quarante-huit ans, matelassière (Espagnole); bonne constitution; forte et robuste quoique sans embonpoint; n'a jamais eu de maladie sérieuse, a toujours été bien réglée; a eu dix enfants, dont le dernier en 1828; toutes ses couches ont été heureuses; a nourri tous ses enfants, moins le dixième, qui est mort quelques jours après sa naissance, et de plus elle a pris cinq nourrissons dans l'espace de quatorze ans. Chaque fois qu'elle allaitait, il lui survenait des crevasses, du côté droit seulement; mais cet accident n'avait pour elle d'autre inconvénient que de rendre l'allaitement un peu douloureux; elle en était guérie au bout de peu de temps. A quarante-quatre ans elle a cessé d'être réglée; il y a quinze jours, démangeaison sur le bout du sein; le lendemain a la démangeaison a succédé une douleur. La malade suspend ses occupations; ne sait à quoi attribuer ces accidents; elle n'avait pas reçu de coup sur la poitrine, seulement elle se rappelle qu'ayant chaud elle était allée à la Seine laver de la laine. Les trois premiers jours la douleur augmenta. (Cataplasmes émollients.) Huit jours après, les accidents continuant, elle a appliqué six sangsues sur le côté externe du sein; la douleur persiste, le sein se gonfle, devient rouge.

23. Le sein droit est gonflé, rouge autour du mamelon, et tellement douloureux que la moindre pression fait pousser de hauts cris.

24. Incision à la partie externe du mamelon, grande quantité de pus. Cataplasmes, mèche dans l'incision.

25. La malade souffre beaucoup moins.

27. La suppuration a diminué considérablement; il n'y a plus de douleur.

29. L'incision est à peu près cicatrisée; il ne faut plus d'autre traitement que des cataplasmes émollients. La malade demande à sortir.

Provoquée par l'extraction d'une pointe d'aiguille chez une autre femme, l'inflammation glanduleuse du sein se termina par une suppuration de longue durée, et qui menaça un moment de devenir grave.

Observation XVI. — *Adénite du sein droit suite de la pénétration d'une aiguille. Extirpation du corps étranger; cataplasmes, incision. Guérison complète, sauf une légère induration du sein.*

Cansier, cinquante-neuf ans, culottière, petite, d'un embonpoint modéré, ayant le teint coloré, d'un tempérament sanguin; a fait plusieurs fausses couches, n'a jamais eu d'enfant à terme.

Il y a dix jours, elle se coucha ayant sur sa camisole de nuit une aiguille qui pendant le sommeil pénétra profondément dans le sein droit, à 2 centimètres au-dessus et un peu en dehors du mamelon. Sur-le-champ, douleurs très vives. Le matin, aucun corps étranger n'apparaît à la surface du sein, que cette femme soumet à plusieurs pressions pour en faire sortir un peu de sang.

Les jours suivants, persistance des douleurs, qui sont un mélange d'élancements et de picotements, principalement quand le tronc est fléchi. Nul autre traitement que l'application de cataplasmes de farine de graine de lin.

6 mars 1852. Entrée à l'hôpital de la Charité.

7. A la visite, on constate à deux travers de doigt au-dessus et un peu en dehors du mamelon, une rougeur vive de la peau dans une étendue de 2 centimètres. Au centre de cette rougeur existe un petit point noirâtre ne donnant issue à aucun liquide.

Ici la pression est très douloureuse, et permet de constater une induration qui a la forme et le volume d'une noix. On ne sent pas distinctement de corps étranger, la malade éprouve de vifs picotements quand on examine son sein ; il semble qu'on lui enfonce une aiguille dans les tissus.

Peu de sommeil la nuit ; pouls à 85 pulsations ; peu d'appétit. (Deux bouillons.)

8. Même état que la veille. Une incision transversale de 1 centimètre et demi à 2 centimètres de profondeur pratiquée au centre de l'induration conduit sur un corps étranger qu'on extrait ensuite. Ce corps étranger n'est autre qu'une aiguille ordinaire dépourvue de chas, et complétement colorée en noir. (Cataplasme ; deux bouillons.)

10. Pas de fièvre, sommeil, langue normale, de l'appétit. (Une portion.) L'incision donne issue à un peu de pus.

16. Nuls symptômes généraux. Le sein est à peine douloureux ; la plaie donne toujours un peu de suppuration ; elle occupe le centre d'une tumeur qui a le volume d'une petite pomme. (Deux portions.)

24. Depuis deux jours la petite tumeur dont je viens de parler est devenue très sensible à la pression. La peau qui la recouvre est chaude, brûlante et d'un rouge vif. Un peu d'accélération dans le pouls. Une incision verticale de 2 centimètres est pratiquée de nouveau à la même hauteur que la première, et donne issue à du sang pur. (Cataplasmes.)

1er avril. Les accidents inflammatoires se sont dissipés insensiblement, et il ne reste plus aujourd'hui qu'une plaie résultant de la dernière incision, et donnant issue à une quantité notable de pus. L'engorgement est aujourd'hui réduit au volume d'une forte noix. (Cataplasmes ; deux portions.)

15. L'état de cette malade est absolument le même qu'au 1er avril ; seulement la plaie donne un peu moins de pus. Le sein est toujours très sensible à la pression.

1er mai. Depuis une semaine le sein est complétement indolent, même à la pression ; la tumeur, qui persiste, est dure et assez bien circonscrite. La petite plaie est entièrement cicatrisée : on la couvre aujourd'hui d'un emplâtre d'onguent de la mère.

4. La malade sort aujourd'hui de la Charité sur sa demande.

Ailleurs c'est un simple refroidissement que les femmes accusent, même en dehors de la puerpéralité.

Le phlegmon parenchymateux s'annonce ordinairement par

de la douleur et du gonflement, soit sur un point isolé, soit
çà et là dans l'épaisseur de la mamelle; la rougeur n'est pas
d'abord très vive, et le sein n'acquiert pas tout de suite un excès
de volume considérable. La glande n'a point l'aspect soulevé
que lui donne habituellement le phlegmon profond. Le doigt
y montre simplement quelques bosselures douloureuses, dont
la rougeur est moins égale que dans le phlegmon sous-cutané.
La douleur qui accompagne cette phlegmasie, sourde, parfois
lancinante, n'est en général, ni pongitive comme dans les inflammations superficielles, ni gravative et large comme dans les
inflammations profondes.

Ayant son *siége* dans des glandules entourées de brides, de plaques, de cloisons fibro-celluleuses qui se tiennent ou communiquent entre elles, qui se continuent en outre avec le tissu
cellulo-graisseux en avant, avec le tissu cellulaire foliacé en
arrière, le phlegmon parenchymateux a cela de particulier qu'il
se présente souvent sous forme de noyaux multiples, qu'il se
complique avec une extrême facilité, soit d'inflammation sous-
cutanée, soit d'inflammation profonde, soit de ces deux phlegmasies simultanément.

Il est difficile même qu'une masse d'*acini* soit le foyer d'une
inflammation aiguë au delà de quelques jours, sans que la
plegmasie s'en échappe en quelque sorte, d'abord dans les vacuoles de la capsule, puis dans le tissu sous-cutané ou dans le
tissu sous-mammaire, car, souples et vasculaires, de tels tissus
sont infiniment plus favorables à son développement que les
lamelles, les filaments qui enveloppent chaque glandule.

Dans le tissu sécréteur, l'inflammation n'est donc, pour ainsi
dire, qu'une maladie transitoire, qu'une sorte de point de départ
de plegmons superficiels ou profonds.

La *marche* de l'adénite mammaire est généralement moins rapide que celle des deux autres espèces d'inflammation du sein.
La suppuration en est rarement la conséquence avant le huitième
ou le dixième jour. Elle laisse souvent à sa suite une véritable

induration, une sorte d'engorgement long à se dissiper complétement. Susceptible de passer d'un lobule, d'une cloison, d'une bride à plusieurs autres, cette inflammation se prolonge quelquefois un mois ou deux, et même davantage avant de se terminer définitivement. Un des points primitivement enflammés est à peine transformé en abcès qu'une autre bosselure inflammatoire se montre dans le voisinage : j'en ai compté jusqu'à quarante-six chez une même femme. Aussi est-il impossible de préciser d'abord quelle sera la durée d'une pareille maladie

Le *pronostic* en est par conséquent plus sérieux que dans les inflammations purement cellulaires, soit superficielles, soit profondes. Fidèle aux distinctions que nous avons établies, le praticien ne se laissera point prendre aux apparences. En voyant un phlegmon sous-cutané, il annoncera une maladie de peu de durée. Le phlegmon profond, dépourvu de complications, ne lui fera pas non plus porter un pronostic grave. La bénignité apparente d'une phlegmasie parenchymateuse ne lui en imposera point, et lui permettra au contraire d'entrevoir qu'il s'agit alors d'une affection dont la durée est très variable, dont la longueur est nécessairement subordonnée au nombre de lobules qui se laissent successivement envahir. Un fait très général, cependant, c'est de voir ces sortes d'inflammations ne s'éteindre définitivement qu'au bout de deux ou trois mois.

Traitement. — Le phlegmon parenchymateux, hors l'état de lactation ou de grossesse, doit être soumis au traitement général et local du phlegmon proprement dit ; comme la résolution en est difficile, on doit l'attaquer dès le début avec énergie. On met en usage sans hésiter la saignée, si la femme est jeune et forte, s'il existe la moindre réaction circulatoire. Des sangsues au nombre de quinze, vingt, trente même, sur la région enflammée plutôt qu'au tour de la mamelle, conviennent à peu près constamment. Les cataplasmes émollients, les bains, les boissons délayantes ou laxatives, quelques purgatifs viennent au secours des émissions sanguines. Dès que la résolution commence, les onctions mercurielles sont utiles en guise de cataplasmes ou en même temps que les cataplasmes.

En dehors de la puerpéralité, l'adénite mammaire peut se terminer par résolution. Avec la suppuration elle conserve encore l'avantage de marcher plus vite, de ne pas se multiplier autant, de guérir en réalité dans un espace de temps beaucoup moindre que chez les nourrices.

Chez les nouvelles accouchées une première question se présente : Faut-il continuer la lactation ? Mais cette question en suppose une autre, celle des avantages ou des inconvénients de la sécrétion laiteuse en pareil cas.

Pendant la grossesse, la succion ne peut pas être prescrite comme remède, la lactation n'étant point encore établie. Alors la thérapeutique de l'inflammation peut être dirigée à peu près comme chez la femme étrangère à tout état de grossesse ou d'allaitement.

Sous certains rapports, il en est de même chez les nouvelles accouchées qui sont dans l'impossibilité ou qui n'ont pas la volonté de nourrir ; pour toutes celles-là donc, il vaut mieux diminuer la sécrétion laiteuse que d'extraire le lait. Aussi ai-je l'habitude de prescrire ici des saignées générales, répétées à de courts intervalles plutôt que très abondantes, des sangsues sur le sein ou autour du sein, des purgatifs salins, des bains généraux, des topiques émollients ou narcotiques d'abord, résolutifs ou légèrement excitants ensuite, et un régime sévère. C'est ici encore qu'une compression bien faite m'a donné de bons résultats, de même que les grands vésicatoires volants. C'est également dans cette variété des inflammations de la région mammaire que le petit-lait de Weiss, que les tisanes de pervenche, de canne de Provence et quelques autres arcanes vantés par le vulgaire sont permis, utiles peut-être.

S'il s'agit, au contraire, d'une nourrice, et qu'il n'y ait qu'un sein de pris, on se trouve bien de ne donner à teter que du côté opposé, d'exercer la succion du côté malade avec la pompe à sein, de couvrir la partie enflammée de larges cataplasmes de farine de lin. Aussitôt que l'inflammation diminue, c'est-à-dire au bout de trois, quatre ou cinq jours, on redonne le mamelon à l'enfant, pour peu de temps chaque fois, mais souvent, après l'avoir lotionné d'eau tiède, et sans discontinuer l'emploi des topiques émollients. Nul doute que par l'extraction du lait on n'enlève un des éléments du mal; mais il est évident aussi que la succion est par elle-même une cause d'irritation qui retentit souvent dans la glande au profit de l'inflammation. Il n'est pas possible non plus que la nature du lait ne soit pas modifiée, changée, altérée dans une glande mammaire enflammée; dès lors quel danger n'y a-t-il pas pour l'enfant à se nourrir d'un aliment pareil? C'est du reste une question grave que j'aurai à discuter plus tard à l'occasion de la suppuration et des abcès du sein.

Chez les nourrices donc, et tant que l'on conserve l'espoir d'arrêter la phlegmasie sans suspendre l'allaitement, les émissions sanguines, les purgatifs, et les tisanes dites dépuratives, doivent être évités, à moins d'indications formelles. On entretient alors simplement la liberté du ventre par des lavements, du petit-lait, du jus de pruneaux, quelques boissons relâchantes, et l'on rend un peu moins substantiel le régime de la malade.

RÉSUMÉ.

De ce qui précède, il résulte que les *inflammations* peuvent débuter par l'un ou par l'autre des éléments constitutifs de la région mammaire : 1° par la peau, sous forme d'érysipèle ou d'eczéma; 2° par la couche sous-cutanée, sous forme de phlegmon ou d'angioleucite; 3° par le tissu sous-mammaire; 4° par le tissu glanduleux lui-même, sous des formes variées; 5° d'une manière plus générale encore, par le tissu glanduleux ou par le tissu cellulaire. Ces diverses formes de phlegmasies, qui parcourent souvent toutes leurs périodes dans le tissu qui en a été le point de départ, passent aussi quelquefois d'un élément anatomique à l'autre. Cependant, s'il est vrai que l'inflammation aille parfois de la couche sous-cutanée ou de la couche celluleuse profonde à la glande, il l'est également qu'elle gagne bien plus souvent les enveloppes, la trame celluleuse, après s'être établie de prime abord soit dans le tissu glanduleux, soit dans les conduits lactés.

Pour justifier ces distinctions, il suffit de faire attention aux caractères spéciaux que présente l'inflammation, soit dans ses causes, soit dans ses symptômes, soit dans sa marche, soit dans son pronostic, soit dans la thérapeutique qui lui convient. Ainsi, l'inflammation sous-cutanée, idiopathique, naît au sein, sous l'influence des mêmes causes que sur toute autre région. L'inflammation profonde peut bien résulter de violences extérieures, ou de certaines affections de la poitrine et de l'aisselle, mais elle n'en trouve pas moins sa cause la plus ordinaire dans les maladies de la mamelle elle-même. Quant aux phlegmasies de la glande proprement dite, il est de toute évidence que la lactation, que l'état de couche ou de grossesse en sont la source *presque* exclusive.

Au point de vue des *symptômes*, qui ne voit qu'une inflammation caractérisée par de la rougeur, une tuméfaction circonscrite ou diffuse, faisant relief à la surface des téguments, s'accompagnant bientôt d'une sorte d'œdème, d'empâtement, diffère essentiellement de celle qui, placée sous le sein, s'annonce, dès l'abord, par un soulèvement de toute la mamelle, et reste souvent jusqu'à la fin sans faire naître de rougeur bien prononcée, de bosselures notables à la surface de la région? Puis, comment confondre avec des inflammations pareilles celle qui, comme dans le tissu glanduleux, se montre d'abord sous forme de bosselures plus ou moins profondes, plus ou moins nombreuses, et qui, précédée ou compliquée de suppression ou de rétention du lait, envahit souvent plusieurs régions de la mamelle à la fois?

L'inflammation sous-cutanée, comme le phlegmon ordinaire, ne tarde guère plus de huit jours à se terminer par un abcès; abcès qui, en général, reste unique et dont la fluctuation échappe rarement, dès qu'elle est établie, à l'attention du praticien. Le phlegmon profond, au contraire, tout en se développant plus vite peut-être, offre au moins ceci de remarquable, que la suppuration, s'il s'en produit, ne peut être reconnue que notablement plus tard. Par cela seul qu'ils sont profondément situés, les abcès qui en résultent n'ont point, comme ceux du phlegmon sous-cutané, l'avantage de se faire jour directement au dehors ; aussi leur arrive-t-il souvent de traverser la mamelle d'arrière en avant, et de donner lieu ainsi secondairement au phlegmon sous-cutané. Le phlegmon parenchymateux, à la différence des deux précédents, se compose presque toujours de plusieurs phlegmons successifs, ce qui lui permet de durer, chez certaines femmes, jusqu'à un, deux et trois mois. Une différence aussi tranchée dans les symptômes et la marche des accidents en entraîne naturellement de fort notables dans la terminaison et le pronostic. Attaqués avec énergie, dès le début, le phlegmon superficiel et le phlegmon profond se laissent quelquefois éteindre, peuvent se terminer par résolution. Dans la glande elle-même, l'inflammation, pour peu qu'elle offre d'acuité, amène presque inévitablement la formation d'un ou de plusieurs abcès.

Quant à la *thérapeutique*, elle a toutes chances de succès, si on l'applique convenablement à chaque espèce d'inflammation. Des sangsues en grand nombre sur la région malade, les onctions mercurielles, la compression, les topiques en général conviennent, réussissent bien dans le phlegmon sous-cutané. Ils restent insuffisants au contraire, dans le phlegmon profond et aussi dans l'inflammation parenchymateuse. Le phlegmon profond, qui ne retirerait aucun profit, qui s'aggraverait par la compression, réclame plutôt la saignée générale ou des sangsues autour de la mamelle et de larges cataplasmes que de la pommade mercurielle. C'est aux inflammations glanduleuses que les purgatifs, les tisanes altérantes, les topiques purement émollients conviennent; les liniments ammoniacaux, camphrés, stupéfiants, s'adressent uniquement aux *engorgements* laiteux.

Quand on remarque enfin que, malgré tout, l'adénite mammaire se prolonge souvent, en se multipliant, un assez grand nombre de semaines, tandis que, par une thérapeutique bien entendue, le phlegmon sous-cutané et le phlegmon sous-mammaire ne durent guère plus de huit à quinze jours, l'importance des distinctions établies plus haut cesse d'être contestable.

ARTICLE III.

ABCÈS DU SEIN.

Terminaison ordinaire des inflammations qui viennent d'être étudiées, les abcès aigus du sein trouvent aussi quelquefois leur source dans la maladie de quelques régions ou de quelques organes plus ou moins éloignés. Comme les inflammations, ils peuvent être divisés en trois classes, d'après leur siège ou leur point de départ. Effectivement on les trouve tantôt entre la mamelle et la peau, tantôt entre la poitrine et la mamelle, et tantôt dans l'épaisseur même de la glande; en sorte que j'ai l'habitude, depuis près de trente ans, de les résumer ainsi qu'il suit :

1º Abcès sous-cutanés ou superficiels : *A*, de l'auréole; *B*, du tissu cellulo-graisseux ; primitifs, secondaires.

2º Abcès profonds : *A*, idiopathiques ; *B*, symptomatiques.

3º Abcès glanduleux ou parenchymateux.

C'est faute d'avoir fait attention à cette division tout anatomique que les praticiens s'entendent encore si peu sur ce qui concerne les abcès du sein en général. La suite montrera, si je ne m'abuse, que c'est du moins un moyen de porter quelque lumière dans une question jusqu'ici fort obscure.

§ I. — Abcès sous-cutanés.

Comme le phlegmon du même genre, les abcès superficiels de la mamelle présentent deux variétés : les abcès de l'auréole, les abcès de la couche cellulo-graisseuse.

A. — Abcès de l'auréole ou tubéreux.

L'inflammation sous-cutanée du pourtour du mamelon, du disque auréolaire de la mamelle, fait naître, quand elle se termine par suppuration, de petits dépôts ordinairement multiples, presque toujours globuleux, qui dépassent rarement le volume d'une noisette, d'une noix, d'une moitié d'œuf ; retenus en arrière par le tissu glandulaire, ces foyers proéminent en avant avec d'autant plus de facilité que la peau qui les recouvre est naturellement fine et peu résistante. Situés dans un tissu aréolaire ou filamenteux, plutôt que lamelleux, ils ne gagnent que difficilement en largeur. L'aspect cloisonné de la région, le nombre des conduits qui la traversent, font que ces sortes d'abcès peuvent exister en certain nombre comme autant de dépôts distincts assez exactement circonscrits. Ils se reconnaissent à des bosselures douloureuses, d'une teinte livide ou bleuâtre, lisses, tendues, qui donnent de prime abord l'idée d'une fluctuation manifeste et qui ont été précédées d'inflammation aiguë pendant quelques jours. Si la femme ressent, en outre, des battements, de la chaleur, une douleur sourde dans ces bosselures, s'il y a de la fièvre, on peut être sûr que l'auréole est le siége de quelque abcès. Ne perdant point de vue ces symptômes, on évite de s'en laisser imposer par des inégalités naturelles, par certaines dilatations des conduits galactophores, par l'aspect fongueux du sein, par les replis ou les bourrelets que laisse parfois à sa suite un allaitement longtemps prolongé ou trop fréquemment répété. J'ai vu des praticiens, trompés de la sorte, croire à des abcès qui n'existaient pas, faute de songer à la préexistence nécessaire d'une inflammation, d'une tension avec amincissement et rougeur des téguments.

Un bon moyen de constater la fluctuation en pareil cas consiste à comprimer la mamelle dans le sens d'un de ses grands diamètres, comme pour la rétrécir, avec les doigts et le pouce d'une des mains, pendant qu'avec l'indicateur de l'autre main on explore la bosselure morbide d'avant en arrière. Si du pus existe réellement dans la tumeur, on la trouve dépressible, tendue à la manière d'une petite vessie, tandis que les bosselures voisines continuent de donner l'idée d'une éponge ou de quelque corps solide. Cette compression donne, en outre, aux véritables abcès dans le point qu'on vient de toucher, une teinte livide, un aspect lisse, une flexibilité qui les distingue nettement de toute saillie inflammatoire ou purement organique.

Abandonnés à eux-mêmes, les abcès de l'auréole, qu'on pourrait aussi appeler abcès *tubéreux* à cause de leur aspect tuberculeux ou furonculaire, peuvent, à la rigueur, servir de point de départ aux abcès de la couche cellulo-graisseuse et même aux abcès parenchymateux. Ils se terminent presque toujours par ulcération et finissent ainsi par se faire jour à l'extérieur ; sans être très graves, ils offrent cependant moins de bénignité, moins de simplicité que les abcès sous - cutanés proprement dits. Établis dans une région où le tissu cellulaire ne forme plus une couche isolée, où tous les éléments sont en quelque sorte confondus pour former une sorte de feutrage, ils ne restent indépendants que d'une manière incomplète des abcès glanduleux.

Si le mamelon est bien isolé de l'abcès, si les conduits lactés paraissent intacts et que la femme nourrisse, il vaut mieux continuer la lactation que de conseiller le sevrage. Au contraire, si le mamelon est trop près de l'abcès, si quelque conduit excréteur est envahi par le mal, il est plus prudent de ne pas donner le sein de ce côté, de soutirer le lait à l'aide des moyens artificiels, dont on devra même se dispenser si, appliqués sur le mamelon, ils causent de la douleur, augmentent sensiblement l'irritation. Cette première question étant résolue, la thérapeutique des abcès superficiels de l'auréole est aussi simple que facile. Si on ne les ouvre pas, ils sauront bientôt s'ouvrir d'eux-mêmes ; mais, lequel vaut le mieux d'y plonger l'instrument tranchant ou d'en attendre l'ouverture spontanée ? Quand on ne trouble son travail par aucun traitement intempestif, la nature triomphe en général facilement des abcès tubéreux du sein ; mais il lui faut du temps, et alors les téguments, de plus en plus amincis, décollés, ne permettent pas au foyer de se déterger, de se mondifier, de se cicatriser aussi promptement ni aussi bien que si la chirurgie était intervenue à propos. J'ai donc pris l'habitude, fondée sur des observations nombreuses, d'ouvrir ces petits dépôts dès que la fluctuation y est appréciable. Il en résulte peu de douleur, et un coup de lancette donné par erreur dans une bosselure non abcédée n'aurait aucune gravité. L'incision doit même en être assez large pour permettre de les vider complétement du premier coup au moyen de quelques pressions.

Toutefois, comme, même en les négligeant, ils finissent à peu près constamment par guérir ; comme, entre l'ouverture spontanée et l'ouverture artificielle, il n'y a, en définitive, qu'une question de temps, de bien ou de mieux, de plus ou de moins, la règle à suivre me paraît devoir être celle-ci : Ouvrez de bonne heure et le plus tôt possible, s'il s'agit d'une malade résolue, docile, peu impressionnable ; attendez, laissez agir le travail pathologique quand l'idée de l'instrument épouvante, effraie considérablement la femme.

Soit qu'on les ouvre, soit qu'on ne les ouvre pas, avant comme après leur ouverture, les abcès sous-cutanés de l'auréole ne réclament d'autres topiques que les cataplasmes émollients, les cataplasmes de farine de lin en particulier ; à l'aide de ce pansement, les abcès tubéreux du sein, ouverts par la lancette ou le bistouri, se tarissent et ce cicatrisent généralement en peu de jours ; leur ouverture spontanée, entraînant parfois une certaine déperdition de substance, laisse souvent à sa suite une plaie à bords frangés, inégaux, minces et décollés. Si la cicatrisation s'en fait trop attendre, il peut être utile de promener au-dessous le crayon de nitrate d'argent une ou deux fois dans l'espace d'une semaine. Dans un cas, comme dans l'autre les cataplasmes cessent d'être utiles, dès qu'il n'y a plus de foyer purulent, quand la solution de continuité se réduit à une simple surface. Une plaque de diachylon ou un emplâtre d'onguent de la mère renouvelé chaque matin doivent former tout le pansement à partir de là.

Je donne d'ailleurs ici un exemple d'abcès de l'auréole dans lequel on verra toute la simplicité, toute la bénignité ordinaire de cette maladie.

OBSERVATION Iʳᵉ. — *Sein droit; nouvelle accouchée qui a nourri pendant quelques jours.*

Feuillet (Marguerite), vingt-quatre ans, couturière, habituellement bien portante, entre le 11 juillet 1837 à la salle Sainte-Catherine, nᵒ 29. Accouchée d'un enfant mort, il y a deux ans, cette femme est accouchée de nouveau il y a deux mois. Pendant trois semaines, elle a essayé de nourrir; il a fallu y renoncer parce que le sein droit est devenu douloureux et gonflé. Élancements, tumeur rouge au-dessus du mamelon; un peu de fièvre et de l'insomnie se joignirent aux accidents locaux. (Cataplasmes de farine de lin.)

A la visite du 12 juillet, on constate au-dessus du mamelon droit une tumeur du volume d'une noix, molle et fluctuante au centre, dure encore et comme empâtée à la circonférence. Le reste de la région mammaire est intact et l'état général est bon. La pointe d'un bistouri droit est plongée dans la bosselure. Deux cuillerées de pus crémeux et bien lié sortent aussitôt du foyer; l'emploi des cataplasmes est continué, et la jeune femme est tenue à une diète modérée. Le 13, il n'y a plus ni douleurs ni signes de phlegmasie, et le 15 l'abcès est déjà détergé : la cicatrisation de la plaie est effectuée le 16, et la malade sort guérie de l'hôpital le 18.

Il est bon de savoir cependant que les abcès auréolaires sont quelquefois plus compliqués, plus graves et d'une durée plus longue, mais alors c'est qu'ils ont eu pour point de départ un état maladif de la mamelle elle-même. En voici une observation détaillée :

OBSERVATION II. — *Abcès de l'auréole chez une nouvelle accouchée qui a voulu nourrir, et dont la glande a d'abord été malade.*

Colin, vingt ans, entre à l'hôpital le 12 juillet 1844 pour une inflammation du sein qui existe depuis trois semaines, et dont la terminaison par suppuration est déjà effectuée.

Accouchée il y a six semaines sans suites pénibles, cette jeune femme, qui a nourri d'abord, s'est aperçue au bout de trois semaines que sa mamelle droite, devenue rouge, se gonflait un peu en dehors et tout près du mamelon. Le foyer, à peine douloureux, ne fixa pas autrement l'attention de la malade; il se ramollit et s'ouvrit bientôt spontanément. Peu de temps après, la totalité de la région auréolaire se tuméfia, devint rouge et douloureuse, à tel point que le mamelon semblait comme déprimé au centre de la tumeur. L'appétit se perdit ainsi que le sommeil, et des frissons suivis de fièvre ne tardèrent pas à se montrer. Des douleurs lancinantes, puis pulsatives et enfin gravatives, précédèrent l'ouverture d'un nouveau foyer-qui se fit jour à travers l'orifice du premier abcès. La réaction générale cessa aussitôt, et le sein parut s'affaisser. Cependant, comme la guérison ne se complétait point, la malade prit le parti d'entrer à l'hôpital.

13 juillet. La mamelle droite reste un peu plus volumineuse que la gauche. Autour du mamelon, dans un rayon de 2 centimètres environ, le sein est tuméfié, dur, un peu rouge et sensible. On remarque sur le côté la petite ouverture des abcès déjà ouverts et qui donne encore du pus. A la partie interne de la région, on voit une plaque rouge qui existe depuis dix à douze jours et qui recouvre un petit abcès. L'ouverture de ce foyer est pratiquée sur-le-champ, et donne issue à du pus de bonne nature. L'état général est d'ailleurs excellent. (Cataplasme, tisane de canne de Provence, demi-portion d'aliments.) 14 juillet. Suppuration abondante par les deux ouvertures de la tumeur, qui diminue graduellement de volume. Le 18, affaissement du sein, suppuration peu abondante, en partie remplacée par une sérosité légèrement trouble ou lactescente. Le 23, l'incision du dernier abcès est cicatrisée, l'ouverture spontanée donne encore un peu de pus séreux. Un tout petit abcès se montre sur le bord inférieur de la paroi antérieure de l'aisselle. Ce petit foyer nouveau continue de s'accroître, n'est ouvert que le 29, et ne laisse sortir que du sang mêlé de pus mal élaboré. Le 31, on voit un petit abcès nouveau sur le côté interne et à la base du mamelon. Ouvert le lendemain, cet abcès a disparu au bout de deux jours, et la malade est guérie le 4 août.

Il est d'ailleurs évident que les abcès de l'auréole doivent se compliquer souvent d'abcès parenchymateux ou même d'abcès profonds, et qu'alors on ne doit plus les admettre à titre d'abcès purement sous-cutanés.

B. — Abcès sous-cutanés ou du tissu cellulo-graisseux.

En dehors de l'auréole, les abcès superficiels ou sous-cutanés s'établissent et se comportent exactement à la manière des abcès de la couche sous-cutanée des membres, de l'abdomen, ou du reste de la poitrine. Le tissu qui en est le siége étant aréolaire ou feutré, comme le fascia superficiel général, tend continuellement à les circonscrire. Aussi ne voit-on guère ces sortes d'abcès s'étendre sous forme de plaque ou de fusée, d'infiltration, de phlegmon diffus, soit à la surface, soit en dehors de la circonférence du sein. Le volume qu'ils peuvent acquérir est parfois considérable. Il égale par exemple celui d'un œuf, celui du poing, et même davantage chez quelques femmes, quoique le plus souvent il soit cependant beaucoup moindre.

On les observe plus souvent sur la moitié externe et inférieure de la mamelle que partout ailleurs. C'est en haut et en dedans qu'ils se voient ensuite le plus ordinairement. Les femmes qui ont le sein volumineux et lourd n'en offrent pour ainsi dire que de ces deux espèces. Il en est de même pour celles qui ont des mamelles pendantes ou mal soutenues. Cela tient à la position déclive de l'organe pour les premiers, au tiraillement qu'exerce le poids de la mamelle sur sa racine pour les seconds. Si en général l'abcès de ce genre reste unique, il n'est pourtant pas rare d'en voir survenir deux, ou même un plus grand nombre sur la même mamelle. J'en ai vu jusqu'à six chez une femme qui avait été affectée d'un érysipèle ambulant ; une autre en présenta quatre comme terminaison d'un érythème noueux. Uniques, ils sont d'ordinaire étrangers à la lactation, à l'état de grossesse, à toute maladie de la glande, et dépendent de causes extérieures, d'influences physiques ou mécaniques, ou de quelques dispositions générales de l'organisme. C'est dans l'état de couches, au contraire, que l'abcès sous-cutané est quelquefois multiple, parce qu'il n'est souvent alors que la terminaison d'une inflammation parenchymateuse.

Multiples, leur base est généralement souple et régulièrement circonscrite. La peau de chacun d'eux est presque également mince partout, et s'ils ne dépendent pas de la glande, ils semblent avoir leur siége dans les couches les plus superficielles du

fascia sous-cutané. Les autres, c'est-à-dire les abcès sous-cutanés uniques, ne se ramollissent habituellement que par degrés,
du centre à la circonférence, en conservant une base assez ferme,
diffuse, mal limitée. L'aspect conoïde leur appartient bien plus
qu'aux abcès multiples, qui sont, eux, plus particulièrement
globuleux, hémisphériques ou ellipsoïdes.

Au total, les abcès sous-cutanés francs et uniques ont cela de
particulier, qu'ils tendent à se rapprocher du tissu glandulaire
et des parois de la poitrine autant que de la peau. Ceci tient à
ce que l'organisme n'abandonne presque nulle part les lois générales qu'il s'est une fois imposées. Ainsi la couche sous-cutanée
de la mamelle, qui est presque entièrement aréolaire ou feutrée,
conserve cependant, en approchant du tissu glandulaire, un reste
de contexture lamellaire que les inflammations savent retrouver
dans certains cas. Il en résulte que dans ses lames profondes,
cette couche, une fois enflammée, devient le siége d'abcès susceptibles d'une certaine diffusion et qui n'arrivent aux téguments
qu'après un travail ulcératif assez pénible ; tandis que tout à
fait sous la peau ils ont moins de peine à s'ouvrir au dehors qu'à
pénétrer du côté de la mamelle.

Signes. — L'existence des abcès sous-cutanés est d'abord annoncée par les signes de l'abcès phlegmoneux en général, par la
saillie, l'amincissement, la teinte livide ou bleuâtre de la peau.
Pour en sentir aisément la fluctuation, il convient de fixer préalablement la mamelle contre la poitrine avec la paume d'une des
mains, pendant qu'avec l'autre et quelques doigts de la première
on explore la tumeur. On arrive au même résultat en saisissant
le sein par les extrémités d'un de ses grands diamètres, comme
je l'ai indiqué en parlant des abcès tubéreux ou furonculaires.
La mamelle étant bien appliquée sur le devant de la poitrine, si le foyer fait relief, une saillie conique à l'extérieur,
on peut être sûr qu'il réside sous la peau et non sous la
glande.

Il ne peut y avoir d'embarras, au surplus, que chez les femmes d'un grand embonpoint, ou qui ont en même temps le sein gonflé, soit par le travail de la lactation, soit par un véritable engorgement laiteux. Alors, en effet, la rougeur de l'abcès pourrait être confondue avec celle de l'engorgement physiologique, et la fluctuation en être assez sourde, assez vague pour mettre dans l'impossibilité de ne pas la confondre avec la sensation de fongosités données par une mamelle engorgée. Pour éviter toute méprise à ce sujet, il suffit de se rappeler que l'abcès doit avoir été précédé d'inflammation pendant une semaine ou deux, qu'il est accompagné d'une douleur sourde et permanente, d'une saillie, d'une rougeur, d'un amincissement notable de la peau dans un point déterminé, particularités qu'on ne retrouve point au même degré sur d'autres lieux de la région mammaire.

Terminaison naturelle de l'inflammation sous-cutanée, l'abcès superficiel du sein ne peut pas avoir d'autres causes que celles du phlegmon du même genre, et qui ont été indiquées dans un autre chapitre. Ces sortes d'abcès ne disparaissent presque jamais par résorption, ni par métastase. Ils s'ouvriraient, en ulcérant les tissus, de l'intérieur à l'extérieur, comme les autres abcès phlegmoneux, si on ne leur créait point une issue artificielle dans le but de les guérir plus vite. Livrés à eux-mêmes, ils s'ouvrent tantôt de bonne heure, tantôt fort tard. S'ils se font quelquefois jour avant la fin de la deuxième semaine, je les ai vus aussi ne s'ouvrir qu'au bout d'un mois. Abandonnés ainsi, ils peuvent s'étendre, amener des fusées dans diverses directions, vers l'aisselle, l'hypochondre ou l'épigastre, sans cesser pour cela d'être sous-cutanés, et de devenir même le point de départ d'un véritable phlegmon diffus. Primitifs, ils ne sont pas graves, et guérissent vite ; secondaires, faisant suite aux inflammations du parenchyme, ils durent beaucoup plus. Quoique l'adossement des lames celluleuses superficielles et profondes à la circonférence de la mamelle s'y oppose, en général, ils peuvent cependant contourner un des points du bord de la glande, pénétrer entre elle et la poitrine, et faire naître ainsi de véritables abcès profonds.

Observation Ire. — Wilson, vingt ans, fleuriste, variolée, non vaccinée, réglée à douze ans et demi, d'un tempérament lymphatique nerveux, jouissant ordinairement d'une bonne santé, eut le 4 mai 1849 un accouchement naturel qui ne fut suivi d'aucune complication fâcheuse.

Le 15 juin, elle éprouva une légère douleur à la partie inférieure de la mamelle gauche, où le toucher lui fit reconnaître une tumeur.

22. Le jour de son entrée, on constate qu'il existe à la partie inférieure de la mamelle gauche une tumeur à deux lobes dont le volume égale à peine celui d'un œuf de poule; dense, rénitente, mobile, cette tumeur n'adhère point au thorax, et paraît indépendante de la glande; elle n'est située ni entre le thorax et la glande ni entre ce dernier organe et la peau, mais au bord inférieur de la mamelle, où la peau offre un point rouge.

24. Tumeur pâteuse, peau d'un rouge vif, douleur lancinante, pulsative.

27. Fluctuation au centre; une incision donne issue à un pus phlegmoneux, homogène, bien lié.

1er juillet. La suppuration a considérablement diminué, et la guérison semble devoir être prochaine.

2. Toute la mamelle devient douloureuse; la peau, rouge, violacée par plaques, est comme marbrée; chaleur vive, douleur lancinante, jusque dans le creux de l'aisselle.

A ces signes locaux se joint le cortége ordinaire des phlegmasies intenses : la face est grippée, la soif vive, la peau sèche, chaude, la langue rouge, le pouls fréquent.

4. Les accidents généraux, les vomissements, sont remplacés par la diarrhée; les lèvres sont sèches, fuligineuses.

Les mamelles sont d'un rouge uniforme, plus intense à gauche qu'à droite; là où s'arrête la rougeur, il existe un relief plus sensible au toucher qu'à la vue.

La mamelle droite, qui a toujours été moins rouge, moins douloureuse que la gauche, offre à sa partie inférieure et externe un point noirâtre, comme ecchymotique, de la largeur de 2 francs, ayant à son centre un point culminant blanchâtre par lequel s'écoule de la sérosité.

6. La plaque ecchymotique est plus étendue; les bords en sont noirâtres, festonnés; la peau qui avoisine l'escarre est grisâtre, lisse, parsemée de petites vésicules blanchâtres ne faisant point relief.

7. L'érysipèle s'arrête aux deux clavicules, et n'a point dépassé l'ombilic par en bas.

8. La diarrhée persiste avec une certaine intensité; il y a dix à douze garderobes par jour; pouls petit, peau sèche.

12. L'escarre tombée laisse à nu une surface de plus de 12 centimètres dans le diamètre transversal, et 9 de haut en bas; la surface est d'un rouge vif, légèrement mamelonnée, sans douleur.

14. Les vomissements se renouvellent, et la diarrhée persiste, l'érysipèle a complétement disparu.

18. Le bord antérieur de l'aisselle gauche, douloureux avant l'apparition de l'érysipèle, est le siége d'une phlegmasie assez vive qui a envahi tous les tissus voisins jusqu'à la clavicule.

21. Fluctuation sur le bord antérieur de l'aisselle; incision, pus phlegmoneux bien lié.

22. Les accidents généraux et locaux ont disparu; il ne reste plus que l'ulcère de la mamelle droite à cicatriser.

Il est d'un rose vermeil; ses bords, au lieu d'être décollés, de former un bourrelet, sont aplatis, blanchâtres; la cicatrisation s'effectue de la circonférence au centre.

25. Encore des vomissements et de la diarrhée, qui disparaissent le 28 juillet. A dater de ce jour la malade entre en convalescence.

17 août. Elle sort guérie. (Piogey, élève du service.)

Traitement. — L'abcès du tissu cellulo-graisseux nécessite encore moins que les abcès de l'auréole la suppression de l'allaitement. Souvent étrangère au mal, la glande peut effectivement continuer alors de remplir ses fonctions sans inconvénient réel pour le nourrisson. L'engorgement qui s'empare du sein à l'occasion du sevrage ne manquerait pas d'augmenter l'irritation dans le foyer purulent, et pourrait devenir à son tour le point de départ de nouveaux abcès. Si l'abcès sous-cutané a pour cause un état maladif de la mamelle, la question relative au sevrage se présente sous un aspect tout différent. Je la discuterai à l'occasion des abcès parenchymateux.

L'ouverture des abcès superficiels ne doit être abandonnée à la nature que chez les femmes qui se refusent nettement à l'emploi de l'instrument. C'est là que je suis parvenu quelquefois à dissiper le dépôt en le couvrant d'un large vésicatoire volant auquel je revenais huit ou dix jours après. Des onctions, soit avec la pommade mercurielle, soit avec la pommade d'iodure de plomb, étaient faites sur la région malade deux fois le jour entre chaque application vésicante. Le vésicatoire a d'ailleurs l'avantage ici, comme dans toutes les autres inflammations au surplus, de hâter la suppuration quand elle est inévitable, ou bien de ramollir le foyer, d'en amincir la peau, d'en décider l'absorption, la résolution, si la chose est encore possible, et, ce qui étonne d'abord, d'émousser notablement l'acuité des douleurs. Libre de faire ce qui convient le mieux, on aurait tort d'attendre la fonte complète, la maturité du phlegmon. Le foyer ou les foyers de cette espèce ne présentent ordinairement ni cloisons ni sinuosités. Une fois ouverts, ils se resserrent, reviennent promptement sur eux-mêmes, se cicatrisent d'autant mieux que les parois n'en ont été ni très amincies ni trop largement décollées. Quant à l'induration du voisinage, on peut être tranquille, la résolution ne tarde pas à s'en emparer.

Ainsi les abcès sous-cutanés doivent, comme les abcès de l'auréole, être ouverts, largement ouverts aussitôt qu'on y a constaté la fluctuation d'une manière non douteuse. J'ajouterai que le bistouri, plongé par ponction au centre des phlegmons naissants, m'a paru en arrêter le développement, en favoriser la disparition. L'incision sous-cutanée, dont on a parlé depuis que j'ai émis cette proposition, n'agit pas autrement, ne mérite pas d'être préférée à la simple ponction en pareil cas. Lorsqu'on ouvre de tels abcès, il importe en outre que ce soit vers leur point déclive. Si la peau en est largement amincie, si l'on a laissé au pus le temps de se creuser des cavernes, il convient même de pratiquer plusieurs incisions, d'en placer partout où le pus tend à stagner.

En supposant que le foyer soit large, et que l'ouverture qu'on y a pratiquée n'ait pas 2 centimètres d'étendue, il est utile de placer entre les lèvres de la plaie l'extrémité d'une mèche de charpie ou de linge effilé enduite de cérat. On empêche ainsi la cavité purulente de se fermer du côté de la peau avant d'être complétement détergée ou tarie. Quand l'ouverture est large ou que l'abcès est peu étendu, ou quand il a fallu pratiquer plusieurs incisions, cette précaution est généralement superflue; elle serait même nuisible pour peu que la mèche fît *bouchon* dans la plaie; mais on ne doit se dispenser dans aucun cas de recouvrir les abcès, ainsi ouverts et traités, de larges cataplasmes émollients renouvelés matin et soir jusqu'à ce que la suppuration soit presque complétement épuisée. Quand il ne reste plus qu'une plaie plate à mondifier, à cicatriser, le pansement simple, ou une plaque d'onguent de la mère, changée chaque matin, peut être substituée au cataplasme, et il est permis d'en venir à la compression pour dissiper l'engorgement voisin.

Les faits particuliers donnent, du reste, comme on va le voir, une idée de la marche, des symptômes et de la durée des **abcès sous-cutanés** du sein, surtout chez les nouvelles accouchées.

OBSERVATION II. — *Nouvelle accouchée ; abcès sous-cutané, huit jours de date. Incision. Guérison au bout d'une semaine.*

Peltier, femme de chambre, vingt et un ans, entre à l'hôpital le 22 novembre 1843, pour une tumeur du sein, dont elle souffre depuis huit jours. Un peu lymphatique, cette fille, qui jouit habituellement d'une bonne santé, est accouchée depuis un mois. Au bout de quinze à vingt jours, des douleurs dans le sein gauche l'obligèrent à sevrer, à suspendre l'allaitement qu'elle avait commencé. Restée chez elle sans traitement ou avec de simples topiques émollients, elle entre dans le service avec une tuméfaction notable de la région mammaire gauche, où l'on voit en bas et en dehors une bosselure rouge, douloureuse, vivement enflammée.

La mamelle, convenablement fixée par sa base sur le devant de la poitrine au moyen d'une main, permet de constater, à l'aide de l'autre main, une fluctuation large et manifeste dans la partie tuméfiée ou soulevée, et il est aisé de voir que le siège de ce foyer existe entre les téguments et la glande. Une incision large d'un centimètre environ est aussitôt pratiquée sur le point aminci et déclive de la tumeur, d'où une ou deux cuillerées de pus crémeux et bien lié s'échappent immédiatement. L'emploi des cataplasmes de farine de lin est continué. Le 25 novembre, on voit que la mamelle est étrangère à l'abcès, qu'elle n'offre aucune bosselure, aucun foyer inflammatoire : l'abcès suppure déjà beaucoup moins et la malade ne souffre plus. Le 28, la suppuration a considérablement diminué, l'état général est excellent. Le pus commence à devenir séreux. Le 29, il ne sort plus de la plaie qu'une petite quantité de sérosité légèrement roussâtre, et le 30 la guérison est complète.

Tout dans cette observation se rapporte aux abcès sous-cutanés dans leur état de plus grande simplicité. Bonne constitution de la malade ; mamelle intacte ; nulle réaction du côté de la lactation ; marche régulière du phlegmon ; modification et détersion de l'abcès sans complication aucune ; puis formation de sérum qui vient promptement annoncer une guérison prochaine.

L'observation suivante montre quelque chose de moins régulier, sans sortir cependant des abcès sous-cutanés simples.

Observation III. — Pauline Gilet, vingt-deux ans, lingère, forte, très colorée, accouchée depuis dix-huit jours, entre à l'hôpital le 3 novembre 1843. Cette femme, qui avait nourri jusque-là, est obligée de sevrer au bout de douze jours à cause des douleurs qui surviennent alors dans le sein gauche. A la visite du 4 novembre, on constate chez elle un gonflement notable du sein, qui est comme surmonté en bas et en dehors d'un disque à large base et saillant au milieu. Cette tumeur, d'un rouge luisant, est douloureuse et entourée d'un certain degré d'empâtement inflammatoire. La glande elle-même, douloureuse et bosselée tout autour, est évidemment placée au-dessous du foyer. Si on la fixe avec une main contre la poitrine, il est facile de constater avec l'autre l'existence d'une collection de liquide sous le sommet saillant de la tumeur enflammée, de s'assurer qu'il n'existe aucune fluctuation dans l'épaisseur du tissu mammaire, ni au-dessous de la mamelle.

Un bistouri droit porté sur le point déclive de l'abcès donne aussitôt issue à environ deux cuillerées de pus de bonne nature. (Cataplasmes émollients sur toute la région enflammée.) Le 5, l'état fébrile et les douleurs ont disparu. Les parois de l'abcès se recollent déjà et le pus commence à devenir séreux. Le même suintement se maintient cependant encore jusqu'au 15, et la malade ne sort tout à fait guérie que le 19.

La seule anomalie qu'ait présentée cet abcès se trouve dans le nombre de jours qui s'est écoulé entre l'apparition du sérum et la cicatrisation complète de la plaie. Hors de là, tout est analogue à ce qu'on a pu voir dans l'observation précédente.

Lorsque l'abcès sous-cutané prend sa source dans l'inflammation de quelques lobules glanduleux, il n'est pas rare d'en voir survenir successivement plusieurs au lieu d'un seul.

Observation IV. — *Deux abcès sous-cutanés successifs; sein droit; nouvelle accouchée qui a voulu nourrir.*

Marguerite, vingt-deux ans, lingère, robuste, bien constituée, entre dans le service le 16 août 1844. Accouchée depuis deux mois pour la première fois, et sans complication aucune, cette jeune malade a essayé de nourrir pendant quinze jours. Y renonçant alors sans qu'il y eût d'altération au sein, elle ressentit bientôt d'assez vives douleurs dans la mamelle droite. De la rougeur et de la tuméfaction s'ajoutèrent à la douleur et augmentèrent ensemble d'intensité, pendant huit jours, sans être attaquées autrement que par des cataplasmes émollients.

Le 17, à la visite, on reconnaît au sein droit un gonflement modéré, superficiel, qui se perd insensiblement dans les régions voisines, et qui existe en dehors à une certaine distance au-dessous du mamelon. Le centre de la région gonflée, d'une couleur rouge brunâtre, est le siége d'une fluctuation évidente. L'incision du foyer, pratiquée sur-le-champ, laisse écouler plusieurs cuillerées de pus épais et sanguinolent. Quelques brins de charpie sont placés entre les lèvres de la plaie, et un large cataplasme de farine de lin recouvre le tout.

Rien de nouveau pendant trois jours; tout permet de croire que la malade guérira bientôt; mais on s'aperçoit, le 21, qu'un nouvel abcès vient de s'établir en dedans du premier. Ouvert à son tour, ce second foyer se tarit comme l'autre, et la jeune femme peut sortir guérie le 29 août.

La durée du mal, des abcès en particulier, n'ayant guère été que de quinze jours, cela seul suffit pour mettre hors de doute que de tels abcès étaient étrangers à toute suppuration de la glande mammaire.

OBSERVATION V. — *Abcès multiples sous-cutanés ; sein droit ; nouvelle accouchée qui a voulu nourrir.*

Le 22 juillet 1839, Sophie Caillet, vingt-cinq ans, couturière, entre dans le service n° 16 de la salle Sainte-Catherine. Bien constituée, d'une bonne santé habituelle, accouchée il y a deux mois, cette femme a essayé de nourrir pendant douze jours; devenue malade alors et prise de fièvre, elle sevra. Bientôt après, elle sentit quelque douleur dans le sein droit, et remarqua une petite tumeur auprès du mamelon ; une tuméfaction notable survint à son tour. De sourdes qu'elles étaient d'abord, les douleurs prirent peu à peu le caractère pulsatif. Des cataplasmes émollients constituèrent tout le traitement suivi chez elle. Le 23 juillet, à la visite, on reconnaît que l'abcès s'est ouvert spontanément dans la nuit, et qu'il s'étendait depuis l'auréole jusqu'à 5 centimètres au-dessous et en dehors. On continue les cataplasmes de farine de lin. Le 24, toute douleur a cessé ; la tuméfaction n'existe plus et la suppuration reste de bonne nature. Une nouvelle ouverture s'est faite au point déclive du foyer. On en voit deux autres toutes petites en haut à quelque distance du mamelon. Dès le 27, la suppuration est beaucoup moindre, et les parois de l'abcès se détergent. Comme un certain degré d'induration avec empâtement persiste autour de la région primitivement enflammée, on prescrit des onctions avec la pommade d'iodure de plomb. Les petites plaies de l'auréole sont cicatrisées le 29. Le 30, il ne sort plus que de la sérosité par l'ouverture inférieure, et la malade, qui ne souffre plus, qui se trouve guérie, veut sortir de l'hôpital le 31. Elle revient à la consultation publique le 3 août, et nous permet de constater que toutes ses plaies sont entièrement cicatrisées.

Les abcès sous-cutanés peuvent, ainsi qu'on a pu le voir à l'article *Phlegmon*, s'établir non seulement lors de l'état de grossesse ou de couches, comme aussi sous l'influence d'une lactation commencée, mais encore par suite de maladie, de suppuration des régions voisines.

OBSERVATION. VI. — *Abcès sous-cutanés ; sein gauche ; nouvelle accouchée qui a voulu nourrir.*

Le 17 mai 1840, Marguerite Millet entre dans le service pour une vaste suppuration. Agée de vingt-quatre ans, polisseuse, accouchée sept semaines auparavant pour la troisième fois, cette femme, qui n'avait point allaité ses autres enfants, a essayé de nourrir le dernier pendant quinze jours. Ne pouvant y parvenir, elle l'a sevré, et des douleurs accompagnées promptement de tuméfaction, de rougeur, se sont fait sentir dans le sein gauche. Un large abcès n'a pas tardé à se former. Le 18, au moment de la visite, la mamelle est notablement gonflée ; en dedans et au-dessus du mamelon, on voit une tumeur grosse comme la moitié du poing, rouge, chaude, fluctuante, lisse et tendue ; au-dessous et en dedans il en existe une autre tout à fait semblable, mais un peu moins grosse. Sans être prise, la glande paraît un peu empâtée et tuméfiée, et il ne semble pas impossible que quelques uns de ces lobules aient servi de racine à la suppuration. On ouvre largement les deux abcès, qui donnent ainsi beaucoup de pus. Le 21 mai, il ne reste plus de gonflement ; les foyers se vident, et se détergent sans obstacle. La malade se trouve si bien le 22, qu'elle demande à retourner chez elle. Elle revient au bout de huit jours montrer que sa guérison est complète.

OBSERVATION VII. — *Abcès avec décollement considérable du sein droit et le long du dos chez une nouvelle accouchée. Mort de la malade.*

Geneviève Denys, vingt-deux ans, repasseuse, entre à l'hôpital le 24 janvier 1840, affectée d'une vaste suppuration, avec décollement des téguments pectoraux. Un peu délicate, cette jeune fille est accouchée, il y a douze jours, à la Maternité, quinze jours avant terme. Elle dit que, le jour même de son accouchement, il s'est formé, à la base du cou et à droite, un abcès qui a promptement fusé de tous côtés, c'est-à-dire vers le dos, sous les téguments de la poitrine, en avant et sur le sein droit. Seulement, il reste quelques doutes sur le point de départ de cette vaste suppuration ; il n'est pas démontré que l'inflammation se soit établie de prime abord du côté du cou plutôt que du côté du sein. Quoi qu'il en soit, la peau de la partie supérieure de la région mammaire s'est bientôt mortifiée, de manière à laisser là une vaste plaie blafarde. Trois autres plaies, une dans le dos, une à la base du cou, et la troisième au niveau de la première côte, résultant d'autant d'incisions pratiquées pour donner issue au pus, se voient, en outre, sur le contour du thorax.

Tous les téguments du dos et de la moitié supérieure de la poitrine sont d'une teinte pâle, décollés, soulevés dans plusieurs points de leur étendue. Les trois ouvertures laissent écouler en abondance un pus sanieux, de mauvaise nature. De vastes clapiers existent encore dans les environs, et la peau mortifiée est largement détachée sur le devant du sein. Une menace de suppuration existe aussi du côté de l'épaule. Malgré cet état local et une prostration considérable, il n'y a pas de fièvre, et la malade conserve de l'appétit. (Extrait de ratanhia à l'intérieur, cataplasmes pour pansement ; alimentation légère.) Le 27 janvier, de nouvelles contre-ouvertures établies en arrière et en avant sur différents points des téguments décollés donnent issue à une énorme quantité de pus fluide, sanieux et fétide. Les jours suivants, l'abondance de la suppuration se maintient; toutes les plaies restent béantes et blafardes. L'état général s'aggrave de plus en plus. Le 2 février, il y a de la diarrhée et de l'insomnie; en même temps que l'état local semble s'améliorer, l'état général empire; les astringents nutritifs ou autres, le diascordium, les ferrugineux, etc., ne mettent aucun frein à l'adynamie, à l'anémie, à la décomposition générale de la malade, qui meurt le 11 février.

A l'autopsie, on constate un décollement de toute la peau qui recouvre la moitié droite du thorax et une partie de la racine du cou. Nulle part le pus n'avait fusé entre les muscles ni au-dessous de la mamelle, qui, bien appliquée contre la poitrine, était complétement dépourvue de couches sous-cutanées et comme disséquée en avant. Aucun épanchement ne s'était fait dans les cavités splanchniques, et rien de matériel n'a été trouvé dans les viscères qui pût expliquer la mort.

Comme aucune douleur, aucune apparence d'inflammation, de maladie, n'avait existé préalablement du côté du cou, comme il se peut qu'une inflammation sourde n'ait pas été aperçue dans la mamelle dès le principe, je soupçonne que ce vaste abcès a eu son point de départ dans le sein; que, circonscrit d'abord par en haut vers la clavicule, il aura fini par s'étaler, par amener un phlegmon diffus gangréneux, une sorte d'inflammation laiteuse, d'érysipèle phlegmoneux dénaturé par l'état de lactation où se trouvait cette femme. Voici un autre fait où l'abcès est évidemment venu dans la région mammaire d'une région toute différente.

OBSERVATION VIII. — *Vaste abcès du sein droit, suite de fusées purulentes venant de l'aisselle.*

Clorinde Talon, vingt-quatre ans, gantière, entre à l'hôpital le 22 janvier 1844. Atteinte d'engelures aux mains tous les hivers, cette femme en fut plus vivement tourmentée encore qu'à l'ordinaire vers la fin de janvier 1843; il en résulta alors, dans le creux de l'aisselle, une inflammation qui se termina par un abcès, qu'on ouvrit largement par une incision en T. L'ouverture en est restée fistuleuse. Il y a quinze jours, le chirurgien incise de nouveau le foyer; mais bientôt le sein s'engorge à son tour, et c'est alors que la malade entre à l'hôpital. L'inflammation ne paraissant pas très vive, on s'en tient à des topiques émollients. Le 29 janvier, l'abcès du sein est complétement formé; on l'ouvre largement, et il en sort beaucoup de pus. Une sorte de cordon dur se continue de la mamelle jusque dans le creux de l'aisselle. (Onctions avec la pommade d'iodure de plomb sur les parties indurées, cataplasmes sur les foyers purulents.) Rien de notable jusqu'au 15 février, si ce n'est que le trajet fistuleux, faisant communiquer les deux foyers, semble s'enflammer et devenir le siége d'une vaste collection à son tour. Le 20, on incise largement sur toute la longueur du clapier, dont on panse l'intérieur à plat, au moyen de boulettes de charpie. A partir de ce moment, tout se déterge, et les plaies commencent à se cicatriser du fond vers les bords. Cependant la guérison s'est fait longtemps attendre, et la malade n'a pu sortir guérie de l'hôpital que le 7 du mois d'avril. Du reste, depuis le commencement jusqu'à la fin, la suppuration s'est maintenue dans la couche sous-cutanée, entre les téguments et la mamelle, sans jamais fuser ni au-dessous de cette glande, ni entre les muscles.

§ II. — Abcès sous-mammaires.

Les abcès sous-mammaires, comme les abcès sous-cutanés, sont idiopathiques ou symptomatiques : idiopathiques, quand ils résultent d'une phlegmasie primitivement établie sous le sein ou dans la mamelle ; symptomatiques, quand ils résultent de l'altération d'organes plus ou moins éloignés. J'ai vu, sous la mamelle, un abcès déterminé par l'inflammation et la suppuration du périchondre d'un cartilage sterno-costal brisé. Chez une foule d'autres malades, l'abcès avait pour cause une altération ancienne des côtes sous-jacentes. J'ai vu en 1834 un énorme abcès sous-mammaire qui communiquait avec les bronches, et qui s'était établi à la suite d'une pneumonie, en apparence assez bénigne. Une femme entrée à la Charité en 1836 en eut un dont une masse tuberculeuse sous-sternale avait été le point de départ. A la même époque, une jeune fille nous en offrit un qui avait sa racine entre le bord antérieur du poumon droit et la plèvre costale. La phthisie pulmonaire en est une source qu'il importe de ne point oublier et dont j'ai vu de nombreux exemples ; j'ai observé en outre une infinité d'abcès sous-mammaires tenant à des maladies variées du thorax, abcès qui ne sont guère alors, en définitive, que des sortes de dépôts par congestion.

Une autre catégorie d'abcès sous-mammaires appartient aux maladies de la mamelle elle-même. En se prolongeant, les suppurations du tissu glandulaire peuvent gagner et gagnent souvent, en effet, les profondeurs de la région. Les abcès sous-cutanés sont susceptibles eux-mêmes, en suivant les cloisons fibro-celluleuses de la glande, de devenir profonds. J'ai déjà dit que les abcès de la circonférence du sein pouvaient à la rigueur pénétrer entre la glande et les parois thoraciques.

Pour concevoir toute l'importance de ces distinctions, il suffit de réfléchir aux différences qui doivent en résulter pour le fond de la maladie. Personne, en effet, ne s'aviserait de mettre sur la même ligne, au point de vue du pronostic et du traitement, les abcès symptomatiques d'une maladie de poitrine et les dépôts sous-mammaires idiopathiques. Obligés de traverser, d'altérer plus ou moins le tissu sécréteur avant de devenir profonds, les dépôts qui n'arrivent dans le tissu sous-mammaire qu'après avoir existé dans la couche sous-cutanée, ou dans l'intervalle des lobes glanduleux, entraînent aussi des conséquences plus sérieuses que l'abcès profond idiopathique proprement dit.

Ce genre d'abcès se développe d'ailleurs sous l'influence de causes et dans des conditions fort diverses, quoique franchement inflammatoires. J'en ai observé à la suite de contusion, ou sans causes connues, chez des femmes qui ne nourrissaient plus depuis longtemps ; à la suite d'un refroidissement chez des femmes qui n'avaient nourri que du côté malade ; chez d'autres qui ne nourrissaient que depuis quelques jours ; le plus souvent d'un seul côté, quelquefois des deux côtés en même temps, et quelquefois aussi avant l'accouchement, comme chez cette femme entre autres :

OBSERVATION Iʳᵉ. — *Abcès sous-mammaire chez une femme enceinte. Cataplasmes, incision. Guérison assez rapide.*

Henriette Ferrand, vingt ans, couturière, bien constituée, n'ayant jamais eu de maladie grave, est dans ce moment enceinte (sept mois) de son premier enfant. Il y a trois semaines, après un malaise général, il lui survint au sein un gonflement douloureux, qui occupait surtout le mamelon et s'empara bientôt de tout le sein : la fièvre survint. Applications émollientes. A son entrée à l'hôpital, le sein présentait la grosseur de la tête d'un fœtus. Il n'y avait pas de fluctuation appréciable. Frictions avec l'onguent gris.

15 février. Il est facile de sentir un point fluctuant où le doigt entra comme si les lobules de la mamelle s'étaient écartés au-dessous du mamelon ; du reste la glande conserva toute sa souplesse. Une incision donna issue à

une grande quantité de pus bien lié. On avait diagnostiqué un abcès sous-mammaire. (Cataplasmes.)

Écoulement de pus abondant jusqu'au 24, jour où il se tarit tout d'un coup. Le lendemain l'abcès s'est ouvert de nouveau. Le 26, la suppuration est peu abondante, la malade sort.

Le cas est curieux ici par la souplesse qu'a conservée la glande pendant tout le temps de la durée de la maladie.

Observation II. — *Abcès profond du sein droit, puis, plus tard, du sein gauche, chez une nouvelle accouchée qui a commencé à nourrir.*

Demerlé, vingt-deux ans, lingère, malade depuis quinze jours, entre le 16 juin 1841 à l'hôpital de la Charité.

Accouchée depuis un mois, cette jeune femme a nourri les dix-sept premiers jours; à dater de cette époque, le sein droit est devenu douloureux; le lait paraissant de mauvaise nature, l'allaitement a été suspendu. La douleur, d'abord légère, est devenue de plus en plus vive; la peau s'est injectée, un gonflement considérable s'est emparé de la mamelle; l'appétit s'est perdu, et une petite fièvre s'est allumée.

La tumeur, large d'abord, dure, rénitente, chaude, s'est élevée en dehors du mamelon, où la peau a pâli, s'est amincie, puis enfin ulcérée dans la nuit qui a suivi l'entrée de la malade à l'hôpital.

Le 18, l'abcès a donné issue à une grande quantité de pus. Les douleurs sont amoindries; le mouvement fébrile est éteint. (Cataplasmes.)

Le 19, craignant que le pus ne puisse pas s'écouler en totalité, on agrandit l'ouverture; le bistouri est plongé à travers la glande jusque dans le tissu sous-mammaire, qui paraît être le siège de l'abcès. (Mèche dans la plaie; cataplasmes.)

Le 20, la rougeur de la peau est à peu près entièrement dissipée; la sensibilité est presque éteinte; la tumeur est affaissée, la suppuration est moins abondante.

Le 22, légère compression sur la tumeur, avec des bandelettes de diachylon gommé; on suspend l'usage des cataplasmes.

Le 24, un petit abcès s'est développé dans le sein gauche: on l'ouvre, et l'on fait recouvrir la mamelle de bandelettes de diachylon, pour la comprimer de la base au sommet, qu'on laisse libre.

Le 25, la suppuration diminue dans le sein droit: elle est pour ainsi dire nulle dans le sein gauche, qui est cependant un peu tuméfié.

Le 27, on enlève les bandelettes pour en appliquer de nouvelles. La résolution marche lentement. Le sein droit donne peu de pus.

Le 30, frisson intense, qui a duré de deux heures à cinq heures de l'après-midi.

Le 1er juillet, la malade a passé une bonne nuit; elle est calme, dans un état satisfaisant, et ne présente rien de ce que semblait annoncer le frisson de la veille.

Le 2, rien de nouveau; le frisson ne s'est pas reproduit. (On fait remplacer les bandelettes par des cataplasmes émollients.)

Le 4, la tumeur semble augmenter de volume, principalement en dehors du creux axillaire ; les douleurs sont vives, lancinantes, et deviennent déjà pulsatives ; insomnie.

Le 5, il y a de l'empâtement, et tout annonce une nouvelle suppuration.

Le 6, deux incisions dans la tumeur : une près du mamelon, l'autre en dehors, près de l'aisselle ; il en sort beaucoup de pus sanguinolent. (Mèche dans chaque plaie, et l'on recouvre le sein d'un large cataplasme.)

Le 7, suppuration abondante ; les douleurs sont calmées ; la malade a bien dormi ; la tumeur se dégorge. (Cataplasmes.)

Le 19, le sein gauche, à peu près revenu à son volume primitif, est encore un peu dur autour du mamelon. Le sein droit, presque triple de volume, est rouge, induré à la base du mamelon et tout près de l'aisselle ; la suppuration y est peu abondante. (Cataplasmes.)

Le 21, le sein gauche est guéri ; le sein droit est toujours volumineux, mais indolent ; les deux noyaux d'induration sont considérables. (On renouvelle la compression à l'aide des bandelettes.)

Le 27, on enlève les bandelettes Suppuration très abondante, dégorgement considérable.

Le 29, le gonflement, la tension, la rougeur et la douleur diminuent sensiblement.

Le 1er août, la tumeur est presque complétement résolue.

Le 3, il n'y a plus qu'un noyau d'induration circonscrit autour du mamelon. (Cataplasmes.)

Le 9, la malade demande à sortir ; elle est guérie le 18.

En général, les abcès profonds du sein se distinguent à des caractères très tranchés. Ordinairement larges, ils occupent souvent toute la base de la mamelle ; des frissons irréguliers, des sueurs partielles, la sensation d'un poids, d'une distension, en indiquent la formation. Le sein se trouve alors comme soulevé, tendu, à peine bosselé, assez lisse même, chaud, d'une rénitence toute particulière ; si l'on cherche à le déprimer, on sent qu'il repose sur un plan peu solide, sur une collection de liquide, que la pression ait lieu par les côtés ou d'avant en arrière.

Le foyer acquiert rapidement du reste un volume considérable chez une foule de femmes. Je l'ai vu contenir jusqu'à un litre de pus.

On dirait en pareil cas une vaste poche qui décolle et pousse le sein au-devant d'elle. Son plancher, un peu convexe, formé de parties élastiques ou flexibles plutôt que fermes et solides, fait qu'on y constate moins facilement la fluctuation que dans les autres genres d'abcès. Comprimé, dans un sens, le pus fait céder le point opposé ou quelque région du pourtour, et ne donne point ainsi la sensation nette de reflux qui caractérise la fluctuation. Aussi, à moins d'une grande habitude, le chirurgien a-t-il besoin, pour établir le diagnostic, de tenir compte alors plus que jamais du degré d'intensité des phénomènes préexistants.

Si, après une semaine de symptômes inflammatoires, la réaction générale, la rougeur, la douleur, s'amoindrissent, sans que la langue se nettoie, sans que le sein s'affaisse ou diminue de volume, on peut être sûr qu'un abcès s'établit. Aucun doute n'est permis s'il existe en même temps un peu d'empâtement, soit autour, soit à la surface de la mamelle, et surtout si cette espèce d'œdème conserve l'empreinte du doigt, avec un certain degré de rougeur, et si depuis quelques jours des frissons vagues ont eu lieu le soir.

Soit parce que l'inflammation devient promptement adhésive sur certains points, soit parce que la cavité sous-mammaire est incomplète, soit pour tout autre motif, il arrive que, au lieu d'être diffus, l'abcès se limite bien vite, qu'il s'en forme même plusieurs, susceptibles de communiquer entre eux ou de rester indépendants les uns des autres.

Quelquefois aussi ce genre d'abcès s'établit sourdement sans occasionner de douleurs notables.

OBSERVATION III. — *Sein gonflé, rouge, douloureux, chaud, fluctuant ; abcès ouvert spontanément ; grande quantité de pus. Compression, cataplasmes.*

Rossignol, vingt-deux ans, passementière, est accouchée pour la seconde fois il y a deux mois et n'a pas essayé de nourrir. Le sein gauche est devenu douloureux et bientôt le siége d'une inflammation aiguë très franche. Aujourd'hui il est énorme, tendu, et présente une fluctuation manifeste ; l'abcès s'est ouvert spontanément cette nuit. En pressant la racine du sein, on fait sortir une grande quantité de pus, qui vient évidemment de dessous la mamelle. C'est donc un abcès sous-mammaire qui s'est frayé un passage au travers du parenchyme de la glande, pour donner naissance à un abcès sous-cutané. Comme le sein est très mou, on essaie d'en tarir la suppuration au moyen de la compression à l'aide de compresses graduées, que l'on fixe au moyen de bandelettes de diachylon ; puis on recouvre la plaie d'un petit cataplasme.

La compression est maintenue pendant plusieurs jours ; la suppuration ne se tarit point. En même temps la femme, prise de quelques accidents du côté des voies digestives, se plaint de coliques, de constipation. (Huile de ricin.) L'huile de ricin n'ayant rien produit, on donne de l'eau de Sedlitz. Les accidents s'éteignent peu à peu.

La suppuration venant d'une vaste caverne, on recommence la compression ; mais sans compresses graduées : on se borne à entourer la racine du sein par des bandes de diachylon, de manière à produire une inflammation adhésive dans les parois du sac. Sous l'influence de cette nouvelle compression, la suppuration se tarit complétement en quelques jours. Le 19 mai, la malade quitte l'hôpital.

Observation IV. — *Abcès sous-mammaire (du côté gauche) presque indolore.*

Chevalot, dix-neuf ans, casquettière ; bonne constitution. Accouchée naturellement il y a un mois.

Huit jours après, dit-elle, le mal a commencé. Douleurs peu vives ; sein tuméfié. Aujourd'hui les douleurs sont moins fortes, mais le sein est toujours très volumineux.

25 juin 1842. Sein tuméfié dans sa totalité, comme porté en avant. Rougeur de la peau peu intense ; douleurs gravatives ; en palpant, on éprouve la sensation d'un corps résistant sur un fond raréfié, mobile ; en cherchant à percevoir la fluctuation, on constate qu'elle est surtout manifeste sur les côtés. Pas d'accidents généraux.

L'absence de bosselures, d'amincissement et de rougeur de la peau, de fluctuation superficielle, la marche de la maladie, font diagnostiquer un abcès sous-mammaire.

On pratique immédiatement une incision sur le côté externe et un peu en bas: il s'en écoule environ deux verres d'un pus bien lié. (Cataplasmes émollients.)

29 Suppuration abondante.

30 juillet. Bandage compressif établi de manière à refouler le sein vers la poitrine, en ayant soin de laisser l'incision à jour pour que le pus puisse s'écouler.

2. La malade se plaint de souffrir beaucoup de la compression. (Léger état fébrile.)

3. Même état. On supprime la compression. (Linge cératé.)

5. Collection à la surface du sein. Nouvelle incision, par laquelle il s'écoule du pus. Mèche dans la plaie.

10. Une ouverture près de l'incision et comprise dans l'auréole du mamelon paraît communiquer avec la partie postérieure du sein. État général satisfaisant.

14. Petit abcès furonculaire dans l'aisselle droite ; ouvert de lui-même.

17. Les trajets fistuleux se ferment. Suppuration peu abondante. (Emplâtre d'onguent de la mère.)

20. La malade sort guérie. A peine un léger suintement par les incisions.

Avec ces formes de dépôts, le sein ne doit plus être soulevé en totalité ; le foyer peut se montrer, à la manière d'une bosselure, sur l'un des points de la circonférence de l'organe, ou rester au centre et en soulever une partie en avant, de façon à n'être que difficilement reconnu. Il est vrai, néanmoins, que de telles variétés ne doivent être considérées que comme des exceptions, et que l'abcès sous-mammaire aigu se montre généralement avec les caractères que j'ai indiqués plus haut.

Pronostic. — Le siége des abcès sous-mammaires en fait une maladie sérieuse, susceptible de devenir grave si elle n'était pas traitée convenablement. Bien que la couche lamellée, qui en est le point de départ, se confonde sur le contour de la glande avec le fascia sous-cutané, le pus n'en parvient pas moins quelquefois à se dégager sous forme de fusée, à provoquer ainsi des érysipèles phlegmoneux, soit à l'abdomen, soit vers le cou, soit du côté de l'aisselle. La suppuration alors peut amener quelque chose de pire encore. Arrêtée à la circonférence du sein, retenue en avant par la mamelle, elle peut réagir sur les os ou les cartilages et les altérer, ou bien sur les muscles intercostaux, au point de les érailler et de faire irruption vers les plèvres ou l'écartement antérieur du médiastin. Ces complications sont rares sans doute, mais elles ont été observées, et j'en ai moi-même été témoin plusieurs fois. Il peut arriver, en outre, que l'abcès sous-mammaire détermine, par le fait seul de son voisinage, une inflammation purulente de la plèvre, et, par suite, un véritable empyème.

Abcès en bouton de chemise. — Les abcès profonds finissent souvent par s'étendre d'arrière en avant, par suivre les cloisons de la mamelle, par se montrer sous la peau, de manière à faire naître bientôt un ou plusieurs abcès souscutanés sans perdre pour cela leurs caractères d'abcès sousmammaires primitifs. Rien n'est même fréquent comme cette variété de dépôts de la région mammaire. Une caverne plus ou moins vaste existe entre les téguments et la glande; une autre caverne, plus large, sépare la mamelle de la poitrine; les deux cavités communiquent l'une avec l'autre par un trajet ou un trou ordinairement assez étroit, et le tout donne l'image complète d'un bouton de chemise.

Les abcès sous-mammaires réclament ainsi toute l'attention du praticien. S'il est vrai qu'ils se portent facilement au pourtour de la région, il l'est aussi qu'ils se fraient aisément une autre voie. Au demeurant, ceux qui s'ouvrent ou qu'on ouvre dans le lieu d'élection, c'est-à-dire en dehors et en bas, guérissent généralement bien et vite. Quand l'ouverture se fait, ou est pratiquée au voisinage du mamelon, la cure en est ordinairement plus longue et plus difficile. Si un abcès sous-cutané a pu s'établir et devenir large avant qu'on ait pu l'ouvrir, le cas devient plus grave encore, surtout si, au lieu d'un trou de communication entre les deux foyers, la mamelle en offre plusieurs. En pareil cas, le pronostic se rapproche plus de celui des abcès parenchymateux que de celui des abcès sous-mammaires proprement dits; quelquefois aussi l'abcès sous-cutané devient profond par le même mécanisme.

Traitement. — L'abcès profond une fois établi, ce serait perdre le temps et faire courir des risques à la femme que de s'en tenir aux médications internes ou à l'emploi des diverses sortes de topiques. Les compresses, les cataplasmes émollients, les embrocations, les liniments, les pommades de toute espèce, ne pourraient avoir ici d'autre but que de satisfaire les goûts de la malade, ou de favoriser un peu l'amincissement de la peau, si l'on ne pensait pas devoir recourir encore, ou si la personne ne voulait pas absolument se soumettre à l'action du bistouri; en d'autres termes, le seul remède essentiel, le seul remède efficace de ce genre d'abcès à l'état simple, est l'incision. Un large vésicatoire enveloppant la totalité du sein pourrait, dans quelques cas rares, éviter la nécessité de l'instrument tranchant; mais c'est un remède qui ne réussit que par exception et qui, pour beaucoup de femmes, est pour le moins aussi effrayant, aussi douloureux que l'incision. La compression, sur laquelle je m'expliquerai plus tard, n'aurait d'autre avantage que d'amortir, d'engourdir les souffrances, d'amollir un peu les enveloppes de l'abcès, avantage balancé par le danger de favoriser le décollement des tissus et les fusées purulentes du côté de la poitrine.

L'ouverture des abcès profonds exige d'ailleurs certaines précautions, précautions susceptibles de varier selon que le foyer est encore limité sous la glande ou qu'il l'a déjà traversée pour se montrer en avant sous la peau.

OBSERVATION V. — *Abcès profond secondaire ; sein gauche. Incision, cataplasmes. Guérison en vingt-deux jours.*

Ledoux (Caroline), vingt et un ans, lingère ; constitution médiocre ; réglée à quinze ans ; souvent malade, sujette à de gros rhumes pendant l'hiver ; a eu souvent des érysipèles à la face. Il y a deux ans qu'elle est tombée sur une espagnolette de croisée ; à la suite de cette chute elle a éprouvé des douleurs assez vives dans le dos, surtout la nuit ; ces douleurs ont cessé depuis sa grossesse. Il y a deux mois que ses couches ont eu lieu, sans aucun accident ; elle a été beaucoup tourmentée par des chagrins domestiques. Les lochies ont duré trois semaines environ, et depuis aucun écoulement n'a eu lieu : les règles ont reparu au bout de six semaines. Lait abondant ; seins fortement distendus ; le lait s'écoulait spontanément. Dès les premiers temps, le sein gauche a été plus volumineux, et le lait s'en est écoulé en bien moindre quantité ; des élancements sont survenus sans rougeur. (Persil pilé sur les seins pour faire passer le lait ; onguent populéum sur le sein gauche ; neuf sangsues sur sa partie inférieure, point où était la douleur ; cataplasmes.) Aujourd'hui la malade souffre beaucoup dans le sein gauche, à la partie inférieure, qui est volumineuse, avec peu de rougeur. En fixant la glande on sent de la fluctuation ; rien du côté droit. État général bon.

20 juillet 1843. On ouvre l'abcès, qui paraît s'être développé d'abord dans un lobe et de là être passé sous la glande ; il s'en écoule un pus d'assez bonne nature, un peu odorant. (Mèche dans la plaie, cataplasmes.)

21. La malade a beaucoup moins souffert ; les élancements ont cessé.

23. La malade a eu hier ses règles ; mais ce matin elles ont presque cessé. Céphalalgie, un peu de douleur à l'estomac, langue un peu blanche ; les douleurs sont moindres au sein. (Lavements purgatifs, sinapismes aux pieds.)

24. Aujourd'hui la malade est plus souffrante ; pas d'appétit ; douleurs dans le bas-ventre ; pas de selles ; le sein est plus douloureux ; les règles ont cessé. (Cataplasmes ; Sedlitz.)

25. La malade va beaucoup mieux ; pouls normal. Elle a pressé hier son sein, et il en est encore sorti assez de pus. La plaie est fermée ce matin ; on sent autour de l'incision un noyau dur, résistant, bosselé, de la grosseur d'un petit œuf ; douleur sur une très petite étendue à la pression. (Cataplasmes.)

27. La malade va bien. Il s'écoule par l'incision rouverte une sérosité assez pure qui indique la cicatrisation prochaine de l'abcès.

29. Encore quelques élancements. En pressant autour de la plaie, il en sort une sérosité assez limpide. (Cataplasmes.)

31. Plus d'élancement; douleur seulement à la pression. La plaie est fermée : il reste un engorgement de la grosseur d'un petit œuf, dur, résistant, douloureux à la pression. (Cataplasmes.)

1er août. Même état du sein. L'engorgement semble un peu se ramollir; pas d'élancements. (Cataplasmes.) État général bon.

La malade sort guérie.

OBSERVATION VI. — Abcès profond, en bouton de chemise, mamelle droite,
nouvelle accouchée.

Bellette, vingt-huit ans, entre le 2 mars 1846 à l'hôpital de la Charité. Cette femme, aujourd'hui maigre et pâle, d'une constitution faible en apparence, était, dit-elle, robuste, grasse avant sa grossesse. Elle est accouchée à la Maternité, il y a dix-sept jours ; l'accouchement a été naturel et sans trop de douleurs. La fièvre de lait paraît s'être passée comme d'habitude. Les seins, tuméfiés, sont devenus douloureux, au bout de deux ou trois jours, mais principalement le droit. Les lochies ont bien coulé, il y a huit jours. A ce moment le sein droit était volumineux, très sensible.

Aujourd'hui, son volume est le double, au moins, de celui du côté opposé. Près du mamelon et de l'auréole existe une tumeur à parois très amincies, une espèce de bulle, de la grosseur d'un œuf de pigeon. Cette tumeur, évidemment fluctuante, molle, est recouverte seulement par la peau, qui est rouge et tendue. Une petite ouverture qui s'est faite cette nuit, dit la malade, laisse écouler du pus, qu'on retrouve en grande quantité sur le cataplasme. Le sein, comme soulevé en entier, paraît formé de lobules arrondis, durs et sensibles à la pression. Cet état paraît avoir été précédé de fièvre ; mais la malade est d'une intelligence si bornée, qu'il est difficile d'obtenir d'elle des renseignements bien exacts.

Le 3 mars, une incision vers la base du sein, au point déclive, donne issue à une grande quantité de pus de bonne nature.

Le 8 la suppuration continue et est assez abondante. Le sein est moins dur, moins volumineux ; une portion de la peau a été détruite auprès du mamelon.

Le 12 la suppuration a beaucoup diminué. Il reste peu de gonflement ; mais en dehors et en bas existent toujours des bosselures, un empâtement notable.

Le 14, beaucoup moins de tuméfaction et d'empâtement : la suppuration a diminué.

Le 20, sortie de la malade ; plus de suppuration ; encore un peu de gonflement.

Profond d'abord, cet abcès a perforé la glande d'avant en arrière, pour se faire jour au dehors, ainsi qu'il arrive souvent

8

OBSERVATION VII. — *Abcès profond du sein droit chez une nouvelle accouchée*
qui avait commencé à nourrir.

Dufour, vingt-quatre ans, couturière; bonne constitution; a eu deux enfants: le premier, il y a trois ans: elle l'a nourri. Il y a six semaines, elle
est accouchée pour la deuxième fois, a nourri pendant quinze jours; mais
n'a pu continuer, à cause des douleurs et de la faiblesse qu'elle a éprouvées.
Dès ce moment, le sein droit commence à s'engorger, mais ne devient
douloureux qu'au bout de trois semaines. Elle n'a jamais eu mal au sein
gauche. Elle dit avoir la fièvre tous les jours; elle est bien réglée.

Le 1er avril 1842, le sein droit, beaucoup augmenté de volume, est dur,
lourd et douloureux, surtout dans sa moitié inférieure, qui présente de l'empâtement, sans fluctuation ni changement de couleur à la peau. (Saignée du
bras, lavement purgatif, 2 onces d'huile de ricin, cataplasme arrosé d'extrait
de Saturne.)

Le 2, sous l'influence du purgatif, les suites de couche ont reparu; la
malade se trouve mieux, quoiqu'elle ait souffert cette nuit du sein.

Le 3, le sein a augmenté de volume, mais il est moins douloureux; les
suites de couche se sont arrêtées tout à fait. (Frictions avec la pommade
d'iodure de plomb; le 1/4.)

Le 5, le sein grossit toujours; il est tendu, soulevé et lourd, mais n'est pas
plus rouge, et ne présente pas encore de signes de suppuration. (Continuer
la pommade.)

Le 6, le sein n'a pas augmenté de volume, mais il est plus douloureux
qu'hier; il y a un point en bas et en dehors qui présente une fluctuation
obscure.

Le 7, la malade dit souffrir moins, peut-être parce qu'elle craint une
opération. Incision dans la partie la plus déclive, où il y a le plus d'empâtement et un peu de fluctuation; il en sort une grande quantité de pus.
(Cataplasme.)

Le 8, l'incision, trop petite, s'est fermée cette nuit. Le sein, bien moins
volumineux, présente toujours de l'empâtement dans sa moitié inférieure.
La malade souffre moins.

Le 9, la malade demande à s'en aller, il n'y a plus de suppuration; elle
n'éprouve plus de douleurs.

Le 10, les douleurs ont reparu cette nuit; le sein a augmenté de volume,
est lourd, et présente en bas beaucoup de dureté et d'empâtement.

Le 12, la plaie s'est ouverte et a laissé sortir le pus qui empêchait encore
la guérison.

Le 16, la plaie est fermée depuis deux jours: il n'y a plus de suppuration, ni de douleurs, ni de gonflement; la malade sort guérie. (Recueillie par
M. Jackson, élève du service.)

S'il ne s'est encore établi aucune fusée, aucune bosselure en
avant, il convient que l'incision soit faite au côté externe de la
glande, sur le point où les téguments paraissent le plus amincis,
ou mieux encore sur le point tout à fait déclive du clapier. Ce point
déclive, qui existe généralement en bas et en dehors, peut se

trouver et se trouve réellement en bas et en dedans, lorsque la malade se tient habituellement couchée sur le côté opposé à celui de l'abcès. Au demeurant, le lieu d'élection pour l'emploi du bistouri est le côté externe et inférieur de la circonférence du sein, ou bien la région déclive du dépôt. Le lieu de nécessité est indiqué par les bosselures purulentes secondaires, et peut se trouver ainsi sur tous les points où la peau se montre amincie, où l'abcès n'est plus séparé de l'extérieur que par les téguments rouges et altérés. Au lieu de nécessité l'ouverture, parfois fort éloignée du fond, du point déclive de l'abcès, n'empêche pas toujours le besoin d'une incision secondaire ou d'une contre-ouverture dans le lieu d'élection. Il en résulte que, toutes choses égales d'ailleurs, il faut recourir de préférence à cette dernière, et qu'il importe, autant que possible, de ne pas attendre l'indication de l'autre.

L'ouverture des abcès profonds doit être large; les tissus peuvent être incisés dans l'étendue de 2, 3 et même 4 centi-mètres sans inconvénient. Il vaut mieux qu'elle soit perpen-diculaire que parallèle au plan des parois du thorax, sur-tout dans le lieu de nécessité. On a moins à craindre ainsi de la voir se refermer trop vite. Plusieurs incisions de même sorte conviendraient s'il y avait abcès avec amincissement mani-feste de la peau, soit à la circonférence, soit sur la face anté-rieure de la mamelle. Les abcès profonds du sein fournissent une grande quantité de matières et se vident généralement en entier. Il en résulte, pourvu qu'ils ne soient compliqués d'aucune sinuo-sité et qu'il n'y ait point de vice constitutionnel chez la malade, que leur foyer se tarit promptement, que les femmes en sont quelquefois débarrassées dans l'espace d'une semaine ou deux. J'en ai vu dont les parois s'étaient complétement recollées dès le troisième ou le quatrième jour. On favorise d'ailleurs ce recolle-ment, s'il tarde trop à s'effectuer, au moyen d'un bandage bien appliqué, d'une compression bien faite.

OBSERVATION VIII. — *Abcès sous-mammaire ayant traversé la glande ; incisions, cataplasmes, compression. Guérison en six semaines. Gale traitée par les bains sulfureux.*

Ducorps, vingt-cinq ans, lingère, d'une constitution délicate, a toujours été malade pendant sa grossesse ; elle est accouchée à terme d'un enfant bien portant il y a près de trois mois ; il faut noter que cette femme était atteinte de la gale depuis la fin de décembre.

Accouchement naturel ; fièvre de lait qui dura vingt-quatre heures. N'ayant pas l'intention de nourrir, cette femme chercha à faire passer son lait au moyen de purgatifs, mais elle n'employa aucun topique.

Après la fièvre de lait, il survint une affection eczémateuse dans toute l'étendue de l'auréole gauche ; cataplasmes de fécule de pomme de terre.

Dix jours environ après les couches, la mamelle devient douloureuse ; la malade y met des cataplasmes de farine de graine de lin ; mais elle les cesse dès que les douleurs disparaissent, de sorte que les accidents reparurent à deux ou trois reprises différentes.

Il y a quinze jours environ douleurs continuelles dans l'autre mamelle qui resta tuméfiée, douloureuse ; plusieurs bosselures limitées parurent à sa face antérieure. Accidents généraux, céphalalgie, fièvre, insomnie : entrée à l'hôpital.

29 avril 1844. État actuel :

La malade est pâle, ses chairs sont molles, flasques ; elle est encore affectée de la gale ; des acarus ont pu être saisis sur les doigts au moyen d'une épingle, et reconnus à la loupe.

La mamelle du côté droit, pendante, d'un volume double au moins de celle du côté opposé, fatigue beaucoup par son poids, est chaude, le siége d'élancements et de battements ; la peau en est rouge, mais par plaques.

Il existe quelques nodosités en dehors de l'auréole très reconnaissables au toucher, parfaitement limitées, du volume d'une aveline à peu près ; à la partie supérieure, l'une de ces petites tumeurs est fluctuante ; deux ou trois autres disséminées à la surface de la mamelle, restent dures et ne présentent pas de fluctuation. Une incision verticale est pratiquée sur celle d'en haut ; il en sort une quantité considérable de pus ; un abcès sous-mammaire a perforé l'enveloppe fibreuse de la glande et est venu faire saillie en la traversant un peu au-dessus du mamelon.

1er mai. Pus en assez grande quantité sous la glande ; on en constate la présence en soulevant le sein de la main gauche, tandis que de l'autre main on presse les deux extrémités de son diamètre transverse ; on sent alors une fluctuation évidente.

Il existe aussi à la circonférence de l'auréole deux ou trois bosselures bien limitées, résistantes.

Une de ces bosselures est molle, fluctuante au centre, sa circonférence, qui n'est pas ramollie, offre l'apparence d'un godet.

2. L'incision de la partie supérieure du sein étant fermée, il n'existe pas d'issue pour le foyer sous-mammaire.

Une seconde incision verticale est pratiquée au centre de la tumeur ramollie, il en sort une quantité considérable de pus, qui, du foyer profond, a traversé la glande en cet endroit.

6. Compression à l'aide d'un bandage sec.

17. Les premiers jours du bandage, il s'est écoulé une assez grande quantité de pus ; mais la suppuration a diminué par degrés, et dans les quatre derniers jours elle était complétement tarie.

19. La partie du sein voisine de l'auréole est rouge ; la pression y détermine de la douleur ; l'auréole est douloureuse aussi ; on n'y sent ni tumeur, ni fluctuation. Les incisions sont cicatrisées.

22. La rougeur et la chaleur ont complétement disparu ; la pression ne te rmine plus de douleur qu'autour du mamelon.

Pendant tout le temps que le bandage compressif est resté, les bains sulfureux que cette femme prenait pour la gale ont été supprimés.

25. L'affection du sein est terminée ; la malade a encore quelques vésicules de gale ; il lui est survenu en outre un prurigo assez prononcé surtout aux cuisses.

13 juin. La malade sort ; son sein est complétement guéri ; elle paraît débarrassée aussi de sa gale.

Si l'abcès sous-mammaire traverse la glande sur un ou plusieurs points, et vient se montrer soit autour du mamelon, soit sur toute autre partie de la région, il y a lieu d'en modifier un peu la thérapeutique. Alors, en effet, il n'est pas indispensable d'ouvrir la collection de bonne heure. Quand même on parviendrait à la vider par les ouvertures de son pourtour, les fusées antérieures ne s'en maintiendraient pas moins, n'en parviendraient pas moins à ulcérer la peau, à exiger de nouvelles incisions. On ne peut que rarement se dispenser, en pareil cas, de porter le bistouri sur chaque bosselure purulente. L'ouverture de l'une ne suffirait point pour donner issue aux matières que contiennent les autres. Dans cet état, l'abcès peut être constitué par une grande caverne primitive, placée sous le sein, et par un nombre variable, quelquefois considérable, de cavernes secondaires, situées au-dessous de la peau et qui forment en avant autant de branches distinctes de l'abcès principal.

Sous cette forme, l'abcès de la mamelle est difficile à guérir. Qu'on ouvre ses bosselures antérieures, ou qu'on les abandonne aux ressources de l'organisme, il n'en faut pas moins craindre de voir la suppuration durer longtemps. Il n'est pas, du reste, d'une grande importance de les ouvrir par de larges incisions, plutôt que par de simples ponctions. Ce qu'il faudrait, c'est que la mamelle fût réellement fendue sur une grande partie du foyer et dans toute son épaisseur.

OBSERVATION IX. — *Abcès profond ; sein droit ; formation secondaire de foyers sous-cutanés ; nouvelle accouchée qui prétend avoir reçu un coup sur la mamelle dont elle souffrait déjà.*

Godefroy, ving-cinq ans, couturière, entrée à l'hôpital le 29 août 1842, d'une bonne constitution, est accouchée vingt-huit jours auparavant sans accidents et sans longues souffrances. Elle sevra après trois jours d'allaitement, et sans que les seins fussent douloureux. Il y a dix jours, alors que la sécrétion lactée n'était pas encore tarie, la malade se pressa le sein droit contre un fauteuil. Depuis lors la mamelle s'est tuméfiée, est devenue douloureuse.

Le 30, à la visite, la mamelle blessée est modérément gonflée, rouge, chaude, écartée de la poitrine et comme soulevée. On voit au-dessous du mamelon une petite bosselure, molle, fluctuante, très douloureuse, d'un rouge beaucoup plus vif que tout le reste de la région. Une sorte d'empâtement se remarque en outre sur le contour du sein.

On incise immédiatement la bosselure fluctuante d'où il s'échappe une grande quantité de pus. Le collet, ou le trou qui fait communiquer l'abcès superficiel avec l'abcès profond, étant très étroit, on introduit jusque dans le clapier profond, une sonde cannelée ; un bistouri, conduit sur cette sonde, sert à inciser toute l'épaisseur de la glande, dans une étendue de 3 centimètres. (Linge effilé dans l'incision, cataplasme sur le sein.)

Le 31, la malade a beaucoup moins souffert ; le sein est infiniment moins gros, moins dur et moins douloureux. La pression en fait encore sortir beaucoup de pus ; du lait s'échappe en certaine quantité par le mamelon.

10 septembre, la suppuration continuant, et le pus paraissant stagner dans le foyer profond, on établit sur le sein une compression avec les bandelettes de diachylon. Un peu de mieux pendant quelques jours ; mais le 20, les souffrances se sont renouvelées à tel point, qu'on est forcé d'enlever le bandage et d'en revenir aux cataplasmes émollients. On s'aperçoit effectivement dès le 21 que de petites bosselures fluctuantes se sont formées de nouveau, une de chaque côté du mamelon ; l'ouverture de ces bosselures livre également passage à une forte quantité de pus. La suppuration s'est peu à peu tarie, il ne s'est pas formé de nouveaux abcès, mais la malade n'a pu sortir complétement guérie que le 28 octobre.

Nul doute, ici, que diverses cloisons de la mamelle n'aient pris dans le foyer profond le principe de l'inflammation dont elles ont été atteintes, et qui leur a permis d'amener sous la peau les trois abcès sous-cutanés qui se sont établis successivement. Aussi l'ouverture première, aidée de la compression, n'a-t-elle point empêché la nécessité de deux incisions secondaires, et d'un long séjour de cette jeune femme à l'hôpital.

OBSERVATION X. — *Abcès profond gauche; bosselures sous-cutanées; nouvelle accouchée qui a essayé de nourrir.*

Jeanne Chalmelle, trente-neuf ans, couturière, accouchée un mois auparavant, entre le 22 août 1835 à l'hôpital. Ayant voulu nourrir, cette femme sentit bientôt dans le sein gauche, qui augmenta notablement de volume, des élancements et des douleurs. La totalité du sein représente une masse arrondie, mobile : la pression y développe peu de douleur et n'y constate pas de fluctuation. (Frictions avec la pommade d'iodure de plomb, cataplasmes émollients.) Le 29 du même mois, tous les signes d'une suppuration vaste et profonde existent. La fluctuation ne se reconnaît, du reste, que d'une manière vague. Aucune bosselure plus rouge que d'autres ne se voit à l'extérieur ; seulement tout indique l'existence d'une collection de pus entre la mamelle et le grand pectoral. On pratique à la partie externe et inférieure du sein une large incision qui donne issue à plus de deux verres de pus. (Frictions iodurées, cataplasmes.) La suppuration continue les jours suivants, et le sein s'affaisse par degrés, quoique les lobules de la glande restent un peu épais et comme tuméfiés.

Le 2 septembre, on remarque de la rougeur et du gonflement à la partie inférieure et externe du sein, un peu plus bas que l'incision. Il existe là une fluctuation évidente. Pour éviter une nouvelle incision, la malade sort de l'hôpital, puis elle y rentre dans la soirée du même jour. Le lendemain, le bistouri est porté sur le point fluctuant du nouveau foyer, à 4 centimètres au-dessous de la première incision qui s'était fermée trop tôt. Beaucoup de pus s'échappe par la plaie, et la malade va ensuite de mieux en mieux. Bientôt la suppuration se tarit, et la femme Chalmelle peut sortir de l'hôpital le 10 septembre.

OBSERVATION XI. — *Abcès profond; sein droit; nouvelle accouchée qui a voulu nourrir.*

Rosalie Richard, domestique, vingt-six ans, d'un tempérament sanguin et d'une bonne constitution, habite Paris depuis trois ans; bien réglée; ne se souvient pas d'avoir jamais été malade. Elle a eu deux enfants, le premier il y a quatre ans et demi, le second il y a deux mois. Ses couches se sont bien passées, la seconde fois elle a essayé de nourrir pendant un mois et demi. Il y a trois semaines, étant sortie par un temps froid, elle sentit de la chaleur dans le sein droit qui s'est gonflé, est devenu de plus en plus rouge et le siége de battements violents. La malade dut prendre le lit ; elle y est restée douze jours : pendant tout ce temps, elle s'est appliqué des cataplasmes de farine de graine de lin. Dans la nuit d'hier l'abcès s'est ouvert spontanément, tout près du mamelon. Le sein est double de son volume, rouge, chaud, fluctuant, *soulevé en masse.* L'inflammation a son siége sous la glande mammaire. Une pression sur la racine de la mamelle fait sortir une grande quantité d'un pus bien lié, de bonne nature, jaunâtre, crémeux. (Cataplasme ; demi-portion.)

19 mars 1839. La malade a bien dormi; pouls et langue naturels; pas de frissons; appétit prononcé. Le sein s'est affaissé ; la suppuration n'a pas été très abondante. Les bords de l'ouverture, qui s'étaient agglutinés, se sont rouverts ce matin.

Le 21. Le dégorgement se fait avec rapidité ; le sein diminue de volume ; la suppuration est de bonne nature ; la santé générale n'est nullement troublée.

Le 31. Suppuration mêlée d'un peu de sérosité. Le sein a sensiblement diminué ; mais, depuis hier, il redevient le siége de légers battements et de quelques douleurs. Il est rouge et douloureux dans son quart interne et supérieur. La malade se plaint de coliques depuis quelques jours.

Le 1er février. Un peu de fièvre le soir ; les douleurs du sein persistent.

Incision au-dessous du mamelon, sur un endroit circonscrit où la fluctuation était manifeste ; il n'en est sorti qu'un peu de pus concret.

Le 13. La suppuration, qui a diminué, n'a pas changé de nature. On remplace les cataplasmes par une compression méthodique.

Le 18. Même état. On cesse la compression pour revenir aux topiques émollients, auxquels on adjoindra les frictions mercurielles.

Le 21. Les plaies sont cicatrisées. La malade sort. (Recueillie par M. Mercier, élève du service.)

Tout n'indique-t-il pas ici que la tumeur et le foyer purulent, qui en a été la suite, existaient sous la mamelle plutôt que dans le parenchyme glanduleux?

L'abcès était purement profond d'abord , mais l'incision qui lui avait permis de se vider s'étant cicatrisée trop tôt, il a fallu la renouveler sur un autre point, pour donner issue au nouveau foyer.

On voit dans le cas suivant la tendance naturelle des abcès profonds à devenir superficiels chez les nouvelles accouchées.

OBSERVATION XII.— *Abcès du sein droit par fonte purulente d'un engorgement existant depuis un an, et survenu à la suite de couches.*

Marie Guyot, vingt-deux ans, gantière, entre à la Charité, le 18 février 1845, d'une faible constitution, amaigrissement prononcé. Accouchée il y a un an, pour la troisième fois, la puerpéralité se passa sans accident, n'a pas nourri. Cinq semaines après, elle se refroidit, et s'aperçut qu'il existait au sein droit une tumeur indolore, du volume d'un œuf, qui diminua de volume, au point de ne plus égaler qu'une petite noix, et persista ensuite pendant une année, sans occasionner ni douleur ni gêne. Il y a huit jours, sans cause aucune, cette tumeur s'accrut, devint douloureuse. Les règles sont venues deux jours après, mais n'ont fait que paraître, ce qui arrive au reste à la malade depuis neuf mois à peu près. La tumeur volumineuse, rouge, extrêmement douloureuse, semble fluctuante. L'interne du service se décide à en faire l'ouverture. Il en sort une grande quantité de pus assez ténu, quoique lié, un peu fétide. Un soulagement immédiat a suivi cette ouverture.

Le 19. A la visite, la malade n'éprouve plus aucune douleur ; le sein est dégorgé : il s'écoule, par l'ouverture faite la veille, une assez grande quantité de pus toujours un peu fétide. La pression ne cause que peu de douleur. Nulle réaction. Appétit.

Le 20. Encore un peu de pus. Il existe, à la base du sein, un noyau d'induration dont la pression a pour résultat d'augmenter la quantité du pus.

Bon état général.

Le 24. Il ne s'écoule plus qu'une très petite quantité de pus, l'induration persiste. On applique alors un bandage compressif, qui, continué pendant quatre jours, a produit un assez bon résultat pour que la malade veuille sortir le 28.

Dans l'observation qui va suivre, les deux seins ont été pris successivement, et la compression a joué un certain rôle dans le résultat final.

OBSERVATION XIII. — *Abcès sous-mammaire aux deux seins chez une nouvelle accouchée ; incision, compression ; guérison prompte.*

Jeanne Robin, vingt-cinq ans, couturière, entre le 19 avril 1841 à la Charité. D'une constitution détériorée, elle est accouchée déjà de plusieurs enfants qu'elle n'a pas nourris, et n'a point éprouvé d'accidents du côté des seins. Accouchée de nouveau le 31 mars, sortie bien portante de la Maternité au bout de neuf jours, elle se remit aussitôt à travailler. Au bout de quelques jours, elle ressentit dans le sein gauche, qui se tuméfia, des douleurs assez vives. Deux jours avant son entrée à l'hôpital elle éprouva aussi dans le sein droit des élancements. Le 20 avril, gonflement marqué des deux seins, qui sont en outre flasques et pesants. A droite, on sent au-dessous de la glande une tumeur fluctuante et molle ; la peau de cette région est rouge, quoique la pression n'y occasionne pas de douleur bien prononcée. Un certain degré d'empâtement existe tout autour. A gauche, la peau est chaude, plus rouge qu'à droite, et il existe également en bas de la région un gonflement, une sorte de tumeur profonde du volume d'un œuf, assez dure, sensible à la pression et vaguement fluctuante. L'état indolent du sein droit permet de temporiser. On incise, au contraire, le point déclive du sein gauche, d'où il sort environ un verre de pus crémeux, de bonne nature. (Cataplasme sur ce côté, soutenir le sein droit avec un bandage suspenseur.) Le 22, la suppuration continue à gauche, d'où la malade ne souffre plus. L'autre sein se maintient dans le même état. Le 27, on incise aussi le sein droit, dont le volume et le travail inflammatoire n'avaient fait qu'augmenter. Il s'en échappe une grande quantité de pus louable. A gauche la guérison est fort avancée.

Le 2 mai on reconnaît que les clapiers ne se vident qu'incomplétement à cause de la mollesse, de la flaccidité et de la pesanteur des mamelles. A partir du 4 on essaie une compression d'arrière en avant, qui agit sur chacun des deux seins circulairement, de la racine vers le mamelon, comme si c'était un organe cylindrique, une portion de membre. Dès le 6, le pus, qui sort facilement, ne se forme plus qu'en petite quantité, et le 8 la suppuration est complétement tarie. Les plaies sont cicatrisées, et la malade sort de l'hôpital tout à fait guérie deux jours plus tard.

Ainsi que je l'ai dit, les abcès épanouis en arrière et en avant se trouvent alors étranglés, à la manière d'un bouton de chemise, par le tissu glanduleux ; en sorte que pour arriver du fond à l'extérieur, le pus est obligé de traverser un collet, un détroit, qu'après l'incision l'élasticité de la glande peut refermer presque aussitôt la plaie, et mettre ainsi obstacle à toute issue consécutive du pus. Cela fait aussi, dans d'autres cas, que les ouvertures se maintiennent indéfiniment à l'état d'ulcère fistuleux, dont il est souvent difficile d'obtenir la cicatrisation.

Les abcès profonds, avec fistule du sein, ont beaucoup occupé les praticiens ; H y, qui, l'un des premiers, en a fait l'objet de remarques intéressantes (*Pract. obs. in surg.*, etc. ; édition de 1814), était si convaincu de leur ténacité, qu'il conseille, pour les guérir, de fendre, sans hésiter, la mamelle d'outre en outre, sur toute l'étendue du clapier. Cette pratique, que blâme A. Cooper, selon moi, la plus sûre et quelquefois la seule qui puisse conduire à une guérison radicale, devrait être adoptée généralement, si elle paraissait moins cruelle aux yeux de la plupart des malades et de beaucoup de chirurgiens. En ayant constaté autrefois les bons effets dans la pratique de M. Roux, je l'ai mise en usage, de mon côté, sur un assez grand nombre de malades, et mon expérience confirme pleinement celle du chirurgien de Leeds.

Observation XIV. — *Abcès profonds du sein, fistule depuis près de huit mois ; grandes incisions, guérison.*

Une jeune femme âgée de vingt-deux ans, accouchée depuis plus de huit mois, entre à l'hôpital de la Faculté le 6 novembre 1825. Des douleurs sourdes, parfois, lancinantes existaient dans le sein droit, qui n'était ni rouge ni très sensible à la pression, mais qui avait un volume au moins double de celui du côté opposé. Un petit ulcère, situé à 2 pouces au-dessus et en dehors du mamelon, donnait chaque jour plusieurs grammes de pus.

Une inflammation aiguë avait produit cette ouverture un mois après les couches, et depuis lors l'état du sein ne s'était point amélioré.

Ne pouvant faire pénétrer le stylet qu'à une petite distance, on est d'abord porté à croire qu'un phlegmon profond tend à se former, d'autant mieux que la mamelle bombée, rénitente, donne quelque idée de fluctuation vague.

Des sangsues, au nombre de quarante, trente, vingt, quinze, dix, sont appliquées tous les cinq à six jours sans succès. Les cataplasmes, les liniments émollients, anodins, résolutifs ne soulagent pas davantage. Six semaines se passent ainsi et la malade est alors dans un état beaucoup moins satisfaisant qu'au moment de son entrée. Par de nouvelles explorations on tombe enfin sur une sinuosité qui conduit, en traversant la mamelle, sur un foyer profondément situé.

Pour mettre le fond de ce trajet à découvert, on est forcé de faire pénétrer le bistouri à près de 8 centimètres de profondeur ; toutes les brides qui se rencontrent sont divisées, et la glande finit par être complétement séparée en deux portions. Il en résulte une vaste plaie se continuant avec une caverne sous-mammaire, tapissée partout d'une fausse membrane muqueuse. De la fièvre, des douleurs assez vives surviennent bientôt et persistent pendant quatre jours. Ces accidents ne tardent pas à se calmer, et la suppuration, d'abord très abondante, diminue ensuite par degrés. Au bout d'un mois, la cicatrice est complète et le sein a repris son volume avec sa souplesse de l'état normal.

Toutefois, ce n'est point au début, lorsqu'ils sont encore à l'état aigu, que les abcès profonds du sein doivent être ainsi ouverts, mais bien lorsque les issues qui leur ont été créées d'abord restent à l'état d'ulcère fistuleux. Une sonde cannelée jusqu'au fond du foyer, et, sur cette sonde, un bistouri droit suffisent pour trancher largement la mamelle sur la caverne purulente. Le doigt, introduit par la plaie, sert ensuite de guide pour inciser de la même façon les sinuosités de l'abcès, et la sonde cannelée remplace de nouveau le doigt s'il ne reste que de simples trajets fistuleux ; l'important ici est de ne ménager ni le nombre ni la longueur des incisions. Toute la mamelle, en pareil cas, doit être considérée comme la paroi cutanée d'un vaste abcès.

Il faut, de plus, que les lèvres de toutes ces incisions soient maintenues écartées, que toutes les cavités purulentes soient remplies de boulettes de charpie, pansées à plat ; que le fond du foyer, en un mot, se mondifie, se cicatrise avant les plaies de la glande. De telles incisions sont, au surplus, beaucoup plus effrayantes que réellement redoutables ; l'opération est prompte ; aucun organe important ne court risque d'être atteint ; elles permettent généralement une guérison rapide, et il n'en résulte en définitive que des cicatrices peu apparentes après la disparition de l'abcès.

OBSERVATION XV. — Une jeune dame d'Ermenonville, accouchée depuis un an, conservait au sein droit une suppuration que rien n'avait pu tarir et qui résultait d'un abcès sous-mammaire survenu bientôt après ses couches. Toute sa famille était dans la plus vive inquiétude, et la malade, ne sachant plus elle-même à quel traitement se confier, prit enfin le parti de venir s'établir à Paris. Le foyer existait sous la moitié externe de la glande. On l'avait ouvert, et il s'était ouvert par de petits orifices sur trois points différents, mais bien au-dessus du point déclive ; plusieurs fois, l'un des trous s'était fermé et la suppuration avait paru sur le point de s'éteindre. Constamment ces apparences de mieux avaient été suivies d'une réaction, d'une suppuration nouvelle.

Après bien des difficultés, bien des larmes et bien des hésitations, la jeune dame, qui croyait que j'allais lui enlever le sein, se soumit à l'incision, à la fente complète du clapier. Je mis à découvert toute l'étendue du foyer qui avait environ 8 centimètres de largeur. Deux petites artérioles exigèrent une compression à l'aide de boulettes de charpie, dont la plaie et le foyer du dépôt furent également remplies. Il ne survint ni fièvre, ni perturbation générale d'aucune sorte ; la surface purulente se détergea petit à petit, et la guérison s'établit régulièrement, comme s'il se fût agi d'une large plaie plate que l'on cicatrise par seconde intention.

Si donc les malades y consentaient la pratique précédente est celle que je conseillerais dans les abcès en bouton de chemise, lorsque, après quelques semaines de durée, après avoir essayé vainement la compression, la suppuration persiste et stagne au fond du foyer. Pour résumer ma pensée à cet égard, je dirai : de petites ouvertures sur chaque bosselure cutanée d'abord ; des incisions profondes, étendues, nombreuses, plus tard, si les premières, aidées de la compression, n'ont pas suffi.

Se bornant à dire qu'il faut ouvrir les abcès profonds du sein, 1° quand ils sont accompagnés de fièvre et d'insomnie ; 2° quand la fluctuation y est distincte, A. Cooper, qui ajoute qu'on doit les ouvrir sur plusieurs points, n'a pas fait attention

qu'en les incisant largement et de bonne heure, à la circonférence et en dehors plutôt qu'en avant, on a des chances nombreuses de les guérir à la manière des abcès chauds de la couche
sous-cutanée des membres.

Mèche. — Au lieu d'incisions étendues, on a proposé de
maintenir béante l'incision ordinaire des abcès profonds en y
introduisant une mèche de linge effilé ou de charpie enduite de
cérat.

Il importe, en se servant de ces mèches, d'éviter une faute où,
soit par mégarde, soit par irréflexion, tombent fréquemment
les médecins, c'est-à-dire qu'au lieu d'un simple filtre, il faut
se garder de fixer dans la plaie un véritable bouchon; une anse
de charpie ou de linge, poussée par son milieu dans le fond de
l'abcès, et renversée par ses branches vers les deux angles opposés de l'incision est ce qu'il y a de mieux; on met ainsi obstacle
au rapprochement des parties divisées, sans empêcher la sortie
du pus. Avec un cône, une tente de charpie dans le trou de
l'abcès, les bords de l'incision ne manquent pas de se resserrer,
de s'agglutiner autour du corps étranger, d'un pansement à
l'autre, et il est alors impossible que le clapier purulent se vide.

Canule. — Quelques chirurgiens, M. J. Cloquet en particulier,
se servent, en guise de mèches, d'un bout de *sonde élastique*; c'est
effectivement une pratique à ne point négliger dans certains cas.
Elle convient, par exemple, lorsque l'ouverture a dû être pratiquée ou s'est faite à travers le sein. Maintenant ouvert le
trou de la glande, empêchant le parallélisme des diverses couches anatomiques de s'effacer, le bout de sonde permet au pus
une issue plus régulière. Quoique l'ouverture des larges clapiers
se trouve sur le point déclive, la sonde élastique convient encore;
elle empêche alors le poids de la mamelle de fermer la plaie
et d'emprisonner la suppuration au-dessus.

Il importe cependant de ne pas se faire illusion sur la valeur
de ce moyen; à lui seul il n'est que d'un faible secours lorsque
l'abcès est anfractueux, ou lorsque la plaie n'est pas située dans

sa région la plus inférieure. Il ne convient guère non plus dans les abcès superficiels, ni dans les abcès purement glandulaires. Je l'ai souvent essayé ; s'il a quelquefois semblé utile, c'est surtout quand je l'ai associé à la compression. Soit qu'on ait recours aux mèches, soit qu'on emploie les canules, soit qu'on s'en tienne à l'incision simple, toujours est-il qu'en l'absence des incisions larges et profondes il est souvent utile, pour tarir les abcès sous-mammaires, d'établir ensuite une compression bien faite sur le devant du sein, avec la précaution de laisser libres les orifices qui doivent livrer issue au pus. Je reviendrai sur l'usage de ce moyen, après avoir traité des abcès parenchymateux.

En somme : 1° l'ouverture des abcès profonds doit être faite à peu près exclusivement sur un des points de la circonférence du sein, tant que la glande elle-même ne paraît pas envahie par la suppuration, et vers les régions déclives du foyer ; 2° si l'abcès proémine sous forme de bosselure en avant, les incisions doivent être pratiquées sur les points fluctuants, sans qu'il soit besoin de leur donner autant de longueur ; 3° dans ce dernier cas on en tient les lèvres écartées à l'aide de mèches ou de canules ; 4° si, au bout d'une semaine ou deux, le foyer n'est pas tari, on remplace les topiques émollients par la compression ; 5° si la compression ne paraît pas réussir, on doit essayer des injections irritantes, la décoction de quinquina, le vin rouge, la teinture d'iode surtout, pure ou affaiblie, ou encore, comme le veut A. Cooper, un mélange de trois gouttes d'acide sulfurique pour 32 grammes d'eau de rose ; 6° on peut essayer aussi, quand la résolution n'est pas considérée comme tout à fait impossible, les pommades fondantes, les compresses résolutives, ou un large vésicatoire volant sur la totalité du sein ; 7° enfin il ne faut pas hésiter, tous ces essais ayant échoué, à en venir aux longues et profondes incisions, au débridement dont j'ai parlé plus haut.

§ III. — Abcès parenchymateux ou glandulaires (dépôts laiteux).

Les dépôts parenchymateux, suite naturelle de l'adénite mammaire, sont de plusieurs espèces : 1° les uns, partant des conduits lactés, peuvent être l'effet d'une sorte de galactorrhée. S'ils se rencontrent parfois chez les femmes vers l'âge de retour, ils n'en sont pas moins l'apanage presque exclusif des nourrices, des nouvelles accouchées ou des femmes enceintes; ils commencent souvent par un simple engorgement laiteux, et ne sont guère alors qu'une complication du *poil*, une suite de la distension de quelques conduits sécréteurs transformés en kyste, et dont les parois enflammées sécrètent un pus qui, se mêlant au lait, ne tarde pas à constituer un véritable abcès laiteux.

OBSERVATION Iʳᵉ. — *Abcès parenchymateux, multiples et successifs, dans les vaisseaux galactophores et les lobules glanduleux; ouvertures spontanées; incisions, cataplasmes.*

Rémond, vingt-neuf ans, femme de ménage, accouchée depuis six semaines, vient à l'hôpital le 21 mai 1851, pour des abcès multiples et successifs dans les deux seins.

Bonne santé habituelle, taille moyenne, tempérament lymphatique; elle n'offre d'ailleurs aucun antécédent fâcheux. Menstruée à l'âge de quinze ans sans difficulté, elle a toujours été bien réglée jusqu'à sa grossesse.

Accouchement facile il y a six semaines; rétablissement rapide sans accident; voulant allaiter, elle fut obligée d'y renoncer il y a quinze jours à cause d'un engorgement des deux seins qui sont devenus douloureux, gros, gonflés, chauds, sans beaucoup de changement de couleur à la peau, le droit surtout. Il se forme en haut et en dedans du mamelon deux abcès qui s'ouvrent spontanément. Mieux rapide. La malade se croyait guérie, lorsqu'elle fut prise des mêmes accidents dans le sein gauche. Craignant une maladie grave, elle se décide à entrer à l'hôpital.

État actuel — Les deux seins sont volumineux, durs, d'une manière inégale dans tout le parenchyme. Le sein droit présente deux abcès ouverts spontanément la veille, et des traces de cicatrices d'abcès fermés depuis plusieurs jours. Toute cette glande est dure, inégale, bosselée, douloureuse à la pression, plus douloureuse en certains points que dans d'autres. La peau d'une teinte variable, rouge, rosée en certains points, est violacée sur d'autres, avec des points ramollis, fluctuants et douloureux.

Effacement complet du mamelon dans l'épaisseur de la glande.

À gauche, Toute la masse glandulaire est prise; dure, bosselée, avec quelques lobules ramollis et fluctuants. Cette altération paraît avoir son siége des deux côtés dans les conduits galactophores ou dans les lobules glanduleux, et avoir eu pour point de départ un engorgement laiteux des deux seins.

30 mai. Ouverture de deux abcès au sein gauche; pus épais, blanc jaunâtre, mêlé de quelques stries de sang.

5 juin. Douleur moindre dans les deux seins, surtout dans le gauche; suppuration peu abondante; cicatrisation complète des abcès du sein droit.

Au sein gauche, une pression même assez forte est peu douloureuse et fait sortir par les petites plaies un liquide séreux tenant du pus et du petit-lait. La malade se trouvant tout à fait bien se dispose à sortir.

10. Agitation pendant la nuit, insomnie, nausées, coliques sans garde-robes. Sein droit douloureux dans sa moitié externe et supérieure.

12. Fluctuation manifeste avec empâtement. Une ponction laisse écouler une certaine quantité de pus phlegmoneux. Aussitôt après, soulagement de la malade.

14. Suppuration peu abondante, les seins sont restés durs dans toute leur masse. Retour de l'appétit; cessation complète des accidents inflammatoires.

25. La malade va de mieux en mieux; seins à peu près indolents, même à une forte pression. Les plaies, presque fermées, ne laissent plus suinter qu'un liquide séreux roussâtre peu abondant.

29. Les plaies ne laissent plus suinter qu'un liquide séreux. Les seins sont restés durs et volumineux, mais indolents. La malade demande elle-même à sortir.

2° Les autres abcès glandulaires s'établissent d'abord dans les lobules, entre les lobules sécréteurs, dans l'épaisseur des cloisons, des brides ou des traînées fibro-cellulaires qui séparent les diverses portions de la mamelle. L'inflammation qui les produit a-t-elle son point initial dans le tissu cellulaire qui sert de gangue à chaque granule, ou bien à l'intérieur des radicules de chaque conduit excréteur? Si, dans un traité essentiellement clinique, la connaissance intime d'un pareil fait était de quelque valeur, je chercherais à démontrer que les abcès glanduleux ont presque tous leur point de départ dans l'arbre excréteur, dans les racines les plus déliées, les plus profondes des conduits galactophores, ou dans ce qu'on appelle aujourd'hui les *acini*; j'insisterais pour prouver que le mécanisme de l'inflammation de la mamelle est le même que celui de l'inflammation des parotides dans les abcès critiques; mais une pareille discussion, avec ce que j'ai déjà dit (art. ADÉNITE MAMMAIRE), m'entraînerait bientôt hors des limites

que je me suis imposées, et resterait, je crois, sans profit pour
les praticiens.

Les abcès parenchymateux, ordinairement multiples, se développent donc presque toujours sous l'influence d'une irritation de
la glande elle-même, quoiqu'ils se rattachent parfois à une inflammation, à une suppuration préalable soit de la couche sous-
cutanée, soit des tissus profonds et, peut-être aussi, du système
lymphatique de la région.

Il peut s'en développer successivement un nombre presque
infini chez la même femme. Deux, trois, six d'entre eux se montrent quelquefois comme du même jet, tandis que, dans d'autres
cas, ils ne se succèdent qu'à plusieurs jours, qu'à une semaine ou
deux d'intervalle. J'en ai vu survenir ainsi, dans l'espace de deux
et trois mois, vingt, vingt-cinq, trente-trois, quarante et un,
quarante-six, et, une fois jusqu'à cinquante-deux sur le même
sein. Leur nombre doit être plus ou moins considérable, on le
conçoit, selon qu'il y a eu primitivement ou secondairement un
plus ou moins grand nombre de conduits lactés, de lobules de
la glande ou de nodosités, enflammés. Ils doivent ainsi naître
ensemble ou l'un après l'autre, selon que l'inflammation s'établit du même coup ou par saccades dans les différents canaux,
dans les différents lobules de l'organe affecté.

La mamelle doit être, en effet, susceptible de s'enflammer
par l'un ou par plusieurs de ses lobules ou points terminaux,
soit en même temps, soit à de certains intervalles. Nulle raison
ne s'oppose à ce que, établie d'abord sur un point, l'inflammation attaque ensuite à tour de rôle un nombre variable d'autres
régions. Comme le nombre des lobules est indéterminé, on conçoit qu'il puisse en être de même des abcès. La multiplicité des
dépôts laiteux fait qu'ils acquièrent en général moins de volume
que les abcès sous-mammaires, et même que les abcès sous-
cutanés.

Établis d'abord au milieu de tissus élastiques et serrés, enveloppés de parties peu vasculaires, ils tendent naturellement à

gagner les couches purement cellulaires ou cellulo-graisseuses du voisinage. Aussi se transforment-ils souvent en abcès sous-cutanés ou en abcès profonds. Toutefois, même alors, ils diffèrent encore, abstraction faite de leur foyer primitif, des deux autres espèces, en ce que, refoulant les tissus du centre vers les faces opposées de l'organe, ils ont moins de disposition à gagner en largeur, soit sous la peau, soit derrière la mamelle, que les abcès superficiels ou profonds primitifs.

L'abcès parenchymateux est sans comparaison le plus fréquent de tous. C'est presque constamment par lui que débutent les abcès de la région mammaire chez les femmes enceintes, chez les nouvelles accouchées et chez les nourrices. Amené par l'irritation de la mamelle même, il est tout simple que ce genre de dépôt se rattache aux fonctions de l'allaitement et de la sécrétion laiteuse en général.

La lactation en préserve-t-elle les femmes?

C'est à son occasion qu'on peut se demander si les abcès du sein sont plus fréquents chez les femmes qui n'allaitent point que chez celles qui remplissent leur devoir de mère jusqu'au bout. Il règne à ce sujet une doctrine erronée. Abusés par J.-J. Rousseau, beaucoup de physiologistes, d'accoucheurs et de médecins, se sont imaginés qu'en ne nourrissant pas, la femme s'expose aux phlegmasies, aux abcès, à toutes sortes de maladies du sein. Rien n'est plus inexact. L'observation attentive des faits montre de la manière la plus formelle que les femmes qui nourrissent sont plus souvent affectées d'abcès que celles qui ne nourrissent pas.

La nouvelle accouchée qui n'allaite pas est débarrassée de la sécrétion laiteuse dans l'espace de huit à quinze jours. Les glandes mammaires rentrées à l'état de repos, perdent ainsi bien vite leur tendance à l'inflammation; la nourrice, au contraire, est continuellement exposée aux causes de phlegmasies et d'abcès pendant une période de dix à quinze mois; en dehors de l'allaitement, ce n'est point dans les huit ou quinze premiers jours de la couche qu'on voit généralement les abcès du sein se manifester ; c'est dans le cours de cette période qu'il serait, cependant, permis d'en craindre l'apparition chez les femmes qui ne veulent pas ou qui ne peuvent pas allaiter.

L'erreur tient ici à ce que les femmes obligées de sevrer après avoir nourri un certain temps, sont évidemment les plus sujettes aux abcès laiteux. Les observations particulières que j'ai recueillies, comme celles qu'on peut lire dans cet ouvrage, prouvent sans réplique la réalité du fait. Presque partout, en effet, on voit qu'il s'agit de femmes qui, ayant allaité huit jours, quinze jours, ont été forcées de suspendre cette importante fonction. Sur plus de deux cents observations que je possède, il n'y en a pas trente où l'abcès parenchymateux concerne des femmes absolument en dehors de l'état de nourrice. Celles qui allaitent peuvent être atteintes de ce genre d'abcès à toutes les époques de la lactation. Il est rare cependant qu'elles en soient affectées après le second ou le troisième mois ; c'est dans le courant des quatre premières semaines que l'accident leur arrive le plus ordinairement ; d'une manière générale les abcès parenchymateux sont d'autant plus à craindre chez les nourrices, comme chez les femmes qui ne nourrissent pas, que l'époque de la couche est moins éloignée.

Les *causes* de l'adénite mammaire ayant été examinées à l'occasion des phlegmons n'ont pas besoin d'être rappelées en ce moment. Il importe de ne pas oublier, toutefois, que les abcès laiteux sont presque toujours attribués par les malades, et avec raison le plus souvent, à un refroidissement, à un *coup d'air*, ou bien à des gerçures, à la rétention du lait, à la voracité ou à la faiblesse du nourrisson ; un reste d'ancienne phlegmasie mal éteinte peut aussi en amener la formation au bout de plusieurs mois, quoique la malade ne nourrisse pas.

OBSERVATION II. — *Abcès laiteux ; sein droit, reste d'une inflammation des deux seins consécutive à un accouchement et à un commencement d'allaitement. Guérison.*

Cadoux, vingt ans, femme de chambre, fortement constituée, avait toujours été bien portante jusqu'en avril 1837, époque à laquelle elle est accouchée pour la première fois : elle a nourri pendant un mois ; mais les seins devenant douloureux, elle fut obligée de mettre son enfant en nourrice. A cette époque le sein gauche était le plus douloureux ; il s'enflamma, acquit le double du volume qu'il avait ordinairement, s'abcéda ; le pus fit irruption par trois ouvertures. Un mois après, la guérison était complète.

Le sein droit, abcédé à son tour, guérit aussi très vite. Seulement, il restait de l'induration tout autour de la cicatrice. Il y a cinq jours, sans cause connue, il redevint douloureux, plus gros qu'à l'ordinaire. (Topiques émollients.)

Aujourd'hui il est douloureux au-dessous de la première cicatrice ; fluctuation manifeste au-dessus du point resté dur. On perçoit la sensation d'un liquide contenu dans une poche. Cette partie du sein n'est pas douloureuse ; c'est, dit la malade, un reste de son premier mal.

30. Incision qui donne issue à une petite quantité de pus bien lié. (Cataplasmes.)

3 novembre. Sein douloureux. On plonge une lancette dans le point où la sensation du liquide contenu dans une poche se faisait sentir. Il n'en sort que peu de pus.

4. Les douleurs ont beaucoup diminué ; un peu de suppuration par les deux ouvertures.

10. Suppuration tout à fait tarie ; on a là l'exemple d'un abcès qui est resté plusieurs mois sans enflammer la peau. Aujourd'hui il reste plusieurs points indurés, preuve que l'inflammation avait son siége dans le tissu même de la glande. On supprime les cataplasmes. (Pansement avec cérat, frictions avec pommade d'iodure de plomb.)

Le 13 novembre, la suppuration étant tout à fait tarie, la malade quitte l'hôpital.

Ainsi, accouchée en avril, guérie de ses premiers abcès depuis le mois de mai, cette femme voit de nouveaux abcès se développer chez elle au mois d'octobre, sans causes connues, abcès dont elle est du reste promptement débarrassée.

Signes. — Les abcès glanduleux ont une marche sensiblement moins rapide, une durée beaucoup plus considérable que ceux de la première ou de la seconde espèce. Le travail inflammatoire et la suppuration parcourent effectivement leurs périodes avec plus de lenteur dans le parenchyme sécréteur et dans les canaux excréteurs ou les cloisons filamenteuses de la mamelle, que dans le tissu cellulaire profond ou dans la couche sous-cutanée. Aussi de pareils dépôts mettent-ils souvent de dix à quinze ou vingt jours à se développer. Rien n'est précis, n'est régulier dans leur évolution, dans leur établissement. Une semaine suffira pour que l'un d'eux arrive à maturité, à un autre il faudra quinze jours ou trois semaines, et dans quelques cas la suppuration ne sera complète qu'au bout d'un mois. On le voit déjà, par ce premier caractère, les dépôts mammaires diffèrent essentiellement des abcès sous-cutanés et des abcès profonds.

Les abcès parenchymateux s'annoncent, au surplus, par des signes qu'il n'est pas toujours facile de distinguer nettement au début, de ceux des deux premières espèces, des abcès sous-mammaires surtout. Cependant, si la mamelle a d'abord été le siége d'un simple engorgement, soit partiel, soit total, si, à la suite de douleurs profondes, lancinantes, comme disséminées, on voit apparaître quelques bosselures au bout de six à douze jours ; si quelques unes des bosselures semblent s'amincir, devenir fluctuantes sans que l'organe tout entier ait l'air d'être soulevé en demi-globe, ou écarté de la poitrine comme une vessie, on peut dire qu'il existe un abcès, un abcès dans le corps même de la mamelle.

C'est sous l'auréole ou autour de l'auréole que ces foyers se développent de préférence, quoique j'en aie vu souvent de prime abord dans les lobules éloignés de la glande. Si, après avoir été purement parenchymateux, ils deviennent superficiels ou profonds, on leur reconnaît deux phases, l'une un peu lente, que je viens de décrire, l'autre brusque, dans laquelle ils ont pris subitement la marche des abcès sous-cutanés ou sous-mammaires ; de sorte qu'on a dès lors les signes de l'abcès glanduleux dans les antécédents, et les signes de l'abcès profond dans l'état actuel ou secondaire de la maladie.

Sous le rapport de sa forme et de son évolution cette espèce d'abcès offre encore deux circonstances essentielles à signaler, circonstances relatives à la durée totale de la maladie et aux transformations naturelles qu'elle subit fréquemment.

1° *Durée*. — J'ai déjà dit que, d'une manière absolue, l'abcès glanduleux a une marche moins rapide, une durée plus considérable, que celles des abcès profonds ou sous-cutanés. En ce moment, je veux parler de la durée du mal envisagé sous un autre point de vue. Souvent multiples, c'est en général successivement, et non pas d'emblée ou ensemble, que ces abcès se manifestent; il en résulte que leur durée totale se compose de la durée particulière de chacun d'eux. Supposez, par exemple, que le second abcès ne s'ouvre ou ne soit ouvert que huit jours après le premier, le troisième huit jours après le second, et ainsi de suite pour ceux qui suivront; il est évident que si, comme on le voit quelquefois, il en survient quinze, vingt ou trente, les abcès du sein pourront mettre ainsi plusieurs mois avant de se compléter; si chaque abcès pris séparément exige parfois plusieurs semaines pour se tarir, on ne sera plus étonné de voir tant de femmes n'en être point encore guéries après deux et trois mois de souffrance.

Comme l'un des foyers joue en général le rôle de cause prédisposante ou même de cause occasionnelle à l'égard des autres, on comprend de même comment il se fait que le sein des malades ainsi affecté puisse être criblé de fistules, se couvrir de points purulents, de manière à prendre en quelque sorte la forme d'une tête d'arrosoir.

2° Transformation. — Abcès en bouton de chemise. — Lorsque l'abcès sous-cutané traverse la glande pour s'épanouir entre elle et la poitrine, comme lorsque l'abcès profond la perfore d'arrière en avant pour arriver sous la peau, on a un foyer dont les trois parties indiquent assez bien la forme du bouton de chemise. Or l'abcès glanduleux est infiniment plus sujet à cette transformation que les abcès sous-mammaires et superficiels. Dans le tissu sécréteur, la suppuration manque rarement de s'épanouir bientôt vers les couches celluleuses voisines. De ce côté, en effet, le travail pathologique se trouve plus à l'aise, plus libre, que dans les lobules glanduleux, dont la densité, la contexture est en réalité peu favorable à l'établissement des collections purulentes. Aussi, qu'arrive-t-il? c'est que le pus ne tarde guère, pour peu que le dépôt soit considérable, à fuser, à s'échapper du côté de la couche sous-cutanée, où il s'accumule et constitue en définitive un abcès superficiel. Si l'inflammation n'a pas pénétré dans l'épaisseur de la glande, le mal s'en tient là, reste à l'état d'abcès parenchymateux sous-cutané; mais si les couches plus profondes de la mamelle, de quelque lobule enflammé, ont été prises dès l'abord ou se prennent secondairement, c'est en arrière que le pus se porte avec la phlegmasie qui le produit, de manière à constituer un abcès profond. Ces deux formes se rencontrent, peuvent se maintenir indépendantes ou isolément chez la même femme, comme chez des femmes différentes. Il arrive souvent, néanmoins, que l'abcès profond et l'abcès superficiel se confondent au point de communiquer complétement l'un avec l'autre. La communication alors est représentée par une sorte de trou, tantôt fort étroit, tantôt assez large, quelquefois très court et à peu près droit, le plus souvent d'une certaine longueur et en forme de canal plus ou moins tortueux. Tel est l'abcès en bouton de chemise.

Rien d'ailleurs de facile à comprendre comme cette forme des abcès du sein. Sous la peau, sous la mamelle, les tissus souples, lamelleux, vasculaires, faciles à écarter, sont favorables à l'établissement de toute espèce de collection pathologique. Au contraire, composée de corpuscules globuleux, ou de grains unis entre eux par un tissu serré, la glande se prête mal à la formation de loges, de kystes, de dépôts. Ici les cloisons interlobulaires servent, pour ainsi dire, de filtre aux liquides; de dessous la peau, par exemple, le pus n'arrive sous la mamelle qu'après avoir perforé un ou plusieurs des interstices fibro-celluleux de la glande; il en est de même pour l'abcès profond qui devient superficiel. Jusqu'ici l'abcès en bouton de chemise ne diffère de celui dont j'ai parlé à l'occasion des abcès profonds et sous-cutanés, qu'en ce que la glande en a été le point de départ et continue d'être malade, tandis que dans les autres elle n'est prise que secondairement et en quelque sorte pour les besoins de la formation du dépôt.

Il se peut néanmoins que l'abcès parenchymateux au lieu de s'épanouir simplement sous la peau ou sous la mamelle, finisse par écarter quelques uns des lobules de la glande et se loger entre eux dans un ou plusieurs points, sous forme de nouveaux dépôts, communiquant, du reste, plus ou moins directement avec le foyer primitif.

La *thérapeutique* des dépôts glanduleux du sein est assez compliquée; il est absolument indispensable, si on veut la diriger convenablement, de bien établir avant tout le diagnostic de la maladie; c'est faute de les avoir distingués ou voulu distinguer des abcès sous-cutanés ou sous-mammaires, que les chirurgiens sont si peu d'accord sur la meilleure manière de traiter les abcès du sein en général.

L'ouverture prématurée, utile dans les abcès sous-cutanés, et, ainsi que je l'ai déjà dit, dans les abcès profonds, est évidemment moins avantageuse, si ce n'est même nuisible, quand il s'agit d'abcès parenchymateux. Tout ce qu'on a dit de l'incision tardive, de l'ouverture spontanée, des incisions étroites, ne s'applique réellement, avec une apparence de justesse, qu'aux dépôts dont je parle en ce moment; car ce sont les seuls où il semble y avoir quelques avantages à ne point se presser, à donner au foyer le temps de s'ouvrir de lui-même, ou bien à ne l'inciser quelquefois que par une sorte de ponction.

La temporisation, pratique qui, peut-être, serait la meilleure, si l'abcès parenchymateux ne tendait jamais à devenir ni profond ni sous-cutané, expose trop néanmoins aux inconvénients de ces derniers pour qu'il soit permis de l'adopter exclusivement. Au demeurant donc, il convient de n'ouvrir les abcès glanduleux du sein qu'à partir du moment où la fluctuation y est évidente. L'incision alors peut se réduire à une sorte de ponction sur chaque bosselure purulente, s'il ne s'agit que de dépôts peu volumineux.

Quand l'abcès paraît un peu large ou profond, il est utile, au contraire, de l'inciser largement, puis de tenir les lèvres de la plaie écartées, à l'aide d'une mèche, d'une tente de charpie ou du bout de sonde mentionné précédemment. Inciser plus tôt ne remédierait à rien; la suppuration occupe un tissu trop dense, trop peu vasculaire pour que l'ouverture prématurée du foyer hâte le dégorgement de la partie malade ; d'ailleurs, attendre n'expose pas comme dans les autres ordres d'abcès à une extension rapide, à de larges fusées du dépôt. Avant la maturité complète l'incision ne soulagerait que médiocrement ; la temporisation qui permet l'ouverture spontanée de l'abcès, n'entraînant pas de dangers notables, fait que si la malade redoute le bistouri, on a la chance de voir la nature donner elle-même issue au pus. Avec l'incision on doit, de plus, ne point perdre de vue la nécessité où l'on se trouve souvent d'ouvrir ainsi successivement et à quelques jours ou à une semaine de distance un certain nombre d'abcès de même genre. Je n'ai pas besoin d'ajouter que le pansement, soit après l'ouverture artificielle, soit après l'ouverture spontanée, comporte l'emploi des topiques émollients d'abord, et bientôt après des pommades résolutives ou de la compression, comme à la suite de l'ouverture des abcès superficiels ou des abcès profonds.

Abcès ouverts. — Ce qui précède ne concerne guère que l'abcès encore clos. Cependant les abcès déjà ouverts, loin d'être pour cela *guéris*, réclament à leur tour une thérapeutique bien entendue. Qu'ils se soient ouverts spontanément, ou qu'on les ait incisés, il convient de les abandonner pendant quelques jours aux efforts de l'organisme, en ne les traitant qu'avec de simples cataplasmes. Toutefois, quand la nature seule s'est chargée de les ouvrir, il arrive souvent que l'ouverture en est si petite ou si mal située, que la peau en est tellement amincie ou dénudée, qu'il devient promptement utile, soit de les inciser, comme on l'eût fait de prime abord, soit de détruire par le caustique les téguments altérés. Si, après huit à dix jours, l'abcès parenchymateux ne se tarit pas, continue de fournir une certaine quantité de pus, c'est qu'il est compliqué soit dans sa forme, soit dans sa nature, soit par l'état individuel de la malade. En pareil cas la persistance du mal dépend de ce qu'il communique avec quelques foyers interlobulaires ou sous-mammaires. Néanmoins, comme la présence du lait, l'existence de la lactation suffit de son côté pour entretenir la suppuration, comme l'état organique d'une femme en couches, enceinte ou nourrice, modifie profondément toutes les maladies dont elle peut être atteinte, il importe, en tenant compte d'une de ces particularités, de ne point perdre de vue les autres.

Si donc l'incision semble de nouveau indiquée, ce ne peut être que par suite de la forme toute spéciale des foyers purulents, quand tout indique d'ailleurs que la sécrétion laiteuse et la constitution générale de la malade n'y sont pour rien. Ainsi il peut être utile de pratiquer des contre-ouvertures sur les points les plus amincis ou les plus déclives des clapiers superficiels, ou bien vers la circonférence de la mamelle vis-à-vis des excavations inférieures de l'abcès devenu profond; il peut être urgent aussi de débrider certaines cloisons allant du point central vers les foyers intercalés dans l'épaisseur de la glande, ou bien de trancher largement la cloison, l'espéce de diaphragme percé qui sépare l'abcès sous-mammaire de la plaie sous-cutanée dans les dépôts accolés ou en bouton de chemise.

Un fait à ne point oublier, c'est que les incisions du tissu glanduleux, les plaies qui traversent la mamelle, tendent sans cesse, je ne dis pas à s'agglutiner, à se cicatriser, à se recoller, mais à se fermer à cause de l'élasticité, de la densité naturelle des tissus divisés; à moins d'un débridement très large, ces sortes de plaies doivent donc être maintenues ouvertes par l'interposition de quelque corps étranger entre leurs lèvres si l'on veut qu'elles servent à quelque chose.

Le lait n'entretient pas les abcès uniquement à cause du travail organique qui le produit lui-même; c'est encore, et surtout,

par sa propre existence, comme corps étranger, parce qu'il finit
souvent par entrer dans les abcès même et par se mêler au pus.
Ayant son point de départ dans l'épaisseur de la glande, dans
la cavité des conduits lactés peut-être, l'abcès parenchymateux
ne peut guère être ouvert par l'art sans qu'un certain nombre
de canaux galactophores ne se trouvent compromis, intéressés.
Toujours est-il que du lait s'échappe souvent par les ouvertures
de tels abcès, qu'on en voit fréquemment sortir tantôt du lait
tout pur, tantôt du lait mêlé de pus, et, quelquefois, chez la
même femme, du pus et du lait alternativement, aussi bien que
du pus et du lait plus ou moins complétement mêlés. C'est alors
que l'ouverture des abcès prend volontiers l'aspect de fistules
purulentes, ou la physionomie de fistules lactées.

Ici le bistouri seul serait insuffisant; il faut autre chose que
les moyens chirurgicaux pour modifier un état pareil: c'est à
l'économie tout entière qu'on doit d'abord s'adresser. Il est pourtant vrai que les remèdes locaux ne doivent pas non plus être
absolument négligés. Ainsi, les topiques astringents, les cataplasmes de cerfeuil, de carottes, de pommes de terre, les pommades aluminées, iodurées, conviennent; mais rien n'égale sous
ce point de vue l'efficacité d'une compression bien faite. J'aurai
l'occasion de revenir plus tard sur l'utilité de ce dernier moyen,
utilité qui ressort des 50 observations résumées dans le tableau.

Traitement général. — Est-il besoin d'ajouter que s'il existait
quelques maladies spécifiques, quelques diathèses, quelques cachexies ou quelques lésions sérieuses d'un autre ordre, comme
complication de l'abcès, le chirurgien devrait s'en occuper avant
tout.

OBSERVATION III. — *Abcès parenchymateux du sein.*

Livierge, trente-deux ans, lingère, jouit habituellement d'une bonne santé,
sans avoir cependant l'apparence robuste. Accouchée pour la première fois
le 17 octobre, elle n'a rien perdu à la suite de ses couches; on a été obligé
de la saigner deux fois à un jour de distance.

Cette femme n'a pu nourrir que pendant quatre jours, la fièvre étant survenue. Alors ses deux seins sont devenus douloureux. Des abcès se sont formés; on en a ouvert un de chaque côté. Au bout de cinq semaines elle est sortie de la Clinique et est retournée chez elle. Là encore deux nouveaux abcès se sont montrés, puis ouverts naturellement.

Au bout de douze jours, le 18 décembre 1852, elle s'est décidée à rentrer à l'hôpital.

On voit au sein gauche, à la partie la plus élevée de la mamelle, une petite bosselure, sensiblement fluctuante; au sein droit on voit, à la partie externe et inférieure, une bosselure qui présente les mêmes caractères, mais qui est beaucoup plus étendue. Ce ne sont pas des abcès sous-cutanés, car il n'y a ni inflammation ni amincissement de la peau à l'endroit des bosselures. Ce ne sont pas non plus des abcès sous-mammaires, car toute la mamelle n'est ni bombée ni tendue.

Les caractères du mal ne se rapportent qu'aux abcès parenchymateux, et d'ailleurs cette femme en avait déjà eu plusieurs en d'autres endroits des mamelles, ce qui ne peut s'expliquer que par l'inflammation successive de divers lobules.

On a ouvert les deux abcès aussitôt, et l'on a continué les cataplasmes. Depuis ce moment la suppuration a été en diminuant.

28. Un des abcès est guéri, l'autre va beaucoup mieux, et ce matin on a substitué l'onguent de la mère aux cataplasmes.

31. Les abcès sont détergés et cicatrisés.

La malade est sortie le 3 janvier guérie.

Dans les abcès parenchymateux, uniques ou multiples, primitifs ou secondaires, le travail inflammatoire, ayant son siége dans le tissu glandulaire, amène déjà par lui-même une perturbation inévitable dans la lactation. La sécrétion devient alors ou plus abondante ou moins active. Dans les deux cas, le produit sécrété est nécessairement altéré; l'organe formateur étant malade, le produit de la glande ne peut pas être absolument pur, et il est difficile que le nourrisson se trouve bien d'une pareille alimentation.

Si l'inflammation occupe l'intérieur même des canaux lactés, le pus peut être avalé en grande proportion par l'enfant. Comment ne pas être effrayé à la pensée d'un pareil fait, comment se résoudre à présenter une mamelle altérée de la sorte à la bouche d'un nouveau-né? Il faut ajouter pourtant que le pus ne doit pas être aussi dangereux qu'on le croirait de prime abord, car, s'il est incontestable que beaucoup d'enfants en avalent ainsi, il est certain, d'un autre côté, que plusieurs d'entre eux continuent de se porter assez bien.

Les abcès parenchymateux altèrent le lait d'une autre façon. Sans avoir son siége dans les conduits lactés, la suppuration peut encore se mêler au liquide nutritif, soit par endosmose, soit par quelque perforation, quelque rupture, quelque communication pathologique entre les foyers purulents et les tubes excréteurs de la glande.

On peut, en conséquence, admettre que l'enfant qui tète une femme affectée d'abcès glanduleux du sein avale une plus ou moins grande proportion de pus avec le lait dont on croit le nourrir ; ce fait, que la simple réflexion aurait dû faire deviner, a d'ailleurs été mis hors de doute par les expériences microscopiques, par les recherches de M. Donné en particulier. J'ai constaté, dès 1836, avec ce micrographe, que le lait des femmes atteintes de ces sortes d'abcès contenait une quantité quelquefois considérable de globules de pus. Plaçant une goutte de lait extrait d'un sein malade sous la lentille convenablement disposée, on s'assure effectivement bien vite qu'outre la matière diaphane qui en fait le fond, le liquide est composé de globules régulièrement circulaires qui appartiennent au lait, et de globules à circonférence frangée qui appartiennent au pus, outre que l'ammoniaque détruit les uns sans altérer les autres.

Non seulement le nourrisson est alors exposé à se nourrir de pus autant que de lait, à n'avaler qu'un liquide très impur, mais encore il peut ne pas profiter de toute la quantité de lait véritable que sécrète la glande. Je l'ai déjà dit, le lait passe souvent alors de ses propres conduits dans les cavernes ou les trajets purulents, aussi bien que le pus pénètre dans les voies naturelles du lait : une partie notable du liquide nutritif échappé de la sorte par les plaies avec le pus se trouve donc sécrétée sans profit pour l'enfant. En disant autrefois que donner le sein au nourrisson en semblable circonstance ne pouvait pas nuire à la maladie, je crois être allé trop loin ; je regarde aujourd'hui comme positif qu'en activant le travail sécréteur par la succion, l'enfant entretient dans la mamelle une excitation qui doit réagir défavorablement sur les foyers purulents du voisinage et concourir à la prolongation du mal.

En somme, dans ces sortes d'abcès, il vaut mieux ne point offrir le sein malade au nouveau-né. Si la sécrétion du lait paraît se continuer avec trop de force, dégorger la mamelle par les moyens artificiels ou à l'aide de petits animaux, est plus prudent que de charger l'enfant d'une pareille opération. C'est une précaution d'autant mieux indiquée du reste, chez certaines femmes, que si, d'une part, la formation des abcès active la sécrétion laiteuse, la lactation ne manque pas non plus de réagir sur l'inflammation, d'augmenter la production du pus. Il y a là deux sécrétions, pour ainsi dire, l'une physiologique, l'autre pathologique, qui agissent au profit l'une de l'autre, qui tendent à se fortifier, à se prolonger réciproquement; de là même, quelquefois, la ténacité de certains abcès de la mamelle et la difficulté qu'on éprouve si souvent à les tarir radicalement.

Voici, entre autres, deux exemples, l'un très grave, l'autre rapide quoique complexe, d'abcès parenchymateux, tels que j'en ai observé un grand nombre.

Observation IV. — *Abcès graves et multiples dans le sein droit; léger dans le sein gauche; nouvelle accouchée qui a commencé à allaiter.*

Lambert, femme de boutique, vingt-neuf ans, d'une bonne constitution, avec prédominance lymphatique, grande, annonçant par son langage et ses manières de l'aisance et une certaine éducation, n'a jamais fait de fortes maladies, n'a guère éprouvé que de légers malaises, suite de menstrues irrégulières et peu abondantes. Mariée depuis douze ans, elle est devenue mère de quatre enfants, sans le moindre accident. Accouchée en dernier lieu le 30 décembre, elle allaita pendant six jours; alors elle commença à éprouver d'assez vives douleurs entre les épaules et dans la poitrine; elle eut froid, et ressentit quelque souffrance dans le sein droit, frappé, comme elle le dit, d'un coup d'air; elle mit néanmoins un corset qu'elle serra fortement et qui détermina des douleurs plus fortes, surtout en dehors; la douleur s'irradiait jusqu'à l'aisselle en suivant un trajet indiqué par une plaque d'un rouge vif, sans qu'il existât aucune tumeur dans le creux axillaire : dès ce moment aussi elle fut prise tous les soirs de frisson et de fièvre avec sueur. Quelques cataplasmes; ne voyant aucune amélioration dans son état, elle vint à la Charité le 19 janvier 1837.

On constate tout d'abord une différence remarquable dans le volume des deux seins : le gauche, affaissé, gros à peine comme la moitié du poing, flétri, mou, offre en dehors et un peu en haut, un petit noyau plus dur et indolent; le droit, trois fois aussi gros, est tendu, fixe comme une masse solide, dur, surtout en dehors, vers l'aisselle ; on y sent deux ou trois bosselures qui conservent l'impression du doigt et qui paraissent être le siége d'une fluctuation obscure.

Deux incisions, l'une de 2 pouces, oblique, en dehors, du côté de l'aisselle, l'autre, qui n'est guère qu'une ponction, en dehors aussi, à 1 pouce 1/2 de la première, sont pratiquées. Il s'en échappe aussitôt une grande quantité de pus épais, jaunâtre, pur d'abord, puis mêlé de sang. (Mèche de linge et cataplasme; eau de gomme, looch ; deux lavements simples.)

L'abcès, partant de la glande, est devenu ensuite profond et superficiel à la fois.

22. En pressant en bas et en dedans, sous la glande même, on fait sortir par les plaies un pus jaune, épais.

23. La pression amène toujours beaucoup de pus; les plaies sont vermeilles; on sent deux lobes assez durs en dehors et en haut; l'un d'eux semble être placé sous le mamelon en forme de demi-couronne; le sein gauche, un peu douloureux en dedans, où existe une petite tumeur dure, paraît être le siége d'une suppuration profonde imminente.

25. Suppuration abondante à droite; au sein gauche, même dureté, douleur en dedans du mamelon.

26. A droite, entre les deux incisions existe une dépression au fond de laquelle la glande est comme percée; il semble qu'il y ait là un foyer placé en arrière, communiquant avec le tissu sous-cutané; à gauche la tumeur semble avoir diminué; le pouls est fréquent, développé, résistant. (Saignée de trois palettes dans la soirée.)

27. Vives souffrances au sein droit, qui est rouge en dehors, autour de l'incision externe ; entre les deux plaies on voit une saillie molle et très douloureuse à la pression. Incision, pus verdâtre et épais.

28. Douleurs vives aux environs de l'incision externe et à la partie supérieure; il sort des incisions un pus grisâtre et liquide, surtout de la supérieure; le sein est rouge de tous côtés encore, mais d'un rouge peu foncé.

29. Le sein, comme pointillé de rouge, n'est plus le siége d'aucune souffrance; la malade se sent très à l'aise; elle ne s'est jamais aussi bien portée, dit-elle, depuis deux mois.

31. La malade a eu hier matin avec une de ses sœurs une querelle assez vive; elle a été prise peu de temps après d'un violent frisson suivi de fièvre et de sueurs; le sein droit présente en bas et en dehors une petite tumeur dure.

1er février. La petite tumeur est le siége de quelques élancements; la peau est plus rouge au-dessus d'elle. (Incision, pus sanguinolent.)

2. Vers midi, frisson avec claquement des dents pendant une demi-heure, puis fièvre jusqu'à quatre heures avec un peu de sueur. Le sein est d'un rouge grisâtre, mou dans tous les sens, excepté en dehors où reste encore quelque dureté, mais point de douleur. Le sein gauche semble avoir augmenté de volume ; il est toujours mou, excepté en dedans, où la tumeur déjà signalée est entourée d'un certain empâtement.

La malade se tourmente, et se refuse à l'incision du sein gauche.

5. Suppuration encore abondante du côté droit, surtout aux deux incisions les plus externes, aucune douleur; il n'en est pas de même à gauche où le sein, toujours volumineux, a été le siége de souffrances plus vives; il n'y a cependant pas de rougeur: fluctuation en dedans, où existe l'empâtement.

L'abcès, parti de la glande, s'est dirigé vers la peau. Une incision d'un pouce, traversant une partie de la glande, donne issue à un demi-verre de pus verdâtre et bien lié. (Cataplasmes.)

6. Suppuration abondante; le sein a déjà diminué de volume; les plaies du droit se cicatrisent et ne donnent que peu de pus; il s'affaisse, conservant en dehors de la dureté et un peu de rougeur.

10. L'amélioration a continué; les seins deviennent plus mous: il ne sort plus des incisions qu'un pus roussâtre et par gouttelettes; la malade s'apprête à sortir, et elle sort en effet, le 15 février, avec ses plaies fermées.

OBSERVATION V. — *Abcès de toute la région mammaire gauche; neuf incisions dans l'espace de seize jours; suppuration abondante. Guérison complète en un mois.*

Frenaut, vingt-cinq ans, tempérament lymphatique, n'a jamais fait de maladie grave, est accouchée il y a trois semaines de son premier enfant. Elle a voulu nourrir; mais au bout de huit jours le sein est devenu rouge, douloureux; le nourrisson a été abandonné, et la malade, ne pouvant se traiter chez elle, est entrée à l'hôpital le 28 décembre 1847.

29. Aujourd'hui la mamelle gauche est triplée de volume, rouge, violacée jusque sous l'aisselle et couverte de bosselures, dont une dans l'aisselle, une à gauche et en dehors, une troisième en haut et une autre interne.

Ponction de la bosselure interne, large incision sur celle qui se trouve en dehors; pus de bonne nature et crémeux. (Cataplasmes sur le sein.)

30. Même état. Suppuration abondante; mamelle très rouge. (Petit-lait de Veiss; cataplasmes.)

2 janvier. La mamelle, toujours rouge, présente deux ou trois points foncés, mous. Incision d'une des bosselures.

8. Une des bosselures s'est fondue, le pus qu'elle renferme s'étant écoulé par une incision voisine, pratiquée il y a quelque temps.

Deux nouvelles incisions à la partie supérieure de la mamelle. Pus mêlé de sang.

10. La nuit a été mauvaise; élancements du côté de l'aisselle; deux petites saillies; nouveaux foyers de suppuration.

12. On ouvre ces deux foyers, ce qui porte à huit le nombre des incisions jusqu'à ce moment.

17. Une neuvième incision est pratiquée sur un nouveau foyer survenu à la partie interne et inférieure de la mamelle.

20. La malade se sent beaucoup mieux.

25. La suppuration a complétement cessé; le sein est ferme et revenu à son volume normal; on supprime les cataplasmes; onguent de la mère sur les incisions qui ne sont pas encore fermées.

3 février. La jeune femme quitte l'hôpital parfaitement guérie.

OBSERVATION VI. — *Abcès glandulaires, multiples peu graves.*

Une malade, entrée à l'hôpital le 15 mars, accouchée depuis peu, dit éprouver dans le sein droit d'assez vives douleurs.

L'organe est tuméfié, enflammé ; on remarque sur deux points des orifices fistuleux d'où s'échappe du pus mêlé de lait ; au-dessous est une bosselure fluctuante, de laquelle s'échappe un pus louable, aussitôt qu'on y a pratiqué une ponction ; lorsqu'on palpe le sein, on y trouve des nodosités assez nombreuses, et la moindre pression donne issue à un liquide purulent.

Cette lésion, qui peut paraître grave au premier abord, cède cependant très vite à l'emploi des cataplasmes émollients, auxquels on associe des frictions avec l'onguent mercuriel. La malade sort guérie le 4 avril.

OBSERVATION VII — *Abcès glandulaires aux deux seins chez une nouvelle accouchée qui a commencé à nourrir.*

Une femme, d'une bonne santé ordinaire, accouchée le 12 mars, a commencé à nourrir, mais au bout de neuf jours elle a été obligée de mettre son enfant en nourrice. Huit jours après avoir repris son travail, elle a ressenti des élancements dans la mamelle gauche ; à la partie inférieure de la glande, se voit une petite tumeur dure, très douloureuse au toucher, et qui grossit chaque jour d'une manière sensible ; ne pouvant plus dormir, la pauvre femme se décide à entrer à l'hôpital le 8 avril 1836. Deux ou trois heures après son entrée dans la salle, elle s'est aperçue que sa tumeur était percée ; plus d'un verre de pus s'est écoulé par l'ouverture.

Le 9, la malade souffre beaucoup moins ; le sein est encore plus gros que les deux poings ; à sa partie inférieure on sent un noyau dur qui remonte de chaque côté au-dessus du mamelon ; la peau de cette région est rouge ; le pus qui s'écoule par l'ouverture de l'abcès est franchement phlegmoneux.

Le 15, la mamelle gauche diminue de volume, mais la malade ressent des élancements dans le sein droit qui présente à la partie supérieure de l'auréole de petites bosselures dures et inégales.

Pommade d'iodure de plomb.

Le 16, la malade ne souffre plus du sein gauche, mais elle a beaucoup souffert du sein droit ; la bosselure de l'auréole a augmenté de volume, s'est ramollie ; la peau en est rouge, et la fluctuation y est devenue très évidente. Ponction avec le bistouri, pus bien lié et de bonne nature. Au-dessus de cet abcès il existe une seconde bosselure encore dure.

Le 18, la malade ne souffre plus du sein droit ; la suppuration reste abondante ; la petite bosselure située au-dessus du dernier abcès s'est ramollie ; si l'on exerce dessus quelque pression, on augmente l'écoulement du pus qui vient d'un foyer situé profondément. La mamelle gauche est dans le même état.

Cataplasmes sur les deux seins.

22. La suppuration diminue du côté droit ; la partie de la glande qui était engorgée devient de moins en moins volumineuse. Du côté gauche il reste toujours un noyau dur assez volumineux.

Hier une bouteille d'eau de Sedlitz.

Un pot de sérum stibié chaque jour.

Du côté droit, il reste à la partie supérieure un noyau dur, du côté gauche il s'écoule encore un peu de pus séreux ; une grande partie de la glande reste dure.

3 mai. Un nouvel abcès s'est ouvert un peu au-dessus de la première ouverture, qui s'est cicatrisée ; pus séreux. Toute la glande du côté gauche est grosse et dure ; la glande du côté droit ne présente plus qu'un noyau dur, mais il existe toujours une fistule qui donne une suppuration abondante et de bonne nature.

Le 16, la malade sort de l'hôpital ; les abcès se sont complétement cicatrisés ; du côté gauche seulement, il existe encore un petit noyau dur.

C'est ainsi que se comportent la plupart des abcès laiteux. Le traitement général, qui a si souvent été conseillé pour les abcès du sein, doit s'entendre presque exclusivement, en bonne pratique, des abcès parenchymateux. Parmi les moyens essayés en pareil cas, il n'y en a qu'un petit nombre qui méritent d'être conservés. Les tisanes tant vantées de canne de Provence, de pervenche, etc., n'ont en réalité aucune valeur. J'ai souvent essayé les purgatifs, soit spéciaux, le petit-lait de Weisse, par exemple, aussi bien que les purgatifs simples répétés à de courtes distances pendant dix et vingt jours, sans en obtenir de résultats concluants.

Souvent aussi j'ai mis en usage les émétiques à dose vomitive, ou les éméto-cathartiques, sans en retirer d'avantages plus manifestes. Il en a été de même de la teinture de colchique, semence ou bulbe, donnée à la dose de 4 à 8 grammes par jour, et cela pendant une semaine ou deux. J'ai pensé devoir soumettre certaines femmes lymphatiques, dont les chairs étaient bouffies, à l'usage soit de la teinture d'iode, soit des bains iodés, soit de l'iodure de potassium, et je n'ai rien obtenu non plus de cette médication qui puisse me permettre de la préconiser ; enfin, soit à doses purgatives, soit comme altérant, le calomel n'a pas été beaucoup plus efficace.

L'émétique à haute dose a obtenu une telle vogue depuis Rasori que la thérapeutique des abcès du sein ne pouvait pas se dispenser de l'appeler aussi à son secours. Son action sur les inflammations en général, sur l'inflammation des parenchymes en particulier, sur les épanchements des cavités closes ou séreuses, permettait d'espérer que les abcès parenchymateux du sein en seraient favorablement influencés.

Les observations publiées en Angleterre par MM. Kennedy, Beatty (*Med. chir. rev.*, juillet 1834) et Levers (*Gazette méd. de Paris*, 1837, p. 661) me parurent d'abord dignes d'attention, justifier de nouveaux essais. Aussi n'ai-je point hésité à soumettre un certain nombre de femmes à la potion stibiée, quand leurs abcès s'étaient montrés rebelles à tout autre traitement. J'ai donc fait prendre par cuillerées, en vingt-quatre heures, 2, 3, 4 et 5 décigrammes d'émétique dans 150 grammes d'infusion de feuilles d'oranger, avec 40 grammes de sirop diacode. Bien que j'aie continué ainsi de trois à huit jours, les abcès n'en ont pas moins persisté chez la plupart des femmes. D'un autre côté, les faits annoncés par MM. Beatty et Levers sont, en réalité, dépourvus de détails; dans leurs observations, l'existence de l'abcès n'est pas même toujours démontrée; ils employaient, en outre, et les liniments volatils sur le sein, et les potions cathartiques à l'intérieur; rien n'indique dans leur travail l'espèce d'inflammation ou d'abcès qu'ils ont eu à traiter. Aujourd'hui donc, comme en 1838, je crois que l'émétique seul, contre les abcès du sein, ne jouit point de toute l'efficacité qu'on a voulu lui attribuer.

A cause du caractère rebelle de la maladie, je l'ai souvent employé néanmoins, en ayant soin de l'associer, tantôt à des bains de Baréges, tantôt à des bains alcalins, tantôt à des bains simples, tantôt à divers topiques répercussifs, et surtout à la compression. A dose suffisante pour entretenir un état simplement nauséeux, continué ainsi pendant une semaine ou deux, il réussit en effet quelquefois, et si son action n'inspirait pas d'ailleurs quelques craintes, en ce qui concerne les voies digestives, je n'hésiterais pas à en conseiller généralement l'emploi. Au demeurant, je n'ai trouvé l'émétique sous quelque forme que ce soit, ni assez efficace, ni assez inoffensif pour le recommander vivement, ni assez complétement dépourvu d'utilité pour en demander le rejet, pour ne pas le conseiller dans quelques cas.

Chez les nourrices, les abcès du sein, en général, soulèvent une question grave, je veux parler de l'*allaitement*. Quand il s'agit d'abcès superficiels ou d'abcès profonds, la succion ne peut avoir d'autre inconvénient que d'augmenter un peu l'inflammation concomitante; étranger au travail de suppuration, le tissu glanduleux peut continuer alors sa fonction, sans qu'il en résulte de danger réel pour le nourrisson, pour peu du moins que le mamelon soit intact, qu'en s'en approchant, la bouche de l'enfant ne soit pas exposée à se remplir de pus, à toucher les ouvertures du dépôt.

Il y a sous cette question une difficulté réelle, en égard à la thérapeutique des abcès glanduleux du sein. De pareils abcès cèdent moins à l'action des topiques, du traitement local, que les abcès superficiels ou profonds; pour en avoir raison, il est le plus souvent indispensable de les attaquer par les médications indirectes ou internes. Comment en obtenir la guérison alors, sans tarir la sécrétion laiteuse? comment arriver à ce dernier résultat autrement que par les médications générales? Avec l'iode à l'intérieur, le calomel à doses fractionnées, les purgatifs répétés, l'émétique par la méthode rasorienne, etc., les fonctions de la mamelle se ralentissent, se suspendent même, la sécrétion du lait et du pus s'amoindrit peu à peu, les abcès finissent par se déterger et se cicatriser; mais il est, par malheur, impossible de modifier ainsi un des seins sans agir en même temps sur l'autre, et beaucoup de femmes ne consentent à priver leur enfant d'un mamelon qu'à la condition de pouvoir lui donner celui qui n'est pas malade. L'embarras est grand, comme on voit.

Pour prendre un parti utile, il convient de se poser le dilemme suivant : Sevrer l'enfant ou lui donner une autre nourrice, et attaquer franchement le mal par les moyens généraux et locaux; ou bien continuer l'allaitement maternel avec le sein resté intact, et, dans ce cas, les moyens locaux seront seuls employés. Toute thérapeutique générale troublerait la sécrétion du côté sain aussi bien que du côté malade; mais il ne faut pas s'attendre alors à voir les abcès se dissiper promptement, ni être surpris qu'ils durent des mois entiers après que l'incision en a été pratiquée ou que l'ouverture s'en est effectuée: bon nombre d'entre eux traînent ainsi de deux à trois mois et même davantage, quoi qu'on fasse.

J'en ai souvent abrégé la durée cependant au moyen des injections iodées, portées une fois par semaine jusqu'au fond de toutes les fistules ou de tous les clapiers, comme dans les trois cas suivants.

Observation VIII. — *Sein gauche; nouvelle accouchée qui a nourri pendant quelques jours avec un sein seulement, le droit étant malade. Incisions, cataplasmes; suppuration longue, injection de teinture d'iode. Guérison.*

Lousser, trente-trois ans, couturière, bonne constitution, tempérament sanguin nerveux; n'a jamais eu de maladies notables, à l'exception toutefois d'une kératite: est accouchée depuis un mois. L'accouchement a été heureux, il n'y a presque point eu de fièvre de lait; les seins se sont peu gonflés; le mamelon, peu développé, était difficile à saisir pour l'enfant; des gerçures se sont formées à droite, et la femme n'allaitait plus que du gauche. L'enfant est mort il y a quinze jours.

Il y a huit jours une tumeur s'est montrée à la partie interne du sein gauche; douleur avec élancements. 30 sangsues ont été appliquées; la tumeur ne diminuant point, la malade est venue à la clinique le 12 novembre 1836.

A la partie interne et antérieure du sein gauche, on sent une tumeur du volume d'un gros poing, douloureuse, siége d'élancements et de battements.

Située au-dessous, en dedans de la glande, et en arrière, la pression y détermine de la fluctuation vers la partie interne et inférieure, et aussi vers la partie externe du mamelon, ce qui annonce que la glande a été traversée par le foyer.

Deux incisions, l'une en dedans du sein, l'autre en dehors du mamelon. (Cataplasmes.)

16. L'incision inférieure donne issue à du pus qui devient de moins en moins épais. Douleurs moins vives, mais dureté encore fort étendue. La malade se plaint de constipation depuis quatre jours. (Huile de ricin, 2 onces.)

20. La suppuration, quoique séreuse, continue avec abondance. La dureté dans le sein persiste; permanence de l'état fébrile. Il est manifeste qu'une portion de la glande a été prise.

22. Par la pression, le foyer laisse toujours échapper une notable quantité de pus séreux, un peu sanguinolent: les environs du mamelon sont encore très durs.

24. L'incision ne se refermant pas, on prescrit une injection dans le foyer avec la teinture d'iode. (Teinture d'iode, 2 gros; eau, 1 once pour deux injections.)

25. Nouvelle injection, la suppuration semble être un peu moins abondante que les jours précédents.

28. Nouveau point fluctuant à la partie moyenne et inférieure du sein; incision qui ne donne issue qu'à une petite quantité de pus. Tisane de pervenche.

29. L'ancienne ouverture est presque fermée.

4 décembre. Quelques gouttes de sérosité par la dernière incision, les deux autres ouvertures sont fermées; la malade ne conservant qu'un peu d'engorgement glandulaire qui ne peut tarder à se résoudre sous l'influence des cataplasmes dont on l'engage à continuer l'usage pendant quelques jours, quitte l'hôpital.

Observation IX. — *Abcès parenchymateux devenu sous-cutané, chez une nouvelle accouchée qui a nourri. Incision, cataplasmes, injection iodée. Guérison en vingt-trois jours.*

Nardin, trente-six ans, domestique, forte, d'une bonne constitution; s'est toujours bien portée. Menstruée pour la première fois à l'âge de treize ans, elle l'a toujours été régulièrement depuis. Elle a eu il y a quatre ans un premier enfant qu'elle a nourri. Accouchée pour la deuxième fois il y a six semaines, elle a nourri pendant quelques jours. A la suite du sevrage, son sein droit devint douloureux et se gonfla. (Cataplasmes de graine de lin.) N'éprouvant point de soulagement, la malade se décide à entrer à l'hôpital le 1er mai 1852.

A la partie supérieure et interne du mamelon droit, empiétant beaucoup sur celui-ci, de manière à le cacher en partie, est une tumeur du volume du poing d'un enfant. Cette tumeur présente deux portions plus saillantes que les autres, sur lesquelles l'épiderme est soulevé; la peau grisâtre et éraillée en laisse suinter un peu de pus; du reste les téguments sont rouges, luisants, tendus, amincis; une douleur assez vive se fait sentir; la fluctuation est très manifeste; tout le reste de la mamelle est dur, enflammé, empâté, rouge, douloureux, surtout à la partie inférieure et externe; en même temps il y a de la fièvre, de la soif, de l'insomnie, une perte complète d'appétit, de la constipation.

Deux incisions: pus abondant, jaunâtre. (Cataplasmes, eau de Sedlitz. Bouill., pot.)

3 mai. Suppuration abondante, la douleur a disparu; le gonflement et la rougeur sont moins considérables, mais il reste toujours de l'empâtement et de l'induration.

La malade se trouve très bien. (Deux portions.)

7. Encore un peu de rougeur et de gonflement; l'induration persiste, la suppuration est abondante; l'état général est bon.

10. Il n'y a plus de rougeur ni de traces d'inflammation; suppuration peu abondante.

15. L'induration persistant, et la suppuration n'étant pas encore tout à fait tarie, on pratique une injection de teinture d'iode pure.

18. Dureté moins considérable.

23. Le sein droit a le même volume que celui du côté opposé. La cicatrisation est parfaite; il n'y a plus de suppuration. Encore un peu d'indura-

tion ; mais la malade se trouvant guérie, et l'étant en effet, demande son exeat, qui lui est accordé.

OBSERVATION X. — *Abcès parenchymateux ; injection iodée. Guérison.*

Crapet, vingt ans, culottière, d'un tempérament lymphatique, d'une constitution assez forte, n'a jamais été malade. Réglée à seize ans, accouchée le 28 février, elle a nourri pendant huit jours ; comme elle avait des gerçures aux mamelons, et que d'ailleurs elle ne devait pas continuer, elle a cessé de présenter le sein. Tout alla pour le mieux pendant quinze jours ; alors elle sentit dans le sein droit une grosseur qui, s'étant ouverte, laissa sortir une assez grande quantité de pus. Quelques jours après, des accidents semblables se montrèrent sur le sein du côté opposé ; souffrant beaucoup, elle se décida à entrer à l'hôpital le 2 avril 1852.

Le sein gauche, siége d'une inflammation assez intense, qui, sans lui donner une fermeté plus considérable, augmente cependant son volume, n'est pas déjeté en avant, et retombe au contraire sur le bas du thorax ; en dehors et au-dessous du mamelon, est un point dur, fluctuant ; une incision faite sur ce point donne issue à beaucoup de pus. (Cataplasmes.)

14. Point fluctuant au-dessous du précédent. Nouvelle incision : pus en plus grande abondance que la première fois ; la première incision est encore ouverte.

23. Le sein, moins développé que lors de son entrée, laisse encore suinter un liquide purulent assez abondant ; l'état général est bon. (Cataplasmes.)

28. La peau des environs de la plaie est rouge ; le sein reste tuméfié ; on agrandit l'incision qui ne donne issue qu'à du sang ; les douleurs sont assez vives. Même prescription. La malade s'est aperçue depuis quelque temps d'un suintement assez abondant de lait par le mamelon.

4 mai. L'ouverture donne passage à du pus mal lié et à un peu de lait. (Cataplasmes.)

9. Injection de teinture iodée dans le trajet fistuleux.

10. Le sein est un peu enflammé à gauche de l'ouverture fistuleuse ; la malade n'éprouve que des douleurs assez légères. (Cataplasmes.)

15. L'inflammation a disparu ; encore un peu de pus séreux. (Même prescription.)

20. La fistule rend encore un peu de liquide incolore et inodore, sans caractère bien déterminé.

22. La malade est guérie et demande son exeat.

Les caustiques eux-mêmes sont quelquefois indiqués. En voici une preuve.

OBSERVATION XI. — *Abcès multiples de la mamelle gauche. Quarante-cinq ouvertures, compression, pâte de Vienne, bains de Baréges, pommade d'iodure de plomb. Guérison.*

Dambout, trente-deux ans, bonne constitution ; accouchée d'un troisième enfant il y a vingt-huit mois ; jamais de mal au sein, a nourri pendant dix-huit mois. Alors un abcès s'est montré à la partie externe du sein gauche, elle sèvre quinze jours après. Depuis cette époque, abcès multiples dans tous les points de la mamelle. Tous se sont ouverts seuls, excepté le premier, qui a été ouvert avec le bistouri ; il en est survenu près de cinquante successivement.

État actuel. Bon aspect, bonne santé générale. Sein gauche tuméfié, bosselé, dur, criblé d'ouvertures qui donnent un pus crémeux ; on peut en compter encore plus de quarante. Le sein est pendant ; deux bosselures douloureuses jusque dans l'aisselle. Le pli qui sépare la mamelle de la paroi thoracique est ulcéré ; dureté, suppuration abondante, bosselure fluctuante en dedans ; en bas la peau est rouge et comme décollée par plaques. La mamelle ressemble à une grosse éponge imprégnée de pus, et à une pomme d'arrosoir. Bandage compressif.

29 juillet 1847. Pas d'amélioration notable ; ouvertures fistuleuses ; en dedans deux bosselures fluctuantes, une troisième moins grosse en dehors.

Sur ces trois points, on applique de la potasse caustique.

7 août. Les escarres sont un peu soulevées ; pas de diminution du gonflement ; la partie inférieure de l'organe est ulcérée et laisse suinter du pus mêlé d'un liquide blanchâtre qui ressemble à du lait.

15. Caustique de Vienne à la partie externe et supérieure du sein.

22. Depuis neuf jours, le bandage compressif a été enlevé chaque jour. (Bains de Baréges, eau de Sedlitz par intervalles, vin de quinquina.)

1er septembre. Frictions avec la pommade d'iodure de plomb.

12 novembre. Le sein n'est plus tuméfié ; en le palpant dans tous les sens on trouve la mollesse, la résistance normale de l'organe, excepté en dehors où l'on rencontre encore un point induré. Les plaies qui existaient à la base sont recouvertes d'une cicatrice fine, rouge ; en dehors, ulcération superficielle qui ne fournit qu'une très petite quantité de pus.

23 décembre. Toutes les plaies sont fermées et le sein est recouvert d'une large cicatrice ; la malade sort guérie.

§ IV. — Abcès froids ou chroniques.

Les abcès mentionnés jusqu'ici appartiennent à la catégorie des abcès chauds ou aigus, et ne sont en réalité que des abcès phlegmoneux modifiés par la disposition anatomique de la région. Il existe aussi des abcès du sein qui suivent la marche, qui présentent les caractères des abcès froids, des abcès symptomatiques, et qui méritent par cela même le titre d'abcès chroniques. A. Cooper, qui en parle, dit qu'on doit les ouvrir après les avoir traités par l'emplâtre ammoniaco-mercuriel ou par une solution de sel ammoniac dans l'alcool rectifié, et recourir ensuite aux toniques, aux fortifiants, aux injections stimulantes. L'auteur anglais ajoute que l'engorgement concomitant des ganglions axillaires se dissipe en général en même temps qu'eux.

et ne doit point empêcher de les traiter comme des abcès ordinaires; ceci ne suffit pas.

On observe dans la région mammaire des abcès froids proprement dits, des abcès symptomatiques de quelque altération des
côtes ou des ganglions lymphatiques voisins, et des abcès ayant
leur racine à l'intérieur même de la poitrine. Ils s'établissent
soit dans l'épaisseur même du sein, soit dans la couche sous-
cutanée, soit au-dessous de la mamelle, absolument comme les
abcès aigus. J'en possède une infinité d'exemples, vus tantôt au
pourtour de la mamelle, soit du côté de la rainure sous-pectorale, soit du côté du sternum, soit du côté de la clavicule, et
tantôt aussi dans quelques régions plus éloignées. On conçoit
après tout que la région mammaire puisse être occupée comme
les autres régions, plus même que certaines autres régions, par
des foyers purulents de toutes les espèces connues : abcès tuberculeux, abcès purement chronique et idiopathique, abcès par
fusée ganglionnaire, abcès par maladie des côtes, de la clavicule, de l'omoplate, de l'articulation scapulo-humérale, abcès
venant du médiastin, ou du poumon, ou du sternum, etc., y ont
tous été rencontrés.

Abcès froids idiopathiques.— Ces sortes d'abcès sont d'espèces
très variées. Les uns résultent d'anciennes tumeurs ramollies;
d'autres contiennent du lait; j'en ai vu d'énormes. Voici quelques exemples de chaque espèce.

OBSERVATION Ire. — *Abcès chronique succédant à une tumeur datant de quatre
ans; fluctuation profonde; sensation d'un tissu dégénéré. Deux incisions:
sortie d'un pus mal lié; nouvel abcès, sortie d'un liquide semblable au premier. Guérison.*

Laplace, soixante-neuf ans, couturière, d'une constitution assez robuste,
a eu dix enfants et cinq fausses couches. Jamais, à la suite de ses nombreux accouchements, elle n'a eu de mal aux seins. Il y a environ dix ans,
elle s'aperçut, dit-elle, d'une petite tumeur, non douloureuse, qui roulait
sous le doigt et changeait de place à volonté; cette grosseur, peu considérable, occupait une très petite portion de la glande mammaire droite, au-
dessous et en dehors du mamelon.

Elle resta stationnaire pendant près de quatre ans. Depuis un an à peu
près, elle a augmenté de volume sans devenir douloureuse; il y a trois se-

maines, il s'y est formé un abcès. Aussitôt après, des ulcères qui, depuis quelque temps, avaient envahi les deux jambes, se séchèrent comme par enchantement.

Aujourd'hui, le sein droit est tuméfié, rouge, la peau en est tendue, bosselée. Si l'on presse le centre de la tumeur perpendiculairement, on ne sent pas la résistance ligneuse et dure du squirrhe, mais bien une fluctuation évidente, qui paraît profonde et étendue.

24 janvier. On ouvre l'abcès sur deux points. Un premier coup de bistouri porté en dessous, de dehors en dedans et de droite à gauche, le second presque perpendiculaire et dirigé un peu de gauche à droite, donnent issue à un liquide rougeâtre, abondant, sanieux, demi-purulent, mêlé de flocons pâles et décomposés. Les parois du kyste sont épaisses, lardacées. (Cataplasmes.)

3 février. L'état de la malade est satisfaisant ; cependant un nouvel abcès formé en dedans du premier est incisé largement : il en sort un liquide entièrement analogue à celui de l'autre. Pansement simple ; charpie dans la plaie ; cataplasmes.

Le kyste se déterge de jour en jour ; on continue le même pansement jusqu'au 28 février.

1er mars. À partir du 1er mars, on applique sur les plaies, qui se cicatrisent, une plaque d'onguent de la mère.

11. La malade sort guérie.

OBSERVATION II. — *Abcès laiteux du sein, indolent, depuis trois mois. Ponction avec le trocart, un quart de verre de lait ; injections d'eau de guimauve, cataplasmes. Guérison quinze jours après son entrée.*

Gay, dix-huit ans, couturière, d'une bonne santé, quoique d'une constitution délicate, est mariée depuis dix-huit mois, accouchée depuis six mois. Son accouchement n'a pas été laborieux ; son enfant est bien portant.

Ses règles viennent bien, ses seins sont peu volumineux, un peu flasques. Elle a nourri pendant les trois mois qui ont suivi ses couches. Quinze jours avant de sevrer, elle remarque une grosseur au sein droit, avec un peu de rougeur ; mais sans douleur notable, si ce n'est de légers élancements qui ont disparu sous l'influence de cataplasmes émollients.

23 juillet 1847. Son teint est bon, elle n'a pas maigri ; elle ne tousse pas, ne sent aucune douleur à la poitrine ; n'a jamais reçu de coups sur le sein.

La tumeur est *bosselée, fluctuante* ; la fluctuation, superficielle sur quelques points, est profonde dans d'autres.

26. On fait une ponction avec un petit trocart ; il en est sorti du pus dans lequel on reconnaît du lait, la valeur d'un quart de verre.

31. On incise avec le bistouri, et l'on panse pendant quelques jours avec des mèches et des cataplasmes.

2 août. On a supprimé les mèches ; injections d'eau de guimauve, cataplasmes.

5. La malade est guérie, elle sort le 8 ; il restait un noyau encore assez dur.

Observation III. — *Mamelle droite; du volume de la tête d'un adulte, douloureuse, donnant la sensation d'une fluctuation profonde. Trois incisions à quelques jours d'intervalle; embarras gastrique.*

Jean, vingt-trois ans, sans profession, d'une assez bonne constitution; sans avoir beaucoup d'embonpoint, elle a cependant les joues assez bien remplies et les membres arrondis; ses cheveux sont châtains, ses yeux gris bleu; son tempérament semble être nerveux. Réglée à l'âge de seize ans pour la première fois, elle n'a cessé de l'être parfaitement jusqu'à l'époque où elle devint enceinte. Il y a deux mois qu'elle est accouchée sans accident. Elle a nourri pendant une semaine; alors le sein droit devint sensible, tendu. Jean continua de nourrir pendant quinze jours, sans que le sein parût augmenter ou diminuer. Étant près d'une fenêtre ouverte, elle se sentit glacée de froid, et remarqua qu'il existait autour du mamelon un bourrelet dur, douloureux à la pression; elle continua néanmoins à donner le sein. La dureté n'augmenta pas, mais son lait diminua sensiblement; elle cessa alors de nourrir. Le noyau dur qui existait autour du mamelon augmenta de consistance dès qu'elle eut sevré. La peau du sein droit, qui avait jusqu'à cette époque conservé sa coloration naturelle, devint rouge d'une manière diffuse. Vingt sangsues autour du mamelon; le sein diminua de volume, la tension disparut. Ce mieux, après avoir subsisté huit jours, fit place à un état moins favorable qu'avant. La rougeur reparut et s'accompagna de douleur et de chaleur. Huit jours après, seconde application de sangsues. (Point de soulagement marqué.)

À son entrée à la Charité le 19 mai 1848, le sein droit, énormément gonflé, est presque aussi gros que la tête d'un adulte; une rougeur diffuse se remarque sur toute la surface. Le mamelon rétracté est comme perdu dans la tumeur. On sent vaguement de la fluctuation. Quand on soulève le sein avec la main, on lui trouve un poids considérable; la douleur est plutôt gravative que franchement aiguë. À la visite du 20 mai, on pratique une petite ponction qui ne pénètre guère qu'à 2 centimètres; il ne sort de cette incision que quelques gouttelettes de sang.

La malade n'a pas de fièvre; son appétit est modéré. Deux portions d'aliment. (Cataplasmes.)

23 mai. Nouvelle ponction semblable à la première, à 3 centimètres du mamelon; sortie de quelques gouttelettes de sang. (Cataplasmes.)

24. La malade n'a pas beaucoup dormi; elle a éprouvé des élancements dans le sein, qui cependant a diminué d'un quart de son volume.

25. Troisième incision, longue de 2 centimètres et demi et profonde de 3, au côté externe et près du mamelon; un flot de pus s'écoule de cette ouverture; il a la consistance et la couleur du pus phlegmoneux; on pourrait facilement en remplir un grand verre. La malade est immédiatement soulagée.

26. Ce matin elle ne souffre pas du tout.

27. Le sein est revenu à peu près à sa grosseur naturelle; la rougeur a disparu en grande partie; il n'existe plus sur toute la circonférence du sein qu'une couleur rosée. Le mamelon est effacé. La suppuration est très abondante. La malade a la bouche mauvaise; une bouteille d'eau de Sedlitz.

28, 29. Malaise, fièvre.

1ᵉʳ et 2 juin. La malade est mieux.

22. Guérison. Elle sort de l'hôpital.

OBSERVATION IV. — *Tumeur indurée du sein gauche. Abcès consécutifs chez une nouvelle accouchée qui nourrissait spécialement de ce sein.*

Thiéry, trente-huit ans, chaussonnière, est depuis trois ans à Paris et n'a jamais été malade. Accouchée il y a quinze jours avec beaucoup de souffrance, elle est revenue à l'hôpital aussitôt qu'elle a pu marcher. Il y a trois semaines elle s'aperçut d'une dureté indolente à la partie supérieure du sein gauche. Elle essaya inutilement d'allaiter de ce côté. Le sein malade n'a commencé à causer des douleurs que le 25 janvier 1836.

État actuel. Sein gauche beaucoup plus volumineux, plus arrondi, plus consistant que le droit. La peau en est légèrement brunâtre, tandis que le sein droit est flasque avec un mamelon développé ; à gauche cette saillie est remplacée par une excavation de 2 à 3 lignes de profondeur, croûteuse, grisâtre, sans ulcérations ; à la pression on n'occasionne pas de douleur ; la malade dit éprouver de vifs élancements. On sent que la glande entière est prise ; on a la sensation d'un fluide et, de plus, du noyau induré mentionné plus haut, qui paraît occuper une base assez large et se continuer avec la glande elle-même (Saignée, cataplasmes.)

30. Mieux, moins de douleur, moins d'élancements.

1er février. Les choses restent à peu près dans le même état.

Du 5 au 9, la position semble s'améliorer, et quoiqu'elle conserve un noyau induré au-dessus du mamelon gauche, la malade demande à sortir pour vaquer à ses affaires.

18. Elle revient à l'hôpital. Un nouvel abcès s'est formé ; une incision donne issue à un pus séreux. A partir de ce moment l'inflammation paraît avoir cédé, et l'on cherche à combattre l'induration qui persiste. Cette femme reste à l'hôpital jusqu'au 25 mars ; trois vésicatoires ont été placés sur le sein gauche sans améliorer sensiblement sa position. Quoique sortie de l'hôpital, elle ne doit pas être regardée comme guérie. Il n'est point probable que l'induration qu'elle emporte se résolve d'elle-même ; il est plus rationnel de penser qu'elle sera forcée plus tard de se soumettre à une opération.

OBSERVATION V. — *Abcès froid au-dessus de la mamelle gauche. Ouverture avec le bistouri.*

Lejeune, vingt-trois ans, coloriste, d'un tempérament sanguin et d'une constitution robuste, vient réclamer les secours de la chirurgie pour une tumeur considérable qu'elle porte depuis neuf mois au-dessus de la mamelle gauche.

Il y a plus d'un an qu'elle est accouchée de son premier enfant : ses couches ont été très heureuses, la délivrance aussi ; la montée du lait s'est bien faite ; les mamelles sont devenues énormes, et cependant la fièvre a été à peu près nulle.

La sécrétion laiteuse a cessé avec facilité au bout de cinq ou six semaines.

Cependant une douleur s'était manifestée dans un point très circonscrit au-dessus de la mamelle gauche, mais elle ne se développait que par la pression, et c'est en faisant sa toilette que la malade s'en était aperçue pour la première fois.

Pendant les trois derniers mois de sa grossesse elle éprouvait une gêne considérable dans les mouvements de la poitrine. Ainsi l'éternument, la toux et les inspirations profondes étaient rendues presque impossibles tant était pénible le point de côté qui se manifestait.

La jeune femme ne crachait presque pas. Après l'accouchement cette gêne diminua notablement *sans cesser tout à fait*.

Le point douloureux dont il a été parlé tout à l'heure correspondait exactement à une côte, s'il faut en croire la malade.

Trois mois s'étaient à peine écoulés depuis la délivrance, qu'une petite bosse se montra dans le point indiqué.

Alors la pression ne développait plus aucune douleur; la malade pouvait éternuer avec facilité. La tumeur grossit d'abord très lentement; mais sur ces entrefaites la jeune femme redevint enceinte, et depuis ce moment (cinq mois) la bosse a considérablement augmenté. Aujourd'hui elle se présente avec les caractères suivants :

Elle est uniformément arrondie et peut avoir le volume de la tête d'un nouveau-né.

Mesurée dans le sens vertical, elle donne, en suivant la convexité, 14 centimètres.

Mesurée de la même façon dans le sens horizontal, elle a au moins 17 centimètres.

Elle confine en bas et en dedans à la mamelle gauche ; en haut elle arrive auprès de la clavicule, en dehors elle atteint le moignon de l'épaule, et dépasse un peu le bord axillaire.

La fluctuation y est manifeste et donne l'idée d'une matière très liquide.

La peau, mobile sur la tumeur, est très mince; en la déplaçant légèrement, on reconnaît que le kyste est développé dans l'épaisseur du tissu cellulaire sous-cutané ; la ténuité du tégument est telle qu'il n'est pas possible qu'on le suppose doublé par sa couche cellulo-adipeuse.

Au reste la tumeur n'est pas rouge, elle n'est pas plus chaude que les parties voisines, et ne présente ni douleurs spontanées, ni douleurs provoquées par la pression.

Sa surface présente seulement quelques légères arborisations, quelques houppes veineuses qui ont leur siège dans le derme lui-même.

18 juin 1844. Ouverture de ce kyste avec un bistouri droit de dedans en dehors, c'est à dire de l'intérieur à l'extérieur, dans une étendue de 3 centimètres environ.

Il s'en échappe un flot de matière puriforme, claire, d'un jaune légèrement verdâtre, entremêlée de grumeaux ou de caillots dont quelques uns, très volumineux, présentant la teinte et qu'on peut prendre à leur aspect soit pour des fausses membranes molles, soit plutôt pour du caséum coagulé. Le doigt, promené dans la caverne, arrive non loin du sternum, mais il ne reconnaît pas de surface osseuse dénudée.

Le chirurgien rencontre une bride lardacée qu'il coupe et qui lui permet d'aller plus loin sans trouver autre chose qu'une surface rugueuse, mais non un os ou un cartilage à nu.

21. La suppuration est de bonne nature et très abondante. Les cataplasmes ont produit une éruption de très petits boutons.

24. La malade demande à retourner dans son ménage.

Les abcès de cette espèce que j'ai rencontrés étaient, pour la plupart, placés derrière la mamelle et avaient débuté par quelques uns des signes du phlegmon ordinaire; plusieurs d'entre eux cependant n'avaient été précédés d'aucune douleur; pour d'autres, la douleur s'était bientôt éteinte, et le volume de l'organe avait continué de croître lentement : les malades, se trouvant mieux à partir de là, avaient cessé de se préoccuper de leur sein. Si la quantité de pus n'est pas considérable, les choses peuvent rester dans cet état pendant plusieurs semaines ou plusieurs mois; jai vu des femmes ainsi atteintes depuis vingt, quarante, soixante jours, et même davantage, se croire simplement affectées d'un engorgement laiteux. Quelquefois aussi, comme dans les cas suivants, l'abcès chronique est la suite d'abcès aigus purement glanduleux.

OBSERVATION VI. — *Abcès axillaire suite d'un érysipèle produit lui-même par un vésicatoire au bras. Incision ; suppuration abondante. Abcès du sein gauche ; incision, cataplasmes. Guérison en cinq semaines.*

Granet, dix-neuf ans, giletière, mauvaise constitution ; teint chlorotique, extérieur des phthisiques, figure pâle, bouffie ; souffrante depuis son enfance ; jamais elle n'a craché de sang. De temps à autres elle a des palpitations. Du côté de la poitrine l'auscultation ne fournit aucun signe; à la région cordiale il y a bruit de souffle au premier temps.

Depuis quelque temps elle a un vésicatoire au bras gauche ; cet exutoire, qui donne peu, a amené un érysipèle, et l'érysipèle l'engorgement des ganglions axillaires, maladie qui a conduit la jeune fille à l'hôpital le 17 mai 1846.

18. Il y a douleur dans le creux de l'aisselle, qui est chaude ; on y observe une plaque rouge, mollasse, fluctuante, un abcès qui se répand en avant, entre les deux muscles pectoraux.

Incision qui donne un verre environ de pus sanguinolent.

20. Suppuration très abondante ; malade très faible, pâleur extrême, yeux caves, pouls très petit.

22. Même état, douleur assez intense à la partie supérieure du bras. Diarrhée.

24. Un peu de délire pendant la nuit.

26. Douleur dans le sein gauche avec saillie rouge et chaude à la partie supérieure et interne.

27. La tumeur d'hier offre une légère fluctuation à son centre.

Incision. Il en sort une grande quantité de liquide purulent très mal lié.

1er juin. La malade se trouve mieux ; la douleur du bras a beaucoup diminué : il en est de même de la suppuration ; du côté du sein l'état est toujours le même.

3. La plaie de l'aisselle se rétrécit ; au sein il en est de même ; la malade reprend des forces.

5. La tumeur du bras a totalement disparu ; il n'y a plus qu'une fente qui laisse suinter une très petite quantité d'humeur ; au sein la plaie se rétrécit de plus en plus ; la jeune fille se trouve beaucoup mieux ; elle peut se tenir sur ses jambes.

10. Le mieux continue ; la figure commence à prendre une légère teinte rosée.

20. La malade demande à sortir.

Les abcès chroniques, qui prennent en partie la forme de kystes, ne sont pas seulement possibles sous la mamelle ou dans l'épaisseur de la mamelle ; ils se voient aussi tout autour de la glande.

Au pourtour du sein, il n'est guère possible de les prendre pour des tumeurs de mauvaise nature, pour des tumeurs cancéreuses, par exemple ; mais au-dessous de la mamelle ou même dans l'épaisseur de cette glande, l'erreur n'est pas toujours facile à éviter. Une méprise de cette espèce a eu lieu il y a peu d'années encore dans l'un des grands hôpitaux de Paris, et c'est un des praticiens les plus haut placés, les plus habiles, qui l'a commise. A. Cooper cite un fait semblable, et je pourrais en indiquer d'autres puisés en dehors des hôpitaux. J'en ai recueilli un il y a près de trente ans, et dont les détails ne seront pas, je crois, dépourvus d'intérêt.

OBSERVATION VII. — La femme Collier, âgée de cinquante-deux ans, lingère, habituellement bien portante, reçut, en février 1823, un coup sur le sein droit. Au bout de six mois, elle remarqua dans cet endroit une bosselure du volume d'une noix. Des sangsues appliquées deux fois sur le mal parurent faire augmenter le volume de la tumeur ; des frictions mercurielles, employées pendant quelques semaines, restèrent aussi sans succès. Entrée à l'hôpital de la Faculté le 8 avril 1824, cette femme avait le sein aussi volumineux que la tête d'un enfant à terme. La surface en était légèrement bosselée, sans que la peau parût avoir souffert. Il était globuleux ou légèrement pyramidal. Jamais il n'avait été le siége de douleurs vives ; plusieurs de ses bosselures, cédant sous le doigt, donnaient l'idée d'une tumeur encéphaloïde.

L'amputation de la tumeur fut décidée pour le 10. Deux incisions courbes furent amenées du devant de l'aisselle près du sternum, en circonscrivant une ellipse assez large de téguments. La tumeur était déjà disséquée à plus de moitié, lorsque le chirurgien, la saisissant des doigts pour l'attirer à lui et la renverser de haut en bas, en déchira le fond. On en vit sortir alors près d'un demi-litre de matière purulente épaisse, grise ou rougeâtre, contenant un grand nombre de masses, de grumeaux, qu'on put prendre un instant pour de la substance encéphaloïde, mais qui n'était en réalité que du pus concret, de la matière caséeuse à des degrés variés de consistance et diversement colorés.

Cet incident rendit l'opération très pénible et pour la femme et pour le chirurgien Continuant de croire à une dégénérescence, on voulut enlever tous les tissus dont l'aspect parut douteux. Comme il était difficile de reconnaître la ligne de démarcation qui séparait le foyer pathologique des parties saines, comme ce foyer avait fusé du côté de l'aisselle, il fallut aller très loin et ouvrir un certain nombre de vaisseaux assez volumineux.

On rapprocha modérément les lèvres de la plaie; la fièvre traumatique et les douleurs restèrent vives pendant trois jours. La suppuration devint abondante à partir du 14, et ne commença à diminuer que le 22. Une contre-ouverture devint nécessaire en bas et en dehors de la plaie, à cause de la stagnation du pus. Il en fallut une seconde quelques jours plus tard, et finalement la malade se trouva guérie vers le milieu de juillet, après avoir été tourmentée longtemps d'un engorgement du bras, qui ne s'est dissipé que dans le courant du mois d'août.

La malade, que je n'ai guère perdue de vue que depuis 1840, est restée parfaitement guérie.

Voici quelques autres exemples d'abcès chroniques de la mamelle tout à fait simples. L'un d'eux a été pris sur une femme enceinte, un autre existait hors de l'état de grossesse et de lactation.

OBSERVATION VIII.— Une nourrice d'une trentaine d'années, venue à l'hôpital de la Charité au bout de six semaines de maladie, avait le sein droit du double plus volumineux que l'autre. Cette femme, qui souffrait peu, qui se portait bien, d'ailleurs, qui n'avait point eu de fièvre, et qui ne savait à quoi rapporter le gonflement de son sein, n'en avait pas moins un énorme abcès derrière la mamelle. En ayant pratiqué l'incision en bas et en dehors, je pus en tirer sur-le-champ plus de deux verres d'un pus assez clair, mais de bonne nature.

OBSERVATION IX. — Une autre femme, âgée de vingt-six ans, forte, quoique un peu lymphatique, avait offert quelques symptômes d'inflammation du sein gauche dès le second mois de sa grossesse. La douleur, les accidents généraux étant restés fort obscurs ; la malade, forcée d'ailleurs de voyager sans cesse, s'en était à peine occupée. Son sein était triplé de volume, et elle se trouvait au neuvième mois de la gestation ; l'absence de rougeur, d'empâtement, de douleur, n'empêcha point de croire à une suppuration sourde et profonde, indiquée au surplus par une fluctuation évidente. Cet abcès, que je crus devoir fendre largement, avait bien son siège dans la mamelle, et contenait près d'un litre de pus.

Dans les cas qui précèdent, l'existence d'une collection puru-

lente sans dégénérescence fâcheuse était, au demeurant, facile à
constater. Voici une observation où il n'en était point ainsi.

OBSERVATION X. — Une femme, déjà avancée en âge, avait au sein droit
une tumeur plus grosse que le poing, développée insensiblement, sans cause
connue, et qui ressemblait tellement à une masse encéphaloïde, que
je suis resté longtemps dans le doute à son sujet. Bosselée, rougeâtre, violacée, arborescente sur quelques points, siège de quelques douleurs
sourdes et d'élancements, cette tumeur donnait au doigt la sensation d'une
masse fongueuse bien plutôt que fluctuante ; cependant, comme l'une de ses
bosselures contenait évidemment une assez grande quantité de liquide, je
crus devoir la fendre et la vider avant de songer à l'extirpation du mal tout
entier. Le liquide qu'elle contenait était très fluide, plutôt séreux que lactescent ou crémeux ; des grumeaux de matière grisâtre, de fibrine ou d'albumine, furent retirés en grande quantité du foyer, dont les parois étaient d'ailleurs très épaisses ; même alors la nature de la lésion parut si incertaine,
que je continuai de craindre l'existence d'un kyste encéphaloïde, sans oser
néanmoins renoncer à l'idée d'un abcès chronique. Après quelques jours
d'hésitation, je pris le parti de mettre complétement à nu le fond du foyer
par deux larges incisions et de le panser à plat. Des cataplasmes de farine
de lin, ajoutés au pansement ordinaire, continués pendant trois semaines,
amenèrent une détersion telle de toute la plaie, que la guérison définitive
parut dès lors en être possible. Elle fut effectivement complète au bout de
six semaines

Une semblable terminaison ne laissera, je crois, d'incertitude
dans l'esprit de personne. Les chirurgiens savent bien qu'une
tumeur, qu'il suffit de fendre et de vider comme un abcès pour
la guérir, ne peut point appartenir à la catégorie des cancers.
Au surplus, la malade est restée sans récidive, et sa santé se
maintient bonne.

J'ai rencontré de ces dépôts chez des femmes d'ailleurs
bien portantes, robustes, d'une bonne constitution, ni scrofuleuses, ni tuberculeuses. Alors la maladie s'est comportée à la
manière des affections locales, et s'est complétement dissipée
sous l'influence de traitements purement chirurgicaux. Le pronostic n'en est pas par conséquent très grave. La médication
qui leur convient le mieux diffère à peine de celle que réclament
les abcès chauds. Seulement, comme il s'agit ici de collections
pour ainsi dire enkystées, ayant à leur intérieur une sorte de
fausse membrane muqueuse, il peut être indiqué de les vider

comme les abcès froids ou les abcès symptomatiques. Si donc le dépôt est large, et que les parois en soient très amincies, il convient de l'attaquer par des ponctions successives, plutôt que par de larges incisions; s'il n'a, au contraire, que des dimensions médiocres, de larges fentes placées de manière à prévenir toute stagnation de liquide sont préférables. C'est également aux grandes incisions qu'il faudrait en venir si l'abcès passait à l'état aigu après une première ponction, ou s'il tardait trop à s'affaisser en entier, une fois réduit à un volume médiocre. Je me trouve bien encore de traiter la plupart de ces foyers par les injections de teinture d'iode pure, après les avoir fendus ou ponctionnés vers leur point déclive.

Je ne ferai pas aux chirurgiens l'injure de croire qu'aucun d'eux puisse conseiller sciemment l'extirpation de tumeurs pareilles. La dissection, l'enlèvement du kyste en est absolument inutile. On substituerait ainsi une opération laborieuse, longue, délicate, à de simples ouvertures d'abcès, sans augmenter les chances de guérison, en s'exposant, au contraire, à une cicatrisation et moins rapide et moins certaine. Il peut être utile de faire des injections détersives dans le foyer, de maintenir une mèche dans l'intérieur de chaque plaie; si toute la paroi de l'abcès a dû être fendue, sa cavité sera remplie chaque jour de boulettes de charpie; dans les deux cas, les cataplasmes doivent être appliqués matin et soir sur toute la région malade.

Les abcès chroniques *symptomatiques* sont également d'espèces *très diverses*.

Abcès tuberculeux. — Quoique possibles là comme partout, les abcès tuberculeux de la mamelle sont cependant assez rares. Leur siège de prédilection est le système ganglionnaire, et jusqu'ici l'anatomie n'a point trouvé de ganglions dans le sein; il est même permis de supposer que les chirurgiens qui ont cru à l'existence de ganglions dans la mamelle à cause de certaines tumeurs s'en sont laissé imposer par quelques granulations de la glande, par quelque production anormale. La mamelle n'en est pas moins quelquefois le siége d'abcès qu'on peut appeler tuberculeux, à cause de leur marche et surtout des caractères matériels du pus qu'on y observe.

Les femmes lymphatiques, d'une constitution détériorée, depuis longtemps affaiblies, sont particulièrement sujettes à ce genre d'abcès, qu'on rencontre aussi cependant chez quelques personnes d'ailleurs bien constituées et bien portantes.

OBSERVATION XI. — Une femme de Provins, âgée de quarante et quelques années, d'une santé qui n'avait rien laissé à désirer jusque-là, entre à la Charité pour une tumeur du volume du poing qui s'était développée insensiblement dans le sein droit, à la suite d'un léger coup de coude. Cette tumeur, qui datait de dix-huit mois, qui n'avait jamais été accompagnée de douleurs manifestes, ni de symptômes évidents d'inflammation, occupait la partie interne et supérieure du sein.

Bosselée comme les tumeurs ganglionnaires, elle était molle, fluctuante sur certains points, et tellement dense sur d'autres, qu'on l'avait prise jusque-là pour une tumeur fibreuse, une masse encéphaloïde ou un squirrhe. L'ouverture que je crus devoir en faire donna issue à un pus moitié séreux, moitié grumeleux, ressemblant de tous points au pus des abcès appelés scrofuleux ou tuberculeux. Les parois du kyste, en partie formées par le tissu mammaire, n'avaient d'ailleurs subi aucune transformation de mauvaise nature. Un examen attentif permit de constater que la cavité purulente se prolongeait, par un trajet légèrement sinueux, jusque dans l'écartement antérieur du médiastin. Nulle altération des os ou des cartilages ni du poumon ne put être reconnue, et comme l'abcès finit par guérir, j'ai cru pouvoir en conclure qu'il n'était entretenu par aucune lésion organique.

J'ai rencontré un abcès à peu près pareil chez une jeune fille de dix-neuf ans, pâle et lymphatique, mais se portant d'ailleurs assez bien. Cet abcès, qui occupait également le côté interne de la mamelle droite, et qui se prolongeait par un trajet assez large jusque sur le devant de la plèvre correspondante, offrait encore, comme caractère particulier, que le pus en était très odorant, tout à fait infect.

Après s'être maintenue quelque temps, la suppuration s'amoindrit peu à peu et se tarit définitivement, dans l'espace de cinq semaines. Pas plus que chez l'autre femme, nous ne trouvâmes chez celle-ci d'indice d'une tuberculisation pulmonaire.

Il ne serait pas impossible cependant que dans l'un et l'autre cas quelques tubercules ramollis, soit du poumon, soit des ganglions sous-sternaux, eussent été le point de départ du mal ; mais cette supposition n'est pas admissible chez une troisième femme dont la collection offrait les mêmes caractères anatomiques, et chez laquelle l'abcès, placé dans le parenchyme glandulaire, n'avait de communication avec aucune région voisine.

Une malade, évidemment atteinte de phthisie pulmonaire, a fini par avoir le sein gauche criblé d'abcès tuberculeux. Le mal a d'ailleurs existé longtemps chez elle sous forme d'adénite indolente ou d'hypertrophie mammaire à bosselures multiples.

Observation XII. — *Hypertrophie mammaire (sein droit), abcès tuberculeux, phthisie pulmonaire.*

Morin, vingt-quatre ans, grêle, délicate, éprouva il y a six mois des symptômes d'une maladie de poitrine, point de côté, toux fréquente, etc. Un vésicatoire à l'épaule gauche, de l'*huile de foie de morue*, des pilules calmantes, tel est le traitement qu'elle a suivi et qui révèle déjà l'apparition ou l'existence de la lésion organique dont ses poumons sont atteints ; c'est à la même époque que débutèrent les douleurs vives qu'elle éprouve au sein, et que la tumeur qu'elle porte commença à prendre de l'accroissement. Depuis la même époque encore les règles ne viennent plus, les signes de tuberculisation pulmonaire se manifestent chaque jour d'une manière plus évidente. Il y a un an, elle a eu un abcès à la gorge : très sujette aux esquinancies, elle est atteinte de laryngite chronique et d'un enrouement permanent.

Il y a quatre mois que la malade s'est aperçue de petites bosselures dans la mamelle droite ; grosses alors comme un petit pois, elles ont acquis aujourd'hui, réunies, le volume d'une pomme. Élastiques, légèrement douloureuses à la pression, elles sont parfois le siége de douleurs lancinantes, mais la peau n'est pas adhérente, la tumeur est mobile sur le thorax ; les ganglions de l'aisselle ne sont nullement engorgés ; depuis un mois environ le mamelon est déprimé, comme ombiliqué ; tous les lobules de la glande prennent part à cet accroissement de volume et sont isolés.

La malade, soumise à un traitement à la fois général et local (huile de foie de morue, trois cuillerées par jour ; purgatifs, eau de Sedlitz, une fois par semaine ; vésicatoire sur le sein ; frictions, iodure de plomb, emplâtre de savon) ; sort le 5 juin de l'hôpital sans être guérie.

Elle ne tarda pas à voir se former vers la partie externe du sein une collection qui fut ouverte par un médecin, et donna issue à du pus qui, depuis cette époque, n'a cessé de couler, et elle rentre pour se débarrasser de ce qu'elle nomme sa fistule. Le sein est, du reste, à part la modification que nous venons de noter, absolument dans le même état qu'à sa sortie de l'hôpital. En haut et en dehors du mamelon, on sent des masses mal limitées, confondues avec le tissu même de la glande, qui n'adhèrent ni à la peau, ni aux plans sous-jacents, et qui sont le siége de douleurs profondes. Les ganglions de l'aisselle sont intacts, ainsi que ceux des parties voisines. Le mamelon ne donne passage à aucune espèce de liquide.

Le 15. Vers la partie supérieure du mamelon se voit un point fluctuant dont la peau est un peu rouge; une ponction donne issue à du pus bien lié et abondant. En examinant la poitrine, on constate en arrière, à gauche, et au sommet, de la matité manifeste, un prolongement de l'expiration en bas, en haut des craquements et quelques gargouillements coïncidant avec une résonnance marquée de la voix à travers les parois de la poitrine. Cette femme, profondément amaigrie, surtout depuis quelque temps, tousse habituellement; elle n'a jamais craché de sang, mais elle expectore des crachats nummulaires, purulents; elle a des sueurs nocturnes et parfois de la diarrhée. (Huile de foie de morue à l'intérieur; cataplasmes sur le sein.)

Le 30. Quelques douleurs se sont manifestées depuis huit jours à droite du mamelon; aujourd'hui on y constate de la fluctuation; incision donnant passage à du pus. (Cataplasmes.) Pas d'appétit, fièvre hectique tous les soirs.

19 octobre. On conseille à cette femme un air moins altéré que celui de l'hôpital, elle demande à sortir. Deux trajets fistuleux donnent passage à du pus séreux assez abondant. (*Exeat.*)

Elle est revenue depuis plusieurs fois à la consultation; de nouvelles bosselures tuberculeuses se sont abcédées, et tout indique que la pauvre malade ne tardera pas à succomber avec tous les caractères d'une tuberculisation pulmonaire.

Abcès avec carie. — Souvent, très souvent, les abcès froids du sein tiennent à une lésion des côtes.

OBSERVATION XIII. — *Abcès chronique. Incisions, cataplasmes, compression; carie des côtes. Mort.*

Rivailler, quarante-huit ans, ouvrière, bien conservée pour son âge, d'une constitution lymphatique, a toujours joui d'une bonne santé; elle a eu sept enfants, et a nourri les trois premiers.

A trente-huit ans elle fit sa dernière couche; avant l'accouchement elle eut peur, de là une hémorrhagie utérine; l'accouchement fut laborieux; la fièvre de lait se passa bien, mais l'accouchée resta faible, languissante. Il y a neuf mois, sans cause connue, sans coup, sans chute, apparut au-dessus et en dedans de la mamelle une douleur sourde avec des exacerbations.

Trois semaines après, cette région devint rouge, tendue, et pendant plusieurs mois les choses en restèrent là.

8 mars 1847, la malade entra dans le service de M. Cruveilhier.

15. On constate l'existence d'un abcès qu'on incise et d'où s'échappe un pus séreux, floconneux.

9 avril. Cette femme est transférée à la Clinique.

La suppuration n'a point cessé d'être abondante.

Depuis six jours on sent à la partie diamétralement opposée du sein, c'est-à-dire en bas et en dehors, des bosselures inégales recouvertes par des téguments empâtés et d'une couleur rouge.

Bandage ayant pour but de soulever la mamelle et d'en comprimer les parties déclives, cataplasme émollient. La marche lente de la maladie et son siège à l'union des cartilages costaux avec le sternum font penser que cet abcès tient à une altération des os.

Le bandage n'amène point de soulagement; les portions externes de la mamelle restent dures comme auparavant. Un pus mal lié s'écoule par incision. A partir de la fin du mois d'avril, la malade perd peu à peu l'appétit, la force et le courage.

En mai tout s'aggrava de plus en plus.

Les poignets, le reste des membres supérieurs, les membres abdominaux, s'infiltrent; la respiration devient gênée, quoique la malade ne tousse pas; douleurs vives au sein. Le 13 mai, pouls insensible, coma profond. (Sinapismes aux jambes.)

Morte le 14 à minuit.

Autopsie le 16 mai.

Le foyer occupe l'espace compris entre le sternum et le tiers interne de la fosse axillaire, en arrière du grand pectoral, en dehors du grand dentelé. Au voisinage de la fosse sous-scapulaire, les tissus sont indurés et offrent une grande épaisseur, les cartilages des troisième et quatrième côtes sont dépouillés de périchondre; l'extrémité antérieure des troisième, quatrième, cinquième côtes est noirâtre, spongieuse, ramollie, cariée.

Aucune perforation pleurale ou médiastine.

Les poumons sont sains, si ce n'est le gauche qui présentait un gros noyau tuberculeux non ramolli. Le cœur n'a rien, non plus que le rein, le foie, l'utérus, etc.

OBSERVATION XIV. — *Kyste purulent au-dessous de la mamelle gauche, tenant aux cartilages de la dixième côte, datant de dix ans; tumeur du volume du poing, globuleuse, sous-cutanée, fluctuante, sans changement de coloration à la peau.*

Chevalier, cinquante-trois ans, journalière, bonne constitution, jamais rien du côté de la poitrine, plusieurs fois *les fièvres*, qui en dernier lieu ont duré onze mois.

Il y a dix ans, à la suite d'un rhume et d'un point de côté, il lui vint une petite tumeur indolente au-dessous du sein gauche; cette tumeur était là depuis huit ans, lorsqu'il y a deux ans elle commença à grossir. On appliqua deux fois des sangsues, puis des cataplasmes. La maladie persévérant et la gêne devenant de plus en plus grande, cette femme est venue à l'hôpital.

12 juin 1848. On observe à la partie inférieure et externe de l'hypochondre gauche, au-dessous de la pointe du dixième cartilage, une tumeur globuleuse, du volume du poing, proéminente, sans changement de couleur

à la peau, mobile et sans empâtement sous-cutané ; il y a de la fluctuation. En haut et en dehors cette tumeur est attachée par un cordon du volume du doigt, cordon dur et fibreux qui se continue avec le sommet du cartilage. On a là comme une poire fixée par un long pédicule sous-cutané : l'ouverture du foyer permet de porter le doigt, puis le stylet, jusque sur le cartilage qui est dénudé et nécrosé.

De tels abcès exigent qu'on ne les méconnaisse point. S'ils tiennent à quelque lésion sous-sternale, le pronostic en est nécessairement grave ; quoique la guérison en soit quelquefois assez prompte, il est à craindre qu'ils ne résistent longtemps, qu'ils ne deviennent l'occasion de réactions sérieuses à l'intérieur du thorax, ou qu'ils ne restent fistuleux à la manière des abcès provoqués par les altérations des os. Au point de vue de la thérapeutique, ils réclament d'une manière toute spéciale le secours des grandes incisions, s'ils sont peu volumineux ; des simples ponctions, au contraire, s'ils sont larges : en supposant que la peau de leur bosselure fût dénaturée, fortement amincie, l'ouverture par le caustique devrait en être souvent préférée. Je n'ai pas besoin d'ajouter que l'état organique ou constitutionnel des malades doit, en pareil cas, être pris en grande considération, et servir de base au pronostic final.

Il est inutile d'insister longuement ici sur les abcès du sein qui peuvent tenir à une maladie des côtes, des cartilages ou de quelques os plus ou moins éloignés. En dehors du diagnostic, de tels abcès n'offrent rien là qu'ils ne puissent présenter partout ailleurs ; il est vrai cependant, et les exemples que j'en relaterai ailleurs en sont la preuve, qu'ils donnent souvent l'idée de tumeurs de nature toute différente.

Les *abcès qui communiquent avec une caverne tuberculeuse* du poumon méritent une mention à part. Chez la femme comme chez l'homme, chez l'adulte comme chez l'enfant, ils offrent des caractères tout spéciaux. Pouvant se manifester d'une manière brusque sous forme d'abcès aigus, ils se développent parfois cependant avec assez de lenteur pour permettre de les classer parmi les abcès chroniques. On ne les voit guère, et il n'est guère possible qu'ils existent dans la région mammaire qu'en arrière ou autour de la glande. Quand les tissus qui leur servent d'enveloppe s'enflamment, c'est d'une manière vague, inégale; la tumeur reste ordinairement molle, ne s'étend qu'incomplètement; la rougeur des téguments est jaunâtre ou violacée, a quelque chose de l'érysipèle; ils sont presque toujours le siège d'une crépitation, d'un gargouillement tout à fait pathognomonique.

Le mécanisme en est d'ailleurs facile à comprendre. Le poumon, envahi par des masses de tubercules, contracte des adhérences avec la plèvre costale; une caverne, établie là, s'ulcère du côté du sein, et les matières, traversant l'espace intercostal, amènent bientôt sous la mamelle une inflammation de mauvaise nature, quand elles ne viennent pas elles-mêmes tout d'abord s'y accumuler; communiquant d'autre part avec les bronches, il est tout simple que le foyer tuberculeux envoie de l'air aussi bien que du pus à l'extérieur, d'où la crépitation et le gargouillement. J'ai observé ce genre d'abcès un grand nombre de fois: d'abord en 1829, à l'hôpital Saint-Antoine, dans les salles de M. Rayer; ensuite chez un enfant âgé de onze ans, dans la clientèle de M. Vasseur; puis chez deux malades de ma division, en 1831 et 1833, à l'hôpital de la Pitié, et enfin chez trois femmes accouchées dans le cours d'une phthisie très avancée. Je les ai si souvent rencontrés dans ma pratique, et leur existence m'a toujours paru un fait si simple, si naturel, que je n'ai pas entendu sans une sorte de surprise mon honorable collègue, le professeur Forget, de Strasbourg, les annoncer comme rares, quand il est venu, en 1846, en communiquer un exemple, qu'il croyait unique, à l'Académie de médecine.

Symptôme très secondaire d'une maladie d'ailleurs incurable, ces abcès n'offrent, après tout, qu'un assez mince intérêt. Qu'on les ouvre, soit avec le caustique, soit avec le bistouri, ou qu'on les abandonne aux ressources de l'organisme, peu importe; la maladie générale ne sera guère plus modifiée d'une façon que de l'autre. S'ils restent peu volumineux et indolents, il est prudent de n'y rien faire, de les livrer à eux-mêmes, ou d'en contenir tout simplement l'expansion à l'aide d'une compression légère. Quand ils s'étendent rapidement, ou quand l'inflammation s'en est emparée, il y a urgence au contraire de les ouvrir promptement. Une fois ouverts, ils ne tardent pas à se rétracter, à se transformer en une sorte de fistule, purulente plutôt qu'aérienne, qui se ferme quelquefois définitivement, et qui, dans d'autres cas, persiste jusqu'à la mort des malades.

Abcès fétides ou gazeux. — On a vu plus haut que certains abcès de la mamelle contiennent du pus infect ou mêlé de gaz ; le fait m'a paru s'expliquer par la communication du foyer avec l'intérieur de la poitrine dans les abcès tuberculeux ; le clapier étant en rapport avec l'extérieur, par l'intermédiaire des bronches et de toute l'épaisseur du poumon, peut contenir de l'air, des gaz et un pus infect, sans qu'il y ait là rien de difficile à comprendre. Mais j'ai vu des abcès fétides, des abcès avec gargouillement dans le sein de femmes exemptes de toute maladie pulmonaire, de toute perforation du thorax.

Observation XV. — Une femme âgée de trente ans, accouchée depuis trois semaines, entre à la Charité avec un de ces abcès, en 1843. D'une constitution ni excellente, ni absolument mauvaise, cette femme avait essayé de nourrir pendant une dizaine de jours. L'abcès avait tous les caractères d'un foyer sous-mammaire venu du parenchyme glanduleux : du volume du poing environ, il proéminait en dehors et en bas de la mamelle. Au moment où j'en fis l'ouverture avec le bistouri, il en sortit à peu près un verre de pus, d'une odeur tellement infecte, que les élèves se retirèrent tous du lit de la malade. Cet abcès était évidemment idiopathique, sans aucune fusée, sans aucune communication avec la poitrine, et la guérison radicale ne s'en fit pas plus attendre que s'il se fût agi de tout autre abcès phlegmoneux sous-mammaire.

Un fait plus insolite encore a été observé depuis par M. Cazeaux à l'hospice des Cliniques. L'abcès dont cet accoucheur a publié l'observation existait aussi chez une nouvelle accouchée, et avait acquis un volume considérable. Non seulement il contenait un pus très fétide, mais encore des gaz en grande proportion, de telle sorte qu'avant d'être ouvert il était le siége d'un véritable gargouillement ; et pourtant il n'y avait chez la malade ni caverne pulmonaire, ni communication d'aucune sorte de la poitrine avec le foyer purulent.

J'ai trouvé aussi des abcès fétides dans l'épaisseur même du mamelon une fois, et dans le disque auréolaire une autre fois. Dans les deux cas, l'abcès ne dépassait pas le volume d'une petite noix ; les femmes, qui n'étaient ni enceintes, ni nourrices, jouissaient d'ailleurs d'une bonne santé sous tous les autres rapports.

La fétidité de certains abcès, clos de toutes parts, est un phénomène qui n'avait point fixé l'attention avant que j'en eusse parlé pour la première fois en 1825, mais que tous les praticiens d'aujourd'hui admettent ; l'explication que j'en ai donnée, et que Dance a indiquée depuis, ne me paraît plus avoir besoin de nouvelles preuves.

Toutes les fois qu'un dépôt s'établit près d'organes creux, communiquant de près ou de loin avec l'atmosphère, le pus est exposé à devenir fétide ; la proximité des conduits muqueux, et de l'air par conséquent, y détermine alors un travail chimique qui en modifie la nature. Soit que l'imbibition amène dans le foyer quelques uns des matériaux habituellement contenus dans les cavités muqueuses, soit que, par l'excès de température qui en résulte ou par sa propre présence, l'abcès dénature les fluides du voisinage, toujours est-il qu'il s'opère là une réaction spéciale ; que non seulement le pus devient fétide, mais encore que la fétidité varie selon que l'abcès se développe dans l'oreille, dans la bouche, sur le trajet du larynx ou de la trachée, au pourtour de l'anus, du vagin ou de l'urètre, dans l'épaisseur des parois abdominales ou thoraciques, etc.

Ce mécanisme m'a paru s'appliquer aussi aux abcès mammaires dont il vient d'être question. Chez une jeune fille qui avait dans l'écartement antérieur du médiastin le point de départ d'un abcès fétide du sein, le fait ne me semble point douteux, à cause du contact qui existait entre le bord antérieur du poumon et la racine du dépôt ; chez la malade de M. Cazeaux, la collection, étant sous-mammaire, a pu être influencée par le voisinage du poumon, qui en définitive n'en était séparé que par une paroi thoracique amincie. La présence des gaz s'explique de la même façon ; si le voisinage du poumon a pu donner une odeur fétide au pus, il a dû pouvoir aussi provoquer dans le foyer une décomposition capable de faire naître des gaz. Quant aux petits abcès fétides du mamelon et de l'auréole, je ne sais s'il serait raisonnable d'en chercher la cause dans le voisinage des canaux galactophores distendus ou parcourus par le liquide lacté. Le foyer lui-même n'aurait-il pas eu pour siége une ampoule lactifère, quelque point d'un conduit excréteur accidentellement dilaté?

ARTICLE IV.

FISTULES DU SEIN.

On a décrit deux genres de fistules mammaires : les unes qui résultent de quelque suppuration ancienne ; d'autres qui tiennent à une altération des conduits lactés.

Fistules purulentes. — Le nom de fistules donné à certains trajets établis à la suite d'abcès du sein me paraît assez mal choisi ; de pareilles fistules ne sont, en effet, que des abcès restés ouverts, et entretenus par la persistance de la suppuration ; avec ce nom, quelques praticiens ont été conduits à une thérapeutique en réalité fort peu rationnelle. Comment fermer de pareilles fistules, en oblitérer l'orifice, sans en avoir, au préalable, tari la source, c'est-à-dire, sans avoir cicatrisé le fond de l'abcès ? Traiter par des attouchements caustiques, le simple affrontement, l'avivement des bords de l'ulcère, une maladie semblable, n'est-ce pas s'attaquer à l'ombre en oubliant l'objet ? n'est ce pas agir contre toutes les régles de la chirurgie ? N'étant que des ouvertures d'abcès, d'abord profonds le plus ordinairement, d'abcès interlobulaires ou glanduleux quelquefois, et rarement d'abcès sous-cutanés, on doit renvoyer au chapitre des abcès, et non au chapitre des fistules, ce qui concerne cette apparence de maladie, dont voici une observation.

OBSERVATION I. — *Engorgement chronique; trajet fistuleux, consécutif à des abcès glandulaires, trois mois avant l'entrée de la malade à l'hôpital. Amélioration par la compression avec les bandelettes.*

Ramée, vingt-trois ans, domestique, belle constitution, tempérament lymphatico-sanguin, ayant toujours joui d'une bonne santé, accoucha il y a trois mois de son premier enfant. Elle a nourri pendant huit jours; au bout de ce temps, sa mamelle droite devint douloureuse et se gonfla; trois semaines après, l'abcès s'ouvrit; l'engorgement ne se dissipa point, et au bout de six semaines un nouvel abcès se fit jour.

Depuis quelques jours la malade ressent dans la hanche gauche une douleur assez vive.

11 mars 1843. *Etat actuel:* La mamelle droite, flasque, large, un peu plus développée que celle du côté gauche, présente un engorgement dur dans toute sa portion centrale, c'est-à-dire dans un diamètre de 0,08 à 0,10, sans altération sensible de la peau, sans développement anormal de sensibilité. Un pertuis situé au-dessous du mamelon donne issue à une petite quantité d'un liquide séreux, lactescent. Au-dessus du mamelon, il existe un petit enfoncement avec adhérence de la peau (cicatrice de l'ancien pertuis). On établit sur le sein une compression exacte à l'aide de bandelettes de diachylon.

20. On enlève les bandelettes de diachylon. L'engorgement de la mamelle a presque entièrement disparu; la fistule est fermée.

Fistules galactophores. — Ce que je viens de dire n'a point pour but néanmoins de nier l'existence des fistules réelles du sein. Je sais, au contraire, qu'il y en a au moins de deux espèces : ce sont des trajets plus ou moins longs, mais en général assez courts cependant, qui s'ouvrent d'un côté sur la peau, et de l'autre dans la cavité des conduits lactés. L'orifice de ces fistules est tantôt très étroit, tantôt assez large; le liquide qui s'en échappe est lactescent, séro-purulent, ou simplement séreux. C'est plus particulièrement autour du mamelon que de pareilles fistules s'établissent; je les ai vues deux fois occuper le mamelon lui-même.

Les engorgements laiteux, la rétention du lait dans ses propres conduits, en sont la cause ordinaire; elles peuvent survenir aussi par suite de plaies du sein, par le fait de tous les genres d'incision que réclament ou nécessitent les abcès. Si quelques uns des conduits lactés s'engouent, s'oblitèrent, le lait les distend derrière l'obstacle, les transforme en kyste; une fois établie, l'ouverture du kyste peut rester fistuleuse. Que, pendant la lactation, un des gros conduits galactophores vienne à être tranché, entretenue par le passage continuel du lait, la plaie, restant béante, pourra également se transformer en fistule; il en est de même à la suite de certains abcès, lorsque le foyer communique avec un ou plusieurs des conduits excréteurs de la glande.

Observation II. — *Abcès parenchymateux du sein gauche; fistule lactée. Purgatifs, vésicatoires volants, compression. Guérison.*

Une jeune femme âgée de vingt ans, maigre, lymphatique, accouchée depuis trois mois, avait déjà eu un enfant; mais nul accident n'avait suivi sa première couche, bien qu'elle eût allaité. Cette fois, au contraire, le sein droit a été pris d'une inflammation guérie à l'hospice des Cliniques.

La malade ne peut donner aucun renseignement précis sur cette maladie; mais il est probable qu'elle était de même espèce que celle qui l'amène aujourd'hui à la Charité.

Le sein gauche est dur, bosselé; tout autour du mamelon se voit une rainure en arcade, par laquelle s'échappe un liquide blanc, abondant, mélange de pus et de lait en quantité majeure.

Déclarée il y a quelques semaines, cette maladie a été soumise au traitement ordinaire des abcès du sein; mais elle a résisté avec opiniâtreté.

A mesure qu'une ouverture se tarissait et tendait à se fermer, une tumeur nouvelle s'élevait et finissait par s'ouvrir.

A ces ouvertures diverses, par où passe toujours le liquide déjà indiqué, ont succédé des fistules. C'est par ces fistules plutôt que par l'ouverture naturelle du mamelon que le lait s'épanche maintenant.

Des purgatifs à l'intérieur, un grand vésicatoire volant, puis la compression sur le sein, triomphent du mal en quinze jours, et la malade, entrée à l'hôpital le 5 août 1846, en sort guéri le 27.

Observation III. — *Huit ouvertures fistuleuses (suite d'abcès) au sein gauche, qui semble décollé dans sa presque totalité. Sortie de la malade sans être guérie.*

Bourgeon, vingt-trois ans, d'une constitution forte et sanguine, est accouchée il y a un an pour la seconde fois. A la suite de sa première couche, il était survenu une *glande* dans l'aisselle du côté gauche, glande qui a persisté jusqu'à la seconde couche. La malade avait nourri. Son second enfant mourut presque aussitôt; le sein gauche devint gros et douloureux; il se forma un abcès. On fit six incisions successives, qui donnèrent issue à du pus; quelques unes se fermèrent, d'autres restèrent fistuleuses. Aujourd'hui il existe autour du sein huit ouvertures dont les orifices, très étroits, sont entourés d'une auréole d'un rouge brun foncé; le stylet pénètre à une grande profondeur au-dessous de la mamelle, qui paraît décollée dans sa presque totalité.

Au-dessus du sein, jusqu'à l'aisselle, il existe une tumeur dure, lourde, mobile, adhérente à la peau, allongée, de la grosseur d'un œuf, et recouverte de plusieurs ouvertures fistuleuses ; il n'y a point de douleur dans ces parties. Il en sort un liquide séro-purulent.

Depuis sa dernière couche, la malade, mal réglée, reste souvent deux mois sans avoir ses menstrues.

Elle se refuse à tout traitement, et préfère sortir de l'hôpital.

Les fistules du sein sont du reste presque aussi variées sous le rapport de la situation, de la forme, et même un peu de la difficulté de les guérir, que celles de l'appareil salivaire. Cependant des différences notables existent entre les fistules mammaires et les fistules salivaires. Les glandes destinées à former la salive agissent tous les jours, depuis la naissance jusqu'à la mort, tandis que les fonctions de la mamelle, passagères, intermittentes, ne se montrent que pendant une assez courte période de la vie. D'un autre côté, le liquide salivaire est extrêmement ténu, fluide, pénétrant ; celui que fournit le sein est, au contraire, d'une fluidité peu prononcée. Enfin, quelques uns des conduits salivaires sont longs, volumineux, tout à fait isolés des lobules glanduleux, tandis que les canaux lactés, mêlés presque jusqu'au bout avec le tissu sécréteur, sont toujours, ou tortueux, ou irréguliers, ou de dimension variable dans différents points de leur longueur. De pareilles dissemblances font que la mamelle doit être moins souvent atteinte de fistules réelles que l'appareil parotidien ; que, toutes choses égales d'ailleurs, le pronostic de la maladie doit être moins grave au sein que dans les glandes salivaires.

Il n'en est pas moins vrai que les fistules mammaires résistent parfois d'une façon désespérante, surtout quand elles persistent sans être entretenues par la lactation.

Traitement. — Le traitement des fistules lactées offre quelquefois de véritables difficultés. A l'aide du temps nécessaire pour compléter un allaitement commencé, la fistule peut disparaître d'elle-même ; mais s'il n'est pas permis de temporiser, les moyens locaux ne réussiront pas, si l'on ne tarit pas en même temps et avant tout la sécrétion laiteuse par les médications générales. Il faut ne point perdre de vue alors ce que j'ai dit plus haut de l'opportunité de la lactation chez les femmes atteintes d'abcès glandulaires. C'est, du reste, le même traitement, soit local, soit général, que pour les abcès, qui convient ici, en cas que la femme ne veuille pas s'en remettre au bénéfice du temps ; la compression longtemps continuée est un moyen qui réussit fréquemment contre les fistules galactophores, ainsi que je l'ai souvent constaté, et qu'il est toujours permis d'employer.

On peut aussi, soit que la femme continue d'allaiter du côté malade, soit qu'elle s'en dispense, recourir d'abord à la cautérisation par le nitrate d'argent, ou même par les trochisques de minium ; des compresses imbibées de solution styptique, des poudres astringentes, l'alun, le sulfate de fer en particulier, peuvent être employées concurremment avec la cautérisation, que l'on répète quatre ou cinq fois à quelques jours d'intervalle. La compression rend la cautérisation plus efficace, mais empêchant de donner le sein à l'enfant, elle n'est applicable que chez les femmes qui cessent d'allaiter de ce côté.

Après ou avant la cautérisation on peut essayer les injections irritantes, qu'on effectue au moyen d'une petite seringue chargée d'une solution plus ou moins forte d'azotate d'argent, de sulfate de zinc ou de cuivre, d'alun, de teinture d'iode, ou de décoction vineuse de roses rouges ; il convient du reste que le liquide médicamenteux pénètre, s'introduise dans toute la longueur du trajet, se mette en contact avec la totalité des surfaces altérées. La teinture d'iode pure poussée ainsi une fois par semaine est un des meilleurs moyens que je connaisse ; une fois l'inflammation artificielle arrivée au point d'acuité désirée, on s'arrête pour invoquer de nouveau, quelques jours après, le secours de la compression. Plus encore que la compression, les injections doivent être mises de côté chez les femmes qui continuent d'allaiter avec le sein fistuleux ; pouvant se mêler au lait qui traverse les conduits malades, les médicaments employés de la sorte compromettraient sans aucun doute la santé du nourrisson.

En supposant que l'ensemble de ces moyens échouât, il y aurait lieu de fendre tout le trajet des fistules rebelles, d'en cautériser directement le fond pour panser à plat, laisser cicatriser le tout par seconde intention ; mais je n'en ai rencontré aucune depuis dix ans qui ait résisté définitivement aux médications que je viens d'indiquer.

Des fistules existent quelquefois au sein de femmes qui ne sont ni enceintes, ni nourrices, ni récemment accouchées, voire même chez des femmes qui n'ont jamais eu d'enfants, ou qui n'en ont plus eu depuis longues années ; j'en ai rencontré une chez une dame C...., âgée de soixante-huit ans, et dont le plus jeune enfant avait trente-neuf ans. Étrangères à la sécrétion laiteuse, elles se montrent alors près de la racine du mamelon, et m'ont paru avoir pour point de départ un renflement, un petit kyste développé aux dépens de quelques conduits galactophores ; un liquide séreux, tantôt limpide, quelquefois jaunâtre ou roussâtre, légèrement poisseux, s'en échappe. Comme les fistules lactées, elles n'occasionnent d'ailleurs aucune souffrance, si ce n'est un prurit, une démangeaison incommodes ; c'est plutôt par le suintement qui en résulte, par l'imbibition continuelle des vêtements dont on les recouvre, que par de véritables douleurs qu'elles tourmentent les femmes. Il est vrai néanmoins qu'ainsi mouillée par le liquide de la fistule, la peau du voisinage est plus exposée à s'excorier, à se prendre d'érysipèle ou d'érythème que dans l'état normal.

Elles sont encore plus difficiles à guérir que les fistules lactées. Ne dépendant point d'un travail sécréteur comme chez les nourrices, elles échappent aux modifications, à l'influence que la suppression, soit spontanée, soit artificielle de la lactation, exerce naturellement sur les autres ; entretenues par un changement ou une altération en quelque sorte mécanique de conduits qui n'ont plus de fonctions à remplir, elles ne se laissent point atteindre par les médications générales. Aussi ne convient-il de les attaquer que par les moyens locaux : c'est ici que les injections, la cautérisation peuvent être employées sans crainte et de prime abord. Dépe u vues d'engorgement concomitant, de trajets sinueux, de parois épaissies, occupant en général quelque anfractuosité, une toute petite rainure du pourtour du mamelon, elles sont difficiles à tarir par la compression. Chez la dame dont j'ai parlé tout à l'heure, tout ayant échoué, j'en vins à fixer la fistule avec un pli des téguments dans une sorte d'agrafe compressive qui en amena l'oblitération. Toutes celles que j'ai vues ayant fini par guérir, j'incline même à croire qu'il ne doit pas y en avoir d'incurables. J'en ai observé une qui s'est tarie définitivement d'elle-même, après tous les genres imaginables de traitement. Plus rebelles qu'on ne serait d'abord porté à le penser, les fistules lactées ou purement séreuses de la mamelle n'en constituent pas moins une maladie moins grave qu'on ne l'aurait cru d'après les travaux publiés sur elles par divers chirurgiens il y a quelques années. Peut-être a-t-on confondu avec elles, dans quelques cas, le suintement roussâtre qui se fait par le mamelon de certaines femmes atteintes de tumeurs bénignes ou malignes.

ARTICLE V.

VÉSICATOIRE ET COMPRESSION.

§ Ier. — Vésicatoire.

Parmi les ressources thérapeutiques dont j'ai parlé aux articles *Phlegmon* et *Abcès*, il en est deux : le vésicatoire et la compression, sur lesquels j'ai besoin de revenir un instant.

Vésicatoires volants. — Appliqués sur les tuméfactions et engorgements chroniques, les vésicatoires volants sont, de l'aveu de tous les chirurgiens, un excellent moyen résolutif. Mais quand il s'agit d'inflammation ou d'abcès aigus, peu de praticiens auraient osé les appliquer à la mamelle. Là, comme ailleurs, ils constituent cependant une puissante ressource, un des résolutifs les plus énergiques qui soient à la disposition du médecin.

Faisant un fréquent usage, depuis 1830, des vésicatoires à larges dimensions dans le traitement d'une infinité de maladies aiguës, je n'ai pas tardé à m'en servir aussi pour combattre certains phlegmons de la mamelle, et je vais dire ici quels sont les résultats que j'en ai obtenus.

Inflammations. — Il y a tant de manières de combattre les inflammations aiguës du sein, que personne n'aura la pensée de les attaquer dès le principe par de larges vésicatoires, non qu'ils ne soient capables d'en arrêter souvent le progrès, de les faire avorter, mais parce que c'est un remède d'une certaine violence, que les malades n'acceptent pas volontiers.

Je ne conseille point le vésicatoire pour les engorgements laiteux, pour les phlegmons parenchymateux, avant la formation du pus. Contre le phlegmon sous-cutané, il réussirait assez fréquemment, ainsi que je m'en suis assuré un certain nombre de fois ; mais c'est contre le phlegmon profond qu'il m'a paru le mieux indiqué. Alors, en effet, les autres médications ont si peu de prise contre le mal, qu'il est bien permis d'essayer celle-ci, malgré la douleur qu'elle peut occasionner.

Abcès. — Sur le sein, comme ailleurs, le vésicatoire volant a cela de rassurant, que, malgré du pus de formé, un abcès établi, son action n'en conserverait pas moins une utilité notable. On peut dire de lui qu'il agit à la fois comme résolutif puissant quand le pus n'existe pas encore, et comme maturatif énergique quand la résolution du phlegmon n'est plus possible.

Il empêche la suppuration et concourt à amener la résolution de la phlegmasie si on l'applique de bonne heure. Un peu plus tard, il hâte la formation de l'abcès en ramollissant la tumeur, en diminuant la sensibilité, la tension, l'épaississement des tissus. Dans les abcès ouverts, si la guérison se fait trop attendre, le vésicatoire trouve encore sa place. Posé sur toute la région tuméfiée, y compris les ulcères ou les plaies, il tend à la fois à

tarir les foyers, à déterger les fistules, à résoudre les engorgements concomitants.

Pour être utile dans ces différents cas, le vésicatoire doit être
soumis à certaines règles. Ainsi, dans la première période
du phlegmon sous-cutané, on n'y a recours que chez les femmes
qui redoutent par-dessus tout la nécessité de quelques incisions. On n'y songerait, dans le phlegmon profond, que si la
phlegmasie, à la fois large et très intense, existait chez une
personne qu'il ne serait pas prudent de soumettre à d'abondantes émissions sanguines. Dans ces deux sortes de phlegmons, c'est plutôt lorsque la marche de l'inflammation est en
quelque sorte incertaine, que les vésicatoires volants conviennent.
Le vésicatoire réussit encore quelquefois, même quand il y a déjà
du pus de formé. J'ai vu, au sein comme dans une infinité d'autres
régions, des collections de pus d'une certaine étendue, et dont
l'existence était manifeste, disparaître complètement sous l'influence de ce moyen, sans aucune sorte d'inconvénient pour
l'état général des malades. Plus tard, c'est-à-dire quand les dépôts sont nettement établis, on ne songe point à les couvrir de
vésicatoires, à moins que leurs parois ne tardent trop à s'amincir,
qu'ils ne tendent à rester stationnaires, à prendre la forme chronique. Une fois ouverts, les abcès du sein ne réclament l'intervention des vésicatoires que s'ils languissent, si la détersion s'en fait mal, si les tissus continuent d'être bosselés, indurés,
semblent avoir besoin d'une secousse organique pour réagir
convenablement.

Observation Ire. — *Abcès glanduleux ; sein gauche ; nouvelle accouchée qui a
commencé à nourrir. Larges vésicatoires volants. Guérison en dix-neuf
jours.*

Fossard, vingt-cinq ans, cuisinière, bien constituée, n'ayant jamais fait de
maladie grave, est accouchée il y a deux mois, et n'a nourri que pendant
un mois. Il y a quinze jours, son sein gauche devint douloureux et s'enflamma
vers sa partie interne et supérieure : cela tient sans doute à ce qu'il est volumineux et flasque, à ce qu'il pend en dehors, de sorte que le tiraillement qu'il
exerce aura donné lieu à l'abcès que nous voyons aujourd'hui, 20 février
1847.

La malade n'a fait usage que de cataplasmes émollients.

On constate une tumeur ayant son siége dans le tissu de la glande elle-même: la peau est rouge: à son sommet, on constate un point fluctuant.

21 février. La suppuration paraissant difficile, on ordonne l'application d'un large vésicatoire volant sur la tumeur.

La malade se plaint d'avoir eu de la fièvre seulement depuis deux jours. L'appétit s'est conservé.

Le 22. La douleur causée par le vésicatoire a effacé la douleur du mal; l'action des cantharides sur les organes génito-urinaires a été nulle. Cependant la fièvre a été plus forte que les jours précédents, mais ce matin il n'y en a plus. On fait sécher le vésicatoire.

Le 25. La fluctuation a disparu, mais tout le côté interne du sein est dur, engorgé; le noyau primitif surtout participe à ce changement. Nouveau vésicatoire plus grand que le premier.

Le 26. La malade se plaint de l'action du vésicatoire sur les organes génito-urinaires. On le fait sécher. Léger mouvement fébrile.

Le 29. La douleur du sein a disparu, l'engorgement a diminué; plus aucun signe de fluctuation. Plus de fièvre; l'appétit, perdu pendant ces jours derniers, est revenu. Un quart d'aliments. Frictions mercurielles; 6 grains de calomel en trois paquets.

3 mars. Comme la malade a mal supporté son calomel la première fois, on y joint de l'extrait d'opium.

7. On a continué le traitement mercuriel; le noyau d'engorgement diminue, il est survenu ce matin une stomatite.

9. L'engorgement a disparu tout entier du foyer primitif. La salivation continue. On cesse l'emploi du calomel, mais on fait toujours les frictions avec l'onguent gris.

Enfin, le 12, le sein a recouvré toute sa souplesse. La malade sort malgré sa stomatite.

Ce n'est point au-dessous ou autour du sein, ni sur des régions éloignées, mais bien sur la partie malade elle-même, que j'applique les vésicatoires en pareil cas. L'emplâtre doit avoir des dimensions telles, qu'il déborde les limites du mal par toute sa circonférence, dût-il avoir 2 et 3 décimètres de largeur. Il convient, quoiqu'on ait nié de nos jours l'efficacité de cette précaution, il convient, dis-je, d'y ajouter une assez grande quantité de camphre, afin de diminuer la réaction des cantharides sur la vessie. Au premier pansement, on enlève l'épiderme, si les phlyctènes se sont largement étalées; autrement on se borne à en évacuer le sérum par de simples sections. On panse ensuite avec une feuille de papier brouillard enduit de cérat, ou bien avec les cataplasmes émollients si les douleurs sont trop aiguës. Les souffrances

que cause le vésicatoire sont, en général, beaucoup moindres
qu'on ne s'y attendrait de prime abord ; la plupart des femmes en
sont tout étonnées les premières ; il n'est pas rare même que la douleur de l'inflammation s'éteigne en grande partie sous le vésicatoire. Si la résolution doit survenir, la tuméfaction diminue bientôt, et aucune bosselure ne surgit à la surface du sein ; si
l'action maturative du vésicatoire prédomine, au contraire, on ne
tarde pas à trouver quelques points de la mamelle plus mous,
plus minces, plus saillants que les autres ; dans le premier cas, la
médication résolutive doit être continuée ; il faut songer dans le
second, à ouvrir, à traiter le dépôt purulent.

Quand on emploie les vésicatoires volants sur des mamelles en
suppuration avec fistule ou ulcère, c'est toujours à titre de résolutifs. On doit, par conséquent, leur associer aussitôt qu'ils sont
levés, soit des cataplasmes émollients, si l'inflammation profonde
est encore aiguë, soit des onctions mercurielles ou iodurées, si
l'induration, l'engorgement des parties sont devenus chroniques.
J'ajouterai, d'ailleurs, qu'il est bon de revenir à l'emploi de ce
remède une ou plusieurs fois, quand il a produit d'abord quelque
bien ; comme l'utilité de son action ne se montre guère qu'au
bout de deux ou trois jours, comme cette action peut se prolonger ensuite pendant plusieurs semaines, ce n'est, en général, que
tous les dix à douze jours qu'il convient de le prescrire : j'en ai
fait appliquer ainsi jusqu'à quatre et cinq successivement dans
certains cas de maladies déjà anciennes.

§ II. — Compression.

Depuis 1823, depuis 1826 surtout, que j'ai publié mes premières recherches sur l'emploi de la compression dans le traitement des inflammations aiguës, cette ressource de la thérapeutique moderne a pris une très grande extension, et malgré
sa position désavantageuse, la mamelle a dû en invoquer aussi
le secours. Aujourd'hui je ne suis plus le seul à la mettre en

usage contre les inflammations du sein, comme il y a vingt ans. Dans un excellent mémoire (1), mon collègue à la Faculté, le professeur Trousseau, et M. le docteur Contour, montrent tout le parti qu'on peut tirer en pareil cas d'une compression bien faite. Il ressort de leurs observations, comme des miennes, comme de celles qui ont été publiées par M. Raimbert (2) : 1° que, dans la première période des inflammations de la mamelle, la compression calme plutôt qu'elle n'augmente les douleurs ; 2° qu'elle arrête quelquefois, au point de les dissiper dans l'espace de quelques jours, les phlegmasies les plus aiguës ; 3° qu'elle limite et restreint les dimensions des foyers purulents encore clos ; 4° qu'elle opère souvent la dessiccation des abcès libres, ouverts, et la résolution de l'engorgement qui entoure les collections purulentes ; 5° qu'elle tarit et cicatrise fréquemment des fistules, des trajets sinueux qui avaient résisté à tout autre moyen de traitement ; 6° que c'est, en un mot, une des meilleures ressources qu'on puisse opposer aux gonflements subaigus simples ou composés qui précèdent, accompagnent ou suivent les abcès de la mamelle.

Malgré son efficacité incontestable, la compression ne sera cependant guère employée contre les phlegmasies pures et simples du sein, non plus que contre les abcès encore clos. Elle est alors d'un emploi trop gênant, trop difficile ; son succès est trop rarement complet, pour qu'on s'y décide, pour qu'on y assujettisse les femmes. C'est plus particulièrement quand une issue a été donnée au pus que la compression convient. Après l'ouverture des abcès, mieux que tout autre moyen, elle permet de mettre les parois du foyer en contact et d'en amener le recollement ; à son aide, on obtient parfois dans l'espace de deux ou trois jours la guérison des dépôts les plus larges. Des fistules, des trajets sinueux existent-ils par suite d'abcès dans la mamelle, une compression bien faite les tarit souvent en même

____

(1) *Journal des connaiss. médic.-chirurg.*, février 1841, t. VIII, p. 45.
(2) *Ibid.*, septembre 1842, p. 96.

temps qu'elle opère le dégorgement, l'assouplissement de tout l'organe engorgé.

Pour que la compression réussisse, il faut qu'elle soit bien faite, et ce n'est pas chose facile au sein. Avec sa forme hémisphérique et sa structure lobulée, la mamelle se prête difficilement à l'application des bandages en général, et surtout à l'emploi des bandages compressifs. Le bandage de corps, ne pouvant guère presser que d'avant en arrière, est incapable de remplir le but. Avec une bande, on arrive bien à comprimer par devant, par-dessous et par-dessus, mais les extrémités du diamètre transversal de la mamelle échappent presque forcément, et le but alors n'est également atteint qu'incomplétement. Les bandages particuliers, le linge triangulaire et la plaque de fer-blanc imaginée par M. Raimbert, se dérangent avec trop de facilité sous l'influence des mouvements de la poitrine, de l'épaule et de la tête. Aussi les bandelettes de diachylon que j'ai préconisées dès longtemps, et que M. Trousseau a surtout mises en vogue, constituent-elles un des meilleurs moyens de comprimer le sein.

Même avec les bandelettes emplastiques, la compresion des mamelles est encore difficile; si elle est mal faite, l'état de la femme peut en être aggravé. La forme, le volume, la position du sein varient tellement, qu'il est impossible d'établir des régles de détail pour l'application de semblables bandages; on peut dire cependant que la mamelle doit être comprimée de la circonférence au centre, ou des côtés vers le milieu, soit de haut en bas et de bas en haut, soit latéralement, plutôt que d'avant en arrière; dans presque tous les cas, surtout quand il s'agit d'abcés ouverts ou de fistules, des remplissages en forme de plaques ou de compresses graduées doivent être appliqués en même temps sur les points les plus creux ou qui ont le plus besoin d'être soutenus.

Quand on se sert de bandelettes, il est utile qu'elles prennent toute la circonférence du thorax, soit horizontalement, soit en passant sur l'une des épaules, à la manière d'une spirale, ou en forme de diagonale ou d'ellipse. Alors aussi les fistules, les plaies peuvent être emprisonnées dans le bandage, qu'on laisse en place une semaine, et même jusqu'à guérison complète. Si la pression semble se relâcher au bout de quelques jours, de nouvelles bandelettes, de nouvelles plaques de remplissage sont réappliquées par-dessus les premières et réussissent en général très bien.

Ces bandelettes, qui agissent par leur vertu emplastique, en même temps que comme instrument de compression, ont sur les bandages de linge l'avantage d'une grande fixité ; mais elles ont l'inconvénient de provoquer facilement des érysipèles, d'occasionner une grande démangeaison, d'excorier aisément la peau du côté des aisselles, et de former des cercles inextensibles autour de la poitrine. Au surplus, à la mamelle plus encore que sur les membres, la compression est un moyen dont l'efficacité dépend autant du chirurgien qui l'emploie que du remède en lui-même. Les descriptions qu'on en pourrait faire ne servent guère à celui qui n'en devine pas le manuel, et n'éclairent en rien celui qui en a bien saisi le but et les indications.

Chez certaines femmes, le sein est tellement détaché du thorax, qu'on peut le comprimer à la manière d'un membre par des circulaires allant du thorax vers le mamelon. Avec des bandelettes, la compression se maintient assez bien en pareil cas. Il est difficile, au contraire, d'empêcher le glissement des doloires d'une bande de linge. Aussi est-il bon d'associer parfois les bandelettes emplastiques au bandage ordinaire. Après avoir comprimé le sein par des doloires verticales, on applique d'autres bandelettes d'avant en arrière pour croiser les premières dans toutes sortes de directions, puis on en fixe les extrémités au moyen de tours de bande sur le devant de la poitrine.

Il vaut encore mieux, ainsi que je l'ai dit (1), comprimer alors la mamelle comme s'il s'agissait du testicule. Des rubans emplastiques placés en cercle sur la racine de l'organe sont recou-

____

(1) Article MAMELLE, *Dictionnaire de médecine.*

verts et fixés par d'autres qu'on dirige en travers ou de haut en bas, de telle façon que le tout ressemble à une capeline. On obtient de la sorte un bandage qui ne comprime nullement la poitrine, qui laisse la respiration tout à fait libre. Seulement il est rare qu'effectuée d'après ces principes, la compression soit assez solide, assez permanente pour remplir exactement le but qu'on se propose.

Avec les bandages spéciaux, avec de simples bandes soit de linge, soit de flanelle, comme avec les bandelettes emplastiques, la compression, je l'ai déjà dit, a presque toujours besoin de remplissage ; la charpie, l'étoupe, le coton, se roulant sous le bandage en noyaux, en bourrelets, en inégalités nuisibles, c'est aux compresses graduées ou à des plaques d'agaric qu'il faut avoir recours de préférence. On les place tantôt en haut, tantôt en bas, quelquefois en dedans, le plus souvent en dehors. Les points qui en réclament l'emploi, leur largeur, leur épaisseur, leur forme, doivent varier pour chaque cas, et il n'y a pas moyen de donner sur leur application générale des détails véritablement utiles. C'est près de chaque malade, et en quelque sorte chaque jour, que le chirurgien pourra en spécifier les nuances, en les adaptant aux conditions physiques de chaque mamelle.

Chez certaines femmes, la glande atteinte d'abcès ou de fistules est si molle ou si longue, qu'elle descend bien au-dessous de sa racine sur le devant ou le côté de la poitrine. Ici, la compression peut être effectuée d'une autre façon. Quelques pièces de linge, ou quelque autre corps protecteur, sont d'abord placés entre la mamelle et la peau du thorax. Cela fait, on saisit le sein et on l'abaisse en l'aplatissant sur cette sorte de matelas ; après quoi on le comprime par des circulaires de bande, qui entourent en même temps la poitrine, et qu'on établit de haut en bas jusqu'à ce qu'on soit arrivé au point le plus déclive de la mamelle. L'organe est ainsi compris dans un bandage circulaire, régulier, depuis les aisselles jusqu'au bas des hypochondres, bandage auquel il est d'ailleurs possible de donner la forme du kiastre ou du quadriga, et que l'on rend plus solide par quelques entrecroisements méthodiques. Quand il est possible de ne laisser aucune plaie, aucune fistule, aucun clapier vers la racine du sein, ce genre de compression est un des plus efficaces et des meilleurs que l'on possède.

OBSERVATION II. — *Sein gauche ; abcès sous-mammaire, datant de quinze jours. Incisions, cataplasmes, compression. Erysipèle (onctions mercurielles). Guérison en deux mois et demi.*

Lescalot, vingt ans, cartonnière, de moyenne constitution, bonne santé habituelle, bien réglée depuis l'âge de quinze ans ; primipare, accouchée il y a deux mois : ses règles ont reparu il y a trois semaines, elle a nourri pendant huit jours : la cessation de l'allaitement n'a produit aucun dérangement : le sein gauche était plus gonflé et plus sensible ; la malade donnait à teter de préférence de ce côté ; du reste, elle n'y a jamais reçu de coup, aucune violence extérieure. Il y a trois semaines, il s'y est déclaré des douleurs sourdes avec sensation de froid, et un gonflement qui s'est manifesté peu à peu ; le lait avait cessé ; il n'y a pas eu de réaction fébrile ; la malade n'a pas cessé un seul moment ses occupations.

État actuel. — 31 juillet 1859. Le sein, manifestement augmenté de volume, semble soulevé, projeté en avant et en bas ; il n'y a de rougeur que vers sa base et en dehors ; quand on le palpe, on trouve qu'il a sa consistance normale ; en le pressant, on sent qu'il s'affaisse, et que sa base s'élargit. Si l'on applique au côté interne la main gauche, tandis que la droite presse par le côté externe, on perçoit manifestement de la fluctuation : il y a en bas un point où la sensation de flot est plus sensible que partout ailleurs, et où les tissus semblent amincis. On pratique une incision profonde au côté externe et inférieur, à la base de la mamelle : il s'en écoule une abondante quantité de pus mêlé d'un peu de sang. Affaissement subit du sein et soulagement presque instantané. Cataplasmes. Mèche dans la plaie.

Le 2 août. La nuit a été bonne ; il n'y a presque plus de douleurs, les tissus sous-mammaires restent engorgés ; la pression fait écouler encore du pus sanieux.

Le 3. Hier, sans cause déterminante, il s'est déclaré vers une heure un frisson intense avec froid, tremblement, bourdonnements d'oreille, puis de la chaleur avec fièvre, sueurs, céphalalgie, anorexie, soif. La plaie, étant fermée, favorise la stagnation du pus ; une rougeur assez vive, étalée en plaque, occupe la base du sein en dedans de la plaie ; assez bien délimitée, cette rougeur disparaît par la pression pour revenir ensuite ; elle est sans relief sensible ni bords dentelés.

Le 5. Toute réaction fébrile s'est apaisée ; l'abcès suppure abondamment, mais le pus sort difficilement, un bandage compressif est établi sur le sein avec une canule dans la plaie.

Le 7. Dégorgement sensible ; plus de douleurs. Plaque érysipélateuse vers l'abdomen.

Le 12. On enlève le bandage compressif et la canule, qui ne laissait plus
écouler que quelques gouttelettes de pus séreux ; excoriations superficielles
au-dessous du sein, plus de rougeur érysipélateuse ; les douleurs mammaires
sont calmées et l'abcès en bonne voie de résolution. Santé générale satisfaisante

Le 14. La malade sort guérie de l'hôpital.

N'allez pas croire, cependant, qu'à l'aide d'une compression,
même bien faite, on obtiendra constamment la guérison des
phlegmons, des engorgements phlegmasiques, des trajets fistuleux ou purulents de la mamelle. En montrant ce que l'on
peut attendre d'un pareil moyen, l'analyse des observations que je
donne ci-dessous fait aussi voir qu'il ne réussit pas toujours,
qu'on est assez souvent obligé d'y renoncer, et que, du moins,
il ne dispense pas absolument des autres ressources de la thérapeutique.

ABCÈS TRAITÉS

ANNÉES.	AGE.	PROFESSION.	ACCOUCHEMENTS.	SIÉGE.	CAUSES.
1° Abcès sous-cutanés.					
1834	21	couturière	nouvellement accouchée	sein gauche	suites de couches
1835	47	—	nouvell. acc., a nourri 13 jours	les deux seins	id.
»	19	domestique	nouvell. acc., n'a pas nourri	sein droit	id.
1844	18	piqueuse de bottines	1 enfant; a nourri	les 2 seins	—
2° Abcès glandulaires.					
1835	22	cultivateur	nouvellem. accouchée, a nourri	les 2 seins	suites de couches
»	24	lingère	nouvellem. accouchée, a nourri	id.	id.
1837	20	couturière	—	sein gauche	boutons répétés
»	50	épicière	—	sein droit	coup.
»	29	femme de chambre	—	—	allaitement
»	18	fleuriste	acc. il y a 2 mois, allaitement	les 2 seins	refroidissement
1839	18	domestique	nouvellement accouchée	sein gauche	suites de couches
»	25	id.	id.	sein droit	id.
1841	24	id.	nouvellem. accouchée, a nourri	id.	id.
»	28	id.	3 enfants, allaitement	sein gauche	id.
1844	19	passementière	nouvel'em. accouchée, a nourri	les 2 seins	id.
»	30	chapelière	nouvellement accouchée	id.	id.
»	23	couturière	nouvell. accouchée, allaitement	sein gauche	id.
»	21	domestique	id.	les 2 seins	id.
1845	22	lingère	accouchée, il y a 3 semaines	sein droit	id.
1846	20	—	2 enfants, allaitement	sein gauche	id.
»	31	domestique	1 enfant allaitement	id.	id.
»	19	lingère	1 enfant allaitement	les 2 seins	id.
1847	24	id.	id.	sein gauche	—
»	32	manouvrière	3 enfants, a nourri 18 mois	id.	—
»	55	couturière	—	id.	suites de couches
»	22	domestique	nouvellem. accouchée, a nourri	sein droit	id.
»	32	couturière	id.	id.	id.
»	25	domestique	id.	sein gauche	id.
1842	27	id.	id.	les 2 seins	id.
1837	29	femme de boutique	id.	id.	id.
3° Abcès sous-mammaires.					
1836	21	couturière	2 enfants	sein droit	gerçures
1837	22	cuisinière	nouvellement accouchée	—	suites de couches
»	24	chapelière	2 enfants, nouv. acc., a nourri	sein droit	id.
»	18	fleuriste	2 enfants, nouv. acc., a nourri	les 2 seins	refroidissement
»	33	journalière	2 enfants	sein gauche	contusions
»	21	couturière	nouvellem. accouchée, a nourri	—	suites de couches
1841	25	couturière	plusieurs enfants, nouvell. acc.	les 2 seins	id.
»	22	lingère	nouvellem. accouchée, a nourri	sein droit	suites de couches
1842	25	id.	nouvellem. accouchée, a nourri	sein droit	coup.
»	23	id.	nouvellement accouchée	id.	suites de couches
1844	21	id.	allaitement	sein droit	id.
»	25	lingère	accouchée, 3 mois	sein gauche	—
1845	22	passementière	2 enfants, n'a pas nourri	id.	—
1847	48	ouvrière	7 enfants, a nourri	—	carie des côtes
1848	23	domestique	1 enfant, pas d'allaitement	sein droit	—
1850	20	cartonnière	nouvellem. accouchée, a nourri	sein gauche	suites de couches
1852	23	domestique	nouv. acc., a nourri	sein gauche	suites de couches

PAR LA COMPRESSION.

TRAITEMENT.	COMPLICATIONS.	TERMINAISON.	SÉJOUR.	OBSERVATIONS.
Ouverture spontanée, compression.	—	Amélioration.	—	
Incision, compression.	—	Guérison.	99 jours	Abcès s.-m. cons.; b. eff. de la comp.
Incision, cataplasmes, compression	Adénite axillaire.	id.	22 jours	Engorg. consécutif, b. eff. de la comp.
Incision, cataplasmes, compression	Variole anormale.	id.	53 jours	Cet abc. est à la fois s.-c., par., s.-m.
Incision, cataplasmes, compression	—	Sortie avant la guéris.	22 jours	
Incis., cat., iod. plomb, compress.	Multiples.	En voie de guérison	2 m. 16 j	
Incision, compression	—	Guérison	43 jours	
Compression	—	id.	18 jours	
Incision, purgatifs, compression.	—	id.	23 jours	
Incision, compression.	Ouvert. fistul., engorg.	Amélioration.	28 jours	
Sangs., lin. onm., incis., compr.	—	Guérie	29 jours	
Incis., onguent merc., compress.	—	id.	3 mois	Cet abc. est à la fois gland. et s.-m.
Compression.	Pleurésie.	id.	15 jours	
Sangs., incision, catapl., compr.	Pleurésie (saignée).	id.	30 jours	
Inc., catapl., compr., sel ammon.	—	Sortie avant la guéris.	30 jours	
Incision, compression	—	id.	34 jours	
Incision, compression.	—	Guérison	31 jours	
Incision, cataplasmes, compression	—	id.	2 m. 7 j.	Abcès multip'es.
Incision, cataplasmes, compression	—	Sortie avant la guéris.	3 jours	Rentrée le lendem.
Purg., vésicatoire volant, compr.	Fistules lactées.	Guérison	—	24 jours de séj.
Ouverture spontanée, compression	—	id.	20 jours	De nouveau sor-
Incision, compression	—	id.	23 jours	tie avant guér.
Incision, cataplasmes, compression	—	id.	15 jours	complète.
Pot. caust., pâte de Vienne, comp., iod. pl., iod. pot. à l'intérieur.	—	id.	6 mois	Sein criblé d'ouv.
Sangs., iod. plomb, incis., compr	—	id.	2 m. 20 j	fistuleuses.
Incision, cataplasmes, compression	Devenu sous-cutané.	id.	10 jours	
Ouv. spont., incis., catapl., comp.	—	id.	3 sem.	
Incision, cataplasmes, compression	Devenu sous-cutané	id.	17 jours	
Ouvert. spont., iod. plomb, compr.	Nouvel abcès.	id.	38 jours	
Incision, compression	id. (incision).	id.	35 jours	
Sangs., cat., incision, compress.	—	Guérison	11 jours	
Ouv. spont., ong. merc., compr., iod. plomb.	—	En voie de guérison.	27 jours	
Incis., vésicat., catapl., compress.	—	Guérison	3 mois	
Ouv. spont., sein gauche, incis., sein droit, compression	—	id.	28 jours	
Sel amm., comp., inc., cat.	—	id.	38 jours	
Compression, incision.	—	Guérison	7 jours	
Compression, cataplasmes, incis.	—	En voie de guérison.	19 jours	
Ouvert. spont., incis., compress.	Abc. du sein gauch., inc.	Guérison	2 mois	
Incision, cataplasmes, compress.	—	En voie de guérison.	30 jours	Cet abc. est prof. et s.-c.; en bout. d.ch
Ouvert. spont., catapl., compress.	—	id.	40 jours	Multiples
Incision, cataplasmes, compression	—	Guérison	54 jours	
Incision, cataplasmes, compression	Gale.	id.	47 jours	
Ouverture spontanée, compression	—	id.	22 jours	
Incision, cataplasmes, compression	—	Mort (carie).	35 jours	
Ouv. spont., précipité blanc, comp.	2 nouv. abcès (incision), eczéma	Guérison	13 jours	
Incision, cataplasmes, compression	Erysipèle.	id.	5 sem.	
Vésic., iod. de pl., compression.	—	Guérison	5 sem	

INFLAMMATIONS.

RÉSUMÉ STATISTIQUE.

Le dépouillement de près de 200 observations recueillies à
l'hôpital sous mes yeux par différents élèves a donné le résumé

ANNÉES.	ESPÈCE.	ÂGE.	PROFESSION.	ACCOUCHEMENTS.	SIÉGE.	CAUSES.
1834	sous-cutané	24	couturière.	nouv. acc., a nourri 6 j.	sein gauche	suites de couch.
»	glandulaire	21	id.	id.	id.	id.
»	profond	24	gantière.	—	sein droit	engelur. à l'aiss.
1835	sous-cutané	19	domestique	nouv. acc. n'a pas nourri	sein droit	suites de couch.
»	id.	26	femme de chambre.	un enfant, a nourri.	id.	chute.
»	id.	20	domestique	enceinte	id.	contusion.
»	glandulaire	24	lingère	nouv. accouch., a nourri	les 2 seins	suites de couch.
»	id.	17	—	nouv. accouch., a nourri.	id.	
»	id.	22	cultivateur.	id.	id.	suites de couch.
»	gland. et s.-mam.	39	couturière.	id.	sein gauche	id.
»	sous-mammaire.	21	lingère	nouvellement accouchée.	id.	id.
»	id.	21	—	id.	id.	contusion.
»	id.	39	couturière.	nouvellement accouchée.	id.	suites de couch.
»	sous-cutané	38	journalière.	—	sein gauche	coup.
»	id.	26	femme de chambre.	—	sein droit	id.
1836	glandulaire	33	couturière.	nouv. accouch., a nourri.	sein gauche	suites de couch.
»	id.	33	chaussonnière.	id.	id.	id.
»	id.	36	laitière	3 enfants, nouv. acc.	les 2 seins	id.
»	sous-mammaire.	21	couturière.	2 enfants.	sein droit	gerçures
»	id.	32	id.	—	sein gauche	—
»	sous-cutané	19	couturière.	nouv. accouch., a nourri.	sein droit	suites de couch.
»	id.	25	cuisinière.	—	sein gauche	—
1837	id.	19	coloriste.	enceinte	—	—
»	auréolaire	24	couturière.	2 enf., n. acc., a nourri.	sein droit	suites de couch.
»	glandulaire	26	id.	nouvellement accouchée.	id.	id.
»	id.	48	matelassière.	10 enf. le dernier en 1828	sein droit	refroidissement.
»	id.	20	couturière.	—	sein gauche	erupt. de boutons
»	id.	28	domestique	nouvel'ement accouchée.	sein droit	suites de couch.
»	id.	25	cuisinière.	nouv. accouch., a nourri.	sein gauche	suites de couch.
»	id.	20	femme de chambre.	id.	les 2 seins	id.
»	id.	21	dareuse en bois	nouvellement accouchée.	sein droit	refroidissement.
»	id.	20	femme de boutique.	nouv. accouch., a nourri.	les 2 seins	suites de couch.
»	id.	50	épicière.	—	sein droit	contusion
»	sous-mammaire.	26	couturière.	nouv. accouch., a nourri.	sein droit	suites de couch.
»	id.	22	cuisinière	nouv. acc., n'a pas nourri	—	id.
»	id.	32	—	nouv. accouch., a nourri.	sein gauche	id.
»	id.	20	polisseuse.	id.	id	id.
»	id.	24	ouvrière.	id.	sein droit	id.
»	id.	21	couturière.	enceinte	—	—
»	id.	25	domestique	nouv. accouch., a nourri.	sein gauche	suites de couch.
»	id.	33	journalière.	2 enfants.	id.	contusion.
»	id.	26	domestique	3 enf., n. acc., a nourri.	sein droit	suites de couch.
»	id.	18	blanchisseuse	nouv. accouch., a nourri.	id.	contusion.
»	id.	18	fleuriste.	2 enf., n. acc., a nourri.	les 2 seins	refroidissement
1839	sous-cutané	25	couturière.	nouv. accouch., a nourri.	sein droit	suites de couch.
»	glandulaire.	20	lingère	nouvellement accouchée.	sein gauche	refroidissement.
»	id.	18	domestique	id.	id.	suites de couch.
»	gland. et s.-mam.	25	id.	id.	sein droit	id.

suivant, en ce qui concerne les phlegmasies et les abcès. Mon tableau comprendrait d'ailleurs plus de 200 faits si j'y avais fait entrer tous les exemples d'abcès froids, d'abcès chroniques, d'abcès symptomatiques que je possède.

TRAITEMENT.	COMPLICATIONS.	TERMINAISON.	SÉJOUR.	OBSERVATIONS.
Incision, cataplasmes.	—	Amélioration.		
Ouverture spont. compress.	Multiples	id.		
Incision, cataplasmes.	Abcès de l'aisselle	Guérison.	2 mois	
Incision, catapl., compression.	Adénite axillaire.	id.	22 jours	Engorgem. consécutif.
Sangs., cat., iod. plomb, inc.	—	id.	1 mois	Bons effets de la
Incis., ouv. spontanée, catapl.	—	id.	7 sem.	compression.
Inc., cat., iod. plomb, coup.	Multiples	En voie de guérison.	2 m. 1/2	
Incision, compression	—	Guérison.	38 jours	Abcès sous-mam. con-
Incision, catapl. compression.	—	Sortie avant la guéris.	22 jours	sécutif. Bons effets
Incision, catapl. iod. plomb.	—	Guérison.	16 jours	de la compression.
Incision, cataplasmes	—	id.	22 jours	
id.	—	id.	13 jours	
id.	Nouvel abcès, incision.	id.	19 jours	
Incision, cataplasmes	—	id.	14 jours	
Incis., cataplasmes, sangsues.	Nouvel abcès.	id.	1 mois	
Incis., catapl., teinture d'iode.	—	Guéris. presq. compl.	22 jours	
Incisum, cataplasmes, vésicat.	Multiples.	Non guérie.	55 jours	
Incision, cataplasmes	—	Guérison.	19 jours	
Sangs., cat. incis., compress.	—	id.	11 jours	
Ouverture spontanée, catapl.	—	id.	10 jours	
Incision, cataplasmes.	—	En voie de guérison.	8 jours	
Incis., catapl., ong. mercur.	—	id.	9 jours	
	—	Même état.	—	
Incision, cataplasmes.	—	En voie de guérison.	16 jours	
id.	Multiples	Guérison.	25 jours	
Incision, cataplasmes.	—	id.	7 jours	
Incision, compression	—	id.	43 jours	
Ouv. spontanée, incis., catapl.	Multiples	id.	14 jours	
Vésic., ong. merc., calomel.	—	id.	19 jours	
Ouverture spontanée, incision.	—	id.	17 jours	
Incision, cataplasmes	—	id.	15 jours	
Incision, compression	Nouvel abcès, incision	id.	35 jours	
Compression	—	id.	18 jours	
Ouverture spontanée, catapl.	—	En voie de guérison.	6 jours	
Ouv. spont., cat., ong. merc., iod. plomb., compression.	—	id.	27 jours	
Incision, cataplasmes.	—	id.	5 jours	
id.	—	Guérison.	12 jours	
Incis., vésic., calomel, compr.	—	id.	3 mois	
Incision, cataplasmes.	—	id.	13 jours	
id.	Deux abcès, incision.	Guérison prompte.	—	
Incision, compression, catapl.	—	Guérison.	33 jours	
Ouverture spontanée, catapl.	Deux abcès	id.	35 jours	
Incision, cataplasmes.	—	id.	13 jours	
Ouv. sp., sein gauche, incis., sein droit, compression.	—	id.	28 jours	
Incision, cataplasmes.	—	id.	13 jours	
Sangs., ong. merc., inc., cat	—	id.	30 jours	
Sangs., bn. amm., compr., inc.	—	id.	3 mois	
Incis., ong. mercuriel, catapl.	—	id.	3 jours	

ANNÉES.	ESPÈCE.	ÂGE.	PROFESSION.	ACCOUCHEMENTS.	SIÉGE.	CAUSES.
1840	sous-cutané	15	—	—	sein droit	—
»	id.	24	polisseuse	nouv. accouch., a nourri	sein gauche	suites de couch.
»	id.	21	domestique	—	sein droit	contusion
»	g'andulaire	21	couturière	—	sein gauche	coup.
»	id.	22	id.	2 enfants, nouv. accouch.	id.	suites de couch
»	id.	22	repasse so.	nouvellement accouchée.	sein droit	id.
»	auréolaire	15	couturière	—	sein gauche	eczéma
»	sous-mammaire	16	—	—	sein droit	—
1841	sous-cutané	21	femme de chambre	nouvel. acc., a nourri	sein gauche	suites de couch.
»	id.	20	capotière	id.	sein droit	id.
»	id.	22	lingère	id.	id.	id.
»	auréolaire	23	domestique	nouvellement accouchée.	sein gauche	id.
»	glandulaire	24	domestique	nouvell. acc., a nourri	sein droit	id.
»	id.	28	id.	3 enfants, a nourri	sein gauche	—
»	sous-mammaire	25	couturière	plusieurs enf., nouv. acc.	les 2 seins	suites de couch.
»	id.	22	lingère	nouvell. acc., a nourri	sein droit	id.
1842	s.-cutané et prof.	25	couturière	nouvell. acc., a nourri	sein droit	coup.
»	glandulaire	23	—	id.	sein gauche	—
»	id.	27	domestique	id.	les 2 seins	suites de couch.
»	sous-mammaire	23	couturière	nouvellement accouchée.	sein droit	suites de couch.
»	id.	22	domestique	nouvell. acc., a nourri	id.	id.
1843	sous-cutané	22	lingère	nouvell. acc., a nourri	sein gauche	suites de couch.
»	id.	21	domestique	enceinte	sein droit	—
»	id.	16	passementière	—	sein droit	coup.
»	id.	21	femme de chambre	nouvell. acc., a nourri	—	suites de couch.
»	glandulaire	22	couturière	nouvell. acc, a nourri	sein gauche	gerçures
»	chronique	37	id.	—	id.	—
»	glandulaire	23	domestique	nouvell. acc., a nourri	sein droit	suites de couch.
1844	s.-cutan., parench. et profond.	18	piqueuse de bottines	a nourri	les 2 seins	—
»	sous-cutané	24	gantière	—	sein droit	suit. d'ab. d'aiss.
»	glandulaire	19	passementière	nouvell. acc., a nourri	les 2 seins	suites de couch.
»	id. (froid)	23	coloriste	accouchée il y a un an	sein gauche	—
»	id.	30	chapelière	nouvellement accouchée.	les 2 seins	id.
»	id.	24	blanchisseuse	nouvell. acc., a nourri	sein gauche	id.
»	id.	23	couturière	nouvell. acc., a nourri	sein gauche	id.
»	id. (multiple)	21	domestique	id.	les 2 seins	id.
»	sous-mammaire	24	couturière	a nourri	sein droit	—
»	id.	23	id.	id.	sein gauche	suites de couch.
»	id.	25	lingère	nouvellement accouchée.	sein gauche	—
1845	sous-cutané	21	lingère	nouvell. acc., a nourri	sein droit	suites de couch.
»	id.	19	blanchisseuse	id.	sein gauche	id.
»	glandulaire	16	domestique	—	sein droit	—
»	id.	22	lingère	accouchée 3 semaines	id.	—
»	id.	26	blanchisseuse	acc. 3 mois, a nourri	—	suites de couch.
»	id.	22	domestique	—	sein gauche	coup.
»	sous-mammaire	22	passementière	2 enf., n'a pas nourri	id.	—
»	id.	23	couturière	nouvell. acc., a nourri	sein droit	suites de couch.
»	id.	19	casquettière	nouvellement accouchée.	sein gauche	id.
1846	sous-cutané	27	domestique	2 enfants, a nourri	sein droit	suites de couch.
»	glandulaire	20	—	id.	sein gauche	id.
»	id.	31	domestique	nouvell. acc., a nourri	id.	id.
»	id.	20	id.	nouvell. acc., a nourri	id.	id.
»	id.	20	fleuri le.	—	id.	—
»	id.	19	lingère	nouvell. acc., a nourri	les 2 seins	suites de couch.
»	id.	23	cuisinière	un enfant	sein gauche	—
»	sous-mammaire	28	journalière	nouvell. acc., a nourri	sein droit	suites de couch.

TRAITEMENT.	COMPLICATIONS.	TERMINAISON.	SÉJOUR.	OBSERVATIONS.
Ouverture spontanée, catapl.	—	Guérison.	3 jours	
Incision, cataplasmes	—	En voie de guérison.	5 jours	
Ouverture spontanée, catapl.	Multiples	Guérison.	4 sem.	
Incision, cataplasmes.	Nouvel abcès.	id.	21 jours	
Incision, cat., onguent merc.	—	En voie de guérison.	5 sem.	
Incision, cataplasmes	Fistules, décollement du sein et le long du dos.	Mort.	18 jours	
Pommade au précipité blanc.	—	Même état.	—	
Incision, cataplasmes	—	Guérison.	7 jours	
Incision, cataplasmes.	—	Guérison.	7 jours	
Ouverture spontanée.	2 abcès du sein, et abcès de l'aisselle.	En voie de guérison.	19 jours	
id.	2 abcès (incision).	Guérison.	13 jours	
id.	—	id.	13 jours	
Compression	Symptômes de pleurésie.	id.	15 jours	
Sangs., incis., catapl., compr.	Pleurésie (saignées).	id.	30 jours	
Compression, catapl., incision.	—	En voie de guérison.	19 jours	
Ouvert. spont., incis. compr.	2 abcès (incision).	Guérison.	2 mois	
Incision, catap., compression.	—	En voie de guérison.	30 jours	
—	—	Même état.	—	
Ouv. spont., iod. pl., compr.	Nouvel abcès.	Guérison.	38 jours	
Ouv. spont., catapl., compr.	—	En voie de guérison.	46 jours	
Ouverture spontanée.	—	Guérison.	11 jours	
Incision.	—	Guérison.	41 jours	
id.	—	id.	28 jours	Accouch. prématuré.
Incision, cataplasmes.	—	id.	6 jours	
Incision, cataplasmes.	—	id.	8 jours	
Ouverture spontanée, incision	—	Guéris. presq. compl.	6 jours	
Incision, cataplasmes.	—	En voie de guérison.	25 jours	
Ouverture spontanée.	—	Non guérie.	—	
Incision, cataplasmes, compr.	Variole anormale.	Guérison.	53 jours	
Iod. plomb., incision.	Abcès de l'aisselle.	id.	75 jours	
Inc., cat., compr., sel amm.	—	Sortie avant la guéris.	30 jours	
Incision, cataplasmes.	—	En voie de guérison.	8 jours	
Incision, compression	—	id.	34 jours	
Ouv. spont., incision, compr.	Nouvel abcès	En voie de guérison.	38 jours	
Incision, compression	—	Guérison.	34 jours	
Incision, catapl., compression.	—	id.	2 m. 7 j.	
id.	—	id.	54 jours	
Incision, cataplasmes.	—	id.	2 jours	
id.	—	id.	4 jours	
Incision, cataplasmes.	—	Guérison.	10 jours	
id.	—	id.	13 jours	
id.	—	id.	19 jours	
Incision, catapl., compression	—	Sortie avant la guéris.	3 jours	Rentrée le lendemain, 24 jours. De nouveau sortie avant la guérison complète.
Ouv. spont., incision, catapl.	2 abcès (incision)	Guérison.	12 jours	
Incision, cataplasmes.	—	id.	9 jours	
Ouverture spontanée, compr.	—	id.	22 jours	
Incision, cataplasmes.	—	id.	12 jours	
id.	—	id.	26 jours	
Incision, cataplasmes	—	Guérison.	8 jours	
Purg., vésicat. volant, compr.	Fistules lactées	id.	—	
Ouv. spont., catapl., compr.	—	id.	20 jours	
Incision, cataplasmes.	Érysipèle (2 abcès).	id.	57 jours	
Incision.	Érysip., gangrène, abcès de l'aisselle.	id.	56 jours	
Incision, compression.	—	id.	23 jours	
Ouv. spont., incision, catapl.	—	id.	10 jours	
Ouverture spontanée, catapl.	—	id.	10 jours	

ANNÉES.	ESPÈCE.	AGE.	PROFESSION.	ACCOUCHEMENTS.	SIÉGE.	CAUSES.
1847	sous-mammaire. .	19	giletière.	—	sein gauche	—
»	id. (froid.) . .	19		—	—	—
1847	sous-cutané. . .	21	domestique. . . .	enceinte.	sein droit.	—
»	id.	43	cuisinière. . . .	—	id. . . .	—
»	id.	28	bijoutière. . . .	plusieurs enf., a nourri.	sein gauche	—
»	id.(auréolaire.).	19	relieuse.	—	id. . . .	—
»	id.	22		—	—	—
»	glandulaire. . .	21	lingère.	1 enfant	sein gauch.	—
1847	id.	32	manouvrière. . .	3 enfants, a nourri. .	id. . . .	—
»	id.	55	couturière. . . .	—	id. . . .	—
»	id.	22	ouvrière. . . .	nouve'lement accouchée.	sein droit	suites de couch.
»	id.	22	domestique. . . .	nouvell. acc., a nourri.	id. . . .	id. . . .
»	id.	25	id. . . .	id.	sein gauch.	id. . . .
»	id.	32	couturière. . . .	id. . . .	sein droit.	id. . . .
»	id.	20	giletière. . . .	—	sein gauch.	—
»	id.	25	domestique. . . .	1 enfant, a nourri . .	id. . . .	suites de couch.
»	id.	25	—	nouvell. acc., a nourri.	id. . . .	id. . . .
»	id (laiteux). .	18	couturière. . . .	1 enfant, a nourri . .	sein droit.	id. . . .
»	sous-mammaire. .	22	giletière. . . .	—	id. . . .	contusions. . .
»	id.	33	nudiste. . . .	1 enfant, a nourri. . .	les 2 seins	suites de couch.
»	id.	48	ouvrière. . . .	7 enfants, a nourri . .	—	carie des côtes
1848	sous-cutané. . .	48	blanchisseuse. . .	—	sein gauch.	contusions. . .
»	id.	16	id. . . .	—	id. . . .	id. . . .
»	id.	53	domestique. . . .	enceinte. . . .	sein droit.	id. . . .
»	glandulaire. . .	23	—	nouvell. acc., a nourri.	id. . . .	suites de couch.
»	id.	28	contorié e. . . .	id. . . .	sein gauch.	id . . .
»	id.	21	domestique. . . .	nouv. acc., n'a pas nourri	id. . . .	—
»	id.	18	repasseuse. . . .	id. . . .	id. . . .	refroidissement.
»	id.	26	—	nouvellement accouchée	sein droit.	suites de couch.
»	id (chronique).	25	blanchisseuse. . .	—	sein gauch.	coups. . . .
»	sous-mammaire. .	23	domestique. . . .	nouvellement accouchée	sein droit.	—
»	id.	21	ouvrière en châles	id. . . .	id. . . .	suites de couch.
1849	sous-cutané. . .	23	couturière. . . .	nouvell. acc., a nourri.	sein droit.	suites de couch.
»	glandulaire. . .	25	—	enceinte. . . .	sein gauch.	—
»	id.	21	domestique. . . .	nouvellement accouchée.	id. . . .	refroidissement.
»	id.	30	—	nouvell. acc., a nourri.	id. . . .	suites de couch.
»	id.	20	—	—	sein droit	—
1850	sous-cutané. . .	21	journalière. . .	nouvellement accouchée.	—	suites de couch.
»	id.	18	couturière. . . .	pas d'enfants. . .	sein gauch.	—
»	id. (multiple). .	25	cuisinière. . . .	nouvell. acc., a nourri.	les 2 seins	suites de couch.
»	glandulaire. . .	25	blanchisseuse. . .	nouvellement accouchée.	sein gauch	id. . . .
»	id.	19	couturière. . . .	id. . . .	—	—
»	id.	44	journalière. . .	2 enfants. . .	sein droit.	—
»	id. (chronique).	26	blanchisseuse. . .	plusieurs enfants. .	id. . . .	—
»	sous-mammaire. .	27	marchande. . . .	nouvell. acc., a nourri.	sein gauch.	suites de couch.
»	id.	20	cartonnière. . .	id. . . .	id. . . .	id. . . .
»	id.	29	domestique. . . .	—	sein droit.	chute. . . .
1851	sous-cutané. . .	15	fleuriste. . . .	non réglée. . . .	sein gauch.	—
»	id.	50	blanchisseuse. . .	—	—	coup. . . .
»	glandulaire. . .	33	couturière . . .	3 enfants. . .	sein droit.	—
»	id.	30	ouvr. en dentelle.	3 enfants, nouv. accouch.	sein gauch.	suites de couch.
»	id.	26	blanchisseuse. . .	nouvell. acc., a nourri.	id. . . .	id. . . .
»	id.	27	couturière. . . .	2 enf., n. acc., a nourri.	id. . . .	id. . . .
»	parenchymateux. .	25	cuisinière . . .	nouvell. acc. a nourri.	les 2 seins.	—
»	id.	29	femme de ménage.	id. . . .	id. . . .	suites de couch
»	parench. et s.-m.	52	culotière. . . .	id. . . .	sein droit	aiguille dans les
1852	—	25	journalière . . .	—	sein droit.	

TRAITEMENT.	COMPLICATIONS.	TERMINAISON.	SÉJOUR.	OBSERVATIONS.
Incision, cataplasmes	Abcès axillaire (incis.)	Guérison	5 sem.	
Vésicatoire	Abcès froid du cou, des lombes.	Mort	3 m. 16 j	
Incision, cataplasmes	—	Guérison	28 jours	
id.	—	id.	8 jours	
id.	—	id.	5 jours	
id.	—	id.	4 jours	
id.	—	id.	9 jours	
Incision, cataplasmes, compr.	—	id.	9 jours	
Potasse caustique, pâte de Vienne, compress., iodure de plomb.	—	Guérison	15 jours	
Sangs., iod. pl., inc., cat., compr.	—	id.	6 mois	
Incision, cataplasmes.	—	id.	2 m. 20 j	
Incision, cataplasmes, compr.	—	id.	—	
id.	—	id.	10 jours	
Ouv. spont., incis., cat., compr.	—	id.	17 jours	
Incision, cataplasmes	Erysipèle du thorax.	id.	3 sem.	
id.	—	id.	7 sem.	
9 incisions en 15 jours	—	id.	4 mois	
Ponction, inject. guimauve, cat.	—	id.	15 jours	
Sangs., frict. merc., vésic., cat.	—	id.	3 sem.	
Sangsues, incision, cataplasmes.	—	Guéris. presq. compl.	id.	
Incision, cataplasmes, compress.	—	Mort	35 jours	
Ouverture spontanée, cataplasmes.	—	Guérison	4 jours	
Incision, cataplasmes.	—	Guéris. presq. compl.	12 ours	
id.	—	id.	20 jours	
3 incisions, cataplasmes.	Embarras gastrique.	Guérison	31 jours	
Ouverture spontanée, cataplasmes.	2 abcès (incision).	id.	12 jours	
Incision, cataplasmes	2 abcès (inc.), erysipèle.	id.	2 mois	
Incision, cataplasmes.	—	id.	5 sem.	
Incision, cataplasmes	—	id.	25 jours	
Sangsues, incision, cataplasmes.	—	id.	31 jours	
Ouverture spontanée, compression.	2 abcès (incis.), eczéma.	id.	13 jours	
Incision, cataplasmes.	—	id.	10 jours	
Incision, cataplasmes.	—	Guérison	7 jours	
Ouverture spontanée, cataplasmes.	—	id.	6 jours	
Sangsues, catapl., incis., saignée.	—	Guéris. presq. compl.	25 jours	
Incis., catapl., onguent mercuriel.	—	Guérison	20 jours	
Incision, cataplasmes.	—	id.	3 sem.	
	—	En voie de guérison.	1 jour	
Incision, cataplasmes	—	Guérison	5 jours	
id.	—	id.	12 jours	
Ouverture spontanée, cataplasmes.	—	Guérison incomplète.	7 jours	
Ouv. sp., inc., inj. iod., tan., purg.	Varioloïde.	Non guérie.	2 m. 1/2	
Incision, cataplasmes	Phthisie.	Guérison	10 jours	
id.	Erysipèle, abcès	id.	5 sem.	
Vésic., ong. merc., incis., catapl.	Erythème vésiculeux.	id.	20 jours	
Incision, cataplasmes, compress.	Erysipèle.	id.	2 m. 1/2	
Incision, cataplasmes, séton	2 abcès (incision).	id.	65 jours	
Ouverture spontanée, cataplasmes.	—	Guérison	8 jours	
Incision, cataplasmes.	—	id.	11 jours	
Incision, cataplasmes.	—	id.	12 jours	
Incision, cataplasmes.	—	id.	15 jours	
Sangsues, incision, cataplasmes.	—	id.	6 jours	
Ouverture spontanée, cataplasmes.	—	id.	6 ours	
Incision, cataplasmes.	—	Guérison	20 jours	
Incision, cataplasmes	—	id.	1 mois	
Ouverture spont., incis., catapl.	—	id.	58 jours	
Incision, cataplasmes	—	—	11 jours	

ANNÉES.	ESPÈCE.	AGE.	PROFESSION.	ACCOUCHEMENTS.	SIÉGE.	CAUSES.
1852	parenchymateux..	22	couturière. . . .	nouvell. acc., a nourri. .	sein droit.	sevrage. . . .
»	id.	23	fabr. de dentelles..	n. acc., a nour. pend. 15 j	les 2 seins.	suites de couch.
»	sous-cutané. . . .	36	domestique.	—	sein droit.	—
»	parenchyma'eux..	22	blanchisseuse . . .	—	sein droit.	
»	parenchymateux..	29	ouvrière en cheveux	accouchée depuis 2 mois, a nourri pendant 15 j.	sein gauch.	suites de couch.
»	parenchymateux..	25	brocanteuse. . . .	—	sein droit.	—
»	auréolaire	18	lingère.	nouvell. acc., a nourri. .	sein gauch.	suites de couch.
»	parenchymateux..	23	domestique. . . .	nouvell. acc., a nourri. .	sein gauch.	sevrage. . . .
»	parenchymateux..	31	giletière.	accouchée pour la 5ᵉ fois il y a un mois, a nourri	sein droit.	suites de couch.
»	sous-cutané.. . .	30	domestique.	—	id. . . .	—

L'examen de ces tableaux et de quelques observations du texte donne donc pour résultat final :

3 morts. — 139 guérisons. — 28 guérisons incomplètes. — 5 sans guérison au sortir de l'hôpital.

21 avec complication :

d'érysipéle.	5
d'abcès de l'aisselle.	6
d'abcès au cou et au dos.	2
de variole.	2
de pleurésie.	2
phthisie, eczéma, érythème, embarras gastrique.	4

Pour le côté, le mal s'est montré :

A droite.	75 fois.
A gauche.	75
Sur les deux seins.	23

Pour l'âge, les femmes avaient :

De 15 à 20 ans dans.	30 cas.
20 à 30 ans.	116
30 à 40 ans.	23
40 à 50 ans.	5
50 à 60 ans.	3

Pour les espèces, il y en a eu de :

Sous-cutanés.	37
Sous-mammaires.	38
Parenchymateux.	95
Non spécifiés.	6

Pour la profession, on a trouvé :

Couturières	35
Domestiques.	41
Lingères.	11
Paysannes.	4

et le reste sans nombre valable.

TRAITEMENT.	COMPLICATIONS.	TERMINAISON.	SÉJOUR.	OBSERVATIONS.
Incision, cataplasmes	—	Guérison.	12 jours	
Plusieurs incisions, cataplasmes.	—	id.	23 jours	
Incision, cataplasmes.	—	Guérison.	33 jours	
Sangsues, incision, cataplasmes.	—	Guérison.	14 jours	
Incision, cataplasmes.	—	Guérison.	15 jours	
Inc., cat., huile de foie de morue.	2 trajets fistuleux. . . .	Non guérie	37 jours	
3 incisions, cataplasmes.	—	Guérison.	12 jours	La malade est phthi-
Vésic. vol., frict. iod. pl., compr.	—	Guérison.	33 jours	sique.
Incision, cataplasmes.	—	Guérison.	8 jours	
Cataplasmes.	—	Guérison.	6 jours	

Pour les causes, on a pu invoquer :

La contusion. . . . . 20 fois.
L'eczéma. 3
La grossesse. 7
Les suites de couches. 110
Les gerçures seules. 2
Une aiguille. 1
Un refroidissement. 6

Pour l'allaitement :

Ont nourri. 75
Non 4

Pour l'année, les faits ont été observés en :

1834.	3	1844.	11	
1835.	10	1845.	9	
1836.	7	846.	10	
1837.	24	1847.	19	
1839 (1).	4	1848.	11	
1840.	8	1849.	5	
1841.	8	1850.	10	
1842.	5	1851.	9	
1843.	7	1852.	15	

(1) Mes observations de 1838 ont été égarées en grande partie, et je n'ai pas cru devoir faire usage du reste.

On remarquera que les engorgements laiteux ont été résumés dans un autre tableau, et que le texte contient des observations qui ne sont point entrées dans le tableau général. Il ne faut pas oublier non plus que, faute de date ou de notes précises, j'ai mis de côté, pour cette statistique, toutes les observations de ma pratique privée, et une partie de celles de l'hôpital, quoique j'aie pu m'en servir dans le corps de l'ouvrage.

CHAPITRE II.

MALADIES DE NATURE BÉNIGNE, NON INFLAMMATOIRES.

ARTICLE PREMIER.

CONTUSIONS.

Comme toute autre région du corps, plus même qu'une infinité d'autres organes, la mamelle est sujette aux violences extérieures, aux coups, aux froissements, aux pressions, à tous les genres de contusions, en un mot. Sa position, son volume, sa forme, le relief qu'elle fait sur le devant des parties les plus apparentes du thorax, expliquent assez ce fâcheux privilége. Il n'est pas de femme qui ne se soit heurtée le sein, soit contre un meuble, soit contre quelque ustensile de ménage. Il en est également très peu qui restent toute la vie indemnes de quelque action contondante soit du busc et du corset, soit de toute autre pièce des vêtements qu'elles portent journellement. Combien d'entre elles ont eu ainsi la mamelle blessée, soit par le mouvement brusque, ou irréfléchi des enfants ou de l'homme qui partage leur couche. Dans leurs jeux, comme dans leurs devoirs maternels, dans presque toutes les actions de la vie enfin, les femmes sont exposées à recevoir sur le sein des coups ou des violences propres à contusionner cet organe.

Le principal caractère de la contusion, l'ecchymose, s'observe dans la mamelle sous deux formes très différentes en apparence, quoique assez analogues au fond : je veux dire qu'il peut se manifester dans la région mammaire des ecchymoses étrangères à toute violence externe, des ecchymoses indépendantes de contusion, outre celles qui résultent de quelque action physique venue de l'extérieur.

§ I. — Ecchymose sans contusion ou spontanée.

Ce qu'un pareil titre peut avoir de paradoxal au premier abord disparaît bientôt, quand on se reporte à ce qui arrive fréquemment aux yeux. Tous les chirurgiens savent, en effet, que de larges ecchymoses, que de grandes taches rouges, violacées, livides, apparaissent quelquefois dans la conjonctive tout à coup, sans cause appréciable. Ces taches, qui surviennent en général pendant le sommeil, qui ne causent point de douleur, dont les malades ne s'aperçoivent qu'en se regardant dans une glace ou par l'avertissement qui leur en est donné, naissent le plus souvent sans qu'on puisse s'expliquer comment. Or, ce qui se passe dans la conjonctive sous ce point de vue, se voit aussi dans les mamelles. Comme A. Cooper, qui a le premier fixé l'attention sur elles, j'ai vu de ces ecchymoses, de ces taches naître spontanément, sans pression, sans contusion aucune chez un assez grand nombre de femmes. C'est plus particulièrement aux approches des règles, vers l'âge de retour, chez les femmes à menstruation pénible ou irrégulière, qu'elles se rencontrent. Les jeunes filles de quatorze à dix-huit ans, les femmes chlorotiques, celles dont l'utérus est malade, m'en ont offert aussi plusieurs exemples.

Bien qu'indolente, en général, l'ecchymose spontanée du sein est cependant accompagnée quelquefois de douleurs assez vives. Aucun engorgement, aucune induration ne s'y ajoutent ordinairement. Les tissus qui en sont le siége conservent habituellement leur souplesse. Toutes les couches de la région peuvent en être le point de départ, mais c'est surtout dans le tissu glanduleux, et plus particulièrement dans le tissu cellulaire sous-cutané, qu'existent celles qui fixent l'attention des praticiens. En général assez larges, elles ont une teinte brune ou jaunâtre, moins vive et tirant un peu plus sur le gris que dans l'ecchymose ordinaire.

Légère infiltration de sang, elles ne peuvent pas constituer par elles-mêmes une maladie grave; à l'état simple, elles persistent rarement au delà de quinze à trente jours. On les voit peu à peu s'étaler, s'éclaircir et disparaître sans laisser de traces, sans que les femmes s'en préoccupent. Tout ce qu'il serait permis de tenter en semblable cas, se réduirait à de simples topiques résolutifs, à une saignée ou quelques sangsues, à quelque dérivatif sur les intestins, à des emménagogues appropriés, comme médication préservatrice plutôt que comme traitement indispensable.

Même lorsque de telles ecchymoses se compliquent de douleurs, d'élancements, c'est plutôt l'état général que les taches du sein qui doit préoccuper le praticien. J'ai vu, en effet, des femmes mal réglées, qui avaient le sein couvert d'ecchymoses spontanées et qui éprouvaient dans la mamelle des douleurs, des élancements avec un peu de gonflement, n'en pas moins guérir sans médication locale au bout de quinze à vingt jours. C'est aussi ce qui ressort d'une observation de ce genre qui m'a été communiquée par M. Deville.

OBSERVATION. — La nommée Paillet, ouvrière, âgée de vingt-huit ans, accouchée depuis vingt-deux mois, entrée à l'hôpital de la Pitié (service de M. Gendrin) le 22 décembre 1843, est affectée d'une tumeur de l'ovaire droit ; depuis quatre mois ses règles n'ont point paru.

4 janvier. Les règles paraissent ; mais le lendemain la malade annonce qu'elles sont déjà arrêées ; sa poitrine ayant été découverte par hasard, on aperçoit une ecchymose d'un jaune verdâtre à la partie supérieure et interne du sein gauche.

6. Cette ecchymose, qui ne peut être rapportée à aucune espèce de violence extérieure, s'étend en dehors du côté de l'aisselle, et occupe le 7, toute la moitié supérieure du sein, qui est le siége d'élancements douloureux. L'ecchymose elle-même est très sensible à la pression du doigt.

Elle disparaît peu à peu, en suivant un ordre inverse de celui de son apparition. Pendant toute sa durée, elle s'accompagna de douleurs lancinantes et de sensibilité des téguments.

14. Il ne reste plus qu'une petite tache en haut et en dedans du sein ; la douleur a disparu, elle est remplacée par du prurit.

Il ne serait pourtant pas impossible que ces ecchymoses devinssent le point de départ, l'origine de certaines maladies sérieuses. Comment affirmer que quelques unes des tumeurs, que certains kystes, etc., n'ont jamais eu pour cause première un peu de sang épanché ou infiltré dans le sein. Devant discuter cette question en traitant de l'étiologie des tumeurs, je me contente pour le moment de la signaler à l'attention du lecteur. Il suffit, d'un autre côté, de l'avoir posée, pour faire sentir la nécessité de ne pas négliger, de ne pas traiter trop légèrement les ecchymoses de la mamelle, pour peu qu'elles aient d'étendue, pour peu qu'elles menacent de laisser un noyau dans les tissus. Le traitement local, devant d'ailleurs être le même pour les ecchymoses spontanées et pour les ecchymoses par violence extérieure, sera plus utilement exposé dans l'article qui va suivre que maintenant.

§ II. — Contusion proprement dite.

Les contusions peuvent donner naissance à une infinité de lésions diverses, sur la peau, dans la couche sous-cutanée et dans la glande. Elles occasionnent là des ecchymoses, des bosses sanguines comme sur toute autre partie du corps. Les inégalités de la mamelle et son défaut de solidité font que l'écrasement des cellules adipeuses qui la séparent des téguments y est moins à craindre qu'ailleurs, et que le sang s'y infiltre plutôt qu'il ne s'y accumule en foyer. A part cette particularité, les contusions de la peau et du *fascia* sous-cutané du sein n'ont rien qui mérite d'être signalé ici, qui ne soit conforme à ce que l'ecchymose a de plus général, quel qu'en soit le siége.

Plus profondément, les contusions peuvent écraser, altérer de toutes façons les lobes de la mamelle, amener diverses sortes de ruptures vasculaires : chez une nourrice, la contusion du sein gauche amena une déchirure de quelques canaux lactifères et une infiltration de lait assez considérable. Selon que les vaisseaux sanguins rompus sont, ou plus nombreux, ou plus gros, il en résulte des infiltrations de sang et des ecchymoses inégalement distribuées, de véritables dépôts hématiques ou des dégénérescences variées dans l'épaisseur même de la glande, ainsi que nous le verrons ailleurs. C'est à ce genre de contusion que certaines tumeurs semblent devoir être rapportées.

De pareilles blessures ne doivent point être négligées, surtout quand elles portent sur le tissu glandulaire lui-même. En effet, toute parcelle hétérogène laissée dans ce tissu court grand risque d'y devenir le germe de maladies dont il serait difficile plus tard de soupçonner, de retrouver la cause. Sa contexture est si peu favorable aux réactions organiques utiles, qu'il n'est jamais prudent de le laisser exposé à l'effet des causes morbifiques, quelque légères qu'elles soient. C'est pour lui qu'il vaut mieux pécher par excès que par défaut de précautions, qu'une médication superflue est moins redoutable qu'un défaut de traitement opportun.

Pour peu donc que la contusion soit profonde, il convient de pratiquer une saignée du bras, ou, si l'état général de la femme semble contre-indiquer ce moyen, de faire une ou plusieurs applications de sangsues autour de la mamelle; en cas d'accidents inflammatoires, les émissions sanguines seront encore moins ménagées; on s'en tient du reste aux cataplasmes émollients pour topiques, à quelques purgatifs et à quelques bains.

Si la contusion n'a produit aucun trouble général, n'est que d'une étendue médiocre, on peut se dispenser de la saignée; les sangsues suffisent. Au lieu de cataplasmes émollients on se sert avec avantage de cataplasmes vineux, de cataplasmes saupoudrés de sel ammoniac, de cataplasmes arrosés d'extrait de Saturne ou même de laudanum, s'il existe de la douleur; des compresses imbibées d'une solution de sel ammoniac dans l'eau simple ou dans l'oxycrat sont alors un des meilleurs résolutifs. Les onctions mercurielles ou avec la pommade d'iodure de plomb conviennent plus tard. La compression serait indiquée si la contusion avait occasionné un certain degré d'engorgement, ou la formation de quelque noyau induré d'apparence insoluble. Si, comme je l'ai vu quelquefois, la douleur, un peu d'empâtement persistaient dans le sein, après la disparition de l'ecchymose et malgré l'usage des moyens dont il vient d'être question, ce serait le cas de couvrir la région malade d'un large vésicatoire volant et de recourir ensuite soit aux pommades mercurielles ou iodurées, soit aux emplâtres de savon, de ciguë ou de Vigo. Enfin, si le foyer de la contusion venait à s'échauffer, à s'enflammer franchement, devenait en définitive le siége d'un dépôt, d'un abcès, soit malgré le traitement employé, soit parce que les conseils du chirurgien auraient été réclamés trop tard, il ne resterait plus qu'à lui appliquer la médication des abcès hématiques en général.

Dans la profondeur du sein, l'ecchymose reste souvent plusieurs jours avant de se laisser apercevoir. Infiltré sous la mamelle, le sang ne peut, en effet, arriver sous la peau et transmettre sa teinte noirâtre à l'extérieur qu'après un certain laps de temps. D'un autre côté, comme toute l'épaisseur de la glande peut le séparer des téguments, c'est plutôt à la circonférence qu'à la région antérieure de la mamelle qu'il vient se montrer, qu'il faut chercher les taches sanguines. Le tissu cellulaire profond, souple, lamelleux, quelquefois même disposé en manière de bourse muqueuse, favorise bien plus l'établissement d'un dépôt sanguin entre la poitrine et le sein qu'entre la mamelle et les téguments. On reconnaît le dépôt hématique aux mêmes signes que les abcès profonds, sauf la douleur et l'inflammation. Une teinte jaunâtre ou livide, une ecchymose quelquefois assez large, représentant un disque plus ou moins complet, la mamelle comme soulevée et un peu fongueuse, signalent plus particulièrement cette conséquence de la contusion.

Comme sous la peau, comme dans toute autre région, la collection de sang sous-mammaire peut disparaître rapidement par résolution, se maintenir indolente et sans changement notable pendant plusieurs semaines, subir des transformations variées, perdre de sa liquidité primitive ou augmenter de fluidité, s'échauffer, s'enflammer, se transformer en abcès hématique. C'est ce qui eut lieu chez une femme d'environ quarante ans, que j'eus à traiter, en 1837, à l'hôpital de la Charité.

Cette femme, d'ailleurs bien constituée, s'était frappée violemment le sein droit contre l'angle d'une table six mois auparavant. Longtemps indolente et stationnaire, la tumeur était devenue douloureuse depuis plus d'un mois, quand la malade se fit admettre à l'hôpital. Chose singulière, le sein était encore entouré d'un reste d'ecchymose ; la fluctuation, bien qu'obscure, était cependant appréciable au fond de la tumeur. Je plongeai un bistouri droit dans le foyer, et j'en tirai ainsi près d'un verre de sang moitié coagulé, moitié liquide et mêlé d'une assez grande proportion de pus. Traité ensuite comme un abcès hématique ordinaire, le dépôt ne se détergea que lentement et ne guérit définitivement que dans l'espace de six semaines.

Chez une autre femme, le dépôt sanguin, survenu de la même manière, finit, en diminuant de volume, par se durcir, se concréter. Comme il n'était compliqué ni de douleur, ni d'inflammation, la compression en triompha dans l'espace de cinq semaines. D'autres fois le mal, quoique sérieux en apparence, guérit cependant très vite sous l'influence des mêmes médications.

OBSERVATION Ire. — En novembre 1837, une femme âgée de cinquante ans, épicière, bien constituée, entre à l'hôpital, et raconte avoir reçu, deux mois auparavant, un coup de coude dans le sein droit. La douleur, assez vive d'abord, s'amoindrit bientôt, au point de disparaître à peu près complétement. Cependant une tuméfaction ne tarda pas à se montrer à la partie externe un peu inférieure de la mamelle ; aujourd'hui il existe là une tumeur indolente, sans rougeur à la peau, du volume d'un gros œuf de poule, et qui reste entourée d'une teinte ecchymotique.

Cette tumeur, évidemment hématique, n'est le siége d'aucune fluctuation apparente : comme elle est vaguement dessinée au milieu des tissus, et qu'elle a plutôt un peu diminué en s'élargissant qu'augmenté depuis quelques jours, je crois devoir l'attaquer d'emblée par la compression. La saignée, les sangsues, les purgatifs sont mis de côté ; quelques compresses graduées sont aussitôt placées à nu sur le sein, et fixées par un bandage compressif qui enveloppe toute la région moyenne de la poitrine. Imbibé sur place trois fois le jour avec une solution de chlorhydrate d'ammoniaque, ce bandage est un peu resserré chaque matin, et définitivement enlevé au bout de huit jours. Alors on voit avec satisfaction que la résolution s'est emparée de la tumeur, et qu'il ne reste plus dans le sein qu'une large ecchymose qui s'éclaircit de plus en plus. Les compresses imbibées du liquide salin furent encore continuées pendant quelques jours ; mais on cessa toute compression, et la malade, guérie après une nouvelle semaine de séjour à l'hôpital, ne s'est plus ressentie depuis de sa tumeur hématique.

Il n'est pas rare, d'un autre côté, de voir les contusions du sein donner naissance à des douleurs assez aiguës, aux symptômes d'une inflammation imminente. C'est en pareil cas, surtout, que la médication débilitante est indiquée.

Observation II. — La femme Duval, âgée de quarante-trois ans, lymphatique, délicate, jouissant néanmoins d'une assez bonne santé, entre le 24 octobre 1838 dans les salles de Clinique. Cette femme dit avoir reçu l'avant-veille un violent coup de coude sur le sein gauche, qui est devenu douloureux et s'est notablement tuméfié immédiatement après. Actuellement la mamelle est doublée de volume, douloureuse, rouge, et plus particulièrement tuméfiée dans sa moitié supérieure; aucune fluctuation ne peut y être reconnue. Quoiqu'il y ait un peu de fièvre et que les fonctions digestives soient déjà troublées, la constitution débile de la malade m'empêche de recourir à la saignée générale, et me porte à employer de préférence les sangsues. Cinquante de ces annélides sont aussitôt appliquées *loco dolenti*. Des cataplasmes de farine de lin posés à nu sont seuls prescrits comme topiques. Le lendemain un mieux manifeste est constaté. Le sein, moins rouge, moins douloureux, s'est notablement détuméfié. La résolution marche ensuite avec tant de rapidité, que la malade sort de l'hôpital six jours après y être entrée.

Les altérations physiques que présente la mamelle contusionnée sont quelquefois si mal dessinées, qu'on peut éprouver de l'embarras à les diagnostiquer, à les distinguer sûrement des dégénérescences de mauvaise nature, d'autant que quelquefois les médications ordinaires, comme pour augmenter encore les incertitudes, échouent complétement.

Observation III. — *Induration et gonflement de la glande mammaire (côté gauche), suites d'un coup. Insuccès des antiphlogistiques, des frictions mercurielles, de la compression employés successivement.*

Boulot, quarante ans, lingère, a reçu, il y a plusieurs années, un coup violent dans le sein gauche; elle ne fit point attention à quelques douleurs qui suivirent ce coup, seulement elle remarqua que l'époque de ses règles était annoncée par des douleurs sourdes plus intenses, et que ces douleurs disparaissaient avec l'évacuation menstruelle. Il y a six semaines, elle reçut de nouveau un coup de coude assez fort pour lui causer une douleur violente et instantanée. Dès lors elle remarqua une grosseur qu'elle n'avait point encore sentie au sein gauche. Cette tumeur allant en augmentant de même que les douleurs, la malade se présenta à l'hôpital avec un engorgement, un travail pathologique dans le tissu de la glande.

28 mai. Vingt-cinq sangsues à la base du sein, ou plutôt de la glande mammaire indurée; ces sangsues ont amené un prompt dégorgement, et font cesser pour un jour les douleurs.

29. Les douleurs reparaissent; l'induration et l'engorgement sont les mêmes. (Cataplasmes résolutifs.)

30. Frictions mercurielles. Relever le sein malade avec la bande servant à attacher le cataplasme, de manière à établir un commencement de compression.

31. On continue les frictions et les cataplasmes. Douleurs moins vives;
on continue la demi-compression.

2 juin. La glande est hypertrophiée, bosselée; l'induration se maintient
malgré les différents genres de pansements; les douleurs sont passagères,
mais lancinantes, analogues aux douleurs qui accompagnent la formation du
squirrhe.

4. Même état. (Sangsues, frictions mercurielles, cataplasmes.)

11. La malade ressent des douleurs plus vives; l'induration semble avoir
un peu augmenté.

15. Compression circulaire du sein avec des bandelettes de diachylon.

16. Sein moins douloureux depuis la compression circulaire.

18. On enlève la compression; la glande, toujours aussi grosse, aussi
dure, bosselée, est douloureuse au toucher vers sa partie inférieure et
externe. On réapplique la compression au moyen des bandelettes agglutinatives.

29. Céphalalgie, fièvre; douleurs plus vives. On maintient la compression.

30. La malade a moins mal à la tête ce matin; pas de fièvre (saignée).

1er juillet. Sortie ce matin. La glande, aussi gonflée qu'à l'entrée, est
un peu plus indurée et plus sensible, tout en conservant ses caractères de
simple hypertrophie.

Cette malade a été perdue de vue; mais il me parait évident
que la tumeur, restée de nature bénigne, n'a pu guérir que par
l'extirpation, et qu'elle a cependant été produite par les deux
contusions indiquées.

D'autres fois la tumeur disparait avec une grande facilité et
très promptement.

OBSERVATION IV. — *Contusion; tumeur récente. Guérison rapide.*

Chevroteau, quarante ans, ouvrière, d'une santé ordinairement bonne,
n'a jamais fait de maladie grave, et est encore parfaitement réglée. Il y a
environ trois semaines elle a reçu un coup de poing sur le sein; depuis
cinq ou six jours seulement elle a ressenti de la douleur. Il existe à la partie
externe et supérieure de la glande mammaire une bosselure un peu dure et
pas extrêmement douloureuse.

Bain, frictions sur le sein avec un liniment laudanisé et belladoné.

18 août. La malade ressent moins de douleur que les jours précédents.
(Deux ventouses au-dessous du sein.)

23. La tumeur a presque complétement disparu; la malade sort des salles.

On rencontre aussi des femmes qui, ayant reçu un coup, continuent de souffrir et de se plaindre des mois entiers après la disparition de toute trace matérielle de contusion.

OBSERVATION V. — Thion, quarante-cinq ans, couturière, entrée le
5 octobre 1842, dit avoir une tumeur au sein droit, et que cette tumeur,

qui résulte d'un coup de coude, date de six mois. Déjà divers emplâtres, quelques pommades ont été employés sans succès par la malade, qui a l'air fort effrayée de son état, et qui dit souffrir beaucoup. Les douleurs s'irradient jusque dans l'épaule. Cependant la mamelle blessée n'est pas sensiblement plus grosse que l'autre; l'examen le plus attentif ne permet d'y trouver aucune tumeur, aucune induration, aucune altération matérielle appréciable. Des onctions avec un liniment stupéfiant, et plus tard avec la pommade d'iodure de plomb, sont prescrites; il est convenu que le sein sera tenu mollement relevé en haut et en dedans. Revenue deux autres fois à la consultation publique dans l'espace de six mois, cette femme a fini par se rassurer, et sa mamelle n'est devenue le siège d'aucune dégénérescence.

Je ne saurais dire combien j'ai rencontré de malades semblables. S'il s'agit de femmes qui veulent se faire traiter à l'hôpital, on peut à la rigueur se demander si les souffrances qu'elles accusent ne sont pas quelquefois simulées; mais en ville, dans la clientèle privée, une pareille supposition n'est que rarement admissible. Tout en exagérant parfois un peu leur mal, soit par excès de sensibilité, soit par excès de crainte, si elles n'éprouvaient rien, si aucune douleur n'était là pour les préoccuper, ces dernières malades ne feraient pas appeler, elles ne consulteraient point le chirurgien. Or, j'en ai vu un grand nombre, chez lesquelles toute trace de contusion avait disparu, et qui n'en continuaient pas moins de se plaindre, de s'inquiéter, d'éprouver de véritables douleurs dans la mamelle frappée.

Quoiqu'il faille faire la part et quelquefois une part très grande à la préoccupation, à la frayeur, à l'état moral des malades en semblable conjecture, il n'en convient pas moins de surveiller avec attention la marche des symptômes, de combattre les souffrances de la femme par des topiques à la fois résolutifs et calmants, par des bains émollients ou mucilagineux, par quelques purgatifs.

Au demeurant, les contusions provoquent les mêmes désordres dans le sein et peuvent y être la source des mêmes accidents que partout ailleurs. Aussi convient-il de leur appliquer et le même pronostic, et la même thérapeutique générale. La mamelle est même un des organes où les contusions ont le plus besoin d'être observées de près, d'être traitées avec une certaine énergie. S'il en résulte des dépôts, des collections de sang, et que ces dépôts résistent aux émissions sanguines, aux topiques, à la compression, aux purgatifs et aux bains, il est prudent d'y plonger de bonne heure l'instrument tranchant et de les vider. On ne peut guère compter sur l'efficacité du massage ou de l'écrasement en pareil cas, à cause du défaut de point d'appui et des inégalités du plan sur lequel il faudrait exercer la pression. Les vésicatoires volants ne seraient point à dédaigner, pas plus là qu'ailleurs, si, les autres moyens ayant échoué, la malade répugnait trop à se soumettre au bistouri; on trouvera plus bas (article *Kystes*) des exemples qui montrent comment se compliquent et ce que deviennent parfois les suites de contusion de la mamelle.

ARTICLE II.

TUMEURS INDOLENTES ET DE NATURE BÉNIGNE.

Presque toutes les maladies bénignes dont il me reste à parler ont été et sont encore décrites sous le titre de *tumeurs* par les écrivains et les praticiens. Quoique cette expression manque d'exactitude par plus d'un côté, je m'en servirai cependant, faute de mieux, et parce qu'elle n'empêche point de s'entendre sur le fond des choses.

A ce point de vue, les tumeurs de la mamelle offrent une telle diversité de forme et de nature, qu'on a senti de bonne heure le besoin d'en faire des groupes distincts. Leur classification est d'ailleurs assez difficile. J'ai proposé en 1838 un tableau qui comprend les tuméfactions, les intumescences chroniques, toutes les tumeurs qui, abandonnées à elles-mêmes, ne sont point exposées à la dégénérescence cancéreuse, ou qui ne subissent, au moins, que très rarement cette malheureuse transformation. On a ainsi une grande classe qui embrasse les hypertrophies, les

engorgements, un certain nombre de kystes et plusieurs variétés
de tumeurs qu'il est permis de ranger ainsi qu'il suit :

1° Hypertrophie. . . . . . { *a*. de la glande.
                              b. du tissu cellulaire.
                              c. du tissu adipeux.

2° Engorgements. . . . . . { *a*. du tissu cellulaire.
                              b. du tissu glandulaire.

3° Kystes. . . . . { *a*. sébacés.
                              b. gélatineux.
                              c. hématiques.
                              d. laiteux.

4° Tumeurs. . . . . { *a*. lipomateuses.
                               b. fibrineuses.
                               c. butyreuses.
                               d. tuberculeuses.
                               e. osseuses.
                               f. granulées ou nodulaires.
                               g. adénoïdes, dites hypertrophies partielles.

5° Tumeurs imaginaires ou supposées.

Ces espèces, on le devine, se prêteraient volontiers à des sub-
divisions ; mais outre qu'il sera possible d'en faire ressortir les
variétés dans la description des nuances principales, il serait plus
nuisible qu'utile de fatiguer ainsi la mémoire du lecteur par des
noms dont la pratique ne peut tirer aucun parti.

§ Ier. — Engorgements indolents.

Pris à la lettre, le langage de quelques praticiens ferait croire
que les engorgements essentiels du sein sont très fréquents ; tandis qu'ils sont en réalité assez rares. Je m'explique. Par lui-même,
le mot *engorgement* est à peu près synonyme de *gonflement*, d'*intumescence*. A ce point de vue, presque toutes les maladies,
soit aiguës, soit chroniques, pourraient être rangées dans la catégorie des engorgements. On conçoit qu'il n'entrera dans l'esprit de
personne de donner un sens aussi large à une expression qui ne
doit représenter qu'une maladie déterminée. Aussi a-t-on plus
particulièrement employé ce terme pour désigner les gonflements
chroniques ; mais alors il exprime à peu près la même chose que

le mot *tumeur* ; en le conservant, il faudrait au moins en établir des espèces assez nombreuses, comme on a établi des espèces diverses de tumeurs : c'est, en définitive, une dénomination trop vague, de trop peu de valeur, pour être maintenue dans le langage scientifique précis.

Avant que l'anatomie pathologique eût permis d'apprécier, d'analyser les changements, les altérations amenés par les maladies dans les tissus, il fallait bien se servir d'un mot indiquant au moins le caractère le plus évident, c'est-à-dire l'augmentation de volume de la partie malade. Aujourd'hui, la science n'en est plus là ; les lésions diverses dont la mamelle peut être le siége sont assez connues pour qu'il soit possible de les prendre une à une, de les isoler, d'en faire l'histoire en quelque sorte individuelle. Ce n'est donc qu'à titre de nom collectif qu'il est encore permis d'employer le mot *engorgement* ; autrement entendu, en ce qui concerne la mamelle, il dénoterait autant de pauvreté que celui de *tumeur blanche* dans la pathologie des articulations.

Que peut signifier, en effet, le mot *engorgement* ? Une sorte d'épaississement avec défaut de souplesse, avec ou sans induration des tissus normaux, sans formation de produits nouveaux, sans transformation hétérogène. Or un état semblable peut-il être autre chose que l'hypertrophie, que le résultat ou le signe d'un travail subinflammatoire, d'une subinflammation. Aussi la vogue du mot *engorgement* a-t-elle déjà eu plusieurs périodes. Avant le règne de l'anatomie pathologique, elle s'expliquait par l'ignorance où l'on était sur la nature des différentes tuméfactions du sein, par l'impossibilité où se trouvaient les chirurgiens de donner un titre à chacune des maladies qui composent le groupe des tumeurs de la mamelle. Cette vogue, notablement amoindrie par les travaux de Bayle et de Laënnec, s'est un moment ravivée sous l'influence des doctrines de Broussais. Soutenant que l'inflammation est le point de départ, l'origine ou la source de toutes les tumeurs, de toutes les tuméfactions du sein, ainsi que des autres organes, Broussais et ses élèves furent naturellement amenés à considérer l'engorgement des tissus comme la lésion fondamentale dans presque toutes les maladies chroniques.

La subinflammation, étant susceptible, d'après cette doctrine, de produire à la longue, tantôt un squirrhe, tantôt un encéphaloïde, tantôt des masses tuberculeuses ou fibreuses, tantôt une simple transformation lardacée des tissus, pouvait prendre sans inconvénient le nom d'*engorgement*, quand elle était dépourvue de réaction et de douleur manifestes. Aussi est-ce parmi les partisans de ce système médical que se trouvent les praticiens qui croient encore dire quelque chose à l'aide du mot *engorgement*. Restés avec leurs notions théoriques d'il y a trente-cinq ans, ils ne se sont pas aperçus que la science s'était échappée de leur cercle, que personne aujourd'hui n'oserait donner l'inflammation comme cause des tumeurs, des produits dont je viens de parler. Au demeurant, la vogue dont a joui le mot *engorgement* se rapporte aux temps d'ignorance que l'anatomie pathologique a heureusement dissipés, ou aux périodes d'erreur enfantées par l'esprit de système. Maintenant elle ne serait plus qu'un anachronisme sans explication plausible. Est-ce à dire qu'il faille absolument rejeter ce mot du langage de la chirurgie? Non sans doute. Il existe encore des cas où le diagnostic est hérissé de trop de difficultés pour que le maintien de certaines expressions vagues ne soit pas parfois nécessaire ou d'un certain secours.

A la rigueur, il serait possible, cependant, de se passer du mot *engorgement* en traitant des maladies du sein. De deux choses l'une, en effet : les tuméfactions chroniques de la mamelle, prises en dehors des hypertrophies simples, tiennent à quelques tumeurs qui, toutes, ont leur dénomination propre, ou bien à un travail subinflammatoire plus ou moins lent. Dans le premier cas, c'est le nom de la tumeur dont on a besoin ; le mot *engorgement*, substitué à ce nom, ne servirait qu'à égarer le praticien. Dans le second cas, le nom générique, le mot *subinflammation*, ayant un sens plus précis, doit être évidemment préféré ; d'autant plus

qu'à la rigueur, il peut exister dans le sein des subinflamma-
tions ou des tumeurs, sans qu'il y ait à proprement parler d'engorgement ou de gonflement.

Je me serais moins étendu sur une question oiseuse par elle-
même, si de nos jours le mot *engorgement* n'était encore la source
de graves erreurs dans le pronostic et dans la thérapeutique des
maladies de la mamelle. Pour sentir les inconvénients qui se rattachent à l'emploi de ce mot, il suffit de remarquer que ceux qui
s'en servent croient volontiers à la possibilité de guérir, sans
l'intervention de la chirurgie, un grand nombre de maladies tout
à fait insolubles de leur nature ; tandis que d'autres praticiens
regardent comme incurables des lésions très susceptibles, au contraire, de se dissiper sans opération sérieuse. Comment pourrait-
il en être autrement : qu'il y ait dans le sein un produit colloïde,
mélanique, squirrheux, encéphaloïde, tuberculeux, fibrineux, ou
un simple épaississement subinflammatoire, ce sera au fond la
même chose aux yeux du médecin qui adopte le mot *engorgement*
pour désigner tant de maladies diverses. Confondant tout, il sou-
tiendra de bonne foi qu'il prévient la naissance, qu'il arrête le développement, qu'il obtient fréquemment la guérison des tumeurs
cancéreuses ; ne distinguant rien au milieu d'objets de nature
si opposée, il restera convaincu qu'il a guéri des tumeurs
de mauvaise nature, parce qu'il lui sera arrivé quelquefois de faire
disparaître certains gonflements subinflammatoires ; il sera entraîné de la sorte à proposer, pour toutes les tumeurs du sein
indistinctement, des médications qui ne conviennent qu'à un seul
état pathologique.

Avec des doctrines opposées, un autre praticien, s'en tenant
aussi au mot *engorgement*, voyant ses ressources échouer là où
il y a tumeur véritablement hétérogène, en conclura que toutes les
tuméfactions du sein exigent l'emploi du fer ou des caustiques.
En fait, pour quiconque se tient au courant du langage des faits
sur cette question, il est démontré aujourd'hui : 1° que les tuméfactions inflammatoires de la mamelle sont presque toutes sus-

ceptibles de guérir sans opération, soit que la résolution pure et simple s'en empare, soit qu'elles finissent par s'abcéder ; 2° que les tumeurs par production ou transformation anormale ne cèdent presque jamais, au contraire, qu'à l'emploi des moyens chirurgicaux.

Ceci posé, voyons cependant ce qu'il peut être utile d'étudier sous le titre d'engorgement du sein.

Déjà, en traitant des abcès, j'ai dit un mot des inflammations chroniques de la mamelle en tant qu'elles se terminent par suppuration. J'ajouterai ici que, dans certains cas, la subinflammation marche avec une telle lenteur, est accompagnée de symptômes de réaction locale si obscurs, qu'il est difficile d'en faire une inflammation, ou plutôt de n'en pas faire le sujet d'un article distinct. Sous ce rapport, il existe même plusieurs variétés d'engorgements. Il y a ainsi un engorgement qu'on pourrait appeler essentiel, un engorgement comme complication ou suite de suppuration prolongée, un engorgement comme complication de tumeurs mammaires ou comme suite d'opération pratiquée pour détruire ces tumeurs. Pour moi, je n'entendrai par engorgement, dans ce qui va suivre, qu'une lésion caractérisée par un épaississement avec état lardacé, avec perte d'une partie de la souplesse, de l'état poreux, lamelleux, de l'extensibilité des tissus, et par l'absence de toute production hétérogène.

A. — Engorgement physiologique.

Toute douleur, tout changement de forme ou de volume du sein manque rarement d'inquiéter les femmes, même quand il ne s'agit que d'indisposition légère. L'engorgement dont je veux dire un mot appartient à ce dernier genre. Il se manifeste plus spécialement chez les femmes jeunes, et plus particulièrement encore chez les demoiselles. C'est aux approches des époques menstruelles ou au commencement de la grossesse, ou à l'occasion de quelque perturbation utérine, qu'il se montre. La gorge prend un excès de volume, de densité, de sensibilité notable dans l'espace de quelques jours, et souvent de quelques heures. A cet excès de volume se joignent un peu plus de chaleur et de sensibilité qu'à l'ordinaire ; le mamelon proémine, se colore davantage, et la teinte brune de son auréole augmente en même proportion. Toute la mamelle en un mot éprouve un excès de tension.

Cet engorgement, que j'appelle *physiologique* parce qu'il se rattache aux fonctions même du système génital ou sexuel, et qu'il ne mérite pas en réalité le nom de maladie, se dissipe presque toujours au bout de quelques heures ou de quelques jours. Indisposition très passagère, il est rare qu'il se prolonge au delà d'une semaine. Comme certaines femmes en sont cependant assez incommodées, il est bon de savoir qu'on le calme, qu'on l'éteint, à l'aide de topiques, soit résolutifs, soit stupéfiants ou narcotiques. Des linges imbibés d'eau de Saturne, des onctions avec les liniments ou les pommades chargées de préparation opiacées, de belladone ou de jusquiame, en triomphent d'ordinaire très rapidement ; quelques bains mucilagineux, un peu de camphre en lavement et des boissons acidulées le calment également. On n'en viendrait à l'opium que si les mamelles étaient assez sensibles pour causer de l'insomnie. Au demeurant, il est assez rare que les femmes demandent des conseils pour un semblable état.

B. — Engorgement simple.

Sous l'influence de causes variées, de coups, de chutes, d'irritation de toute sorte, comme sous l'influence de la grossesse, de la lactation, d'une menstruation irrégulière ou de quelques autres causes internes, il survient quelquefois dans les mamelles un gonflement tantôt limité à une petite portion de la région, tantôt étendu à presque toute la largeur du sein, quelquefois circonscrit, ordinairement diffus, gonflement indolent, à marche lente et sans changement de couleur ainsi que de température à la peau. En pareil cas, les malades ne connaissent pas toujours la date de leur affection ; aussi se méprennent-elles souvent sur

son origine et sur ses causes. En examinant le sein, on trouve
que sa forme a, comme son volume, subi de notables changements ; mais ces changements diffèrent selon que la tuméfaction est circonscrite ou qu'elle est diffuse.

Engorgement partiel. — Causé par une violence, par quelque irritation extérieure, l'engorgement simple du sein est presque toujours circonscrit. Il se présente alors sous la forme d'une sorte de noyau ou de plaque vaguement établie soit sous les téguments, soit dans les téguments, soit dans le tissu même de la glande. La peau qui le recouvre, et qui parfois conserve tous ses caractères de l'état normal, est dans quelques cas plus ou moins épaissie elle-même, et comme gaufrée. A la pression, on constate une sorte d'empâtement, de confusion des masses engorgées avec les tissus voisins, que ne présentent point les tumeurs proprement dites. Quoique circonscrit et limité, l'engorgement ne s'en perd pas moins d'une manière vague et indéterminée dans le reste de petite étendue de la région. Il est d'ailleurs rare qu'il se restreigne à une très petite étendue de l'organe.

L'engorgement diffus se développe plus particulièrement sous l'influence de la lactation et des causes internes. Comme l'engorgement limité, il occupe tantôt la glande, tantôt les autres couches organiques de la région. Sous cette forme, il n'est pas rare de le voir occuper tout le sein, et comprendre à la fois la mamelle, le tissu cellulo-graisseux et les téguments.

Observation I. — *Engorgement à peine appréciable, suite d'un coup reçu il y a six mois.*

Th'on, quarante-cinq ans, couturière, entre à l'hôpital le 5 octobre 1842, pour une tumeur du sein. Elle a reçu un coup il y a six mois.

Aujourd'hui, le sein a son volume naturel ; la malade prétend y éprouver de vives douleurs qui, dit-elle, répondent jusque dans l'épaule ; rien n'indique qu'elle dise vrai ; la glande mammaire est seulement un peu engorgée ; on la frotte avec la pommade d'iodure de plomb opiacée. La malade sort deux jours après son entrée, et continuera ses frictions chez elle.

Observation II. — *Engorgement du sein gauche, ou plutôt simple douleur avec un peu d'empâtement*

Adèle Bourbon, trente-deux ans, entre à l'hôpital le 18 juin 1841 pour des douleurs qu'elle ressent dans le sein gauche; ces douleurs ne se font sentir qu'à la pression; on distingue avec le doigt un peu d'empâtement dans le tissu cellulaire qui limite la glande à sa partie supérieure; la glande elle-même n'offre aucune autre altération; on conseille des frictions avec un liniment camphré et laudanisé; la malade sort le 28 juin guérie de sa douleur et de ses craintes.

Observation III. — *Engorgement au sein gauche; coup. Sangsues, cataplasmes. Amélioration.*

Le 17 mars 1847, Thiéry, trente-deux ans, blanchisseuse, dit s'être donné un coup au sein gauche à la partie supérieure et interne il y a dix-huit mois. Un médecin ordonna des sangsues au-dessous; elle s'est frottée ensuite avec une huile qu'elle ne peut indiquer, et que lui donna un pharmacien, parce qu'alors elle ressentit de nouvelles douleurs à l'endroit du coup. Le sein, qui au premier examen paraît sans lésion, n'est ni rouge, ni enflé. En le touchant à plat avec les doigts, le bras gauche de la malade étant abaissé, on n'y sent pas de tumeur; mais le bras étant élevé, on sent à sa partie supérieure une masse dure; si de plus on prend la glande avec les doigts dans sa moitié supérieure, on sent près de l'auréole un noyau dur principal, de la grosseur d'une noix; autour on sent aussi rouler et fuir sous le doigt deux ou trois autres petits noyaux qui, inégaux à la surface, sont noueax dans la glande; on y reconnaît les caractères du tissu mammaire induré comme on peut en remarquer dans les seins de femmes qui viennent d'avoir des abcès, et qui conservent encore quelques lobules engorgés.

19. Douze sangsues à la partie interne et inférieure du sein; cataplasmes.

21. Les sangsues n'ont pas produit d'amélioration apparente; la malade ressent encore quelques élancements et de la douleur dans la partie supérieure du sein quand elle lève le bras.

22. La malade souffre moins; les tumeurs du sein ont diminué; il ne s'agit plus maintenant que de temps. La malade sort avec une prescription, savoir: 12 sangsues tous les quinze jours au côté inférieur et externe du sein; des frictions avec la pommade d'iodure de plomb. Elle s'est trouvée guérie au bout de deux mois.

Observation IV. — *Coup sur le sein droit; tumeur mal circonscrite, douloureuse à la pression, paraissant formée par les lobules indurés de la glande. Douze sangsues; mieux; la malade mettra tous les mois douze sangsues sur les points indurés.*

Le 1er juillet 1848, Ragon, trente et un ans, blanchisseuse, d'une bonne constitution, jouit d'une bonne santé, est bien réglée; a eu il y a neuf ans un enfant, et n'a pas essayé de le nourrir. Il y a deux ans elle reçut un coup sur le sein droit, et n'y fit pas grande attention; depuis six mois, son sein est le siége de douleurs peu vives ordinairement, mais qui le deviennent davantage à l'époque des règles; en outre il s'y est développé une tumeur qu'elle veut se faire enlever, la croyant de nature cancéreuse.

A la partie inférieure et externe du sein, en arrière et en bas du mamelon, on sent, en pressant de chaque côté, une tumeur dure, mal circonscrite, douloureuse à la pression, qui date de six mois; en examinant avec attention, et en pressant d'avant en arrière, on reconnaît que cette tumeur est divisée en lobules et paraît essentiellement formée par des parties indurées de la glande.

Du reste, la mamelle droite n'est pas plus volumineuse que l'autre.

3 juillet. Douze sangsues sur la tumeur.

4. Les douleurs sont beaucoup diminuées.

5. Bain.

6. Le mieux continue. Comme la malade désire s'en aller, on lui prescrit de se mettre sur le sein une douzaine de sangsues tous les mois. Elle revint se montrer guérie au bout de quatre mois.

Observation V. — Une jeune dame espagnole, bien constituée, habitant Paris depuis quelques années, accouche pour la seconde fois vers le milieu de 1845. Les suites de couches sont simples, et tout semble d'abord se bien passer du côté des mamelles; mais cette dame, que des circonstances particulières empêchèrent d'allaiter, et qui était d'ailleurs bien rétablie depuis deux mois, vit au bout de ce temps sa mamelle gauche acquérir un excès de volume notable, sans pouvoir s'en rendre compte. Dans l'espace de six semaines, le sein se gonfla en masse, devint trois fois plus gros que l'autre, prit une forme globuleuse ou hémisphérique très tranchée. Sa densité augmenta en même proportion, sans qu'il devînt le siége d'aucune douleur, sans que la santé générale en fût ébranlée. Plaquée solidement par une large base sur le devant de la poitrine, cette mamelle, dont la teinte devint à la fois grise et brunâtre, tirant un peu sur le jaune, m'offrit, quand je fus appelé pour l'examiner, les caractères d'une énorme masse lardacée. Aucune fluctuation n'y était appréciable; ses inégalités étaient rares et peu considérables. Avec de l'attention on y découvrait néanmoins un peu d'empâtement, et sa surface conservait çà et là l'impression de la pulpe des doigts. Le mamelon était comme demi-caché au fond d'une sorte d'excavation, et pourtant il n'y avait là aucune raison de croire à une tumeur de mauvaise nature.

Le pronostic que je portai dut être, et fut en effet, rassurant. Douze sangsues furent appliquées au-dessous de la tumeur, que l'on couvrit pendant quelques jours de cataplasmes de farine de lin arrosés d'extrait de Saturne. Des bains émollients et alcalins furent pris de deux jours l'un; je prescrivis en même temps l'iodure de potassium à l'intérieur et un purgatif chaque semaine. Douze nouvelles sangsues furent appliquées au bout de dix jours, et l'emplâtre de savon prit la place des topiques émollients. Sous l'influence de cette médication, la mamelle, qui n'avait été soumise jusque-là à aucun traitement, commença bientôt à perdre de son volume et de sa consistance, à retrouver de la souplesse et de la mobilité. Le mamelon se dégagea peu à peu de l'espèce de capsule où il était d'abord comme emprisonné, et en moins de six semaines la guérison se trouva assurée.

Ces sortes d'engorgements sont rares; ils sont rares parce qu'un degré de plus les dispose à se terminer par suppuration, et parce qu'un degré de moins en fait une maladie assez légère pour qu'elle se dissipe souvent sans secours, pour que les malades y fassent à peine attention.

Le traitement qui convient à l'engorgement diffus du sein est d'ailleurs à peu près le même que pour l'engorgement circonscrit.

Il n'y a nulle nécessité de rendre ce traitement très énergique de prime abord : par elle-même la maladie n'est guère susceptible de conséquence grave ; abandonnée aux ressources de l'organisme, elle disparaîtrait au bout de quelques semaines ou de quelques mois chez un grand nombre de femmes : autrement elle finit, en général, par produire un ou plusieurs foyers de suppuration ; dans quelques cas, enfin, elle se maintient presque indéfiniment ou amène la formation de quelques masses tuberculeuses. Avec ce pronostic, je sous-entends, on le devine, que la maladie est dépourvue de toute complication sérieuse du côté de la constitution et des organes centraux ou des cavités splanchniques.

OBSERVATION VI. — *Engorgement chronique; sein gauche; datant de six semaines : survenu après la cessation d'un allaitement de vingt jours, cessation due à la mort de l'enfant, le second qu'avait eu et qu'avait essayé de nourrir la malade. Inutilité de la pommade d'iodure de plomb. Amélioration lente, mais notable et progressive par la compression. Guérison presque achevée par les frictions mercurielles.*

Morel, vingt-cinq ans, culottière, a eu deux enfants, le premier il y a un an et demi ; elle l'allaita pendant les trente-six jours qu'il vécut ; la cessation de l'allaitement ne fut suivie d'aucun accident. Accouchée pour la seconde fois il y a deux mois, elle allaita encore pendant vingt jours. Elle est bien réglée. Huit jours après la mort de l'enfant, engorgement douloureux du sein, qu'elle a traité jusqu'à son entrée à l'hôpital par des cataplasmes, des liniments huileux, et depuis quelques jours par des pommades résolutives.

À son entrée, le 6 janvier 1835, sein volumineux : le tissu graisseux participe peu à l'engorgement. La glande, augmentée de volume, surtout dans sa partie externe, présente une surface inégale, est dure au toucher, peu douloureuse, si ce n'est en dehors, le long du bord externe du pectoral. (Pommade d'iodure de plomb en frictions et en applications sur de la charpie.) Frictions qui sont continuées jusqu'au 13 février sans amener de changement notable.

Le 14, rien de nouveau dans le sein ; compression sur la tumeur ; gêne à respirer causée par la compression.

La malade s'accoutume à la compression, qui est continuée sans interruption; sous son emploi le volume du sein diminua d'une manière lente, mais progressive.

Le 24, 25 et 26, sur le soir, frissons prolongés, peu intenses, auxquels succède de la chaleur suivie de sueur.

Le 27, saignée de bras de deux palettes.

Le 28, mieux notable: point de frisson la veille; sommeil la nuit; la langue est encore légèrement blanche; la glande a considérablement diminué; mais, encore loin de son volume naturel, elle reste dure et inégale.

Le 29 janvier, on substitue à la compression des frictions avec l'onguent mercuriel; la résolution fait de rapides progrès. Le 6 février, la salivation arrive; néanmoins les frictions furent continuées jusqu'au 13, époque où la malade sortit, et où l'engorgement était presque entièrement disparu. La glande mammaire avait repris sa souplesse, son volume; seulement un point creusé en dehors conservait encore un peu de dureté et de rénitence; la salivation n'avait pas augmenté depuis le 10. On conseilla à la malade de continuer chez elle ses frictions.

Rentrée aujourd'hui, 26 mars, à la Charité, elle présente le même engorgement qui n'a fait aucun progrès vers la guérison. Douleurs à l'épigastre, coliques, bouche mauvaise, langue rouge, le pouls est naturel. (Quinze sangsues à l'épigastre; tisane de gomme, quart de portion.)

27. Mieux du côté de l'estomac; langue naturelle.

28. Les mêmes accidents ayant reparu accompagnés de plus de coliques et d'amertume dans la bouche, on prescrit: scammonée, demi-gramme; jalap, 1 gramme, dans émulsion, 125 grammes.

29. Plus de douleur dans aucun point de l'abdomen; la langue est bonne, le pouls normal. Le sein gauche présente une petite masse inégale, bosselée, située au côté externe du mamelon gauche.

3 avril. L'engorgement marche vers la résolution. (Quinze sangsues entre l'aisselle gauche et le sein.)

6. Les douleurs sont presque nulles; les parties se dégorgent, et la tumeur se ramollit. (Huile de ricin.)

9. Le sein est presque entièrement dégorgé; il n'existe plus aucune douleur à la pression.

15. La partie externe du sein est toujours un peu dure. Craignant quelque dégénérescence fâcheuse, la malade demande sa sortie à cause du refus qu'on fait de lui amputer le sein. On lui donne le conseil d'user pendant quelque temps de pommade résolutive avant d'en venir à ce moyen. Un mois après elle était guérie.

La médication des engorgements chroniques se compose de moyens empruntés à diverses classes de ressources. Ce qu'on a dit à leur occasion des émissions sanguines, des purgatifs, des remèdes fondants, soit externes, soit internes, des bains généraux, des topiques résolutifs et de la compression, est exact. Si la femme n'est ni trop délicate, ni trop affaiblie, je prescris ordinairement une application de dix à quinze sangsues au-dessous du sein et un peu en arrière du côté de l'aisselle, tous les dix à quinze jours, et même à des distances plus grandes, quand la maladie est ancienne. Je fais usage en même temps, soit de cataplasmes émollients, soit d'onctions mercurielles, soit d'onctions avec la pommade d'iodure de plomb. La malade prend une fois la semaine, soit de l'eau de Sedlitz, soit de l'huile de ricin à doses purgatives. J'ajoute à ces moyens un bain à l'eau de son ou à la gélatine, rendu alcalin par l'addition de 150 ou de 200 grammes de sous-carbonate de soude ou de potasse. Un régime doux, quoique substantiel, est recommandé simultanément. Cette médication reste-t-elle insuffisante après un mois ou deux, j'en viens à l'usage de l'iodure de potassium à la dose de 1 ou 2 grammes par jour, tout en continuant les purgatifs et les bains. Aux premières sortes d'onctions, je substitue l'emploi de la pommade d'iodure de potassium ou bien les emplâtres soit de savon, soit de ciguë, soit de Vigo, topiques qu'il est d'ailleurs bon de faire alterner, et qui m'ont paru être alors d'une efficacité non douteuse.

En cas d'insuccès, il reste encore deux ressources importantes, les vésicatoires volants répétés et la compression. Un vésicatoire volant assez large pour recouvrir toute la région engorgée, répété de quinze jours en quinze jours, est un des plus puissants résolutifs qu'on puisse essayer en pareil cas. Là comme ailleurs, il offre l'avantage de servir à deux fins, de remplir deux indications. Si la résolution est encore possible, avec le vésicatoire on a toute chance de l'obtenir; si la suppuration est, au contraire inévitable, l'emplâtre vésicant est un maturatif qui en hâtera certainement le terme.

Quant à la compression, je n'hésiterais pas à la conseiller avant toute chose, si la situation et la forme de la mamelle n'en rendaient pas le manuel si difficile et l'emploi si fatigant, quelquefois même si douloureux pour les femmes. Cependant il est bon d'y avoir recours, et c'est indubitablement dans les tumeurs de ce genre qu'elle a eu de véritables succès, quand les autres moyens n'ont point réussi ou n'ont pas dû être essayés.

OBSERVATION VII. — *Engorgement chronique ; sein droit ; abcès mammaire et sous-mammaire un mois auparavant. Compression avec les bandelettes, puis avec une bande sèche.*

1ᵉʳ août 1836. Courché, trente-sept ans, bordeuse, mariée depuis un an, à Paris depuis quinze mois ; bien constituée, habituellement bien portante, est entrée salle Sainte-Catherine, n° 29, le mois passé pour un vaste abcès du sein droit, suite de couche, abcès mammaire et sous-mammaire. Elle est sortie au bout de quinze jours ; il existait encore un certain degré d'engorgement de toute la glande, et vers la partie externe un noyau considérable plus dur que le reste. La malade, ayant repris ses occupations habituelles, a remarqué que ce noyau induré grossissait sensiblement. Depuis quatre ou cinq jours elle se plaint de souffrir dans les parois de la poitrine, à la partie inférieure et externe du sein droit, et dans la partie postérieure de l'épaule du même côté. Aucun traitement.

19 août. Santé générale bonne ; il n'y a que les douleurs pendant la respiration qui inquiètent la malade.

Les mamelles sont volumineuses et sécrètent toujours du lait. La droite cependant est notablement plus volumineuse que la gauche. A sa partie externe, elle offre une masse indurée considérable.

20. Compression avec les bandelettes de diachylon en circulaires autour de la base du sein ; d'autres bandelettes, faisant un angle droit avec les premières, vont de la base du sein par-dessus son sommet jusqu'au point de la base diamétralement opposé. De cette manière on recouvre toute la mamelle ; on finit par d'autres tours circulaires autour de la base, dans le but de brider les bandelettes qui passent sur le sommet et de les retenir en place. Par-dessus le tout on applique un bandage compressif ordinaire, modérément serré.

21 août. Diminution considérable de l'engorgement ; on surajoute des bandelettes pour augmenter la compression.

22. Le bord postérieur des bandelettes occasionne un étranglement douloureux. On fait plusieurs coupures sur le bord emplastique avec des ciseaux.

23. On ôte les bandelettes. A la base du sein est un cercle déprimé, superficiellement excorié. Dégorgement notable. (Compresses sur le sein et, par-dessus, un bandage modérément compressif.)

24. Compression avec les bandelettes circulaires encore plus loin de la base du sein. (Bandage compressif ordinaire par-dessus.)

25. La malade n'a pas souffert.

26. On ôte les bandelettes qui ont produit un étranglement et une excoriation circulaire, comme l'autre fois. On les réapplique en mettant les premiers tours circulaires encore plus loin de la base du sein. (Bandage ordinaire par-dessus.)

31. La glande a échappé aux bandelettes, et la *calotte* qu'elles forment est tombée (bandage modérément compressif). On renonce aux bandelettes.

5 septembre. Le dégorgement a fait des progrès satisfaisants. La malade ne souffre pas. (Plaques d'agaric pour rendre la compression plus forte.)

22. On a continué la compression. Le dégorgement est complet ; la malade ne souffre point. (Exéat.)

De telles ressources méritent toute la confiance des praticiens ; elles peuvent être entremêlées, invoquées alternativement aussi bien que successivement. Essayée avec prudence, conduite avec le bon sens et l'entente convenable, cette médication, prise dans son ensemble, ne trouvera guère d'engorgement simple rebelle à sa puissance, qui ne se dissipe pas sous son influence.

OBSERVATION VIII. — *Engorgement subinflammatoire ; sein gauche ; suite de la suspension de l'allaitement Un coup de bistouri donné d'après une fausse apparence de fluctuation a produit un dégorgement rapide, sans la moindre suppuration. La malade sort avec un petit trajet fistuleux fournissant de la sérosité laiteuse.*

Gobferd, vingt-cinq ans, domestique, d'une constitution moyenne, d'un tempérament lymphatique accouchée il y a un mois et demi ; fièvre assez forte ; un médecin conseilla de cesser l'allaitement ; dès ce moment le sein gauche est devenu douloureux et tuméfié.

8 octobre 1845 La mamelle est engorgée bosselée. Si avec une main on embrasse la base, et qu'avec le doigt indicateur de l'autre on comprime sa tumeur, on croit sentir une fluctuation évidente. Incision avec le bistouri L'ouverture ne donne issue qu'à une petite quantité de sang.

12. Les douleurs sont calmées, l'engorgement est en partie résolu et la plaie ne suppure presque pas.

13, 14, 15, 16 Le dégorgement continue. Les bosselures de la glande sont encore très manifestes.

17, 18, 25. L'amélioration est considérable ; les lèvres de l'incision se couvrent de bourgeons charnus

28. Il continue à sortir par l'incision un peu de sérosité. Le volume de la mamelle est à peu près celui de l'état normal

3 novembre. Lors de la sortie de la malade, il existe encore un suintement d'un liquide qui a beaucoup de ressemblance avec du lait très aqueux. La glande est encore un peu dure, mais nullement douloureuse. Pommade d'iodure de plomb.

OBSERVATION IX. — *Engorgement chronique considérable ; sein droit ; consécutif à des abcès mammaires survenus à une époque difficile à préciser. Complication d'adénite axillaire. Guérison par les antiphlogistiques locaux.*

Joséphine, vingt-six ans, bordeuse, d'un tempérament lymphatico-sanguin, a eu cinq couches toutes heureuses, dont la dernière date de deux ans. Elle est irrégulièrement réglée, ce qui n'a pas paru jusqu'ici porter atteinte à sa santé. Il y a cinq ou six mois qu'elle a cessé d'allaiter. Trois mois après, sans cause appréciable, un vaste abcès s'est développé dans le sein droit et s'est ouvert spontanément six semaines après son apparition à la partie inférieure de la mamelle. Comme on n'a pas eu soin de ménager l'issue du pus à l'aide d'une mèche, l'ouverture de l'abcès s'est bientôt fermée, et peu après le foyer purulent s'est de nouveau fait jour au dehors. Cataplasmes émollients pour tout traitement. La tumeur, perdant de ses caractères inflammatoires, est devenue plus dure; les ganglions de l'aisselle se sont engorgés, et la malade, alarmée de son état, est venue réclamer des soins à l'hôpital.

A son entrée, le 6 février 1841, voici ce qu'on observe : La mamelle droite est trois fois plus grosse que l'autre; la tuméfaction porte principalement sur la moitié interne du sein. La tumeur est partout dure et douloureuse; la malade y éprouve des élancements très marqués; on n'y sent pas de bosselures bien distinctes, et cependant sa surface n'est pas parfaitement égale au toucher. Les ganglions de l'aisselle et ceux qui se trouvent compris entre cette région et le sein sont tuméfiés et indurés depuis cinq ou six jours seulement. Il y en a qui ont le volume d'une noix, d'autres celui d'une noisette ou moins encore. L'état général est du reste très satisfaisant. On craint une dégénérescence cancéreuse du sein; mais comme ce diagnostic est incertain, on se comporte comme s'il s'agissait d'un engorgement inflammatoire chronique. Le premier jour on s'en tient à des cataplasmes émollients.

8 février. Quinze sangsues autour de la tumeur.

Du 8 au 11 le dégorgement se fait rapidement. Le 11, on réapplique douze sangsues. A partir de ce moment l'engorgement a diminué d'une manière remarquable; sa dureté est devenue moindre.

Du 11 au 15, la résolution s'est faite si rapidement, qu'à cette dernière date, le sein ne présente guère plus de volume que celui du côté gauche. Plusieurs des ganglions de l'aisselle sont également revenus à leur état normal; mais trois ou quatre conservent encore un volume considérable.

16. Vingt-cinq sangsues autour de la tumeur vers la moitié inférieure de sa circonférence. Toutes ont pris. Immédiatement après la chute des sangsues, le sein s'est gonflé sensiblement, surtout à sa partie externe et jusque sous l'aisselle, qui est devenue douloureuse.

17, 18. L'engorgement survenu à la suite des sangsues se résout graduellement sous l'influence des cataplasmes, et le 18 il n'y paraît presque plus.

20. La résolution continue à se faire sous l'influence des cataplasmes émollients.

22. Le volume du sein droit n'est guère plus considérable que celui du sein gauche; mais il est plus dur, et cette induration, comme noueuse au toucher, semble porter sur les cloisons fibro-celluleuses qui séparent les divers lobes de la glande. Les ganglions sont toujours engorgés, mais à un moindre degré que les jours précédents.

25. La malade, impatiente de rentrer chez elle, sort avant que la guérison soit parfaite. Le sein est encore un peu dur et engorgé, ainsi que quelques ganglions de l'aisselle; du reste il n'y a plus aucune douleur. Elle continuera chez elle l'usage des cataplasmes de farine de graine de lin. Six semaines après, elle s'est trouvée guérie.

Comme de tels engorgements ne sont parfois que des phlegmasies sourdes, mal dessinées, leur diagnostic peut embarrasser sérieusement, s'il s'agit, par exemple, de les distinguer d'une inflammation purulente subaiguë. Des erreurs ont été commises à cette occasion ; j'avoue y être tombé moi-même dans deux circonstances différentes. Du reste, ma méprise est devenue le point de départ d'une thérapeutique toute spéciale, je veux parler des ponctions sur un ou plusieurs points de la masse engorgée. Voici le fait.

Incisions prématurées. — Croyant à l'existence d'un abcès au fond d'une mamelle depuis longtemps engorgée, je pris le parti d'y plonger un bistouri à lame étroite ; j'eus aussitôt la preuve que je m'étais trompé : l'instrument n'avait traversé que des parties solides ; il ne sortit pas de pus par la plaie. Craignant que l'action du bistouri n'aggravât l'état de la malade, j'en restai tourmenté jusqu'au lendemain ; mes alarmes ne furent pas de longue durée, car vingt-quatre heures après je remarquai avec surprise qu'au lieu d'avoir augmenté, le mal était sensiblement amoindri. Aussi ai-je agi depuis de la même façon à dessein, lorsque j'ai trouvé dans la tumeur des signes un peu tranchés d'inflammation. Un engorgement vague ou diffus comprenant un tiers, la moitié ou la totalité du sein, accompagné de douleur, de chaleur, d'une teinte un peu rosée des téguments chez une femme bien constituée, cède souvent à deux, trois ou quatre ponctions pratiquées en une même séance, mieux et plus vite qu'à aucun des autres moyens connus.

Ce n'est point du reste une chose nouvelle pour moi que l'usage d'un semblable moyen dans le traitement de certains engorgements. J'ai dit ailleurs les résultats que j'en ai obtenus dans la thérapeutique des inflammation aiguës en général. Je m'en suis également servi avec fruit contre les adénites subaiguës, et dans le traitement de certaines variétés de tumeurs, d'intumescences chroniques, d'hypertrophies de toutes sortes, d'engorgements du corps thyroïde en particulier.

Au sein, on choisit les points qui paraissent constituer le centre ou les noyaux les plus irrités de l'engorgement; on y enfonce perpendiculairement, profondément, un bistouri à lame étroite; la ponction étant instantanée, portée de suite sur trois ou quatre points, ne cause pas, à beaucoup près, autant de douleur qu'on se l'imaginerait et que les malades le pensent de prime abord. Il est rare que dès le lendemain le mieux ne se fasse pas déjà sentir. La peau pâlit, s'assouplit; un dégorgement manifeste s'observe bientôt, et l'on voit souvent ensuite la résolution marcher rapidement.

Cette action de l'instrument tranchant a quelque chose de singulier, qui ne m'a pas paru s'expliquer d'une manière satisfaisante; le débridement, l'évacuation de liquide, sanguin ou autre, qu'on obtient ainsi sont en général de trop peu d'importance pour rendre compte de l'efficacité du moyen employé.

C'est un genre de remède, néanmoins, qui n'obtiendra jamais une grande vogue. Les malades ont trop de peine à se résigner aux coups de bistouri quand il s'agit d'abcès véritable pour les accepter à titre de moyens préventifs, alors qu'aucun dépôt ne s'est encore établi. D'un autre côté, les chirurgiens, craignant de paraître se tromper en portant l'instrument sur un foyer inflammatoire, n'oseront pas s'en servir étant assurés d'avance qu'il n'y a point dans la mamelle d'abcès à vider.

Il est cependant quelques cas où les incisions *résolutives* ou anticipées pourraient trouver leur emploi, et rendre de véritables services : c'est lorsque, sans en être sûr, on a lieu de croire que la suppuration existe dans la masse engorgée. Avec les idées ordinaires, on hésite, on recule alors, crainte d'aggraver la maladie. Or sachant que l'opération peut être utile, même quand il n'y a pas de pus, les chirurgiens seront moins timides, s'exposeront moins volontiers à laisser le travail de suppuration s'étendre en augmentant la gravité du mal, dans le but unique de se ménager un diagnostic évident.

Une foule d'autres ressources ont encore été opposées aux engorgements du sein. La ciguë, la baryte, la carotte, les joubarbes, les solanées, les préparations ferrugineuses, l'ammoniaque, la digitale, l'arsenic, le cuivre, le mercure, l'or, le quinquina, etc., ont été vantés en pareil cas ; mais, conseillés en même temps contre les différentes sortes de tumeurs indistinctement, ces moyens seront étudiés dans un des chapitres suivants.

C. — Engorgement hypostatique.

Des observations nombreuses m'ont appris que la mamelle s'engorge souvent sous l'influence de son propre poids ou de sa position déclive. Ce genre d'engorgement, dont j'ai signalé l'existence pour la première fois à ma clinique, il y a bien longtemps déjà, se montre sous deux formes principales.

1° Chez les femmes qui ont eu des enfants et dont la mamelle est à la fois molle, lourde et pendante ; alors on voit le sein tantôt tout entier, tantôt dans sa moitié externe et inférieure, se gonfler, donner lieu aux signes de l'engorgement essentiel, sans qu'il soit possible d'attribuer le travail pathologique à autre chose qu'à la stase des liquides, qu'à la déclivité de l'organe.

2° Chez les femmes dont la mamelle est volumineuse sans être molle ni pendante, chez les femmes grasses en particulier, c'est dans la région externe et inférieure ou axillaire, que ce genre d'engorgement s'observe ; il m'a paru dépendre en pareil cas du poids de l'organe, de ce que la mamelle, volumineuse ou pesante, exerce continuellement sur sa racine un tiraillement qui fatigue les tissus et gêne la circulation des fluides, quelle que soit la position qu'affectent les femmes.

J'ajoute que la construction, que la forme actuelle des corsets ou du busc favorisent plutôt qu'ils ne préviennent la maladie ; au lieu de relever mollement les mamelles un peu en dedans ou dans le sens de la fossette sus-sternale, ces sortes de vêtements les étalent, les repoussent plutôt en dehors du côté de l'aisselle ; si bien que dans ce dernier sens le sein se trouve de nouveau abandonné à son propre poids, en même temps que sa racine tend à s'aplatir en dedans où elle reste tiraillée.

Point de départ d'un certain nombre d'inflammations véritables, l'engorgement hypostatique trouve donc sa cause, soit prédisposante, soit occasionnelle, dans l'excès de volume et de souplesse, de la mamelle proprement dite, ou des tissus qui l'attachent au thorax. Soit qu'il appartienne à l'organisation normale de la femme, soit qu'il dépende d'un état accidentel, le volume exagéré du sein se manifeste du reste presque toujours sans autre cause appréciable, et tout aussi bien chez les femmes d'une constitution robuste que chez les autres.

Le mécanisme de la maladie n'est pas ici une simple question de curiosité ou de théorie sans valeur; il montre à quel genre de remède on doit s'adresser; l'indication à remplir est toute mécanique : tenir la mamelle soulevée, empêcher toute traction de porter sur sa racine, tel est le but aussi simple que facile à atteindre. Un suspensoir bien fait, un simple mouchoir en cravate, quelques tours de bande, un bandage quelconque, en un mot, suffisent, pourvu que, emboîtant la mamelle par la partie déclive ou engorgée, ils puissent la relever mollement en haut et en dedans. Le corset lui-même, construit d'une certaine façon, peut tenir lieu des meilleurs bandages. Pour cela, il faut que les goussets, bien excavés d'ailleurs, en soient fermés ou moins larges du côté de l'aisselle que du côté du sternum, et que le busc en soit notablement rétréci. Une aussi simple précaution amène souvent en quelques jours un dégorgement complet des parties. Si le mal est ancien, il résiste; mais rien n'empêche d'associer au bandage suspenseur les topiques soit résolutifs, soit narcotiques, invoqués pour hâter la résolution des engorgements en général.

OBSERVATION X. — *Engorgement des seins, bandage suspenseur.*

Danze, vingt-quatre ans; tempérament lymphatico-nerveux; peau mate, décolorée; réglée à partir de seize ans, tous les trente jours, trois ou quatre jours chaque fois, peu abondamment. Depuis cette époque la menstruation a toujours été régulière. Il y a trois semaines, à la suite de bains de pieds, répétés, cette jeune femme vit disparaître tout à coup ses règles, et fut prise en même temps de symptômes de congestion vers la tête. Elle eut de la fièvre, de la céphalalgie, des éblouissements, de l'obscurcissement de la vue et des maux d'estomac.

Cet état maladif dura ainsi sans nouvel accident jusque vers le douzième jour. A cette époque Rosalie Danze eut froid dans son cabinet; puis un accès de fièvre très intense pendant lequel elle délira.

En se déshabillant elle avait remarqué que son sein gauche était gonflé et douloureux (26 décembre).

La malade ne se décide à entrer à l'hôpital que le vendredi de la même semaine. On l'envoya d'abord à la Pitié dans une salle de médecine dont elle sortit immédiatement pour arriver à la Charité le samedi soir.

31. Dimanche matin, mamelle grosse, sensible, tendue, pendante; aucune rougeur. Bandage contentif destiné à soutenir le sein sans le comprimer, à le porter en haut, en avant et en dedans; compresses imbibées d'eau blanche.

1er janvier 1844. Le sein droit commence à se prendre, et devient bientôt plus gros, plus douloureux que l'autre, c'est à sa partie externe et inférieure que se trouve le noyau d'engorgement; pas de rougeur. (Même pansement que dimanche, de plus à l'intérieur, sous-nitrate de bismuth, 40 centigrammes.) Accès de fièvre depuis quatre heures du soir jusqu'à sept heures; frisson préalable.

2. On oublie de donner le sous-nitrate de bismuth.

4, 5 et 6. Il n'y a pas eu de frisson.

7. Application d'un large vésicatoire sur l'épigastre. Amendement notable.

8, 9 et 10. Peu à peu les lobules tuméfiés se dégorgent.

11. Le vésicatoire est à peu près sec; il ne reste plus que quelques lobules gonflés et d'ailleurs peu douloureux. Sortie.

On a rarement besoin, en réalité, de mettre à contribution dans de telles conjonctures des remèdes énergiques, et je ne me rappelle pas avoir vu une seule fois les engorgements hypostatiques du sein traités comme je viens de l'indiquer se terminer d'une manière fâcheuse.

D. — Engorgement symptomatique ou consécutif.

L'engorgement qui accompagne ou suit les suppurations du sein ne mériterait guère d'être étudié à part, si dans quelques cas il ne finissait pas par constituer une véritable maladie distincte. Après une longue suppuration, les tissus qui entourent la couche pyogénique se durcissent, s'épaississent, subissent une sorte de transformation lardacée. Aussi des femmes, guéries de leur abcès, conservent-elles dans le sein des noyaux, des masses que l'on a prises plusieurs fois pour des tumeurs de mauvaise nature.

Le pronostic de semblables complications est généralement favorable, et se confond avec celui des abcès anciens dont j'ai traité précédemment.

Ce que je dis du pronostic doit s'entendre aussi de la thérapeutique. Les applications de sangsues au-dessous de la mamelle à de courtes périodes, les topiques résolutifs, la compression, les vésicatoires volants, les bains généraux, comme moyens externes, le calomel, l'iodure de potassium, les purgatifs à l'intérieur, toute la médication des engorgements essentiels, en un mot, convient également ici; les seules modifications dont elle pourrait avoir besoin seraient indiquées par la présence de restes d'abcès, de fistules ou de noyaux inflammatoires, toutes conditions qui ont été signalées à l'article abcès, et sur lesquelles il serait superflu de revenir en ce moment.

Les engorgements, conséquence d'abcès du sein, ne sont pas comme les engorgements primitifs de nature à réclamer les ponctions, les incisions dont j'ai parlé plus haut, excepté cependant lorsqu'ils se compliquent de quelques bosselures, de quelques noyaux véritablement inflammatoires.

E. — Engorgements avec tumeur.

Toutes les variétés de tumeurs du sein peuvent à la rigueur se compliquer d'engorgement. Il importe néanmoins de ne pas se faire illusion à ce sujet. Les tumeurs proprement dites et ce qu'on peut appeler engorgement du sein, constituent deux états pathologiques absolument distincts. La présence d'une tumeur de nature bénigne ou de nature maligne n'entraîne nullement la nécessité d'un engorgement des tissus ambiants; des tumeurs de toute nature, grosses, petites, peuvent exister pendant plusieurs années, un grand nombre d'années même, sans que le moindre engorgement vienne s'y joindre, pas plus que l'engorgement n'amènera de son côté la formation de l'une ou de l'autre de ces tumeurs. Le seul fait réel est que dans quelques cas assez rares, la tumeur anormale joue en quelque sorte le rôle d'épine, et détermine ainsi autour d'elle un certain degré d'épaississement des éléments organiques de la région.

Forcé de discuter les questions relatives à ce genre d'engorgement en traitant des tumeurs de mauvaise nature, je ne m'y arrêterai pas davantage ici. D'ailleurs, par lui-même, il ne comporte pas d'autres détails, soit sous le rapport de l'étiologie et du diagnostic, soit sous le rapport du pronostic et de la thérapeutique que ceux qui appartiennent aux autres espèces d'engorgements étudiés plus haut.

§ II. — Tumeurs proprement dites.

Toutes les tumeurs de la mamelle, qu'elles soient de nature bénigne ou de nature maligne, sont suceptibles de revêtir des formes si variées, qu'il convient de les étudier successivement groupe par groupe, sans perdre de vue cependant les deux grandes classes dont je viens de rappeler le titre.

A. — Tumeurs homologues.

Les tumeurs bénignes de la mamelle se rapportent toutes à deux principales divisions : les unes sont constituées par des matières ou des tissus solides, les autres par des matières liquides ou pultacées ; ce sont, en d'autres termes, des tumeurs concrètes ou des kystes. Ce dernier mot ne doit pas être pris trop à la lettre, cependant, par la raison que certaines tumeurs concrètes sont tout aussi bien entourées d'un *sac*, que les collections de liquide qui caractérisent plus spécialement les kystes.

I. — Tumeurs concrètes ou solides.

Les tumeurs concrètes se subdivisent elles-mêmes en plusieurs espèces : les unes, constituées par des éléments naturels plus ou moins altérés de l'économie, offrent une sorte de texture, les apparences de certains tissus ; dans les autres, au contraire, on trouve des produits nouveaux, la preuve au moins que le mal a débuté par une exsudation de matière sortie du système vasculaire sous l'influence d'actions anormales.

L'hypertrophie, les lipômes, les granulations névromatiques appartiennent aux éléments naturels de la mamelle et méritent à ce titre une étude sérieuse.

a. — Tumeurs hypertrophiques.

Sous le titre d'hypertrophie, je ne parlerai que des intumescences dépourvues d'altération notable dans la contexture du sein. Dans l'hypertrophie, l'organe offre un excès de volume manifeste; ses mailles, ses lamelles, ses cellules, ses lobules, quelques uns de ses éléments enfin, ont subi un développement anormal, qui peut être extrême, mais sans être compliqué de désorganisation; de telle façon que, mis à côté d'une tranche des tissus sains, la tumeur ne se distingue pas au premier coup d'œil de ces derniers. C'est dans leur masse ou dans leurs dimensions, non dans leur constitution, que les éléments du sein hypertrophié ont éprouvé des changements. J'insiste d'autant plus sur ce caractère que j'aurai à y revenir en traitant des tumeurs adénoïdes qu'une foule de modernes rapportent mal à propos, selon moi, à l'hypertrophie de quelques lobules mammaires.

L'hypertrophie du sein, arrivée à de certaines limites, s'éloigne assez des formes naturelles, trouble assez les fonctions de l'organe, pour qu'il y ait lieu de l'admettre dans les cadres nosologiques à titre de maladie réelle.

Elle offre deux variétés : l'hypertrophie diffuse ou générale et l'hypertrophie circonscrite ou partielle.

1° *Hypertrophie diffuse.* — On voit des femmes dont les mamelles sont très volumineuses sans être pour cela malades : c'est un état qui leur est naturel, et qui n'a plus changé à partir de la puberté. Avec l'hypertrophie réelle, au contraire, le sein prend un accroissement qui ne semble point se rapporter à l'âge; tout l'organe se gonfle alors, sans que la femme y fasse d'abord attention, sans causer de souffrance, de gêne, ni le moindre changement qui puisse donner l'idée d'une maladie, tantôt d'un seul côté, tantôt des deux côtés à la fois.

Se portant bien d'ailleurs, la femme croit volontiers qu'elle engraisse, et ne remarque bientôt cet état de sa gorge, qu'à cause du défaut d'embonpoint proportionnel des autres régions de son corps.

Il serait, au surplus, difficile de dire au juste où l'hypertrophie doit s'arrêter pour conserver le titre d'état naturel, à quel degré il faut la prendre pour qu'elle mérite le nom de maladie. Cependant si, chez une femme dont l'embonpoint n'éprouve pas de changement dans le reste du corps, chez une femme adulte, dont l'accroissement est terminé, qui n'est ni enceinte, ni nourrice, on voit une mamelle ou les deux mamelles augmenter de volume d'une manière insensible, mais notable et permanente, sans paraître malade d'ailleurs, on peut affirmer que cette femme est atteinte d'hypertrophie du sein.

Les mamelles peuvent acquérir ainsi un volume énorme ; on les a signalées en pareil cas sous le titre : de *mamelles pendantes*, *de grosses mamelles*, de *mamelles éléphantiasiques*, aussi bien que sous le nom d'hypertrophie mammaire.

Il existe plusieurs sortes d'hypertrophie : l'épaississement peut ne porter que sur l'élément adipeux, ou bien sur l'élément glanduleux, comme aussi sur la trame fibro-cellulaire de l'organe. J'ai vu pour le moins deux de ces nuances de l'hypertrophie. Dans d'autres cas, l'hypertrophie comprend à la fois les trois tissus.

Si la graisse, la trame fibreuse et la glande s'hypertrophient ensemble, toute la tumeur reste hémisphérique, comme plaquée sur le devant de la poitrine, et le sein, qui semble se relever plutôt que pendre, devient plus ferme, sensiblement plus fixe que dans l'état naturel ; on croirait de prime abord avoir sous les yeux un de ces magnifiques hémisphères si souvent rêvés, figurés par les artistes ou par les poëtes de l'antiquité.

Seulement au lieu de tendre à la forme conique, les mamelles ainsi développées prennent presque inévitablement l'aspect de globes fortement bombés.

J'ai vu un bel exemple de cette dernière espèce chez une jeune personne des environs de Beauvais, il y a quelques années (1850). Grande, bien constituée, jouissant d'une excellente santé, du reste, cette jeune fille, âgée de vingt-deux ans, s'est présentée à moi avec des mamelles qui avaient plus que doublé de volume, d'un côté surtout, dans l'espace de onze mois ; elles étaient fermes, presque immobiles sur le thorax, et d'ailleurs parfaitement conformées. Le mamelon, le disque auréolaire ne se distinguaient point de l'état naturel ; il était facile de constater que l'hypertrophie s'était emparée ici de tous les tissus de la région à la fois, de la graisse profonde, aussi bien que de la couche sous-cutanée, du tissu sécréteur aussi bien que des cloisons fibro-celluleuses.

Si le tissu glandulaire est seul affecté (et j'en donnerai plus loin une observation détaillée), la mamelle, entraînée par son poids, s'allonge, devient bientôt pendante. La peau qui l'enveloppe s'amincit, se laisse sillonner à la longue par de grosses veines, et la tumeur finit par être en quelque sorte pédiculée.

Quoi qu'il en soit, l'hypertrophie générale de la mamelle n'est point une maladie commune ; elle a été signalée aux Indes, en Amérique, en Égypte, en Angleterre et en Allemagne bien plus souvent qu'en France. A. Cooper, qui en cite quelques cas, qui la rapporte principalement au célibat, croit qu'elle se développe de préférence entre trente et trente-cinq ans ; il parle néanmoins d'une jeune fille âgée de quinze ans seulement, et dont la mamelle pyriforme, pédiculée, avait 23 pouces 1/2 de circonférence. MM. Chassaignac et Richelot indiquent une autre femme dont la mamelle, qui descendait jusqu'aux genoux, pesait 30 livres.

Renoud cite (1), au nom d'un praticien d'Égypte, M. Étienne,

(1) *Archives générales de médecine*, 1839, t. IV, p. 377.

l'histoire d'une mamelle hypertrophiée qui descendait jusqu'au pubis, et qui avait 18 pouces d'épaisseur.

Une négresse, réglée à quatorze ans, et qui ne fut plus menstruée ensuite, vit ses mamelles acquérir un développement extrême dans l'espace de deux ans, sans que sa santé générale en fût altérée, au dire de M. Huston (1).

Deux ans plus tard l'un des seins s'ulcéra à la suite d'un coup, puis se gangrena, et la malade ne tarda pas à mourir. La mamelle gauche, qui pesait 20 livres, avait 42 pouces de circonférence; le contour de l'autre ne donnait que 34 pouces, avec un poids de 12 livres. La tumeur, purement hypertrophique et glandulaire, ne contenait ni dégénérescence, ni tissu anormal.

La femme, du reste, n'est pas seule sujette aux hypertrophies de la mamelle. L'homme paraît avoir aussi été plusieurs fois atteint de cette maladie. M. Pétrequin (2) dit avoir vu chez un homme, à Pavie, une mamelle longue de 18 pouces et pendante, mamelle dont parle aussi M. Vidal (3), et qui fut extirpée avec succès.

Il résulte des observations publiées jusqu'ici ou rassemblées dans la traduction d'A. Cooper, de celles qui appartiennent à M. Fingerhuth (4), et des miennes, que l'hypertrophie de la mamelle survient plutôt à l'âge de puberté qu'à toute autre époque de la vie, quoique chez les femmes non mariées on l'observe aussi de trente à quarante ans. Je ne l'ai point observée avant l'âge de quinze ans, ni après quarante ans.

En voici un exemple recueilli par M. Deville, alors un de mes internes, sur une jeune fille âgée de dix-sept ans.

OBSERVATION Ire. — *Hypertrophie glandulaire générale ; sein droit ; amélioration notable par la compression et le traitement iodé à l'intérieur.*

Héloïse, dix-sept ans, fleuriste, assez bien portante, bien réglée depuis l'âge de douze ans; n'a jamais eu de maladies sérieuses; tempérament lym-

(1) *Journal des Connaissances médico-chirurgicales*, t. II, p. 89.
(2) *Anatomie médico-chirurgicale*, p. 231.
(3) *Pathologie chirurgicale*, ? . 810.
(4) *Gazette médicale*, 1837, p 154.

phatique; n'a jamais été enceinte, quoiqu'elle s'y soit exposée. Il y a un an, quatre mois après avoir reçu sur le sein droit un coup de coude peu violent, qui ne lui fit mal que sur l'instant, cette femme s'est aperçue que son sein devenait volumineux, sans être ni douloureux, ni dur : depuis lors de grosses veines se sont montrées à sa surface. C'est dans toute son épaisseur, mais surtout vers son côté externe, qu'il a surtout augmenté de volume. La malade ne s'est jamais traitée, elle a tout simplement augmenté à mesure l'échancrure correspondante de son corset.

28 août 1844, au soir. — Le sein droit, fortement tuméfié dans toute son épaisseur, mais surtout dans sa partie externe, offre ainsi une circonférence de 52 centimètres à sa base, une zone de 34 centimètres, une longueur de 13 centimètres, une largeur en travers de 16 centimètres et une épaisseur de 7 à 8 centimètres environ. Sa consistance est molle, parsemée de lobules glanduleux durs, mais pas plus volumineux que normalement, en nombre bien plus grand qu'à gauche, et pas plus dispersés. La circonférence du sein gauche, qui est parfaitement conformé, est de 37 centimètres, sa zone de 19 centimètres et sa largeur de 13 centimètres. Le nombre des lobules paraît donc s'être agrandi, puisqu'ils ne sont pas plus épars qu'à gauche par suite de leur nombre. Tandis que le sein gauche reste ferme et bien posé, le sein droit est pendant et un peu flasque. La pression, du reste, n'y détermine aucune douleur, et jamais la malade n'en souffre. L'auréole à droite se trouve aplatie sur la surface de la tumeur, tandis qu'à gauche elle forme un vrai mamelon à bords élevés au-dessus du reste du sein d'environ 12 à 13 millimètres, d'une teinte brunâtre claire. La peau du sein, intacte, sans adhérence ni amincissement notable, est parcourue par de nombreuses veines dilatées, dont quelques unes ont le volume de plumes de corbeau, et l'une, assez longue, a le volume d'une plume ordinaire.

29. Un gramme d'iodure de potassium par jour; compression avec l'amadou.

31. Circonférence, 49 centimètres; zone, 30 millimètres. Renouvellement de la compression.

2 septembre. La malade tousse toujours un peu, mais elle ne crache plus de sang. Son appareil compressif ne la fatigue pas du tout.

4. On enlève l'appareil compressif; diminution bien notable. Pourtour, 45; zone, 27,50. La malade veut s'en aller; elle continuera chez elle le même traitement.

L'apparition de ce mal frappe peu d'abord : n'étant accompagnée ni de douleurs, ni de troubles dans les grandes fonctions organiques, l'hypertrophie ne fait naître aucune inquiétude, et l'on se borne à dire que la femme qui en est atteinte *prend de la gorge.*

Les règles perdent en général de leur abondance, ne reviennent plus à des époques aussi exactes; souvent même elles se suppriment tout à fait. La voix éprouve aussi quelques changements; elle devient rauque par moment. Plusieurs des malades se sont plaintes d'enrouement ou de difficulté de parler pendant un certain temps.

Assez souvent le sein se développe sans perdre de sa fermeté en augmentant même un peu de densité. En pareil cas, il conserve son aspect globuleux ou sphéroïde; au moment de la puberté il avait acquis chez certaines femmes un volume énorme sans descendre, sans être entraîné par son poids du côté de l'abdomen. On a vu plus haut que c'est là le caractère de l'hypertrophie fibro-glandulaire.

Le plus souvent néanmoins, c'est-à-dire dans l'hypertrophie purement mammaire, la tumeur s'abaisse par degrés, au point de descendre parfois jusque sur le devant des cuisses, de pendre en besace ou sous forme de poire, de ne plus tenir à la poitrine que par une sorte de pédicule.

Pronostic. — Cette maladie mérite de n'être pas négligée; outre la difformité qui en résulte, elle finit quelquefois par déterminer des transformations de mauvaise nature ou un amaigrissement général, un trouble profond des fonctions nutritives, puis enfin la mort au bout de quelques années.

L'hypertrophie est, en général, facile à distinguer de toutes les autres maladies de la mamelle. Ce que je viens d'en dire ne permettra point de la confondre avec ce que j'ai dit plus haut des différents genres d'engorgements. Le squirrhe en masse ou l'encéphaloïde lardacé, qui lui ressemblent vaguement, s'en distinguent du reste à première vue, par la dureté, l'inextensibilité, l'aspect ridé ou gaufré des téguments, par la confusion de tous les tissus atteints, par la déformation du mamelon et tous les autres caractères propres au cancer. Au surplus, une seule remarque permet d'éloigner toute erreur, c'est qu'avec l'hypertrophie, excepté le volume, tout est dépourvu d'altération dans l'organe malade.

Les tumeurs de diverses espèces, kystes, dépôts, lipômes, etc., n'occupant qu'un point de la région et constituant toujours un *corps* particulier, n'ont, par cela seul, aucune analogie avec l'hypertrophie générale du sein, dont le diagnostic est ainsi rendu très facile.

Le *traitement* de l'hypertrophie diffuse de la mamelle laisse encore beaucoup à désirer; il doit être le même que celui des hypertrophies en général. Aussi a-t-on fait usage en pareil cas, du calomel, des émétiques à dose fractionnée, des purgatifs répétés, des moyens emménagogues, de toute sorte de topiques astringents.

Comme M. Fingerbuth, comme M. Huston, j'ai, à l'instar aussi d'A. Cooper et de quelques chirurgiens de l'Inde, essayé plusieurs fois cette thérapeutique sans succès; de pareilles médications n'étant pas sans quelques inconvénients pour le reste de l'organisme, j'ai fini par y renoncer.

J'ai supposé que la grossesse aménerait des résultats plus heureux : l'état des mamelles se lie d'une manière si intime à l'état de la matrice, qu'il était permis de penser que le coït et la gestation deviendraient un remède contre l'hypertrophie des seins. Par malheur il se rencontre à ce sujet, dans la pratique, deux difficultés : 1° toutes les femmes ne sont pas en position de recevoir de semblables conseils; 2° les femmes atteintes d'hypertrophie mammaire ne deviennent pas facilement 'enceintes.

Deux de celles que j'ai vues, et qui se sont mariées, n'ont point eu de grossesse. Une autre a été plus heureuse, à ce point de vue, mais sans qu'il en soit rien résulté d'avantageux pour sa maladie.

Quoique l'iode, l'huile de foie de morue, l'huile iodée, la ciguë, l'iodure de potassium, l'iodure de fer qui, *a priori*, semblent offrir ici tant de chances de succès, et que j'ai employés longtemps chez trois malades, ne m'aient rien produit de concluant, c'est encore ce qu'il y a de mieux, de plus rationnel à essayer. Il convient d'y ajouter des bains alcalins, des onctions avec les pommades d'iodure de plomb, de potassium ou de mercure, des boissons légèrement ferrugineuses ou gazeuses, quelques laxatifs et beaucoup d'exercice physique.

La compression méthodique, qui m'avait paru d'abord si bien indiquée, soit comme remède principal, soit comme moyen accessoire, a cependant échoué chez deux des malades que j'y ai soumises. Pendant quelques semaines la tumeur s'est laissé un peu aplatir et amoindrir sous le bandage, chez deux autres, mais pour reprendre bientôt après ses dimensions premières ; en sorte que je n'ai point par-devers moi d'exemple authentique d'hypertrophie mammaire guérie par la compression. Je n'ai point su ce qu'est devenue la jeune fille qui s'en était si bien trouvée et dont j'ai donné plus haut l'observation. J'ai fini par perdre de vue aussi, sans les avoir guéries, les femmes que j'ai soumises plus ou moins longtemps aux médications résolutives ordinaires. La guérison des autres n'a eu lieu que par le fait des moyens chirurgicaux.

L'hypertrophie des mamelles est, après tout, une affection peu commune en France. Aux deux exemples que j'en signalais en 1839, je n'en pourrais ajouter que six aujourd'hui. Une de mes premières malades, âgée de dix-huit ans, avait une mamelle du volume d'une tête d'adulte, sans être autrement altérée, quoique l'autre sein fût de moitié moins gros.

Chez la deuxième, âgée de près de quarante ans, veuve depuis douze ans, qui avait eu plusieurs enfants, les deux seins avaient au moins le triple de leur volume naturel ; cet excès de volume était survenu dans l'espace de vingt mois, bien que l'embonpoint général n'eût pas augmenté et que les mamelles ne fussent le siége d'aucune dégénérescence appréciable.

Ces deux femmes ne souffrant pas, ne voulurent se soumettre à aucun traitement. Deux des autres ont été traitées de toutes les façons, par moi et par plusieurs de mes collègues, sans avantage aucun. Une cinquième a paru se bien trouver des médications iodurées, mais j'ai cessé de la voir avant qu'elle fût réellement guérie

Je n'ai pratiqué l'extirpation de la tumeur qu'une seule fois.
Voici le fait :

OBSERVATION II. — *Hypertrophie du sein gauche. Extirpation. Guérison
radicale.*

Legruin, quarante-trois ans ; bonne constitution, entre à l'hôpital le
15 décembre 1852, pour une tumeur du sein gauche très volumineuse, pendante sur la poitrine, et est retenue par un pédicule assez large ; si on la
soulève, on s'aperçoit qu'elle est assez lourde. La peau, sillonnée de
veines en réseau, n'a pas changé de couleur ; violette quand elle reste quelques instants exposée à l'air, elle est mobile sur la glande, qui elle-même
roule facilement sur les parties profondes. La tumeur, formée par la mamelle
tout entière, et non pas seulement aux dépens d'une de ses parties, présente des bosselures de consistance très différente.

La malade, habituellement bien réglée, a vu grossir son sein il y a un an
sans qu'elle puisse dire pourquoi. Elle a eu deux enfants qu'elle a nourris. Elle n'a jamais souffert ; dans ces derniers temps, elle éprouve un sentiment de fatigue ; il y a un mois que le volume de la tumeur n'a pas sensiblement augmenté.

21 décembre. Une bouteille d'eau de Sedlitz, qui donne trois selles.

22. On procède à l'ablation de la tumeur au moyen de deux incisions
courbes circonscrivant une ellipse à grand diamètre transversal, puis on
dissèque toute la masse, que l'on enlève. L'opération ne donne pas autant de
sang qu'on l'aurait pu croire ; trois ligatures seulement furent nécessaires.
A trois heures de l'après-midi l'interne de service monte pour réunir la plaie
à l'aide de serres-fines.

Coupe de la tumeur (pl. Ire, fig. 1re). La peau est amincie, sans adhérence,
il y a disparition complète de tissu graisseux entre la tumeur et la peau ; la
coupe des lobules fait hernie à la surface. La masse de la tumeur n'est pas
formée par un tissu homogène, mais elle est divisée en plusieurs lobes parfaitement séparables, entre lesquels on trouve un tissu cellulaire très lâche.
Chacun de ces lobes est constitué par deux éléments : l'un, faisant saillie à la
surface, élastique, gris, granuleux, formant des pelotons variés ; l'autre ayant
des nuances franchement irisées, mais en reflet seulement, et dont la teinte
fondamentale était le blanc. Le tissu dur, étant très élastique, semblait rétracté entre les pelotons gris rosés. Les proportions de ces deux tissus ne
sont pas les mêmes dans tous les endroits. A la partie superficielle du sein,
les lobules, très petits, ne semblent entourés que d'un liséré de tissu
blanc, tandis qu'à la partie profonde, volumineux et rares, ils en sont
entourés comme par de véritables bandes. A la face profonde, on trouve une
bourse muqueuse distendue par de la sérosité.

Le microscope, comme l'œil nu, a démontré que tous les lobules appartenaient à l'hypertrophie et qu'ils contenaient tous des culs-de-sac glanduleux.

La malade est sortie de l'hôpital le 23 janvier, un mois après son
opération ; il ne restait plus que quelques points incomplétement cicatrisés,
et qu'on pansait avec l'onguent de la mère. On l'a revue tout à fait guérie
au bout de quinze jours. (Par M. Camus, élève du service.)

Ici la tumeur était mobile, comme pédiculée; la femme avait un grand désir d'être opérée, et l'opération, d'ailleurs, ne paraissait offrir aucun danger.

Les deux énormes mamelles ou tumeurs mammaires, amputées chez une même femme, par M. Bouyer (de Saintes), et dont l'histoire a été communiquée à l'Académie de médecine (1852), étaient, selon toute apparence, des tumeurs hypertrophiques. Il est établi, au reste, par la plupart des observations indiquées au commencement de cet article, que l'extirpation de la tumeur peut être utilement effectuée. Je ne la propose néanmoins que chez les malades où la tumeur, plus ou moins mobile, est pendante, et douée d'une sorte de racine, c'est-à-dire quand l'hypertrophie porte plutôt sur le tissu glanduleux que sur les autres éléments de la région, ou quand les téguments sont assez souples, assez bien conservés pour permettre d'en conserver la quantité, l'étendue nécessaire au rapprochement des lèvres de la plaie.

Si l'hypertrophie est plutôt cellulo-fibreuse que glanduleuse, je m'en tiens aux médications générales, au début de la maladie ou quand elles n'ont point encore été employées.

Si l'hypertrophie n'est pas considérable, ou si elle marche avec lenteur, si la femme s'en inquiète peu, n'en éprouve pas grande gêne, le plus sage est souvent de ne point la traiter, de laisser la mamelle tranquille; il arrive quelquefois que l'hypertrophie, cessant de faire des progrès, finit par se réduire à une simple difformité compatible, d'ailleurs, avec une santé tolérable, avec une longue existence.

2° *Hypertrophie partielle.*—Moins étudiée encore que l'hypertrophie générale, l'hypertrophie partielle du sein n'a été jusqu'ici l'objet d'aucun travail spécial. M. Vidal (1) et les micrographes seuls en ont dit un mot dans ces derniers temps; mais à l'occasion d'une classe de tumeurs que je décrirai bientôt sous le titre d'adénoïdes, et que j'ai indiquées, il y a longtemps, sous le

____

(1) Tome V, page 787.

nom de tumeurs fibrineuses, tumeurs dont la nature hypertrophique est au moins contestable.

L'hypertrophie partielle n'est, à bien dire, qu'une portion plus ou moins étendue de la mamelle augmentée de volume; qu'un fragment, en quelque sorte, de l'hypertrophie générale; on trouve dans le sein une sorte de noyau, de plaque ou de bosselure à la fois plus volumineuse, plus dense, moins élastique que le reste de l'organe. La tumeur, qui peut ne pas dépasser le volume d'une noisette ou d'un petit œuf d'abord, qui égale, dans d'autres cas, les dimensions du poing, s'est développée, en général, d'une manière insensible, sans occasionner ni gêne ni douleurs.

Ce genre de tumeurs ne contracte aucune adhérence avec les téguments, n'offre ni la dureté ligneuse, ni l'action rétractile du squirrhe, ni la physionomie globuleuse ou bombée de l'encéphaloïde. Le palper démontre clairement que le tissu mammaire se continue avec elle, qu'il s'agit d'une partie de la glande naturelle, dont le volume, la consistance et l'élasticité ont éprouvé de sérieux changements.

Par la pression, on déplace librement, facilement, la tumeur entre la peau et les parois thoraciques; sa mobilité, qui peut être ainsi très grande, ne permet point cependant de la faire glisser à la manière des corps étrangers, dans l'épaisseur ou entre les différentes couches de la mamelle.

Le caractère particulier de l'hypertrophie partielle réside presque tout entier dans la continuité évidente, manifeste, de la tumeur avec le tissu glandulaire proprement dit. En définitive, la tumeur fait alors partie intégrante, est en réalité une portion plus ou moins étendue, plus ou moins altérée du sein lui-même, au lieu de se présenter sous forme d'une production nouvelle, établie, développée au milieu des tissus normaux. On sépare nettement ainsi les tumeurs hypertrophiques des tumeurs adénoïdes.

Les causes de l'hypertrophie partielle sont encore moins connues que celles de l'hypertrophie générale. Je l'ai observée chez quelques femmes qui avaient eu longtemps auparavant, soit des abcès, soit de simples engorgements, soit des inflammations multiples de la mamelle. Dans d'autres cas, elle a semblé se rattacher soit à un coup, soit à des frottements du corset, ou à quelque autre violence extérieure; quelquefois aussi elle a coïncidé avec une menstruation difficile, incomplète ou irrégulière, plus souvent chez les femmes non mariées que dans des conditions opposées.

Ces sortes de tumeurs acquièrent rarement un grand volume; elles diffèrent en cela des encéphaloïdes, auxquelles elles ressemblent un peu d'abord; on ne pourrait les confondre qu'avec certains kystes à parois épaisses ou avec le début des tumeurs, soit colloïdes, soit fibro-plastiques, dont elles n'ont, toutefois, ni la densité, ni la fixité, et peut-être aussi avec les noyaux indurés de quelque ancienne subinflammation, de quelque engorgement chronique. Elles ne sont pas toujours faciles à séparer non plus des indurations squirrheuses; mais j'aurai l'occasion de revenir sur ces difficultés en traitant du diagnostic différentiel des tumeurs cancéreuses.

En général, les tumeurs hypertrophiques partielles subissent à la longue des transformations, des changements qui ont souvent permis de les étudier sous un autre titre, d'en méconnaître la véritable nature. Avec le temps, leur tissu se raréfie; il s'y creuse des vacuoles, des loges, de véritables kystes. Aussi une foule de kystes ont-ils pour base une véritable tumeur hypertrophique. Deux exemples de ce genre, recueillis à l'hôpital de la Charité, et dont j'ai confié l'examen anatomique à M. Lebert après avoir disséqué moi-même les tumeurs, ont donné le résultat suivant. C'est M. Lebert qui parle.

Observation III. — *Tumeurs fibro-cystiques de la mamelle.*

Chacune de ces tumeurs avait à peu près le volume du poing; elle était entourée de beaucoup de graisse; sa substance, d'un blanc mat tirant par places sur le gris, élastique, assez ferme, offrait cependant une certaine mollesse. Son tissu, qui, au premier aspect, offrait à l'œil nu l'apparence du tissu fibreux de la mamelle hypertrophiée, était parsemé de petits kystes offrant sur la coupe fraîche l'aspect de vésicules là où ils étaient intacts. Ces kystes incisés représentent des poches à surface interne lisse, comme séreuse, communiquant, au moins quelques unes, par des cloisons trouées, avec celles qui les avoisinent. Le liquide renfermé dans ces kystes, dont le volume varie entre celui d'une lentille et celui d'une noisette, est transparent et limpide dans quelques uns, visqueux, gluant, jaunâtre dans d'autres, brun et poisseux comme de la gelée de groseille dans un petit nombre.

Le microscope permet de reconnaître dans le tissu blanc, au milieu duquel se trouvent les kystes, des fibres fines, tortueuses, ondulées, distinctes, englobées dans une substance demi-transparente amorphe. Le liquide dont sont remplis les kystes est essentiellement formé de graisse, qui se montre sous forme de plaques et de grandes vésicules, dont quelques unes renferment un très petit noyau; on y voit en outre des granules moléculaires en partie colorés en jaune brunâtre, et de nombreux cristaux de cholestérine.

Cette tumeur du sein renfermait dans son intérieur de nombreux kystes, dont le plus volumineux, capable de loger un œuf de dinde, était lui-même multiloculaire et renfermait un liquide gluant et jaunâtre parfaitement transparent. L'enveloppe de la tumeur était formée par du tissu cellulaire hypertrophié, vasculaire, et montrant quelques filets nerveux, dont plusieurs se perdaient vers les parties plus profondes. Ce tissu d'enveloppe envoyait partout des prolongements entre les lobules.

Le tissu propre de la tumeur, variant du blanc jaunâtre au gris rosé, lisse par places, finement grenu dans d'autres, ne laisse pas suinter à la pression de suc trouble. On y voit au microscope beaucoup de globules qui ressemblent à ceux de la glande mammaire, et qui, dans les endroits les plus fibreux, sont difficiles à reconnaître; on trouve dans leur intérieur des globules semblables à ceux de l'épithélium des conduits galactophores. Je n'ai point pu y trouver de cellules cancéreuses. Il m'a donc paru que cette tumeur était du nombre de celles que vous décrivez sous le nom d'hypertrophique, et que Muller a désignées sous celui de cystosarcomes de la mamelle.

La tumeur criblée de petits kystes que j'ai enlevée de la mamelle d'une demoiselle de Laon, il y a près de vingt-cinq ans, était une hypertrophie mammaire parsemée de simples vacuoles hématiques ou séreuses. Deux dames dont j'ai injecté les kystes avaient des hypertrophies partielles du sein comme base et point de départ de leur maladie. Chez madame de F... la tumeur contenait dans son centre environ deux cuillerées de sérum onctueux, et une masse hypertrophique du volume d'un œuf servait de base ou de racine aux parois d'abord épaisses, puis assez minces du sac morbide. Chez cette dame, opérée il y a dix ans, il existe maintenant dans la même mamelle une tu-

meur nouvelle, ayant tous les caractères de la première, c'est-
à-dire de l'hypertrophie partielle, sans qu'il soit possible d'y
constater encore la moindre apparence de kyste ou de collection.

On voit de ces tumeurs dans le même sein ou chez les mêmes
femmes, ici sous forme de kyste, là sous forme de tumeurs
purement concrètes. Chez une dame L..., que j'ai opérée à la
maison de santé du docteur Blanche, en 1850, il existait une
tumeur fluctuante à base épaisse et dure se continuant avec le
tissu mammaire, en même temps qu'une tumeur un peu moins
volumineuse, absolument dépourvue de fluctuation, liée à la
première par une sorte de pont ou de bride, se remarquait un
peu au-dessus. J'ai même su qu'une tumeur pareille tout à fait
concrète, également de nature bénigne, lui avait été enlevée
quelques années auparavant par M. Laugier.

Ce que j'ai vu, sous ce rapport, me porte donc à croire que
beaucoup de kystes de la mamelle n'ont été dans le principe que
des tumeurs par hypertrophie partielle du tissu glandulaire.

On comprend que, dans l'hypertrophie partielle, le travail pathologique doit tout aussi bien que dans l'hypertrophie générale
porter plus spécialement tantôt sur les *acini*, tantôt sur les canaux lactés, tantôt sur l'élément fibro-celluleux. Aussi y a-t-il
lieu de se demander si les vacuoles, les kystes multiples que
j'ai rencontrés plusieurs fois dans les tumeurs hypertrophiques, et
dont M. Birkett (1) rapporte d'assez beaux exemples, ne seraient
pas tout simplement, dans certains cas, des ampoules, des dilatations morbides des canaux galactophores. (Voy. pl. II, fig. 2.)

Le pronostic des hypertrophies partielles n'est point grave. La
vie des femmes qui en sont atteintes n'est en aucune façon menacée; c'est une difformité plutôt qu'une maladie réelle au point
de vue de la santé générale. Comme leur accroissement ne va
jamais très loin, elles sont d'ordinaire compatibles avec une
longue existence, avec une excellente santé.

____

(1) Opération citée, p. 67, 198.

Il est rare, toutefois, que de telles tumeurs puissent être abandonnées à elles-mêmes. Les malades s'en préoccupent, s'en inquiètent, le plus souvent, au point de forcer le chirurgien à les en débarrasser. Il faut, du reste, convenir qu'elles constituent parfois une difformité notable, assez gênante pour justifier en partie les soucis de la malade et la sollicitude des praticiens.

A l'état concret, les hypertrophies partielles du sein doivent être attaquées par les médications résolutives qui, bien conduites, en triomphent souvent dans l'espace de quelques mois. L'iodure de potassium, l'iodure d'amidon, l'iodure de fer, l'huile de foie de morue, aidés de purgatifs et des bains alcalins, des pommades d'iodure de plomb, de potassium ou de mercure, des emplâtres de savon, de Vigo, de ciguë en topiques, réussissent mieux en pareil cas que contre les tumeurs par hypertrophie générale ; c'est aussi dans les tumeurs de ce genre qu'une compression bien faite peut être utile, permet de compter sur des résultats favorables.

Un autre moyen qu'il est bon de joindre aux précédents, et qui peut être là comme ailleurs d'un grand secours, c'est le vésicatoire volant, dont on recouvre toute la région malade, et auquel il convient de revenir plusieurs fois à quelques semaines d'intervalle.

Si la tumeur hypertrophique est compliquée de kyste, que le kyste ou les kystes aient de certaines dimensions, la résolution n'en est guère possible, et ce serait s'exposer à des déceptions pénibles que de compter alors sur cette terminaison du mal. On peut essayer cependant la médication fondante à l'intérieur, les pommades, les emplâtres à l'extérieur, les vésicatoires mêmes, en mettant de côté, toutefois, la compression, qui serait plutôt nuisible qu'utile.

Alors que l'hypertrophie se combine avec des kystes mammaires, le traitement devient tout à fait chirurgical, et permet de songer à trois sortes d'opérations. Avec un kyste un peu large et dont les parois ne sont pas très épaisses, une injection iodée suffira pour amener la guérison. On réussirait également en traversant la tumeur avec un séton, ou bien en fendant de part en part toute la largeur du sac, afin d'en faire suppurer l'intérieur et de le panser comme un abcès.

Si les kystes sont multiples et peu volumineux, pour peu que la tumeur restée solide ait conservé de volume, il vaut mieux en pratiquer l'extirpation.

L'injection iodée d'un kyste mammaire étant en outre un puissant résolutif, devra être préférée aux autres moyens, à moins de contre-indication spéciale, parce qu'après avoir guéri le kyste, il lui arrive quelquefois de faire disparaître peu à peu l'engorgement, l'hypertrophie qui l'accompagne ou l'avait précédé. Les autres médications externes et les moyens internes s'associent d'ailleurs parfaitement avec les injections iodées.

Quand l'extirpation est indiquée, on ne doit point oublier que les tumeurs hypertrophiques de la mamelle sont généralement mal limitées, et qu'il importe d'enlever une certaine quantité de tissus sains avec les parties malades ; cette règle, toutefois, n'a pas la même importance ici que quand il s'agit de tumeurs malignes, de cancers. On doit même savoir que certaines parcelles de tissu hypertrophié laissées dans les parois de la plaie ne seraient point un obstacle absolu à la guérison définitive de la malade.

Ce que j'ai dit plus haut ou ce que je dirai dans un autre chapitre des kystes en général, et du traitement des kystes à parois épaisses en particulier, est d'ailleurs si exactement applicable aux tumeurs dont je parle, qu'il serait tout à fait superflu de le répéter en ce moment.

§ III. — Lipômes.

On aurait tort de croire que l'hypertrophie adipeuse, indiquée dans l'article précédent, puisse être confondue avec le lipôme, que le lipôme ne soit qu'une variété, une nuance de l'hypertrophie graisseuse du sein. Les lipômes que j'ai observés dans la mamelle offraient absolument les mêmes caractères que les lipômes de toute autre région du corps; ils étaient constitués par des masses lobulées de graisse, de cellules adipeuses bien isolées, bien distinctes de tous les tissus ambiants; chez les femmes qui en étaient affectées, le reste de la couche adipeuse naturelle ne présentait pas la moindre apparence d'hypertrophie.

Assez rares pour n'avoir guère été mentionnés jusqu'ici, les lipômes du sein offrent cependant un intérêt assez grand au point de vue clinique. Le diagnostic en est parfois fort difficile; dans certains cas, leur mollesse permet de les confondre avec des kystes, tandis que dans d'autres, ils donnent l'idée de tumeurs, soit adénoïdes, soit fibreuses, soit encéphaloïdes.

Il est vrai qu'avec de l'attention et de l'expérience, on évite en général de telles méprises. Le lipôme sous-cutané proémine plus que ne le ferait un kyste d'égal volume. Ses bosselures sont plus molles, moins tendues, recouvertes d'une peau plus naturelle encore que celle qui recouvre les véritables kystes. Dans la profondeur des tissus il acquiert un grand volume avant d'être appréciable au dehors; alors on ne peut guère y trouver les apparences d'une fluctuation réelle; c'est un noyau sous forme de peloton mollasse qui ne ressemble que rarement à un kyste ou à une tumeur de toute autre nature. Il n'en est pas moins vrai que l'erreur est possible, surtout quand l'attention du chirurgien n'a pas été éveillée sur ce point, et je n'hésite pas à convenir que je me suis trompé moi-même deux fois dans des cas de ce genre.

OBSERVATION Ire. — *Lipôme du sein gauche; extirpation. Guérison.*

Barois, quarante-deux ans, couturière, mariée, entre à l'hôpital le 3 septembre 1839, pour une tumeur du sein gauche. Il y a environ treize ans, cette femme avait déjà ressenti par là quelques douleurs légères, sans qu'elle pût en attribuer la cause à quoi que ce soit. A cette même époque, elle tomba de cheval; un homme chercha à la retenir, et son sein fut rudement froissé; la douleur fut très vive, mais le lendemain elle n'y pensait plus. Six mois après, en se déshabillant, elle sentit deux glandes grosses comme une petite aveline un peu plus bas que le mamelon, à 1 pouce à peu près. Jusqu'alors elle n'y avait fait aucune attention; mais elle croit se souvenir qu'elle ressentait déjà de temps à autre de petites douleurs. Très peu de mois (trois ou quatre) après, elle s'aperçut qu'il s'en était formé d'autres tout autour du mamelon, de manière que le bout du sein était comme enfoncé au milieu d'une couronne. Elle n'a pas nourri, mais elle s'est aperçue qu'après chaque couche (elle en a eu cinq) la tumeur avait augmenté, surtout après la dernière, et est devenue plus sensible à la pression. Des douleurs sourdes, que la malade compare à un vent froid qui vient tomber sur une plaie à vif, des élancements répétés, sont venus alarmer cette femme l'hiver dernier.

Le sein gauche est gros comme les deux poings (l'autre est peu apparent), bosselé très irrégulièrement. On y sent six bosselures ou tumeurs distinctes, grosses comme un œuf de cane chacune : les unes plus dures, les autres plus molles, sont plus rapprochées du mamelon ; toutes se tiennent ; la peau qui les recouvre est rouge et amincie près du mamelon. Dans son ensemble, la tumeur a 6 pouces de long sur 4 de large.

Elle se porte un peu du côté de la clavicule, n'est pas sensible à la pression, et quelques unes de ses parties sont comme fibreuses. (Le quart ; tisane de chicorée, eau de Sedlitz.)

Le 7, opération de manière à circonscrire et à enlever toute la peau malade ou amincie avec la tumeur ; on lie cinq artères qui ont donné peu de sang. Les lèvres de la plaie sont tenues rapprochées avec des bandelettes de diachylon, et l'on panse simplement avec linge troué enduit de cérat et charpie.

L'examen montre une grosse tumeur formée de lobules de graisse accolés les uns aux autres ; la glande mammaire n'est plus reconnaissable ; au-dessous on trouve quelques traces de tissu fibreux entre des lobules graisseux. Le diagnostic avait été *tumeur butyreuse*, ou *encéphaloïde* et *fibreuse*. (Tilleul sucré, potion laudanisée, bouillon.)

10. Premier pansement. La poitrine, les jambes et les bras sont envahis par une éruption miliaire siégeant sur un fond rouge ; démangeaison ; la plaie suppure bien.

11 et 12. Pansement simple. La plaie n'offre rien de particulier ; l'éruption pâlit ; mais les vésicules sont plus grosses et remplies de liquide.

14. La rougeur a presque disparu, les fils sont tombés ; la plaie se cicatrise ; laver avec l'eau de quinquina.

15. On retire les bandelettes ; la plaie se cicatrise régulièrement. Limonade tartrique, tilleul, soupes, lait.

20. La plaie est cicatrisée en haut et en bas ; il ne reste qu'un petit espace long de 18 lignes. (La demie.)

28. La malade, qui marche depuis trois jours dans la salle, demande à sortir, promettant de revenir à la consultation. Elle est parfaitement guérie.

Avant l'opération, j'avais indiqué que cette tumeur contenait des éléments variés, tant il m'était difficile de la rapporter à une espèce distincte. Il est vrai aussi que plusieurs pelotons du lipome étaient dénaturés, en état de décomposition manifeste ; mais l'idée d'une tumeur *graisseuse*, comme base essentielle de la maladie, ne m'était point venue à l'esprit. Dans un autre cas, l'erreur a été moins excusable, attendu qu'au lit même de la ma-

lade, la tumeur avait été l'objet de discussions, d'examens répétés, et que la question du lipôme avait été posée.

OBSERVATION II. — *Lipôme sous-cutané de la mamelle pris pour un kyste.*

Une femme âgée d'une trentaine d'années, habituellement bien portante,
d'un embonpoint médiocre, d'une bonne constitution, n'ayant point eu d'enfants, se présente à l'hôpital, en 1845, pour une tumeur du sein. Cette tumeur, qui offrait le volume d'un œuf de poule, qui occupait la région
externe et inférieure de l'auréole, existait depuis plusieurs années. Légèrement saillante à l'extérieur, elle ne causait aucune souffrance, n'était compliquée d'aucun engorgement, d'aucune altération, soit des téguments, soit
des autres tissus de la région. Souple, molle, vaguement bosselée, elle
ne pouvait se rapporter à aucune des tumeurs concrètes du sein; elle
était évidemment située entre le tissu glanduleux et l'enveloppe tégumentaire. Reposant sur la mamelle même, elle cédait à la pression de manière à
faire naître d'abord des doutes sur la nature des éléments qui la constituaient. Elle était survenue sans cause appréciable, d'une manière insensible.
La malade qui ne pouvait pas en indiquer la date précise, assurait seulement
que depuis six mois sa tumeur avait pris un accroissement notable, et que
parfois elle était assez sensible pour lui occasionner de la gêne et de l'embarras.

Après l'avoir examinée de toutes les manières, je restai convaincu qu'elle
contenait un liquide, qu'il s'agissait d'un kyste, tant la fluctuation m'y avait
paru certaine, réelle; j'en conclus qu'on pourrait en débarrasser la malade
à l'aide d'une simple ponction suivie d'injection iodée. Cependant, comme je
n'avais pas la certitude que le kyste contînt du sérum diaphane ou sanguinolent, plutôt qu'une matière gélatineuse ou glaireuse, il fut convenu que
l'opération serait commencée comme pour l'injection iodée, c'est-à-dire par
une ponction avec le trocart; mais que si, au lieu de matière très fluide, la
tumeur renfermait quelque autre chose, l'appareil serait tout prêt pour permettre de procéder sur-le-champ, soit à l'incision complète, soit à l'extirpation de la maladie.

Préparée comme pour l'extirpation de toute autre tumeur du sein, très
désireuse d'ailleurs d'être opérée, la malade reçut d'abord un coup de trocart
sec et net dans sa tumeur, préalablement tendue au moyen de la main
gauche. Trouvant que l'extrémité de l'instrument jouait avec une entière
liberté dans les parties, je restai plus convaincu que jamais qu'il s'agissait
d'un kyste. Aussi éprouvai-je une véritable surprise en ne voyant rien sortir
par la canule du trocart dès que j'en eus retiré le poinçon. Je me demandai
alors si quelques grumeaux, quelques flocons concrets, ne s'opposaient pas
à la sortie du liquide. Dans cette pensée, j'introduisis un stylet jusqu'au fond
du prétendu kyste sans aucun obstacle; j'en inclinai, j'en portai la tête dans
toutes les directions, et cependant nous ne vîmes rien sortir. A cet instant,
je me serais moins imaginé que jamais être entré dans un lipôme. Je crus
à l'existence d'un kyste ou sébacé ou hématique, et je procédai tout de suite
à une opération plus complète. Les téguments furent incisés dans le sens du
grand diamètre de la tumeur, qui se trouva bientôt à nu, et qui se montra
dès lors avec tous les attributs d'une masse graisseuse, pure, molle, formée

de trois pelotons principaux, que j'extirpai. Quelques artérioles furent liées, je rapprochai les lèvres de la plaie, et la malade guérit bien et rapidement.

Les lipômes du sein n'acquièrent presque jamais un très grand volume, et comme ils sont rares, il serait difficile aujourd'hui d'en tracer une histoire complète. Dans l'épaisseur de la mamelle, les tumeurs graisseuses sont susceptibles d'un certain degré de transformation, d'une modification qui tend à en rapprocher la contexture de l'aspect du tissu mammaire lui-même. Presque partout, dans l'organisme, les tumeurs à véritable texture subissent à un certain degré l'influence des organes qui en sont le siége, se modifient de manière à prendre un peu de la vie ou de la structure des tissus ambiants. Toujours est-il que dans deux ou trois cas différents, et spécialement chez la femme de l'avant-dernière observation, le lipôme avait une trame fibreuse assez dense, et que dans sa totalité il offrait en partie la consistance des tumeurs adénoïdes.

De nature fort bénigne, le lipôme n'entraîne en réalité par lui-même aucun danger sérieux; les femmes qui en sont atteintes pourraient donc à la rigueur négliger tout traitement et ne pas s'en préoccuper. Cependant, comme il leur est impossible de mettre de côté toute inquiétude, quand elles savent qu'elles ont une tumeur dans le sein, comme le volume de pareilles tumeurs peut s'accroître indéfiniment, il est rare que le médecin puisse s'en tenir à l'expectation. Pouvant à la longue subir des transformations, en même temps qu'il peut dénaturer les formes de la gorge, le lipôme doit être attaqué toutes les fois que les femmes le désirent. Quand même on aurait la preuve, et personne ne l'a donnée jusqu'ici, que l'iode ou ses composés pris à l'intérieur ou appliqués sur la peau, qu'un traitement général quelconque, peuvent en amener la résolution, la fonte, je n'oserais pas conseiller d'y avoir recours : de telles médications exposeraient certainement l'économie tout entière à de sérieuses perturbations.

Je ne connais aucun topique, quoiqu'on en ait signalé, vanté en grand nombre, qui puisse guérir, qui guérisse véritablement les lipômes. Les pommades iodurées, les emplâtres fondants de savon, de ciguë, de Vigo, appliqués sur des tumeurs de cette espèce ont toujours été parfaitement inefficaces. Dans les cas de succès réels on s'était servi de caustiques sous le titre de pommades ou de liqueurs résolutives. On a cité des faits, et j'ai vu quelques malades atteints de lipômes, qui tendraient à faire croire cependant que des pommades, des solutions ayant le vinaigre pour base, ne seraient pas tout à fait incapables, sinon de guérir, au moins d'amoindrir, d'arrêter les tumeurs graisseuses dans leur développement. J'ajoute que les lipômes pouvant, à la rigueur, disparaître spontanément des autres régions du corps, à l'occasion de quelque grande perturbation organique, la même possibilité doit être supposée pour les lipômes de la mamelle.

Ainsi, pour guérir les lipômes du sein, on ne peut compter que sur l'extirpation. Je mets de côté ici la ligature et la cautérisation; ces deux opérations devant être rejetées, à moins de raisons toutes spéciales, du traitement des tumeurs graisseuses de la mamelle.

Si l'extirpation exposait à de véritables dangers, il serait plus prudent de garder le mal; mais il n'y a en fait rien de moins grave qu'une pareille opération appliquée au lipôme en général, au lipôme du sein en particulier. Quand la tumeur est peu volumineuse, c'est une des opérations les plus simples, les plus faciles, les plus inoffensives de la chirurgie. S'il s'agit, au contraire, d'un lipôme profond ou volumineux, la mamelle finit par être tellement compromise, que l'opération ne tarde pas à être véritablement de rigueur, dût-elle entraîner des dangers. Ces deux remarques suffisent, il me semble, pour montrer que le praticien ne doit point hésiter, que l'indication est ici nette et précise. Je n'admets d'exception que pour les tumeurs petites ou de médiocre volume, qui restent depuis longtemps stationnaires ou qui se rencontrent, soit chez des femmes avancées en âge, soit chez des femmes valétudinaires ou de constitution très délicate. Aux approches de l'âge critique de telles tumeurs devraient peut-être encore être respectées, parce qu'il n'est pas sans exemple qu'après la cessation des menstrues, des tumeurs naturellement plus insolubles de la mamelle aient cessé de croître, se soient atrophiées, aient même fini par se résoudre complétement.

§ IV. — Tumeurs par altération du tissu mammaire.

On observe dans le sein des tumeurs évidemment formées par le tissu glandulaire, et dont la masse ne contient rien qui puisse être comparé aux éléments des tumeurs cancéreuses. Ces tumeurs glandulaires, sur le diagnostic desquelles j'aurai l'occasion de revenir en traitant des tumeurs adénoïdes et du squirrhe, offrent d'ailleurs plusieurs nuances, qui ne sont peut-être au fond que des degrés différents l'un de l'autre, que des variétés de l'hypertrophie partielle au début. Tantôt petites, multiples, elles simulent de simples nodosités ; d'autres fois elles acquièrent un assez grand volume, assez de mobilité pour donner l'idée de tumeurs hypertrophiques distinctes, représentées par un ou plusieurs lobes de la mamelle, devenus ou plus durs ou plus volumineux qu'à l'état normal; il en est enfin de si petites, de si peu appréciables, qu'on a droit de se demander si elles existent réellement, si les accidents qu'on leur attribue n'appartiendraient pas à de simples névralgies.

A. — Indurations mammaires simples.

Les indurations sans dégénérescence de la mamelle m'ont paru former deux variétés, l'une avec tuméfaction, l'autre sans gonflement notable; l'une subaiguë, l'autre essentiellement chronique.

I. Induration avec gonflement subaigu.

L'espèce d'induration mammaire que je signale en ce moment diffère des engorgements dont j'ai parlé plus haut en ce que tous les tissus qui avoisinent ou entourent le point malade de la glande conservent leur souplesse et les autres caractères apparents de l'état normal. Les femmes qui en sont affectées se plaignent de douleurs gravatives plutôt que lancinantes, d'un peu de chaleur et de pesanteur dans le sein. Quoique plus volumineuse que celle du côté opposé, la mamelle ne change pas sensiblement de forme. En l'explorant, on trouve qu'une partie de sa masse s'est épaissie, légèrement endurcie, tout en conservant beaucoup d'élasticité, une certaine souplesse, toute sa mobilité naturelle; bien que sur un point, d'ailleurs inégal et un peu bosselé, une sorte de tumeur soit facile à trouver, il n'en est pas moins à peu près impossible d'établir des limites précises entre les lobules malades et ceux qui ne le sont pas; en d'autres termes, l'induration se continue avec les tissus naturels d'une manière tellement insensible, qu'on ne peut dire exactement ni où la maladie commence, ni où elle finit.

Même à la pression, ce genre de tumeur n'est que peu douloureux, et ce n'est pas par la sensibilité qu'elle se distingue sérieusement des lobules sains de la mamelle; toutes les régions de la glande peuvent être prises de la sorte, quoique le mal ait une certaine prédilection pour la région externe et inférieure de l'organe.

L'induration subaiguë de la mamelle reconnaît à peu près les mêmes causes, et se développe au milieu des mêmes conditions que l'engorgement glandulaire dont j'ai traité dans un autre article. Ainsi, c'est peu de temps après la puberté, aux approches des époques menstruelles, quelques années avant l'âge critique, ou bien encore à l'occasion de trouble des fonctions utérines, qu'elle se manifeste plus particulièrement.

La marche de la maladie n'a rien de fixe; les périodes en sont parfois assez rapides pour que tout soit rentré dans l'ordre normal au bout de dix à vingt jours. Dans d'autres cas, au contraire, si une médication convenable n'est pas mise en pratique, l'état chronique succède à l'état aigu; l'induration augmente pendant que l'intumescence diminue, et il en résulte un état dont la durée n'a plus de limites appréciables. D'une façon comme de l'autre, il est rare cependant que la tumeur acquière un volume considérable, s'isole positivement dans le sein et subisse de sérieuses transformations. Abandonnées à elles-mêmes ou mal traitées, de telles tumeurs sont-elles susceptibles de revêtir le caractère des tumeurs malignes, de subir la transformation cancéreuse? Tout m'autorise à répondre par la négative; mais comme il sera nécessaire d'agiter ailleurs la question, je ne m'en occuperai pas davantage en ce moment.

Le traitement des indurations avec gonflement de la mamelle est nécessairement complexe. Si la menstruation est difficile ou irrégulière, on remédie à ce premier état de l'organisme à l'aide des moyens appropriés. S'il existe de la chlorose, par exemple, ou de l'anémie, les ferrugineux sont donnés à l'intérieur; en cas de pléthore ou de prédominance sanguine, le secours de la saignée doit être invoqué avant tout, de même qu'on a recours aux évacuants, aux purgatifs, si les voies digestives paraissent empâtées, saburrales. Avec des règles peu abondantes, surtout aux approches de l'âge critique, on se trouve bien de quelques sangsues appliquées de temps en temps sur les côtés de la vulve. Les bains généraux, presque toujours indiqués alors, devront être émollients, mucilagineux ou alcalins, aromatiques, selon que la peau semble avoir besoin d'être adoucie ou excitée.

A titre de moyens locaux, il convient de recourir aux sangsues sous la mamelle, comme je l'ai dit en traitant des engorgements, puis à l'usage des cataplasmes de farine de lin d'abord, soit simples, soit arrosés d'extrait de Saturne, soit saupoudrés de sel ammoniaque, puis aux cataplasmes de fécule de riz, de pulpe de carotte. Plus tard, on se sert des pommades mercurielles, iodurées, absolument comme quand il s'agit d'un engorgement pur et simple. En définitive, il est rare que, sous cette forme, la maladie résiste, ne se dissipe pas dans l'espace de quinze jours ou un mois. Elle a d'ailleurs tant d'analogie avec les engorgements

proprement dits, qu'il est parfaitement inutile d'en traiter plus
longuement ici.

II. Induration chronique.

J'ai décrit en 1838 (1), sous le titre *Induration en masses*, une
maladie qui était restée jusque-là confondue avec des tumeurs de
tout autre nature. Cette maladie, sur le diagnostic de laquelle il
peut être difficile de s'entendre, même au lit des malades, est
caractérisée, comme la précédente, qui en est parfois le point de
départ ou la première période, par l'induration manifeste d'une
partie ou de la totalité de la glande. On ne l'apprécie, en général,
on n'en constate la réalité que par la comparaison de la mamelle
saine avec la mamelle malade, et par les inégalités de densité
des divers lobules glanduleux. Quelquefois accompagnée de douleurs lancinantes, profondes, sourdes, elle survient d'une manière
lente et insensible : la glande alors paraît bosselée, sans avoir
sensiblement augmenté de volume ; rien n'indique qu'elle soit le
siége du moindre engorgement, de la moindre inflammation.
Seulement, si l'on en presse successivement les différents lobules
perpendiculairement contre la poitrine, si l'on reprend ensuite
ces lobules par les côtés en les écartant du thorax, on finit par
constater que quelques uns d'entre eux sont manifestement plus
durs, plus inégaux que les autres. De pareils caractères ne sont
pas cependant assez tranchés pour éviter toutes difficultés dans
le diagnostic, d'autant plus qu'à l'état normal les lobules de la
mamelle sont loin d'offrir toujours une forme et une densité semblables.

C'est de vingt-cinq à quarante ans que les femmes sont le plus
exposées à l'induration mammaire, dépourvue de gonflement. Je
l'ai observée quelquefois néanmoins aux deux périodes extrêmes
de la vie menstruelle. Ses causes m'ont paru difficiles à saisir.
Le célibat, les troubles de la ménopause et des fonctions utérines
en sont, je crois, l'occasion habituelle. Je l'ai vue s'établir

____

(1) *Dictionnaire de médecine*, art. MAMELLE.

d'une manière insensible dans des mamelles dont le mamelon et son auréole avaient été longtemps le siége d'affections eczémateuses ou porrigineuses.

Cette affection, qu'il ne serait pas impossible de confondre d'abord avec la dégénérescence ligneuse ou squirrheuse, mérite toute l'attention des praticiens. Abandonnée à elle-même, elle finit souvent par disparaître sans laisser de traces. Il ne m'est pas démontré qu'elle se soit jamais terminée par l'établissement d'un squirrhe ou d'une tumeur encéphaloïde. Il ne m'est pas démontré non plus qu'elle soit absolument à l'abri de pareilles terminaisons. On conçoit, dès lors, que le pronostic doive en être porté avec une extrême réserve. A la différence du squirrhe, la tumeur occupe, dès le principe, un ou plusieurs fragments de la mamelle tout entière. Au lieu de constituer une masse d'abord petite, qui gagne de proche en proche les parties voisines, comme le font le squirrhe et les autres tumeurs malignes, l'induration dont je parle procède en quelque sorte par masses, par secousses, au point d'envahir souvent une grande partie de la glande à la fois. Si le squirrhe est déjà volumineux, il forme tumeur, ou bien il se complique d'altérations, soit de la peau, soit du mamelon, quand même il ne ferait pas un relief notable. L'induration, au contraire, peut occuper une grande partie de la glande, sans que le sein soit augmenté de volume, sans que les téguments et les éléments accessoires de la région mammaire présentent d'altération appréciable.

On en triomphe à l'aide de moyens simples qui resteraient tout à fait impuissants, s'il s'agissait de tumeurs malignes. Abstraction faite des indications qui ressortent de l'état des fonctions utérines et de la santé générale, on peut s'en tenir d'abord à des lotions d'eau-de-vie camphrée ou de solution d'acétate d'ammoniaque. Les compresses imbibées d'eau de Saturne, les cataplasmes émollients, conviennent aussi; les pommades opiacées, le baume tranquille, les liniments laudanisés, belladonés, suffisent presque toujours, même quand la maladie est

ancienne. Quelques sangsues autour ou au-dessous du sein
sont indiquées et nécessaires quand la femme n'est ni ané-
mique, ni affaiblie, soit par l'âge, soit par d'autres maladies.
Les purgatifs et les bains ne doivent pas être négligés non
plus. Je n'ai pas vu que l'iodure de potassium et les fondants à l'intérieur fussent ici d'une véritable utilité. Il en a été
de même de la plupart des pommades iodurées ou hydrargyriques. La compression, que l'absence de gonflement paraîtrait rendre inutile, si ce n'est nuisible, m'a pourtant procuré
quelques bons résultats chez des malades que rien autre chose
n'avait pu guérir. Sous l'influence de ce moyen, la glande s'est
graduellement ramollie et n'a pas tardé à retrouver une grande
partie de sa souplesse naturelle.

Est-il quelquefois nécessaire, ordinairement utile, d'extirper
de pareilles tumeurs? J'ai déjà laissé entrevoir, à l'occasion du
pronostic, que, selon toute apparence, l'induration bénigne du
sein n'avait nulle tendance à dégénérer en tumeur maligne ; à mon
sens donc, les opérations sanglantes ne sont point indispensables
en pareil cas. Bien plus, l'induration eût-elle résisté à tout, dût-
on raisonnablement craindre sa dégénérescence, que l'extirpation ne m'en paraîtrait pas mériter davantage d'être toujours
conseillée. Le mal, en effet, n'ayant pas de limites précises, exi-
gerait qu'on enlevât une énorme quantité de tissu, n'occupât-il
qu'une partie très restreinte de la glande, sans quoi on s'exposerait à ne le détruire qu'incomplétement. Il est, on le voit,
d'une haute importance pratique de ne pas confondre ce genre
d'induration avec le squirrhe : l'une guérit presque toujours sans
opération, n'expose que très rarement à des accidents graves ;
tandis que l'autre ne trouve de remèdes efficaces que dans
l'instrument tranchant ou les caustiques. Quand il s'agit de l'une,
il y a tout lieu de rassurer complétement les familles ; l'autre
comporte au contraire le pronostic le plus grave.

B. — Tumeurs névromatiques et nodosités.

Une autre nuance d'induration ou de tumeur du sein étrangère à toute production de nature maligne se présente sous forme de nodosités, de granulations. Quelquefois uniques, souvent multiples, ces sortes de grains, de petites tumeurs, sont ordinairement disséminées au pourtour de la glande, notamment du côté de l'aisselle, sous le bord du muscle grand pectoral. Celles qu'A. Cooper et M. Rufz ont observées dans le corps de la mamelle appartiennent-elles à la même espèce? Chez la malade opérée par M. Rufz (1), la dissection montra qu'il n'existait aucune espèce de tumeur distincte dans le sein. J'ai cependant constaté, chez certaines femmes qui se plaignaient de douleurs assez vives, de petites bosselures mal circonscrites, semblant faire partie des lobules glanduleux et qui occupaient le corps même de la mamelle. Comme je n'ai pratiqué chez ces femmes aucune opération, comme je n'ai jamais vu le mal se terminer d'une manière fâcheuse, il ne m'a point été donné de constater anatomiquement s'il est constitué en réalité par des tumeurs distinctes plutôt que par de simples bosselures naturelles plus ou moins indurées de la glande.

Observation Ire. — *Induration lobulée avec douleur du sein gauche, datant de dix ans, chez une hypochondriaque, qui en rapporte l'origine à une contusion.*

Le 19 juillet 1837, est entrée à l'hôpital une fille âgée de vingt-trois ans, couturière, nommée Smith, d'une constitution nerveuse, sujette à de fréquentes maladies, un peu hypochondriaque, ressentant des douleurs dans presque tout le corps.

Il y a sept ans qu'elle est en France; son état n'a pas paru s'améliorer. Depuis deux ans un dérangement est survenu du côté des organes génitaux; les règles reviennent deux fois par mois, surtout pendant l'été.

Dans le mois de mai dernier, il lui est venu à la vulve une grosseur du volume d'un œuf, et qui s'est abcédée d'elle-même; depuis cette époque, les douleurs ont été accompagnées de pertes en blanc. Par le toucher on ne constate rien.

Vers la fin du mois de juin dernier, elle a été prise d'une scarlatine qui

(1) *Archives générales de médecine*, 1843, t. III, p. 79.

lui a duré huit ou neuf jours. Ses garderobes sont souvent accompagnées de sang.

Elle se présente aujourd'hui pour une douleur sous le sein gauche, datant d'environ dix ans. A peu près vers cette époque une personne lui marcha sur la poitrine et lui causa une vive douleur, à laquelle elle attribue ses souffrances. Le sein, sans changement de couleur, paraît dans son état normal ; vers le mamelon, on rencontre quelques lobules durs et inégaux, peu volumineux, donnant assez bien l'idée de petites glandes engorgées. On ne trouve rien qui puisse faire soupçonner la présence de tumeurs appartenant à des dégénérescences de tissu.

Prescription. — Un bain, frictions avec un liniment composé de 4 onces d'huile, 4 gros de laudanum, 2 gros d'extrait de belladone.

26 juillet. Cette femme est assez bien : son moral est un peu remonté. Comme sa maladie n'a rien de franchement chirurgical, elle se décide à retourner dans sa chambre.

En ce qui concerne les nodosités périphériques elles-mêmes, la science a besoin encore d'observations et de recherches pour en déterminer la nature. Les rares occasions que j'ai eues d'en pratiquer l'extirpation me portent à penser que, sous le point de vue des tissus qui en sont le siége, ces petites tumeurs n'ont rien d'absolument constant : d'accord avec ce qu'indique l'exploration clinique, le scalpel m'a fait voir dans un cas que ce sont, quelquefois au moins, de petits grains glanduleux hypertrophiés, lardacés. J'y ai trouvé la trame dense, élastique, du tissu mammaire rendu plus homogène et plus dur par un travail morbide difficile, d'ailleurs, à spécifier. La coupe, qui en est légèrement jaunâtre, pointillée de blanc, diffère de celle du squirrhe en ce que la pression n'en fait sortir aucun liquide, rien de crémeux ; en ce que, une autre fois, le centre de la petite tumeur qui se continuait par ses deux extrémités, avec le reste de la mamelle, était un peu ramolli à la manière de certains ganglions lymphatiques détériorés.

Chez deux autres femmes, la tumeur, du volume d'un petit pois pour l'une, d'un haricot pour l'autre, était parfaitement isolée dans la couche sous-cutanée, et dépourvue de toute continuité manifeste avec le tissu glandulaire. Dans ces deux cas, le tissu morbide était plus homogène encore, d'une teinte jaune plus foncée, mais d'une élasticité beaucoup moindre que dans ceux dont je viens de parler. L'une des tumeurs existait du côté de l'aisselle, l'autre à quelque distance du mamelon. Je ne puis en donner une idée plus exacte qu'en les comparant à de petits névrômes sous-cutanés.

Je me suis demandé à cette occasion si les nodosités de la mamelle ne seraient pas, en effet, quelquefois de véritables névrômes, tandis que dans d'autres cas, elles appartiendraient soit au tissu glandulaire, soit à de petits ganglions lymphatiques restés inaperçus jusqu'ici.

Quoi qu'il en soit, ces tumeurs sont plutôt indiquées par les douleurs qu'elles causent que par leur volume; rarement elles acquièrent les dimensions d'une petite noix : c'est le volume d'une lentille, d'un petit pois, d'un grain de chénevis ou d'un haricot qu'elles égalent ordinairement, et dont elles ont aussi la forme; situées le plus souvent sous la peau, elles occupent cependant quelquefois le voisinage des couches profondes de la mamelle.

Les femmes qui en sont affectées se plaignent de douleurs vives, lancinantes, qui rayonnent parfois dans toutes sortes de directions. Ces souffrances, qui ont quelque chose de la douleur névralgique, reviennent par saccades ou par accès à différentes périodes du jour ou de la nuit et naissent en général spontanément. La moindre pression, le plus léger attouchement, les exaspère d'une manière notable chez presque toutes les femmes. Elles ont ceci de particulier, néanmoins, dans quelques cas, qu'au moment de la pression, loin d'être augmentées, elles semblent au contraire s'adoucir, mais pour renaître avec plus d'intensité quelque temps après. Des malades en sont tourmentées au point de perdre le sommeil, de ne pas oser remuer le bras, de redouter le moindre attouchement, jusqu'au plus léger contact de leur vêtement. Du reste, rien n'est changé dans l'aspect de la mamelle, et la santé générale paraît tout à fait étrangère à ce genre de maladie. Il convient d'ajouter pourtant que les douleurs sont si aiguës, ou si énervantes pour les femmes impressionnables ou craintives surtout, qu'il en résulte parfois à la longue un amaigrissement notable, une véritable détérioration des fonctions digestives ou nerveuses.

J'ai observé les nodosités du sein chez de jeunes filles ou des femmes de dix-huit à vingt-cinq ou trente ans ; mais j'en ai rencontré un plus grand nombre d'exemples encore aux approches du temps critique. M. Rufz, qui paraît en avoir recueilli une dizaine de cas depuis que je les ai signalées, remarque que ses malades étaient âgées l'une de dix-sept ans, l'autre de trente-cinq ans, une autre de trente-trois ans, une autre de quarante-huit ans, une cinquième de trente ans, etc. ; d'où il suit que de pareilles tumeurs sont évidemment possibles à toutes les périodes de la vie. M. Rufz a vu, comme moi, que leur durée est indéfinie, qu'elles peuvent se maintenir dix, quinze et vingt ans, sans compromettre sérieusement la santé. Quoiqu'elles aient coïncidé avec des irrégularités de la menstruation, ou quelque autre perturbation des fonctions utérines, il n'en faut pas moins convenir que la cause en est encore mal connue. J'ai vu des malades les attribuer à un coup, à un froissement, soit de leur vêtement, soit de quelque corps extérieur, à une violence externe en un mot ; mais cette circonstance manque si souvent, se trouve d'ailleurs relatée avec tant d'incertitude ou de vague par la plupart des femmes qui l'invoquent, qu'elle n'a pas, je crois, une grande valeur.

Le pronostic des nodosités ou des tumeurs névromatiques du sein n'est pas grave. L'expérience me permet d'affirmer qu'elles ne sont susceptibles d'aucune dégénérescence, d'aucune transformation maligne, à part quelques exceptions qui doivent être excessivement rares. Les douleurs qui les accompagnent, en général assez vives pour tracasser, pour inquiéter les malades, sont parfois aussi très légères et dans certains cas même presque nulles ; si bien que certaines malades s'en plaignent à peine et refusent d'y prêter la moindre attention. Je me suis assuré qu'après l'âge menstruel, ces tumeurs diminuent petit à petit de volume et finissent souvent par s'atrophier. Tout en conservant leur volume primitif, tout en se maintenant avec leurs caractères physiques, elles cessent au moins d'être douloureuses ; on peut dire d'elles qu'elles s'usent avec le temps, et que de la patience ou de la résignation suffiraient pour en amener la guérison.

Les nodosités du sein causent cependant trop de souffrances dans quelques cas pour qu'il n'y ait pas lieu de les soumettre à un traitement quelconque. Les moyens conseillés alors sont aussi nombreux que variés. Les remèdes vantés contre les névralgies, les préparations d'opium, de belladone, de jusquiame, de ciguë, de bismuth, de zinc, les antispasmodiques sous toutes les formes, les huiles, les liniments, les pommades, les onguents narcotiques, les bains mucilagineux, ont été essayés souvent, et presque toujours en vain, comme moyens curatifs.

A moins que les douleurs ne soient vives, je me borne à calmer les inquiétudes de la malade. Si la femme s'inquiète ou souffre réellement, j'essaie successivement différents topiques, tels que la belladone, la jusquiame, la carotte, les cataplasmes, ou des compresses imbibées d'eau de Goulard. Les huiles, les pommades laudanisées ou opiacées, ou simplement camphrées, réussissent quelquefois mieux que tout autre remède à titre de palliatif. L'emplâtre de savon m'a procuré quelques bons effets dans de certains cas rebelles ; des bains gélatineux ou sulfureux conviennent en même temps. Il est à peine nécessaire de dire que s'il existe des dérangements dans quelques fonctions importantes, il faut s'en occuper avant tout. Des sangsues appliquées en petit nombre, tous les huit ou dix jours pendant quelques mois, au-dessous du sein, forment une ressource précieuse lorsque les femmes ne sont ni très nerveuses, ni anémiques, ni lymphatiques.

Sans accepter ni repousser la doctrine de M. Valleix, eu égard aux névralgies, sans donner aux observations de M. Rufz plus de portée qu'elles n'en peuvent avoir, je n'en conseille pas moins l'emploi des petits vésicatoires volants sur la tumeur, lorsqu'elle est très douloureuse, et que les remèdes plus simples sont restés inefficaces. Le vésicatoire m'a paru utile en semblables circonstances de trois manières différentes : 1° Il permet, en dénudant le derme, de déposer chaque jour sur le centre des souffrances un sel de morphine et de calmer ainsi, au moins pour quelque temps, l'acuité des douleurs; 2° c'est un résolutif puissant qui peut ébranler la tumeur elle-même, et en provoquer la disparition; 3° enfin, il produit une révulsion qui, répétée un certain nombre de fois, peut user, fatiguer, éteindre la douleur.

On s'abuserait cependant si l'on s'imaginait que le vésicatoire aura toujours raison de ces petites tumeurs. La plupart d'entre elles lui résistent, au contraire, comme à toute autre médication bénigne. Il ne reste plus alors qu'à s'en remettre au temps, qu'à négliger tout traitement, à moins d'invoquer le secours de l'instrument tranchant. Je ne dis rien des caustiques, parce qu'aucun chirurgien raisonnable n'aura la pensée, je crois, de les préférer ici.

Certaines malades souffrent tellement qu'elles sont les premières à demander qu'on les soumette à une opération, quelque sérieuse qu'elle puisse être. Quoique je me refuse généralement à les satisfaire sous ce rapport, je n'en ai pas moins cru devoir céder quelquefois à leur désir. Par elle-même, l'opération est d'une extrême simplicité, se réduit à une toute petite incision et n'expose réellement à aucun danger. Toutefois je ne m'y décide qu'autant que le mal est ancien et qu'il a résisté aux différents topiques indiqués plus haut. Il faut, en outre, que la tumeur soit isolée, mobile, appréciable, unique, ou que, s'il en existe plusieurs simultanément, elles puissent toutes être enlevées dans la même séance.

OBSERVATION II. — Une jeune dame, madame P..., que je voyais concurremment avec mon collègue, M. le professeur Rostan, à la maison de santé du boulevard Montparnasse, éprouvait dans le sein droit, depuis plusieurs années, des douleurs si violentes, qu'il en résultait presque journellement des accès de convulsions, des espèces d'attaques d'épilepsie. Après avoir tout essayé vainement chez cette jeune femme, qui était bien constituée et jouissait d'ailleurs d'une excellente santé, il fut décidé, sur ses instances, qu'une petite tumeur qu'elle avait en dehors de la mamelle serait extirpée. Cette tumeur, du volume d'une lentille, roulante sous le doigt, ayant son siége dans la couche sous-cutanée, à quelques centimètres en dehors du sein et au-dessous du muscle grand pectoral, était survenue sans cause appréciable à une époque qu'il ne fut pas possible de préciser.

Après avoir fendu les téguments dans l'étendue de 2 centimètres, j'éprouvai quelque surprise en voyant la difficulté de retrouver la petite tumeur au fond de la plaie; je finis cependant par l'accrocher au moyen d'une érigne qui me permit de l'exciser ensuite d'un coup de ciseaux. L'opération n'eut aucune suite fâcheuse; les douleurs cessèrent aussitôt et la malade ne tarda pas à être guérie de la plaie aussi bien que de son affection névralgique. Elle se plaignit cependant un peu plus tard de quelques rayonnements douloureux dans les régions voisines; une exploration attentive nous permit, à M. Rostan et à moi, de constater là l'existence d'une autre tumeur encore plus petite que la première, et dont le volume égalait à peine celui d'un grain de chènevis. Ayant, du reste, quelque raison de ne pas prendre à la lettre tout ce que cette dame nous disait de ses souffrances, je me refusai à lui pratiquer une nouvelle opération, et elle a fini par ne plus se plaindre de ce côté. Quant à la nodosité que je lui ai enlevée, elle nous parut tout à fait indépendante du tissu mammaire, et elle nous offrit à la dissection les caractères que j'ai attribués précédemment aux bosselures névromatiques.

Je dois dire en passant qu'on éprouve parfois un véritable embarras, la peau étant incisée, à trouver la petite tumeur que pourtant on avait facilement et distinctement sentie avant de commencer l'opération. Une fois qu'elle a perdu l'appui de la couche sous-cutanée, son peu de volume et sa mobilité font que le doigt et l'œil la confondent aisément avec les granulations adipeuses. Il me paraît d'autant plus nécessaire de signaler cette difficulté, qu'on est généralement loin de s'y attendre, et qu'elle se montre même dans certains cas où la tumeur offre déjà un volume assez notable. Un exemple de ce dernier fait montre en même temps que l'opération peut être pratiquée utilement, quoique la maladie ne cause pas de bien vives douleurs.

Observation III. — *Grains glanduleux hypertrophiés; mamelle gauche. Extirpation; cataplasmes. Guérison.*

Lardon, trente-cinq ans, blanchisseuse, d'une bonne constitution, jouit d'une bonne santé; elle a encore son père, sa mère a succombé à une hémorrhagie cérébrale. Depuis longtemps elle a ressenti des douleurs lancinantes, et s'est aperçue qu'il existait un peu au-dessus du mamelon gauche une

petite tumeur de la grosseur d'un pois. A l'approche des règles, les douleurs devenaient plus vives, et la tumeur ou plutôt les parties environnantes
augmentaient de volume, se tuméfiaient; mais la malade ne peut dire si
c'était à l'époque de l'apparition des menstrues ou à la fin de l'écoulement
que la tumeur et les douleurs diminuaient. Ces douleurs irradiaient dans
le sein et jusque dans l'épaule; depuis quinze jours il était survenu un peu
de gonflement que la malade fit disparaître par l'application de quelques cataplasmes.

Etat actuel. — 22 août 1841. Le sein du côté gauche ne paraît ni augmenté, ni diminué de volume; il est sans changement de couleur à la
peau, et n'est pas déformé. Il existe sous la peau, à 2 ou 3 centimètres
au-dessus et en dehors de l'auréole, une petite tumeur globuleuse de la
grosseur d'un pois, mobile, dure, résistante, d'une consistance fibreuse,
indolore à la pression, qui paraît avoir son siége immédiatement sous la
peau et tenir à la glande par un pédicule. La malade y éprouve encore
quelquefois des élancements, cependant ils sont bien moindres depuis qu'elle
garde le repos.

24. Une incision est pratiquée au niveau de cette tumeur, qui, saisie
avec une érigne, est extirpée d'un coup de bistouri. Une fois l'incision de la
peau pratiquée, on a eu quelque peine à retrouver et à saisir la petite
tumeur, qui était comme perdue dans la couche adipeuse.

26. L'appareil est levé, la plaie a un bon aspect; la malade n'a pas
souffert.

28. Une sanie roussâtre et fétide baigne la plaie, cependant la malade
n'y a ressenti aucune douleur; les ganglions de l'aisselle ne sont pas
engorgés; il n'y a pas de rougeur autour de la plaie.

1er septembre. Sous l'influence des cataplasmes, la suppuration est devenue louable; la plaie diminue de profondeur; des bourgeons charnus existent au fond.

5. La suppuration a beaucoup diminué, la plaie devient presque plate.

9. Elle est presque complétement cicatrisée.

11. La malade sort guérie.

Voici, du reste, un des exemples les plus intéressants de tumeurs névralgiques que j'aie rencontrés dans la mamelle.

OBSERVATION IV. — *Douleurs vives dans les deux seins, qui n'offrent
rien de notable à la vue, mais seulement un peu de dureté avec apparence vague de bosselures, surtout au sein gauche, qui est surmonté d'une
traînée de ganglions lymphatiques axillaires engorgés. Opération du côté
gauche : guérison. Le sein droit reste un peu malade. La mamelle, enlevée
en totalité, présente en dehors quatre ou cinq noyaux, bien distincts de la
glande par leur dureté, leur aspect roussâtre, mais lui adhérant intimement; ganglions lymphatiques remplis de matière tuberculeuse ou caséeuse,
rassemblés en petits foyers solides.*

Campagnet, vingt-sept ans, sans profession, d'un tempérament nervoso-
sanguin, d'une bonne constitution, n'ayant jamais été mariée, avait toujours
joui d'une excellente santé, que la régularité de ses mœurs dut contribuer

à entretenir Naturellement vive, et boiteuse de naissance, elle était assez exposée à se donner des coups contre les meubles et les portes; il y a quatre ans, elle s'en donna plusieurs, en quelques semaines; elle n'observa ni tumeur ni rougeur à la suite, et ressentit seulement de légères douleurs, puis quatre à cinq mois après des élancements, plus prononcés surtout à l'époque des règles. Ces douleurs avaient lieu dans le point touché, c'est-à-dire au côté externe du sein. Un an après, il se montra une petite grosseur du volume d'une noisette, suivie dix à douze mois plus tard de l'apparition d'autres tumeurs du même volume dans l'aisselle. La malade mit des cataplasmes de graine de lin, prit des bains de rivière en été, et se borna, dans les autres temps, à tenir chaude la partie douloureuse. Il y a un an elle reçut au milieu des embarras d'une rue un violent coup de coude au sein droit. Elle employa alors force sangsues, des emplâtres, des cataplasmes de ciguë, mais aucune amélioration ne s'ensuivit; depuis un an les douleurs sont devenues plus vives. Ennuyée de l'inefficacité de son traitement, fatiguée de la longueur de ses souffrances, elle quitta Condom, son pays, et vint à la Charité, où elle entra le 11 avril 1847.

Les seins ne sont pas plus volumineux que dans l'état ordinaire, et il n'y a point de tumeur évidente à la vue; mais ils sont extrêmement sensibles au toucher et à la pression; la malade s'en plaint vivement: à gauche, en haut et en dedans, le tissu glanduleux est souple, élastique; en bas et en dehors il est plus dur, bosselé, et c'est dans ce point que la malade souffre. Dans l'aisselle existent trois tumeurs placées l'une à côté de l'autre, chacune du volume d'une noix à peu près; elles sont très douloureuses. Il n'y en a point dans l'aisselle du côté droit. Sans l'engorgement des glandes axillaires, on eût pu ranger cette maladie parmi les névralgies du sein sans dégénérescence; mais la présence des ganglions engage à pratiquer une opération que réclame la malade, et que l'insuccès des traitements employés commande, opération complexe, car elle doit porter et sur les glandes et sur la mamelle. Celle-ci est enlevée tout entière, parce que les douleurs sont trop irrégulières dans les tissus environnants, et que les parties dures ne sont pas assez circonscrites pour permettre de ne point redouter l'extension de la maladie.

Charpie dans la plaie de l'aisselle, bandelettes de diachylum pour rapprocher celle du sein, linge troué par-dessus.

La glande, coupée tranche par tranche, présente en dehors quatre ou cinq noyaux bien distincts par leur dureté, leur aspect rougeâtre; le tissu qui les enveloppe ressemble assez à celui de la glande même, mais il est plus dur, plus homogène, et d'un blanc de lait. Les tumeurs de l'aisselle ne semblent pas de même nature; ce sont de gros ganglions lymphatiques remplis de matière tuberculeuse ou caséeuse, rassemblés en petits foyers solides.

Une hémorrhagie abondante eut lieu dans la journée, mais fut arrêtée au moyen de liquides styptiques et réfrigérants.

22. On lève l'appareil: la plaie de l'aisselle est vermeille, sans tuméfaction ni rougeur aux environs; il n'y en a pas non plus au sein, où les bords de la plaie sont écartés de trois lignes environ.

27. — Toutes les ligatures sont enlevées; la plaie de l'aisselle est un peu saignante; au sein il s'est formé sous une bandelette, vers le milieu, un petit foyer de pus que la pression vide; la réunion persiste dans

les autres points ; des granulations celluleuses en remplissent les intervalles.

Le 22 mars les plaies sont complétement cicatrisées.

La malade, quoique guérie, ne quitte l'hôpital que le 14 juin, n'ayant plus d'élancements du côté opéré, mais se plaignant toujours du sein droit où se trouvent, immédiatement en dehors du mamelon, deux ou trois petites bosselures profondes et mobiles.

Au lieu de les enlever, on a pensé à faire disparaître les nodosités douloureuses par des incisions sous-cutanées. Deux des malades de M. Rufz, traitées de la sorte, s'en sont bien trouvées. C'est une méthode que Tanchou (1) dit également avoir mise en pratique, mais, je crois, dans des cas différents. Appliquée aux simples bosselures du tissu mammaire, ou aux douleurs qui n'ont pas pour point de départ une nodosité, une ou plusieurs tumeurs roulantes, mobiles, assez isolées pour pouvoir être extraites, l'incision sous-cutanée peut être proposée en désespoir de cause.

Un bon ténotome porté à travers une piqûre de lancette, entre le centre de la douleur et la racine des vaisseaux ou des nerfs, servira à trancher les tissus entre les téguments et les côtes. Comme il est difficile de savoir quel est le filet nerveux qui alimente les souffrances, il vaut mieux alors en couper plus que moins. En cas d'incertitude sur le rayon malade, il me paraît indiqué aussi d'agir successivement sur plusieurs points, plutôt que de s'exposer à laisser intact le véritable. Enfin, si, après avoir éteint la douleur dans quelques rayons, on la voyait renaître sur d'autres, il serait également permis d'attaquer ceux-ci de la même façon. M. Rufz, en se comportant ainsi, a vu non seulement la douleur s'éteindre, mais encore les petites bosselures morbides se résoudre et les malades guérir complétement.

Lorsqu'il s'agit de nodosités distinctes, susceptibles d'être extraites facilement, je n'en regarde pas moins l'enlèvement de la tumeur comme préférable ; l'opération alors n'étant guère plus sérieuse que les simples incisions sous-cutanées.

La compression, qui ne m'avait point séduit et qui ne pro-

(1) *Tumeurs cancéreuses du sein*, p. 126.

curera, je crois, que de rares succès, a cependant été employée par M. Rufz. De quelque façon qu'on l'effectue, la compression du sein est si difficile à maintenir exacte, si fatigante pour les malades, elle a besoin d'être si longtemps continuée, que son utilité dans le traitement de tumeurs aussi petites me paraît fort contestable. Comme il n'a par lui-même rien qui effraie, comme il est toujours facile d'y renoncer, c'est un remède que l'on peut tenter toutefois avant d'en venir à l'opération. Si les tumeurs occupent le corps de la mamelle, la compression peut offrir quelque chance sérieuse de réussite; dans les autres cas, il n'est pas impossible qu'elle calme, au moins momentanément, les douleurs.

§ V. — Douleurs névralgiques.

Il est un autre état douloureux du sein dans lequel les tumeurs, les nodosités, s'il en existe, sont si petites, si peu développées, qu'il est à peu près impossible de les reconnaître, d'en constater positivement l'existence. La maladie n'est indiquée alors que par des douleurs et quelquefois de la chaleur ou de l'engourdissement.

Les tumeurs, les nodosités mammaires, dont il a été question dans l'article précédent, sont, je l'ai déjà dit, accompagnées du même cortége d'accidents ou de symptômes que les névralgies. Il en est de même des indurations lobulées ou en masse du corps de la glande; tout indique que les observations d'A. Cooper, de Coles, de M. Rufz, de M. Valleix, de M. Robert, rentrent également dans cette catégorie d'affections. Là, comme ici, la maladie était en effet constituée par des tumeurs accompagnées de douleurs vives; mais comme les tumeurs de cet ordre existent quelquefois, assez souvent même sans douleurs notables, et que d'un autre côté les douleurs se rencontrent sans qu'il y ait tumeur, il m'a semblé convenable d'envisager ces deux états comme deux lésions distinctes, et de les étudier séparément.

Le diagnostic des douleurs névralgiques du sein n'offre aucune difficulté. Il ne s'y joint aucun changement matériel des

tissus, ni gonflement, ni rougeur, ni tension. La douleur procède
en général par irradiation ; partant de la mamelle, elle se porte
en rayonnant, tantôt du côté du cou et de la tête, tantôt vers
l'épaule, tantôt sur un point ou dans toute la longueur du
membre thoracique, tantôt en arrière jusqu'à l'épine vertébrale,
d'autres fois, enfin, par en bas, vers la hanche et le membre abdo-
minal ; il n'est même pas sans exemple de la voir occuper toutes
les régions d'une moitié du corps à la fois. Chez quelques femmes,
elle est permanente et simplement sujette à des exacerbations
ou des rémittences. Fréquemment elle n'apparaît qu'à de certaines heures de la journée ou de la nuit, à des époques quelquefois fixes, le plus souvent irrégulières ou variables.

Je me suis demandé bien des fois où en était la source. Est-ce
dans les nerfs intercostaux ? J'ai exploré avec soin, mais en
pure perte, la direction de ces nerfs, en tenant compte des
recherches de M. Valleix ; il en a été de même pour les filets
venant du plexus cervical : si bien qu'il me reste des doutes
relativement à la nature, au point de départ exact de ces douleurs, que l'espèce de turgescence, de chaleur âcre, d'engourdissement qui s'y joignent, rapprochent tant des névralgies.
L'examen le plus attentif, les explorations les plus multipliées,
me permettent en outre d'affirmer que, dans certains cas au
moins, le sein qui en est le siége ne renferme aucune sorte de
tumeur, aucune altération matérielle appréciable. Il est d'ailleurs
rare qu'elles partent d'un point précis, qu'elles aient un siége
fixe. Les femmes ne peuvent le plus souvent en indiquer que vaguement la place ; c'est de toute la mamelle et parfois aussi de
toutes les régions voisines qu'elles souffrent. Sourdes et très
supportables dans quelques cas, elles sont d'autres fois si
vives, si faciles à exaspérer, que les malades osent à peine remuer, se croient obligées de rester au lit des journées entières,
que le moindre frottement, le moindre attouchement des robes,
de la chemise, d'un vêtement quelconque, leur arrache des cris ;
cependant une fois les premières appréhensions vaincues, l'ex-

ploration de la mamelle avec la main, y employât-on des pressions assez fortes, cesse bientôt d'être notablement douloureuse.

Rien n'est variable comme la marche et l'intensité de pareilles douleurs. En partie soumises aux influences électriques, hygrométriques et barométriques de l'atmosphère, elles sont également modifiées, en général, par les époques menstruelles qui en augmentent d'ordinaire l'acuité. J'en ai vu qui, après avoir duré quinze jours ou un mois, se dissipaient pour un temps semblable, et revenaient sous la même forme sans cause appréciable; d'autres fois elles vont, reviennent, augmentent, diminuent alternativement de semaine en semaine ou de mois en mois; mais à des distances extrêmement inégales. C'est presque toujours chez des femmes nerveuses, impressionnables, dont l'imagination s'exalte facilement, qu'on les observe. Aucune période de la vie n'en est absolument à l'abri, excepté l'enfance proprement dite et l'extrême vieillesse. De jeunes filles de douze et de quinze ans, des femmes de cinquante et de soixante ans m'en ont offert des exemples. Il n'en est pas moins vrai qu'on les rencontre plus particulièrement vers l'âge du retour, et chez les femmes de trente à quarante ans.

Personne en France n'avait, je crois, traité de cet état avant que je lui eusse consacré quelques lignes en 1838 (1). Sous le titre de *tumeur irritable du sein*, maladie qu'on observe entre seize et trente ans, et qui est accompagnée de douleurs rayonnantes partant des lobes même de la glande. A. Cooper décrit une affection qui appartient évidemment à celle qui fait le sujet de l'un des articles précédents; il me paraît avoir confondu les douleurs névralgiques avec les tumeurs de même nature, quoiqu'il ait soin de faire remarquer que la mamelle peut devenir irritable sans la formation d'aucune tumeur appréciable (2). Signalant des tumeurs dures ayant leur siège dans le tissu de la glande ou du côté de l'aisselle, et dont le vo-

(1) *Dict. de médecine*, art. MAMELLE.
(2) Traduction de Richelot et Chassaignac, p. 532.

lume excède rarement celui d'une noix, qui sont accompagnées
de quelques douleurs, que les femmes rapportent à des chagrins, au frottement de leur robe, à la constipation, A. Coles (1)
a devancé A. Cooper, et décrit la même maladie, après avoir en-
trevu aussi les tumeurs névralgiques indiquées plus haut; seulement le chirurgien de Dublin, pas plus que celui de Londres,
n'a cherché à isoler l'état névralgique pur et simple de la tumeur
douloureuse.

Je n'ai jamais vu, et je ne sache pas que personne ait vu les
douleurs névralgiques de la mamelle se terminer d'une manière
fâcheuse. Par leur durée, par leur intensité, elles fatiguent et
peuvent amaigrir les femmes; des vomissements, des troubles
digestifs peuvent s'y joindre, mais il n'en résulte point de dégénérescence, d'altération sérieuse dans le sein. Chez une dame qui
en était affectée depuis dix-huit mois, une maigreur extrême
en était résultée, les digestions avaient fini par se troubler profondément. La vie ne tarda pas à être véritablement compromise,
mais, en y regardant de près, je reconnus que les douleurs, d'apparence névralgique qui avaient fixé l'attention jusque-là, par-
taient d'une large plaque cancéreuse établie derrière la mamelle
et qui semblait adhérer aux côtes.

On a ici à invoquer les mêmes secours que pour toute autre
névralgie : les bains généraux, gélatineux, alcalins, sulfureux,
les narcotiques à l'intérieur, le bismuth, le zinc, les antipério-
diques, le sulfate de quinine en particulier, les eaux, les préparations ferrugineuses, tout ce qui peut régulariser la menstruation
quand elle est troublée, le mariage, les distractions, les voyages,
les changements d'habitude ou de régime, conviennent et doivent être tentés.

Presque toutes les femmes atteintes de cette maladie se déso-
lent, se lamentent, moins encore à cause des douleurs qu'elles
endurent, que par l'idée où elles sont que leur mal est ou

____

(1) *On surgic. anatomy*, p. 123.

deviendra grave, qu'elles ont ou qu'elles auront un cancer. Il faut donc avant tout les rassurer sur ce point, calmer leur imagination effrayée. Pour peu qu'on sache leur inspirer de confiance, on détruit ainsi la moitié du mal dès l'abord avec de simples paroles. Je pourrais citer une infinité de dames, tenues dans des angoisses insupportables par leur terreur et par le langage de ceux qui les entouraient, que deux ou trois conversations ont complétement guéries. C'est qu'en effet, la plupart des malades atteintes de douleurs du sein s'en plaindraient à peine, n'y feraient que très peu d'attention, si ces douleurs ne ramenaient pas sans cesse chez elles la pensée de cancer, de tumeurs de mauvaise nature.

Comme moyens locaux, on essaie successivement tous les topiques indiqués contre les indurations douloureuses. Coles se servait d'acétate d'ammoniaque étendu d'eau ou de lotions avec l'eau-de-vie camphrée. J'emploie plus particuliérement les huiles laudanisées ou belladonées, quelquefois aussi l'eau de Saturne, l'eau de laurier-cerise, la pommade d'iodure de plomb. Pour peu que la femme ait les mamelles volumineuses, je me suis généralement bien trouvé d'une précaution dont j'ai déjà dit un mot plus haut. Ayant remarqué que, mal soutenu, abandonné à son propre poids, ou que, dévié de sa situation anormale par les vêtements, le sein éprouve ou cause une certaine fatigue, une certaine gêne, j'en ai conclu que les douleurs névralgiques pouvaient bien naître de là dans quelques cas. Entraînée par sa masse, la mamelle exerce alors sur quelques uns des tissus qui la composent ou qui l'avoisinent des tiraillements évidemment susceptibles de provoquer des douleurs névralgiques. Un corset qui comprime d'une manière inégale, qui refoule le sein du côté de l'aisselle, par exemple, comme les ouvrières le font volontiers dans le but d'agrandir le diamètre transversal de la poitrine, de donner plus de grâce à la gorge, ne peut-il pas en faire autant? Qui ne sait combien un faux pli de la peau ou la position fausse du plus petit organe peuvent amener, causer

d'ennui, de douleur. Il faut donc que, soit au moyen d'un bandage, d'une espèce de bandoulière, par exemple, soit à l'aide
de corsets à poches ou goussets construits dans ce but, les
malades se tiennent le sein douloureux mollement relevé,
comme si l'on voulait le remonter vers la fossette sus-sternale.
On s'imaginerait à peine combien une précaution aussi simple
procure de soulagement. Il ne m'en a pas fallu davantage pour
guérir un certain nombre de femmes qui souffraient depuis plusieurs mois. Du reste, rien n'empêche de se servir en même
temps des topiques dont je viens de parler, ni de mettre en usage
les moyens généraux appropriés.

Quant aux moyens plus énergiques, je n'en ai jamais vu
ni l'indication, ni la nécessité. Les vésicatoires volants promenés sur les régions douloureuses, soit pour dénuder le
derme et permettre l'emploi des narcotiques par la méthode endermique, soit pour détruire directement la névralgie, peuvent
être essayés sans doute, ils réussissent même quelquefois ; mais
j'engage les praticiens à ne pas fonder de trop grandes espérances sur une telle ressource. J'ajoute que le peu de mots consacrés par M. Valleix aux douleurs de la mamelle, ainsi que les
faits qu'il semble emprunter à M. Robert, pourraient bien se rapporter aux tumeurs compliquées de névralgie, plutôt qu'à la névralgie dépourvue de tumeur, et ne pas prouver beaucoup en
faveur des petits vésicatoires volants.

Quoique la compression ne soit point en pareil cas un moyen
rationnel, le mal est quelquefois si rebelle et la marche de la
maladie si bizarre, si insolite, qu'il n'y aurait nul inconvénient
à l'essayer, après avoir vainement tenté les autres ressources
connues.

§ VI. — Douleurs, tumeurs imaginaires.

Entre les douleurs, entre les tumeurs que je viens d'examiner,
et les douleurs ou les tumeurs qu'enfante l'imagination exaltée
de quelques femmes, il n'y a pas de limites certaines. La douleur a cela de particulier, en effet, que pouvant exister sans

aucune sorte de lésion matérielle appréciable, il est à peu près impossible de savoir absolument si telle femme qui s'en plaint en est réellement affectée ou non. Certaines femmes se frappent tellement l'esprit à ce sujet, qu'elles restent convaincues, au point d'en perdre le sommeil et toute espèce de repos, qu'elles ont de vives douleurs dans le sein, que ces douleurs sont le début ou le signe d'une maladie grave; d'autres, allant plus loin, supposent qu'elles y ont des tumeurs. Ceci peut paraître étrange, incroyable, mais les praticiens ne manqueront pas d'occasions pour justifier mes assertions à ce sujet. Il est même vrai que ces douleurs ou ces tumeurs supposées se rencontrent très souvent dans la pratique. Qu'une femme nerveuse, craintive, à imagination vive, se heurte, se froisse le sein, ou que, par suite d'une circonstance quelconque, elle vienne à y éprouver quelque gêne, quelque fatigue, quelque souffrance, et bientôt, l'esprit aidant, elle aura devant les yeux le tableau de ce que les maladies de la mamelle ont de plus effrayant. L'âme, nourrie de pareilles idées, y rapporte toutes les sensations, et la crainte, qui va vite aux extrêmes, ne laisse plus dès lors un instant de calme à la femme. On voit ces malheureuses questionnant, consultant tout le monde, s'emparer de tout ce qu'on leur dit pour assombrir encore les tristes images dont elles sont incessamment préoccupées. C'est une de leurs connaissances, une amie, une parente qui est morte d'un cancer, et dont le sort leur est réservé; c'est telle ou telle personne qui est affectée d'ulcère, et dont la maladie a commencé par les symptômes qu'elle éprouve elle-même. Les amis, les parents, effrayés à leur tour, finissent par partager les inquiétudes de la malade, et, ce qui paraîtra plus invraisemblable, c'est que, influencé par ces terreurs de tous les instants, le médecin s'y laisse lui-même prendre quelquefois, et craint bientôt de rassurer avec fermeté la famille.

Entre autres exemples, que je pourrais citer, en voici des plus remarquables.

Observation Iʳᵉ. — Madame V..., femme du monde, jeune alors, grande, belle, intelligente, d'un esprit très recherché, un peu maigre, d'une constitution nerveuse et un peu lymphatique, eut un abcès dans le sein gauche à sa troisième couche. Cet abcès, qu'il fallut ouvrir et qui s'accompagna de douleurs, de réaction nerveuse très vive, guérit du reste très bien et ne laissa aucune trace de maladie. Cependant quelques mois plus tard madame V..., se tâtant le sein de ce côté, mit le doigt sur un lobe de la mamelle qui lui parut plus dur et plus gros que de raison ; puis elle rencontra le noyau cicatriciel de l'incision de son ancien abcès. Effrayée de cette découverte, elle en perdit aussitôt le sommeil. Appelé bien vite, j'examinai et pus me convaincre que tout était absolument dans l'état normal. Mon assurance, mes explications calmèrent la malade pour quelque temps ; mais la moindre apparence de douleur, de gêne ou de fatigue ne permirent pas à madame V... de rester longtemps sans inquiétudes. Les craintes revinrent donc bientôt, de telle sorte que, malgré mes raisonnements et tous les remèdes que je pus employer, cette dame m'a tourmenté pendant trois années consécutives pour que je lui enlevasse le sein, elle qui redoute à l'extrême toute idée d'opération, qui tomba dans des convulsions effrayantes lorsque je fus obligé de plonger la pointe du bistouri dans son abcès ! Son idée là-dessus était fixe ; elle avait une tumeur ; cette tumeur était le siège d'élancements ; son sein était augmenté de volume : tout cela indiquait un cancer ; nous lui cachions à dessein la nature de sa maladie ; et comme elle ne voulait à aucun prix courir le risque de mourir d'un cancer au sein, mort affreuse dont elle avait été témoin près de quelques unes de ses amies, l'opération ne lui faisait plus peur, et elle ne demandait pas mieux que de la subir. A la longue, néanmoins, elle a fini par comprendre que sa prétendue tumeur, ne changeant ni de forme, ni de volume, ni de densité, ne devait pas en définitive être aussi dangereuse qu'elle l'avait d'abord supposé. Le calme est rentré petit à petit dans son esprit, et depuis près de dix ans il n'est plus question chez elle de maladie du sein.

Observation II. — Je vois encore de temps à autre, dans mon cabinet, une dame âgée d'environ quarante ans, forte, très grasse et très impressionnable, qui se trouve dans le même cas que madame V... Ayant reçu un léger coup sur le sein gauche, elle vint tout effrayée au bout de quelques jours, en 1851, me montrer l'organe blessé et me demander si elle n'aurait point là un cancer, si elle ne serait point obligée de subir une opération. La contusion avait été si légère, qu'aucune ecchymose n'en était résultée. La mamelle n'était ni enflée, ni rouge, ni indurée : elle était en tout semblable à celle du côté opposé. Les terreurs de la malade étaient uniquement fondées sur un sentiment de fatigue ou de pesanteur qu'elle éprouvait par moments dans le sein, et auquel elle n'avait pas fait attention avant le coup qui lui avait frappé l'imagination. Après avoir essayé de lui démontrer que sa blessure était insignifiante, qu'elle n'avait et qu'elle n'aurait aucune tumeur dans la mamelle, je lui prescrivis des topiques résolutifs et calmants : je crus qu'elle était rassurée et que ses craintes ne reparaîtraient point. C'était une erreur. Pendant trois mois elle est revenue me voir tous les huit ou quinze jours, les larmes aux yeux, et me disant chaque fois qu'elle aimait mieux en finir, qu'elle était toute décidée à l'opération, puisqu'elle voyait bien, ajoutait-elle, que ce remède était inévitable. Chaque fois aussi je la renvoyais, croyant l'avoir convaincue du contraire, et l'avoir persuadée que toutes ses transes étaient complétement chimériques. Ses visites sont devenues plus rares, sa tri-tesse est moins grande; elle commence à concevoir qu'une opération pourrait bien ne pas être indispensable chez elle, mais il lui revient encore de temps à autre des alarmes, des accès de frayeur semblables à ceux qui l'ont conduite chez moi dès le principe. Du reste, actuellement, comme l'année dernière, le sein de cette dame n'offre aucune altération, conserve tous ses attributs de l'état normal, et je m'en suis tenu, pour guérir la prétendue tumeur dont il aurait été le siége, à de simples compresses imbibées de solutions salines et à des onctions avec l'huile laudanisée.

Dans certains cas, comme chez les dames dont je viens de parler, il y a au moins un motif, tel qu'un coup, un frottement, une violence extérieure, qui sert de point de départ à ces lésions imaginaires; mais on en trouve d'autres où il est impossible d'assigner une cause matérielle quelconque aux idées malheureuses qui s'emparent des femmes. Tantôt c'est à l'occasion d'un battement de cœur, d'une douleur passagère dans le côté, d'une démangeaison du mamelon ou de tout autre dérangement insignifiant de la santé, qu'elles se mettent de pareilles terreurs dans l'esprit.

OBSERVATION III. — Une dame âgée de quarante et quelques années, bien constituée, quoique impress'onnable à l'excès et naturellement très craintive, n'ayant jamais eu de maladie grave et continuant d'être bien réglée, vint me voir pour la première fois, de la province qu'elle habite, en 1843. Elle avait déjà consulté dans son pays, pour une tumeur qu'elle croyait avoir au sein gauche; les médecins appelés avaient d'abord considéré le mal comme de peu d'importance, et s'en étaient tenus à des prescriptions fort simples. A la longue, c'est-à-dire au bout de six mois, voyant qu'elle continuait de se plaindre, et ne sachant trop comment caractériser l'affection dont elle se plaignait, ils l'engagèrent eux-mêmes à faire le voyage de Paris, où elle s'attendait à subir une opération. Son mal avait, disait-elle, débuté par un battement de cœur, puis par une douleur, une sorte de point de côté un peu au-dessous et en dehors de la mamelle; à partir de là elle avait ressenti de temps à autre quelques élancements sous le mamelon, de la fatigue, une douleur sourde derrière le sein. Dominée par la pensée qu'elle avait une tumeur, que cette tumeur deviendrait un cancer, qu'il faudrait lui amputer la mamelle, elle était en proie à la plus vive inquiétude; elle ne dormait plus que d'un sommeil sans cesse agité par ces tristes pressentiments. Ses digestions avaient fini par se troubler, et elle avait sensiblement maigri; toutes circonstances qu'elle attribuait à la tumeur supposée de son sein. Je l'examinai avec soin, et ce n'est pas sans quelque surprise, je l'avoue, que je constatai l'absence totale de lésion, de quelque nature que ce soit, dans l'organe que cette malade supposait si profondément altéré. Après l'avoir rassurée de mon mieux, je la renvoyai chez elle avec la prescription d'un simple topique. Son intention en venant à Paris étant d'y rester, de s'y faire opérer par moi, elle finit par comprendre que sa maladie ne devait pas être très grave, puisque je ne lui parlais point d'opération, et que, au lieu de l'engager à rester, je lui proposais de s'en retourner. Elle eut soin d'ajouter cependant que ma décision tenait peut-être à ce que je la croyais trop malade pour tenter l'opération, à ce que je trouvais qu'il était trop tard !

Néanmoins elle a fini par accorder quelque confiance à mes paroles et par se calmer à peu près complétement. Seulement elle revient me voir une ou deux fois l'an, afin d'avoir de nouveau la certitude qu'il ne lui pousse point de cancer, qu'il n'est pas nécessaire de lui amputer la mamelle. J'ai pu l'examiner encore au mois de mai 1850, puis en 1852, et alors, comme en 1843, son sein gauche était souple, régulier, élastique, dépourvu de toute tumeur, de toute saillie anormale. Les règles se sont supprimées sans faire naître d'accident, et tout indique que l'âge critique a été définitivement franchi sans encombre par cette dame.

Il me serait difficile de dire combien j'ai vu de faits de cette espèce ; il ne se passe guère de semaines que je n'en reçoive dans mon cabinet ou que je n'en voie dans la ville, chez des dames de Paris ou de la province. Quoique les femmes adultes m'en aient offert le plus d'exemples, il faut cependant savoir que le jeune âge et la vieillesse ne mettent pas complétement à l'abri d'idées, de suppositions pareilles. Ce n'est pas non plus le volume ou la forme du sein qui y conduisent exclusivement ; si quelques unes des personnes qui m'ont consulté avaient la gorge, soit volumineuse et pendante, soit volumineuse et ferme, soit très lourde à cause d'une énorme glande mammaire, soit très grosse par excès d'embonpoint, j'en ai vu d'autres aussi dont le sein était régulier, hémisphérique et peu volumineux.

Observation IV. — Une jeune dame de Laon, grande, svelte et bien proportionnée, souffrait et se faisait traiter depuis trois ans d'une tumeur au sein gauche, lorsqu'elle vint me consulter en 1841. Cette dame, d'une intelligence fort développée, qui n'avait point eu d'enfants, quoiqu'elle fût mariée depuis cinq ans, s'était plainte au début d'un léger engourdissement dans la mamelle gauche ; aucune cause ne pouvait lui donner raison de ce mal, si ce n'est qu'elle s'était trouvé le sein appuyée sur le bras gauche en s'éveillant un matin. Les médecins consultés ne constatèrent ni rougeur, ni gonflement, ni tumeur dans l'organe accusé. Des liniments laudanisés, belladonés, des pommades iodurées, l'onguent napolitain, divers emplâtres furent successivement employés : l'engourdissement et quelques rayons douloureux continuèrent à se faire sentir de temps en temps, mais le sein ne changea point de volume.

L'inquiétude croissant avec le nombre des remèdes essayés, la malade finit par trouver un médecin qui annonça l'existence d'une tumeur. Une médication fondante, les préparations d'iode à l'intérieur, la compression, des rubéfiants appliqués sur le sein furent aussitôt mis en usage. Mais la prétendue tumeur ne se dissipant point, on en vint au bout de quelques mois à parler d'opération : c'est alors que la malade vint à Paris. La première fois que je la vis, elle avait toute la mamelle couverte de squames humides provoquées par les topiques irritants ou rubéfiants essayés en dernier lieu. N'ayant rien trouvé d'anormal dans le sein, je craignis d'avoir été gêné dans mon exploration par l'affection eczémateuse dont je viens de parler. Aussi employai-je immédiatement la pommade au précipité blanc et quelques bains simples pour faire disparaître cette cause d'erreur. Le second examen, qui eut lieu au bout de huit jours, ne fit que confirmer l'opinion que m'avait suggérée le premier. La mamelle, parfaitement saine, n'offrait pas la moindre trace de tumeur anormale. La souplesse, l'élasticité, la régularité, la forme, l'état indolent sous la pression, tout y était exactement comme du côté opposé, comme chez les femmes les mieux portantes.

On se figure à peine l'étonnement, l'espèce de stupéfaction où parut tomber cette dame quand je lui affirmai qu'elle n'avait pas de tumeur dans la mamelle, qu'il n'y en avait jamais eu, et que selon toute apparence il n'y en aurait jamais ; que non seulement aucune opération n'était nécessaire, mais encore qu'elle pouvait se dispenser de toute espèce de traitement, puisqu'en réalité elle n'était pas et n'avait jamais été malade de ce côté. Jeune, active, d'un caractère naturellement enjoué, appartenant à une famille très répandue et qui a de très nombreuses connaissances à Paris, elle en prit bravement son parti, alla dans le monde, et se livra aux plaisirs de la société sans scrupules à partir de ce moment. Au bout de six semaines, elle est retournée dans son pays, et je sais que depuis elle ne s'est plus occupée de son sein, qu'elle a continué de se bien porter.

Ce n'est pas seulement chez les femmes de la classe aisée ou des classes riches de la société que de semblables bizarreries se rencontrent ; il m'en est venu aussi un grand nombre, soit à la consultation publique de l'hôpital, soit dans les salles de clinique. J'en aurais bien recueilli une dizaine d'observations chaque année, si j'eusse voulu admettre dans ma division toutes celles qui se sont présentées. Voici l'indication de quelques unes d'entre elles.

OBSERVATION V. — Sappey, vingt ans, cotonnière, entre à l'hôpital de la Charité le 3 mars 1839. Cette femme se plaint d'un peu de douleur dans le sein gauche, douleur sourde qui revient de temps à autre depuis deux ans, et qui lui fait craindre d'être obligée de subir une opération. Sa constitution est d'ailleurs excellente ; elle n'est point mariée, n'a jamais eu d'enfant, et ne sait pas d'où lui vient son mal de sein, qui du reste l'occuperait moins, dit-elle, si on ne lui eût pas fait craindre une tumeur, et que cette tumeur pouvait devenir dangereuse. L'examen le plus attentif ne permit pas de constater la plus légère apparence de lésion dans la mamelle. Tout y était à l'état normal ; forme, souplesse, volume, rien de ce côté qui ne fût semblable à la mamelle droite. Quand j'eus manifesté mon opinion, la malade convint d'ailleurs que ces douleurs étaient fort supportables, et que sans les craintes dont elle était tourmentée par suite de ce qu'on lui avait dit, elle n'y aurait pas fait attention. Je la gardai quelques jours à l'hôpital, et quand elle me parut complétement rassurée, je la renvoyai à ses occupations. Depuis elle est revenue plusieurs fois à la consultation publique, et rien, absolument rien, ne lui est survenu au sein.

D'autres femmes non mariées, également jeunes, sont entrées dans le même état que la précédente.

OBSERVATION VI. — Garsoned, dix-neuf ans, blanchisseuse, entre le 5 juillet 1837, se plaignant du sein. D'une constitution assez bonne, sans être robuste, s'étant toujours bien portée, cette jeune fille croit avoir dans la mamelle gauche une tumeur qu'il faudra enlever. Il y a dix-huit mois, dit-elle, que le mal a commencé. C'est un coup de coude qui en aurait été la cause. Jamais cependant elle n'a éprouvé là de douleurs bien vives. Elle est allée déjà à plusieurs consultations publiques, et comme les remèdes qu'on lui a prescrits ne la guérissaient pas, elle vient à la clinique pour qu'on lui pratique l'opération. La vérité est qu'il n'y a chez cette malade aucune tumeur, aucune dureté, aucun gonflement qui puisse justifier ses appréhensions. La mamelle n'étant pas même le siége d'une sensibilité anormale digne d'être mentionnée, j'engageai la jeune fille à ne plus s'occuper d'un mal qui n'existait que dans son imagination.

D'autres étaient plus âgées.

OBSERVATION VII. — Julie Schentvehmann, trente-quatre ans, est entrée le 22 janvier 1838. Arrivée au moment de la visite, cette femme, grande et forte, un peu grasse, mariée, ayant eu des enfants, servant comme domestique rue de Ponthieu, se croyait atteinte d'un cancer au sein gauche depuis un an. Elle était bien sûre d'avoir senti là une petite tumeur qu'elle avait vainement attaquée à l'aide d'une infinité de pommades et d'emplâtres. Très inquiète aujourd'hui, elle veut en finir, et vient à l'hôpital pour qu'on lui enlève sa tumeur. Sa conviction paraît si profonde, qu'elle reste sourde à mes premières protestations, et que pour la dissuader je me crois obligé de l'examiner attentivement plusieurs jours de suite. Sa mamelle était du reste tout aussi souple, tout aussi régulière, tout aussi saine que celle du côté opposé ; la tumeur, en un mot, était parfaitement imaginaire.

Le retour d'âge ne met pas complétement à l'abri de pareilles craintes, ainsi que je l'ai déjà dit, et je vais en donner une preuve.

OBSERVATION VIII. — Marie Mapauleau, cinquante-deux ans, blanchisseuse, entrée à l'hôpital en 1838, d'une bonne constitution, se portant d'ailleurs très bien, s'est imaginé, depuis cinq mois, qu'elle avait une tumeur dans le sein. Ayant consulté plusieurs chirurgiens qui ne l'ont point guérie, dit-elle, qui lui ont même fait craindre que son mal ne devint grave, elle vient à l'hôpital afin de s'y faire opérer, si on le juge nécessaire. C'est également à gauche qu'elle croit souffrir. Mais ses deux mamelles sont aussi complétement exemptes de maladie l'une que l'autre. Le peu de gêne ou de douleur qui sert de prétexte aux inquiétudes de cette femme n'ont point eu de cause qu'elle puisse indiquer. Il se peut que le sein, mal soutenu d'ailleurs, en donne l'explication par son volume et son poids, qui ne laisse pas que d'être considérable. Une fois convaincu que tout est imaginaire, qu'il n'existe ni tumeur, ni maladie d'aucune sorte, dans la mamelle de Mapauleau, j'engage cette femme à rentrer chez elle, à reprendre ses habitudes et à rester parfaitement tranquille relativement à la maladie dont elle se croyait atteinte.

Chez quelques femmes, cependant, l'idée d'une tumeur peut être entretenue par quelque apparence de gonflement, d'empâtement ou de douleur.

Il est inutile, je pense, de multiplier les observations de ce genre ; elles se ressemblent toutes, et le nombre pourrait en être considérable. Une remarque n'aura pas manqué d'être faite par le lecteur, c'est que, si non seulement les femmes, mais encore des chirurgiens peuvent croire à la présence dans le sein de tumeurs qui n'existent pas, il faut que la mamelle renferme à ce sujet quelque cause d'erreur.

Particularités anatomiques qui peuvent faire croire à des tumeurs dans une mamelle qui n'en contient réellement pas. — De prime abord, on comprend qu'une femme impressionnable, craintive ou dont l'imagination s'exalte facilement, puisse se persuader qu'elle a dans la mamelle une maladie, des tumeurs de mauvaise nature, quoiqu'il n'en soit absolument rien. De pareilles idées ne sont pas plus étranges que celles de la plupart des hypochondriaques ; elles s'expliquent même infiniment mieux. En effet, qu'une femme à sensations vives éprouve quelque gêne, quelque douleur dans le sein ; que, par quelque propos, quelque discours, on vienne à fixer son attention sur les suites fâcheuses des maladies de cet organe, et bientôt, grossissant les objets, rassemblant dans son esprit tout ce qui se rapporte à ce qu'elle redoute, il ne lui sera pas difficile de se supposer atteinte d'un mal grave. Tous les praticiens savent combien les femmes sont ingénieuses à se créer des motifs de tourments, avec quelle facilité elles réalisent les suppositions de leur esprit, combien elles sont disposées à pousser à l'extrême les chimères dont leur âme s'est une fois frappée; mais on a quelque peine à comprendre que des médecins aillent jusqu'à commettre de semblables méprises. Quand il ne s'agit que de douleurs ou de bosselures disséminées, l'erreur n'a rien encore de surprenant, car la mamelle n'a pas toujours la même consistance ; la densité de ses divers lobules n'est pas toujours semblable; ses lobules peuvent être ou plus gros, ou plus petits, ou plus saillants d'un côté que de l'autre; leur degré de sensibilité, d'adhérence ou de mobilité, peut ne pas être le même partout ; de telle façon que chez une femme qui se croit malade depuis longtemps, il est à la rigueur possible de supposer des tumeurs là où il n'existe en réalité rien de maladif. Sous ce rapport il n'y a que l'expérience, de l'attention et une grande réserve à recommander aux praticiens. Ce n'est donc pas de ce point en particulier que je veux entretenir le lecteur.

La source d'erreur que j'ai en vue se trouve dans la manière dont on explore la glande supposée malade. Si, pour apprécier ce qu'elle contient, on saisit la mamelle par l'un de ses diamètres transverses ou l'un des points de sa circonférence, si l'on cherche à en embrasser une portion entre les doigts pour en apprécier soit la forme, soit le volume, soit la consistance, la première idée qui frappe, c'est qu'une masse squirrheuse ou une tumeur quelconque existe là. Cela tient à ce que, ainsi prise entre deux points solides, c'est-à-dire, entre deux doigts qui ne lui permettent pas de fuir d'un côté pendant qu'on la presse de l'autre, la mamelle semble douée d'une consistance considérable, et à laquelle on ne s'attendait pas ; d'un autre côté, des lobules plus gros, ou enveloppés de tissus plus serrés que quelques autres, donnent tout d'abord la pensée d'une tumeur distincte, surtout chez une femme qui dit en souffrir depuis longtemps, et avec la supposition qu'ils contiennent probablement une tumeur. On échappe à la méprise en pareil cas au moyen d'une manœuvre très simple : il suffit d'abandonner la mamelle et de l'explorer en place sur la paroi thoracique. Les doigts d'une main, en soutenant à peine la circonférence, on en presse doucement les différentes régions en appuyant les doigts de l'autre main sur sa face antérieure ou cutanée : de cette façon, si la mamelle est saine, on n'y aperçoit rien que de naturel; la souplesse, l'élasticité s'y retrouvent comme du côté opposé. On sent aussi bien une tumeur réelle, au contraire, par ce mode de pression que par l'autre. Aussi ai-je depuis longtemps montré aux élèves à ne jamais se dispenser de ces deux modes successifs d'exploration, quand il s'agit de décider, dans les cas douteux, s'il existe ou non une tumeur dans le sein.

La forme, le relief que font certaines côtes chez quelques femmes peut aussi tromper. Il n'est pas rare de trouver sous la mamelle une ou deux côtes plus convexes, plus épaisses ou plus larges que l'état normal ne semble le comporter. Chez une personne qui se croit atteinte de tumeur et qui souffre, une pareille disposition ne doit point être oubliée, parce qu'elle pourrait être prise pour une production anormale, pour une tumeur adhérente du sein, ainsi que je l'ai vu deux fois.

D'autres femmes ont le haut de la poitrine tellement bombé, que si des douleurs réelles ou enfantées par la peur sont indiquées là, le praticien s'y laisse facilement prendre, au point de partager les craintes de la malade qui le consulte.

Observation IX. — Je vois quelquefois encore la veuve d'un médecin dont le nom jouit de quelque estime dans la science, qui est dans ce cas. On lui a enlevé de la mamelle gauche une tumeur probablement de nature bénigne il y a vingt ans. Après la mort de son mari, étant en proie à de vifs chagrins, elle s'imagina qu'il lui revenait un cancer. Divers avis lui furent donnés, et personne n'avait osé la rassurer complétement. Quand elle vint me consulter, en 1845, j'éprouvai moi-même, je l'avoue, quelque crainte.

Toute la région comprise entre la cicatrice et le voisinage de la clavicule d'une part, entre le creux de l'aisselle et le sternum de l'autre, me parut si dure, si bombée, si homogène, que l'idée d'une dégénérescence lardacée ou squirrheuse, de toute cette région me vint à l'esprit, d'autant plus que la malade disait en souffrir beaucoup, y éprouver de la roideur et des élancements. Toutefois, comme il n'existait pas de ganglions dans l'aisselle, comme la peau était d'ailleurs saine, comme la mamelle proprement dite n'était en aucune façon altérée, comme la santé générale se maintenait bonne, je restai dans le doute, et me demandai s'il n'y avait pas là un simple travail subinflammatoire. Mes prescriptions furent basées sur cette dernière supposition ; madame M... les suivit, et revint me voir au bout de deux mois, plus effrayée que jamais. Son état ne changeant point, connaissant d'ailleurs beaucoup de médecins, elle en avait consulté plusieurs, dont un lui avait dit nettement que sa tumeur était *repoussée*. Je l'examinai de nouveau avec toute l'attention possible ; ne trouvant rien de plus que la première fois, je crus pouvoir la rassurer davantage.

Deux mois plus tard j'acquis la conviction, par une exploration nouvelle, qu'elle n'avait absolument rien de malade dans la mamelle ; ce qui m'avait tenu en suspens d'abord s'expliqua par l'extrême voussure des premières côtes d'un côté, et par la dépression que l'extraction de la tumeur a occasionnée dans la moitié supérieure du sein de l'autre. Lorsque madame M... éprouve quelque tristesse, quelque inquiétude de ce côté, elle revient me voir ; mais depuis 1849, il n'est plus question chez elle de maladie cancéreuse, de tumeur quelconque, sans qu'il y ait pour cela rien de changé dans sa région sous-claviculaire gauche.

Les remarques qui concernent ce dernier fait s'appliquent d'ailleurs à quelques autres femmes chez lesquelles on peut craindre la récidive après l'ablation de tumeurs véritablement cancéreuses. J'aurai donc à les rappeler un peu plus tard.

§ VII. — Tumeurs par matières exhalées ou épanchées.

Les tumeurs étudiées plus haut ont toutes pour trame quelques *tissus* de la région mammaire ; celles dont je veux parler maintenant semblent avoir pour origine, au contraire, certaines substances épanchées dans les mailles ou entre les lames naturelles des organes. Quatre variétés de tumeurs peuvent être rattachées à ce groupe. L'une est constituée par de la lymphe, de la matière tuberculeuse ou du pus plus ou moins solidifié ; une autre a pour base du lait en nature ou quelques uns de ses matériaux ; la troisième serait d'abord constituée par du sang, de la fibrine ou de l'albumine ; la quatrième enfin se rapprocherait des productions osseuses. Comme, avec des causes diverses, chacune de ces tumeurs subit des transformations, entraine des conséquences, réclame ou peut réclamer une thérapeutique différente, il m'a paru convenable de les examiner dans autant d'articles particuliers.

A. — Tumeurs lymphatiques froides ou tuberculeuses.

Les productions tuberculeuses du sein n'ont jamais été décrites d'une manière bien précise, soit parce qu'elles sont rares, soit parce qu'elles se combinent le plus souvent avec d'autres altérations. A. Cooper, qui traite en moins d'une page (1) des tumeurs scrofuleuses de la mamelle sans en donner d'observation, a-t-il entendu parler de tumeurs tuberculeuses réelles plutôt que de tumeurs fibreuses? C'est ce que je n'oserais pas affirmer, d'après le peu de détails qu'il leur a consacrés. Une première difficulté se présente. Que faut-il entendre par tumeur tuberculeuse? S'il s'agit de masses tuberculeuses proprement dites, elles doivent être d'une rareté extrême, et ne se rencontrer que chez les femmes qui ont des tubercules dans d'autres organes. Veut-on que ce soient des pelotons lymphatiques ou scrofuleux? Leur rareté ne sera guère moindre, puisque les anatomistes ne sont point encore parvenus à démontrer sans réplique l'existence des ganglions dans la mamelle. Sont-ce des variétés de l'abcès froid avec concrétion ou induration d'une grande proportion de la matière épanchée? Dans ce cas la tumeur ne pourrait guère être que le symptôme de quelque autre lésion, ou l'indice d'une constitution détériorée. Si l'on s'en tenait au sens littéral du mot, les tumeurs tuberculeuses seraient, au contraire, assez fréquentes, par la raison que le squirrhe, l'encéphaloïde, etc., se présentent souvent sous forme de tubercule; mais il est évident que la forme n'est pas ici l'essentiel, et que l'étude des diverses variétés de squirrhe devra se trouver ailleurs.

Quoi qu'il en soit je n'ai jamais rencontré dans le sein de tu-

_____

(1) Traduction de Richelot et Chassaignac, p. 527.

meurs tuberculeuses franches, idiopathiques, ou qui puissent être comparées aux tumeurs ganglionnaires. Celles que j'y ai observées appartiennent à trois variétés.

I. — Tubercules disséminés.

Chez quelques femmes, ces tumeurs, existant en certain nombre (de 8 à 12), du volume d'une noisette à une noix ordinaire, paraissaient constituées par autant de lobules, tissu sécréteur et tissu fibro-cellulaire compris, dans la même mamelle. Presque tous les lobules, souvent ramollis au centre, étaient infiltrés, remplis de matière tuberculeuse ou caséeuse, c'est-à-dire d'une matière grumeleuse, blanche, gypseuse, roussâtre, mêlée çà et là à de petits foyers de pus séreux grisâtre et floconneux. La maladie datait de quatre ans dans un cas, et avait été déterminée, au dire de la femme, par un coup de coude. Un des ganglions de l'aisselle, qui avait acquis le volume d'une grosse noix, était lui-même criblé de grumeaux tuberculeux ou caséeux. Quoique les poumons parussent sains, et qu'il n'y eût d'engorgement ganglionnaire nulle part ailleurs, la malade avait cependant toujours été d'une santé délicate et d'une constitution manifestement lymphatique.

II. — Tumeurs lymphatiques multiples.

Si certaines nuances d'induration névralgique et les tubercules disséminés portent à supposer, sans la démontrer, l'existence de quelques ganglions dans la mamelle, le fait suivant me semble donner beaucoup plus de poids encore à une pareille supposition.

Observation Iʳᵉ — Une femme de quarante à cinquante ans, restée longtemps à l'hospice des Cliniques où elle a succombé, et que j'ai vue plusieurs fois, avait dans les deux seins de nombreuses tumeurs qui offraient à peu près tous les caractères de ganglions lymphatiques largement hypertrophiés et dégénérés. Ces tumeurs, globuleuses, d'un rouge pâle, isolées les unes des autres, d'une densité presque fibreuse, étaient criblées de points, de grumeaux jaunes ou grisâtres, à la manière des ganglions tuberculeux. Des tumeurs semblables existaient au nombre de plusieurs centaines au cou, dans les aisselles, aux aines, partout enfin où l'anatomie a mis hors de doute l'existence des ganglions lymphatiques. Il y en avait en outre dans une foule de points et de régions où le système ganglionnaire n'a jamais été rencontré. Les tumeurs de cette femme ont été disséquées avec soin par M. Lenoir, qui me les a montrées, et je les ai trouvées tellement semblables à des ganglions dégénérés, que je n'hésite pas à les classer parmi les tumeurs scrofuleuses ou tuberculeuses de la mamelle.

OBSERVATION II. — Un fait ayant beaucoup d'analogie avec celui-ci s'est présenté dans mon service depuis. La malade, qui n'était âgée que de trente et quelques années et mal réglée, avait également tout le corps lardé de tumeurs. Sur tous les points du cou, de l'aisselle, du jarret, de l'aine, de la région iliaque, etc., on apercevait des groupes, des chapelets de tumeurs innombrables, mobiles, élastiques, indolentes, et dont le volume variait depuis celui d'un petit pois jusqu'à celui d'un gros œuf. Ces tumeurs, qui ressemblaient de tous points à des ganglions lymphatiques dégénérés, se voyaient également dans les deux mamelles comme sur différents autres points du corps et de la longueur des membres. Le mésentère en était rempli ; tout indiquait que les bronches en étaient également entourées, aucune n'était enflammée, ni ramollie ; elles s'étaient insensiblement développées sans cause appréciable depuis quatre à cinq ans. L'iodure de potassium, puis l'iodure de fer, essayés pendant deux mois, ont été suivis d'une diminution marquée dans la masse des tumeurs pendant quelques semaines ; puis le mal est resté stationnaire, et la pauvre femme est rentrée chez elle dans le même état qu'avant de venir dans les salles.

III. — Tumeurs lymphatiques purulentes.

Il se peut cependant que des tumeurs tuberculeuses, étrangères à la tuberculisation générale, se montrent dans le sein. Ordinairement uniques, elles n'ont rien de fixe pour le volume ni pour la forme. Bosselées, inégales, pouvant s'établir dans le centre de la glande comme sous la peau, elles se développent plus souvent encore sous la mamelle. Survenant à la suite d'un coup ou sans cause reconnaissable, elles ont une marche tantôt très lente et indolente, tantôt plus rapide et accompagnée de quelques phénomènes subinflammatoires. Composées de tissus hypertrophiés, lardacés, grisâtres, d'une sorte de kyste très épais dans certains points, à parois amincies dans d'autres, dont les locules ou les vacuoles contiennent soit du pus grisâtre et floconneux, soit des grumeaux albumineux libres, soit de la matière caséeuse ou tuberculeuse concrète, adhérente ou combinée avec les tissus voisins, ces tumeurs sont quelquefois représentées par de véritables pelotons homogènes, solides, quoique friables, et qui, par leur forme, simulent assez bien des masses encéphaloïdes ou colloïdes.

Observation III. — En 1836, je fus appelé par M. J. Pelletan, faubourg Poissonnière, près d'une femme d'environ trente ans, qui depuis deux ans était affectée d'une tumeur au sein. Cette tumeur, du volume d'un œuf de poule à peu près, bosselée, mobile, indolente, située entre les lobules de la mamelle, était survenue sans violence extérieure, sans cause appréciable. Aucune fluctuation ne pouvait y être constatée : elle était élastique et assez dure : un certain degré d'empâtement s'y laissait cependant apercevoir. Entourée de tissus pâles et amincis, elle existait d'ailleurs chez une malade très amaigrie et dont la santé générale était depuis longtemps chancelante.

Toutefois un examen attentif des principaux viscères n'ayant pas donné la preuve qu'il existât chez cette femme de lésion organique intérieure, la maladie du sein avant d'ailleurs résisté aux différentes ressources qui lui avaient été opposées jusque-là, il fut décidé, dans une consultation, que l'on procéderait à l'enlèvement de la tumeur.

L'opération n'offrit rien de particulier ; elle fut simple, facile et prompte ; la plaie se cicatrisa en moins de cinq semaines. La dissection montra dans la masse enlevée : 1° le tissu fibro-glanduleux distendu, aminci représentant une sorte de kyste incomplétement cloisonné ; 2° des pelotons du volume du pouce, d'une noisette, d'une noix, agglomérés, fixés les uns contre les autres, puis séparés sur quelques points de leur circonférence par des brides ou des lamelles de tissus naturels. Tout indique que ces pelotons appartenaient à une exsudation : ils ne contenaient rien de vasculaire, d'organisé. Leur substance est homogène, d'un blanc légèrement bleuâtre ou jaunâtre. En les pressant, on parvient à les écraser, à les transformer en matière légèrement friable. Ils n'ont pas la contexture du tissu encéphaloïde, dont ils diffèrent par l'absence de toute trame organique : ils ne ressemblent pas non plus au tissu colloïde, qui est, lui, transparent ou bleuâtre, cassant ou gélatiniforme. Ce sont, en un mot, des noyaux analogues aux tubercules crus, qui ne se distinguent des tubercules que par un excès de volume.

Je n'avais point encore rencontré de tumeurs semblables : comme il n'y avait chez la malade ni ganglions lymphatiques engorgés, soit au cou, soit à l'aisselle, ni symptômes manifestes de phthisie pulmonaire, je restai dans une grande incertitude, eu égard à la nature de la tumeur ; mais trois mois ne s'étaient pas encore écoulés que déjà la poitrine était évidemment prise ; il ne tarda pas à se développer au cou, des deux côtés, des engorgements ganglionnaires. La mort ayant eu lieu quelques mois plus tard, on put constater que le poumon était rempli de tubercules et de cavernes, que la plupart des ganglions engorgés contenaient des tubercules ramollis, et que deux tumeurs semblables à la première, étant revenues dans la mamelle, commençaient aussi à se ramollir sur quelques uns de leurs points. Il est, on le voit, difficile de ne pas accepter ce fait comme un exemple de tumeurs franchement tuberculeuses du sein chez une phthisique.

A part donc les cas où la tumeur coexiste en réalité avec un état tuberculeux général, patent ou obscur, il est rare que de pareilles tumeurs se voient dans la mamelle. Presque toujours il y a en même temps, soit quelque altération des côtes ou des cartilages, soit quelque lésion plus profonde, qui servent de racine à la maladie du dehors. Alors aussi les tumeurs sont en général plus purulentes que concrètes, ont pour le moins autant d'analogie avec les abcès froids ou symptomatiques qu'avec des tumeurs solides proprement dites.

OBSERVATION IV. — Une jeune fille, âgée de dix-neuf ans, avait sur le côté sternal du sein droit une tumeur globuleuse du volume d'une moitié d'œuf, fluctuante sur l'une de ses bosselures, solide sur les autres; pâle, indolente, incomplétement mobile par sa base, cette tumeur existait chez une femme courte, quoique bien proportionnée, et d'une santé générale ordinairement bonne. La cause n'en était point connue; le développement en avait été lent; aucune hémoptysie n'avait précédé; il n'existait pas de toux; la percussion et l'auscultation indiquaient que l'état des poumons était satisfaisant. Ayant incisé la bosselure fluctuante, j'en vis sortir deux cuillerées d'un pus fluide, grisâtre, infect. Le reste de la tumeur n'en persista pas moins, et me parut formé de tissu naturel épaissi combiné avec la matière tuberculeuse dont il semblait imbibé. Le foyer communiquait par un trajet et un cordon fibreux avec l'écartement antérieur du médiastin. Des boulettes de charpie dans la cavité purulente et des cataplasmes émollients par-dessus constituèrent tout le pansement d'abord. J'eus recours plus tard à des topiques détersifs dont l'action me parut devoir être soutenue à l'aide d'un régime tonique et d'un traitement induré. Contre mon attente (je croyais qu'une lésion organique existait dans la poitrine), la plaie finit par se cicatriser, et la malade put sortir guérie de l'hôpital au bout de deux mois.

Qu'il y eût une carie très circonscrite de la face médiastine du sternum ou d'un cartilage, ou bien un ganglion altéré dans le médiastin, ou qu'il se soit simplement agi d'une production sourde, latente et idiopathique de lymphe plastique ou de pus, toujours est-il que la tumeur de cette jeune fille ne peut guère être classée ailleurs que parmi les tumeurs tuberculeuses.

Dans un autre cas le mal, tout aussi local en apparence, a pourtant résisté opiniâtrément à un traitement beaucoup plus énergique.

OBSERVATION V. — *Kyste tuberculeux et purulent du sein droit; tubercule à l'état cru. Extirpation ; sortie avant la guérison de la plaie.*

Sorden, vingt-neuf ans, de constitution assez forte, d'un tempérament sanguin, fit, il y a six ans, une chute qui détermina une fausse couche ; depuis elle a eu une ascite. Il y a deux ans elle sentit dans le sein droit quelques points endurcis, et depuis six mois une douleur continue, devenue depuis trois semaines un peu plus vive. La tumeur, située en dedans du sein, est mobile, dure, avec des points plus mous que d'autres, une consistance qui n'est pas partout égale ; en avant elle est bosselée ; en arrière ses bosselures ne se retrouvent plus. La peau, mobile, est sans changement de couleur.

3 août 1836. La malade se plaint de douleurs vives dans le sein et d'insomnie. (Pommade de proto-iodure de mercure.)

5. Aux sollicitations pressantes de la malade, on pratique l'extirpation de la tumeur.

L'opération a consisté en deux incisions elliptiques dont la plus externe était à un pouce du mamelon ; on a disséqué la tumeur, qui n'a point été enlevée tout entière, car elle se prolonge, par un pédicule, entre les cartilages costaux jusque dans le médiastin antérieur. C'est un kyste tuberculeux et purulent : les tubercules y sont à l'état cru (Infus. de tilleul, pot. laud.)

6. Agitation, inquiétude morale, malaise, un peu de céphalalgie ; pouls petit, fréquent, nerveux ; douleur dans le sein, insomnie.

9. On lève l'appareil, la plaie, qui avait été pansée par seconde intention, ne présente rien de remarquable. (Bouillon, soupe, tisane de lin nitrée.)

15. Pas de fièvre, la suppuration a beaucoup diminué ; la plaie se couvre de bourgeons charnus ; on met en contact ses bords qui étaient écartés, et on les fixe à l'aide de bandelettes de diachylon.

20. On défait aujourd'hui l'appareil, la plaie a un bon aspect ; on en fixe mieux les bords.

22. On applique des compresses graduées pour que la plaie soit comprimée en dehors.

23. La malade se plaint de la poitrine ; elle tousse ; la plaie reste dans le même état. (Looch diacodé, potage.)

24. Moins de fièvre, faiblesse générale ; plaie un peu blafarde. (Lotions avec la décoction de quinquina.) On aperçoit vers son bord externe la continuation d'un tubercule avec les parois thoraciques. (On supprime la bandelette.)

26. Tremblements, langue chargée, point de fièvre ; la plaie va mieux ; faiblesse, insomnie, inappétence, amertume de la bouche.

27. Un peu de fièvre ; plaques rouges près du mamelon ; un peu de fluctuation ; prodromes d'un érysipèle phlegmoneux. Cette pauvre femme sort aujourd'hui sans être guérie ; on lui a ordonné des compresses d'eau

de sureau et des cataplasmes émollients; s'il se forme quelques collections purulentes, on leur donnera issue au moyen du bistouri. La plaie présente un bon aspect. (Nafti, élève du service.)

Ici encore la tumeur n'était que le symptôme ou la dépendance d'une affection plus profonde. Il arrive si souvent, du reste, qu'une altération peu étendue, soit du poumon, soit des ganglions thoraciques internes, soit du sternum, soit des côtes, soit des cartilages, amène sous le sein ou autour du sein des tumeurs semi-purulentes, des espèces de kystes, de bosselures remplies de pus ou de matière demi-concrète, qu'il sera toujours assez difficile d'isoler nettement les tumeurs tuberculeuses de certains abcès symptomatiques. J'ai vu de ces derniers sur presque tous les points du contour de la mamelle.

Une jeune femme bien constituée d'ailleurs, venue à la consultation publique en octobre 1846, avait une de ces tumeurs en dedans et en bas, sur le point le plus convexe de l'arc sternocostal correspondant.

Quelques semaines auparavant j'en avais observé une autre directement au-dessous de la même région. J'en ai rencontré tout à fait en dehors ou un peu plus vers l'aisselle. Celles que j'ai vues au-dessus ainsi qu'en dedans et en haut m'ont toujours offert plus de volume que les précédentes. Dans tous ces cas, la tumeur était si bien plaquée, collée contre les os de la paroi pectorale, qu'il n'était guère possible de s'y méprendre, de songer à autre chose qu'à des foyers purulents ou tuberculeux symptomatiques. J'en ai cependant vu d'assez mobiles et d'assez bien isolées pour donner l'idée de véritables tumeurs solides, ou de kystes indépendants, idiopathiques. Une jeune femme âgée de dix-sept ans, courte, forte, en apparence bien constituée, m'en a offert un bel exemple à l'hôpital en 1852. Chez une autre, l'erreur était si facile, que la malade m'avait été adressée par un savant collègue comme étant atteinte d'une tumeur cancéreuse à extirper.

Le pronostic des tumeurs tuberculeuses ou lymphatiques est,

en général, difficile à préciser. D'abord il est indispensable de faire la part de l'état constitutionnel. Si la tumeur du sein n'est que la manifestation extérieure d'une lésion plus profonde, le pronostic doit évidemment se rattacher à la maladie fondamentale et non à la tumeur. Que dire, par exemple, d'une tumeur tuberculeuse de la mamelle chez une femme atteinte de phthisie? Que dire aussi des tumeurs d'apparence ganglionnaire du sein, quand il en existe simultanément par tout le reste du corps? Que dire enfin des diverses nuances de tumeurs symptomatiques quand on sait qu'elles ont pour cause, pour point de départ, une maladie du squelette ou de quelque organe de la poitrine?

En supposant qu'elles soient idiopathiques, ces tumeurs, dont le développement est presque toujours très lent, qui atteignent rarement un grand volume, qui se montrent, tantôt à l'occasion de quelque irritation extérieure, tantôt sans cause connue, n'en sont pas moins d'un pronostic peu favorable, comparé au pronostic des autres tumeurs bénignes.

Il n'y a guère que les femmes délicates, pâles, à chair molle ou maladive, qui y soient sujettes. Les ganglions du voisinage qui s'engorgent ou dégénèrent en même temps chez la plupart des malades indiquent assez qu'un des grands systèmes de l'économie souffre. Sous ce point de vue, le pronostic est donc toujours sérieux.

Ces bosselures disséminées, ces tubercules qui semblent faire partie des lobules glandulaires, sont peut-être, au fond, d'une autre espèce que les tumeurs franchement tuberculeuses; les douleurs, quelquefois lancinantes, revenant comme par accès, variant de vivarité ou d'acuité, selon une infinité de circonstances, les distinguent déjà des tumeurs purement lymphatiques.

Au lieu de former des masses isolées, c'est à peine si l'on peut dire d'abord en quoi elles diffèrent des lobules de la glande. Elles conservent si longtemps de l'élasticité et de la souplesse, qu'elles ne manquent pas d'analogie avec les tumeurs névralgiques multiples, et que leur pronostic est un peu plus indépendant de l'état intérieur ou général que celui des deux autres nuances de tumeurs lymphatiques.

Traitement.—La thérapeutique des tumeurs lymphatiques doit nécessairement varier en raison de leur nature. C'est le traitement de la phthisie qu'il faut invoquer quand il y a tuberculisation pulmonaire. En pareil cas, la tumeur du sein est un élément trop secondaire pour mériter qu'on s'en occupe sérieusement. L'anémie, la chlorose, une santé détériorée, exigeraient avant tout qu'on remédiât à l'état général, et la médication de la tumeur ne viendrait qu'en seconde ligne. Le traitement des foyers tenant à une maladie des os n'aura guère plus d'importance, au point de vue de la tumeur, que celui des tumeurs tuberculeuses proprement dites ; ce sera alors le traitement des abcès symptomatiques de la carie ou de la nécrose, bien plus que le traitement des tumeurs de la mamelle, qui conviendra.

Si des tumeurs idiopathiques de cette nature se rencontraient, il faudrait les attaquer par l'iodure de potassium, l'huile de foie de morue à l'intérieur, un bon régime alimentaire, des boissons toniques ou ferrugineuses, et à l'aide de topiques iodurés, des emplâtres de savon, de ciguë, de Vigo, des vésicatoires volants répétés. Autrefois je conseillais d'en pratiquer l'extirpation; je suis presque toujours aujourd'hui d'un autre avis. Si elles tiennent à un état général, il est inutile de les soumettre à l'instrument tranchant; si elles sont idiopathiques, et que les moyens dont je viens de parler restent sans succès, il suffit de les fendre, de les énucléer ou de les vider comme un abcès, pour en obtenir la guérison. L'extirpation n'est donc préférable que pour les cas, d'ailleurs rares, où la tumeur est à la fois mobile, bien isolée et entièrement concrète. Ce sont en résumé des tumeurs à traiter comme les abcès froids, quand elles contiennent du liquide, ou comme toute autre tumeur solide et bien circonscrite de la mamelle, dans les cas contraires.

Quant aux tumeurs lobulées multiples, pour les enlever en

entier, pour être sûr de n'en point laisser une partie, il n'y aurait pas moyen de conserver la moindre portion de la mamelle. C'en est assez pour que le praticien n'en vienne à une pareille extrémité qu'après avoir tout essayé en vain, qu'après avoir acquis la conviction qu'abandonné à lui-même le mal expose à de véritables dangers. Au surplus l'embarras est le même ici que relativement à une des nuances de l'induration névralgique du sein ; aussi ne m'y arrêterai-je pas davantage.

J'ajouterai que les tumeurs qui semblent plus particulièrement mériter le titre de tuberculeuses finissent souvent par s'échauffer, par s'enflammer, par se transformer enfin en un abcès qui en entraîne ordinairement la guérison. Il en résulte qu'on peut être obligé de les attaquer par des sangsues et des topiques émollients, comme s'il s'agissait d'un phlegmon. **M.** Warren raconte en détail l'observation d'une jeune personne de dix-sept ans, chez laquelle une tumeur tuberculeuse du sein gauche guérit de la sorte, et qui n'en eut pas moins l'année suivante une tumeur de même nature au sein droit (1). Le même auteur, qui rapporte deux autres observations de tumeurs scrofuleuses, affirme d'ailleurs comme moi que ces tumeurs finissent presque toujours par guérir, sans qu'il soit besoin d'en pratiquer l'extirpation, et qu'elles réclament plutôt l'emploi des médications générales que l'usage des moyens topiques. Il ne faut pas ignorer enfin que certaines tumeurs dites scrofuleuses ou tuberculeuses de la mamelle résultent plutôt d'une des formes de l'inflammation chronique chez les femmes lymphatiques, que d'un travail morbifique particulier.

§ VIII. — Ostéides, tumeurs osseuses ou calculeuses.

La région mammaire peut être le siége de productions ostéiformes ou calculeuses fort diverses. Je rappellerai à l'occasion du galactocèle certains exemples de concrétions ou de calculs trouvés dans la mamelle, soit des animaux, soit de la femme.

(1) *Surgic. Observ. on tumours*, p. 215.

Sans parler des observations de Rufus, de Levinius, de Lemnius, cités par plusieurs auteurs, je dirai que Bassius, dont parle Morgagni, prétend avoir observé une veuve ayant dans la mamelle plusieurs pierres qui, par leur frottement, produisaient une espèce de bruit de grelot, manifeste quand cette femme marchait ou imprimait quelque secousse à son sein.

Outre ces concrétions, analogues à celles qui se développent dans les organes salivaires, on a rencontré, et j'ai observé moi-même plusieurs fois dans le sein des concrétions crétacées, calcaires ou ostéo-calcaires à la suite d'abcès ou de longues phlegmasies. Toutefois, de tels produits faisant suite à des foyers purulents, laiteux ou sanguins, ne constituent pas précisément ce que l'on entend en chirurgie par ostéides ou tumeurs osseuses de la mamelle; celles-ci n'ont que rarement été observées; la science en possède cependant un certain nombre de cas remarquables.

A. Cooper cite une tumeur de ce genre qui existait depuis quatorze ans, qui était le siège d'une douleur très vive surtout à l'époque des règles, et qui entretenait une chaleur si incommode, que la malade, jeune fille d'ailleurs bien portante, était souvent obligée d'avoir recours aux topiques réfrigérants. L'auteur dit bien qu'une partie de la tumeur était cartilagineuse, tandis que l'autre était osseuse, mais il n'entre pas dans des détails assez précis pour qu'on sache au juste s'il s'agissait d'une ostéide véritable plutôt que d'une concrétion calcaire. Du reste, la tumeur fut enlevée par la dissection, et la jeune personne se rétablit très bien; seulement on ne sait pas si la nature du mal avait été reconnue avant l'opération.

Chez une femme dont parle Morgagni (1), la tumeur existait depuis trente ans, et sous forme de bosselures ou de tubercules disséminés. Elle formait en particulier, vers la partie inférieure du sein, une masse inégale donnant lieu à des douleurs qui firent

____

(1) Épître L, § 41, p. 157, t. VIII, trad. française.

croire à un cancer. L'une des bosselures s'étant ouverte, le chirurgien put en extraire un fragment osseux, irrégulier, du volume d'une noix; mais encore plus que pour l'observation d'A. Cooper, il est permis de se demander si ce corps était réellement de nature osseuse.

Des faits bien plus étranges ont été racontés par Bonnet, Morgagni et Wolf. A en croire ces auteurs, l'ossification se serait emparée de la mamelle tout entière. A. Bérard a consigné dans sa thèse une observation qui n'est pas moins extraordinaire. Voici le fait.

Une religieuse, d'une extrême tristesse, menait une existence des plus pénibles à cause de la difficulté qu'elle avait à respirer. Elle était sans cesse tourmentée par la crainte d'un cancer au sein. Les mamelles s'étaient indurées chez elle de telle façon, qu'au toucher elles offraient la dureté de la pierre. Les téguments de la poitrine étaient tendus au point d'imiter les cercles d'un tonneau. Aucun traitement ne put modifier cet état, qui amena la mort de la malade. A l'ouverture du corps, on commença par fendre la peau parallèlement au sternum, des clavicules vers l'appendice xiphoïde. Cette membrane se rétracta comme la corde d'un arc détendu, et le sternum se découvrit ainsi tout à coup. Séparée du corps, la tumeur représentait un hémisphère entièrement osseux, et si dur, qu'il résista à l'action d'un bon scalpel. Elle adhérait si intimement à la peau, qu'on ne put l'en séparer par aucun moyen (1).

Cette observation, qui manque de certains détails essentiels dont on est étonné de la voir privée, s'il est bien vrai qu'elle appartienne à Bérard, et que ce ne soit point un fait ancien dont il aurait omis par inadvertance d'indiquer l'auteur, serait ainsi la plus intéressante de toutes celles qui ont été publiées jusqu'ici. Mais on ne dit pas même si c'était une des deux mamelles ou les deux à la fois qui étaient prises; puis où est la preuve que la tumeur était réellement osseuse? Quelle transformation la peau avait-elle subie pour étrangler ainsi la poitrine? etc. En admettant un peu d'exagération, d'hyperbole, dans le langage, ce tableau s'appliquerait au squirrhe en masse, au squirrhe en cuirasse et ligneux dont j'aurai à traiter plus loin, bien plus qu'à la transformation osseuse.

(1) A. Bérard, *Diagnostic différentiel des tumeurs du sein*, p. 87. Paris, 1842.

Quoi qu'il en soit, j'ai vu plusieurs variétés d'ostéides dans la mamelle. J'aurai l'occasion de décrire un kyste dont les parois étaient transformées en une coque osseuse ou ostéiforme très évidente. Dans d'autres cas le sein était comme sillonné par des lames, des sortes de cloisons ou d'aiguilles ostéo-calcaires fort étendues. Chez deux autres malades, les productions ostéiformes, fragiles comme du verre, semblaient occuper l'intérieur des conduits lactés. Le plus souvent elles m'ont paru avoir pour siége les cloisons interlobulaires de la mamelle. J'en ai trouvé aussi dans l'épaisseur de quelques variétés du squirrhe.

L'origine, les causes des ostéides du sein, sont à la fois très diverses et pour la plupart très obscures. Qu'à la suite d'un petit foyer purulent ou tuberculeux, qu'au fond d'un kyste laiteux ou sanguin, il se forme un calcul, une concrétion pierreuse, calcaire ou ossiforme, rien de plus simple. Mais quel est le mécanisme qui préside à la formation de ces masses osseuses dont parle Bidloo, de cette coque, de ces lames, de ces cloisons, de ces aiguilles, que j'ai signalées? En pareil cas la tumeur n'a été précédée d'aucune lésion, d'aucune altération appréciable; il est bien probable cependant que de telles tumeurs doivent leur origine à quelque autre maladie du sein, qu'elles ne sont qu'un effet, une terminaison, d'une ancienne altération de nature toute différente. Il est bien entendu, du reste, que je ne parle point ici des tumeurs osseuses qui résultent parfois de la transformation calcaire ou crétacée des tumeurs fibreuses ou fibrineuses de la mamelle.

Seules, les tumeurs osseuses, les ostéides constituent à peine une maladie sérieuse. Leur développement s'arrête, en général, avant qu'elles aient acquis un grand volume. Néanmoins, pouvant irriter sans cesse les tissus voisins, elles deviennent ainsi une cause perpétuelle de douleurs, de maladies nouvelles, ainsi qu'on l'a vu dans l'observation d'A. Cooper. Combinées avec d'autres genres de tumeurs, elles ne changent rien au pronostic ni au traitement de la maladie principale. Dépourvues de complications, leur thérapeutique est bien simple et se réduit à une seule indication : il faut les extirper ou n'y rien faire du tout. A quoi serviraient, en effet, les médicaments, les remèdes, soit internes, soit externes, en pareil cas ?

L'extirpation en est généralement facile et sûre, lorsqu'elles sont arrondies, mobiles, bien limitées. On doit y regarder à deux fois, au contraire, avant de mettre en jeu le bistouri, s'il s'agit de rayons, de cloisons ou de plaques ostéiformes irrégulières, mal circonscrites. Dans cette dernière espèce, il vaut mieux conseiller aux malades de se tenir tranquilles, de s'abstenir de toute opération, à moins que la tumeur ne soit accompagnée de souffrances vives et permanentes. L'opération ne serait pas alors sans gravité, puisqu'il faudrait extirper à la fois et les ostéides et la portion de mamelle qui en est envahie.

On a du reste l'avantage, en enlevant ces sortes de tumeurs, de ne point avoir à en craindre la récidive, à la condition, toutefois, que la totalité des parties dégénérées et des tissus envahis par l'ossification soit emportée.

§ IX. — Tumeurs laiteuses ou galactocèle.

Le nom de *tumeurs laiteuses* s'applique aux tumeurs formées par du lait ou par quelques unes des parties constituantes du lait, soit dans les conduits naturels de la glande, soit entre les couches organiques de la région mammaire. Ce genre de tumeurs, dont il n'a été publié que de rares exemples, n'avait été l'objet d'aucune description spéciale, lorsque j'en fis le sujet d'un court chapitre en 1838. Depuis, une seule observation paraît en avoir été recueillie dans les hôpitaux de Paris. M. A. Forget, qui l'a publiée et qui ne semble point avoir eu connaissance de ce que j'en avais dit moi-même, n'en est pas moins arrivé aux mêmes conclusions que moi sur plusieurs points.

Le galactocèle mammaire est en somme une tumeur moins rare qu'on ne le penserait d'après le peu d'exemples qui en ont été relatés. On l'a plusieurs fois confondue avec des tumeurs de tout autre nature. Elle se présente sous plusieurs formes; il y en a d'aiguës, de chroniques, de liquides et de concrètes, d'inflammatoires et d'indolentes, de passagères et de permanentes. Le lait, de sa nature très altérable, susceptible de toutes sortes de transformations, doit, plus qu'aucun autre produit de sécrétion peut-être, donner lieu à des maladies locales variées. Ayant traité de l'engorgement laiteux et de l'inflammation laiteuse chez les femmes nouvellement accouchées ou en état de lactation dans un autre chapitre, je n'ai à m'occuper ici que des tumeurs dépourvues d'inflammation. Les observations parvenues à ma connaissance démontrent que dans le sein ces tumeurs peuvent exister à l'état d'infiltration, à l'état de kystes simples ou multiples, et à l'état de masses solides, soit caséeuses, soit butyreuses.

A. — Galactocèle par infiltration

Je n'ai observé qu'une fois le galactocèle par infiltration longtemps après l'accouchement; c'était en 1838, chez une femme âgée de trente-quatre ans, accouchée depuis quinze mois, et qui avait cessé d'allaiter depuis six semaines. La mamelle droite de cette femme, à peu près doublée de volume, donnait l'idée d'un demi-globe spongieux, sensible, douloureux depuis quelques jours. La peau, un peu plus luisante que de l'autre côté, n'était point rouge, et toute la région était le siége d'un empâtement notable. Une ponction exploratrice avec le bistouri donna issue à une quantité notable de lait qui sortait évidemment des mailles du tissu cellulaire; une saignée du bras, deux purgatifs, quelques bains généraux et de simples topiques émollients dissipèrent cet engorgement dans l'espace de quinze jours. Mais les observations de ce genre rentrent à peu près de tous points dans la catégorie des engorgements laiteux dont il a été traité ailleurs.

B. — Galactocèle liquide, ou kyste laiteux.

Les kystes remplis de lait forment l'espèce de galactocèle le plus souvent observée à la mamelle; ce sont même, à peu près, les seuls qui aient fixé l'attention. Ils sont caractérisés par une tumeur dont le volume varie extrêmement, tumeur molle, indolente, fluctuante, donnant l'idée d'une poche un peu flasque, pendante ou légèrement bosselée, établie sans phénomènes inflammatoires précurseurs. Le plus ancien exemple qu'on en connaisse appartient à Scarpa; c'est le seul dont ait parlé Boyer.

OBSERVATION Ire. — Une paysanne, âgée de vingt ans, s'aperçut, dix jours après un second accouchement, d'un gonflement dans l'aisselle gauche, dit Scarpa. Peu à peu la tuméfaction gagna, envahit toute la mamelle, qui s'allongea au point d'appuyer sur la cuisse gauche. Une ponction pratiquée du côté de l'aisselle avec un trocart donna issue à dix livres de lait pur. Une incision de 3 centimètres de longueur fut aussitôt substituée à la ponction dans le but de passer à travers le kyste un séton. La malade finit par guérir.

Dans cet exemple la tumeur était, comme on le voit, énorme, et Scarpa prit toutes les précautions chimiques et autres pour s'assurer que le liquide dont il s'agit était bien du lait. La seconde observation de kyste laiteux qui ait été publiée se trouve dans les œuvres d'A. Cooper (1).

OBSERVATION II — Trente-huit ans, sein droit, tumeur qui paraît un mois après l'accouchement. Un coup de lancette fait sortir du kyste six onces d'un coagulum blanchâtre, mêlé à une certaine quantité de sérosité citrine. L'écoulement du liquide cessa au bout de quelques jours, et la malade attribuait la formation de cette tumeur à un coup qu'elle avait reçu sur la mamelle.

Dupuytren semble avoir de son côté rencontré quelques cas de kystes laiteux, et M. South (2) en a consigné un autre dans sa traduction de Chelius.

OBSERVATION III — Une jeune femme, nourrice depuis quinze mois, s'aperçut qu'une tumeur lui venait au sein droit six ou sept mois après son accouchement. L'allaitement étant terminé, elle vint à l'Hôtel-Dieu pour se faire enlever cette tumeur qui lui causait beaucoup d'inquiétude. Du volume d'un petit œuf de poule, dure, rénitente, mobile, sans changement de couleur à la peau, la grosseur était située au-dessous du mamelon. Dupuytren y pratiqua une incision longue de deux pouces et demi, et en fit sortir ainsi

(1) *Op. cit.*, p. 500.
(2) Birkett, p. 201, 203.

une matière semblable à de la crème jaunâtre et inodore, matière qui, d'après l'analyse chimique, contenait du caséum et de la substance butyreuse ; le kyste, inégal, granuleux à son intérieur, adhérait intimement aux tissus voisins. On en sollicita la suppuration au moyen de pansements avec la charpie.

L'observation ne va pas plus loin dans le compte rendu de Paillard (1).

Il s'agit, dans le fait publié par M. Forget (2), d'un kyste laiteux développé chez une femme âgée de vingt-neuf ans, et dont la dernière couche datait de deux mois. La tumeur, composée d'un grand kyste et de quelques bosselures secondaires, s'était établie insensiblement et sans causer de douleurs. M. Jobert en pratiqua l'incision à l'hôpital Saint-Louis : une quantité considérable de liquide tout à fait semblable à du lait en fut extraite ; on procéda immédiatement à l'enlèvement du kyste ; une suppuration abondante eut lieu, et la femme finit par guérir.

Dans ces différents cas, le lait accumulé dans un sac constituait une tumeur permanente. Il en est d'autres où le galactocèle ne semble avoir été qu'une tumeur passagère Ainsi chez une femme dont Siébold a raconté l'observation, deux kystes laiteux s'étaient établis près de l'aisselle, un de chaque côté, pendant la grossesse. Recouvertes d'une peau rugueuse, ayant l'aspect de chair de poule, ces tumeurs, étant comprimées, laissaient suinter du véritable lait. Après l'accouchement leur exsudation cessa petit à petit et elles ne tardèrent pas à disparaître d'elles-mêmes (3). Dans un autre cas, emprunté à M. Moor, dans un troisième qu'a rencontré M. Lee, et dans un quatrième qui appartient à M. Stanley, le galactocèle, soit qu'il appartint à une glande surnuméraire, soit qu'il se fût établi de toute autre façon, existait aussi dans l'aisselle et disparut également sans médication active (4).

(1) *Journal hebdomadaire*, 1829, t. IV, p. 227.
(2) *Bull. gén. de thérap.*, novembre 1844.
(3) *L'Expérience*, t. I, p. 614.
(4) *L'Expérience*, t. II, p. 224 et 336.

On voit déjà, par ce peu de faits, que le liquide contenu dans le galactocèle n'est pas toujours de la même consistance. C'était du lait pur chez la malade de Scarpa ; il était caillebotté et séreux dans le cas d'A. Cooper ; chez la malade de Dupuytren il ressemblait à de la crème, et c'était aussi du lait pur dans le kyste opéré par M. Jobert. Quant aux tumeurs axillaires qui n'ont point été ouvertes, tout indique qu'elles contenaient du lait à l'état physiologique.

Quelle sorte de transformation ce liquide peut-il éprouver ? Dupuytren, qui dit avoir rencontré des concrétions pétrées, des pierres laiteuses dans des kystes semblables, et posséder une collection de pierres laiteuses recueillies sur des femelles d'animaux (1), cite en outre un cas où le kyste contenait une matière analogue à de l'adipocire.

C. — Galactocèle solide ou concret.

Outre les kystes remplis de lait, il existe des tumeurs solides dont les matériaux constituants appartiennent à ce liquide, ainsi qu'on va le voir.

OBSERVATION Ire. — Une femme d'environ quarante ans, de petite stature, se portant assez bien d'ailleurs, ayant nourri plusieurs enfants, se fit admettre dans ma division, à l'hôpital de la Charité, au mois de décembre 1837. Cette femme, qui habite la campagne, présente au sein droit une tumeur du volume des deux poings ; tumeur bosselée, saillante, indolente, dure, d'une consistance qui tient le milieu entre celle des tumeurs fibreuses et celle des tumeurs encéphaloïdes non ramollies ; mobile, sans rougeur, dépourvue de tout travail inflammatoire, quoique enveloppée d'une peau très amincie, elle était née huit mois auparavant à la suite d'une dernière lactation et d'un léger engorgement du sein.

Ne trouvant dans une pareille masse les caractères ni du squirrhe, ni du tissu cérébriforme, ni des kystes, ni des autres tumeurs ou dégénérescences connues de la mamelle, je me demandai si du lait, concret ou endurci, n'en avait pas été le point de départ. L'espèce d'empâtement dont elle donnait l'idée, quand on en pressait quelques unes des principales bosselures entre les doigts, me fortifiait encore dans cette opinion.

Les médications générales et topiques qui avaient déjà été essayées vainement pour la fondre m'ôtèrent la pensée de les mettre de nouveau en usage, d'autant mieux que la malade était venue à l'hôpital, en désespoir de cause, réclamer l'enlèvement de sa tumeur.

_____

(1) *Journal hebdomadaire*, 1829, t. IV, p. 229.

Après l'opération, il fut aisé de constater par la dissection que cette tumeur était formée de deux ordres de matières : 1° de pelotons, de grumeaux, d'un jaune homogène, ferme, dépourvus de toute trame organique, se laissant écraser sous le doigt, ayant absolument l'aspect de fromage ou de beurre en grande partie desséché ; 2° d'une enveloppe dans laquelle on retrouvait le tissu de la mamelle étalé, aplati, mécaniquement dénaturé, et du tissu fibro-cellulaire représentant un large kyste, dont l'intérieur, subdivisé par des brides ou des lamelles de même nature, simulait une poche à larges vacuoles où se trouvaient les pelotons de matière butyreuse.

Frappé de cet aspect, je priai M. Donné, qui appliquait déjà avec succès le microscope à l'étude des produits pathologiques, d'examiner la tumeur. Voici la note que je dois à son obligeance.

« La matière qui m'a été remise de votre part se présente sous l'aspect d'une espèce de caséum coagulé. Sous le microscope cette matière paraît formée d'une multitude de globules analogues à ceux du lait, solubles comme eux dans l'éther et l'alcool et insolubles dans l'ammoniaque. Ils sont entremêlés de globules muqueux et des corpuscules granuleux caractéristiques du colostrum. La glande elle-même, exprimée, fournit des globules semblables ; l'eau, agitée avec cette matière, devient blanche comme du lait et contient les mêmes globules. »

L'opération, qui n'offrit rien de particulier, eut d'ailleurs des suites immédiates aussi simples que satisfaisantes. La plaie ne suppura que médiocrement d'abord, et se rétrécit des quatre cinquièmes dans l'espace de vingt jours. Rassuré par les caractères mentionnés plus haut, je comptais sur une guérison prompte et radicale ; malheureusement il n'en fut point ainsi. Quoique la tumeur enlevée fût entourée partout de tissus naturels, non altérés, elle commença à repulluler au bout d'un mois, alors même que la plaie de l'opération n'était pas encore complétement cicatrisée. Un peloton analogue à ceux qui avaient été enlevés se montra le premier au-dessus de la cicatrice ; un peu plus tard, il s'en manifesta d'autres en dehors du côté de l'aisselle. Les restes de la glande mammaire en furent bientôt envahis à leur tour ; il en survint aussi sous la cicatrice et sur toute la circonférence de l'ancienne plaie. Le développement des nouvelles tumeurs fut si rapide, qu'en moins de quatre mois elles formèrent une masse du volume d'une tête d'enfant. Leurs bosselures, entières dans certaines régions, largement ulcérées sur d'autres, ayant l'aspect de champignon encéphaloïde pour quelques unes, et de pelotons caséeux pour d'autres, eussent été difficiles du reste à distinguer des tumeurs cérébriformes, si elles n'avaient offert çà et là des masses de véritable fromage, très reconnaissables et faciles à extraire.

N'était-ce pas là un fait des plus étranges? Voyant que le mal se reproduisait à la manière des cancers, sans perdre les caractères les plus évidents de matière caséeuse ou butyreuse, je me trouvai dans une extrême perplexité à son occasion. Détachant quelques uns des pelotons d'apparence fongueuse qui proéminaient le plus au dehors, je pus enlever ainsi de volumineux grumeaux, ressemblant les uns à du fromage de Hollande, les autres à du beurre un peu ferme, sans l'intervention des instruments et sans donner lieu à aucun écoulement du sang. Ces grumeaux ou fragments, en tout semblables à ceux de la première tumeur, furent envoyés à M. Donné, auquel on ne dit pas plus cette fois que la première d'où venait la substance qui lui était soumise ni l'opinion que j'en avais; il y trouva non seulement les globules et les corpuscules granuleux, mais encore le caséum et tous les autres éléments du lait. Il suffisait, au surplus, de jeter un coup d'œil sur les pelotons extraits de la tumeur pour être convaincu qu'il s'agissait réellement de concrétions laiteuses, de lait coagulé depuis longtemps.

La malade n'en a pas moins continué d'aller de mal en pis. Une vaste suppuration de mauvaise nature, ichoreuse, l'a peu à peu épuisée. La plupart des bosselures de sa tumeur se sont ulcérées, puis détachées spontanément; les fonctions digestives n'ont pas tardé à se troubler; une diarrhée colliquative est survenue, et la mort a terminé ce travail de destruction six mois après l'opération.

Le cas que je viens de relater est le seul de son espèce que j'eusse observé en 1838; il s'en est présenté un second à ma clinique depuis. Peut-être Dupuytren avait-il rencontré quelque chose d'analogue, lorsqu'il parle de tumeurs du sein formées par du lait et transformées en adipocire.

OBSERVATION II. — Il y a sept ou huit ans que ce professeur (Dupuytren) fut appelé, dit Paillard, auprès d'une femme âgée de quarante ans environ, et qui portait une tumeur assez volumineuse dans le sein. En comprimant cette tumeur, elle conservait l'impression du doigt. Le diagnostic devint des plus embarrassants ; néanmoins une incision fut faite, et la tumeur ouverte C'était un kyste contenant une matière tout à fait semblable à de l'adipocire ; elle en avait tous les caractères physiques et chimiques. (*Journal hebdomadaire*, 1829, t. IV, p. 229.)

L'observation n'en dit pas davantage. Le mot *adipocire* rend encore le fait plus obscur, attendu que les tumeurs ou les matières qualifiées de la sorte, et qu'on a rencontrées dans d'autres régions du corps, sont d'une nature tout à fait étrangère à celle du lait.

OBSERVATION III. — *Tumeur butyreuse du sein gauche, datant de quatorze mois ; du volume d'une noix ; en bissac ; assez dure, comme fibreuse, non bosselée, non adhérente à la peau, qui est normale, bien distincte du tissu mammaire. Extirpation ; cicatrisation en bonne voie à la sortie, vingt jours après l'opération. — Anatomie pathologique : Tumeur formée de lobules à parois épaisses ; ces lobules incisés laissent échapper une matière blanche, molle, semblable à du fromage à la crème. Au microscope, on trouve des éléments laiteux et butyreux, et des cristaux de margarine. Un des conduits galactophores s'ouvrait dans un lobule.*

Maria Thuillier, vingt-cinq ans, passementière, est blonde et lymphatique ; ses membres sont grêles, ses chairs peu fermes ; son père est mort du choléra en 1832 ; sa mère est phthisique, du moins elle crache le sang et tousse beaucoup ; enfin le frère a des glandes sous la mâchoire. Dans son enfance la malade a eu des abcès au cou ; réglée à quatorze ans, elle l'a toujours été depuis très abondamment. Vers dix-huit ans, il y eut une interruption d'un an, parce qu'ayant eu le tænia, elle suivit un traitement énergique ; entre autres médicaments elle prit de la racine de fougère. Il y a deux ans qu'elle est mariée ; elle a un enfant de neuf mois, et raconte qu'il y a quatorze mois elle reçut d'un passant un coup de coude dans le sein gauche ; bientôt elle n'y pensa plus, tant l'accident lui parut léger ; mais quatre ou cinq mois après être accouchée, c'est-à-dire il y a quatre ou cinq mois, une petite glande apparut au-dessus du mamelon. La tumeur grossit lentement, en causant parfois des douleurs vives, une sorte de névralgie mammaire.

28 juillet 1848. Située à la partie supérieure et interne du mamelon gauche, cette tumeur offre aujourd'hui le volume d'une noix. Son grand diamètre est transversal ; elle n'est pas adhérente à la peau, et donne l'idée d'une tumeur en bissac ou en calebasse. Sa dureté est assez considérable, on la dirait fibreuse. Sa surface n'est pas bosselée, et la peau qui la recouvre

n'est ni vascularisée, ni colorée d'une manière anormale. Il y a des douleurs dans les deux seins, mais ailleurs que dans la tumeur.

1er août. L'opération a lieu aujourd'hui. On a soumis la malade à l'inhalation du chloroforme. A son réveil, on a lié quelques vaisseaux et appliqué un pansement simple, sans bandelettes agglutinatives. Au bout d'un mois elle était guérie.

Anatomie pathologique. — La tumeur est formée de lobules à parois épaisses; incisés, ils laissent échapper une matière blanche, molle, ayant l'aspect du fromage à la crème ou du fromage blanc. Au microscope on y trouve des éléments laiteux et butyreux, des cristaux de margarine et un conduit galactophore s'ouvrant dans un des lobules. Par l'analyse chimique, M. Quévenne y reconnaît, de son côté, des principes laiteux et butyreux, mais il ne pousse pas assez loin ses recherches pour les énumérer tous.

En somme, cette tumeur est une de celles qu'on peut appeler butyreuses, qui, se développant chez les nouvelles accouchées, sont produites par du lait extravasé dans les tissus, et qui, là, se modifie considérablement.

M. Lebert, auquel j'ai confié l'examen microscopique de la pièce, m'a remis la note ci-jointe.

« Cette tumeur, du volume d'un œuf de pigeon, se compose de tissu mammaire et de kystes fluctuants, dont le plus volumineux, capable de loger une noisette, est d'un jaune terne, légèrement brunâtre à sa surface. Des lames de tissu adipeux recouvrent en plusieurs endroits la superficie de la tumeur.

» Le kyste principal est rempli d'une substance demi-liquide, ayant exactement la consistance du fromage à la crème, d'un blanc grisâtre et d'une parfaite homogénéité, se laissant étendre d'une manière uniforme sur une surface plane. Au microscope on y reconnaît comme principal élément de la graisse sous diverses formes, sous celle de granules, de petites vésicules, de plaques et d'agminations granuleuses irrégulières. On y voit, en outre, un grand nombre de petits bâtonnets cristalloïdes, soit isolés, soit groupés en faisceaux, et qui ressemblent aux aiguilles des cristaux de margarine, avec cette différence cependant, que leurs extrémités sont tronquées, tandis qu'elles sont finement pointues dans la margarine.

» Lorsqu'on débarrasse le kyste de la majeure partie de son contenu, on voit qu'il a plusieurs petites loges collatérales. Sa surface interne est d'un jaune rosé, peu vasculaire, formée de tissu fibro-cellulaire. On n'y reconnaît pas plus que dans le contenu de la tumeur des lamelles épithéliales; il n'y existe pas non plus de feuillets de cholestérine, éléments si constants dans les tumeurs athéromateuses, avec lesquelles le kyste principal présentait à l'aspect extérieur la plus grande ressemblance.

» En dépouillant la surface extérieure de la tumeur du tissu cellulaire et adipeux qui la recouvre, on voit à la limite du kyste principal quatre ou cinq saillies arrondies offrant un aspect lobulaire, et ressemblant un peu aux bords d'une feuille de chêne. Chacune de ces saillies a à peu près le volume d'un pois; leur fond est élargi, tandis que leur extrémité antérieure est rétrécie, et pour l'un de ces corps nous avons pu suivre son passage à un conduit galactophore d'environ un millimètre de largeur. En ouvrant un de ces lobes, d'un jaune pâle, on en retire une substance de la même couleur, présentant tous les caractères physiques et microscopiques du beurre. Les autres lobes renferment une substance en tout semblable, mais plutôt sous l'état d'infiltration que comme moule interne d'une cavité.

» Nous ferons enfin remarquer que le tissu qui entoure les kystes et les lobules remplis de substance butyreuse est le tissu mammaire normal avec prédominance de la substance fibreuse; les lobules glandulaires primitifs que l'on y trouve, en faisant des coupes très minces, ont en moyenne 1/20ᵉ de millimètre dans leurs vésicules primitives, et l'on reconnaît dans leur intérieur le même épithélium que nous avons souvent rencontré dans l'hypertrophie mammaire. »

D. — Formation des tumeurs laiteuses.

Ainsi que je l'ai déjà dit, l'établissement de tumeurs laiteuses dans le sein n'a rien de surprenant. Certaines irritations du tissu mammaire peuvent forcer le lait à s'infiltrer hors de ses voies naturelles et à former là des collections anormales. Un obstacle mécanique ou pathologique peut d'un autre côté en amener la rétention dans quelques uns de ses propres canaux. D'une façon comme de l'autre, il y a lieu d'appliquer au galactocèle la plupart des considérations dont j'ai fait usage ailleurs en traitant des hématocèles. Il est impossible, en effet, d'après les observations précédentes, de nier que le lait puisse s'infiltrer hors de ses conduits, soit par simple transsudation, soit à l'occasion de quelque rupture, et se disséminer ensuite dans le tissu cellulo-fibreux ou cellulo-graisseux, comme cela se voit pour le sang dans les divers tissus, à la suite des contusions ou des ruptures. Sous cette dernière forme de l'affection, la mamelle est comme imbibée de lait ou de sérum lactescent; la résolution n'en serait sans doute ni plus difficile ni plus longue à obtenir que s'il s'agissait d'une infiltration de sang.

Quoique le lait soit peu irritant et d'une absorption rapide, ses infiltrations offrent cependant moins de simplicité que celles du sang. La glande mammaire, continuant d'agir, fournit incessamment de nouveaux matériaux à l'infiltration, et fait que le mal se reproduit d'un côté à mesure qu'il tend à se tarir de l'autre.

Aussi ne parvient-on à dissiper ce genre de galactocèle qu'en l'attaquant par des moyens qui ont d'abord pour but d'arrêter la sécrétion laiteuse ; mais comme le travail mammaire ne se laisse pas toujours entraver facilement, il en résulte qu'une collection laiteuse, qu'un véritable kyste succède parfois à une simple infiltration.

Il n'est pas indispensable, en outre, que le lait sorte de ses voies naturelles pour constituer de véritables collections. A l'état aigu on a déjà vu (engorgement laiteux des nourrices) que, retenu dans ses propres canaux, il peut les dilater çà et là et donner à la mamelle un aspect bosselé très manifeste ; à l'état chronique, la dilatation peut être portée au point de transformer de simples conduits galactophores en kystes de dimensions considérables. Voyant sourdre le lait sous forme de goutte-lettes, par une ou plusieurs ouvertures du fond des kystes lai-teux, les observateurs ont naturellement dû penser qu'ils avaient sous les yeux des poches formées aux dépens de quelques ca-naux excréteurs de la glande mammaire. La formation du sac en pareil cas est de tous points comparable à celle des tumeurs sa-livaires et ne me paraît pas plus difficile à admettre. La dissec-tion soignée à laquelle M. Forget s'est livré ne permet pas, je crois, de conserver le moindre doute sur la réalité de ce genre de dilatation.

Dans un sac formé aux dépens des tissus voisins ou dans une poche résultant de la dilatation de ses propres canaux, le lait épanché, accumulé, n'en devra pas moins subir certaines trans-formations, à peu près comme le sang placé dans les mêmes con-ditions. Ainsi il pourra :

1° Rester à l'état de foyer peu douloureux, sans s'altérer no-tablement, ainsi que cela existait chez la malade de Scarpa, par exemple, ou chez celle de M. Forget.

2° Se décomposer, être remplacé par un liquide purement séreux, ou par un mélange de sérum et de caséum, comme chez la malade d'A. Cooper, ou bien, si la partie séreuse est reprise, devenir plus épais et crémeux, comme chez une des malades de Dupuytren.

3° Enflammer et transformer la tumeur en un véritable abcès laiteux qui, après avoir été longtemps indolent, revêt dès lors la marche et les caractères d'un dépôt aigu.

4° Donner lieu à des concrétions, à des grumeaux susceptibles de prendre toutes sortes de formes et d'apparence, au point de faire naître l'idée de pierres laiteuses.

5° Se durcir de plus en plus, comme le fait le coagulum ou la fibrine du sang dans les hématocèles, et servir d'origine aux tumeurs franchement butyreuses ou caséeuses, ainsi qu'on l'a vu dans les observations qui me sont propres.

Associez, par la pensée, quelques unes de ces nuances du galactocèle, unissez-en plusieurs ensemble dans des proportions variées, et vous vous rendrez facilement compte de toutes les espèces qui peuvent se présenter dans la pratique.

E. — Diagnostic différentiel des tumeurs laiteuses.

Les caractères séméiotiques qui permettent de distinguer l'engorgement laiteux à l'état aigu des inflammations ou des abcès chauds, ayant été indiqués dans un autre chapitre, n'ont pas besoin d'être rappelés ici.

Les tumeurs laiteuses proprement dites, faciles à confondre avec les tumeurs de nature différente, offrent des nuances qu'il n'est pas même toujours aisé de distinguer entre elles.

A l'état d'infiltration chronique, le galactocèle est une maladie rare, qu'on pourrait, à la rigueur, confondre avec un simple état œdémateux de la mamelle; mais comme il ne peut s'établir que chez les femmes dont la lactation n'est pas terminée, comme il peut exister sans maladie préalable, sans lésion matérielle appréciable des organes voisins, comme il survient sans travail inflammatoire, tandis que l'œdème n'est en définitive que l'ombre ou le symptôme de quelque autre affection plus grave, un chi-

rurgien exercé ne trouvera pas le diagnostic différentiel du galactocèle et de l'infiltration laiteuse extrêmement difficile.

Les kystes laiteux diffèrent des abcès chroniques en ce que
ceux-ci conservent une large base plus ou moins indurée ou
empâtée, et se montrent rarement sans avoir été annoncés par
un peu de douleur. Qu'ils viennent de la poitrine, de l'aisselle ou
du cou, qu'ils tiennent à une lésion des cartilages ou des côtes,
les abcès symptomatiques coïncident en général avec quelque
disposition spéciale, qui en éloigne sans peine l'idée de tumeur
laiteuse. Restent donc les kystes séreux, sanguins, mucilagineux, etc.; mais le galactocèle, ordinairement mollasse, un peu
flasque, est renfermé dans un sac bosselé, inégal, et dont la peau
paraît éraillée ou flétrie; quelquefois il en suinte, soit par transsudation, soit par de petits points fistuleux, un fluide qui lève bien
vite tous les doutes. Certains foyers hématiques ou séreux, suite
de violence extérieure, pourraient embarrasser; mais le point de
départ du mal, la circonstance d'une violence externe dans un
cas, l'état de lactation dans l'autre, mettent à même d'éviter
la méprise. Il faut dire encore que les différentes sortes de tumeurs laiteuses, que le galactocèle par infiltration surtout, offrent
souvent sur quelques uns de leurs points un empâtement qui en
devient presque le signe pathognomonique.

Le plus difficile est, sans contredit, de séparer de prime abord
les tumeurs butyreuses un peu anciennes de toute autre tumeur
du sein. Les exemples de cette espèce ne sont pas assez nombreux pour qu'on puisse en indiquer maintenant les signes avec
précision. Celui que l'on doit à Dupuytren avait laissé l'esprit de
ce grand praticien en suspens. Chez la femme que j'ai observée,
tout indiquait un encéphaloïde; la forme, la teinte rougeâtre
ou violacée, la mollesse de quelques uns de ses points, la distinguaient aussitôt du squirrhe et des indurations mammaires, ainsi
que des tumeurs colloïdes. Cependant son indolence, son développement rapide à la suite d'une lactation prolongée, le défaut
absolu d'élasticité et de fluctuation dans ses différents lobes, une

sorte d'empâtement à peu près indéfinissable de toute la masse ou de ses pelotons principaux, me portèrent à dire qu'il s'agissait alors de concrétions laiteuses avec transformation caséeuse ou butyreuse.

Toutefois le diagnostic que j'ai porté ici peut laisser, j'en conviens, quelque incertitude dans l'esprit des hommes réservés. La repullulation du mal, les caractères à peu près incontestables du cancer qu'il a pris à la fin, sont là pour arrêter la conclusion, pour empêcher de se prononcer résolûment. En somme, la tumeur était de nature cérébriforme, et non une tumeur butyreuse ; ou bien les concrétions caséeuses, butyreuses, sont susceptibles de subir la transformation cancéreuse. Or, ce double fait, d'où il ne me paraît pas possible de sortir, touche à des questions trop délicates d'anatomie pathologique pour que je me permette de le juger légèrement ; c'est à l'occasion des tumeurs malignes qu'il conviendra de le discuter avec soin.

Traitement. — La thérapeutique des tumeurs laiteuses doit nécessairement varier, selon qu'elles sont aiguës ou chroniques, récentes ou anciennes, liquides ou concrètes. N'ayant point à revenir sur le traitement des engorgements laiteux, des tumeurs laiteuses aiguës, je passerai tout de suite à l'examen des moyens qu'on peut opposer au galactocèle chronique.

La source de ces tumeurs se trouvant dans les fonctions même de la glande, dans la lactation, il faut avant tout essayer de tarir la sécrétion laiteuse ; il saute aux yeux qu'un traitement purement local, que des médicaments portés sur la tumeur seule, resteraient inefficaces. C'est par les moyens antilaiteux, c'est-à-dire par les purgatifs, par les bains alcalins, par les émissions sanguines même, par les préparations iodées, par un régime végétal, qu'il convient de commencer. Si c'est une simple infiltration, les topiques astringents, les liniments ammoniacaux, les cataplasmes vinaigrés ou saupoudrés, soit de sel ammoniac, soit de sel marin, ajoutés au traitement général, suffiront presque constamment.

Avec les kystes, on évitera rarement la nécessité de quelque opération chirurgicale. J'ignore jusqu'à quel point il serait permis de compter en pareil cas sur l'efficacité des emplâtres fondants de savon, de ciguë, de Vigo, des pommades d'iodure de plomb, de mercure ou de potassium, non plus que sur la vertu des vésicatoires volants répétés. La nature du liquide et des kystes eux-mêmes me porte à penser que de telles ressources ne réussiront que rarement. L'idée de traiter le galactocèle comme les hydrocèles a dû se présenter de bonne heure à la pensée. Il semble même qu'avec le traitement général, qu'après avoir tari la sécrétion mammaire, il doit suffire de vider le kyste par une simple ponction pour en obtenir la guérison radicale. Jusqu'ici cependant il en a été tout autrement; les galactocèles ainsi attaqués se sont bientôt remplis de nouveau, et nulle guérison n'a été obtenue de la sorte. Il ne faudrait donc pas se faire illusion sur la valeur d'un pareil moyen.

La ponction suivie d'injection irritante vaudrait-elle mieux? Tout en l'espérant, tout en conseillant de la tenter, je n'oserais pas affirmer néanmoins qu'elle réussira, comme s'il s'agissait d'une hydrocèle. Les recherches auxquelles je me suis livré sur les effets des injections médicamenteuses dans les cavités closes ont démontré que les injections irritantes ne jouissent de toute leur efficacité que quand on les applique aux cavités franchement séreuses. Or l'intérieur des galactocèles se rapproche plus des surfaces muqueuses que des surfaces séreuses. En outre, le lait est un produit onctueux, gras, très différent du sérum ou de la sérosité qui constitue les hydrocèles. Les injections iodées, par exemple (et il en serait de même, selon toute apparence, des injections vineuses), sont loin de réussir avec la même constance dans les kystes à cavité tomenteuse ou muqueuse que dans les kystes lisses ou à cavités séreuses. Je ne serais donc point étonné que, dans le galactocèle, elles restassent quelquefois sans succès. Comme je ne serais pas surpris, non plus, de les voir réussir, je n'hésiterais pas cependant à les essayer.

En supposant que les orifices de quelques conduits lactés s'ouvrissent dans le galactocèle, et que le liquide médicamenteux vint à pénétrer par ces orifices, je ne vois pas qu'il y eût lieu de s'en effrayer. L'inflammation que cause l'eau iodée est d'ordinaire si modérée, provoque si difficilement la suppuration, qu'une pareille possibilité n'est pas de nature à retenir le praticien. Voici d'ailleurs un fait qui semble justifier les remarques précédentes.

OBSERVATION. — *Galactocèle pédiculé, survenu pendant la grossesse.*

Une femme âgée de trente-trois ans entre à l'Hôtel-Dieu de Lyon avec un kyste laiteux pédiculé du volume d'une tête de nouveau-né. Survenu pendant la grossesse, ce kyste, soumis deux fois à l'injection iodée et une fois à l'injection d'une solution de nitrate d'argent, ne guérit pas. On n'en triomphe qu'au moyen du séton et d'une sorte de cautérisation. (*Gazette médicale de Lyon*, 15 janvier 1850, page 9.)

Si la méthode des injections restait impuissante, ou si, pour tout autre motif, on ne voulait pas la mettre en usage, le chirurgien aurait le choix encore entre les caustiques, une large incision, le séton ou l'extirpation.

Les caustiques ont une action trop lente ou trop incertaine. Ils n'auraient de succès qu'en ouvrant et en faisant suppurer la tumeur. Or l'incision ou le séton, qui remplissent la même indication, sont d'un emploi trop facile et trop peu dangereux pour qu'on ne leur accorde pas la préférence. Un séton un peu large convient mieux pour les grands kystes, et une incision de quelques centimètres devrait être préférée pour les kystes de médiocre volume. D'une façon comme de l'autre, il faut que tout l'intérieur du galactocèle entre en suppuration, et que sa cavité, n'étant plus distendue par le liquide, se rétracte, se réduise à une sorte de trajet ou de fistule. A partir de là, il suffit d'en tenir l'ouverture inférieure ouverte au moyen d'une mèche, afin qu'il ne se ferme définitivement que de l'intérieur vers l'extérieur.

J'ai peine à admettre par conséquent qu'il soit nécessaire d'extirper le galactocèle en entier. Ce serait une opération grave, difficile, longue, douloureuse, qui n'aurait pas d'autre résultat final que celui du séton ou des simples incisions. Si les tissus étaient extrêmement relâchés, allongés, il y aurait lieu d'exciser un lambeau plus ou moins large de la portion flottante du kyste, mais ce serait uniquement alors pour débarrasser la région d'une trop grande quantité de téguments.

Les incisions, même assez larges, sont de rigueur lorsque, outre du lait liquide et du sérum, le galactocèle contient, soit des flocons caséeux, soit des concrétions pierreuses, soit des pelotons d'adipocire, attendu que toutes ces masses, tous ces corps étrangers, doivent être soigneusement retirés de la tumeur.

Avec des tumeurs butyreuses ou caséeuses dures, les moyens dont il vient d'être question ne suffisent évidemment plus. S'il n'y avait qu'une seule bosselure, il est présumable qu'on pourrait l'énucléer par une simple fente du kyste, et en débarrasser ainsi les malades à l'aide d'une opération légère. S'il ne s'agissait que de deux, trois ou quatre pelotons isolés par autant de cloisons, on aurait encore chance de réussir en ouvrant largement chacune des bosselures ; mais quand une grande partie de la mamelle est envahie, comme chez la malade dont j'ai parlé, lorsque les différents pelotons caséeux se sont en quelque sorte appropriés le tissu glandulaire, lorsque la production morbide s'est en même temps infiltrée dans la trame des tissus, l'enlèvement par simple énucléation ne convient plus : c'est l'extirpation qui est alors indiquée, l'extirpation par les procédés qu'on applique aux tumeurs malignes et qui seront examinées plus tard.

Avec la pensée que les tumeurs butyreuses devaient être de nature bénigne, j'ai cru qu'il serait inutile de porter les incisions beaucoup au delà des limites de la tumeur. La récidive dont j'ai été témoin, quoiqu'il ne fût resté aucune apparence de tissu malade chez la femme opérée par moi, m'a mis sous ce rapport dans une grande perplexité. Je me demande aujourd'hui s'il ne serait pas préférable, au contraire, de procéder, en semblable circonstance, à l'ablation de la glande entière, plutôt qu'au simple enlèvement de la tumeur. Si l'un est beaucoup moins pénible et moins douloureux, l'autre est évidemment plus prudent et plus sûr. C'est d'ailleurs une question que l'expérience et l'avenir seuls pourront résoudre définitivement.

J'aurais pu, j'aurais dû peut-être, ne traiter du galactocèle liquide qu'au chapitre des kystes du sein. Ce genre de tumeurs, en effet, forme une des espèces les plus distinctes qu'il soit possible d'établir parmi les kystes. Cependant comme, soit à l'état liquide, soit à l'état concret, les matières qui constituent les tumeurs laiteuses sont évidemment de même nature, il m'a semblé que de simples différences dans la fluidité ne suffisaient pas pour faire classer de pareilles tumeurs dans des chapitres tout à fait distincts. Je ne pense pas, au surplus, que le lecteur puisse me savoir mauvais gré d'une aussi faible infraction à l'ordre logique de la classification ; il lui sera facile de se reporter à ce que j'ai dit du galactocèle, lorsqu'il en sera au chapitre des différents kystes.

§ X. — Kystes de la région mammaire.

On n'a guère décrit de tumeurs liquides en dehors de celles qu'A. Cooper et M. Warren mentionnent sous le titre d'*hydatides du sein*. J'ai cependant observé dans la mamelle des variétés assez nombreuses de kystes très différents des hydatides. Sans parler des galactocèles dont il a été question précédemment, j'aurai à signaler des kystes séro-sanguins, des kystes mucilagineux ou séro-muqueux. Les kystes sébacés eux-mêmes peuvent se développer là au point d'en imposer pour des tumeurs d'une autre nature. En voici un exemple remarquable.

A. — Kystes sébacés.

OBSERVATION Ire. — *Kyste mélicérique de la mamelle.*

Valois, quarante-trois ans, mariée. Il n'y a rien d'intéressant à noter dans les antécédents de la famille de cette femme. Elle-même paraît assez forte, assez bien constituée ; brune, elle se porte habituellement bien, n'a pas eu de maladies antérieures, est bien réglée, a eu quatre enfants, dont le deuxième est mort. Elle en a nourri deux.

La tumeur qu'elle porte date de quinze ans. Cette tumeur, grosse au début comme une petite noisette, apparut quatre ans après le premier enfant. La malade n'a nourri ni le premier ni le quatrième. Depuis qu'elle a nourri, c'est-à-dire depuis sa deuxième et sa troisième grossesse, la tumeur a pris beaucoup de développement. Jusqu'alors aplatie, cette tumeur se serait surtout développée dans les dix-huit derniers mois, au dire de la malade.

État actuel. — La mamelle gauche est un peu plus grosse que la droite; sans changement de coloration à la peau, elle présente une saillie à la partie inférieure et externe. Cette dernière portion de la mamelle s'est ramollie depuis six mois. Au toucher, on perçoit une tumeur bien circonscrite, qui offre des inégalités à l'endroit où elle se continue avec le tissu de la glande mammaire. Mobile sur le grand pectoral, elle est molle, fluctuante. Son volume égale celui d'un œuf de poule. Depuis six mois seulement elle est le siège de quelques élancements que la malade compare à des coups d'épingle. Il n'y a pas d'engorgements ganglionnaires dans l'aisselle.

30 janvier 1850. On ponctionne la tumeur avec un trocart aplati et très fin. Il en sort avec difficulté une sérosité blanche, peu abondante, et quelques grumeaux blancs.

31. Très légère inflammation au pourtour de la ponction.

3 février. M. Gerdy pratique l'ablation de la tumeur.

Anatomie pathologique. — Au pourtour de la pièce, et surtout vers la partie supérieure, on trouve quelques portions de tissu adipeux. Le kyste, car la tumeur est un kyste sébacé, présente une enveloppe fibreuse blanche. Celle-ci offre à l'extérieur des tractus de tissu cellulaire qui la réunissent aux parties environnantes. On rencontre aussi quelques réseaux vasculaires, mais on peut les enlever complétement. À l'intérieur on trouve : 1° superficiellement, de petites lamelles blanchâtres, molles, imbriquées, placées les unes à côté des autres, et paraissant ainsi former une seconde couche, une seconde enveloppe; 2° après cela, on ne trouve plus autre chose qu'une matière moins blanche, bleu grisâtre, ressemblant à une sorte de pulpe, de bouillie, dégageant une odeur fade, nauséeuse, des plus désagréables, paraissant offrir, en un mot, la plus grande analogie avec la matière des mélicéris.

Examen au microscope. — L'enveloppe extérieure ne présente que du tissu fibreux. Les petites lamelles blanchâtres ne sont composées que de cellules d'épithélium.

La matière contenue à l'intérieur du kyste présente, sous le champ du microscope, des cristaux de cholestérine, des cellules d'épithélium pavimenteux, et des globules de graisse.

Cette observation (1) est insérée aussi dans la thèse de M. Guyot (2). Du reste, je n'en connais pas d'autre exemple, et je doute que la science en possède.

(1) Communiquée par M. Rombeau, interne du service.
(2) 1833, n° 119, p. 22.

B. — Hydatides.

Disons d'abord qu'il n'est pas démontré que toutes les tumeurs décrites sous le titre de tumeurs hydatiques fussent réellement constituées par des hydatides. Le tableau qu'en tracent les auteurs permet des doutes sérieux à ce sujet.

Les hydatides du sein sont, dit A. Cooper, des maladies non cancéreuses susceptibles d'acquérir un volume énorme, qui paraissent quelquefois solides, qui sont mobiles, pendantes, qui contiennent de la sérosité un peu *gluante*, dont l'intérieur offre un aspect celluleux et qui renferment parfois de véritables hydatides. L'auteur joint à cette description l'observation d'une tumeur qui pesait 9 livres. M. Warren (1) cite l'exemple d'une tumeur de cette espèce qui pesait 12 à 13 livres, et qui contenait une infinité de petits globules hydatiques.

A en croire le chirurgien anglais, ces tumeurs, une fois vidées, ne se remplissent qu'avec lenteur, quelquefois même elles ne se remplissent pas du tout. Dans d'autres cas, il résulte de leur ouverture des trajets fistuleux difficiles à cicatriser ; en sorte que si elles offrent un certain volume, l'extirpation en est le meilleur et presque le seul remède. Pour moi, il me semble voir dans cette description l'image de plusieurs sortes de kystes dont on n'aura pas saisi et dont on ne s'est pas attaché à faire ressortir les différences.

S'il est possible, à peu près sûr même, qu'A. Cooper et M. Warren aient réellement observé des tumeurs hydatiques, rien ne prouve qu'ils n'aient pas pris plus d'une fois pour des tumeurs de cette espèce de simples kystes séreux. Une telle supposition, que le vague des descriptions autorise déjà, est en outre fortifiée par une remarque que les praticiens n'auront pas manqué de faire. Comment se peut-il, en effet, que deux chirurgiens d'une pratique aussi étendue, d'une si longue expérience, n'aient point

_____

(1) *On tumours*, etc., p. 206.

rencontré dans le sein de kystes proprement dits, quand pour eux les tumeurs hydatiques ne constituent pas une maladie rare ; tandis que moi, qui n'ai jamais rencontré de tumeurs hydatiques véritables dans la mamelle, j'y ai observé un nombre assez considérable de différentes sortes de kystes?

Il ne faudrait pas inférer des restrictions précédentes que je nie l'existence des tumeurs hydatiques dans le sein. J'ai rencontré de ces tumeurs dans le bras, derrière l'épaule, dans la région lombaire, dans la fesse, et, récemment encore, dans le bord dorsal de l'aisselle (1), chez des personnes qui jouissaient d'ailleurs d'une excellente santé, et il n'y a pas de raison pour qu'il ne puisse s'en développer aussi dans la région mammaire. Le fait n'est pas douteux, par exemple, dans l'observation de Saucerotte (2), ni dans celle que M. Malgaigne (3) m'a communiquée, pas plus que dans celle de M. B. Cooper (4). Je veux seulement dire qu'elles y sont moins fréquentes qu'on ne le croirait d'après le titre des observations qui en ont été publiées. Au surplus, envisagées au point de vue de la thérapeutique, ces tumeurs, dont le diagnostic est très difficile, pourraient être confondues sans de graves inconvénients avec les kystes séreux, excepté pourtant lorsqu'on veut traiter ces derniers par de simples ponctions ou par les injections irritantes. Je me hâte d'ajouter que les hydatides, pouvant atteindre un volume considérable, sont souvent constituées par une coque très épaisse, et qu'il faudrait absolument une large ouverture pour en permettre l'extraction. Pour en établir le diagnostic clinique, il faudrait y avoir constaté le bruit, le frémissement hydatique, mais c'est un signe qui paraît avoir manqué jusqu'ici dans les hydatides du sein. La simple ponction et les injections, insuffisantes tant que l'hydatide n'a pas été enlevée, seraient inutiles après

C. — Kystes séreux.

Les hydrocèles et les hématocèles du sein, les tumeurs con-

(1) *Moniteur des hôpitaux*, 1853.
(2) *Mélanges de chirurgie*, etc.
(3) *Revue médico-chirurgicale*, t. XIV, p. 53.
(4) Birkett, *op. cit.*, p. 183.

stituées par du sérum pur ou sanguinolent accumulé dans une cavité close, ne sont point rares. Je suis persuadé que quelques unes des observations que A. Cooper et M. Warren rapportent à des tumeurs hydatiques appartiennent, au contraire, à des kystes séreux, d'autant plus que ces kystes peuvent acquérir un volume énorme.

M. Marini a publié, il y a quelques années, l'exemple d'une tumeur de cette espèce qui avait donné d'abord l'idée d'un galactocèle, et dont on tira environ 9 livres de sérosité très liquide et inodore. La tumeur ayant été ouverte avec une simple lancette, et s'étant complétement dissipée sans retour sous l'influence d'un séton ordinaire ou d'une tente de charpie maintenue dans la plaie pendant quelque temps, il n'y a évidemment pas lieu à faire intervenir ici l'existence des hydatides (1).

Les observations de kystes séreux des mamelles que j'ai pu rassembler sont loin de se rapporter à des tumeurs d'aussi vastes dimensions. La plus grosse que j'aie vue égalait à peine le volume d'une tête de nouveau-né ; les autres ne dépassaient guère les dimensions d'un œuf de poule, d'une noix ou d'un gros marron ; j'en ai même observé d'infiniment plus petites. Dans le cas suivant, par exemple, la tumeur, avec pertuis fistuleux, semblait être formée par une simple vacuole galactophore chez une jeune fille.

OBSERVATION II. — *Kyste de la mamelle droite ; léger écoulement par un petit trajet fistuleux. Pas d'opération.*

Entrée à l'hôpital le 19 septembre 1837, Adèle Basquin, quinze ans, sans profession, d'une bonne constitution, pas encore réglée, n'a jamais été malade. Il y a un an elle fit une chute dans laquelle le sein droit porta ; le lendemain il y eut une ecchymose, mais sans douleur, et qui se dissipa en peu de jours. Cependant il resta un point de la grosseur d'une très petite noisette, sans changement de couleur à la peau. Il y a quinze jours, ayant ressenti des élancements dans le sein, elle le pressa et en vit sortir une goutte de liquide roussâtre ; elle pressa de nouveau, et en fit sortir une plus grande quantité. Deux ou trois jours après, elle vint à la consultation où l'on en fit sortir davantage. Ce liquide s'échappait en jet et subitement. Le pertuis, presque imperceptible, était situé dans l'auréole, à deux lignes au-dessous du mamelon. Cataplasmes, frictions avec la pommade d'iodure de

(1) *Gazette des hôpitaux*, 1838, p. 282.

plomb, que la malade suspendit dès la seconde fois en voyant survenir de petits boutons. Le 20, à la visite, elle n'offre plus rien. Ayant pressé son sein la veille au soir, elle en a fait sortir une plus grande quantité de liquide qu'à l'ordinaire. On la laisse pour voir si le kyste se remplira. En effet, le 23, il commence à reparaître; on attend jusqu'au 27. Le kyste est très petit et difficile à trouver; on cherche le pertuis avec un stylet très fin; on parvient bien à en faire sortir une petite gouttelette de liquide, mais on ne peut pas faire entrer le stylet. Comme il n'est pas sûr que ce ne soit pas un des canaux galactophores très distendu, on conseille à cette jeune femme de garder cela sans s'en occuper. Elle sort le 29.

Quelquefois uniques, les kystes séreux sont souvent multiples dans la même mamelle; quelques unes des tumeurs de cette espèce que j'ai rencontrées étaient constituées par des loges ou des vacuoles de dimensions très diverses. Dans un cas, le kyste principal, qui contenait environ 40 grammes de sérum, était entouré de six autres kystes secondaires, dont le plus petit aurait à peine contenu un petit pois, et dont d'autres égalaient à peine le volume d'une noisette; le tout représentait une sorte de grappe ou d'éponge à cloisons épaisses qui en eût facilement imposé pour une tumeur hydatique aux yeux d'un esprit prévenu. Les kystes du sein forment d'ailleurs deux classes : les uns sont simples ou essentiels, les autres font partie de quelque autre maladie, de quelque autre tumeur de la mamelle.

Les *kystes essentiels*, comme creusés dans le tissu mammaire, sont plus souvent situés entre les lobules ou dans l'épaisseur même du parenchyme sécréteur qu'entre les téguments et la glande; du reste, il s'en forme là de plusieurs espèces. Dans quelques cas leur point de départ paraît être une vacuole, une dilatation de quelque canal galactophore; d'autres fois ils ne diffèrent des kystes séreux ordinaires qu'en ce qu'ils se sont développés aux dépens d'un tissu glanduleux très serré plutôt que cellulaire. Il m'a semblé enfin, dans un cas, que la collection séreuse s'était établie entre la mamelle et le thorax, dans cette espèce de cavité close qui existe parfois à l'état normal sous la face profonde du sein.

OBSERVATION III. — *Kyste séreux de la mamelle gauche. Ponction. Sortie sans opération.*

Marie Boisvin, vingt-huit ans, entrée le 7 novembre 1842, est affectée d'une tumeur du sein gauche depuis neuf mois, tumeur grosse comme un œuf, dure et résistante. Bien réglée, cette femme a fait une grande maladie, que le médecin, dit-elle, n'aurait pas pu reconnaître, et qui a duré trois semaines. Elle a une très bonne santé du reste. On a fait mettre sur la tumeur de la pommade d'iodure de plomb, dont la malade avait usé avant son entrée à l'hôpital.

Le 12. Une ponction explorative a été faite, et il en est sorti du sérum. L'opération fut proposée à la malade, qui s'y refusa et préféra s'en aller.

OBSERVATION IV. — *Mamelle droite; kyste séreux, du volume d'un œuf de pigeon, bosselé, dur, sans fluctuation. Ponction, extirpation de la poche. Guérison en un mois.*

Caroline, quarante ans, cuisinière, entrée à l'hôpital le 9 octobre 1846, assez forte, bien constituée, n'a jamais eu de maladie sérieuse. Elle a mis au jour plusieurs enfants, et n'a éprouvé aucun accident à la suite de ses couches. Depuis un an environ elle s'est aperçue du mal qui l'amène à l'hôpital. A cette époque elle vit se développer dans le sein droit une petite tumeur à laquelle elle ne fit d'abord aucune attention; peu à peu cette tumeur augmenta de volume.

10 octobre. Située en haut et en dehors du mamelon, du volume d'un œuf de pigeon environ, bosselée, dure, elle ne présente aucune espèce de fluctuation, n'est point douloureuse, et aucune violence extérieure ne peut être invoquée pour en expliquer le point de départ.

15. Croyant à une tumeur solide, on pratique une incision comme pour enlever les masses cancéreuses; le bistouri ayant perforé la coque de la tumeur, il en sort un liquide séreux assez abondant, à la suite duquel la tumeur s'est affaissée; il reste là une poche à paroi fibreuse, que l'on dissèque et sépare de la couche cellulaire où elle était placée. Le pansement est fait comme pour les tumeurs ordinaires du sein.

16. La malade se trouve assez bien; il y a un peu de douleur; la journée a été tranquille; la nuit elle a un peu dormi.

18. On enlève l'appareil; la plaie a un très bon aspect; la malade se trouve toujours parfaitement bien.

20. La plaie commence à se cicatriser et à se rétrécir; il y a très peu de suppuration.

25. La plaie n'offre plus que 2 ou 3 centimètres de longueur; elle se ferme avec beaucoup de rapidité; il y a très peu de suppuration.

29. La plaie est presque entièrement cicatrisée. Il n'y a plus qu'une petite ouverture de la grandeur d'une pièce de cinquante centimes.

1er novembre. La plaie n'offre plus qu'une petite ouverture de la grandeur d'une tête d'épingle. La malade a hâte de sortir; elle suivra chez elle le traitement.

Les kystes séreux de la mamelle surviennent, en général, sans cause appréciable, comme ici. Ils ont été observés chez des femmes de tout âge et de toute constitution ; l'homme lui-même n'en est pas exempt. Si la cause en reste si souvent ignorée, cela tient sans doute à ce que, n'étant accompagnées d'aucune douleur, de pareilles tumeurs ne sont aperçues d'abord que par hasard, à une période assez avancée de leur évolution ; aussi les malades sont-elles le plus souvent dans l'impossibilité d'en retrouver le point de départ. Leur accroissement se fait parfois avec assez de rapidité, puisque quelques unes acquièrent un poids de plusieurs livres dans l'espace de moins d'une année ; néanmoins la plupart d'entre elles se développent avec tant de lenteur, qu'elles restent un temps infini avant de dépasser le volume d'une noix ou d'un petit œuf.

Abandonnés à eux-mêmes, les kystes séreux du sein seraient compatibles avec une santé parfaite, s'il était possible d'en arrêter le progrès, et si leur existence n'était pas une cause incessante d'inquiétude pour les femmes. Comme ils ne sont susceptibles d'aucune dégénérescence maligne, leur pronostic n'est ni plus ni moins grave que celui d'une hydrocèle ordinaire. C'est une affection qui, par son volume ou par son poids, peut gêner la malade, altérer mécaniquement les régions ou les organes voisins, mais qui, par sa nature propre, n'expose à aucun danger réel.

Il serait, en conséquence, permis de l'abandonner à elle-même si la femme n'en éprouvait aucune gêne, était assez calme pour ne point s'en inquiéter, ou si elle redoutait à l'extrême les moyens réellement capables de la guérir. Il ne faut pas oublier cependant que la tumeur continuera probablement alors de croître, et que la guérison ne se fera pas.

Les médications qu'il est permis d'opposer aux kystes séreux du sein peuvent être divisées en deux ordres : de simples applications topiques, ou de véritables opérations. Il est rare que les moyens généraux soient ici d'une utilité réelle.

L'emploi des topiques offre peu de chances de succès, à moins que ce ne soit tout à fait au commencement de la maladie; ils ne méritent d'être conseillés que chez les femmes qui redoutent à l'excès tout ce qui, de près ou de loin, ressemble à une opération chirurgicale. Parmi les topiques d'une certaine efficacité, on distingue les pommades iodurées en général, les pommades d'iodure de plomb, d'iodure de potassium, d'iodure de mercure en particulier. Après avoir usé pendant quelques semaines de ces pommades, on leur substitue avec avantage les emplâtres de savon, de ciguë ou de Vigo, successivement ou alternativement.

Une solution de chlorhydrate d'ammoniaque dans de l'eau simple ou de l'oxycrat, et dont on imbibe des linges destinés à rester sur la tumeur, est également une ressource à ne pas dédaigner; les cataplasmes de farine de lin saupoudrés de sel ammoniac jouissent de la même efficacité, et pourraient être préférés, s'ils étaient d'un usage moins incommode. Si l'on voulait absolument épuiser toutes les chances du traitement résolutif, il faudrait recourir aussi aux vésicatoires. Un emplâtre épispastique, assez large pour couvrir toute la tumeur, renouvelé de quinze jours en quinze jours, sous forme de vésicatoire volant, est certainement un des plus puissants moyens à tenter en pareil cas. D'un vésicatoire à l'autre, on n'en aurait pas moins recours aux pommades, aux liquides ou aux emplâtres mentionnés tout à l'heure. La compression, ressource déjà puissante par elle-même, viendrait utilement au secours de chacun des moyens précédents, soit qu'on l'employât seule par moments, soit qu'on la mît en pratique concurremment avec le vésicatoire ou les emplâtres. Néanmoins, comme il ne faut point se faire illusion sur la valeur de semblables traitements, il importe, pour peu que la tumeur soit ancienne ou volumineuse, d'informer les familles que les moyens chirurgicaux méritent seuls quelque confiance, si l'on tient à obtenir une guérison réelle.

Les kystes purement séreux du sein ayant une certaine analogie avec l'hydrocèle peuvent évidemment être soumis au même genre d'opération que cette dernière maladie. Nul doute, en effet, que l'incision simple, que l'emploi de la tente, du séton, ou des canules, que les caustiques, que l'excision, que les injections irritantes, ne soient de nature, aussi bien que l'extirpation de toute la tumeur, à en débarrasser les malades. Cependant il y a ici quelques distinctions à faire ; les kystes séreux de la mamelle offrent des variétés qui doivent influer sur la nature de l'opération qu'il convient de leur opposer. Ainsi il en est qui ne sont constitués que par une seule loge, et dont les parois, presque aussi souples que les tissus normaux, ne présentent ni épaississement, ni induration, ni dégénérescence d'aucune sorte. A ceux-là on peut appliquer sans crainte le même genre d'opération qu'à l'hydrocèle. D'autres, également uniloculaires, ont des parois tellement épaisses ou d'une densité si grande, que la fluctuation y est toujours douteuse, que le volume de la tumeur appartient plutôt au tissu du kyste qu'au liquide qui en remplit la cavité. Le diagnostic alors est ordinairement assez difficile pour que, avant l'opération, le chirurgien soit souvent incertain sur la question de savoir s'il a sous les yeux un kyste véritable plutôt qu'une tumeur concrète. Le plus rationnel donc, en ce cas, est d'agir comme si l'on était sûr que la femme est atteinte d'une tumeur solide. D'autres fois enfin la tumeur est constituée par une collection de petits sacs ou de cellules tantôt très rapprochées, comme groupées en forme de grappes, tantôt disséminées et sans limites précises (pl. II, fig. 4) ; de sorte que de simples *incisions*, des sétons, des excisions distinctes, des injections, etc., ne leur seraient point applicables.

Ainsi il faut avant tout diagnostiquer convenablement la variété de kystes qu'on veut traiter. Supposons un kyste purement séreux et uniloculaire : que la cavité en soit régulière ou inégale, contre une pareille tumeur on a toutes chances de réussir à l'aide d'une incision de toute l'étendue de sa paroi cutanée ; pansée ensuite à nu, au moyen de boulettes de charpie, la plaie s'enflamme, suppure, se déterge, se comble et finit par se cicatriser absolument comme le ferait un abcès ; mais, pratiquée ainsi, l'opération ne laisse pas que d'être douloureuse, et le foyer morbide qu'on enflamme, qu'on fait suppurer à dessein, ne se cicatrise chez certaines malades qu'après un laps de temps assez considérable, six semaines à deux mois, par exemple. En somme la nécessité d'un pansement journalier, et d'une plaie aussi large, pendant plusieurs semaines, fait de l'incision une opération à ne proposer que faute de mieux.

En traversant de part en part, sur un ou plusieurs de ses diamètres toute la tumeur avec un *séton* ou des sétons, on arriverait certainement au même but, au moins dans quelques cas ; mais tout ce qui a été objecté contre le traitement de l'hydrocèle par le séton se représente en pareil cas à l'esprit. A la mamelle tout aussi bien qu'aux bourses, on s'exposerait à faire du kyste un véritable abcès dont l'ouverture par de larges incisions deviendrait bientôt indispensable, ou bien à ne pas en enflammer assez complétement les parois pour être sûr d'arriver à une guérison radicale.

Une opération plus simple que les précédentes consisterait à n'inciser le kyste que sur un de ses points, puis à se servir d'une *tente* et d'injections irritantes pour en amener l'inflammation adhésive ou purulente. Toutefois rien de plus incertain qu'une pareille méthode. Quant à se servir de l'incision, autant choisir de prime abord celle qui peut mettre toutes les parois du sac à découvert.

Les *caustiques* appliqués sur la partie la plus mince ou la plus déclive, et de manière à pénétrer jusque dans la cavité du kyste, amèneraient en définitive le même résultat que l'incision ; mais comme leur action est moins sûre et surtout beaucoup moins prompte, comme il n'y a là aucune modification importante de tissu à provoquer, les caustiques ne méritent par eux-mêmes en aucun cas d'être préférés. Il ne serait indiqué d'en faire usage que si quelques bosselures de la tumeur se trouvaient par trop amincies, ou bien encore chez les femmes qu'il est impossible d'accoutumer à l'idée d'une opération par l'instrument tranchant.

Du reste, il est, pour ce genre de kystes, une opération si simple, si facile, si bénigne, que le chirurgien aurait tort, avant de l'avoir tentée, d'en proposer ou d'en essayer aucune autre : je veux parler des injections irritantes. Vider la tumeur au moyen d'un petit trocart, injecter aussitôt dans le sac de l'eau iodée (un tiers de teinture d'iode sur deux tiers d'eau ordinaire), et tout est fini. Une injection vineuse, une injection d'eau-de-vie simple, une injection irritante quelconque en ferait autant peut-être, mais je parle de l'eau iodée parce que c'est la seule dont je me sois servi jusqu'ici dans le traitement des kystes séreux du sein. En la proposant, il y a dix-sept ou dix-huit ans, je ne me fondais guère que sur des analogies; aujourd'hui il m'a été donné de l'appliquer plusieurs fois, et les résultats qu'elle m'a fournis ont mis son efficacité hors de toute contestation. Outre le jeune homme que j'y avais déjà soumis, et que j'ai cité en 1838, je m'en suis maintenant servi dix fois chez la femme.

Observation V. — Madame B..., parente d'un médecin des environs de Paris, avait au sein gauche un kyste séreux, gros comme un œuf de poule environ, qui la tourmentait depuis plusieurs années, et qu'elle avait traité par tous les topiques, par tous les remèdes internes imaginables. La tumeur, siége de rares douleurs, était cependant un sujet de tourments continuels pour la malade. Des avis, d'ailleurs fort divers, avaient été émis sur la nature de cette tumeur ; plusieurs praticiens très exercés en avaient conseillé l'extirpation.

D'un caractère naturellement craintif, d'une extrême impressionnabilité, madame B..., convaincue qu'elle était atteinte d'un cancer, et n'ayant pas le courage de se soumettre à l'enlèvement de sa tumeur, accepta sans trop de répugnance la proposition que je lui fis de traiter son mal par une simple piqûre suivie d'une injection médicamenteuse. Il sortit par la canule du trocart environ deux cuillerées de sérum jaune-paille. Quelques grammes d'eau iodée furent aussitôt injectés à la place du sérum. J'en laissai ressortir à peu près la moitié avant de retirer la canule, et l'opération se trouva ainsi terminée. Il n'en résulta que peu de douleur; le sein se gonfla modérément, sans réaction fébrile pendant deux jours. Aucun topique ne fut appliqué. A partir du quatrième jour la résolution commença ; la tumeur diminua graduellement, de manière à ne plus être reconnaissable au bout de quinze jours. Depuis lors, c'est-à-dire depuis 1840, il n'en a plus été question, et madame B... reste définitivement guérie.

Dans la même année, j'opérai de la même façon une autre dame, madame C..., épouse d'un médecin de la Bourgogne, qui était absolument dans le même cas que madame B... Venue à Paris dans l'intention de se faire enlever, comme on le lui avait conseillé, la tumeur qu'elle portait au sein gauche depuis long-temps, cette dame me fut conduite par M. le docteur Faivre, son compatriote. Convaincu, après l'avoir examinée, que sa tumeur était un kyste, et non un squirrhe, je proposai l'injection iodée, qui fut acceptée avec joie. L'opération eut lieu le surlendemain, et la malade fut fort étonnée, elle si pusillanime, du peu de souffrance qu'elle en éprouva. Point de réaction fébrile ; inflammation modérée du sein ; maintien de l'appétit et du sommeil ; liberté de ne point se tenir au lit ; permission de sortir et de se promener au bout de quelques jours ; nul besoin de se maintenir à la diète, de se priver d'aliments ; disparition de la tumeur dans l'espace de trois semaines sans autre traitement : telles furent les conséquences de cette petite opération.

Bien plus, madame C..., qui deux ans auparavant s'était déjà aperçue de bosselures secondaires à quelque distance de sa tumeur, est revenue à Paris en 1843 avec un nouveau kyste dans chaque sein ; ces deux kystes ont été opérés dans la même séance par l'injection iodée et se sont dissipés avec la même simplicité, sans plus de troubles que la première fois.

OBSERVATION VI. — *Tumeur du sein avec kyste. Ponction du kyste, injection iodée.*

Entrée à l'hôpital le 21 avril 1847, Eckert, soixante-six ans, couturière, malade depuis cinq ans, porte au sein droit une tumeur qui date de 1842. Au retour d'âge, cette femme eut le corps couvert de boutons, de clous, qui disparurent sans traitement, mais dont la disparition fut bientôt suivie d'un dépôt dans le sein droit. Il se forma, dit la malade, deux grosseurs aux deux seins ; celle du sein gauche disparut au moyen d'emplâtres fondants.

La tumeur, qui offrait à peu près le volume d'un œuf de pigeon lorsque la malade s'en aperçut, paraît faire corps avec la glande mammaire ; elle proémine plus au-dessus du mamelon qu'au-dessous ; la peau qui la cache conserve sa couleur normale ; son volume est un peu plus considérable que celui de la moitié du poing ; elle est bosselée, mollasse. Sa bosselure la plus élevée donne la sensation du fongus hématode. Au-dessous du mamelon on constate une autre bosselure, une sorte de kyste. Cependant l'âge de la malade ferait plutôt croire à l'existence d'un cancer qu'à celle d'un kyste. L'insensibilité, la dureté de quelques unes de ces bosselures, son volume, indiquent que la tumeur est un encéphaloïde, à moins que ce ne soit un kyste à parois fongueuses.

24 avril. Une ponction a été faite au moyen du trocart ; une assez grande quantité d'un liquide noirâtre, séreux, mêlé de paillettes de cholestérine, s'en est échappée. Le devant du sein est resté dur. Une injection de teinture d'iode, pratiquée immédiatement, n'a produit que peu de réaction. A partir du cinquième jour la résolution a commencé ; aucun accident ne s'est manifesté. La malade sort guérie de l'hôpital le 10 mai.

Plus simple encore que pour l'hydrocèle, puisque à la mamelle rien d'important ne peut être atteint par l'instrument, puisque la densité, la confusion des tissus mettent en garde contre le déplacement de la canule, contre l'infiltration du médicament, l'opération est ici d'une extrême bénignité ; c'est à tel point que les malades pourraient à la rigueur ne rien changer à leur régime habituel, et, s'il le fallait absolument, continuer même une partie de leurs occupations. La seule difficulté de l'opération se trouve dans le peu de volume du kyste, ou dans l'épaisseur trop grande de ses parois. Je n'hésite donc pas à dire que l'injection doit être préférée à toutes les autres méthodes ; elle en possède l'efficacité sans en offrir les inconvénients, et rien ne peut lui être comparé, soit comme sécurité, comme facilité, soit comme bénignité. Il ne s'ensuit pas néanmoins que toutes les femmes se décident à la subir au premier conseil qui leur en est donné. Certaines malades ont tant de peine à comprendre qu'une opération chirurgicale quelconque puisse n'être ni grave, ni douloureuse, que leur esprit n'admet pas volontiers dans le sujet de véritables différences ; d'autres, une fois décidées, mais croyant se mettre mieux en mesure de guérir avec certitude, d'en finir sans retour, comme elles le disent, vont jusqu'à préférer d'elles-mêmes, soit le traitement par les caustiques, soit l'extirpation, ou au moins le traitement par l'incision complète du kyste, si quelqu'un leur en donne le conseil, contrairement à l'avis du chirurgien qui aurait promis de les guérir par une simple injection irritante. Je veux donner ici le résumé de deux observations à l'appui de ces remarques.

OBSERVATION VII. — *Kyste séreux de la mamelle gauche. Ponction simple, pas d'injection ; retour de la collection.*

Boisvin, vingt-huit ans, domestique, malade depuis neuf mois, entre à l'hôpital le 7 novembre 1842, et en sort le 18 du même mois.

Cette femme, dont l'observation est mentionnée plus haut à un autre titre, a toujours été bien réglée, jouit habituellement d'une bonne santé, n'a jamais eu de maladie du sein, et n'a jamais été nourrice ni enceinte. Le mal dont elle est affectée, et qui occupe la mamelle gauche, date d'environ neuf mois. Ni les occupations habituelles de la malade, ni aucune violence extérieure ne paraissent pouvoir être indiquées comme cause de la tumeur, qui égale à peu près le volume d'un œuf de poule, et qui est tendue, régulière, globuleuse, assez rénitente. Le développement s'en est opéré d'une manière insensible, sans qu'il s'y soit joint de douleur ni la moindre apparence de travail inflammatoire. Située en dehors et un peu au-dessous du mamelon, elle fait à peine relief sur le plan cutané de la mamelle. La fluctuation y est d'ailleurs facilement constatée : aucune médication sérieuse ne lui a été opposée. De simples onctions avec la pommade d'iodure de plomb ont été employées pendant environ quinze jours. Si la malade entre à l'hôpital, c'est moins parce qu'elle souffre ou s'inquiète, que pour empêcher le volume du sein gauche d'augmenter, et parce que ce volume plus grand d'une de ses mamelles lui paraît constituer une difformité désagréable.

Croyant avoir la certitude que cette tumeur était un simple kyste séreux, j'en prévins la malade, espérant la rendre heureuse. Je fus donc fort étonné de la trouver en larmes et très contrariée, lorsque je lui eus dit que sa tumeur avait besoin pour guérir d'une ponction et d'une injection médicamenteuse. C'est avec une peine extrême que je parvins à lui faire accepter la ponction seule, et à la condition expresse que je m'en tiendrais là, qu'aucune injection ne serait faite. Voulant au moins ne conserver aucun doute sur la nature du mal, et montrer ce qui en était aux élèves, je souscrivis à ces conditions, et la ponction fut pratiquée le 12 novembre. Trois cuillerées environ d'un sérum citrin et légèrement onctueux s'échappèrent par la canule, et la tumeur, s'affaissant, disparut aussitôt. Les parois en restèrent souples et indolentes, sa cavité sembla régulière, et la quantité de liquide extrait était assez exactement en rapport avec les dimensions de la tumeur extérieure. Quand, au bout de quelques jours, voyant l'épanchement se reproduire, je rappelai à la malade que pour guérir définitivement elle serait obligée de se soumettre à l'injection que je lui avais d'abord proposée, elle s'y refusa de nouveau, et demanda, pour éviter sans doute toute sollicitation, à quitter l'hôpital immédiatement.

OBSERVATION VIII. — *Kyste séreux; mamelle gauche ayant été le siége quelques années auparavant d'une tumeur adénoïde. Ponction et injection proposées ; traitement par les caustiques préféré.*

Madame M...., de la province et qui m'avait été conduite quelques années auparavant pour une tumeur adénoïde dont je l'avais guérie par l'extirpation, s'est représentée à moi en 1843 pour une nouvelle tumeur dans le même sein. La tumeur adénoïde, qui n'avait jamais dépassé le volume d'une noix, occupait la région externe et un peu inférieure du sein gauche. La guérison en avait été obtenue sans incident remarquable, et la santé de la malade était restée intacte depuis. C'est au bout de deux ans qu'une tumeur nouvelle fut aperçue en dedans et un peu au-dessous de l'auréole. Lorsque madame M... vint me consulter, la tumeur avait le volume d'un petit œuf de poule, la forme d'un petit globe, et faisait un relief de plus de la moitié de ses dimensions à la surface de la mamelle. Aucun empâtement, aucun épaississement de tissu ne se remarquait au voisinage ; ses parois étaient fort amincies, et la fluctuation y était évidente.

La malade, d'une constitution délicate et d'une grande impressionnabilité, était extrêmement inquiète, redoutant à l'excès toute opération nouvelle ; elle était en outre frappée des dangers dont elle se croyait entourée pour l'avenir. Persuadée que sa première tumeur était un cancer, rien ne put lui ôter de l'esprit que la tumeur nouvelle en était un second. Partant de là, elle concluait qu'après cette seconde tumeur il en viendrait une troisième, et qu'elle était ainsi vouée à une mort inévitable, précédée de souffrances inouïes. Parfaitement convaincu qu'elle n'était atteinte que d'un kyste, j'espérais bien qu'elle accepterait avec bonheur mon diagnostic, et qu'elle allait être très heureuse d'apprendre qu'on pouvait la guérir radicalement et presque sans lui causer de douleurs, sans lui faire de plaies ; en un mot, à l'aide d'une simple piqûre suivie d'injections médicamenteuses. Il n'en fut rien ; elle invoqua raisons sur raisons pour me prouver qu'elle était atteinte d'un cancer, qu'une opération nouvelle ne serait propre qu'à favoriser le développement de quelque autre tumeur semblable, et qu'il fallait essayer de la guérir sans opération. J'appris bientôt après qu'elle s'était confiée à un guérisseur, et que des caustiques avaient été appliqués sur sa tumeur.

Il est juste de dire, toutefois, que de tels caractères sont tout à fait exceptionnels, et que la plupart des femmes acceptent avec joie une simple injection médicamenteuse plutôt que de se soumettre à une véritable opération sanglante.

L'extirpation de la tumeur n'en est pas moins quelquefois un dernier remède à tenter, la seule opération capable de guérir sûrement les malades. Il est des cas, en effet, où le liquide n'entre que pour une petite part dans la composition du kyste, qui est, en définitive, plutôt constitué par des tissus transformés, altérés, que par une poche servant de réservoir à une collection.

Observation IX. — Une dame âgée de quarante-cinq ans, et qui n'avait pas eu d'enfants, vint me consulter en 1838 pour une tumeur du sein dont elle

était affectée depuis deux ou trois ans, et qui commençait à la préoccuper
vivement. Cette tumeur, placée dans la moitié externe et inférieure du sein
gauche, avait le volume d'un gros œuf aplati. Elle était du reste très légèrement bosselée, assez bien circonscrite, rénitente et mobile. La cause en était
inconnue ; elle n'était le siège d'aucune douleur, mais elle occasionnait quelque
tiraillement, et son développement avait été assez rapide depuis quelques mois.
J'en commençai l'opération avec l'idée qu'il s'agissait d'une tumeur adénoïde.
La dissection en était aux trois quarts effectuée et aucune autre pensée ne
m'était encore venue à l'esprit. Ce fut au moment où je voulus en soulever et en
isoler la face profonde, que la pointe du bistouri fit jaillir du centre de la tumeur une demi-cuillerée environ d'un liquide légèrement jaunâtre. L'opération terminée, je disséquai la pièce pathologique, et je trouvai dans son milieu, ou plutôt très près de sa face pectorale, une petite cavité à parois lisses,
légèrement anfractueuse, et qui aurait pu contenir une toute petite noix.
Le reste de la tumeur et les parois du kyste étaient représentés par un
tissu lardacé, fibreux, dense, élastique, ressemblant au tissu mammaire,
dont les couches auraient été tassées ou comprimées pendant longtemps.
L'épaisseur de ses parois étant à peu près partout de 2 à 3 centimètres, on
conçoit que la petite collection qui en occupait le milieu devait échapper à
toute exploration extérieure ; on admettra en outre sans doute que, même
avec un diagnostic exact, il n'eût pas été suffisant d'attaquer ce kyste pour
guérir la tumeur, et que, quant à tenter une opération, l'extirpation devait
être préférée à toute autre. La malade, d'ailleurs très bien rétablie, ne
s'est aperçue jusqu'à présent d'aucune tendance à la récidive.

Dans le courant de l'année 1851, j'ai rencontré un fait
presque de tous points semblable au précédent. En voici les
détails exacts.

OBSERVATION X. — *Kyste à parois fibreuses du sein droit. Opération ; léger
érysipèle. Guérison en trois semaines.*

Babé, quarante-sept ans, femme de chambre, grande, maigre, nerveuse,
menstruée à douze ans, et toujours régulièrement depuis. Il y a un an environ, loin de s'arrêter, ses règles ne cessèrent point pendant deux mois. Cette
femme, qui paraît s'écouter un peu, prétend être d'une santé assez frêle.
Du reste, elle n'a jamais eu d'écoulement en blanc. C'est par goût qu'elle ne
s'est pas mariée. Il y a deux mois environ que, sollicitée par une vive démangeaison de porter sa main au sein droit, elle fut fort étonnée d'y sentir
vers le milieu une petite bosse de la grosseur d'une noisette. Cette tumeur
ne fit que s'accroître, sans revêtir aucun des caractères de l'abcès.

Questionnée sur l'origine probable de cette tumeur, la malade, qui entre
à la Charité le 29 janvier 1851, raconte avoir reçu un coup de coude dans
le sein, il y a environ deux ans.

Du volume d'un gros œuf de dinde, sa tumeur présente la forme d'un
gâteau aplati, qui aurait 3 centimètres d'épaisseur sur 4 à 5 de largeur ;
régulière, indolente, elle occupe la moitié supérieure externe du sein droit,
et ne paraît pas isolée dans le tissu de la glande mammaire. A sa partie
superficielle, elle présente des nodosités, des espèces d'hémisphères qui

font saillie au-dessus d'elle; on en peut facilement compter trois, qui lui donnent un aspect mamelonné. Il n'y a nul changement de couleur à la peau, qui glisse aussi facilement sur la tumeur que la tumeur sur les muscles du thorax. Nul prolongement ne se remarque vers les ganglions de l'aisselle, qui ne sont point engorgés. Le mamelon n'est pas rétracté vers la tumeur; la peau n'est nullement ridée; le sein enfin a parfaitement conservé sa forme et son volume habituels. Si l'on presse cette tumeur par les côtés, elle paraît dure et concrète, sans doute à cause de la plénitude des poches qui la divisent et de la densité de ses parois. Si l'on promène le doigt à sa surface, on sent en certains endroits de la rénitence, et un peu de fluctuation. Ajoutons que le sein laisse parfois suinter par le mamelon quelques gouttes d'un liquide d'apparence lactescente. Tous ces caractères sont ceux d'une tumeur bénigne.

Abandonnée à elle-même, elle continuera de croître; on en décide l'ablation. Découverte par une incision demi-circulaire, à convexité regardant en haut, elle ne fut pas difficile à séparer des parties environnantes. Un coup de bistouri l'ayant atteinte, il s'échappa d'une de ses poches un flot de liquide séreux, incolore et assez abondant. L'extirpation n'en fut pas moins complète. On réunit la plaie par les bandelettes agglutinatives. (Pansement simple.)

Le 2, lendemain de l'opération, la malade est parfaitement tranquille; il n'y a pas eu de fièvre ni d'agitation.

Elle est sortie de l'hôpital le 24 février, et guérie moins d'un mois après l'opération. Sa tumeur était un kyste multiloculaire à parois très épaisses, lardacées, fibreuses. Quatre de ses loges, petites, globuleuses, ne communiquaient point entre elles; une cinquième, très large, était inégale et comme dilatée sur plusieurs points de sa cavité. Toutes étaient réellement creusées dans le tissu même de la mamelle.

En résumé, si le kyste dépasse le volume d'une noix, et que ses parois n'aient que quelques millimètres ou tout au plus 1 centimètre d'épaisseur, c'est l'injection iodée qui en est le premier et le meilleur remède; s'il est petit ou doué de parois plus épaisses, de manière cependant que la fluctuation puisse y être constatée, l'incision de toute sa paroi antérieure conviendra mieux; on en fait suppurer ainsi l'intérieur, et on le traite ensuite comme s'il s'agissait d'un abcès ouvert. Mais si la tumeur, en grande partie constituée par des tissus solides, épais, lardacés, ne contient qu'une petite proportion de liquide, l'extirpation doit en être conseillée sans scrupules.

Je dois faire remarquer au surplus, et ce que je vais dire s'applique aux autres espèces de kystes tout aussi bien qu'aux kystes séreux, que les tumeurs de la mamelle appelées kystes ne justifient qu'imparfaitement ce nom. Toutes les fois que j'ai pu les étudier par la dissection, il m'a été facile de voir qu'elles ne représentent point un sac, une poche, susceptible d'être isolée, détachée des tissus ambiants; ce sont plutôt de simples cavernes, des vacuoles, des espèces d'alvéoles creusées dans les tissus normaux ou morbides; leur cavité est bien une cavité close, comparable à celle des kystes ou des membranes séreuses, mais à l'extérieur on voit vite qu'il n'existe aucune ligne de démarcation entre elle et les tissus naturels; ce sont enfin des cavités analogues aux cellules de l'éponge, aux alvéoles des abeilles, des vacuoles établies dans un parenchyme organique, et non pas des poches, des sacs isolables, ayant une existence indépendante. Aussi ne faut-il pas s'attendre, quand on prend le parti de les extirper, à pouvoir les énucléer; il faut absolument trancher en plein tissu, et emporter du même coup une portion plus ou moins étendue de l'organe qui leur a servi de gangue.

D. — Kystes séro-sanguins.

Au lieu de contenir du sérum, c'est-à-dire un liquide diaphane, ou jaunâtre et légèrement onctueux, les kystes du sein renferment souvent une matière à peu près aussi liquide que le sérum, mais d'une couleur tout autre; c'est un fluide brunâtre, d'un brun roussâtre, ressemblant assez à de la décoction de café, ayant parfois aussi une teinte analogue au liquide menstruel.

Ce genre de kyste est pour le moins aussi commun que celui dont il a été question à l'article précédent; l'anatomie pathologique en est d'ailleurs la même. Ses cavités sont alvéolaires ou en forme de vacuoles, plutôt qu'entourées de parois distinctes.

La tumeur ne présente quelquefois, comme dans les kystes séreux, qu'une seule cavité dont l'étendue alors peut égaler celle d'un œuf. Souvent il y a, au contraire, plusieurs cavités dans une seule tumeur, et, dans ce cas, il est rare que chaque collection atteigne des dimensions considérables. Ce sont en général des vacuoles, de petites bosselures d'aspect veineux, du volume d'une lentille ou d'un pois, d'une noisette ou d'un marron, disséminées dans les différents points de la masse. Une fois vidées, ces alvéoles donnent l'idée de cellules établies dans le tissu glandulaire même, cellules qui ont parfois l'air de se continuer soit avec un conduit lacté, soit avec quelques veines, et qui souvent aussi constituent de véritables cavités ou cellules closes.

Observation Iʳᵉ. — Une demoiselle de trente-six ans, douée d'ailleurs d'une excellente santé, avait dans l'épaisseur du sein gauche treize petits kystes, dont la fluctuation ne put point être reconnue d'abord. Avant l'extirpation, ces tumeurs donnaient au sein l'aspect bosselé, et jusqu'à un certain point la consistance fongueuse du cancer encéphaloïde. L'absence de toute douleur, la lenteur que le mal avait mise à se développer (dix ans), l'aspect naturel des téguments et de la couche sous-cutanée, l'état général de la santé et de toutes les fonctions, me parurent cependant de nature à empêcher toute méprise De ces kystes, qui avaient leur siège, ou dans le parenchyme du tissu glandulaire, ou dans le tissu cellulo-fibreux interlobulaire, et dont les parois étaient légèrement endurcies ou comme lardacées, deux offraient le volume d'un petit œuf de poule, d'autres égalaient celui d'une noix, quelques uns n'étaient pas plus gros qu'une noisette, il y en avait même de notablement plus petits; tous étaient séparés par une certaine épaisseur de tissus sains ou lardacés Il était du reste facile de distinguer entre eux le tissu sécréteur et les autres éléments naturels du sein, de se convaincre en un mot qu'il n'y avait là ni dégénérescence, ni transformation, mais bien de simples collections anormales entre les couches ou les éléments primitifs de la glande mammaire.

Depuis 1830, époque à laquelle j'ai recueilli cette observation, mademoiselle F..., qui en est le sujet, que j'ai revue plusieurs fois, qui habite Laon, et dont j'ai eu souvent des nouvelles, n'a jamais rien ressenti de nouveau dans le sein. Je n'ai, du reste, observé que six ou huit faits semblables, encore les tumeurs étaient-elles notablement moins volumineuses et moins multipliées chez les dernières malades que chez la première. Chez toutes les caractères physiques, la composition anatomique de la tumeur, étaient semblables; les différences entre elles n'étaient du moins en réalité que de peu de valeur. Dans toutes, le fluide, presque aussi liquide que du sérum, avait la même teinte brunâtre; s'il était ou plus roux ou plus noir, ou d'une teinte moins foncée dans quelques unes, c'était tantôt dans les plus larges et d'autres fois dans les plus petites. Jamais je n'ai rencontré de grumeaux, de concrétions dans ces cavités, dont j'ai toujours trouvé les parois lisses et comme lavées, sans dépôt fibrineux.

Chez une de mes malades, il n'existait que trois cellules, dont deux, séparées par une sorte de cloison épaisse, offraient le volume d'une petite noix chacune; la troisième, distante de 2 centimètres des autres, ne dépassait pas les dimensions d'une noisette. Dans un autre cas, toute la tumeur ressemblait à une petite éponge ou à une plaque alvéolaire. Les inégalités dont elle était criblée donnaient l'idée d'un semis de grains noirâtres ou jaunâtres, dont le volume variait depuis celui d'une tête d'épingle jusqu'à celui d'une simple noisette, ce qui ne les empêchait pas d'être toutes remplies d'un liquide brunâtre. Chez une troisième femme enfin, la seule tumeur qu'on eût aperçue avant l'opération, et qui était grosse comme un petit œuf, occupait le milieu d'une plaque contenant elle-même une infinité de petites tumeurs secondaires.

Les cellules, les cavités morbides avaient partout pour gangue ou pour siége un ou plusieurs lobules de la glande et de son tissu fibro-celluleux. Dépourvus de toute dégénérescence, de toute transformation appréciable, ces tissus étaient simplement épaissis, tassés et un peu lardacés. Nulle part il n'y avait rien qui eût l'apparence de kystes distincts, de productions nouvelles; nulle part non plus il ne m'a été possible de trouver une communication entre les cavités de la tumeur et les canaux lactés ou les veines, quoique deux points noirâtres, qui se remarquaient au fond de certaines cellules, permissent de soupçonner *à priori* quelques communications de ce genre.

Des détails précédents il résulte que, dans certains cas au moins, les kystes séro-sanguins peuvent être reconnus au lit des malades. Souvent multiples, ils se montrent sous l'aspect d'une tumeur bosselée. Leurs bosselures, de dimensions très inégales, fluctuantes quand elles dépassent le volume d'un marron, paraissent ordinairement dures et concrètes quand elles sont plus petites. Presque toujours situés dans la profondeur de l'organe, ces kystes restent couverts d'une peau naturelle, épaisse et souple. Les tissus qui en entourent la base se confondent eux-mêmes avec le reste de la glande d'une manière si intime qu'on se demande volontiers où est la racine du mal. Loin de prendre une teinte rougeâtre, rosée ou plus pâle, comme on le voit dans certains cas de kystes séreux, les téguments qui recouvrent les kystes séro-sanguins donnent plutôt, surtout au moment où le doigt qui les comprime s'en sépare, l'idée d'une teinte livide ou bleuâtre. Moins tendus, moins remplis peut-être, entourés de tissus moins épaissis et moins denses que les tumeurs séreuses, les kystes séro-sanguins, à peu près constamment dépourvus de douleur, feraient volontiers naître la pensée d'une masse encéphaloïde par leur forme globuleuse, par leur élasticité et par leur aspect fongueux ou demi-fluctuant ; mais l'absence de toute perturbation générale de la santé, l'extrême lenteur de leur développement, et tous les autres caractères de bénignité dont ils sont accompagnés détruisent aussitôt tout soupçon de ce genre.

Les kystes séro-sanguins de la mamelle m'ont paru se rapporter à deux ordres de causes, à des violences extérieures ou à quelque perturbation dans les fonctions utérines. Toutes les femmes que j'ai observées en accusaient quelque coup, quelque compression accidentelle, quelque pression un peu brusque. Chez l'une c'était un coup de coude ; l'autre s'était heurtée contre l'angle d'un meuble ; un paquet était tombé sur la poitrine d'une troisième au moment où elle le détachait de son magasin. Les femmes non mariées sont à peu près les seules jusqu'ici qui m'en aient offert des exemples.

OBSERVATION II. — *Kystes contenant de la fibrine décomposée. Extirpation ; érysipèle. Guérison.*

Camus, vingt-sept ans, domestique, non mariée, entrée à la Clinique le 24 novembre 1836, d'un tempérament nerveux et d'une constitution assez forte, dit n'avoir jamais eu de maladie grave ; sa menstruation n'est pas très régulière.

Il y a trois ans, étant au service d'une dame sujette à des attaques nerveuses, elle reçut un violent coup de poing sur le sein gauche. Il y eut une ecchymose qui disparut au bout de quelques semaines, ainsi que la douleur qui l'avait accompagnée. La malade avait oublié cette contusion, lorsqu'environ six mois après elle s'aperçut qu'il se formait à la partie supérieure du sein une grosseur qui n'avait alors que le volume d'une petite noisette. Ne se développant d'abord qu'avec une extrême lenteur, la tumeur a acquis depuis cinq mois un volume assez considérable.

Aujourd'hui cette tumeur, placée au-dessus du mamelon, occupe la moitié supérieure de la glande, est du volume d'un gros œuf de poule et jouit d'une grande mobilité ; on sent que sa face profonde n'est pas adhérente aux parois thoraciques ; la peau, mobile au-dessus, n'a presque pas changé de couleur.

Comme perdue en haut au milieu du tissu cellulaire, cette masse paraît être confondue par en bas avec le tissu de la glande ; examinée avec soin, elle présente une consistance inégale ; dans certains points, en effet, elle offre une dureté assez prononcée, dans d'autres elle est molle et fluctuante. Elle est bosselée, mais les inégalités qui existent à sa superficie ne sont pas très apparentes.

Quelle peut en être la nature ? Elle a l'apparence d'un encéphaloïde, mais les inégalités n'en sont pas assez prononcées, et la fluctuation y est trop manifeste dans certains points pour qu'on s'arrête à l'idée d'une dégénérescence de cette espèce. Il est plus probable qu'elle consiste en un ou plusieurs kystes.

Pour quelques chirurgiens, ce serait une tumeur hydatique ; suite d'une contusion du sein, elle devrait contenir une certaine quantité de sang.

La femme est dans de bonnes conditions, sa santé générale est excellente, le mal semble tout à fait local ; la glande seule est malade ; les ganglions de l'aisselle sont intacts.

Le 29, on pratique l'opération, de telle sorte que le mamelon puisse être conservé ; la peau étant amincie, on en enlève un ellipsoïde d'un pouce de diamètre transversal et de deux pouces dans l'autre sens. Quelques troncs artériels donnent d'assez forts jets de sang. On pose quatre ligatures, et l'on réunit immédiatement les lèvres de la plaie.

La tumeur, une fois extirpée, examinée avec soin, est formée par des kystes contenant une matière ramollie, gélatiniforme, noirâtre dans certains points, qui a quelque analogie avec la matière encéphaloïde, mais qui est évidemment de la fibrine décomposée. Les kystes, de volume variable, se laissent facilement vider de cette matière ; leurs parois sont saines, faciles à nettoyer, et font positivement partie du tissu mammaire. Un érysipèle et quelques troubles intérieurs sont venus contrarier les suites de l'opération ; mais la malade, sortie de l'hôpital le 29 janvier 1837, n'en est pas moins restée guérie depuis cette époque.

Dans la plupart des cas qui me sont propres, les malades avaient éprouvé à plusieurs reprises une suppression de menstrues, ou étaient restées demoiselles jusqu'à un âge assez avancé ; chez aucune d'elles la menstruation n'avait été constamment régulière. Je me hâte d'ajouter néanmoins que cette liaison entre la cause que j'indique et la maladie n'est pas toujours d'une évidence parfaite ; car l'existence de kystes hématiques dans le sein de femmes ayant eu des enfants, dont les règles n'avaient jamais subi de perturbations notables, chez lesquelles il a été impossible de prouver que des violences extérieures eussent été exercées sur la mamelle, n'est pas sans exemple.

L'observation apprenant d'un autre côté (p. 108) qu'aux époques menstruelles il se manifeste parfois des ecchymoses dans le sein, surtout chez les femmes qui gardent le célibat, et que la même chose peut s'effectuer sous l'influence de troubles dans les fonctions utérines, je me suis demandé s'il n'y aurait pas lieu d'attribuer certains kystes séro-sanguins à un épanchement spontané de sang entre les éléments anatomiques de la mamelle. On s'expliquerait ainsi comment le nombre des kystes est essentiellement variable ; comment leur développement se fait avec tant de lenteur, peut même s'arrêter pendant quelques mois ou quelques années pour reprendre ensuite avec plus ou moins de rapidité ; comment la santé générale se maintient bonne ; comment la matière qui remplit la tumeur est tantôt plus, tantôt moins fluide, tantôt roussâtre ou jaunâtre, et tantôt d'un noir très prononcé ; comment enfin les tissus naturels du sein ne semblent avoir souffert que mécaniquement, et restent des années sans dégénérer, sans subir d'altérations notables, au voisinage de ces kystes.

Quoi qu'il en soit, les tumeurs séro-sanguines de la mamelle ne comportent pas un pronostic grave ; je les ai vues rester plusieurs années sans subir de changements, sans s'accroître, et se dissiper ensuite spontanément : le mariage amène quelquefois ce résultat chez les demoiselles encore jeunes ; plus tard, l'âge de retour en fait autant chez certaines femmes. Il n'en est pas moins vrai que le plus souvent la tumeur persiste indéfiniment, et qu'elle peut acquérir de grandes dimensions quand on ne lui oppose aucun remède. Comme les kystes séreux et hydatiques, les kystes séro-sanguins ne paraissent, ainsi que je l'ai déjà laissé entrevoir, se rattacher à aucun vice général de la constitution ; tout au plus pourrait-on en accuser un état particulier du sang chez les femmes dont l'utérus ne fonctionne pas régulièrement. Ils constituent donc une maladie locale. N'ayant rien de malin, ils offrent toute sécurité pour l'avenir, une fois qu'on en a débarrassé les malades.

Cependant, voici un exemple qui montre comment les kystes hématiques de la mamelle se compliquent quelquefois, et comment ils peuvent à la rigueur devenir graves.

OBSERVATION III. — *Kyste de la mamelle droite (hématique-hypertrophique) datant d'un an ; du volume des deux poings. Extirpation ; érysipèle intense. Mort. — Anatomie pathologique.*

Richard, vingt-quatre ans, domestique, bonne constitution, tempérament sanguin très prononcé, bien réglée, a reçu il y a un an un coup de loquet de porte sur le sein droit. Elle n'y a d'abord fait aucune attention ; mais depuis trois mois l'endroit heurté a beaucoup augmenté de volume.

Au mois de juillet, elle s'aperçut d'une tumeur du volume d'un gros œuf de poule, et qui depuis a rapidement acquis le volume des deux poings.

Au mois d'octobre dernier, elle consulta à Saint-Denis le docteur Leroy des Barres, qui lui fit une ponction exploratrice ; cette ponction donna issue à 243 grammes d'un liquide rouge brunâtre, ressemblant un peu au café. Le volume de la tumeur diminua des trois quarts. Peu de jours après, la tumeur avait recouvré son volume primitif. C'est alors que la malade est entrée à la Charité.

6 novembre 1847. Le sein droit est le siège d'une tumeur grosse comme les deux poings, qui occupe la partie interne et supérieure de la mamelle, qui est dure, résistante dans tout son pourtour qui ne semble pas indépendant de la mamelle ; elle est fluctuante, au contraire, dans l'étendue d'une pièce de 5 francs en dedans du mamelon. Les parois de la poche sont formées par le tissu mammaire induré, inégal, lobulé, surtout en dedans ; la masse de la tumeur est mobile ; la peau qui la recouvre, libre d'adhérences, est sillonnée de veines dilatées. Les légères douleurs que la malade accuse augmentent, suivant elle, à l'époque de ses règles.

Au-dessous et en dehors, la mamelle, avec ses caractères normaux, embrasse comme dans un croissant la moitié externe de la tumeur. Dans l'aisselle correspondante il n'y a rien d'anormal.

Le père de la malade est mort de vieillesse à quatre-vingt-deux ans ; sa mère a succombé à une ascite à l'âge de cinquante-deux ans. Cette femme avait eu à la suite de couches un abcès qui s'était très bien guéri.

3 décembre. On pratique l'extirpation de la tumeur. La réunion des lèvres de la plaie est opérée par quatre épingles et une suture entortillée lâche. Une mèche de charpie est introduite dans la partie la plus déclive de l'incision. (Pansement simple par-dessus le tout ; bouillon, infusion de tilleul.) 5 heures du soir : fièvre, face rouge, sueurs.

4. Quelques douleurs dans le sein. Même état.

5. Pansement. Le sein n'est pas rouge ; pas de suppuration. L'état général est le même.

Anatomie pathologique. — Tumeur sphéroïdale, dure, tendue, rénitente, lisse, recouverte çà et là de petits pelotons graisseux ; son poids est de 1 kilogramme ; elle est irrégulièrement bosselée, de consistance élastique dans quelques points, liquide dans d'autres. Une incision donne immédiatement issue à environ un verre de liquide roussâtre, couleur café à l'eau, un peu clair. Inodore, offrant à sa surface de petites paillettes brillantes, ce liquide est semblable à celui retiré par le docteur Leroy, et laisse déposer au fond du vase une poussière brunâtre peu abondante. Une fois ouverte et vidée, la poche peut être retournée facilement, de façon à permettre l'examen de sa face interne, excepté dans une étendue de 4 à 5 centimètres. En ce point, en effet, la paroi se continue avec une masse solide renfermée dans la poche, qui, par de nombreux prolongements, forme des cloisons plus ou moins larges dans quelques endroits, étroites et fasciculaires dans d'autres. Constituées par un tissu mince, blanc, nacré, lisse, comme fibreux, ces cloisons se continuent sans ligne de démarcation avec les parois du kyste, dont la face interne, blanchâtre, parfaitement lisse, est parsemée de petits îlots bruns, saillants, rugueux au toucher, dont la surface, comme ulcérée, rappelle l'aspect des follicules de l'intestin grêle. Entre ces îlots l'intérieur du kyste présente un réseau vasculaire très fin, injecté par du sang rouge, ce qui les fait ressortir sur la teinte blanche du tissu fibreux. Sa cavité offre du reste le poli et le luisant des membranes séreuses, et ses parois ont une épaisseur assez considérable. De consistance analogue à celle d'un péricarde très épais, elles sont formées de tissu fibreux.

La masse solide de l'intérieur, qui forme à elle seule les quatre cinquièmes de la tumeur, a l'aspect d'un chou-fleur : les mamelons nombreux dont elle est formée sont séparés les uns des autres par des sillons de profondeur variable. Ces mamelons sont eux-mêmes formés de lobules, les lobules de granulations, les granulations de granules très fins. Réunis, ils forment des lobes ; d'autres, encore assez nombreux, sont flottants, isolés, supportés par un pédicule fibreux, rétréci à sa base, qui s'épanouit en forme de coiffe à leur surface libre. La couleur de ces lobules, loin d'être la même pour tous, varie dans les divers points de la masse. Les uns sont blanchâtres, d'autres d'un jaune d'ambre et plus volumineux ; quelques uns sont d'un gris foncé ; enfin il en est un grand nombre qui, fixés et serrés les uns contre les autres, ont une teinte rouge et livide analogue à celle de la chair lavée. Les petits fragments isolées qui forment les granulations de ce dernier ordre ressemblent aux granulations mûriformes des valvules du cœur.

La densité de la concrétion, prise en totalité, est assez considérable. Sa fragilité varie ; ses parties les moins foncées en couleur sont les plus résistantes, et réciproquement. Quand on opère des tractions sur la tumeur, on la divise en lobes et lobules plutôt qu'on ne la déchire. Quelques lobules réunis en une masse de la grosseur d'une noix constituent une partie dont le tissu ressemble complétement à celui de la mamelle, seulement la teinte blanche, au lieu d'être mate comme à l'état normal, est opaline. On n'y aperçoit ni vaisseaux lymphatiques, ni nerfs.

Examen microscopique par M. Lebert. — Une hypertrophie notable des tissus cache à l'œil nu les lobules primitifs ; cependant, en disséquant avec soin et en taillant des tranches verticales très minces de la tumeur, on arrive à en voir un assez grand nombre qui présentent exactement les mêmes caractères que dans l'hypertrophie partielle ordinaire de la mamelle, savoir : lobules allongés, dont les uns sont arrondis, les autres pointus à leur extrémité, à contour externe nettement dessiné, ayant en moyenne $1/10^e$ de millimètre de large, sur un $1/8^e$ ou $1/6^e$ de longueur. Tout leur intérieur est revêtu d'une couche épithéliale fine et fort belle. On y trouve des noyaux isolés de $3/100^e$ de millimètre de long sur $1/200^e$ de large, avec deux nucléoles punctiformes dans leur intérieur, ou des cellules complètes ayant alors $1/100^e$ ou $1/80^e$ de millimètre, une paroi pâle, ronde, ovale ou irrégulière.

A l'œil nu cette tumeur n'offre pas les caractères de cancer, elle n'en donne pas l'idée. Au microscope les globules qu'on y trouve diffèrent de ceux du cancer :

A. Par leurs dimensions beaucoup plus petites ;

B. Par leur aplatissement bien plus grand ;

C. Par les nucléoles très petits, punctiformes ;

D. Par leur disposition pavimenteuse ;

E. Par l'absence d'éléments graisseux et granuleux à leur intérieur ;

F. Par leur disposition régulière sur la paroi interne des lobules glandulaires primitifs.

16 décembre. Fièvre, malaise général ; quelques nausées dans la journée d'hier. Le sein est rouge et très douloureux ; le pus qui s'en écoule est très fétide. Il y a rougeur très prononcée du bras droit.

17. Le soir, pouls à 120. Même état que le matin.

20. Un érysipèle parcourt le devant de la poitrine, une partie du dos, tout le bras et une partie de l'avant-bras droit. L'épaule gauche est envahie ce matin. La plaie est en assez bon état ; ses bords, ne s'étant pas réunis, en laissent apercevoir le fond ; la suppuration, de bonne nature, est abondante.

21. L'érysipèle a envahi toute la nuque.

22. La plaie a toujours un bon aspect. La malade se plaint beaucoup du ventre. Il y a du délire ; pouls à 120. Diarrhée.

26, à trois heures du soir. La malade est toujours de même ; envie de dormir. A trois heures quelques minutes elle prend un bouillon ; à trois heures dix minutes elle rend le dernier soupir.

28. *Autopsie.* — L'autopsie n'a rien présenté de remarquable, on a seulement trouvé l'intestin grêle criblé de rougeurs et d'arborisations.

Le *traitement* des kystes séro-sanguins du sein doit être envi-

sagé : 1° au point de vue général ; 2° eu égard aux topiques ;
3° relativement aux opérations chirurgicales.

Hygiène et topiques. — Si la tumeur est petite et récente,
on la fait quelquefois disparaître en mettant la femme dans
d'autres conditions hygiéniques ou sociales. Les ferrugineux
à l'intérieur et une alimentation fibrineuse sont indiqués
quand il y a la moindre apparence de chlorose ou d'anémie.
Vivre à la campagne, prendre de l'exercice, se donner des distractions, réussit mieux aux femmes qui ont des habitudes sé-
dentaires ou l'âme triste. Le mariage convient à celles qui jouissent d'ailleurs d'une bonne santé, et dont les règles ne sont pas
assez copieuses.

L'application de quelques sangsues, soit à la vulve, soit au-
dessous de la mamelle, ne doit point être oubliée dans les cas
d'aménorrhée ou de pléthore, et lorsque la chlorose n'est pas à
craindre. Comme topiques, des compresses imbibées d'une solution
de chlorhydrate d'ammoniaque dans l'eau, le vin ou le vinaigre,
des cataplasmes de farine de lin et de vin saupoudrés de sel
ammoniac, sont également indiqués. Dans d'autres cas, il convient d'essayer les pommades iodurées et même la compression.
Le topique le plus énergique et le plus efficace en pareil cas, c'est
le vésicatoire volant, auquel rien n'empêche d'ailleurs d'associer
les autres moyens.

Lorsque cette médication échoue, ou lorsque la tumeur date
déjà de loin, il n'y a plus que les moyens chirurgicaux. Si la
tumeur est peu volumineuse ou stationnaire, si la malade est
avancée en âge et d'un caractère calme, il est permis de rester
tranquille. Incapables, selon toute apparence, de subir une
transformation maligne, pouvant rester toute la vie sans acquérir
un volume considérable, n'occasionnant presque jamais de souffrance, ne pouvant gêner que mécaniquement et inquiéter qu'à
titre de difformité, de pareilles tumeurs, on le conçoit, peuvent
être respectées sans inconvénient chez une infinité de femmes.
Pour les cas où la tumeur inspire des craintes, soit à cause de

son accroissement continuel, soit parce qu'elle manifeste quelque tendance à dégénérer, soit parce que la malade, y trouvant la source de tracas incessants, veut absolument en être débarrassée, on ne peut songer qu'à l'incision, au séton, à l'injection ou à l'extirpation.

L'injection, ici comme dans les kystes séreux, doit être préférée pour les tumeurs volumineuses, uniques et dont le diagnostic est clairement établi ; mais comme ces conditions ne se rencontrent que dans le plus petit nombre des cas, le séton ou l'incision peuvent trouver aussi leur indication. Par exemple, quand on est sûr qu'il n'existe que deux ou trois kystes, et que ces kystes ont au moins le volume d'une noisette, le séton, et mieux encore l'incision, suffisent. Par malheur, le diagnostic de semblables tumeurs est rarement assez précis pour donner la certitude qu'à côté des bosselures les plus saillantes, il n'y en a pas d'autres infiniment plus petites. L'anatomie pathologique montre que ce dernier cas est de beaucoup le plus fréquent. Comme le séton ou l'incision, de même que l'injection, exposerait à une guérison incomplète, à des récidives presque inévitables, il est à la fois plus prompt et plus sûr alors d'en venir immédiatement à l'extirpation. Sur des tissus sains, et chez des personnes dont la santé générale n'a éprouvé aucune atteinte, l'opération, qui est d'ailleurs facile et simple, ne laisse dans la région mammaire qu'une plaie régulière, dont la guérison se fait presque toujours rapidement et sans complication.

E. — Kystes séro-muqueux.

J'ai rencontré dans le sein des kystes qui se distinguent des précédents par la matière qu'ils contiennent, bien plus encore que par l'aspect de leurs parois. Au lieu d'un liquide roussâtre ou presque séreux, on y trouve une substance grise ou jaunâtre, ayant quelque analogie avec du mucilage, et dont la consistance varie depuis celle d'une crème un peu épaisse jusqu'à celle d'un mucilage demi-concret. J'en avais recueilli trois exemples en 1838, depuis lors je n'en ai trouvé que deux ; les caractères en étaient du reste tellement tranchés, que j'ai pu en étudier l'origine et la nature avec soin.

Chez une des femmes, la tumeur, du volume d'une noix, était située en dedans et au-dessous du mamelon ; chez l'autre, elle existait directement en bas, tandis que chez une troisième elle occupait la partie supérieure du sein ; dans ce dernier cas, la tumeur datait de trois ans : un coup de coude paraissait en avoir été la cause. Appliqué sur la partie inférieure de la mamelle, ce coup fut suivi d'une large ecchymose, qui persista longtemps au-dessous du mamelon. On ne s'aperçut de l'existence de la tumeur qu'au bout de quelques mois. Indolente, ne troublant ni la santé générale, ni aucune fonction, elle acquit dans l'espace d'un an le volume d'un petit œuf de poule.

La malade, jeune fille âgée de vingt-deux ans, croyant ressentir de temps à autre quelques élancements dans la mamelle, vint d'elle-même à l'hôpital prier de l'opérer. Il était évident que, située dans la couche sous-cutanée, la tumeur avait son point de départ dans l'un des lobules les plus élevés de la glande. Dépourvue de toute complication inflammatoire, entourée de tissus parfaitement sains, douée d'ailleurs d'une élasticité, jusqu'à un certain point comparable à celle des tumeurs adénoïdes ou des tumeurs fongueuses, cette tumeur me laissa un instant dans le doute sur sa véritable nature. L'opération seule m'apprit que c'était un kyste rempli d'un fluide onctueux, grenu, pointillé de petits grumeaux blanchâtres, d'un aspect gris et oléagineux.

Rien de semblable n'avait encore été signalé dans la mamelle, et je sens qu'une description plus détaillée que celle qui précède serait nécessaire pour faire comprendre exactement ce que la matière dont je viens de parler offrait de particulier. En disant qu'elle ne ressemblait ni à du sérum, ni à du sang, ni à du pus, ni à de la matière sébacée, qu'elle faisait naître l'idée d'un mucilage un peu gras, qu'elle ressemblait, sous certains rapports, à de la moutarde très liquide, je conviens que cela ne peut en donner qu'une idée très incomplète. Il aurait fallu l'examiner au microscope ou la soumettre à l'analyse chimique; mais à cette époque de tels secours étaient encore peu employés, et les nécessités de l'opération en eussent d'ailleurs rendu l'usage fort difficile.

Le kyste était remarquable sous un autre rapport : ses parois étaient ossifiées à la façon des artères de quelques vieillards. On les aurait prises pour une lame ostéo-calcaire confondue par sa face externe avec les tissus sains du voisinage; mince, flexible, craquant sous le doigt comme une feuille de parchemin, cette coque ressemblait un peu à celle de certaines tumeurs maxillaires que Ronge d'abord, puis Dupuytren, ont décrites avec beaucoup de soin. Le reste de la région mammaire conservait son état naturel, et la jeune fille jouissait d'ailleurs d'une parfaite santé. Ces kystes à parois osseuses ne doivent point être confondus avec les tumeurs osseuses, avec les productions ostéiformes dont il a été question dans un autre chapitre. Ici, en effet, il s'agit d'une simple coque fragile, mince, fendillée, d'une cavité close à parois calcaires, remplie d'un liquide particulier, tandis que les tumeurs et productions osseuses dont j'ai parlé ailleurs (p. 293) forment des masses concrètes n'ayant point pour but de circonscrire une collection de liquide.

Chez les autres femmes qui m'ont mis à même d'étudier les kystes oléagineux, le liquide de la tumeur se présentait avec les mêmes caractères que dans le cas qui précède; même coloration, même consistance, même aspect, tout était semblable, excepté l'enveloppe, qui était souple, vasculaire, absolument dépourvue d'ossification. La tumeur était, dans tous les cas, globuleuse, uniloculaire, entourée de tissus sains. L'une de ces tumeurs ne dépassait guère le volume d'une grosse noisette. Aucune douleur ne les accompagnait, aucun travail pathologique établi autour d'elles n'était venu en compliquer l'existence.

L'étiologie de pareilles tumeurs est restée jusqu'ici couverte d'un voile épais, et n'a été, il faut en convenir, l'objet d'aucune recherche spéciale. On peut supposer que plusieurs d'entre elles ne sont que des ampoules galactophores; mais il est difficile de les rapporter toutes à cette source. Comme la plupart des femmes en accusent un coup, une violence extérieure, je me suis demandé si le mal n'aurait pas au moins quelquefois un épanchement de sang ou de lymphe pour point de départ. Une semblable hypothèse rendrait facilement compte de presque toutes les variétés de kystes qui s'établissent ou peuvent s'établir dans la mamelle. Qu'à la suite d'un coup, d'un froissement, d'une pression ou de quelque travail intérieur, une certaine quantité de sang s'épanche dans les tissus, ou s'arrête et cesse de circuler aux confins du système capillaire, ne devra-t-on pas s'attendre alors à tous les genres de transformations ou de maladies que le sang épanché subit, détermine dans d'autres régions? Ainsi que je l'ai dit plusieurs fois déjà, si le sang est purement infiltré, la résorption s'en empare, et les tissus rentrent dans l'état normal. Il se peut pourtant que quelques parcelles de la matière hématique échappent à l'absorption, restent dans les tissus à titre de corps étrangers, et servent ainsi de point de départ à une tumeur qui deviendra un kyste. Si le sang, au lieu de s'infiltrer, se rassemble en foyer, il est bien plus capable encore d'exciter une exhalation surabondante de liquides, de produire une tumeur dont le volume et la constitution précise ne peuvent rien avoir de fixe. Plusieurs noyaux ou foyers s'établissant à la fois ou successivement donneront lieu, on le conçoit, à des kystes multiples comme ceux que j'ai décrits plus haut sous le titre de *Kystes séro-sanguins*.

Par les transformations dont elle est susceptible, la matière épanchée, envisagée de la sorte, peut donner lieu :

1° A une tumeur solide, lorsque les parties concrescibles de la lymphe ou du sang prédominent et restent seuls dans le foyer.

2° A une tumeur qui devient ou reste liquide, si c'est la

partie séreuse du sang qui s'est surtout épanchée, ou si les parois du kyste sont devenues le siége d'une exhalation notable, en même temps que la fibrine disparaît d'une manière quelconque.

3° A une tumeur de consistance de bouillie ou demi-liquide, quand le sang coagulé se mêle d'une manière intime en se dissociant, soit avec son propre sérum, soit au fluide qui s'exhale des tissus environnants.

Jamais je n'ai rencontré dans les kystes du sein de ces corps mobiles, dont les bourses synoviales sont si souvent le siége. Lorsque la matière concrescible disparaît, si l'hématine n'abandonne pas le sérum, le kyste reste noirâtre et constitue le kyste séro-sanguin. S'il arrive, comme je l'ai vu souvent dans d'autres régions, que l'hématine disparaisse à son tour, on a les kystes séreux proprement dits. Quand le sérum est mêlé à la substance concrescible d'une manière assez intime pour donner lieu à une sorte de bouillie, on a une masse ou mucilagineuse et plus ou moins colorée suivant la proportion d'hématine conservée, ou bien une matière pultacée brune, roussâtre et plus ou moins homogène si la proportion de coagulum est restée considérable. J'ai observé tant de fois ces transformations successives des collections sanguines dans d'autres régions du corps, que j'aurais de la peine à ne pas les admettre comme probables ou au moins comme possibles ici.

Les kystes oléagineux qui datent de plusieurs mois sont encore moins susceptibles que les kystes séreux et les kystes séro-sanguins de se dissiper spontanément. Tout ce que j'ai dit du pronostic de ces derniers leur est également applicable. J'ajouterai même que les kystes mucilagineux sont encore plus rebelles aux ressources de l'organisme, à l'action des topiques, que les autres espèces. On se ferait donc tout à fait illusion en comptant sur la facilité de leur guérison sans l'intervention de la chirurgie. Comme ils n'ont par eux-mêmes rien de grave, il n'en est pas moins permis, lorsque les malades le désirent, d'attaquer ces kystes par les moyens locaux, tels que les pommades iodurées, les emplâtres fondants, les vésicatoires, après avoir prévenu, du reste, que de tels remèdes échouent presque toujours. Dès qu'on les a vainement essayés pendant quelques mois, il convient d'engager la femme à laisser sa tumeur tranquille si l'opération est pour elle une cause d'effroi trop grand; car si la tumeur continue de croître, s'il s'agit de guérir réellement, il n'y a qu'une opération chirurgicale qui puisse être raisonnablement conseillée.

L'incision de toute l'étendue du kyste suffit lorsque les parois en sont souples et vasculaires; avec la plaie tenue ouverte, on s'y prend ensuite de manière que toute la cavité morbide entre en suppuration. De là un travail et une cicatrisation analogues à ce que présente un large abcès ouvert et pansé à plat. Le séton serait à la fois moins sûr, moins commode et tout aussi douloureux. Les caustiques n'auraient de leur côté aucune sorte d'avantage.

L'aspect oléagineux du liquide et l'état légèrement tomenteux des surfaces font que les injections irritantes provoqueraient peut-être la suppuration plutôt qu'une phlegmasie franchement adhésive. Moins propres que les kystes séreux à subir le bourgeonnement nécessaire à la cicatrisation des surfaces purulentes, les kystes mucilagineux semblent justifier mieux que les autres l'extirpation de préférence à l'incision. On n'hésiterait pas du moins à choisir l'extirpation, si les parois de la tumeur étaient épaisses, lardacées ou ossifiées. On comprend, du reste, que la plaie alors soit infiniment plus favorable à une agglutination, soit immédiate, soit secondaire, qu'à la suite d'une fente pure et simple de toute la tumeur. Dans le premier cas, en effet, il s'agit de tissus sains, d'une véritable plaie simple, tandis que dans l'autre, on a une cavité ou séreuse, ou pseudo-muqueuse, dont les parois sont loin de se prêter aussi bien à une adhésion complète et immédiate, ou au travail inflammatoire que nécessite l'agglutination des plaies en général. L'extirpation des kystes est en définitive une opération prompte, moins douloureuse que les femmes ne se l'imaginent, qui n'expose par elle-même à aucun danger sérieux, et qui offre, sans contredit, le plus de sécurité.

Ce qui précède et tout ce que j'ai dit jusqu'ici des kystes, des kystes purulents, des kystes laiteux, des kystes séreux, des kystes mucilagineux, des kystes hématiques, etc., ne concerne que ceux qui sont essentiels, c'est-à-dire ceux qui se sont montrés sous forme de kystes dès le début. A l'occasion des tumeurs adénoïdes et de certains cancers, j'aurai à en parler de nouveau, mais alors ce sera à titre de complication, de kystes symptomatiques ou de dépendance de la maladie principale.

TABLEAU DE KYSTES DIVERS.

ANNÉES.	ESPÈCE.	AGE.	PROFESSION.	SIÉGE.	CAUSES.	TRAITEMENT.	COMPLICATIONS.	TERMINAISON.	SÉJOUR	OBSERVATIONS.
1830	séro-sang.	36	—	s. gauch	—	Extirpation.	—	Guérison.	—	Kystes nomb., datant de dix ans.
1836	hématique	27	domestique	id.	c. violent.	id.	Erysipèle.	id.	41 j.	
1837	—	15	—	s. droit.	chute.	—	—	Même état.	10 j.	Léger écoul. par un petit pertuis fistuleux.
1838	séreux	45	—	id.	—	Extirpation.	—	Guérison.	—	
»	séro-muq.	22	ouvrière.	—	—	id.	—	id.	—	Le kyste était rempli d'un fluide onctueux, grenu, avec petits grumeaux blanchâtres, d'un aspect oléagineux. Les parois du kyste étaient ossifiées.
1840	séreux	—	—	s. gauch	—	Ponction, inject. iodée.	—	id.	15 j.	
»	id.	—	—	id.	—	id.	—	id.	—	
1842	id.	28	domestique	id.	—	Pom.iod. pl., ponct. expl.	—	Même état.	10 j.	Nouv. kystes en 1843. Même trait. Guéris. Refus de se faire opérer.
1843	id.	—	—	id.	—	Ponct. et inj. proposées.	—	id.	—	
						Refus; caustiques...	—	id.	—	Opér. déjà de tum. adén. au même sein.
1844	—	53	journalière.	id.	—	—	Tenant au cartil.	id.	2 j.	Refus de se faire opérer.
1846	séreux	40	cuisinière.	s. droit.	—	Ponction, extirpation.	—	Guérison.	1 mois	
»	id.	44	domestique	—	—	—	—	id.	31 j.	
»	hématique	30	lingère	—	coup.	—	—	id.	47 j.	
1847	séreux	66	couturière.	s. droit.	—	Ponct., injection iodée.	—	id.	20 j.	
»	hématique	24	domestique	id.	coup.	Extirpation.	Erysipèle intern.	Mort.	50 j.	Tum. du poids de 1 kil., bosselée, élastique dans quelq. points, liquide dans d'autres. Se décompose en mamelons, lobules, granulations, granules.
1851	séreux	47	femme de chamb.	id.	—	id.	—	Guérison.	25 j.	Quelq. lobules ressembl. au tissu mam. Au microscope, M. Lebert trouve une hypertrophie mammaire.
1852	mélicériq.	43	—	s. droit.	—	Ponction, extirpation.	—	Guérison.	12 j.	Enveloppe fibreuse, mat. grisâtre, semblable à de la bouillie, d'une odeur fade, nauséeuse. Au micr., cristaux de cholestérine, cellules d'épith. pavimenteux et globules de graisse.

KYSTES LAITEUX.

20 ans, 2 enfants, nouvellement accouchée, volume énorme ; ponction, sortie de 10 livres de lait pur ; incision, guérison (obs. Scarpa).

38 ans, accouchée depuis un mois, sein droit ; ponction, sortie de 6 onces d'un coagulum blanchâtre mêlé à de la sérosité citrine ; guérison (A. Cooper).

Jeune femme, nourrice depuis 15 mois, sein droit du volume d'un œuf ; incision, sortie d'une matière jaunâtre (Dupuytren). Observation incomplète.

29 ans, accouchée depuis 2 mois ; incision, sortie de liquide semblable à du lait, enlèvement du kyste ; guérison (Jobert, observation publiée par M. Forget).

ARTICLE III.

TUMEURS ADÉNOÏDES.

Généralement confondues dans les traités de chirurgie et dans la pratique avec le squirrhe, avec l'encéphaloïde, et plus spécialement avec le cancer occulte, avec le squirrhe bénin, les tumeurs dont je vais tracer l'histoire n'ont pas été suffisamment étudiées jusqu'ici. Je les ai décrites il y a longtemps (1), sous le nom de *tumeurs fibrineuses*, et plus généralement dans mes leçons sous celui de *tumeurs fibreuses*, *squirrhoïdes* ou *adénoïdes*. M. Cruveilhier les a indiquées à son tour sous le titre de *tumeurs fibreuses*. A. Cooper les appelle *tumeurs mammaires chroniques*, et M. Vidal, comme la plupart des micrographes actuels, préfère le nom de *tumeurs par hypertrophie partielle* de la mamelle. Elles se développent dans le sein, et restent longtemps, si ce n'est toujours, distinctes des tumeurs dites cancéreuses, dont il importe de les séparer, avec lesquelles il est possible aujourd'hui de ne plus les confondre, et dont je cherchais déjà à les distinguer en 1824. Voici ce que j'en disais alors (2), en rendant compte des opérations pratiquées à l'hôpital de la Faculté.

OBSERVATION Ire. — Une malade opérée d'une tumeur du sein, le 13 du mois d'août 1824, et qui était guérie le 1er septembre, est restée, sans récidive, au moins jusqu'au mois d'avril suivant, époque où nous l'avons perdue de vue ; mais il est vrai que la tumeur enlevée, quoique d'apparence indurée, était cependant loin de présenter les caractères du squirrhe. « Il semble, disais-je alors, qu'il y ait ici dégénérescence ou transformation du tissu celluleux, et non une production nouvelle. En un mot, c'est un noyau fibro-celluleux endurci par le travail morbide ; en sorte que si nous ne nous trompons pas sur l'*utilité des distinctions que nous avons prescrit d'établir ailleurs* à l'occasion des tumeurs carcinomateuses, la malade dont il s'agit peut compter sur une guérison solide. »

Le fait suivant montre encore mieux comment je m'efforçais à cette époque de faire pénétrer l'analyse dans l'étude des cancers en général et des tumeurs de la mamelle en particulier.

(1) *Dictionnaire de médecine*, t. XIX.
(2) *Archiv. gén. de méd.*, t. XIII, p. 526.

OBSERVATION II. — La femme Dupuis, cuisinière, âgée de trente-cinq ans, grande, forte, ayant eu dans son enfance quelques glandes au cou, entre à l'hôpital des Cliniques le 17 janvier 1825, pour s'y faire traiter d'une tumeur qu'elle avait au sein droit depuis assez longtemps. Accouchée il y a vingt-deux mois, cette femme s'aperçut qu'elle avait dans la mamelle une tumeur du volume d'une amande, mobile et indolente. Un emplâtre de ciguë fut mis en usage, sans empêcher la tumeur d'augmenter de volume. Une nouvelle couche eut lieu il y a six mois, et à partir de là le sein augmenta rapidement de volume ; quinze sangsues furent appliquées sans amener d'amélioration ; on revint à l'emplâtre de ciguë, puis, dans l'espace de quinze jours, on appliqua de nouveau vingt-cinq sangsues à trois reprises différentes, ce qui, au dire de la malade, augmenta chaque fois les douleurs, ainsi que le volume de la tumeur. Arrondie, mobile, bosselée, d'apparence légère, cette tumeur *n'adhère point à la peau*, qui paraît saine partout. Elle offre le volume du poing et est quelquefois le siége de picotements ou de légers élancements. Les menstrues se sont maintenues à l'état régulier.

On procède à l'opération le 25 ; les bords de la plaie sont réunis par première intention ; le 30, sans que la plaie se décolle, il se fait une abondante suppuration par l'angle externe de la division ; le 31, il survient des frissons et de la fièvre. Le 1er février, un travail phlegmoneux s'est emparé de toute la région mammaire, et continue jusqu'au 10. Alors les accidents tombent, l'inflammation s'éteint en grande partie pour reparaître le 15. Elle gagne le sein gauche, au milieu duquel finit par s'établir un abcès au voisinage du mamelon. A partir de là, tout rentre dans l'ordre, la plaie de l'opération se cicatrise rapidement, et la malade sort de l'hôpital guérie, le 25 février.

Je l'ai revue à plusieurs années de distance, et il n'y a point eu de récidives.

La tumeur, formée de pelotons globuleux, était parfaitement indépendante des tissus naturels de la région. La plupart de ses bosselures *étaient élastiques*, comme *fibreuses ;* d'autres étaient ramollies en forme de gelée ou de bouillie légèrement caséeuse ; toutes étaient réunies par une trame fibrocelluleuse, et je qualifiais alors la nature du mal par l'épithète de *tumeur colloïde.*

§ I. — Généralités.

Ces tumeurs, qui ne sont point rares, puisque j'en résume ici près de 60 observations tirées de ma pratique et nettement diagnostiquées, sans compter celles, en grand nombre, dont je n'ai pas gardé de notes exactes, se montrent plus particulièrement chez les femmes non mariées, ou chez les femmes mariées restées stériles. De jeunes personnes âgées de 16 ans, de 18 ans, de 20 ans, de 25 ans, m'en ont offert d'assez nombreux exemples. J'en ai rencontré chez des femmes restées demoiselles à l'âge de 30 ans, de 36 et de 40 ans, de 60 et même de 72 ans. Des religieuses âgées de 45 et même de 55 ans m'en ont aussi présenté plusieurs cas. J'en ai vu chez des dames mariées qui n'avaient point eu d'enfants. Il n'en est pas moins vrai qu'on les observe aussi assez souvent chez des femmes qui sont devenues mères, et même chez celles qui se sont vouées à l'allaitement.

Sur 55 cas, je les ai vues 8 fois de 15 à 20 ans, 18 fois de 20 à 30 ans, 12 fois de 30 à 40, 15 fois de 40 à 50, 4 fois de 50 à 60, 3 fois de 60 à 80 et 1 fois à 85 ans, contrairement à l'opinion générale, qui veut que de pareilles tumeurs soient l'apanage presque exclusif de la jeunesse. Vingt de mes malades, du reste, avaient eu des enfants. Ainsi les célibataires n'y sont pas seules sujettes.

Quoiqu'il n'y en ait ordinairement qu'une, il n'est pas rare d'en rencontrer plusieurs chez la même femme, parfois même du même côté. Une dame qui me consulta en 1832 en avait les deux mamelles comme criblées, et les tumeurs, chez elle, égalaient cependant, pour la plupart, le volume d'un marron, d'une noix et même d'un œuf de poule. Plus souvent encore il en vient dans les deux seins successivement. Une malade que j'ai opérée en 1840 s'en était fait extraire une de l'autre mamelle dix ans auparavant. Une jeune personne que j'en ai débarrassée en 1846 en a vu récemment une seconde, puis une troisième, s'établir dans son autre mamelle. Chez une femme âgée de 45 ans, et non mariée, j'en ai trouvé une du volume d'un petit melon dans chaque sein, et qui s'étaient montrées quatre ans l'une après l'autre. En voici l'observation rédigée par l'élève de service.

OBSERVATION Iʳᵉ. — La nommée L. H..., âgée de quarante-cinq ans, d'une assez bonne constitution, entre à l'hôpital le 4 février 1846, pour une tumeur du sein gauche.

Il y a quatre mois que la malade s'est aperçue de sa tumeur qui avait probablement commencé depuis plus longtemps. En examinant l'autre sein, on y constate l'existence d'une tumeur semblable à celle du sein gauche, mais moins volumineuse, tumeur dont la malade ne s'était pas encore doutée. Voici les caractères que présente la tumeur du sein droit : On trouve au toucher des bosselures inégales ; dans l'intervalle des bosselures, il semble qu'il y ait de la fluctuation, des kystes remplis de liquide ; au contraire, à l'endroit des bosselures, on a la résistance de corps solides. Cette tumeur, sans adhérences avec les parties profondes, ni avec les téguments, est mobile ; elle glisse sous la peau, et est le siége de quelques douleurs, de quelques élancements. Elle a quelques uns des caractères du cancer ; mais des tumeurs encéphaloïdes ne seraient pas restées si longtemps sans contracter des adhérences avec la peau, et sans présenter de rougeur à leur sommet dans les points d'adhérence ; ce sont des tumeurs élastiques, des tumeurs fibrineuses ou adénoïdes. L'opération des deux seins fut faite le même jour. La malade, guérie sans accident, est sortie au bout de six semaines.

A gauche, la tumeur, lobulée, dense, élastique, solide partout, était d'une texture grenue, d'un gris rosé, dépourvue de suc d'aucune sorte, et libre de confusion avec le tissu mammaire. Celle de droite, douée des mêmes caractères dans l'une de ses moitiés, était ramollie dans l'autre moitié, au point de paraître formée d'un mélange de bosselures colloïdes, encéphaloïdes et même tuberculeuses. Pour le microscope, comme pour l'œil, elle ne contenait cependant point de matière cancéreuse. La guérison est d'ailleurs restée radicale jusqu'à présent (1853).

Si le *développement* des adénoïdes est ordinairement insensible et très lent, le contraire aussi se voit quelquefois. Une des malades que j'en ai débarrassées par l'opération avait vu sa tumeur égaler le volume d'un œuf d'autruche en moins d'une année. Tout en accordant qu'une fois arrivées à un certain développement, elles restent parfois stationnaires, il faut pourtant savoir qu'elles peuvent aussi continuer de croître, se ramollir sur certains points, finir même par s'ulcérer. A. Cooper croit qu'elles acquièrent rarement un grand volume ; mais il cite, en même temps que l'observation de Bond, un autre fait qui lui est propre, et d'où il résulte que, dans certains cas, elles peuvent arriver au poids de 5 à 600 grammes. A en juger par ma pratique, elles ne varient guère moins par le volume que les tumeurs de nature maligne. J'en ai observé un bon nombre qui sont restées longtemps ou indéfiniment réduites au volume d'une noix, d'une noisette, d'un marron, d'un petit œuf : j'en ai vu beaucoup aussi qui égalaient les dimensions d'un œuf de poule, d'un œuf d'autruche, d'un petit melon, et même d'une tête d'enfant ou d'adulte.

La *mobilité* des tumeurs adénoïdes est un de leurs caractères les plus constants, les plus manifestes ; excepté quand la mamelle est entourée d'une couche adipeuse épaisse, elles se déplacent et glissent avec la plus grande facilité au milieu des tissus, sous la pression du doigt. Ce fait, que je signalais déjà en 1824, devient si clair, qu'à lui seul il permet presque d'affirmer que le mal est une production nouvelle, et non pas une tumeur par transformation de tissus primitifs. En déplaçant ces tumeurs, on sent que nulle partie de la glande ne les suit, dans quelque direction qu'on les fasse rouler. Elles se distinguent par là d'une foule d'autres tumeurs qui tiennent réellement à la mamelle et dont j'aurai à m'occuper plus tard, ou dont j'ai parlé plus haut. Si A. Cooper et Bérard, qui ont aussi remarqué ce caractère, n'en ont pas moins continué de croire à l'union de la tumeur avec la glande mammaire, c'est que les tumeurs purement hypertrophiques ont été confondues par eux avec les véritables tumeurs adénoïdes.

Ils ont cru à tort, du reste, que ces tumeurs étaient toujours ou presque toujours sous-cutanées ; j'ai pu me convaincre, nombre de fois, par la dissection, qu'elles peuvent occuper presque indistinctement toutes les profondeurs et toutes les régions du sein. J'en ai trouvé de très volumineuses au milieu même de la glande, de telle sorte qu'il fallait diviser une couche épaisse de celle-ci pour arriver à celle-là, qui n'en reposait pas moins en arrière sur une autre couche glandulaire. Dans les cas même où la face antérieure de la tumeur se montre à nu sous les téguments, son kyste n'en est pas moins par le fond comme creusé entre les lobules sécréteurs écartés. Il est vrai néanmoins que les tumeurs adénoïdes existent quelquefois en entier entre la peau et la glande. J'ajouterai que, deux fois, je les ai trouvées dans le tissu sous-mammaire.

Je ne sais s'il serait possible de dire quelle est la région ou le point de la région du sein qui en est le plus souvent le siége. Pour les malades de mon tableau la tumeur s'est montrée 22 fois à droite, et 27 fois à gauche. Elle occupait les deux seins chez cinq femmes, et le côté n'a pas été noté pour l'autre.

Peut-être, mais je n'ai pas de notes précises à ce sujet, en ai-je trouvé un plus grand nombre au-dessus du mamelon qu'ailleurs près de la demi-circonférence supérieure et interne qu'en bas et en dehors. Cependant j'en ai observé de très volumineuses dans ce dernier sens, et, chez une femme qui en avait une énorme de chaque côté, elles étaient ainsi situées toutes les deux. Il ne me semble d'ailleurs exister aucune règle à cet égard. Une femme qui en avait été débarrassée d'un côté, et qui vint à l'hôpital s'en faire extraire une seconde du côté opposé, les avait eues dans deux régions différentes. Chez une jeune personne que j'ai opérée deux fois, celle du sein droit était en dehors et en bas, et celle du sein gauche à la partie interne ou sternale. J'en pourrais multiplier ainsi les exemples à l'infini.

M. Lebert se trompe évidemment en affirmant qu'elles ne se montrent guère qu'à la circonférence de l'organe. Le besoin de rapporter de telles tumeurs à l'hypertrophie de quelque lobule glandulaire a pu seul donner lieu à cette opinion que l'observation clinique dément tous les jours.

Quoique bosselées, inégales ou comme rugueuses à la surface, soit qu'on les explore en place, soit qu'on les examine après les avoir extraites, elles sont quelquefois assez régulières pour donner d'abord l'idée d'un kyste ou d'une tumeur de quelque autre nature. Il est vrai, d'un autre côté, que certains kystes sont entourés de bosselures assez manifestes pour faire croire à l'existence d'une tumeur adénoïde. J'avouerai même avoir commis deux ou trois fois cette méprise, qui est d'autant plus facile après tout que certaines bosselures des tumeurs adénoïdes sont susceptibles de se transformer en kystes d'aspect varié, ou de se ramollir à la manière des tumeurs encéphaloïdes.

§ II. — Anatomie pathologique.

Variables quant à leur limite, à leur consistance et à la manière dont elles sont unies aux tissus voisins, les tumeurs adénoïdes ont pour caractère commun d'être comme logées entre les éléments organiques sans en faire partie, de se comporter au milieu des organes à la manière de corps étrangers, et de ne ressembler tout d'abord à aucun des systèmes anatomiques naturels.

Le volume de ces tumeurs varie entre celui d'une noisette et celui d'une tête d'adulte (pl. III, fig. 1). Ordinairement un peu bosselées, irrégulières (pl. IV, fig. 2), élastiques, elles donnent quelquefois l'idée d'un ganglion lymphatique raréfié, hypertrophié. La coupe de quelques unes d'entre elles est légèrement lobulée, friable. D'autres ressemblent à d'anciennes concrétions de fibrine organisée, revivifiée (pl. III, fig. 2). La plupart, vues à l'œil nu, sont d'une texture assez ferme, assez homogène (pl. IV, fig. 3), pour rappeler à la pensée la constitution de la mamelle elle-même ou des tumeurs véritablement fibreuses. En les examinant avec attention, on voit, si l'on en prend des tranches séparées, qu'elles ont un aspect luisant, granulé (pl. IV, fig. 4) ou *grenu*. Il n'est pas possible d'en faire suinter, par la pression, le liquide lactescent du squirrhe ; elles n'ont ni l'homogénéité, ni la mollesse, ni l'aspect fongueux, filandreux ou vasculaire du tissu encéphaloïde. Si elles offrent l'élasticité, la ténacité ou la cohésion et la couleur grisâtre des tumeurs fibreuses, elles diffèrent de ce dernier tissu en ce qu'elles sont, en apparence du moins, dépourvues de fibres régulières, de trame comparable à un tissu quelconque de l'organisme normal.

Elles étalent, aplatissent, compriment ou écartent les tissus, sans les dénaturer ; il est le plus souvent facile de les énucléer, de les détacher sans rien détruire, de l'espèce de poche au sein de laquelle elles se sont développées. Sans cette particularité, on pourrait les confondre avec un lobule mammaire hypertrophié. C'est, en effet, au tissu granulé (pl. I, fig. 1) ou lobulé (pl. IV, fig. 1) de la mamelle que quelques unes d'entre elles ressemblent le plus ; mais leur indépendance entre les couches organiques naturelles est trop manifeste pour qu'on puisse ne pas incliner à les admettre comme produit de nouvelle formation.

Les micrographes les plus expérimentés, M. Mandl, M. Lebert

entre autres, auxquels j'en ai remis depuis 1840 un grand nombre,
n'y ont comme moi rencontré ni cellules cancéreuses, ni cellules
tuberculeuses, ni cellules purulentes. On n'y a trouvé d'abord que
les éléments du sang ou du tissu fibro-plastique. Depuis 1839,
époque où j'en avais donné la description dans le *Dictionnaire
de médecine*, M. Lebert (1) et d'autres sont arrivés à conclure
que ces tumeurs ne sont que du tissu mammaire hypertrophié.
Des culs-de-sac terminaux, isolés ou réunis en groupes, en forme
de grappe ou de feuille de chêne, et une proportion considérable
de cellules épithéliales, semblent en former la base. Pour le microscope, enfin, la tumeur adénoïde n'est qu'une hypertrophie
partielle des lobules de la mamelle.

Au point de vue pratique, il importe peu que la tumeur soit
de l'hypertrophie mammaire plutôt que la transformation d'une
matière exsudée ; mais je vois là une question d'anatomie
pathologique délicate à traiter. Selon moi, la création des
tumeurs en général est naturellement influencée, souvent modifiée par les milieux organiques voisins. Je l'ai dit il y a longtemps et je le répète, les formations accidentelles ont une
tendance manifeste à revêtir quelques uns des caractères de
l'organe qui en est le siége. Ainsi, dans la matrice, les tumeurs
deviennent réellement fibreuses, au point de pouvoir être confondues quelquefois avec le tissu utérin. Dans la prostate, les
productions morbides ont également beaucoup de ressemblance
avec le tissu de l'organe qui entoure la racine de l'urètre.
Il y a là, je crois, une loi très générale, qu'il serait important d'étudier dans ses applications. On dirait qu'avec la
matière plastique ou fibrineuse épanchée, qu'avec l'élément
fibro-plastique, chaque organe s'efforce d'assimiler à sa propre
nature, mais sans pouvoir y arriver complétement, les créations
pathologiques de son voisinage. De la sorte il n'y aurait de
tumeurs absolument fibreuses nulle part, pas même dans l'uté-

(1) *Maladies cancéreuses*, etc., p. 373.

rus. Le mieux alors serait d'accepter un mot nouveau qui pût s'appliquer au genre de productions dont je parle, quel qu'en soit le siége. J'accorde volontiers que le nom de *tumeurs fibrineuses*, indiquant un point de départ contestable, n'est pas plus à l'abri d'objections que celui de *tumeurs fibreuses*, indiquant un caractère qui manque presque toujours ; celui d'*adénoïde*, ne se rapportant qu'à la forme, m'a paru préférable.

Si les tumeurs adénoïdes offraient toujours le même aspect, les mêmes caractères physiques, à quelque période qu'on les examine, l'embarras serait moindre. Mais outre que, selon la période de leur développement, elles offrent une densité, une coloration assez variable, il m'a paru que, dès le principe, plusieurs d'entre elles étaient également assez différentes les unes des autres. J'en ai rencontré dont l'aspect *grenu* (pl. IV, fig. 1) rappelait assez bien la physionomie d'un chou-fleur à tissu très serré ou d'une grenade, lorsqu'elles avaient macéré quelque temps, ou lorsque la surface en avait été un peu éparpillée par le scalpel ou de simples pressions. Du reste, sous cette forme même, elles conservent une densité, une cohésion qui ne permet que difficilement d'en écraser les grains ou les lobules. Dans quelques autres cas, les lobules, les lamelles de la tumeur avaient quelque analogie avec le feuilleté du cervelet (pl. III, fig. 2), quant à l'adossement de leurs différentes couches, tout en conservant la résistance du tissu fibro-celluleux. J'en ai vu aussi qui étaient assez homogènes, quoique légèrement grenues, pour donner l'idée d'un lobe glandulaire, d'une sorte de glande artificielle (pl. V, fig. 1). Il en est enfin qui sont assez friables, assez semblables à une ancienne concrétion fibrineuse, assez molles encore pour se laisser écraser sans trop de peine entre les doigts. Quand elles acquièrent un grand volume, en vieillissant, il s'y forme quelquefois des kystes ; leurs lobes ou lobules sont susceptibles de se ramollir, de subir des transformations notables, transformations et changements sur lesquels j'aurai à revenir bientôt.

Les détails que donnent A. Cooper, A. Bérard, M. Warren, montrent que leurs *tumeurs mammaires chroniques* comprennent celles dont je viens de parler. Le nom qu'ils emploient a pu seul faire illusion, car que peut signifier ce nom, si ce n'est un reste de phlegmasie, d'engorgement de la mamelle? Or il est parfaitement évident que A. Cooper et les chirurgiens qui l'ont imité n'ont point entendu désigner une inflammation en décrivant la tumeur mammaire chronique. Hors de là, cependant, un pareil nom ne peut pas être conservé, attendu que toutes les tumeurs indolores du sein méritent aussi bien l'une que l'autre le titre de tumeur mammaire chronique.

A. Cooper et Bérard ont été frappés d'un fait; c'est que la tumeur dont ils traitent ressemble en partie au tissu de la mamelle, et qu'elle en a la teinte, la consistance, l'aspect inégal et bosselé. Ils ajoutent, mais à tort, qu'elle tient ordinairement par un pédicule plus ou moins épais, plus ou moins large, à quelque lobule de la glande, dont elle semble être la continuation. Si l'analogie entre le tissu de la mamelle et celui des tumeurs adénoïdes ne peut pas être absolument rejetée, il faut avouer néanmoins que l'identité des deux genres de tissu n'est évidente que par le microscope. D'ailleurs, s'il est vrai, comme je l'ai supposé plus haut, que l'organisme puisse approcher beaucoup, en fait de création nouvelle, de ce qui existe à l'état normal, on ne voit pas pourquoi des produits pathologiques ne revêtiraient pas, dans la mamelle aussi bien qu'ailleurs, les caractères de l'organe qui en est le siége, sans avoir fait pour cela partie intégrante de la glande, même au début.

Je me suis assuré un grand nombre de fois, par la dissection, de l'indépendance complète des tumeurs adénoïdes; il m'est arrivé si fréquemment de les isoler comme un lipome, comme un stéatome, comme un peloton fibreux de l'utérus, et de montrer qu'elles n'étaient unies aux tissus voisins que par simple juxtaposition, par agglutination ou par enchevêtrement des inégalités de leur surface, qu'il ne m'est point possible d'admettre comme un de leurs caractères essentiels le pédicule glandulaire dont on a parlé.

A cela près, tout, dans le tableau de A. Cooper, de M. Warren et de A. Bérard, se rapporte aux tumeurs dites fibrineuses, fibreuses ou adénoïdes. Seulement A. Cooper et Bérard paraissent avoir confondu, comme le fait aussi M. Lebert, les tumeurs adénoïdes avec les tumeurs purement hypertrophiques. En supposant que les tumeurs fibrineuses, les tumeurs fibreuses et les tumeurs mammaires chroniques, fussent, en effet, trois espèces distinctes au point de vue anatomique, il n'en est pas moins vrai, après tout, que, sous le rapport du diagnostic, de l'étiologie, du pronostic et de la thérapeutique, ce qui a été dit de l'une jusqu'à présent, par ces auteurs, s'applique tout aussi bien aux deux autres.

III. — Étiologie.

La cause des adénoïdes est restée jusqu'ici dans une obscurité profonde. Il en est à peu près de même de leur nature. Étudiant les transformations que peut subir le sang, arrêté ou épanché dans les organes, je me demandais, en 1833, dans mon mémoire sur les contusions, si certaines tumeurs de la mamelle n'auraient pas quelquefois pour point de départ un grumeau, un noyau de fibrine ou de matière plastique. Aujourd'hui, il n'est plus douteux pour moi que de l'albumine, du lait, du pus, du sang coagulé entre les tissus vivants puissent servir de point de départ à diverses sortes de tumeurs. J'ai vu, entre autres, dans une articulation fémoro-tibiale, des pelotons de pus concret en voie évidente d'organisation, de vascularisation, à la surface des cartilages. J'ai rencontré dans la mamelle même des grumeaux d'albumine en forme de foyers concrets, et déjà garnis de vaisseaux indépendants des vaisseaux même de la glande. Il m'a été si facile de suivre, dans le sein comme ailleurs, les différentes phases que peuvent subir les caillots sanguins ou les matières exsudées, dans leur transformation, que je n'hésite point à donner comme positive l'existence de tumeurs ayant pour principe une concrétion hématique, albumineuse ou purulente. Sachant, d'un autre côté, que la plupart des malades s'en prennent à un coup, à une contusion, à une pression, à un froissement, je me suis laissé entraîner à l'idée que c'était là une des causes les plus ordinaires des adénoïdes du sein.

Ainsi sur 58 exemples, je vois 34 femmes attribuer leur mal à un coup, sans compter celles qui peuvent l'avoir oublié, ou qui n'y ont pas fait attention.

Par sa forme, par sa position, par ses fonctions, par les vêtements qui l'avoisinent, la mamelle est, du reste, exposée à des froissements, des pressions, des contusions, des violences d'espèces si variées, que l'impossibilité d'une pareille cause serait difficile à établir. Remarquant aussi que chez les femmes mal réglées, chez les femmes non mariées plutôt que chez les autres, les seins sont quelquefois le siège, à de certaines époques, de congestions sanguines, de véritables ecchymoses, j'ai supposé que de petits épanchements hématiques pouvaient s'établir spontanément dans le parenchyme ou à la surface de la mamelle. Serait-ce aller trop loin que de trouver là une coïncidence favorable à mon hypothèse, en ajoutant que c'est en outre chez les femmes à menstruation pénible ou irrégulière, plutôt que chez les autres, qu'on observe les tumeurs adénoïdes?

Du reste, cette supposition approche maintenant de la démonstration. Ainsi par l'analyse chimique on n'a trouvé, dans les tumeurs que j'appelle hématiques, que les éléments du sang ou de la fibrine; plusieurs de ces tumeurs, examinées au microscope, ont offert comme base de leur structure les éléments de la fibrine, si bien que M. Lebert leur a consacré un article spécial (1) dans sa *Physiologie pathologique*. Si donc l'origine hématique ou albumineuse de quelques unes des tumeurs concrètes du sein ne peut plus être révoquée en doute, il ne resterait plus qu'à voir si toutes les tumeurs adénoïdes ou si quelques unes d'entre elles seulement viennent de cette source.

(1) Tome II, p. 83-97.

Envisagée de la sorte, la question ne laisse pas que d'offrir encore assez de difficultés.

S'il est à peu près démontré maintenant aux yeux de quelques uns que le sang, l'albumine, le pus, le lait, etc., soient susceptibles, une fois épanchés, de subir des dégénérescences, des transformations diverses, on cesse bientôt d'être d'accord, quand il s'agit de savoir si telle ou telle tumeur, dont l'évolution est très avancée, vient réellement de cette source plutôt que de toute autre. Soutenant pour la première fois en 1833 que les grumeaux des kystes du poignet, de même que les corps mobiles des cavités articulaires, ne sont souvent que des concrétions hématiques ou de matière plastique, je ne suis arrivé à rendre cette opinion plausible qu'en faisant voir les phases diverses de chaque production morbide depuis sa naissance jusqu'à son état complet. Ayant eu l'occasion de montrer dans un dépôt hématique encore récent un caillot morcelé, déjà réduit en fragments en partie décolorés; ayant trouvé dans un autre cas, où le mal datait d'un peu plus loin, des fragments plus durs, plus lisses, offrant sur quelques points l'aspect de cartilages ou de corpuscules libres, en même temps que le reste de leur substance conservait les caractères du sang ; ayant pu constater enfin, à une période plus avancée, dans une poche hématique, des caillots de fibrine bien reconnaissables, en même temps que des corps ou des grains dits cartilagineux , il cessa d'être possible pour moi de conserver des doutes.

Au surplus, la mamelle se prête moins que beaucoup d'autres organes à l'étude de pareilles productions. La densité de son tissu, ses propres fonctions, empêchent d'y suivre aisément l'évolution des diverses exsudations dont elle peut être le siége. J'ai vu nombre de fois des dépôts sanguins, suite de contusions, présenter dans le sein, soit du sang liquide, soit du sang coagulé, soit des grumeaux de fibrine isolés et friables, soit des concrétions fibrineuses solides, sèches ou humides; j'y ai observé aussi des pelotons, des masses déjà vascularisées et vivantes se confondant par juxtaposition, par agglutination, avec les tissus naturels ; j'y ai trouvé enfin, longtemps après l'accident, des tumeurs fibrineuses d'une part, et dans certains points les caractères non douteux d'une concrétion évidemment sanguine de l'autre. Quand on remarque, en outre, que la plupart des tumeurs doivent résulter de l'exsudation de quelque matière venue des liquides, il paraît tout simple d'admettre que certaines tumeurs bénignes du sein soient primitivement de nature hématique ; mais il n'en est pas moins vrai qu'à leur état de développement complet, plusieurs de ces tumeurs ont une organisation et des caractères tels, que beaucoup de praticiens restent et peuvent rester dans le doute à cet égard.

Si les tumeurs adénoïdes étaient de simples hypertrophies partielles, elles devraient, il me semble, se continuer dans tous les cas par un pédicule quelconque avec la mamelle proprement dite ; plus la tumeur a de volume, plus son pédicule devrait être gros, évident, solide. Une tumeur qui égale parfois en dimension deux têtes d'adulte, qui offre plus de masse qu'une mamelle à l'état de lactation, pourrait-elle exister si elle n'était qu'un lobule glanduleux hypertrophié, sans avoir un énorme pédicule, sans une ou plusieurs racines formées de vaisseaux, de nerfs et surtout de conduits galactophores également hypertrophiés ? Or il est certain que la dissection la plus attentive n'a jamais démontré de continuité de ce genre entre ces sortes de tumeurs et le tissu mammaire ; j'ai pu m'assurer au contraire, avant et après l'opération, de leur entière indépendance dans presque tous les cas.

Si l'on objectait que les lipomes, par exemple, qui sont bien le résultat de simples hypertrophies, existent souvent aussi sans racine, sans pédicule manifeste, je répondrais que, sous ce rapport, la graisse, substance purement accessoire, presque inerte dans l'organisme, ne peut point être comparée à la mamelle, organe essentiel, des plus complexes quant à sa texture, des plus élevés dans l'ordre fonctionnel.

L'analogie, si l'on veut même l'identité de composition , soit à l'œil nu , soit au microscope, ne me paraît pas de nature à détruire tous les doutes. Est-ce que les corps fibreux de l'utérus ne sont pas semblables presque de tous points, à l'œil nu comme au microscope , au tissu de la matrice? Personne cependant, si ce n'est M. Lebert (1), n'a songé, depuis les travaux de Bayle, à en faire des hypertrophies partielles , à leur contester le titre de corps indépendants, de productions accidentelles.

Il y a plus, c'est que la mamelle, susceptible en effet d'hypertrophie partielle (page 240), donne alors naissance à des tumeurs très différentes des tumeurs adénoïdes véritables. Peut-être même l'opinion que je réfute tient-elle en grande partie à ce que, comme A. Cooper, comme A. Bérard , M. Lebert et la plupart des micrographes confondent sous le même titre les hypertrophies réelles et les tumeurs adénoïdes proprement dites, au lieu d'admettre là deux classes de tumeurs parfaitement distinctes, tout aussi distinctes que peuvent l'être les corps fibreux et les polypes par hypertrophie du tissu utérin dans la matrice.

La question, au surplus, a peu d'importance pour le praticien, et je ne l'ai discutée ici que pour engager ses partisans à la résoudre d'une manière plus nette au point de vue scientifique, tout disposé que je suis d'ailleurs à l'accepter, si l'on vient à l'établir sur de bonnes raisons.

Soutenir *à priori* , comme M. Cruveilhier, et d'après le témoignage du microscope, comme M. Lebert, que du sang, de la lymphe, etc., épanchés, il ne peut jamais résulter de tumeur à organisation réelle, me paraît tout à fait incompatible avec le résultat de la saine observation.

Le microscope montre bien que dans les tumeurs bénignes du sein il n'y a point de cellules cancéreuses ; que toutes ces tumeurs sont formées par des éléments homœomorphes, par des

___

(1) *Compte rendu de la Société de biologie*, t. IV, p. 68.

cellules épithéliales, ou, tout au plus, par les globules ou les fibrilles de l'élément fibro-plastique; mais les micrographes qui se sont le plus occupés de ces matières sont loin d'être là-dessus tout à fait du même avis. Il y a trop de dissidences entre les observations de M. Gluge, telles qu'il en a fait sous mes yeux à Paris, en 1839, et celles de M. Müller d'une part, entre les observations de M. Vogel et celles de M. Lebert de l'autre ; la manière de voir de M. Donné et de M. Mandl sur certaines formes de globules, soit de certains liquides, soit de certains solides organiques, n'est pas assez identique non plus, ainsi qu'on le verra au chapitre des cancers, pour que les praticiens puissent, dès à présent, accepter les données du microscope comme base essentielle dans la détermination des tumeurs du sein.

Il résulte de ces détails néanmoins, que les tumeurs adénoïdes du sein reconnaissent, au moins dans un certain nombre de cas, l'épanchement d'un grumeau de matière plastique ou de fibrine pour causes premières, et que, la formation de ce premier noyau une fois admise, il est permis de croire à des nuances diverses dans la forme et l'aspect des tumeurs, quoiqu'elles aient peut-être une origine semblable. En supposant que certaines d'entre elles naissent d'une manière différente, toujours est-il qu'elles offrent une extrême analogie au point de vue de leurs caractères généraux, de la séméiologie, du pronostic et de la thérapeutique. C'est par suite de cette dernière considération, et pour éviter les embarras qui résulteraient d'opinions variées sur la nature primitive du mal, que j'ai proposé l'épithète d'adénoïde comme préférable à toute autre. Je comprends sous ce nom les tumeurs fibrineuses, les tumeurs fibreuses et une partie des tumeurs mammaires chroniques des auteurs, qui ont toutes, en effet, quelque chose de l'aspect glandulaire au premier coup d'œil ; mais j'en éloigne les tumeurs hypertrophiques réelles. Ce nom a ainsi l'avantage de laisser intacte la question étiologique, et de n'exposer à aucune discussion relativement à la nature matérielle de la tumeur.

§ IV. — Diagnostic.

Lors de la discussion suscitée à l'Académie de médecine par
M. Cruveilhier, en 1844, plusieurs praticiens soutinrent que les
tumeurs bénignes du sein ne peuvent point être distinguées des
tumeurs malignes : c'est une erreur. Même en admettant, pour
un moment, que toute tumeur puisse devenir un cancer, cela
n'empêcherait nullement de pouvoir les distinguer, et n'autori-
serait point à les confondre, car on ne peut pas nier qu'à de certaines périodes au moins, les tumeurs adénoïdes ne diffèrent
notablement des tumeurs cancéreuses proprement dites.

Une tumeur dans le sein n'a d'abord rien qui porte à supposer
plutôt un squirrhe, un encéphaloïde, une masse colloïde, ou
même un kyste et un lipome, plutôt qu'une tumeur adénoïde, et
vice versâ. Toutes ces espèces de tumeurs, en effet, sont souvent
attribuées par les femmes au même genre de causes, à un coup,
à un froissement, à une violence extérieure quelconque. Nombre
de malades ne s'en sont aperçues que par hasard, et ne peuvent,
en aucune façon, préciser la date du mal dont elles se plaignent.
L'âge, la constitution, l'état social, les habitudes, le régime de vie,
ne sont également que d'un faible secours dans la détermination à
prendre en pareil cas. Si les tumeurs adénoïdes ont plus souvent
lieu chez les femmes non mariées ou stériles que chez les autres,
de telles conditions ne mettent point les mêmes femmes à l'abri
des tumeurs cancéreuses ou des kystes.

Les caractères physiques du mal ne laissent pas à leur tour
que de faire naître d'assez grandes difficultés dans quelques cas.
La tumeur adénoïde, ordinairement bosselée, élastique, dure,
indolente, ne diffère pas sous ce point de vue de certains squirrhes, de certaines masses encéphaloïdes ou colloïdes, de certains
kystes à parois épaisses, d'une manière assez tranchée pour mettre
le praticien à l'abri de toute méprise. Mais il existe d'autres
caractères que les tumeurs adénoïdes présentent à peu près
seules, et qui, soit par eux-mêmes, soit par leur association,

permettent presque toujours de ne confondre cette classe de tumeurs avec aucune autre.

Ainsi, qu'elle soit superficielle ou profonde, petite ou volumineuse, récente ou ancienne, située au centre ou au pourtour de la région mammaire, la tumeur adénoïde jouit d'une mobilité qui lui est propre. Qu'on la presse entre deux doigts sur un plan un peu solide, contre les parois de la poitrine en particulier, sur une côte, je suppose, et l'on s'assurera facilement qu'elle se déplace à la manière d'un noyau de fruit, d'un corps étranger, dans toutes sortes de directions, sans entraîner aucun des lobules de l'organe mammaire avec elle. Nulle autre espèce de tumeurs ne m'a offert une mobilité semblable. Le squirrhe n'est jamais isolé dans le sein ; il se continue toujours par quelques branches, par quelque racine, par quelque traînée, avec le tissu mammaire, et il ne se déplace sous la pression qu'à la manière d'une masse, d'une portion même de la glande. Le squirrhe semble en général comme fixé à la peau, tantôt par quelques filaments, tantôt d'une manière intime, tandis que les tumeurs adénoïdes restent indépendantes de cette enveloppe jusqu'à la fin.

Les tumeurs encéphaloïdes induiraient plus facilement en erreur ; seulement il est si rare qu'elles n'atteignent pas en peu de mois un certain volume, elles se développent avec tant de promptitude comparativement aux tumeurs adénoïdes, elles revêtent si vite la forme globuleuse, elles tardent si peu à proéminer du côté de la peau et à compromettre l'état normal de cette membrane, comme aussi à se ramollir, à s'approprier les couches organiques voisines, qu'il n'est guère possible de les confondre avec les tumeurs adénoïdes. En s'amincissant sur l'encéphaloïde, la peau se confond toujours avec lui par quelques points, ce qui n'a que rarement lieu pour la tumeur adénoïde.

Ce que je viens de dire des tumeurs encéphaloïdes s'applique aux tumeurs colloïdes. La confusion des tumeurs tuberculeuses avec le tissu mammaire ressemble trop à celle des squirrhes pour que je m'y arrête. Dues à un travail phlegmasique incomplet, ou bien à l'exsudation de matières, soit tuberculeuses, soit purulentes, les tumeurs tuberculeuses semblent, aussi bien que le squirrhe, s'être approprié une portion de la mamelle qu'elles entraînent dans les mouvements qu'on leur imprime. D'ailleurs, comme les tumeurs encéphaloïdes, les tumeurs tuberculeuses du sein ont une marche, subissent des transformations, des ramollissements que ne présentent point aux mêmes périodes les tumeurs adénoïdes. Avec les cancers, la constitution, la santé générale s'altèrent bientôt, et les ganglions du voisinage s'engorgent; avec les tumeurs adénoïdes, rien de semblable ne se voit.

Lorsque les kystes bénins ont acquis de certaines dimensions et que la fluctuation y est évidente, nulle méprise ne paraît possible. Comme ils sont ordinairement réguliers à l'extérieur, on ne voit pas d'abord en quoi ils pourraient donner l'idée d'une tumeur adénoïde. Il m'est arrivé cependant plusieurs fois, deux fois entre autres, de commettre une erreur de ce genre.

Madame D..., rue Bourtibourg, vint me consulter, en 1843, pour une tumeur du sein gauche, datant d'une dizaine d'années; cette tumeur, du volume d'un œuf de poule, un peu aplatie, était bosselée, élastique, indolente, et située profondément dans le tissu mammaire, à quelques centimètres en dehors du mamelon. Je crus à une tumeur adénoïde; l'opération fut commencée dans cette supposition, et l'erreur ne fut constatée qu'au moment où un sac contenant deux cuillerées environ de sérum jaunâtre vint à être fendu par l'instrument.

L'erreur ici tint à deux causes: 1° à ce que l'idée d'un kyste ne m'étant point venue d'abord, l'exploration de la tumeur n'avait pas été assez attentive; 2° à ce qu'étant profondément situé, le kyste se trouvait entouré de parois épaisses, indurées, bosselées à l'extérieur, comme les tumeurs adénoïdes. Mais il est indubitable que si je m'étais mieux appliqué à rechercher la fluctuation d'une part, et la mobilité de la tumeur de l'autre, une telle méprise ne serait point arrivée. J'ajouterai que madame D..., qui se porte assez bien aujourd'hui (1853), avait une

gorge volumineuse, et se trouvait douée d'un certain embonpoint.

En 1847, je suis tombé dans la même faute à l'hôpital même.

Une femme âgée de trente-deux ans, non mariée, entre à la
Clinique pour une tumeur qu'elle a dans le sein gauche depuis
un grand nombre d'années, et qu'elle rapporte à un coup. Cette
tumeur, qui ne dépasse pas le volume d'un marron, qui a la
forme d'une amande, me paraît bosselée, mobile, inégale,
comme les tumeurs adénoïdes, et le diagnostic m'en paraît si
facile, que je m'en tiens à une exploration assez légère. L'opération n'en prouva pas moins qu'il s'agissait d'un petit kyste
contenant environ une cuillerée à café de sérum noirâtre, et dont
les parois étaient, comme dans le cas précédent, épaisses, denses
et inégales.

De pareilles méprises n'ont rien de malheureux, sans doute,
puisque l'opération nécessaire n'est ni plus difficile, ni plus
grave dans la seconde supposition que dans la première; mais
elles doivent certainement être attribuées à de l'inadvertance,
au défaut d'un examen suffisant, bien plus qu'à la nature des
choses.

Au demeurant, quand on trouve chez une femme encore jeune,
mariée ou non, ou bien chez une demoiselle, quel qu'en soit l'âge,
chez une femme mariée qui n'est jamais devenue enceinte, chez
des femmes qui jouissent d'ailleurs d'une bonne santé, ou dont
la santé n'a été troublée que par quelque dérangement des
fonctions utérines, une tumeur du volume d'une noisette à un
œuf de poule, dure, élastique, un peu inégale, ordinairement
indolente, mobile, nettement, complètement mobile, au point de
pouvoir être facilement déplacée au milieu des tissus, on peut
déjà dire qu'il s'agit d'une tumeur adénoïde.

Le doute ne sera plus guère permis, si l'on apprend, en
outre, que cette tumeur date de loin, s'est développée soit à
la suite d'un coup, soit sans cause appréciable; que son accroissement s'est fait avec lenteur, sans inflammation; qu'elle est

restée une ou plusieurs années sans paraître augmenter notablement de volume, et qu'elle n'est le siège d'aucun battement, d'aucun élancement. La conviction devra être entière, si à tous ces caractères on peut ajouter que la tumeur, quoique ancienne, n'est le siège d'aucune fluctuation, qu'elle conserve toute sa mobilité sans avoir contracté d'adhérence, soit avec la peau, soit avec la couche sous-cutanée, soit avec le tissu mammaire, et qu'elle ne se complique point d'engorgement des ganglions lymphatiques voisins.

Quelques cas, sans doute, laisseront encore l'esprit en suspens. Ainsi, certaines tumeurs adénoïdes sont d'abord si petites et restent si longtemps petites, qu'on court risque de se tromper en voulant les caractériser d'abord d'une manière positive. D'autres, qui sont parfois le siège ou la source de douleurs, d'élancements, de rayonnements assez vifs, peuvent donner l'idée d'un névrôme. A une période plus avancée, la tumeur adénoïde offre quelquefois un volume assez considérable, des bosselures assez notables, assez proéminentes pour que la peau qui les recouvre s'amincisse, rougisse, soit sillonnée de capillaires veineux, au point de leur donner la physionomie de certaines tumeurs encéphaloïdes Il se peut aussi que des kystes de dimensions variables s'établissent dans une ou plusieurs des bosselures de la tumeur, de manière à rendre un diagnostic précis à peu près impossible.

Il n'en est pas moins vrai que, même dans ces cas exceptionnels, on peut encore, avec de l'habitude et de l'attention, distinguer la tumeur adénoïde, et des kystes proprement dits, et des tumeurs cancéreuses de la mamelle. Les toutes petites tumeurs qui durent depuis longtemps, qui ne sont pas le siège ordinaire de douleurs vives, qui sont parfaitement mobiles, appartiennent à la classe des tumeurs adénoïdes, et non à celle des névrômes, qui, sans compter leur douleur caractéristique, se continuent toujours avec quelques lamelles ou quelques filaments des tissus normaux, ni à celle des nodosités, des indurations mammaires, qui ont pour caractère de faire en quelque sorte partie des lobules glandulaires. Quant à ce qui est des tumeurs avec kystes, avec bosselures plus ou moins ramollies, on saura qu'elles sont de nature adénoïde, en remarquant que, malgré leur ancienneté, la santé générale n'en a nullement souffert, qu'elles conservent leur mobilité entière du côté de la glande, que les bosselures fluctuantes sont ordinairement multiples, que le tout n'en a pas moins pour base une masse élastique, concrète et inégale sous la peau.

Voici l'exemple d'une des plus petites que j'aie enlevées.

OBSERVATION II. — *Tumeur adénoïde du sein gauche. Extirpation : guérison.*

Sophie, trente-six ans, couturière, entre le 20 septembre 1842 à la Charité pour une petite tumeur qu'elle porte au sein gauche.

Cette tumeur, dit la malade, date de douze ans. D'abord grosse comme un pois vert, elle est restée longtemps dans cet état : ce n'est guère que depuis dix-huit mois qu'elle a commencé à croître.

Aujourd'hui nous voyons une femme faible, maigre, à chairs flasques, à teint plombé, jaunâtre ; la tumeur, du volume d'une grosse noisette, siège à la partie supérieure externe du sein gauche ; elle est dure dans toute son étendue et parfaitement mobile sous la peau : les ganglions voisins sont dans leur état normal. On procède à l'opération le 23 septembre.

La tumeur est d'abord assujettie et tenue fixe par des aides ; une incision oblique est pratiquée dessus, puis elle est saisie avec une érigne, disséquée, et enlevée en totalité. C'est une petite tumeur à tissu homogène, à coupe grenue et luisante, dépourvue de suc lactescent, bien distincte du tissu mammaire.

24. La nuit a été assez bonne ; la malade a éprouvé un peu de douleur dans le sein.

25. L'appareil est levé : la plaie présente un bon aspect, la suppuration commence.

La malade n'éprouve rien de particulier pendant les jours suivants ; le 2 octobre, elle se plaint de maux de cœur, de bâillements répétés ; elle est agitée, elle dort peu. La plaie ne présente rien d'inquiétant, la suppuration est assez abondante.

Peu à peu la suppuration se ralentit ; la plaie, qui marche vers la cicatrisation assez lentement, est entièrement fermée au milieu d'octobre. La malade sort guérie le 3 novembre.

Certaines tumeurs adénoïdes donnent de prime abord l'idée d'une masse lisse, régulière. Cela tient à ce que les tissus ambiants se sont en quelque sorte moulés sur leurs anfractuosités, en s'étalant comme pour leur former un sac. C'est alors que l'idée d'une fluctuation, qui manque en réalité, pourrait se présenter à la pensée ; mais que l'on tienne soigneusement la tumeur appliquée contre un point fixe de la paroi thoracique, qu'on l'explore à l'aide de pressions perpendiculaires attentives ; qu'on la déplace, qu'on la saisisse par les différents points de son contour ou de sa surface, et l'on finira par se convaincre qu'elle n'est pas fluctuante, qu'elle est en réalité plus ou moins bosselée ; et, lors même qu'il sortirait de la sérosité par le mamelon, comme dans le cas suivant, il se peut qu'elle soit solide, qu'elle ne contienne pas de kyste.

Si l'on ajoute qu'examinées hors du sein, à la dissection, à l'inspection purement anatomique, ces tumeurs ont des caractères tout différents de ceux des tumeurs cancéreuses ; qu'elles ont souvent l'aspect homogène du ganglion lymphatique hypertrophié, ou la physionomie granulée ou grenue du foie ; que dans certains cas elles offrent la teinte et quelquefois la densité du tissu mammaire ; que leur extérieur, toujours plus ou moins bosselé et non pas simplement anfractueux comme dans le squirrhe, est parfois lobulé, presque lacinié même à la manière du chou-fleur ; qu'elles ont d'autres fois les apparences d'un corps fibreux ou d'une concrétion organisée ; si l'on réfléchit qu'examinées au microscope, elles ne présentent que des éléments homœomorphes, que des globules, des cellules, des vésicules analogues aux éléments, aux globules, aux cellules, aux vésicules qui entrent dans la composition, soit de la glande, soit des exsudations venant du système vasculaire ou des tissus de la région mammaire ; si l'on remarque enfin que ces tumeurs ne contiennent généralement ni cellules, ni noyaux cancéreux, ne sera-t-on pas forcé d'accorder qu'elles forment une classe de tumeurs tout aussi différentes des cancers que des kystes ?

OBSERVATION III. — *Tumeur adénoïde du sein gauche ; sérosité par le mamelon. Détails microscopiques.*

Deldine, trente-quatre ans, entre le 20 janvier 1848 salle Sainte-Catherine, n° 15.

Cette malade, d'un tempérament sanguin, a toujours joui d'une bonne santé ; bien réglée depuis l'âge de quatorze ans, elle a eu trois enfants dont un seul survit, et n'a jamais nourri.

Il y a trois ans, la malade reçut un coup sur le sein gauche. Dix-huit mois après elle s'aperçut qu'elle portait en cet endroit, en dehors et en bas, une tumeur grosse comme une noisette. qui, dans les premiers temps, occasionna quelques douleurs. Un médecin ordonna des frictions avec une pommade iodée ; ce traitement fut discontinué au bout de six semaines, sans avoir amené de diminution dans la tumeur. Accouchée au mois de janvier, l'an dernier, la malade vit s'écouler par le mamelon une sérosité limpide et jaune roussâtre ; depuis ce temps, la tumeur augmenta lentement de volume.

Aujourd'hui la tumeur est grosse comme un petit œuf de poule, ferme, inégale, un peu bosselée ; n'adhérant point à la peau, qui n'a pas changé de couleur, elle est mobile, et présente comme une trainée fibreuse qui s'étend vers l'aisselle. Le mamelon laisse encore suinter le liquide dont nous avons parlé.

23 janvier. L'extirpation de la tumeur est pratiquée, au moyen d'une incision semi-lunaire ; deux ou trois ligatures sont faites. (Pansement simple, un peu de charpie dans l'angle inférieur de la plaie. Deux bouillons, deux potages.)

26. Hier à midi, fièvre qui s'est prolongée presque toute la nuit. Ce matin, le pouls est encore large et plein, un peu fréquent ; la face est colorée et les yeux sont animés ; les pièces du pansement sont imbibées de sang. L'appareil n'est pas levé ; on met seulement par-dessus des compresses pour l'absorption du sang. (Bouillons, potages, limonade tartrique, potion laudanisée.)

27. La journée a été bonne et la nuit de même. L'appétit est revenu ; on continue la même prescription.

28. Pansement : la plaie est vermeille ; on introduit dans sa cavité un bourdonnet de charpie pour empêcher ses lèvres de se recoller avant le fond ; pansement simple, compression modérée.

31. La plaie va bien, la suppuration s'établit. (Eau de Sedlitz.)

2 février. On cesse de mettre un bourdonnet de charpie dans la plaie, qui ne suppure pas beaucoup ; on continue la compression modérée pour affronter les chairs, et la malade est mise à deux portions.

6. Le peu de suppuration qui existait a cessé ; la plaie tend à se réunir ; la malade continue à offrir un état très satisfaisant.

Je trouve dans mes notes ce qui suit sur la tumeur de cette malade.

Tumeur dure, sous forme de plaque sous-cutanée, roulant sous la peau sans y adhérer, tenant à la mamelle par un mince pédicule celluleux.

La coupe de la tumeur montre un tissu qui ressemble au tissu du corps thyroïde hypertrophié ; il a un aspect glanduleux.

Une coupe mince du tissu, à un faible grossissement (30 diamètres), montre des lobules glandulaires bien distincts, couverts de granulations régulièrement disposées à leur surface.

A 500 diamètres, on ne trouve que des globules assez petits, munis d'une enveloppe et d'un noyau, de forme ronde, sans granules à l'intérieur. Les globules ont un diamètre de $0^{mm},02$; leur noyau n'a que $0^{mm},005$. Cette forme des lobules paraît être celle qu'on rencontre normalement dans la glande mammaire.

J'ai depuis revu plusieurs fois cette femme, qui n'a pas eu de récidive.

§ V. — Pronostic.

Beaucoup de chirurgiens, le plus grand nombre peut-être, se demandent encore, quand ils ne jugent pas avec les anciens la question décidée par l'affirmative, si les tumeurs que je décris sous le nom d'adénoïdes ne sont pas tout simplement des cancers à leur première période, à leur premier degré, des squirrhes bénins, des cancers occultes ou à l'état d'incubation. Il suffit, sans aucun doute, d'énoncer une pareille question pour en faire sentir toute la gravité. Examinons-la donc sous ses principaux points de vue.

L'observation clinique est invoquée ici par tout le monde. Les partisans de la transformation soutiennent avoir vu maintes fois les tumeurs bénignes devenir de véritables cancers à la longue. M. Martin-Solon, appuyé par Blandin, fit connaître en 1844 (1) l'observation d'une tumeur ainsi transformée en encéphaloïde, et chez une femme âgée de quarante-cinq ans qui avait porté sa tumeur à l'état bénin pendant près de vingt ans; des faits du même genre furent indiqués par plusieurs autres médecins ou chirurgiens, par M. Roux en particulier.

A cette première preuve, on peut objecter deux choses : 1° Rien ne démontre la nature bénigne de la tumeur dans la première période de son histoire ; 2° rien ne prouve non plus absolument qu'elle fût de nature encéphaloïde, quand on en a fait l'extirpation. Dire que les femmes avancées en âge, que les femmes mariées et fécondes, sont plus souvent atteintes de cancers que de tumeurs bénignes, n'autorise pas à en conclure que les tumeurs bénignes deviennent des cancers chez cette classe de femmes. Des tumeurs adénoïdes sont d'ailleurs restées bénignes jusqu'au bout, mes observations le démontrent, chez une foule de

(1) *Bulletin de l'Académie*, t. IX, p. 330.

femmes mariées, mères de plusieurs enfants. S'il est vrai que des tumeurs d'apparence bénigne aient pris les caractères du cancer à un âge plus avancé, après la cessation des règles, par exemple, il ne s'ensuit nullement que ces tumeurs fussent primitivement de nature adénoïde ; il se peut que des tumeurs de nature cancéreuse dès le principe ne se démasquent tout à fait, ne montrent leur malignité, qu'après un laps de temps considérable.

Ceux qui raisonnent ainsi n'ont point tenu compte des distinctions établies par l'anatomie pathologique entre les différentes sortes de tumeurs. Prenant pour guide les résultats thérapeutiques, ils considèrent, à l'instar de Boyer, comme simples les tumeurs qu'ils guérissent sans opération, et comme cancéreuses ou malignes celles qui résistent aux médications, soit locales, soit générales, étrangères à la chirurgie proprement dite.

Pour élucider la question, il faut se placer à un autre point de vue. Les tumeurs bénignes et les tumeurs malignes sont-elles susceptibles de changer de nature, de se substituer l'une à l'autre ? n'ont-elles pas une composition telle, au contraire, qu'il faille les conserver à titre d'espèces distinctes, depuis leur naissance jusqu'à leur disparition ?

Pourquoi, a-t-on dit, les tumeurs bénignes de la mamelle ne dégénéreraient-elles pas ? Les tissus fibreux naturels, le périoste, la dure-mère, ne sont-ils pas souvent le siége de transformations, de véritables cancers ? A cela il est permis de répondre d'abord que les tumeurs adénoïdes ne sont pas du tissu fibreux ; ensuite, que les cancers du périoste, de la dure-mère, ne sont point des transformations, des dégénérescences du tissu fibreux : là, comme partout, le cancer est une production hétéromorphe, et non point une transformation proprement dite des tissus normaux.

Un autre argument emprunté à la clinique est tiré des dégénérescences cancéreuses de certains polypes de l'utérus, signalées par Dupuytren et par quelques autres chirurgiens. Ici encore, en examinant les observations, en essayant de pénétrer la nature des faits, on ne tarde pas à se convaincre que les tumeurs dont on parle avaient subi une décomposition putrilagineuse ou gangréneuse, et nullement une transformation cancéreuse. D'ailleurs, où est la preuve que les tumeurs devenues cancéreuses dans la matrice avaient été d'abord des corps fibreux plutôt que des cancers véritables? Quand même des cancers auraient été observés sur des tumeurs de ce genre, il n'en résulterait en aucune façon que les corps fibroïdes proprement dits fussent susceptibles de dégénérer; coiffés d'une couche de tissu utérin, ils peuvent à la rigueur devenir le siége d'un véritable cancer dans leur enveloppe, tout en restant corps fibreux à l'intérieur du kyste qui les contient. N'est-il pas possible, en outre, qu'ayant établi son siége dans la couche utérine, le cancer envahisse en se développant le corps fibreux situé au-dessous? Puis, qui pourrait nier *à priori*, que des tumeurs organisées, fibroïdes, adénoïdes, ou autres, ne soient tout à fait incapables de devenir comme les tissus normaux le siége d'une exsudation, d'une accumulation de matière cancéreuse dans leur propre parenchyme?

D'autres tumeurs, susceptibles de se développer partout, forment évidemment des espèces, des êtres ayant leur origine, leur composition, leur développement, leur forme, leur vie, leurs terminaisons propres et distinctes. Personne n'oserait soutenir que les tannes ou le mélicéris puissent se transformer en lipomes, pas plus que le lipome ne peut devenir un mélicéris. Les tumeurs du crâne appelées stéatomes sont d'une fréquence extrême; les a-t-on jamais vues se transformer en une verrue, un corps fibreux, un kyste sébacé ou une masse tuberculeuse? Aucun chirurgien n'a prétendu que le mélicéris, le stéatome, le lipome, le tubercule, la verrue, fussent susceptibles de subir fréquemment la dégénérescence cancéreuse, et ne nie que chacune de ces tumeurs ne conserve sa nature propre à toutes les périodes de son évolution, du commencement à la fin. Qui ne sait, en outre, que le squirrhe, l'encéphaloïde, la mélanose, les tumeurs colloïdes ont une texture, une composition et des caractères tout spéciaux? Qui ne sait qu'une de ces quatre tumeurs étant donnée, quelque petite qu'elle soit, elle marche pour ainsi dire fatalement à la terminaison cancéreuse; que jusqu'ici aucune d'elle n'a peut-être jamais abandonné sa nature maligne pour rétrograder et revêtir les caractères des tumeurs bénignes?

Comment ne pas être frappé en outre de cette dissemblance si tranchée qui fait que, de l'aveu même des partisans de l'opinion opposée, les tumeurs fibroïdes, les lipomes et toutes les autres tumeurs de nature bénigne ne se transforment au moins que très rarement, si tant est qu'elles se transforment quelquefois, en cancer, tandis que cette horrible transformation est un phénomène à peu près inévitable dans le squirrhe, l'encéphaloïde, etc.?

Il est vrai cependant que certaines tumeurs bénignes sont, comme les tumeurs cancéreuses, susceptibles de reparaître chez les femmes qui en ont subi l'extirpation. Sous ce point de vue, l'expérience ne me permet pas de donner, avec quelques autres praticiens, le défaut absolu de récidive comme un caractère distinctif des tumeurs adénoïdes. J'ai déjà cité plus haut l'observation de femmes qui en ont été reprises un, deux, trois, quatre, et même dix ou douze ans après en avoir été affectées et débarrassées une première fois, mais une distinction fondamentale doit être rappelée à cette occasion.

La récidive des tumeurs se montre, dans la pratique, sous deux formes. Ainsi un malade qu'on opère d'un lipome n'est pas absolument à l'abri pour cela de tumeurs graisseuses, dans quelque endroit que ce soit. Il en est de même pour les stéatomes de la tête : ôter une de ces tumeurs d'une région pariétale, je suppose; ne permet point d'affirmer qu'une tumeur semblable ne se montrera pas plus tard sur la région pariétale opposée ou ailleurs. Il faut en dire autant du mélicéris et de presque toutes les tumeurs homœomorphes. En sorte qu'après avoir enlevé une tumeur adénoïde on n'est pas plus en droit de dire que la femme n'en aura jamais d'autres, que de promettre à un malade qu'on vient d'opérer d'une loupe qu'il est à tout jamais préservé des lipomes.

Ce n'est point ainsi que la récidive des tumeurs cancéreuses doit être entendue : après l'extirpation, une tumeur adénoïde ne repullule point, à moins qu'il n'en soit resté des fragments sur le lieu qui en était d'abord le siége ; c'est au contraire dans ce point que reviennent souvent les tumeurs cancéreuses. Il est rare de voir une même femme atteinte plusieurs fois de tumeurs adénoïdes ; il est rare au contraire de ne pas voir les véritables cancers repulluler. Quand les tumeurs adénoïdes reviennent, c'est au bout d'un temps en général considérable ; la plaie de l'opération finit toujours par se cicatriser ; on ne l'a point encore vue se transformer en ulcère de mauvaise nature, devenir le siége de végétations cancéreuses, et former des cavernes squir-rheuses ; après l'enlèvement des cancers, au contraire, la récidive est ordinairement prompte ; souvent elle ne donne pas à la plaie le temps de se cicatriser ; au lieu d'une plaie, d'un ulcère à simple purulence, on a bientôt, dans une foule de cas, une surface qui se couvre de pelotons, de végétations encéphaloïdes, qui se creuse, qui devient le siége d'une suppuration ichoreuse, dont le fond revêt, au bout d'un certain temps, les caractères de l'ulcère squirrheux. Les tumeurs adénoïdes ne retentissent point dans les ganglions lymphatiques du voisinage, ne repullu-lent jamais dans les viscères ni hors de la mamelle, ne détruisent point de proche en proche les organes, n'envahissent point les tissus pour les désorganiser, ne cessent jamais de pouvoir être enlevées avec chances de guérison radicale ; personne n'ignore que les cancers font tout le contraire.

Les différences restent donc aussi tranchées au point de vue de la récidive que sous tous les autres points de vue, entre les tumeurs adénoïdes et les tumeurs cancéreuses.

Quoique jusqu'ici la dégénérescence cancéreuse des tumeurs

adénoïdes n'ait point encore été démontrée, je n'irai pas cependant jusqu'à nier la possibilité de cette dégénérescence d'une manière absolue; quelques faits me semblent exiger au moins des réserves à ce sujet. Si, comme je le suppose, elles sont constituées dans quelques cas par des matières homœomorphes, soit par rupture, soit par exsudation du système vasculaire ou de quelques canaux excréteurs; si ces tumeurs ont parfois pour noyau primitif un grumeau de fibrine, ou de sang, ou de lait, ou de quelques uns des éléments que la glande mammaire travaille après les avoir puisés dans le torrent circulatoire, il reste à décider si de tels produits ne sont pas de nature à subir, en effet, des transformations diverses.

Comme tout naît du sang, les glandes chargées de fabriquer des produits nouveaux sont mieux placées que tout autre organe pour en extraire les éléments d'une foule de maladies. La raison comprend donc qu'un foyer, un grumeau, un peloton de matériaux échappés du tissu glandulaire, puissent donner lieu, dans de certaines conditions, à une tumeur cancéreuse. En dehors du mouvement circulatoire, en contact par toute leur surface avec des lamelles organisées, ces premiers matériaux doivent devenir le siége d'un travail susceptible d'en faire en quelque sorte de nouveaux êtres, des corps parasites au sein des tissus normaux. Toute la question est de savoir si les matières fournies par la glande ou par les vaisseaux, soit lymphatiques, soit veineux, soit artériels, quoique homœomorphes dans le principe, ne peuvent, sous aucune influence organique ou chimique, revêtir les caractères de certains éléments hétéromorphes.

Quelques faits, ai-je dit, m'empêchent de nier absolument cette possibilité. En traitant des tumeurs butyreuses, j'ai rapporté l'observation d'une tumeur entièrement composée de matière caséeuse, qui n'en a pas moins fini par la transformation cancéreuse. Chez une autre malade atteinte de deux énormes tumeurs adénoïdes, l'opération m'a permis de constater que l'une des tumeurs, la plus volumineuse et la plus ancienne, franchement adénoïde dans les deux tiers de sa masse, était transformée dans son autre tiers en lobules ramollis qu'il eût été difficile de ne pas confondre ici avec un peloton de matière encéphaloïde, ailleurs avec une masse gélatiniforme, et là avec des grumeaux tuberculeux ou de pus concret. Chez une autre malade, la tumeur, soumise au microscope, a été trouvée cancéreuse dans l'une de ses moitiés, et simplement adénoïde dans l'autre. J'ai vu d'un autre côté, chez une femme bien constituée d'ailleurs, la tumeur se reproduire cinq fois dans l'espace de dix ans, tantôt à droite, tantôt à gauche, mais jamais dans le même point. Or, franchement adénoïde les quatre premières fois, la tumeur m'a laissé des doutes à la cinquième opération, tant elle ressemblait à un encéphaloïde un peu dur ou à un squirrhe en masse.

Rien de tout cela ne constitue, je le sais, une preuve sans réplique en faveur de la transformation d'une espèce en une autre. On peut supposer que chez la première femme l'élément encéphaloïde s'est joint après coup à l'élément butyreux ou caséeux. Il est possible que chez la seconde les bosselures ramollies d'une des tumeurs tendissent à la décomposition purulente ou putride, plutôt qu'à la transformation en cancer, et rien ne prouve que chez la troisième, la dernière tumeur ait été primitivement adénoïde comme les quatre premières. Il faut même dire que, chez ces deux femmes, les plaies de l'opération se sont régulièrement, nettement cicatrisées, et que la santé s'est maintenue bonne depuis sous tous les rapports. Il n'en est pas moins vrai que l'analogie entre de telles tumeurs et les tumeurs de mauvaise nature est assez frappante pour inspirer des craintes, pour autoriser quelques présomptions, pour justifier au moins des doutes sérieux.

Que les tumeurs adénoïdes soient constituées par des éléments distincts de l'élément cancéreux, ou bien qu'elles soient susceptibles de subir la transformation encéphaloïde, d'engendrer le cancer, toujours est-il que, dans le sein des femmes, elles ont une marche, des caractères, une évolution, une terminaison propres; que presque toujours, si ce n'est constamment, elles diffèrent du commencement à la fin, sous presque tous les rapports, des tumeurs malignes, et, en attendant que des recherches plus approfondies aient complétement élucidé leur nature intime, il convient, je crois, d'accepter dans la pratique ce grand fait d'observation, dont l'exactitude ne me paraît pas susceptible d'être contestée aujourd'hui.

En traitant de leur évolution, j'ai déjà dit que chez certaines femmes les tumeurs adénoïdes restent de longues années à l'état stationnaire; une fois parvenues à un certain volume qui n'a rien de fixe, on les voit cesser de croître et n'éprouver aucun changement appréciable pendant un an, dix, quinze et même vingt ans. D'autres fois, elles croissent en quelque sorte par saccades. J'en ai vu qui, ayant acquis le volume d'une noisette, sont restées dans cet état pendant trois et quatre ans, et dont le volume a doublé ensuite dans l'espace de quelques mois pour ne plus changer pendant une période de plusieurs années, et doubler une seconde fois en moins de six mois. Il en est aussi qui, après être restées un temps considérable sans éprouver de changement, se mettent à croître indéfiniment. Le plus grand nombre cependant continuent de grossir sans interruption manifeste depuis qu'elles se sont laissé apercevoir, jusqu'à ce qu'on se décide à y porter remède. Voici, entre autres, deux exemples remarquables de ce genre de tumeurs.

OBSERVATION IV. — *Tumeur adénoïde du volume d'un gros poing, chez une femme de quarante-deux ans. Extirpation: guérison.*

Madame D..., place Royale à Paris, maigre, chétive, d'une santé naturellement délicate, ayant l'épine déviée depuis son enfance, mère de plusieurs enfants qu'elle n'a point nourris, vint me consulter au printemps de 1851, pour une tumeur qu'elle portait au sein droit depuis sept à huit ans, mais dont l'accroissement ne l'avait inquiétée que depuis quelques mois. Sans dépasser de beaucoup le volume du poing, cette tumeur existant chez une femme maigre et de petite stature paraissait très grosse. Sans être rouge ni adhérente, la peau qui la recouvrait était très mince et comme dédoublée de son tissu cellulaire presque partout. Les bosselures, les pelotons qui la constituaient donnaient à toute la masse l'aspect d'une agglomération de truffes ou de pommes de terre fortement serrées les unes contre les autres. Libre au milieu des tissus, elle conservait une grande mobilité entre la poitrine et les téguments. Aucune traînée, aucune plaque dure ne se remarquait dans le voisinage, et les ganglions de l'aisselle étaient intacts. Rien n'indiquait qu'elle fût ramollie ou le siége de la moindre fluctuation ; dans quelque sens et de quelque manière qu'on la pressât, elle restait élastique, solide, concrète, sans se laisser écraser sur aucun point. Reconnaissant là une tumeur adénoïde ou de nature bénigne, j'en proposai l'extirpation en promettant qu'il n'y aurait point de récidive ; et je procédai à cette opération quelques jours après, en présence et avec l'aide de M. Legrand, médecin ordinaire de la famille, et qui depuis longtemps avait conseillé le même remède.

Au moyen de l'incision courbe, je pus détacher un lambeau de téguments assez large pour mettre toute la tumeur à découvert, et l'extirper tout entière sans enlever avec elle la moindre tranche des tissus ambiants ; rabattu sur le fond de la plaie, le lambeau ne s'y recolla qu'en partie, mais les lèvres de l'incision se réunirent par première intention. Les suites de l'opération n'entraînèrent aucun accident, si ce n'est que deux petits foyers purulents, qui se formèrent au bout de trois semaines sous les points les plus amincis de la peau, durent être ouverts, l'un avec le bistouri, l'autre avec la potasse caustique, pour mettre un terme à la suppuration. Au bout de six semaines tout fut cicatrisé, et madame D..., dont la menstruation n'était pas régulière, dont la digestion se faisait mal depuis longtemps, dont la poitrine avait toujours été assez délicate, se porte plutôt mieux que moins bien, sous tous ces rapports, depuis l'opération.

Anatomie pathologique. — A la dissection comme au microscope, cette tumeur n'a rien présenté qui permette d'en faire une tumeur cancéreuse. Nulle trace de cellule cancéreuse, point de suc lactescent ou crémeux dans sa substance. Elle était partout ferme, élastique, organisée, difficile à écraser, résistante aux tractions et au couteau, à la manière des corps fibreux. Ses différents lobules n'étaient du reste que des embranchements les uns des autres, et tous indépendants des tissus naturels de la région. L'examen le plus attentif n'y fit découvrir aucune racine, aucun prolongement de son propre tissu ayant dû subir une solution de continuité pour être détaché des éléments normaux. De tout côté elle se présentait à la manière d'un corps étranger, qu'on a pu extraire de l'organisme au sein duquel il s'était développé sans s'y associer, sans en être une dépendance matérielle.

OBSERVATION V. — *Tumeur adénoïde du volume d'une tête de nouveau-né, chez une femme de quarante-huit ans. Extirpation : guérison radicale.*

Madame A..., de la clientèle de M. Denis et de M. Cruveilhier, était atteinte depuis plusieurs années d'une tumeur au sein droit, dont l'origine n'avait point été aperçue par la malade. Survenue sans cause appréciable, chez une personne impressionnable, mais bien constituée et généralement bien portante du reste, cette tumeur était restée plusieurs années sans faire de progrès notables et sans causer la moindre douleur. Madame A..., douée de beaucoup d'esprit, d'une grande intelligence, femme du monde, aimant les voyages, quoique ayant eu plusieurs enfants, n'avait consulté personne sur l'état de son sein. A partir de 1844, voyant sa tumeur s'accroître, elle en conçut enfin quelque inquiétude, et demanda successivement des avis à plusieurs praticiens; diverses médications, fondantes ou résolutives, internes et externes, furent essayées tour à tour. Le développement du mal n'en fut nullement ralenti, et bientôt tout le monde fut d'accord pour conseiller à la malade de se faire amputer le sein. Reculant devant cette extrême ressource, madame A.... s'en tint longtemps aux soins de M. Cruveilhier, qui me fit appeler près d'elle au printemps de 1847. La tumeur occupait alors toute la région mammaire droite, et offrait les dimensions d'un melon de moyen volume et un peu aplati. Bosselée, comme lobulée partout, et anfractueuse, elle n'adhérait nullement à la peau, et restait évidemment mobile entre les téguments et la poitrine. Indolente, dépourvue de toute apparence inflammatoire, elle n'offrait de fluctuation nulle part. Quoique plus souple ou plus molle sur certains points que sur d'autres, elle était cependant élastique et résistante partout. L'état des voies digestives laissait beaucoup à désirer, et madame A..., sans être très amaigrie, avait néanmoins perdu beaucoup de son embonpoint; mais il n'y avait ni fièvre, ni toux, ni teinte cachectique, ni symptôme de lésion viscérale nulle part.

Mon opinion fut que, au lieu d'appartenir à la catégorie des tumeurs cancéreuses, des tumeurs encéphaloïdes en particulier, la tumeur de madame A... devait être de nature adénoïde, contrairement à ce que la plupart de mes confrères avaient pensé. Comme il n'y avait d'ailleurs aucune altération ganglionnaire ou autre sous le bord du grand pectoral et dans l'aisselle, je n'hésitai point à proposer l'opération, qui fut acceptée et que je pratiquai quatre jours après. Ayant éthérisé la malade, une incision en demi-lune me permit de disséquer un large lambeau, de mettre toute la tumeur à découvert, et de l'extirper en entier. De là une caverne, au fond et sur le côté de laquelle il fut facile de trouver le tissu mammaire déprimé tassé et atrophié, et qui permettait de voir que le tissu nouveau seul avait été enlevé comme par énucléation. Un petit nombre d'artères eurent besoin d'être liées, le lambeau fut réappliqué contre le fond de la plaie, couvert de linge troué, d'un épais gâteau de charpie et d'un bandage modérément compressif. Une petite hémorrhagie, qui eut lieu le lendemain, obligea de rouvrir la moitié interne de la solution de continuité, et d'établir là un tamponnement assez étendu. Les suites de l'opération n'offrirent rien de particulier; après quelques alternatives de mieux et de moins bien, d'abondance et de diminution dans la suppuration, la plaie se mondifia, se détergea, de manière que la cicatrisation se trouva complète au bout de deux mois.

Madame A...., que j'ai revue plusieurs fois depuis, et encore en janvier 1853, n'a rien éprouvé de nature à lui faire craindre une récidive, et sous le rapport de sa maladie du sein, sa santé est restée parfaite.

Anatomie pathologique. — Examinée au microscope, la tumeur a offert les éléments, les cellules du tissu mammaire hypertrophié ou du tissu fibreux, mêlé de globules adipeux. Présentée à une société savante, elle a donné lieu à quelque divergence d'opinions. Quelques uns des membres de cette société ont admis, en effet, qu'elle était de nature cancéreuse, tandis que d'autres la rangeaient dans la catégorie des tumeurs bénignes. Pour moi, elle m'a offert alors, comme au lit de la malade, tous les caractères de la tumeur adénoïde, c'est-à-dire que je l'ai trouvée élastique, solide, difficile à écraser entre les doigts, d'un gris légèrement jaunâtre, distincte et facile à isoler du tissu cellulaire ou des autres éléments qui l'avaient enveloppée, formée de lobules ou de pelotons réunis par des lames, des cloisons ou des brides cellulo-fibreuses, qui semblaient lui avoir servi de gangue. La coupe en était d'ailleurs d'un blanc terne, un peu jaune bleuâtre, luisante, d'apparence grenue. La pression n'en faisait exsuder aucun suc, et, en la raclant avec le scalpel, on n'en retirait rien de liquide. Au milieu de deux des principales bosselures, il y avait quelques grumeaux de matière ramollie, jaunâtre, comme caséeuse ou tuberculeuse ; partout ailleurs son tissu était ferme et d'aspect organique très prononcé.

La disparition spontanée de ces tumeurs, quoique rare, n'est pourtant pas absolument impossible. Deux demoiselles qui en étaient affectées avant d'être mariées, s'en sont trouvées guéries, l'une au bout de deux, l'autre au bout de trois années, à la suite d'une seconde couche. J'ai déjà rappelé l'histoire d'une dame qui en avait le sein criblé, et qui les a cependant vues disparaître toutes, sans que la chirurgie soit intervenue. Chez cette dame, qui est restée stérile, quoique mariée assez jeune, les tumeurs adénoïdes apparurent d'abord d'un côté, puis du côté opposé, dès l'âge de vingt-cinq ans ; à trente ans, quelques unes d'elles égalaient le volume d'un œuf de poule, d'autres approchaient de celui de grosses noix ou de marrons. Elles étaient mobiles l'une contre l'autre, et donnaient à chaque mamelle l'aspect d'un groupe de pommes de terre enveloppées par les téguments. Tous les traitements, toutes les médications imaginables internes et externes, avaient été mis en usage sans le moindre succès. L'utérus était le siége de bosselures, de tumeurs ayant le même aspect. Depuis l'âge de trente ans jusqu'à trente-huit ans, madame C... n'employa plus aucune sorte de remède, et c'est à partir de cette dernière époque, c'est-à-dire vers quarante ans, que ses tumeurs se sont amoindries, aplaties, au point que depuis plusieurs années déjà, il n'en reste pas la moindre trace dans ses mamelles.

Lorsque les tumeurs adénoïdes n'ont point été guéries et que les femmes sont à l'âge critique, la résolution s'en empare plus souvent qu'à toute autre période de la vie, de sorte que la guérison spontanée s'en opérerait sans doute assez souvent entre

quarante-cinq et soixante ans, s'il était permis de les abandonner
à elles-mêmes jusqu'à cette époque de la vie des femmes.

Il arrive dans d'autres cas, qu'au lieu de s'arrêter dans leur
marche, de tendre à s'atrophier, à se résoudre, ou même de
cesser de croître, ces tumeurs semblent redoubler d'activité
aux approches de la cessation des menstrues de même qu'après
l'âge du retour. Cette exacerbation fait même que des changements matériels notables s'opèrent alors quelquefois dans
leurs caractères anatomiques. Les bosselures de quelques unes
d'entre elles changent d'aspect, se ramollissent, se transforment, les unes en kystes contenant soit du sérum roussâtre
ou noirâtre, soit une matière glaireuse ou comme synoviale;
les autres en pelotons mollasses, fongueux, jaunâtres, un peu
roses, au point de donner l'idée de masses encéphaloïdes;
d'autres en grumeaux ayant l'aspect du caséum, du tubercule,
du pus concret, ou de la matière colloïde : toutes transformations qui n'empêchent pas, du reste, les autres fragments de la
tumeur de se maintenir avec leurs caractères primitifs. C'est
alors aussi que l'inflammation peut survenir à la longue, que
de la douleur et de la rougeur se montrent, que la peau se
prend au point de s'ulcérer, qu'un foyer purulent, putrilagineux,
se creuse, se découvre à l'attention du praticien, et qu'une tumeur adénoïde peut donner l'idée d'un vaste cancer ulcéré ou
ramolli.

Il se peut aussi qu'en augmentant de volume, la tumeur
amincisse, ulcère les téguments, et qu'elle s'échappe au dehors
sous forme d'un champignon, d'une sorte de polype sanieux,
comme dans les deux cas suivants, remarquables encore à bien
d'autres titres. Il est évident qu'avec de tels progrès et un tel
travail, les tumeurs adénoïdes finiraient par compromettre la
vie, par devenir mortelles.

Observation VI. — *Énorme tumeur adénoïde dépouillée de son enveloppe
tégumentaire chez une femme âgée de quarante-six ans. Destruction par
les caustiques. Guérison apparente. — Récidive, extirpation en deux temps.
Guérison radicale.*

Madame T..., de Soissons, âgée de quarante-six ans, bien réglée, ayant
eu trois enfants, de constitution nerveuse, très impressionnable, et d'une
extrême pusillanimité, vint s'établir rue du Cherche-Midi, en 1844, pour
s'y faire traiter d'une tumeur qu'elle portait au sein depuis quatre ans. Du
volume des deux poings, globuleuse, légèrement bosselée, indolente, cette
tumeur paraissait comprendre toute la mamelle. Sans être ni rouge, ni
notablement amincie, la peau qui la recouvrait lui était pourtant adhérente
sur quelques points. Sa consistance, élastique et comme fibreuse presque
partout, était moindre cependant et comme fongueuse et ramollie sur trois
ou quatre de ses bosselures. Elle s'était montrée à la suite d'un coup sous
forme d'une petite masse roulante; quoique plaquée contre la poitrine,
elle conservait une mobilité et des limites assez tranchées, pour qu'il fût
possible de l'enlever en entier en ménageant la quantité de peau désirable.
Toute sorte de médications lui avaient été vainement opposées. La malade, ne
voulant point entendre parler de l'instrument tranchant, ou plutôt se sen-
tant absolument incapable, à cause de son excessive sensibilité, de supporter
une opération sanglante (l'éthérisation n'existait pas alors), je me résignai à
essayer la cautérisation. J'eus recours successivement à la potasse caustique,
à la pâte de zinc, à l'acide sulfurique safrané. La tumeur fut ainsi détruite
par portions et par couches, dans l'espace de trois mois; et madame T... re-
tourna au sein de sa famille, ayant encore une plaie de plusieurs centimètres
d'étendue en suppuration, mais sans conserver de tumeur manifeste, si
ce n'est en haut et en dedans, où il restait un léger bourrelet élastique
et dur.

Comme cette malade s'était éloignée de moi contre mon gré, avant que je
la crusse complétement guérie, elle fut longtemps sans me donner de ses
nouvelles, et je ne sus que très imparfaitement ce qu'elle était devenue pendant quelques années. En 1847, s'étant logée place Saint-Sulpice, elle me
fit appeler, et je la trouvai dans un état étrange, d'abord au point de vue
de la santé générale, puis à cause de sa tumeur. Madame T... avait litté-
ralement la physionomie squelettique. Son extrême maigreur permettait de
distinguer toutes les saillies osseuses de sa poitrine, comme si les téguments
seuls eussent été attachés aux os. D'une extrême faiblesse, ne se nourrissant
que de bouillies et de potages, elle était presque réduite à ne plus sortir
de son lit. Le pouls, resté à 85, était petit sans être fébrile cependant, et la
langue n'était chargée d'aucun limon. Cet état avait été amené par la repullulation de l'ancienne tumeur, qui avait acquis des dimensions et des caractères que je n'ai jamais rencontrés au même degré chez aucune femme. Toute
la moitié droite de la poitrine, depuis l'aisselle jusqu'au côté gauche du
sternum, depuis la clavicule jusqu'au niveau des attaches du diaphragme,
était couverte d'un immense champignon purulent, d'un gris légèrement
rosé et sale, en forme de disque bosselé. L'épaisseur de cette sorte de pla-
centa renversé était de 3 à 6 centimètres, aussi bien à sa circonférence que

vers son centre; constitué par des lobules larges de 3 à 4 centimètres chacun, il était partout anfractueux ou granulé à la manière d'un vaste chou-fleur. Nulle part on ne retrouvait à la surface de cette tumeur la moindre trace de tégument; il en sortait une grande quantité de matière sanieuse ou ichoreuse plutôt que purulente, et il se faisait par là une énorme déperdition de liquide. La circonférence de cette tumeur était simplement appliquée au lieu d'être collée contre la poitrine, et de ce côté la peau se rétrécissait d'une manière évidente. En la soulevant, on arrivait à se convaincre qu'elle se continuait avec les tissus de la poitrine dans une étendue moitié moins grande que ne l'aurait indiqué de prime abord la surface externe ulcérée. Ce n'était en somme qu'un large champignon avec un pédicule d'environ 15 centimètres de largeur.

Comme le tissu de cette tumeur se maintenait élastique et ferme, ne se laissait point écraser par la pression, ne fournissait que rarement un suintement sanguin, je ne crus pas cependant à la nature encéphaloïde du mal. Seulement, madame T... était dans un état si déplorable sous tous les autres rapports, que je me refusai dès le premier moment à toute tentative chirurgicale. Toutefois, comme elle n'était venue à Paris qu'en désespoir de cause, que parce que les médecins qu'elle avait consultés l'avaient déclarée incurable; comme une résolution bien arrêtée chez elle avait succédé à son ancienne timidité, comme elle et sa famille me prièrent avec une grande insistance de tenter tout ce qui était possible; comme il était évident d'ailleurs que la mort ne tarderait pas à survenir, si la chirurgie ne voulait rien tenter, j'eus pitié de cette malheureuse, et j'eus recours à l'extirpation de la tumeur, après avoir prévenu très formellement l'entourage de la malade qu'il y avait très peu de chose à espérer, et que nous courions grand risque en agissant ainsi de hâter une terminaison fatale. Les tissus à enlever étaient peu vasculaires; mais comme il était important que la malade perdît peu de sang, comme je craignais d'établir là une surface traumatique très étendue, je pris le parti de scinder la tumeur en deux et de n'en enlever d'abord que la moitié gauche. L'opération ne présenta aucune difficulté, et sans dépasser notablement les limites du champignon pathologique, il me fut aisé de laisser à sa place une plaie régulière ayant un fond parfaitement sain. La malade supporta d'ailleurs l'opération infiniment mieux que je ne m'y étais attendu; elle souffrit peu et il n'y eut point de syncope. Deux artérioles durent être liées, des boulettes de charpie et un pansement simple suffirent pour éviter tout écoulement de sang et absorber le suintement du voisinage.

Débarrassée pour une moitié de l'abondante suppuration qui l'épuisait et de l'odeur infecte qui l'empoisonnait depuis si longtemps, madame T... se trouva mieux et plus forte dès le lendemain. Aussi me décidai-je quatre jours après à terminer l'ablation de la tumeur. Il n'y eut pas cette fois plus de difficultés ni d'accidents que la première, et nous eûmes dès lors une plaie simple, large de 12 à 15 centimètres, à peu près circulaire, occupant toute la place et au delà de la région mammaire. Loin d'être énervée et affaiblie par cette double opération, madame T... reprit à vue d'œil des forces, de la coloration, de l'embonpoint et de la santé.

Aucun incident n'est survenu. La plaie se cicatrisa régulièrement de la circonférence au centre dans l'espace de moins de deux mois. La malade rentra chez elle au grand étonnement de ceux qui l'avaient vue, et qui en la voyant partir pour Paris étaient bien persuadés qu'elle n'en reviendrait pas. Depuis cette époque elle est restée bien portante, est redevenue fraîche et grasse comme avant l'apparition de sa première tumeur; et il n'y a jamais eu chez elle la moindre apparence de nouvelle récidive.

Anatomie pathologique. — Examinée au microscope, d'abord par M. Follin, l'un de mes internes d'alors et qui me servit d'aide pendant l'opération, puis par M. Lebert, qui parle de ce fait, page 20 de son *Traité du cancer*, la tumeur a paru formée de divers éléments, parmi lesquels dominait surtout le tissu fibro-plastique. On n'y a trouvé nulle part quoi que ce soit qui pût donner l'idée de la cellule cancéreuse ; sous le scalpel comme à l'œil nu, on s'est assuré qu'elle était en réalité formée de tissu adénoïde, le plus franc, le plus complet qu'il soit possible de voir.

Je n'ai jamais rencontré de malade plus épuisée que ne l'était madame T..., ni de tumeur plus large de nature bénigne fournissant une aussi énorme quantité d'exsudation journalière. Aussi me serais-je absolument opposé à toute opération chirurgicale, si j'eusse pu penser un instant que cette tumeur contînt de la matière cancéreuse, si j'avais trouvé, du côté de l'aisselle ou dans quelques autres régions, la moindre tumeur ou quelque engorgement de nature douteuse. C'est, sans contredit, l'observation la plus concluante que je connaisse en faveur de la distinction à établir entre les tumeurs du sein d'après leur nature intime.

OBSERVATION VII. — *Champignon en forme de chou-fleur au sein droit d'une femme âgée de soixante-cinq ans. Extirpation: guérison radicale.*

Une dame des environs de Pontoise me fut présentée, en 1838, pour une tumeur qu'elle avait au sein depuis dix ans. Âgée de soixante-cinq ans, d'une constitution sèche et impressionnable, d'une santé généralement assez bonne néanmoins, cette dame, qui avait eu deux enfants sans les nourrir, attribuait l'origine de sa tumeur à un coup de coude. Tant que la tumeur était restée petite et indolente, elle n'en avait prévenu personne ; depuis trois ans seulement la peau s'était ulcérée sur un point, et insensiblement ensuite sur toute la surface libre de la glande. Un écoulement ichoreux, grisâtre, d'un liquide couleur de chair et d'une odeur nauséeuse, avait été la suite de ce travail de destruction des téguments. Au demeurant la tumeur avait le volume du poing et représentait assez exactement un gros chou-fleur, par son aspect granulé et anfractueux. La densité, l'élasticité de ses bosselures, le peu de disposition à fournir du sang sous l'influence des actions mécaniques, des frottements; l'absence de ganglions engorgés dans l'aisselle et de toute autre tumeur dans le voisinage; le bon état de santé de la malade, me firent croire qu'il s'agissait là d'une de ces tumeurs que j'appelais encore fibreuses à cette époque, que j'ai décrites depuis sous le titre de fibrineuses, et que j'indique actuellement sous le nom d'adénoïdes. J'en proposai donc l'extirpation en promettant à la famille de la malade que la récidive n'était point à redouter. La tumeur, étant à un certain degré pédiculée, fut facile à détacher, et il n'en résulta qu'une plaie de 4 centimètres de largeur. Cette plaie fut pansée à plat, simplement, et aucune complication ne vint en entraver la guérison, qui se trouva complète au bout de cinq semaines. Aucune récidive n'a eu lieu, et cette dame, qui a encore vécu dix ans, est morte d'une pneumonie aiguë.

Anatomie pathologique. — L'examen de la tumeur montre un tissu d'apparence fibreuse ou granulée, d'une coupe luisante, difficile à écraser ou à érailler, dépourvu de suc lactescent et de toute matière crémeuse dans ses vacuoles. Je restai convaincu, en un mot, qu'elle était de nature bénigne, qu'elle n'avait rien de cancéreux dans sa texture. Le secours du microscope était encore inconnu dans la détermination des produits pathologiques.

Laissées sans traitement, les tumeurs adénoïdes sont compatibles avec l'exercice complet de toutes les fonctions organiques, avec une santé parfaite pendant d'assez longues années, chez un certain nombre de femmes. Elles ne finissent, en général, par être dangereuses que par suite de transformations rares. Quoiqu'elles puissent disparaître spontanément, elles n'en résistent pas moins presque constamment à toutes les réactions de l'organisme jusqu'à la fin de la vie. Si, le plus souvent, elles ne sont le siège d'aucune douleur notable, on ne peut disconvenir qu'elles ne soient, d'un autre côté, une cause incessante de gêne, d'inquiétude, de tourments; que, par leur poids, leur volume, elles ne donnent lieu, mécaniquement, à de la difformité, à de l'embarras, à des inconvénients qui justifient la sollicitude dont elles ont de tout temps été l'objet, et de la part des malades, et de la part des chirurgiens.

§ VI. — Traitement.

Toutes les questions relatives à la thérapeutique des tumeurs du sein, que dis-je? à la thérapeutique des tumeurs en général, se laissent entrevoir, dès qu'on veut s'attaquer aux tumeurs adénoïdes. Qu'elles appartiennent à la première période des cancers ou qu'elles soient, comme je le crois, de nature essentiellement bénigne, on n'en a pas moins à se demander s'il est possible d'en débarrasser les femmes par de simples traitements pharmaceutiques; si, pour les détruire, il n'y a que les moyens chirurgicaux d'efficaces. Obligé de discuter cette double question quand j'examinerai les tumeurs réellement cancéreuses, je ne m'y arrêterai point en ce moment. Acceptant les tumeurs adénoïdes comme étrangères au cancer, j'en étudierai la thérapeutique au point de vue des tumeurs bénignes.

Avec le pronostic que j'en ai porté, ces tumeurs méritent-elles en réalité qu'on les soumette à un traitement quelconque? Pouvant disparaître d'elles-mêmes à la longue, ne causant pas de souffrances notables, déformant à peine le sein, tant que leur volume n'est pas considérable, ne nuisant en rien à la santé générale, peuvent-elles justifier la moindre médication sérieuse? Pour moi, je n'hésite pas à répondre par l'affirmative, toutes les fois du moins que la tumeur, déjà d'un certain volume, continue de croître, qu'elle occasionne de la gêne, qu'elle est le siége de la moindre douleur, toutes les fois enfin qu'elle inquiète, qu'elle préoccupe la femme. Comme sa disparition spontanée n'est, après tout, qu'un fait très exceptionnel, sur lequel il n'est guère permis de compter; comme cette disparition n'arrive ordinairement qu'à un âge avancé; comme, au lieu de se résoudre, la tumeur peut atteindre un grand volume; comme elle peut dégénérer, si ce n'est en cancer, du moins en foyer morbide qui repousse toute expectation, je ne crois pas qu'il soit prudent de renoncer à la traiter, à invoquer contre elle les ressources d'une thérapeutique bien entendue.

Ce point étant admis, quels sont les moyens à mettre en usage dans le traitement des tumeurs adénoïdes? Il suffit d'avoir étudié de telles tumeurs le scalpel à la main, d'en connaître la densité, la structure, d'avoir vu comment elles sont enchâssées, englobées au milieu des tissus normaux, pour être disposé à croire qu'elles sont difficiles à résoudre, et l'observation ne confirme que trop complétement une pareille induction. J'ai vu, j'ai pu observer un grand nombre de tumeurs adénoïdes de la mamelle. J'en ai vu quelques unes, ainsi que je l'ai dit, disparaître sans traitement ou alors qu'on ne les traitait plus depuis longtemps; mais il me serait difficile d'en citer une, excepté celles dont le volume ne dépassait pas celui d'un petit marron.

qui ait paru céder aux moyens médicamenteux qu'on avait dirigés contre elle.

Voici, du reste, dans quels cas il serait permis de compter sur un succès complet.

OBSERVATION VIII. — *Petite tumeur adénoïde chez une demoiselle âgée de vingt-six ans. Médication générale; topiques résolutifs. Guérison.*

Une jeune personne, maigre, délicate, impressionnable, mal réglée, dont les digestions étaient depuis longtemps pénibles, quoiqu'elle fût assez colorée au visage, me fut amenée par un artiste d'un des théâtres de Paris en 1847. Cette jeune personne était tourmentée par une tumeur toute petite, du volume d'une noisette, et qu'elle portait au sein droit depuis six mois, sans qu'elle pût en deviner la cause. Comme l'état général de la malade indiquait un peu de chlorose et de gastralgie ; comme la tumeur, qui était roulante, globuleuse, libre dans l'épaisseur du tissu mammaire, n'avait jusque-là occasionné que très peu de douleur, et qu'elle ne paraissait pas prendre un développement rapide, je n'en conseillai pas l'extirpation ; je prescrivis des ferrugineux à l'intérieur, des bains alcalins, de l'exercice corporel, et successivement comme topiques résolutifs, l'emplâtre de savon, les pommades d'iodure de plomb et mercurielle J'ai obtenu de la sorte un état de santé générale beaucoup meilleur, et la disparition complète de la petite tumeur dans l'espace d'une année. J'ai revu depuis la malade, qui était retombée dans son état nerveux et chlorotique; mais la tumeur du sein n'a pas reparu, quoiqu'il se fût établi dans la rainure du mamelon une petite gerçure qui a duré longtemps, et qui a fini par se dissiper sous l'influence de la pommade au précipité blanc.

OBSERVATION IX. — *Tumeur adénoïde du volume d'une noix chez une dame de vingt-cinq ans. Guérison sans opération.*

Une dame du monde, madame J..., épouse d'un avocat de Paris, femme délicate, nerveuse, impressionnable, bien réglée du reste et jouissant d'une assez bonne santé générale, me fit voir, en 1847, une tumeur qu'elle avait au sein gauche, un peu au-dessus et en dehors du mamelon, depuis quatre ou cinq ans. Cette tumeur, dont madame J... s'était aperçue par hasard, ne lui parut pas d'abord plus grosse qu'un petit pois. Son développement fut si lent et si insensible, que la malade l'avait oubliée, lorsque, trois mois avant de m'en parler, elle reconnut avec surprise que sa glande avait acquis le volume d'une grosse noisette. Au moment où je l'examinai, elle ressemblait à une noix ou à un marron, à un petit globe dur, élastique, un peu rugueux à la surface, roulant et formant un léger relief sous les téguments, mais tout à fait indolent. Nulle part cette tumeur ne semblait tenir ni à la mamelle, ni à la peau, ni aux autres tissus naturels de la région; elle glissait sous le doigt comme un corps étranger venu du dehors sans entraîner aucune partie de la mamelle, et cela dans l'étendue de plusieurs centimètres. Madame J... fut mise à l'usage de l'iodure de potassium qu'elle a continué pendant deux mois, de quelques purgatifs, de bains alcalins, et d'emplâtres de savon tenus continuellement sur la glande, avec invitation de ne pas se préoccuper d'un mal qui était léger, et de ne rien changer aux habitudes de sa vie ordinaire du ménage et de société. Plusieurs mois se sont écoulés sans que la tumeur ait subi de changement notable ni en bien ni en mal; elle s'est ensuite amoindrie insensiblement, et au bout de dix-huit mois elle s'est trouvée réduite à un noyau presque imperceptible, qui n'existait plus vers le milieu de 1850. Madame J... est mère de deux enfants qu'elle n'a pas nourris, et qui sont nés avant qu'elle songeât à sa tumeur. Comme elle avait une peur extrême de l'opération qu'on lui avait présentée en perspective si la tumeur continuait de croître, comme elle était en outre très effrayée de la maladie elle-même, elle suivit avec une grande exactitude le traitement indiqué, et s'y soumit avec une résignation complète.

OBSERVATION X. — *Petite tumeur adénoïde chez une dame de trente-six ans, guérie sans opération et sans traitement régulier.*

Madame de B..., grande, bien constituée sans être très forte, impressionnable et un peu lymphatique, mère de deux enfants et bien réglée, était depuis longtemps tourmentée par des flueurs blanches qui tenaient à un état granuleux du col, pour lequel je lui donnai des soins en 1845. Une fois guérie de son affection de l'utérus, elle pensa à me montrer une petite tumeur qu'elle avait dans le sein depuis trois ans, et dont elle n'avait voulu se plaindre à personne, dans la crainte, me dit-elle, qu'on ne l'obligeât à la faire enlever. Du volume et de la forme d'une balle de gros calibre, cette tumeur existait juste au-dessus du mamelon gauche, était dure, inégale, à peu près indolente, très mobile et parfaitement libre au milieu des tissus. Depuis quelques mois seulement elle avait sensiblement augmenté de dimensions sans que cependant cette augmentation eût paru se faire vite et eût produit la moindre altération dans les éléments anatomiques voisins.

Madame de B... supposait que sa tumeur était née à l'occasion d'un coup porté sur le sein, mais elle n'avait point de certitude à ce sujet. Jusque-là elle ne lui avait opposé que quelques pommades sans vouloir consulter personne. Après l'avoir prévenue qu'il faudrait probablement en venir à l'extirpation de sa petite bosse, si elle en voulait guérir radicalement, je lui avouai cependant que, vu la bénignité du mal, il n'y avait pas urgence pour l'opération, et qu'elle pouvait sans crainte pour l'avenir essayer un traitement résolutif externe et interne. Je lui conseillai donc la médication iodée à l'intérieur, des bains alcalins, des onctions avec la pommade d'iodure de plomb, et alternativement les emplâtres de ciguë, de savon et de Vigo. Tout cela fut fait d'une façon très irrégulière pendant trois ou quatre mois; mais bientôt ennuyée de ces soins, remarquant d'ailleurs que sa tumeur n'éprouvait aucun changement notable, madame de B... mit de côté tout traitement. Un an après, cette dame me consulta de nouveau, et il me sembla que sa petite glande avait bien perdu un tiers de son volume. Dix-huit mois après cette dernière époque, elle avait disparu tout à fait.

Il y a des tumeurs de cet ordre plus volumineuses dont la marche a été manifestement ralentie, qui ont cessé de croître, qui ont même perdu de leur volume sous l'influence de certaines

médications, ou qui ont fini par rester stationnaires. L'évolution des autres a continué comme si les secours de la médecine
leur étaient restés étrangers. On parvient quelquefois à éteindre
les douleurs, à faire disparaître la gène qu'éprouvent les femmes
ainsi affectées; mais la tumeur ne se fond presque jamais, et la
cure en reste à peu près constamment incomplète. En agissant
de la sorte, on calme l'inquiétude des malades, on les soulage
plus ou moins au physique et au moral, et c'est déjà quelque
chose; seulement, il importe que le chirurgien ne se fasse pas
illusion et qu'il sache que, pour obtenir avec certitude une guérison radicale, on ne possède jusqu'ici aucun autre moyen que
les opérations chirurgicales.

Ici, du reste, les médications sont nombreuses et variées.
Ce sont, en définitive, les mêmes que pour les hypertrophies,
les engorgements mammaires, que pour les indurations glandulaires chroniques, ou pour les granulations névralgiques.
S'agit-il d'une demoiselle, le mariage peut être conseillé; s'il
y a quelque dérangement menstruel, quelque perturbation
utérine, il faut y veiller et s'en occuper d'abord. Comme
traitement général, on doit essayer l'iodure de potassium d'une
manière continue pendant plusieurs mois, à la dose d'un
gramme ou deux par jour. Un purgatif salin chaque semaine et
des bains généraux alcalins sont employés simultanément. S'il
n'y a pas de contre-indication, on applique de six à douze sangsues au-dessous et en dehors du sein tous les dix à quinze
jours. La région malade est enduite chaque jour de pommade
iodurée ou de pommades hydrargyriques, qui peuvent être
remplacées par les emplâtres de savon, de ciguë ou de Vigo,
et même par des vésicatoires volants répétés de quinze en quinze
jours.

C'est en pareil cas qu'une compression bien faite est quelquefois utile et peut être tentée sans inconvénient grave. Si la tumeur est volumineuse et gène par son poids, il faut la soutenir,
la relever mollement à l'aide d'un bandage léger ou d'un corset

bien fabriqué. Une peau de cygne ou de lièvre est également utile pour maintenir sur le sein une bonne et douce température. Quand il y a de la douleur, il faut employer des topiques sédatifs, calmants ou stupéfiants. Les liniments avec le camphre, avec l'opium, avec la belladone ou la jusquiame, sont alors indiqués à la place des pommades ou des emplâtres. Il se peut même que des cataplasmes simplement émollients ou résolutifs, comme ceux de graine de lin, de pulpe de carotte, etc., méritent d'être préférés aux liniments, aux pommades, aux emplâtres.

Avec toutes ces ressources, il est possible, je le répète, que la maladie s'arrête. Seulement, il ne faut pas s'en laisser imposer par les apparences ; il ne faut pas être dupe d'un semblant d'amélioration qui se manifeste assez fréquemment dans les premiers temps de la médication. Par exemple, il n'est pas rare, lorsqu'on essaie la compression, de voir la tumeur s'aplatir un peu, au point de donner l'idée d'un amoindrissement notable dans son volume. Comme elle devient en même temps plus mobile, mieux isolée, les malades et le médecin croient volontiers qu'elle va disparaître, qu'elle est en pleine voie de résolution. L'erreur tient ici à deux causes : 1° pressée d'avant en arrière, la tumeur amincit, déprime les plans sur lesquels elle repose, se laisse refouler vers les parties molles, les espaces vides qui existent au-dessous, et tend naturellement à se loger sur le point le plus profond ou le plus dépressible de l'espace intercostal correspondant ; si bien que, sans avoir rien perdu de son volume, elle paraît cependant moins grosse qu'elle ne l'était auparavant ; 2° l'enveloppe de ces tumeurs, plus molle, plus vasculaire que la production morbide, doublée elle-même à l'extérieur de couches plus ou moins épaisses, s'amincit, s'étale ou s'atrophie jusqu'à un certain point sous la compression, et de telle manière que, bientôt réduite en quelque sorte à ses propres éléments au fond de la mamelle, la tumeur donne l'idée d'un amoindrissement qu'en réalité elle n'a point éprouvé.

Sous l'influence des médications internes, des préparations iodurées en particulier ou de l'huile de foie de morue, les tumeurs adénoïdes éprouvent quelquefois une diminution de volume dont il ne faut pas être dupe non plus. Je veux dire que, soumises à ce traitement, certaines femmes subissent un amaigrissement général notable. Il se peut alors que la tumeur diminue en proportion du reste du corps, *maigrisse* en quelque sorte comme tout l'organisme, mais sans avoir pour cela de tendances sérieuses à disparaître. Bien plus, j'ai vu de ces diminutions dont on s'était d'abord fort applaudi, être suivies d'une augmentation plus rapide que jamais dans le volume de la tumeur, aussitôt que la malade, débarrassée des remèdes, rentrait dans son état normal, dans son embonpoint primitif.

Si les remèdes dont je viens de parler ne pouvaient devenir la source d'aucun inconvénient, d'aucune indisposition, il serait permis peut-être de s'en contenter dans le plus grand nombre des cas; on pourrait au moins les essayer sans scrupule. Mais, comme il n'en est rien, je conclus que, d'une manière absolue, il vaudrait mieux, si l'on était libre, mettre ces médications de côte que de les conseiller, et que, pour les femmes qui ne consentent pas à garder leurs tumeurs, c'est à l'opération qu'il faudrait s'adresser de prime abord. Toutefois, comme il n'est guère possible de rester dans la pratique avec la rigueur des lois purement scientifiques de la thérapeutique; comme il y a des femmes qui seraient trop malheureuses si on ne les soumettait à aucun traitement, et qui ne veulent d'ailleurs de l'opération à aucun prix; comme la plupart d'entre elles ne veulent au moins se soumettre à l'opération qu'après avoir essayé toute autre chose, on est autorisé à mettre en usage ces différents genres de remèdes, qui sont, en définitive, ce que l'on possède jusqu'à présent de plus efficace et de moins offensif.

Quant à l'opération, elle ne doit s'entendre ici ni des caustiques ni de la ligature, qui, sous aucun rapport, ne méritent la préférence. C'est donc de l'opération par l'instrument tranchant qu'il s'agit.

Dès qu'on en vient à cette proposition, les médecins cessent d'être d'accord. Plusieurs d'entre eux soutiennent d'une manière absolue que les tumeurs bénignes du sein ne doivent jamais être combattues par le bistouri. En faveur de cette opinion, émise en dernier lieu par M. Cruveilhier (1), on invoque d'une part l'innocuité de la maladie, et de l'autre la gravité du remède. Tant que la tumeur reste bénigne, respectez-la, dit M. Moreau (2); il sera toujours temps de l'extirper si elle vient à dégénérer, à subir une mauvaise transformation. On ne doit recourir à l'intervention de l'instrument tranchant qu'autant que tous les autres moyens connus ont été inutilement essayés, et quand la maladie est de nature à compromettre la vie par elle-même.

La doctrine dont je parle est très répandue parmi les médecins proprement dits, et on l'applique tout aussi bien aux autres maladies chirurgicales qu'aux tumeurs adénoïdes du sein. Il semble cependant qu'elle n'ait été adoptée que par inadvertance, que faute d'y avoir suffisamment réfléchi. A ce point de vue, il n'y aurait pas de raison pour opérer jamais les lipomes, les méliséris, les stéatomes, etc., car de pareilles tumeurs sont pour le moins aussi bénignes que les tumeurs adénoïdes, et par elles-mêmes on ne les voit guère compromettre la vie de personne. Il en est de même de la plupart des difformités, de la tumeur et de la fistule lacrymale, des tumeurs et des kystes des paupières, de l'hydrocèle, des kystes en général, etc. C'est qu'en effet, il ne suffit pas qu'une maladie ne menace qu'exceptionnellement la vie, pour exiger qu'on en débarrasse les malades. C'est aussi et plus souvent encore parce qu'elle occasionne de la gêne, parce qu'elle trouble certaines fonctions, parce qu'elle rend difforme, parce qu'elle est un objet d'inquiétude pour les individus qui en sont affectés. La vérité de ce que j'avance ici est tellement évidente, que ce serait faire injure aux praticiens de chercher à la faire ressortir davantage.

(1) *Bulletin de l'Acad.*, t. IX, p. 330.
(2) *Ibid.*, p. 367.

Mais on ajoute : Si l'opération n'était jamais dangereuse, peut-être serait-il permis d'y avoir recours tout aussi bien qu'aux moyens pharmaceutiques. Là encore la question n'a pas été, je crois, envisagée sous son véritable point de vue. Dire que mieux vaut cent fois apprendre à guérir les maladies chirurgicales sans opération que d'imaginer les plus brillants procédés opératoires, ainsi qu'on l'a souvent écrit, me paraît, à moi, un véritable non-sens. En présence d'une tumeur ou d'une maladie chirurgicale quelconque, la question n'est jamais de savoir s'il est *possible* d'en obtenir la guérison sans l'intervention des opérations sanglantes, mais bien de décider ce qui est le plus utile, le plus sûr et le moins dangereux en même temps pour le malade. Or, n'est-il pas clair comme le jour que certaines opérations chirurgicales offrent à la fois moins de danger, plus de sécurité que toute autre ressource, pour remédier à nombre de maladies qu'il serait cependant possible à la rigueur de guérir aussi au moyen de médications internes ou générales et de certains topiques?

Il semblerait, à entendre les contempteurs de la chirurgie, que les traitements purement médicaux et topiques n'exposent jamais par eux-mêmes au moindre inconvénient, au moindre risque. Est-ce que, par exemple, un malade qu'on se croira obligé de purger une ou deux fois la semaine pendant plusieurs mois n'a absolument rien à craindre pour son estomac ou pour ses entrailles? Celui qu'on imbibe d'iodure de potassium ou de préparations mercurielles, de ciguë, de tannin, de camphre, de sels ferrugineux, ne court-il pas quelques risques aussi de voir sa santé générale s'altérer? Ceux qu'on affaiblit par des émissions sanguines locales ou générales répétées, par une alimentation végétale, n'ont-ils rien à redouter non plus d'un pareil traitement? Si l'on y joint les irritations, les inflammations, les éruptions, les érysipèles, que l'emploi des topiques de toute sorte peut déterminer, n'aura-t-on pas déjà une somme d'inconvénients susceptibles de faire contre-poids à ceux de l'opération chirurgicale? Puis, compte-t-on pour rien les angoisses, les tourments incessants des malades et de leurs familles, qui, ne voyant pas la tumeur diminuer, s'apercevant même qu'elle augmente, ont sans cesse devant les yeux l'image d'une dégénérescence cancéreuse, qui ne sortent de leurs transes mortelles à ce sujet qu'à partir du moment où la tumeur n'existe plus, et qui, sans l'opération, en auraient pour plusieurs années d'aussi cruelles inquiétudes?

Est-il vrai, d'un autre côté, que l'opération nécessaire à l'enlèvement des tumeurs adénoïdes soit réellement grave? Je ne chercherai point à nier que toute opération chirurgicale, comme toute espèce de blessure, quelque petite qu'elle soit, n'entraîne quelquefois des accidents sérieux, ne soit même en définitive une porte ouverte à la mort. Mais il en est de même de tout ce qui touche le corps de l'homme : une piqûre d'épingle, d'aiguille, une morsure de sangsue, une saignée, une application de ventouses scarifiées, une extraction de dents, un vésicatoire, un cautère, un séton, un sinapisme, un emplâtre quelconque, un simple pédiluve, ont plus d'une fois été le point de départ de maladies mortelles, sans qu'aucun praticien se soit jamais avisé d'en conclure que de telles blessures fussent graves, ou que de tels moyens dussent être rejetés de la thérapeutique.

Par elle-même, l'extirpation des tumeurs adénoïdes se réduit presque toujours à une plaie simple. Elle n'est ni longue, ni difficile, et il est rare qu'elle soit inquiétante par ses suites. Enveloppées d'éléments normaux, dont elles restent presque complétement indépendantes, ces tumeurs peuvent être énuclées à la manière des corps étrangers. Il est inutile en tous cas d'enlever avec elles une grande portion des tissus environnants. Quand il n'est pas possible d'obtenir la réunion de la plaie par première intention, on peut au moins la panser comme une plaie ordinaire, comme une simple blessure de la région mammaire. N'ayant à redouter ni la récidive de la tumeur, soit au voisinage, soit au loin, ni des végétations de mauvaise nature au fond de la division, on n'a besoin ni d'un régime sévère, ni d'un traitement interne ou externe actif comme complément de l'opération. L'économie est, en général, si peu ébranlée en pareil cas, qu'il n'en résulte assez souvent ni fièvre, ni perte d'appétit, et que les malades peuvent se lever sans inconvénient au bout de quelques jours. Voici un spécimen de ce qui arrive en pareil cas.

OBSERVATION XI. — *Tumeur adénoïde de la mamelle droite. Extirpation ; pansement simple, puis avec l'onguent de la mère mitigé. Guérison.*

Augustine Potron, dix-huit ans, polisseuse, entre le 14 septembre 1844 salle Sainte-Catherine, n° 19. Femme de haute stature, tempérament lymphatico-sanguin, bonne santé habituelle : menstruée à quinze ans et toujours régulièrement ; jamais de grossesse.

Il y a quatre mois, la malade s'aperçut d'une grosseur dans la mamelle droite ; elle en fut avertie par des douleurs lancinantes et des picotements ; à cette époque, la tumeur était petite et néanmoins aussi dure qu'aujourd'hui. D'ailleurs, pas de rougeur de la peau, aucun signe d'inflammation.

Dans son métier de polisseuse, cette jeune fille est obligée de tenir constamment l'avant-bras droit appuyé contre la poitrine et en particulier contre le sein malade, sur lequel il exerce des frottements continuels.

Grosse comme deux noix réunies, dure, lobulée, sensible à la pression, bien limitée de toutes parts, la tumeur, située au bas du sein, mobile, offre une résistance élastique ; sa scissure principale, située en dehors, paraît remplie par un tissu cellulaire fibreux assez dense.

En dedans, on trouve une série de lobules glanduleux plus durs que dans l'état normal, mais non douloureux, et ne fournissant pas d'ailleurs la sensation de corps élastiques que présente la tumeur dont la malade se plaint.

Dans le reste de la glande on ne trouve rien de particulier.

Extirpation de la tumeur le 20 septembre.

La membrane cellulo-fibreuse qui enveloppe la tumeur est lisse, presque semblable à un kyste, et rend compte de la mobilité, de l'isolement parfait que l'on pouvait constater avant l'opération. Quand on presse des tranches de cette tumeur entre les doigts, elles présentent des petits grains jaunâtres, plus durs, et qui sont réunis et isolés à la fois par un tissu cellulaire dense, résistant, analogue à celui des tumeurs éléphantiasiques.

21 septembre. Peu de douleur ; pouls légèrement agité ; trois heures de sommeil cette nuit.

24 Fièvre légère, avec céphalalgie assez intense hier ; le bandage, un peu dérangé, avait causé quelques souffrances.

On procède au premier pansement. La plaie est rouge dans le fond ; vers son bord inférieur il y a des taches brunes dues à du sang coagulé dans les intervalles des lobules graisseux. Le linge troué est imbibé d'une petite quantité de pus, et la charpie est durcie par une sérosité sanguinolente desséchée. Boulettes de charpie à nu dans la plaie, linge troué, gâteau de charpie, compresse et bande pour pansement.

27. La matière sécrétée a les caractères du pus ; les granulations donnent une couleur rose au foyer.

5 octobre. Jusqu'ici les granulations n'ont fait que se développer ; la caverne traumatique diminue d'étendue ; on veut en hâter la cicatrisation par l'emploi de l'onguent de la mère mêlé avec égale quantité d'huile d'olive.

21. La cicatrisation a marché régulièrement ; les bourgeons charnus affleurent la peau ; la cicatrice se rapproche de la forme linéaire.

28. La malade sort guérie.

Après de telles opérations, des érysipèles peuvent survenir sans doute, comme après toute autre, comme à l'occasion de toute irritation de la peau, de toute espèce de suppuration. Il est possible aussi que, du fond de la plaie, l'inflammation ou le pus s'étende aux couches sous-mammaires ou aux tissus interposés, de manière à amener un phlegmon diffus, ou un phlegmon circonscrit, une infiltration purulente, ou un abcès plus ou moins large sur quelque autre point de la région. Il se peut, enfin, que la stagnation du pus réclame dans quelques cas une ou plusieurs contre-ouvertures, quelques incisions secondaires ; mais outre que ces accidents sont rares, que de telles conséquences de l'opération sont absolument exceptionnelles, il est incontestable que les moindres blessures y exposent tout aussi bien, sans que pour cela les malades et les chirurgiens songent à s'en effrayer. Je puis du moins affirmer que l'enlèvement des tumeurs adénoïdes n'a que très rarement été suivi sous mes yeux de dangers réels. Je ne sais pas même s'il me serait possible de citer plus d'un cas de mort occasionnée par cette opération.

Sur plus de cinquante malades opérées par moi, dix ont été prises d'érysipèle, deux de pourriture d'hôpital, deux d'abcès, une de choléra et une d'hémorrhagie ; mais aucune n'a succombé.

Si beaucoup de médecins et quelques chirurgiens regardent cette opération comme grave, c'est qu'ils confondent évidemment deux faits qu'il faut distinguer soigneusement, c'est-à-dire l'opération que nécessitent les tumeurs malignes avec l'opération qu'on applique aux tumeurs bénignes. Avec un peu d'attention.

en effet, il est facile de voir que les dangers, les malheurs dont
on parle, se rapportent à des tumeurs cancéreuses et non à des
tumeurs adénoïdes. Les enlèvements de la mamelle tout entière,
les larges dissections si longues, si pénibles, si douloureuses, les
dépouillements du creux de l'aisselle, les vastes suppurations
dont on a tant de fois tracé l'horrible tableau et qui ont si souvent amené la mort, n'appartiennent point aux extirpations de
tumeurs adénoïdes, et je suis convaincu qu'au point de vue du
pronostic l'extirpation de ces tumeurs cessera de paraître dangereuse, et rentrera dans la catégorie des opérations simples,
dès qu'on voudra bien l'isoler des opérations qu'on pratique pour
remédier aux cancers.

Quoique je professe que ces tumeurs restent bénignes jusqu'au bout, qu'elles ne sont pas susceptibles de subir la transformation maligne ou cancéreuse, je n'en pense pas moins qu'il vaut
mieux les extirper que de les abandonner à elles-mêmes, ou que
de les traiter par les moyens médicaux et de simples topiques.

Voici la conduite que j'ai adoptée et que je conseille depuis
longtemps en pareil cas :

1° La femme est-elle tranquille sur son état, peu disposée à se
tourmenter, avec une tumeur déjà ancienne ou stationnaire, je
l'engage à ne point s'en occuper, à ne se traiter d'aucune façon,
à n'examiner son mal qu'à de longs intervalles.

2° A celles qui sont naturellement inquiètes, j'essaie de démontrer que, par elle-même, leur tumeur n'entraîne aucun danger,
qu'elle n'est pas susceptible de prendre un mauvais caractère ;
je leur conseille, en outre, autant pour calmer leur imagination
que dans l'espoir de les guérir, une des médications signalées
plus haut.

3° J'insiste sur ces médications, quand il s'agit de femmes
timorées qui redoutent à l'excès tout ce qui ressemble de près
ou de loin à l'opération.

4° Lorsque la malade est par trop préoccupée de sa tumeur et
que les dangers qu'elle lui attribue l'effraient plus qu'une opé-

ration chirurgicale, je l'engage à se soumettre au bistouri.

5° Je dis, en définitive, à ces malades, qu'il n'y a nul danger à garder leur tumeur, mais que si elles veulent en guérir, les moyens médicaux offrent peu de chances, outre qu'ils exigent un temps considérable, tandis que l'opération les en débarrassera certainement sans les exposer à de graves dangers, et j'ajoute qu'une fois enlevée, cette espèce de tumeurs ne repullule pas.

Si, se comporter de la sorte, c'est agir conformément à la prudence, alors que l'on doute encore de la malignité finale de ces tumeurs, il faudrait évidemment être tout à fait affirmatif avec la supposition qu'elles ne sont que des tumeurs cancéreuses à leur première période, que des cancers occultes. Il est certain qu'avec cette dernière doctrine, l'opération ne devrait point être facultative, qu'elle serait obligatoire pour tout praticien honnête.

Personne ne peut effectivement contester qu'un grand nombre de femmes ne soient restées radicalement guéries après l'enlèvement de tumeurs adénoïdes. Si donc de telles tumeurs étaient destinées à subir un jour la transformation cancéreuse, il est clair que les femmes ainsi débarrassées ont été préservées, guéries du cancer. Comme, d'autre part, l'enlèvement des tumeurs manifestement cancéreuses est à la fois dangereux par lui-même et rarement suivi de guérison radicale, on se trouve naturellement amené à conclure qu'il est prudent, sinon indispensable, d'extirper les tumeurs même bénignes du sein, plutôt que de les soumettre aux médications incertaines empruntées à la médecine et à la pharmacie.

Une fois détruites, les tumeurs adénoïdes ont dans certains cas, ai-je dit, reparu, soit dans la même mamelle, soit dans le sein du côté opposé. En voici un exemple, remarquable à plus d'un titre.

OBSERVATION XII. — *Tumeur adénoïde grosse comme les deux poings, chez une demoiselle de vingt ans. Petite tumeur à une certaine distance de la première. Extirpation, guérison. Au bout de dix-huit mois, tumeur de même nature, du volume d'un œuf, dans le sein du côté opposé. Nouvelle extirpation, guérison radicale.*

Mademoiselle A. D..., habitant la Bourgogne, de constitution nerveuse, un peu lymphatique, assez bien portante du reste et assez bien réglée, d'un embonpoint médiocre, grande, ayant beaucoup de gorge, me fut conduite par sa mère en 1843. Elle avait au sein gauche une tumeur du volume des deux poings qui datait de trois ans au moins, qui n'avait jamais causé de douleur, et qui ne tourmentait la malade qu'à titre de difformité. Cette tumeur, de consistance fibreuse, très élastique, légèrement bosselée, proéminait plus particulièrement au-dessus et en dehors du mamelon, de manière que la mamelle, dans l'épaisseur de laquelle elle paraissait s'être développée, était soulevée et comme refoulée en haut et en dedans. Très mobile et parfaitement libre au milieu des tissus normaux dont elle restait visiblement indépendante sous la pression des doigts, elle n'offrait de fluctuation sur aucun de ses points. Rien d'altéré ne se remarquait du côté de l'aisselle; la poitrine et l'abdomen n'offraient aucun signe de lésion viscérale.

Trouvant là tous les signes d'une tumeur adénoïde, je conseillai l'opération, qui fut acceptée, et que je pratiquai quelques jours après. Voulant conserver au sein sa forme naturelle, je fis une incision courbe, dont la convexité regardait en bas et en dehors; je relevai en sens opposé un large lambeau composé des téguments, de la couche sous-cutanée, et d'une lame assez épaisse du tissu mammaire dans l'épaisseur duquel je trouvai la tumeur, que je pus ainsi dégager par énucléation autant que par dissection, et qui ne se continuait réellement par aucun de ses points avec le tissu glandulaire. Après l'avoir enlevée, je reconnus, à l'aide du doigt, qu'il existait plus profondément en haut et en dedans, dans l'épaisseur du parenchyme mammaire, tout près de la paroi thoracique, une seconde tumeur également mobile, lisse, régulière, du volume d'une grosse amande, et comme enkystée à une certain distance de la plaie. J'incisai sur elle les tissus, je l'accrochai au moyen d'un érigne, et j'en fis l'extraction comme de la première, en m'assurant qu'elle ne tenait par aucun pédicule dans la petite loge qu'elle s'était creusée.

La réunion, le recollement du lambeau se fit presque partout par première intention, et la mamelle reprit, à quelque chose près, sa forme et son volume naturels.

La suppuration augmenta et diminua plusieurs fois avant de se tarir, mais en somme l'opération ne fut suivie d'aucun accident sérieux, et au bout de six semaines la guérison était complète.

Anatomie pathologique. — La tumeur, qu'on voit planche II, figure 2, était partout composée de tissu solide, élastique, blanchâtre, aussi difficile à déchirer qu'à écraser, dépourvu de cellules et de suc cancéreux. Soit dans ses bosselures, soit dans son centre, soit dans sa périphérie, elle était complétement indépendante et facile à isoler sans dissection, et du tissu mammaire et du tissu cellulo-fibreux de la région. La petite tumeur était d'ailleurs exactement semblable à la grosse par sa texture intime comme par ses caractères extérieurs.

Comme j'avais promis qu'il n'y aurait point de récidive, les parents s'aperçurent avec autant de surprise que d'inquiétude, l'année suivante, qu'une nouvelle tumeur se manifestait dans le sein de leur demoiselle. Ils me la ramenèrent au bout de dix-huit mois, et je trouvai, dans le sein droit, une tumeur parfaitement semblable, à part le volume, à celle que j'avais retirée du sein gauche l'année précédente. Cette deuxième tumeur en effet s'était développée comme la première, insensiblement, sans souffrance, sans altération de la santé générale, restée assez bonne, et sans cause appréciable. Elle était d'ailleurs roulante et très mobile au milieu des tissus, assez profondément située, indépendante de la peau et des parois de la poitrine, régulière, très peu bosselée, très élastique, et du volume d'un œuf de poule. Tous ces caractères, loin d'ébranler ma première conviction, ne firent que la confirmer. Ce n'était pas dans le même sein. Profondément située, elle avait pu échapper à mes premières explorations, quoiqu'elle existât peut-être déjà. L'opération en fut résolue et pratiquée au bout de quelques jours. J'y procédai comme je l'avais fait pour l'autre. Il fallut traverser le tissu glanduleux dans l'épaisseur de 1 centimètre, pour arriver à la tumeur située plus près de la poitrine que de la peau, un peu en dehors de la base du mamelon. Je la trouvai là dans une sorte de kyste dont il fut possible de l'extraire par énucléation. Une exploration très attentive de toute la région, et des deux côtés, m'ayant donné la certitude qu'aucune autre tumeur n'existait dans les seins de mademoiselle A. D..., je refermai la plaie en assurant de nouveau que cette tumeur ne repullulerait pas, et que sa guérison serait radicale. Tout se passa bien du reste, et les suites de l'opération furent les mêmes que celles de l'opération pratiquée dix-huit mois auparavant.

Examinée au microscope et à l'œil nu, cette tumeur s'est montrée exactement sous le même aspect, avec les mêmes caractères anatomiques et microscopiques que la première.

Depuis lors, la jeune personne s'est mariée et nulle inquiétude n'a eu lieu sur l'état de ses seins.

La connaissance de faits pareils porte tout d'abord à se demander s'il ne conviendrait pas de conseiller quelques précautions, quelques médications préventives aux femmes. Il paraît certain que le mariage, que la grossesse sont plutôt utiles que nuisibles en pareil cas. Il y a lieu aussi de surveiller la régularité de la menstruation, et des fonctions utérines en général ; mais outre qu'en dehors de ces ressources purement hygiéniques, on ne sait rien de positif sur ce qui peut empêcher la formation des tumeurs adénoïdes, il faut bien ajouter que la repullulation de ces tumeurs, même à longues distances, est tellement rare et exceptionnelle, qu'elle justifierait à peine les moindres précautions un peu gênantes, et qu'il vaut mieux, comme dans le cas suivant ou dans celui qui précède, recourir de nouveau à l'opération.

Observation XIII.—*Tumeur adénoïde du sein droit, chez une femme qui avait été opérée douze ans auparavant d'une tumeur pareille au sein gauche.*

En 1836, je fus appelé au Gros-Caillou pour voir une dame de la clientèle de M. le docteur Masson, et qui avait dans le sein droit une tumeur du volume d'un petit œuf de poule. Cette dame, âgée de trente-sept ans, d'une stature, d'un embonpoint médiocres, d'une assez bonne santé en général, bien réglée, mère de trois enfants, me dit que douze ans auparavant M. Roux lui avait enlevé une glande semblable du sein gauche, où je remarquai en effet une cicatrice linéaire un peu au-dessous et en dehors du mamelon. La tumeur nouvelle était née sans cause appréciable, et la malade s'en était aperçue cinq ans après sa première opération ; mais comme elle était petite et indolente, elle s'en était à peine préoccupée. Ayant acquis le volume d'une grosse noix un peu allongée, cette tumeur, devenue le siége de quelques élancements, surtout aux approches de l'époque menstruelle, était roulante et sans adhérence appréciable au milieu du tissu mammaire. Située en dedans et au-dessous du mamelon, elle paraissait enveloppée de toute part, excepté sur un point, par le tissu glanduleux. Sa densité, son élasticité, son indépendance matérielle de tous les autres éléments organiques de la région, l'absence de ganglions axillaires et le souvenir de la tumeur enlevée autrefois par M. Roux, me semblèrent indiquer clairement qu'il s'agissait là d'une tumeur bénigne, d'une tumeur adénoïde, et non d'une tumeur cancéreuse.

La malade ayant essayé sans succès depuis un an toute espèce de pommades, onguents et emplâtres, aussi bien que les fondants intérieurs, demanda d'elle-même à subir une nouvelle opération. Une incision simple, en ligne droite, longue de 5 centimètres dans le sens du grand axe de la glande, et qui dut comprendre la peau, la couche sous-cutanée avec une assez grande épaisseur du tissu mammaire, permit de mettre la tumeur à nu dans toute sa longueur. L'ayant accrochée avec une érigne, un aide fut chargé de la tendre et de l'attirer à lui : je la dégageai facilement avec l'indicateur gauche et la pointe du bistouri d'une espèce de kyste légèrement adhérent qui la contenait. La plaie fut pansée à l'aide de boulettes de charpie et à nu, parce qu'il ne me parut pas prudent d'en laisser le fond libre. Au bout de trois semaines la guérison était complète, et la malade, qui n'a plus rien ressenti depuis, jouit encore (1853) d'une fort bonne santé.

Anatomie pathologique. — La tumeur, examinée sur-le-champ, d'un tissu dense, serré, gris, difficile à érailler, à déchirer, ne contenait aucun suc susceptible d'être exprimé par la pression, ou recueilli par le frottement de la lame du scalpel. La coupe en était luisante, d'aspect grenu, quoique homogène ; elle n'était ni bosselée ni globulée ; sa surface ne présentait aucune trace de dureté, et rien ne permettait de croire qu'elle se continuât dans le sein avec aucun tissu normal. Régulière, comme enveloppée d'une couche fine de tissu cellulaire lamelleux, elle s'était d'ailleurs laissé extraire par éradication bien plus que par dissection et sans qu'aucun pédicule eût eu besoin d'être coupé.

Pour ne pas allonger démesurément ce chapitre, je ne donnerai maintenant qu'un abrégé très concis des observations de tumeurs adénoïdes qui n'ont pas trouvé place plus haut, et qu'on retrouvera, en partie, avec la plupart des autres, dans le tableau général.

I. — *Sein droit ; pas d'opération.* — Femme âgée de trente-neuf ans, mère de plusieurs enfants, bien réglée.

Tumeur trilobée, d'un volume peu considérable, bosselée, indolente.

La compression a été employée sans aucun résultat satisfaisant, et la malade sort de l'hôpital sans avoir voulu se soumettre à une opération.

II. — *Sein droit, Extirpation, guérison.* — Cinquante-cinq ans, blanchisseuse, mère de plusieurs enfants, non réglée, entrée à l'hôpital le 19 septembre 1837.

Il y a dix ans, deux mois après avoir reçu sur le sein un coup assez violent, la malade vit apparaître une tumeur d'abord de la grosseur d'une noisette, mais qui a continué à augmenter de volume, et présente aujourd'hui l'état suivant :

Située à la partie inférieure du sein, elle est aplatie, large d'environ un pouce, mobile, bosselée, ayant la forme d'un champignon, globuleuse ; la peau ne présente aucune altération ; la douleur consiste seulement dans un sentiment de constriction, mais elle est peu vive.

27 septembre. Extirpation.

12 novembre. La suppuration a été longue ; la cicatrisation se fait lentement, et n'est pas tout à fait terminée au départ de la malade, dont la guérison peut cependant être considérée comme complète.

Anatomie pathologique. — La tumeur a l'aspect d'un chou-fleur à grains cohérents et très serrés ; sa coupe est d'un gris mat, grenue, luisante. Il n'a été possible d'en faire exsuder aucun suc, soit en la pressant, soit en la raclant avec le scalpel.

III. — *Sein gauche, Extirpation, guérison.* — Vingt-deux ans, sans enfants ; entrée à l'hôpital le 20 mai 1837.

Depuis dix mois la malade s'est aperçue de l'existence d'une tumeur au sein gauche. Cette tumeur, qui a toujours continué à grossir, est aujourd'hui du volume d'un œuf de pigeon ; elle est assez dure, indolente, très mobile, sans bosselures, sans adhérence avec les tissus subjacents ou avec la peau, qui a sa coloration normale.

27 mai. Extirpation.

22 juin. Sortie de la malade complétement guérie.

Anatomie pathologique. —Cette tumeur était dépourvue de toute continuité avec le tissu de la mamelle, qui paraissait en être absolument indépendante : elle n'avait ni l'aspect lardacé du squirrhe, ni la physionomie napiforme ou fongueuse de l'encéphaloïde. Son tissu, homogène et gris, était élastique et solide, sans être nulle part imbibé de suc lactescent.

IV. — *Sein droit. Extirpation, guérison prompte.* — Quarante-huit ans, deux enfants, bien réglée, d'une bonne constitution ; entrée le 6 juillet 1838.

La tumeur date de six mois, et est survenue sans cause appréciable ; elle est du volume d'un œuf, dure, mobile, parfaitement isolée du tissu mammaire, indolente.

13 juillet. Extirpation.

14 août. Il ne s'est rien passé de remarquable pendant la durée de la cicatrisation, qui est complète. La malade sort guérie en septembre.

Anatomie pathologique. — La tumeur est homogène, élastique, d'un tissu grisâtre, grenu, sans suc, difficile à écraser sous les doigts, comme enveloppée d'un kyste. Elle ne se continuait par aucun lien appréciable avec le tissu mammaire.

V. — *Trois tumeurs, sein droit. Extirpation, érysipèle. Guérison.* — Quarante-huit ans, un enfant, bien réglée ; entrée le 5 janvier 1838.

Les tumeurs datent de quinze ans. Située en dedans du mamelon gauche, la plus grosse est bien isolée, dure dans presque toute son étendue, présentant cependant à la partie externe un point moins résistant. En dehors, il en existe deux autres plus petites qui offrent la même consistance ; elles sont peu douloureuses.

13 janvier. Extirpation.

19. Un érysipèle se déclare, s'étend à la poitrine, aux membres supérieurs, et retarde un peu la fermeture de la plaie.

13 février. Sortie de la malade en bonne voie de guérison. La cicatrisation est presque complète.

Anatomie pathologique. — A la dissection, les tumeurs ont offert une texture homogène un peu rosée, solide, dépourvue de suc lactescent ; lobulées, en chou-fleur, élastiques très denses, sans continuité avec le tissu mammaire ni avec la peau.

VI. — *Sein droit en forme de chou-fleur. Extirpation, guérison.* — Soixante-cinq ans, deux enfants, 1838.

La tumeur date de dix ans, et serait le résultat, d'après la malade, d'un coup sur la mamelle. Elle a le volume du poing, et représente assez exactement un gros chou-fleur par son aspect granulé et anfractueux. La densité, l'élasticité de ses bosselures, leur peu de disposition à fournir du sang sous l'influence des actions mécaniques, des frottements, l'absence de ganglions engorgés dans l'aisselle et de toute autre tumeur dans le voisinage, le bon état de santé de la malade, donnent lieu de penser qu'on a affaire à une tumeur adénoïde. Cette tumeur est ulcérée, et il s'écoule de la plaie un liquide ichoreux, grisâtre, fétide.

L'extirpation en est pratiquée, et la guérison est complète au bout de cinq semaines.

Aucune récidive n'a eu lieu, et la malade, qui a survécu dix ans, est morte d'une pneumonie aiguë.

Anatomie pathologique. — L'examen de la tumeur montre un tissu d'apparence fibreuse ou granulée, d'une coupe luisante, difficile à écraser, dépourvue de suc lactescent et de toute matière crémeuse dans ses mailles.

VII. — *Sein gauche. Extirpation, érysipèle. Sortie avant la cicatrisation complète de la plaie.* — Quarante ans, bien constituée, un enfant ; entrée le 24 octobre 1839.

Il y a cinq mois, la malade reçut un coup sur le sein gauche, et une tumeur ne tarda pas à se montrer. Située à la partie supérieure du sein, cette tumeur est du volume d'un petit œuf de poule, dure, très mobile, un peu douloureuse à la pression.

29 octobre. Extirpation.

1er-10 novembre. Un érysipèle a envahi une grande partie de la poitrine et les membres supérieurs. (Frictions avec la pommade au sulfate de fer.)

12 novembre. L'érysipèle a tout à fait disparu ; un petit abcès s'est formé sous le sein, et a été ouvert. La cicatrisation s'est faite lentement, et elle est presque complète à la sortie de la malade, qui a lieu le 2 décembre.

VIII. — *Sein droit. Extirpation, érysipèle, abcès nombreux.* — Vingt-huit ans, deux enfants, bien réglée ; entre le 12 février 1840.

La tumeur date de cinq ou six ans ; située à la partie supérieure et interne de la mamelle droite, elle est du volume d'un œuf, régulière, mobile, ronde, sans adhérence avec la peau ou avec le tissu mammaire, à peu près indolente.

15 février. Extirpation.

18 fév.-30 mars. Érysipèle et abcès nombreux. La cicatrisation ne se fait que bien lentement.

7 avril. Sortie de la malade. La cicatrisation n'est pas complétement terminée.

Anatomie pathologique. — Caractères des tumeurs adénoïdes.

IX. — *Sein droit. Extirpation, cicatrisation presque complète.* — Vingt-sept ans, un enfant, bien réglée ; entrée le 18 août 1840.

La tumeur date de dix-huit mois ; survenue à la suite de plusieurs contusions, elle est du volume d'un gros marron, très mobile, non adhérente à la peau ni au tissu mammaire, lisse en certains endroits, bosselée en d'autres, d'une consistance élastique.

21 août. Extirpation.

22 août-30 septembre. La cicatrisation se fait peu à peu et est presque complète à la sortie de la malade.

Anatomie pathologique. — Tumeur bosselée, irrégulière, renfermée dans un kyste formé par du tissu cellulaire condensé, cloisons cellulo-fibreuses, tissu lobulé, dur, parfaitement sécable, mais ne s'écrasant pas sous la pression.

X. — *Sein droit. Extirpation, guérison.* — Vingt ans ; bonne constitution ; entrée le 5 octobre 1840.

Tumeurs datant de trois ans, à la suite d'un coup ; au nombre de deux ; elles sont bien circonscrites, séparées l'une de l'autre par une portion saine de la glande, chacune d'un volume à peu près égal à celui d'un œuf de pigeon ; très mobiles, arrondies, sans bosselures à la surface, non fluctuantes, indolentes, peu dures, élastiques, elles se distinguent par leur consistance, leur dureté et leur densité plus grandes que celles de la substance même de la glande. La peau qui les recouvre est tout à fait normale.

12 octobre. Extirpation.

15 octobre-10 novembre. La cicatrisation de la plaie suit une marche régulière. La guérison est complète à la sortie de la malade.

XI. — *Sein gauche. Extirpation, guérison.* — Vingt-quatre ans ; bien réglée ; entrée le 30 juillet 1841.

La tumeur, survenue il y a quelques mois à la suite d'un coup, est du volume d'un œuf, irrégulière, bien circonscrite, bosselée, élastique, très mobile, sans adhérence, indolente.

3 août. Extirpation.

3 septembre. Guérison complète et sortie de la malade.

Anatomie pathologique. — Tissu grisâtre, élastique, luisant, sans suc lactescent, ne s'écrasant pas sous la pression des doigts.

XII. — *Sein droit. Extirpation, érysipèle. Guérison.* — Trente-six ans, bien réglée ; entrée le 15 février 1842.

Il existe en dehors et au-dessus du sein droit une tumeur venue il y a huit ans à la suite d'un coup. Cette tumeur, du volume d'un œuf, globuleuse, bosselée, très mobile, semble formée par des petits kystes mobiles, les uns solides, les autres liquides, et paraît confondue avec les lobules de la glande.

21 février. Extirpation.

26. Quelques plaques érysipélateuses apparaissent çà et là. (Frictions avec la pommade de sulfate de fer.)

28. Les plaques ont disparu. La plaie, en bon état, marche vers la cicatrisation, qui est achevée le 10 mars.

17 mars. Sortie de la malade parfaitement guérie.

XIII. — *Sein gauche. Extirpation, guérison.* — Trente-quatre ans, trois enfants, bien réglée ; entrée le 20 janvier 1842.

La tumeur s'est montrée, il y a dix-huit mois, à la suite d'un coup. Située en dehors et en bas du sein gauche, elle est du volume d'un petit œuf, d'une forme irrégulière, un peu bosselée ; n'adhérant point à la peau, qui n'a pas changé de couleur, elle est très mobile et il en suinte par le mamelon une sérosité jaune roussâtre.

25 janvier. Extirpation. (Pansement simple.)

6 février. La malade sort guérie.

Anatomie pathologique. — Tumeur dure, sous forme de plaques, sous-cutanée, roulant sous la peau, sans y adhérer, tenant à la mamelle par un mince pédicule celluleux. La coupe de la tumeur montre un tissu qui ressemble au tissu du corps thyroïde hypertrophié ; il a un aspect glanduleux.

A un faible grossissement (30 diamètres), ce tissu montre des lobules glandulaires bien distincts, couverts de granulations régulièrement disposées à la surface.

A 500 diamètres, on ne trouve que des globules assez petits, munis d'une enveloppe et d'un noyau ; de forme ronde, sans granules à l'intérieur, les globules ont un diamètre de $0^{mm},02$; leur noyau n'a que $0^{mm},005$. Cette forme de globules paraît être celle qu'on rencontre normalement dans la glande mammaire.

J'ai revu plusieurs fois cette femme depuis sa sortie de l'hôpital, elle n'a pas eu de récidive.

XIV. — *Sein gauche. Extirpation, guérison.* — Trente-six ans ; entrée le 20 septembre 1842. La tumeur date de douze ans ; située à la partie supérieure externe du sein gauche, elle est dure dans toute son étendue, très mobile sous la peau; les ganglions voisins sont dans leur état normal.

23 septembre. Extirpation.

3 novembre. La suppuration a été d'abord très abondante, puis s'est peu à peu ralentie; la cicatrisation s'est faite lentement. La guérison est complète le 8 novembre.

Anatomie pathologique. — Tumeur à tissu homogène, à coupe grenue et luisante, dépourvue de suc lactescent.

XV. — *Sein gauche. Extirpation, guérison.* — Vingt-quatre ans, mariée, deux enfants, bien réglée; entrée le 21 octobre 1844.

La tumeur, datant de six ans, survenue à la suite d'un coup assez violent sur le sein gauche, est située à la partie inférieure de la glande; de la grosseur du poing, bosselée, dure, élastique, un peu fluctuante en certains endroits, elle est à peu près indolente, mobile sous la peau, qui est normale, et paraît adhérer au tissu mammaire.

30 octobre. L'opération est résolue. On fait d'abord une ponction exploratrice, qui ne donne aucun résultat satisfaisant. L'extirpation est pratiquée.

La malade sort guérie le 1er décembre.

Anatomie pathologique. — Tumeur lobulée, élastique, présentant un tissu blanchâtre, grenu, friable, s'écrasant sous le doigt. Au microscope, caractères des tumeurs adénoïdes.

XVI. — *Aux deux seins. Extirpation, guérison.* — Vingt-sept ans; entrée le 8 décembre 1847.

Dans le sein gauche, à la partie externe et supérieure, on trouve une masse du volume d'un œuf de poule, lobulée, inégale. À la partie inférieure de la même glande, il existe une autre tumeur du volume d'une noisette, mobile, bosselée, inégale.

Dans le sein droit, on voit une tumeur de la grosseur d'une noix, bosselée, dure, roulant sous les doigts comme les autres.

Ces tumeurs sont survenues sans que la malade en sache la cause; elles sont indolentes. La peau qui les recouvre a conservé sa coloration normale et ne leur adhère pas.

15 décembre. Extirpation des trois tumeurs.

30. Les plaies sont en partie cicatrisées.

17 janvier. La malade sort complétement guérie.

Anatomie pathologique. — Ces tumeurs offrent les caractères des adénoïdes; leur tissu est ferme, élastique, grisâtre, homogène, grenu et un peu luisant dans sa coupe; aucune d'elles ne se continue avec le tissu, soit parenchymateux, soit fibreux, de la mamelle; un kyste séparé paraissait avoir été creusé dans la glande par chacune des trois.

XVII. — *Sein droit. Extirpation. Sortie avant la cicatrisation complète.* — Quarante et un ans, bonne constitution; entrée le 27 mai 1847.

Depuis sept ou huit mois, la malade porte dans le sein droit une tumeur du volume d'un œuf de poule, qui s'est développée sans cause appréciable. Elle est bosselée, mobile, assez dure et indolente.

1er juin. Extirpation.

28. La malade sort de l'hôpital dans un état très satisfaisant. La plaie ne tardera pas à être complétement cicatrisée.

Anatomie pathologique. — La tumeur a l'aspect fibreux ; elle est élastique, composée de lobules réguliers.

XVIII. — *Sein gauche. Ablation, guérison.* — Quarante-huit ans, mariée, trois enfants, mal réglée ; entrée le 13 novembre 1850.

Tumeur datant de cinq ans, du volume d'une petite tête de fœtus, globuleuse, présentant des bosselures, les unes dures, les autres ramollies, élastique dans son ensemble, adhérente à la peau, mobile sur les tissus subjacents, semblant renfermée dans un kyste. Pas de ganglions engorgés. La douleur est peu intense.

La santé générale est parfaite.

20 novembre. Extirpation. Réunion par première intention.

23. Érysipèle.

15 décembre. Sortie de la malade complétement guérie.

Anatomie pathologique. — Plusieurs éléments constituent la tumeur : grumeaux jaunâtres renfermés, quelques uns dans de petits kystes à parois fibreuses, d'aspect normal, lisses ; d'autres mêlés à des masses de tissu fibro-celluleux gris rosé, fort dur, criant sous le scalpel, formant comme la trame de la tumeur. Dans d'autres points, se remarque un tissu jaunâtre disposé par grappes, par petites masses, ne se laissant pas écraser entre les doigts, et présentant au toucher une surface granulée. Ces grappes ou masses sont, pour la plupart, renfermées dans de véritables loges dont elles s'énuclent très facilement.

Le microscope n'y a pas trouvé de cellules cancéreuses.

XIX. — *Sein droit. Extirpation, érysipèle. Guérison.* — Trente-cinq ans, mariée, un enfant, bien réglée ; entrée le 3 mai 1850.

L'origine de la tumeur n'est expliquée par aucune circonstance. Pas de violence extérieure, pas de maladie antécédente du sein. L'existence d'un noyau dur, non douloureux, date de quinze mois. L'accroissement en a été lent ; la tumeur n'a jamais été douloureuse. Le sein gauche est parfaitement intact.

La tumeur, de la grosseur d'une noix, est lobulée, bosselée, de consistance médiocre, élastique, parfaitement indolente, située au-dessus et dans l'épaisseur du sein, très mobile, ne faisant sur la peau qu'une légère saillie.

Aucune induration, aucun empâtement des tissus voisins.

7 mai. Extirpation.

9. Érysipèle intense qui dure jusqu'au 24 mai, après avoir envahi la plus grande partie de la poitrine, les deux seins, les bras, le cou. Les cataplasmes, les onctions mercurielles et les purgatifs ont été employés.

2 juin. La malade sort complétement guérie.

Anatomie pathologique. — La tumeur présente à l'extérieur un aspect lobulé, de consistance médiocre, élastique ; son volume est celui d'une grosse noix. À la coupe on voit une surface d'une couleur blanc grisâtre, mamelonnée et non striée ou rayée, ne criant pas sous le scalpel, ne laissant pas suinter à la pression le suc caractéristique du cancer. Pas de cellules cancéreuses.

XX. — *Sein droit, ablation, érysipèle. Abcès. Guérison.* — Vingt-six ans, deux enfants, bien réglée ; entrée le 11 mai 1850.

La malade a dans le sein droit une tumeur qu'elle rattache à un coup reçu il y a quatre ans. Des cataplasmes calmèrent les douleurs, mais il resta un petit noyau indolent qui continua à grossir. Un autre noyau se développa dans le même sein.

Aujourd'hui on trouve au-dessus et un peu en dehors du mamelon une tumeur du volume d'un très petit œuf, dure, bosselée, mobile dans tous les sens, non fluctuante, indolente, assez bien circonscrite, rénitente, élastique. En dehors il s'en rencontre une deuxième, occupant le bord axillaire du grand pectoral, ne présentant aucune connexion avec la première, très mobile, douloureuse, concrète.

17 mai. Extirpation des deux tumeurs.

18 mai-19 juin. Les plaies marchent vers une complète cicatrisation, lorsqu'un érysipèle assez intense se déclare. (Frictions avec la pommade martiale.)

1er juillet. L'érysipèle a disparu ; un abcès sous-cutané s'est montré et a été ouvert avec le bistouri. (Cataplasmes.)

4. La malade sort de l'hôpital tout à fait guérie.

Anatomie pathologique. — La principale tumeur est ovoïde, de la grosseur d'un petit œuf ; élastique, granulée à sa surface, elle présente un tissu blanchâtre, dense, rénitent, ne laissant pas suinter de liquide par la pression. Le microscope y reconnaît une tumeur hypertrophique de la mamelle. La deuxième tumeur est semblable à la précédente.

XXI. — *Sein gauche. Extirpation, guérison.* — Quarante-huit ans, pas d'enfants, bien réglée ; entrée le 28 novembre 1850.

Il existe à la partie supérieure du sein gauche une tumeur datant d'un mois ; globuleuse, bosselée, d'une résistance ferme et élastique, présentant dans certains endroits la sensation de grains de riz, cette tumeur est très mobile, roulante et libre ; peau saine, non adhérente. Douleurs nulles.

7 décembre. Extirpation ; ouverture d'un kyste pendant l'opération ; réunion par deuxième intention.

19 janvier. La cicatrisation n'a rien offert de particulier, et la guérison est complète le 19, jour de la sortie de la malade.

XXII. — *Sein gauche. Extirpation ; en voie de cicatrisation.* — Trente ans, trois enfants, bien réglée ; entrée le 8 novembre 1850.

Depuis deux ans la malade s'est aperçue du développement d'une tumeur dans le sein gauche, et ne peut lui assigner aucune cause appréciable. Aujourd'hui cette tumeur a la grosseur et la forme d'une noix ; elle est sous-cutanée, très mobile, dure, indolente ; la peau qui la recouvre est parfaitement saine.

13 novembre. Extirpation.

28. La malade sort en voie de guérison ; il ne reste plus que très peu de suppuration.

XXIII. — *Sein gauche. Extirpation, guérison.* — Vingt-neuf ans, un enfant, bien réglée; entrée le 17 février 1854.

Il existe depuis quatre ans, au-dessus du mamelon gauche, une tumeur qui, d'abord très petite, n'a cessé de prendre du développement. Maintenant cette tumeur est du volume d'une grosse noisette; elle est indolente, très mobile, sans aucune adhérence; la peau est saine et libre; il n'y a rien dans l'aisselle.

21 février. Extirpation.

13 mars. — La cicatrisation est complète, à l'exception d'une toute petite surface qui fournit à peine du pus.

Anatomie pathologique. — Petite masse homogène, dure, d'un blanc grisâtre à la coupe. Pas de cellules cancéreuses au microscope.

XXIV. — *Sein droit. Extirpation, pourriture d'hôpital. Guérison.* — Quarante-neuf ans, pas d'enfant, non réglée; entrée le 16 mai 1851.

La tumeur date de dix-huit mois; survenue à la suite d'un coup, elle est du volume du poing, bosselée, inégale, de la dureté d'une pomme de terre crue, avec quelques points mous, élastiques; elle est mobile, sans adhérence à la peau, qui est saine; pas de ganglions engorgés dans l'aisselle.

20 mai. Extirpation; pansement par deuxième intention.

27 mai. Pourriture d'hôpital (1) qui disparaît complétement le 10 juin sous l'influence de pansements avec la décoction de quinquina, avec de la charpie imbibée de teinture d'iode, de vin aromatique.

21 juillet. Il ne se passe rien de nouveau jusqu'à la sortie de la malade, qui est complétement guérie.

XXV. — *Sein gauche. Extirpation, pourriture d'hôpital. Guérison.* — Cinquante-trois ans, mariée, pas d'enfant; entrée le 19 février 1851.

La tumeur, qui existe dans le sein gauche, s'est développée depuis deux ans; elle est dure, globuleuse, bosselée, du volume d'une orange, paraissant isolée du tissu mammaire, sans adhérence avec la peau, qui est mobile et normale; à peu près indolente, bien limitée; quelques ganglions engorgés dans l'aisselle.

26 février. Extirpation, réunion par première intention.

23 mars. La plaie marchait parfaitement vers la cicatrisation, lorsque la malade a été prise de la pourriture d'hôpital. On saupoudre la plaie avec la poudre d'alun, on la lotionne avec la décoction de quinquina.

14 avril. Il n'y a plus de traces de pourriture d'hôpital; la plaie est rosée, vermeille, en bonne voie de cicatrisation.

27. La malade sort complétement guérie.

Anatomie pathologique. — Tumeur du volume d'une orange, dure au centre, plus molle vers la circonférence, bien isolée du tissu mammaire; tissu criant sous le scalpel; pas de suc cancéreux quand on en racle la coupe avec le bistouri. M. Lebert n'y a point trouvé la cellule cancéreuse; il n'a rencontré que les éléments du tissu glandulaire.

(1) Accident qui régnait alors dans les salles.

XXVI — *Sein droit. Extirpation , guérison* — Vingt-trois ans, pas d'enfant ; entrée le 26 février 1852.

La tumeur, qui existe en haut et en dehors de la mamelle droite, est survenue à la suite d'un coup reçu dans cette région il y a cinq mois ; elle est du volume d'une grosse noix, très mobile, roulante, inégale, dure, sans adhérence avec les tissus voisins. La peau est intacte ; les douleurs sont peu vives ; il y a quelques ganglions engorgés dans l'aisselle.

1er mars. Extirpation , réunion par deuxième intention.

22. Sortie de la malade complètement guérie.

Anatomie pathologique. — L'examen de la tumeur révèle une tumeur adénoïde ; quoique dure, elle se laisse trancher sans faire crier le bistouri ; elle a une teinte rouge blanchâtre assez uniforme ; pas de cellules cancéreuses au microscope, qui ne reconnait qu'une simple hypertrophie glandulaire.

XXVII. — *Sein droit. Extirpation, guérison.* — Trente-huit ans , plusieurs enfants, bien réglée : entrée le 18 mars 1852.

La tumeur s'est développée à la suite d'une chute ; elle est située dans le sein droit à la partie externe ; elle est du volume d'une noix , sans adhérence à la glande, au thorax ou à la peau ; très mobile, élastique, bosselée, peu douloureuse ; pas d'engorgement axillaire.

25 mars. Extirpation , réunion au moyen de serres-fines.

10 avril. Guérison complète.

Anatomie pathologique. — Caractère des tumeurs adénoïdes.

XXVIII. — *Sein droit. Extirpation , guérison.* — Dix-sept ans , mal réglée ; entrée le 27 décembre 1851.

Le sein droit est le siége d'une tumeur qui semble avoir pour origine une chute qu'aurait faite la malade il y a onze mois. Cette tumeur est de la grosseur d'un œuf de poule, dure, isolée sur tous ses points, mobile, indolente, sans adhérence avec la peau, qui est normale. Pas d'engorgement axillaire.

13 janvier. Extirpation , réunion par première intention.

12 février. Rien de remarquable pendant le travail de cicatrisation. La malade sort guérie.

Quelques jours après, un abcès qui se forme dans l'aisselle est ouvert et se cicatrise rapidement.

XXIX. — *Sein droit. Extirpation, guérison.* — Dix-neuf ans, bien réglée ; entrée le 8 juin 1852.

La malade a reçu un coup sur le sein droit il y a sept ou huit ans ; quelques mois après elle a vu survenir à cet endroit une petite tumeur. Cette tumeur, d'abord de la grosseur d'une noisette, a continué à s'accroître ; elle est située à droite et en haut du mamelon ; du volume d'un œuf de dinde, d'une forme à peu près circulaire ; très mobile, bosselée, bien isolée des lobules glandulaires, rénitente, élastique, à peu près indolente.

15 juin. Extirpation, réunion par deuxième intention.

22. La plaie a un bon aspect, mais est loin d'être cicatrisée. La malade sort de l'hôpital malgré toutes les instances qu'on fait pour la faire rester.

Revue quelque temps après, cette femme était complétement guérie.

Anatomie pathologique. — Caractère des tumeurs adénoïdes; au microscope, hypertrophie mammaire.

XXX. — *Sein gauche. Extirpation, guérison.* — Cinquante-deux ans, plusieurs enfants; entrée le 2 avril 1852.

La tumeur date de vingt-quatre ans; elle est globuleuse, inégale, bosselée, concrète, élastique, très mobile. La peau, malgré son amincissement, ne lui adhère aucunement. Il n'y a pas de douleur. Les ganglions de l'aisselle ne paraissent pas engorgés.

6 avril. Extirpation, réunion avec les serres-fines.

10. Erysipèle. (Frictions mercurielles, cataplasmes.)

15. L'érysipèle a disparu.

17 mai. La malade sort complètement guérie.

Anatomie pathologique. — Tumeur bosselée, inégale, formée de lobules; tissu blanchâtre; suc peu abondant et clair.

XXXI. — *Sein gauche. Extirpation, guérison.* — Vingt-six ans, bien réglée; entrée le 11 septembre 1852.

On voit à gauche, au-dessus et un peu en dedans du sein, une tumeur de la grosseur d'un œuf, bosselée, lobulée, sans adhérence, très mobile, élastique, indolente. La peau a conservé sa texture et sa coloration normales.

11 septembre. Extirpation, réunion par deuxième intention.

13 octobre. Guérison complète de la malade.

Anatomie pathologique. — Caractère des tumeurs adénoïdes.

XXXII. — *Sein gauche. Extirpation, guérison.* — Quarante-cinq ans, trois enfants. Tumeur du volume du poing, bosselée, élastique, mobile, indolente, peau normale; opération 1848; guérison en trente-cinq jours, pas de récidive (1853).

XXXIII. — *Sein droit.* — Vingt-trois ans, 1848, un enfant, bonne santé. Tumeur du volume d'un œuf de pigeon datant de trois ans, mobile comme un corps étranger en dehors et au-dessous du mamelon. Opération, un fragment de la tumeur échappe au bistouri et reste dans la plaie; fragment qui grossit à son tour et que j'extirpe au bout d'un mois. Guérison radicale.

Les faits de ce genre sont si communs, au surplus, que, dans le courant du mois actuel seul (août 1853) j'en ai rencontré trois nouveaux exemples chez des malades de la ville.

ANNÉES.	ÂGE.	PROFESSION.	SIÉGE.	DATE d'apparition.	CAUSES.	TRAITEMENT.	COMPLICATIONS après le traitement.
1836	39	ouvrière	s. droit	—	—	Compression	—
»	37	—	id.	7 ans	—	Extirpation	—
»	85	officier de santé	s. gauch	15 ans	—	Ligature	—
1837	55	blanchisseuse	s. droit	10 ans	coup.	Extirpation	—
»	22	couturière	s. gauch	10 mois	id.	id.	—
1838	48	blanchisseuse	s. droit	6 mois	—	id.	—
»	48	journalière	id.	45 ans	—	id.	Erysipèle
»	65	—	id.	10 ans	coup.	id.	—
1839	40	marchande de fruits	s. gauch	5 mois	id.	id.	Erysipèle
1840	28	—	s. droit	5 ou 6 ans	—	id.	Abcès, érysipèle
»	27	couturière	id.	18 mois	plus. contus.	id.	—
»	20	ouvrière	id.	3 ans	coup.	id.	—
1841	24	revendeuse	s. gauch	quelq. mois	id.	id.	Erysipèle
1842	32	fabr. de dentelles	s. droit	8 ans	id.	id.	Erysipèle
»	34	fabric. de châles	s. gauch	18 mois	id.	id.	—
»	36	couturière	s. gauch	12 ans	—	id.	—
1843	20	—	id.	3 ans	—	id.	—
1844	24	—	id.	6 ans	coup.	id.	—
»	46	—	—	5 ans	—	Caustiques	Guéris. apparente récid.; extirp. en 2 temps.
1845	23	—	—	plusieurs ann.	—	Extirpation	—
»	36	—	s. gauch	3 ans	coup.	Trait. résolutif ext. et interne	—
1846	45	—	les 2 s.	4 mois	—	Extirpation	—
1847	27	dévideuse	les 2 s.	—	—	id.	—
»	26	—	s. droit	6 mois	—	Méd. gén., top. rés.	—
»	41	mercière	id.	7 à 8 mois	—	Extirpation	—
»	48	—	s. droit	quelques ann.	—	id.	—
»	25	orfèvre	s. droit	id.	coup.	id.	Récid. sur place
»	25	—	s. gauch	4 ou 5 ans	—	iod. pot., bains alcal. emplâtres	—
1848	34	lingère	s. gauch	—	coup.	Extirpation	—
»	56	journalière	id.	—	—	id.	—
»	37	lingère	—	—	chute	id.	Choléra
1849	25	—	s. gauch	4 ou 5 ans	—	Résolutifs	—
1850	48	—	s. gauch	5 ans	—	Extirpation	Erysipèle, abcès
»	35	cuisinière	s. droit	15 mois	—	id.	Erysipèle
»	26	couturière	id.	4 ans	—	id.	Erysipèle, abcès
»	48	fabr. de dentelles	s. gauch	1 mois	contusion	id.	—
»	30	marchande	id.	2 ans	—	id.	—
»	43	—	id.	2 ans	—	id.	—
1851	29	tailleuse	id.	—	—	id.	—
»	49	religieuse	s. droit	18 mois	coup.	id.	Pourrit. d'hôpit.

SÉJOUR		TERMINAISON.	ANATOMIE PATHOLOGIQUE.	ACCOUCHEMENTS.	OBSERVATIONS.
complet	depuis le traitement				
53 j.	45 jours.	Même état,.....	—	plus. enf.	
	3 semaines.	Guérison.....	Texture des tum. adénoïdes.	—	Opérée d'une tum. sembl. au s. gauche 12 ans auparav.
	id.	Guérison......	—	—	Mort 4 ans après sans traces de récidive.
53 j.	45 jours.	En voie de guérison.	Coupe d'un gris mat, grenu, luisant, sans suc....	—	
33 j.	25 jours.	Guérison......	Séparation compl. du tissu mammaire, tissu grisâtre, hom., élastiq., sans suc.	—	
38 j.	32 jours.	id.....	id.....	2 enfants.	
39 j.	30 jours.	Sortie av. cicat. comp	id.....	1 enfant.	Ces tumeurs étaient 2 ou 3.
	5 semaines.	Guérison......	id.....	2 enfants.	Mort 10 ans après sans récid.
39 j.	34 jours.	Sortie av. cicat. comp.	—	1 enfant.	Du volume d'un œuf.
53 j.	50 jours.	id.....	Text. des tumeurs adénoïdes	id..	Id.
16 j.	13 jours.	id.....	id.....	2 enfants.	Du volume d'un gros marron
36 j.	29 jours.	Guérison.....	id.....	1 enfant.	Du vol. d'un œuf de pigeon.
35 j.	31 jours.	id.....	id.....	—	Du volume d'un œuf.
29 j.	23 jours.	id.....	Pas d'anatomie patholog.	—	Id.
21 j.	16 jours.	id.....	Text. des tumeurs adénoïdes	3 enfants.	Id.
—	43 jours.	id.....	—	—	—
—	—	id.....	Text. des tumeurs adén.	—	18 mois après, tum. adénoïde dans le s. droit. Extirpat. Guérison radicale.
44 j.	32 jours.	id.....	id.....	2 enfants.	Du volume du poing.
		Guérison radicale...	—	3 enfants.	Text. du tis. adén.; pas de cell. cancér. (Lebert et Follin).
—	1 mois.	Guérison.....	Au micr., tum. adén. renfer. des cellules encéphaloïd.	2 enfants.	Pas de traces de récidive.
—	—	id.....	—	—	Pas d'opération.
—	6 semain.	Guérison.....	Au micr., tum. adén. avec bossel. encéph. coll. et même tuberculeuses...	—	—
40 j.	33 jours.	id.....	Text. des tum. adénoïdes.	—	—
	1 an...	id.....	—	—	—
32 j.	28 jours.	Sortie av. cicat. comp.	—	—	Du volume d'un œuf.
—	2 mois.	Guérison.....	Text. des tum. adén.; au micr., hypertrophie mam.	2 enfants.	De la grosseur d'un melon de moyen volume.
—	—	id.....	—	1 enfant.	—
—	—	id.....	—	2 enfants.	Pas d'opération.
—	20 jours.	—	—	—	—
—	2 mois.	Guérison.....	—	—	—
—	4 mois.	id.....	—	—	—
—	1 an....	id.....	—	2 enfants.	Récidive au bout de 3 ans.
28 j.	25 jours.	Guérison.....	—	—	Du volume d'un œuf.
34 j.	30 jours.	id.....	Au micr., pas de cell. canc.	—	Du vol. d'une tête de fœtus
54 j.	48 jours.	id.....	Au micr., hypertr. mam.	1 enfant.	Ces tum. sont au nomb. de 2
53 j.	42 jours.	id.....	—	—	Kyste ouvert pendant l'opér.
20 j.	15 jours.	En voie de cicatrisat.	—	3 enfants.	Du volume et de la forme d'une grosse noix.
25 j.	20 jours.	id.....	—	1 enfant.	Du volume d'une noix.
97 j.	63 jours.	Guérison.....	A la vue, t. ad. au mic. hyp. m	—	Du volume du poing.

ANNÉES.	AGE.	PROFESSION.	SIÉGE.	DATE d'apparition.	CAUSES.	TRAITEMENT.	COMPLICATIONS. après le traitement.
»	47	femme de chambre	—	—	—	Extirpation.	Erysipèle . . . .
»	53	journalière	s.gauch.	—	—	id.	Pourrit. d'hôpt.
»	42	—	s. droit.	7 à 8 ans. .	—	id.	Abcès (incision).
»	48	rentière.	s.gauch.	—	—	id.	—
1852	23	blanchisseuse . . .	s. droit.	5 mois. . . .	contusion . . .	id.	—
»		id.	id. .	8 ans	id.	id.	Erysipèle. . . .
»	38	couturière.	id. .	2 ans. . . .	coup.	id.	Hémorrhagie . .
»	17	id.	id. .	11 mois. . .	chute.	id.	—
»	19	id.	id. .	11 ans. . . .	coup.	id.	—
»	52	—	s.gauch.	24 ans. . . .	—	id.	Erys. ambulant.
»	46	frangeuse.	s. droit.	—	—	id.	—
»	36	marchande	s.gauch.	10 ans. . . .	—	id.	Hémorrhagie . .
1853	48	blanchisseuse. . .	id. .	15 ans. . . .	id.	id.	—
»	60	couturière.	id. .	20 ans. . . .	—	id.	—
»	28	fermière	id. .	3 ans	id.	id.	—

TUMEURS ADÉNOIDES

ANNÉES.	AGE.	PROFESSION.	SIÉGE.	DATE d'apparition.	COMPLICATIONS.
1836	39	ouvrière.	sein droit.	—	—
1836	85	officier de santé. . .	sein gauche.	15 ans.	Ulcéré depuis 3 ans.
1845	36	—	sein gauche.	3 ans.	—
1847	26	—	sein droit.	6 mois.	—
1849	25	—	sein gauche.	4 ou 5 ans. . . .	—
1850	43	—	sein gauche.	2 ans.	—
					Causti-
184	46	—	—	4 ans.	—

Ce tableau n'est relatif, on le voit, à quelques exceptions près,
qu'aux malades traitées à l'hôpital. Il ne m'a pas paru convenable d'y faire entrer l'observation de celles qui m'ont consulté

ADÉNOÏDES (suite).

SÉJOUR		TERMINAISON.	ANATOMIE PATHOLOGIQUE.	ACCOUCHEMENTS.	OBSERVATIONS.
complet	depuis le traitement				
26 j.	24 jours.	Guérison.	Au micr., hypertr. mamm.	—	Tumeur enkystée.
06 j.	—	id.	—	—	—
—	6 semain.	id.	Text. tum. ad., pas de cell. c.	—	Du volume du poing.
32 j.	—	id.	—	—	—
25 j.	22 jours.	id.	Text. tum. adén.; au micr., hypertrophie mammaire.	—	—
—	30 jours.	id.	—	—	Foyer hématiq. dans la tum.
23 j.	16 jours.	id.	Text. tum. adén.; au micr., hypertrophie mammaire.	—	—
15 j.	28 jours.	id.	—	- -	—
14 j.	7 jours. .	Sortie av. cicat. comp.	Text. tum. adén.; au micr., hypertrophie mammaire.	—	Cette malade a été revue complétement guérie.
15 j.	41 jours.	Guérison.	id.	—	—
—	46 jours.	id.	—	—	—
—	32 jours.	id.	—	—	—
—	30 jours.	id.	Lobulée.	2 enfants.	Grosse comme la tête.
—	40 jours.	id.	Pelotonnée.	demoiselle.	Grosse comme le poing.
—	27 jours.	id.	Homogène.	pas d'enf.	Kéloïde dans la cicatrice.

NON OPÉRÉES.

TRAITEMENT.	SÉJOUR.	TERMINAISON.	OBSERVATIONS.
Compression.	—	Même état.	Observation incomplète.
Ligature.	3 semaines.	Guérison	Mort 4 ans après sans récidive.
Trait. résol., ext. et int.	—	id.	Traitement irrégulier.
Médic. gén., top. résol.	1 an.	id.	Pas de récidive.
Iod. pot., bains alc., empl.	—	id.	Traitement parfaitement suivi.
id.	18 mois.	id.	Id.

ques.

Caustiques.	—	Guéris., mais récidive et extirp.; guér. rad.	

chez moi ou près desquelles j'ai été appelé en ville ; je n'aurais
pas pu d'ailleurs en préciser le nombre, ayant perdu de vue
presque toutes celles que je n'ai point opérées.

Quelques faits récents ajoutés à ceux qui précèdent, me donnent du reste un total de soixante observations recueillies en :

1836. . . . 3 observ.	1842. . . . 3 observ.	1848. . . . 3 observ.
1837. . . . 2	1843. . . . 1	1849. . . . 1
1838. . . . 3	1844. . . . 2	1850. . . . 6
1839. . . . 1	1845. . . . 2	1851. . . . 6
1840. . . . 3	1846. . . . 1	1852. . . . 8
1841. . . . 1	1847. . . . 6	1853. . . . 8

Les suites de l'opération ont été compliquées : d'érysipèle, dix fois ; de pourriture d'hôpital, deux fois ; d'abcès, deux fois ; d'hémorrhagie, une fois ; de choléra, une fois.

Aucune des opérées n'est morte, toutes ont fini par guérir.

Si j'avais pu compter et rassembler tous les autres exemples qui m'en sont passés sous les yeux, avant 1836 et depuis, dans ma pratique privée comme à l'hôpital, il m'eût certainement été permis d'élever de plus de moitié le chiffre sus-indiqué.

SECTION DEUXIÈME.

MALADIES DE NATURE MALIGNE, OU DES CANCERS DE LA RÉGION MAMMAIRE.

Le cancer de la mamelle ne diffère ni par sa nature, ni par sa forme, du cancer des autres parties du corps. Je n'ai donc point à traiter ici du cancer dans son ensemble. Cependant, comme le cancer du sein est le plus fréquent de tous, et que c'est lui qui sert de type aux descriptions, à toutes les discussions sur les maladies cancéreuses, je serai forcé d'entrer à son sujet dans de nombreux détails relatifs à la pathologie des cancers en général.

CHAPITRE PREMIER.

FORMES DIVERSES DU CANCER.

En supposant que l'anatomie pathologique parvienne jamais à démontrer que le cancer est toujours et partout une même maladie au fond, il n'en restera pas moins évident qu'il se présente à l'observation sous des formes assez variées.

A la mamelle il se montre sous trois formes principales : le squirrhe, l'encéphaloïde, le fibro-plastique, qui semblent quelquefois s'associer, mais qui, le plus souvent, conservent, du commencement jusqu'à la fin, des caractères cliniques très dissemblables ; la mélanose, les kéloïdes et les épithéliums y sont très rares. Après l'avoir étudié avec soin chez la femme, je dirai aussi un mot du cancer de la mamelle chez l'homme, puis chez l'enfant.

ARTICLE PREMIER.

SQUIRRHE.

Dans la mamelle, comme partout, le squirrhe lui-même se présente sous différents aspects. Ainsi on y observe le squirrhe proprement dit, ou squirrhe ligneux avec ses rameaux ou ses racines, le squirrhe lardacé, le squirrhe disséminé, le squirrhe en plaques, etc.; susceptibles de se réunir dans la même mamelle, ces diverses variétés du squirrhe se rencontrent aussi séparément chez un certain nombre de femmes. Pour beaucoup de savants étrangers, pour Abernethy et Scarpa entre autres, le squirrhe seul d'ailleurs est cancer (1).

§ I. — Squirrhe ligneux.

Je nomme ainsi un genre de tumeurs dont le caractère dominant est de présenter la densité, l'inextensibilité du bois, et de ne point avoir de limites fixes, de se continuer sans ligne de démarcation appréciable avec les tissus ambiants. J'en ai ren-

(1) A. Bérard, *Dict. de médecine*, t. VI, p. 286.

contré quatre nuances principales : sous forme de masses plus ou moins volumineuses, demi-globuleuses, dans la profondeur des tissus, c'est le *squirrhe proprement dit;* sous forme de *plaques* ou de *cuirasse,* c'est le *squirrhe tégumentaire;* sous forme de *tubercules* ou de *boutons,* c'est le *squirrhe disséminé* ou *pustuleux,* et sous forme d'ulcère sec et rétracté, c'est le *squirrhe atrophique.*

A. — Squirrhe proprement dit ou globuleux.

Caractérisé par une sorte de tumeur rugueuse, inégale, légèrement bosselée, au lieu d'être *roulante sous la peau,* comme on le croit généralement, comme le dit encore A. Bérard (1), ce genre de cancer donne la pensée d'une portion de glande mammaire indurée, et non point d'une masse indépendante, qui puisse se mouvoir ou se déplacer au milieu des tissus normaux avec lesquels au contraire le squirrhe se continue manifestement de toutes parts. Très dure, franchement ligneuse dans son centre, la tumeur perd par degrés cette consistance à mesure qu'on s'éloigne de son noyau principal. Il semble que ce soit un foyer d'où partent sous forme de rayons, de lamelles ou de traînées, soit la trame fibro-cellulaire, soit les lobules adjacents de la mamelle.

Mobile avec le tissu glanduleux entre la poitrine et les téguments dans ses premières périodes, le squirrhe finit souvent par gagner en profondeur, et par contracter des adhérences avec les côtes ou avec les muscles intercostaux; mais avant d'en venir là, il s'empare presque constamment de la peau, qu'il semble attirer à lui, et qu'il n'est bientôt plus possible d'en séparer ni même d'en distinguer.

Il est rare que le squirrhe dure au delà de quelques mois et atteigne un certain volume, sans que les téguments qui le recouvrent se rident ou se dépriment, prennent une teinte grise ou revêtent l'aspect pointillé des plaques gaufrées de l'intestin. Ce dernier caractère est tellement pathognomonique,

(1) Thèse, 1842, p. 91.

qu'il suffit à lui seul, quand on le rencontre avec l'adhérence de la peau sur une masse indurée du sein, pour permettre d'affirmer qu'on a un squirrhe sous les yeux; en l'apercevant simplement de l'œil, un chirurgien exercé peut hardiment diagnostiquer un cancer.

Le squirrhe globuleux ne présente presque jamais de grosses bosselures; il est rare, du reste, que son volume devienne considérable. En général il a le diamètre d'un œuf de poule ou d'une noix; au delà de ces dimensions, il s'élargit, il envoie des expansions, comme des racines, dans différents sens, ou il s'ulcère.

Au début, ce genre de squirrhe est difficile à reconnaître; il ne se distingue que par une consistance un peu exagérée du tissu mammaire. Une exploration attentive avec le doigt fait découvrir comme un petit noyau qui donne volontiers l'idée d'un lobule glanduleux induré et inflexible. Autour de ce noyau, la glande paraît en outre un peu moins souple, un peu moins extensible que sur les points semblables du côté sain ou que sur le reste de son étendue. A cette première période, il est souvent impossible néanmoins de distinguer nettement le squirrhe d'une simple induration phlegmasique, d'une petite hypertrophie bénigne. Seulement, comme le squirrhe, même au début, est assez souvent accompagné d'élancements, de douleurs lancinantes, d'un sentiment de constriction dans la mamelle, il est difficile de ne pas le reconnaître dès que son développement a pris quelque extension.

Même à la fin, ce genre de squirrhe conserve sa dureté, son caractère ligneux; presque jamais il ne se ramollit par le centre; c'est du côté de la peau qu'il finit par s'ulcérer. L'ulcère qui en creuse alors la surface est ordinairement sec, d'un gris rougeâtre, quelquefois violacé, comme ecchymosé; les bords en sont souvent minces et comme taillés à pic; assez fréquemment aussi sa bordure devient bosselée ou entourée de tubercules rougeâtres, faisant relief sur le plan de la peau et qui finissent, chez certaines femmes, par se laisser creuser en dessous. A partir de là, la marche de ce squirrhe ne diffère plus d'une manière aussi tranchée de celle des nuances qui me restent à indiquer.

B. — Squirrhe rayonné ou rameux.

Une variété du squirrhe que j'ai souvent observée, et qui n'est qu'une dépendance de l'espèce précédente, est celle que j'ai décrite en 1826 sous le titre de *squirrhe rameux*. Cette forme sur laquelle on n'a pas suffisamment insisté tient évidemment à un endurcissement spécial du tissu cellulaire.

OBSERVATION Ire. — *Quarante-huit ans, squirrhe à rayons fibro-celluleux. Extirpation, insuccès.*

Femme très robuste, n'ayant jamais été malade ; opérée, le 3 juin 1824, d'une énorme tumeur du sein datant de deux ans. Il fallut emporter une forte partie du grand pectoral et racler les côtes, encore n'était-il pas certain que toutes les parties malades eussent été enlevées. Plaie circulaire ayant plus de 9 pouces de diamètre. Réaction modérée. Le 1er juillet, la plaie est réduite à la largeur de la paume de la main. Les membres n'ont pas tardé à s'infiltrer : la poitrine a paru se rétrécir insensiblement du côté malade, de manière à rendre la respiration courte et douloureuse. La plaie prend une teinte blafarde. Suppuration séreuse. Aucune végétation nouvelle ne se manifeste. Quoique cette femme doive succomber bientôt, il paraît douteux que des tumeurs cancéreuses se soient développées dans ses viscères. Morte au bout de quelques mois, après de longues angoisses. On a trouvé à l'autopsie, dans la cavité pleurale, environ deux litres de sérosité rougeâtre ; il n'a été possible de trouver aucun tubercule squirrheux ou cérébriforme, aucune autre production accidentelle sur aucun autre point de son cadavre.

La masse amputée pesait deux livres ; elle comprenait la mamelle tout entière ; une couche épaisse de tissu adipeux, et, au centre, un noyau fibreux, lardacé, jaunâtre, très dur, très élastique, criant sous le scalpel, se continuant comme par autant *de rayons* avec les cloisons cellulaires qui traversent la mamelle, pour s'aller perdre en divergeant dans le tissu cellulaire ou lamelleux des environs ; à mesure qu'on s'éloigne du centre, *ces rayons*, devenant de plus en plus souples, reprennent peu à peu leur caractère de tissu cellulaire naturel (1).

J'ajoutais : « Il est démontré pour moi, qu'ici ce n'est point une production accidentelle, mais bien une dégénérescence, et cette opinion je l'appuie de nombreuses observations. » Me plaçant à un autre point de vue, je disais en outre : « Voilà un cas où la mort a été la conséquence naturelle d'une perte de substance trop considé-

(1) *Arch. gén. de méd.*, 1826, t. XII, p. 511.

rable pour permettre à la plaie de se cicatriser complétement.

» Forme toute spéciale de squirrhe, le *squirrhe rayonné* expose à ce genre de terminaison, et j'aurai à en tracer l'histoire d'après beaucoup d'autres faits recueillis depuis 1824. »

Dans l'espèce précédente, la tumeur conserve volontiers un aspect globuleux ; on voit sans trop de difficulté jusqu'où elle s'étend, là où elle s'arrête ; la peau qui lui adhère ne se déprime, ne dégénère ou ne s'ulcère que sur un point et sous forme de plaques. Le squirrhe rayonné, au contraire, se prolonge en manière de racines dans les entrailles mêmes des organes voisins. Il semble que les cloisons fibro-celluleuses, les lames de l'aponévrose servant de trame au tissu glanduleux, se soient indurées, aient subi la transformation ligneuse. De là une tumeur inégale, dure, mal circonscrite, qui se perd d'une manière insensible du côté de la peau ou vers la circonférence de la mamelle, sous forme de rayons, de brides, de traînées irrégulières ou de cordons divergents.

Cependant ce squirrhe a un noyau central, une sorte de foyer vers lequel convergent, ou dans lequel viennent se confondre toutes les brides de sa périphérie. Les téguments, qui se comportent vis-à-vis de ce noyau comme dans le squirrhe globuleux, se dépriment souvent dans la direction d'un ou de plusieurs des rayons, si bien que, fréquemment, il se forme alors sur le sein malade des plis, des rainures manifestes, qui deviennent parfois le siége d'un suintement ichoreux, d'excoriations, de véritables ulcérations.

C'est à cette espèce qu'on aura fait allusion en comparant autrefois le cancer à un crabe, et c'est elle sans doute aussi qui a servi d'origine au nom que la maladie porte aujourd'hui : il semble, en effet, dans certains cas, que la mamelle ait été envahie par un animal, dont le centre de la tumeur représente le corps et dont les pattes nombreuses seraient figurées par les rayons indurés dont je viens de parler. Toujours est-il qu'il est alors presque impossible de dire exactement où se termine le squirrhe, ni où commence l'état absolument sain des tissus. En coupant la mamelle, on voit qu'elle est comme cloisonnée par des plaques dures, lardacées, d'un gris tantôt mat, tantôt bleuàtre, criant sous le scalpel. J'ai vu souvent les rayons de ce squirrhe se prolonger fort loin du côté de l'aisselle, se recourber sous le bord du grand pectoral, ou s'éparpiller dans toutes les autres directions; aussi est-il difficile de l'extirper en entier, d'être certain de n'en avoir laissé aucune trace, quand on en a pratiqué l'ablation.

Une remarque à ne point perdre de vue dans l'examen de cette forme de cancer, c'est que rien n'indique qu'elle soit le résultat d'une exsudation, d'une création hétérologue; il est presque impossible, au contraire, de ne pas admettre qu'elle résulte d'une transformation ou d'une dégénérescence des éléments normaux de la région.

C. — Squirrhe en cuirasse ou tégumentaire.

Une espèce de cancer que les pathologistes ont peu étudiée, et qui m'a paru cependant mériter un examen spécial, est celle que je désigne sous le titre de *squirrhe ligneux* en *plaques* ou *diffus* des téguments mammaires. Je l'ai fréquemment rencontrée, et avec des caractères si tranchés, que je m'explique mal pourquoi elle n'avait pas fixé l'attention avant que j'en eusse signalé l'existence en 1838. C'est la peau, ai-je dit, qui en est le siége de prédilection; mais à son début, comme à son plus haut degré de développement, elle peut s'établir aussi dans les autres éléments anatomiques de la région. Chez quelques malades, elle n'apparaît que comme complication, à une période plus ou moins avancée, d'une forme différente de l'affection cancéreuse; chez d'autres, c'est elle-même qui revêt de prime abord les caractères du squirrhe, soit ligneux, soit lardacé, dans les tissus plus profonds; ce qui n'empêche pas que dans un petit nombre de cas, elle ne s'attaque qu'aux téguments depuis le commencement jusqu'à la fin.

Elle occupe tantôt un seul disque, et tantôt plusieurs points de la peau, assez bien isolés les uns les autres. Dans le premier cas, les téguments, durs au toucher, rugueux, coriaces, épaissis, d'une teinte rougeàtre, sont d'un gris pointillé tout à fait anormal ; il semble qu'ils aient été tannés, que ce soit une portion de cuir ferme qui ait pris la place de la peau naturelle. Dans le deuxième cas, les plaques sont plus petites et comme disséminées, tout en offrant les mêmes caractères.

Du reste, ces deux variétés existent presque toujours ensemble ou ne tardent pas à se confondre ; en général, de larges plaques existent sur certains points, en même temps qu'une foule d'autres petites taches se voient çà et là dans le voisinage. J'ai vu des malades qui en avaient le sein complétement couvert, chez lesquelles la transformation ligneuse de la peau s'étendait jusqu'au creux de l'aisselle d'un côté, vers la clavicule et au-devant du sternum de l'autre. J'en ai vu aussi qui, outre la plaque principale, avaient encore le devant de la poitrine criblé de petites plaques secondaires. J'ai vu (pl. VIII, fig. 1) des femmes, enfin, dont tous les téguments de la poitrine étaient ainsi transformés en une véritable cuirasse parfaitement inextensible, ayant quelque analogie avec la peau d'un cadavre fortement gelé. Tantôt ces plaques font un léger relief à l'extérieur, tantôt elles paraissent au contraire un peu déprimées, rétractées du côté de la couche sous-cutanée. J'en ai vu qui offraient une teinte légèrement cuivrée, qui, à l'œil, auraient aisément fait naître l'idée d'une affection syphilitique. Par la section, il est facile de voir que la peau est alors le siége exclusif du mal, et que, en dégénérant, cette membrane, quelquefois doublée d'épaisseur, a acquis une densité comparable au cuir tanné des grands animaux ou à la couenne du porc.

Au début, le squirrhe ligneux des téguments ne fixe point l'attention des femmes, il ne cause aucune douleur ; comme il n'en exsude rien, comme la peau seule en est le siége, il passe généralement inaperçu, tant qu'il n'a pas atteint un certain degré de développement. Le praticien ne s'y laissera point prendre néanmoins, et je ne puis trop l'engager à se tenir sur ses gardes quand il aperçoit sur la poitrine d'une femme des marbrures d'un rouge jaunâtre, des plaques grises, pointillées, disséminées çà et là,

si ces taches sont permanentes (pl. VIII, fig. 4), et si, au lieu
d'être souples, de disparaître momentanément sous la pression
du doigt, elles reposent sur autant de plaques dures, épaisses,
inextensibles ou ligneuses de la peau.

Avec leur bénignité apparente, ces simples taches, qu'on
serait d'abord tenté de négliger à l'instar des femmes qui en
sont affectées, sont en effet de véritables cancers, et des cancers
de la plus détestable espèce. Éparpillées d'abord, elles finissent
par se confondre, par former des plaques de plus en plus
grandes, et quelquefois même une véritable cuirasse. Pendant
que les premières plaques se confondent ainsi, il en survient
ordinairement d'autres dans des régions restées saines jusque-
là, de telle sorte que toute la poitrine peut être à la fois envahie
par elles. Après un certain temps, leur apparente bénignité
disparaît, des douleurs surviennent ; les femmes y éprouvent de
la chaleur, de la brûlure, des élancements ; de l'insomnie, des
angoisses, de l'agitation, de l'inappétence, s'y joignent bientôt ;
plus tard, la respiration devient difficile, la poitrine s'embarrasse
et semble être comme doublée d'un cercle de fer, qui se rétrécit
de plus en plus et qui tend à étouffer les malheureuses malades.
La cuirasse est effectivement si dure, si générale dans certains
cas, si complétement inextensible, elle tend si fortement à se
rétrécir, à resserrer ou à diminuer la capacité du thorax, que le
jeu des muscles intercostaux et les mouvements d'inspiration et
d'expiration cessent d'être possibles.

Il est vrai qu'avant d'en venir là, le squirrhe ligneux finit souvent, soit par s'ulcérer sur différents points, soit par se propager
aux tissus sous-jacents : alors des bosselures de squirrhe ordinaire se développent, s'établissent autour des ulcères, et c'est
par la suppuration ou par la douleur, qui peut revêtir en pareil
cas une extrême acuité, autant que par la constriction du thorax,
que les femmes sont emportées.

Parmi les malheureuses que j'ai vues dans cet état, je signa-
lerai une dame anglaise, habitant aux Champs-Élysées, et dont

toute la poitrine, depuis les flancs jusqu'au cou, depuis l'ombilic jusqu'au larynx, depuis les lombes jusqu'à l'occiput, avait subi la transformation ligneuse, et qui était en outre criblée d'ulcères squirrheux, avec une foule de bosselures cancéreuses jusque dans les aisselles et sur les épaules. Cette pauvre femme, dont les deux bras étaient triplés de volume et durs comme du marbre, avait la respiration si *petite*, si courte, qu'elle ressemblait à une personne qu'on étrangle ou dont la poitrine est violemment prise dans un étau; ne pouvant remuer ni les bras ni la tête, éprouvant des douleurs atroces à tout instant, elle offrait, quand je la vis avec le docteur Skiers, son médecin ordinaire, le spectacle le plus navrant qui se puisse imaginer, jetant des cris perçants, demandant la mort sans pouvoir se la donner, et priant incessamment qu'on lui administrât une dose suffisante d'opium pour l'endormir à jamais !

Dans l'observation qui va suivre, soigneusement prise sur nature, on voit que la malade, arrivée pleine de santé et de gaieté, exempte de douleurs, quoique déjà les deux mamelles et tout le devant de la poitrine fussent envahis, n'est pas restée un mois à l'hôpital sans qu'une foule de plaques nouvelles se soient manifestées sur les côtés du thorax, au-dessous des aisselles, en arrière même et au-dessus des épaules. Les douleurs sont arrivées ensuite avec leur caractère de brûlure, d'élancements, au point de troubler fortement le sommeil, et de rendre déjà la respiration un peu difficile. Il n'est pas douteux que cette malheureuse femme ne se sente bientôt enclavée dans la cage de fer qui la cerne, et que d'ici à moins d'une année elle ne se trouve ainsi étouffée, quoiqu'il n'y ait encore chez elle aucune apparence d'ulcération, de ramollissement de ses cancers, et sans qu'il soit besoin pour cela de la répétition de ses squirrhes à l'intérieur.

Observation II. — *Squirrhe en plaques ou en cuirasse des deux seins.*

Baillet, trente-six ans, couturière, malade depuis dix-huit mois, entrée le 26 janvier, sortie le 16 février 1852.

Les parents de cette femme ont toujours joui d'une bonne santé. Sa mère est morte à la suite de couches. Elle-même s'est toujours bien portée. Avec l'apparence d'une bonne et forte constitution, elle est gaie, riante et ne semble pas préoccupée de la gravité de sa maladie.

Accouchée il y a vingt mois d'une petite fille, ses couches se sont bien faites; elle a allaité pendant deux mois; au bout de ce temps, elle a mis son enfant en nourrice.

Elle reprit à cette époque son corset qu'elle avait laissé depuis quelque temps; ce corset, trop étroit, la gênait considérablement, surtout au-dessous de la mamelle gauche. Elle ne tarda pas à sentir à cet endroit un bourrelet très dur, non douloureux; l'induration s'étendit autour de la glande, gagna le sein lui-même, puis tout le côté gauche, jusque vers la huitième côte. Il y a quatre mois, le sein droit, jusqu'alors intact, a été pris de la même induration, qui s'empara aussi de tout l'espace contenu entre les deux seins, atteignant par en haut la fourchette sternale, allant par en bas jusqu'au-dessous de l'appendice xiphoïde.

27 janvier. *État actuel.* — Les deux seins sont un peu plus volumineux qu'à l'état normal; le gauche a sa forme habituelle; il est plus gros, plus arrondi que le droit, qui est un peu aplati, comme collé aux tissus subjacents.

Le mamelon est volumineux, bosselé, pédiculé, épanoui en forme de chou-fleur, surtout le mamelon gauche, qui est entouré d'un sillon noirâtre, presque circulaire, mais d'où ne s'écoule encore aucun liquide. Les tubercules qui couvrent l'auréole sont très gros et très nombreux.

La peau a une teinte érysipélateuse, rougeâtre çà et là, surtout à droite; cette rougeur comprend le sein droit, la partie intermédiaire aux deux seins, le dessous du sein gauche, et disparaît sous la pression du doigt pour reparaître aussitôt. La peau, dont la température n'est pas augmentée et qui est tendue, luisante, présente, dans certains endroits, un aspect chagriné, comme grillé, avec de petites élévations dures, coniques, du volume d'un gros grain de millet.

En raison de la tension, de la couleur de la peau, du volume des organes, on peut déjà dire hardiment que les tissus subjacents sont très denses et très durs. La mobilité normale des téguments n'existe plus; ils semblent faire masse commune avec les autres tissus. Les seins sont fixes et polis comme du marbre. Par la pression, on trouve dans les parties affectées une dureté comme ligneuse.

L'induration comprend les deux seins, et la partie située entre eux depuis la fourchette du sternum jusqu'au-dessous de l'appendice xiphoïde; le côté gauche est envahi depuis l'aisselle jusqu'à l'angle des côtes en arrière, et à la huitième côte en bas. A droite, la dureté, moins uniforme, moins exactement circonscrite, s'étend moins loin et se termine presque insensiblement vers la partie moyenne des côtes. Si l'on plonge les doigts dans l'aisselle, les tissus, au lieu de se laisser déprimer comme d'habitude, résistent et forment à la place d'un creux un ou deux bourrelets de dureté ligneuse.

La malade ne souffre pas, n'est point gênée, respire à son aise. Les mouvements de ses bras sont libres; elle peut se lever, marcher sans difficulté, les jambes ne sont pas enflées.

L'état général est bon ; il n'y a pas de fièvre.

31 janvier. L'affection n'a pas sensiblement augmenté. Seulement la rougeur s'est un peu étendue à droite, et paraît plus intense. La malade perçoit des picotements, une sensation de brûlure, un sentiment de constriction à la gorge et de douleur à la partie postérieure de l'épaule gauche. Elle dit que le sang lui monte à la tête, qu'elle souffre à l'épigastre. Pendant la marche, il y a un peu de gêne dans la respiration, surtout dans les grandes inspirations. La nuit elle n'a pas dormi ; elle a beaucoup transpiré. Les digestions s'effectuent bien, sans pesanteur à l'estomac. Pas de fièvre.

2 février. La rougeur s'étend ; le squirrhe gagne du côté gauche en arrière et en bas, et aussi du côté droit ; on aperçoit surtout à gauche quelques traînées transversales, rougeâtres, dures, faisant saillie au-dessus du reste des téguments et envahissant les tissus sains.

Le mamelon gauche semble détaché du reste de la mamelle par une ulcération presque circulaire, étroite, assez profonde, grisâtre ou plutôt noirâtre, taillée à pic, d'où s'écoule un liquide sanieux, jaunâtre, ichoreux, d'une fétidité insupportable, caractéristique.

3. L'induration gagne du côté de l'abdomen ; si la malade est sur son séant, on voit à la région épigastrique deux bourrelets volumineux, transversaux, très durs. Il y a toujours des étouffements par moments et un sentiment de constriction.

6. La rougeur et l'induration s'étendent à gauche, en avant et en bas. La malade éprouve des douleurs très vives dans le milieu du dos, sous le bras droit et dans le côté gauche. Les étouffements continuent ; la respiration a été très gênée pendant la nuit. La suppuration est assez abondante. La malade est triste, abattue.

8. L'affection gagne de tous les côtés, mais surtout à gauche. La rougeur de la peau est un peu moins intense. L'altération circulaire du mamelon s'est agrandie, il en sort toujours une matière fétide abondante.

Douleurs très vives que la moindre pression exaspère. Il semble à la malade qu'elle est serrée dans un collier de fer ; qu'un corps venant de l'estomac lui monte à la gorge et l'étouffe, que ses os sont brisés quand elle veut faire le moindre mouvement. Elle peut à peine respirer. Elle n'a pu rester levée la veille, et ne remue plus qu'au prix de beaucoup de souffrances. La fièvre a paru pour la première fois, depuis trois heures de l'après-midi jusqu'à dix heures du soir. Pas de sommeil. Pas d'appétit. Le pouls est fréquent, la peau chaude.

11. La dureté ligneuse s'est étendue en haut et à gauche ; on sent sur la partie latérale et un peu antérieure du cou de nombreuses plaques dures, rougeâtres. Les deux bras sont le siège de vives souffrances, ainsi que le côté gauche de la poitrine et le dos. La malade tourne la tête avec une grande difficulté, ne peut plus lever les bras. Les accès de suffocation sont fréquents. Il n'y a pas de sommeil, pas d'appétit.

13. Les plaques qui avaient paru il y a quelques jours se sont agrandies, et forment maintenant un tout continu. Le cou est roide, ne peut être soulevé de dessus l'oreiller. Les bras sont douloureux ; le bras gauche peut à peine être remué. Les étouffements sont de plus en plus fréquents. La malade éprouve une sensation de brûlure, de déchirement dans les seins, le dos, les bras ; il lui semble qu'elle est serrée comme dans un étau.

46. Même état; la malade souffre beaucoup, mais ses instances pour
sortir de l'hôpital sont si pressantes, qu'on la laisse partir le 16 février
1852.

Au premier coup d'œil, on dirait que la peau de ces malades a été brûlée, grillée ou rôtie; il semble que sa densité,
que son état ligneux échauffe en quelque sorte tous les tissus
sous-jacents, de manière à leur faire subir bientôt une transformation pareille. Aussi chez la femme dont je viens de
parler, les deux mamelles et tous les tissus qui enveloppent
la poitrine étaient-ils confondus avec les téguments de manière
à ne former qu'une seule masse, qu'un seul corps, comme dans
une statue de marbre, ou dans un cadavre entièrement congelé. Inutile d'ajouter, quoi qu'en disent certaines malades,
que ce genre de squirrhe est indépendant de toute violence
extérieure, de toute cause mécanique appréciable. Une sorte
d'érysipèle ou de dartre eczémateuse en a toutefois marqué
le point de départ chez plusieurs des femmes que j'ai observées. Nous verrons plus tard qu'il serait parfaitement inutile
d'en essayer la destruction par des moyens chirurgicaux.

D. — Squirrhe ligneux en masse.

Souvent aussi, et j'en ai rencontré une infinité de cas, le
squirrhe semble envahir tout d'abord une grande partie et
même la totalité de la mamelle. Si la maladie date déjà de quelques mois quand on l'observe, elle se présente alors sous forme
d'un demi-globe, ou d'une sorte d'hémisphère mal limité, mais
dépourvu de rayons ou de racines à sa périphérie. Au début ce
genre de cancer, qui se devine dans la description que donne
Boyer (1) du cancer des mamelles en général, n'occupe parfois
que quelques lobules du sein; mais ses bosselures finissent
bientôt par se rapprocher, par se confondre. Le tissu sécréteur
est toujours le siége primitif du mal; les cloisons ou les lames
fibro-celluleuses ne se laissent envahir que secondairement.

____

(1) Tome VII, p. 223, édit. de 1821.

En général, cependant, la totalité du sein semble se prendre d'emblée. J'ai vu fréquemment la mamelle acquérir ainsi dans l'espace de moins de deux mois une dureté de cartilage sans se déformer notablement. Chez l'une des femmes que j'ai observées, le sein gauche, qui n'avait pas doublé de volume, représentait une masse hémisphérique de la consistance du bois, comme plaquée sur le devant de la poitrine.

Mes idées étant alors moins arrêtées qu'aujourd'hui sur la nature de ce genre de tumeurs, je me décidai à opérer la malade. Il fallut enlever tous les téguments avec la mamelle. La plaie de l'opération était réduite des quatre cinquièmes, et tout semblait indiquer une guérison prochaine, lorsqu'au bout de six semaines je m'aperçus que le sein droit se laissait envahir à son tour comme l'avait fait le sein gauche quelques mois auparavant. Nous fûmes ainsi témoin à l'hôpital d'une transformation qui donna en moins de deux mois la dureté du cartilage à toute l'étendue de la mamelle, sans que la malheureuse femme, qui ne s'en doutait pas, éprouvât la moindre douleur, sans qu'il nous fût possible d'enrayer le progrès incessant de cette singulière dégénérescence, et de noter un point de l'organe qui en eût été affecté avant les autres.

Contrairement à ce qui arrive dans la première variété de squirrhe ligneux décrit plus haut, le squirrhe en masse naît et se développe rapidement ; la peau en est presque aussitôt affectée que le tissu glandulaire. Cette membrane, qui perd vite alors son extensibilité et sa mobilité, se colle et se confond avec la glande de manière à ne plus pouvoir en être isolée. Souvent elle se ride ou se pointille en se durcissant, et semble se ratatiner, même quand la mamelle augmente de volume au lieu de s'atrophier. On a bientôt, en pareil cas, l'association du squirrhe ligneux tégumentaire et du squirrhe glandulaire diffus ou en masse dans une seule tumeur. Le sein se durcit plutôt qu'il ne se gonfle, se transforme plutôt qu'il ne se déforme, quoique cependant il augmente notablement de volume dans certains cas. Tous les éléments anatomiques de la région se confondent en une bosse dont les limites ne sont jamais bien tranchées; après un temps variable, ces tumeurs finissent comme les autres squirrhes par se déprimer ou proéminer, par se ramollir ou s'ulcérer sur un de leurs points extérieurs. A partir de là, ils s'excavent ou se creusent, et les ulcères qui s'établissent ainsi, tout en restant en général sanieux, grisâtres, secs ou rugueux, s'entourent souvent de reliefs à bords durs, festonnés ou irréguliers.

Le squirrhe en masse, diffus ou général, de la mamelle, n'est pas toujours une forme primitive du cancer. Je l'ai souvent observé à titre de maladie secondaire, c'est-à-dire que, ainsi que je l'ai dit plus haut, il succède souvent au squirrhe tégumentaire en cuirasse. A la différence du squirrhe proprement dit, il s'attaque volontiers aux deux mamelles à la fois ou successivement. Comme il n'est d'abord accompagné d'aucune douleur, comme il ne déforme point la gorge, qui paraît alors simplement un peu plus ferme ou un peu plus arrondie qu'à l'état normal, les malades ne s'en aperçoivent point au début, et elles ne l'attribuent que rarement à des violences extérieures. Si, plus tard, la mamelle paraît solidement fixée contre la poitrine, c'est moins à cause des adhérences profondes qu'elle a contractées, que par suite de la dureté, de l'inextensibilité, de la rétraction des tissus qu'elle s'est appropriés. On dirait volontiers que tous les éléments constitutifs de la région ainsi envahie sont solidement gelés, ou qu'ils ont été transformés en un demi-globe de bois ou de cartilage.

E. — Squirrhe atrophique.

Il n'est pas rare de rencontrer dans la pratique une variété de squirrhe dont le caractère spécifique semble être de ratatiner les tissus ou les organes. On le voit d'abord amener une rétraction quelquefois rapide, d'autres fois lente et insensible, du mamelon, qui paraît s'enfoncer de plus en plus dans la glande, pour donner naissance plus tard à des rainures ou à des rigoles qui s'en éloignent en manière de rayons. La tumeur, tantôt aplatie et assez bien limitée, tantôt un peu bosselée ou armée de racines, présente du côté de la peau une dépression plus ou moins large, qui va en augmentant jusqu'à ce qu'elle s'ulcère ou s'excorie. Les téguments se pointillent bientôt sur d'autres endroits, et semblent alors s'enfoncer tous dans la tumeur.

En pareil cas la mamelle, y compris le squirrhe, perd plutôt de son volume qu'elle ne s'épaissit. On dirait que ses cloisons, que sa trame fibro-celluleuse, indurées, transformées, dégénérées, sont le siége d'un travail pathologique qui tend à les raccourcir, à les resserrer sans cesse ; si bien qu'en se rétractant à la façon du tissu inodulaire, elles étranglent ou compriment en quelque sorte le squirrhe dans leurs locules, entre leurs dernières lamelles. Alors, en effet, toute la mamelle tend à s'atrophier, à se réduire ; c'est au point que des pathologistes ont supposé que cette rétraction bizarre était un moyen employé par la nature pour opérer la résolution, la guérison de certains cancers occultes.

Par malheur, ce n'est là qu'un beau rêve. Si la mamelle se *ratatine*, se flétrit sous l'influence d'un pareil travail, le peu qui en reste n'en conserve pas moins les caractères du squirrhe ; si les cloisons, les brides rétractiles, finissent par se continuer avec la peau qu'elles entraînent avec tant de force en arrière, c'est qu'elles ont elles-mêmes subi en pareil cas la transformation squirrheuse, c'est que, téguments, brides ou cloisons fibro-celluleuses, ne se distinguent plus ni entre eux, ni du tissu glanduleux, et que le tout finit par former une masse ou des plaques homogènes, comme dans le squirrhe ligneux ordinaire.

Il est vrai pourtant que ce genre de squirrhe a souvent une marche lente, que les femmes peuvent le conserver des années entières sans que leur santé générale en souffre beaucoup ; c'est avec le squirrhe atrophique qu'on a vu des malades vivre dix, douze, quinze et jusqu'à vingt ans. Des faits de ce genre ont été cités en foule, et j'en ai vu pour mon compte un certain nombre. J'ai vu entre autres une dame russe qui en était atteinte depuis dix ans, qui avait déjà consulté les premiers chirurgiens de sa patrie, puis en Allemagne, puis en Angleterre, et aussi en Italie. Son cancer, représenté par un ulcère raboteux, d'un rouge jaunâtre et par une tumeur aplatie de 6 à 7 centimètres de large, occupait la partie inférieure du sein gauche, et semblait en quelque sorte caché au-dessous de la circonférence de la mamelle, derrière la base du mamelon. Cette dame, que Marjolin avait également vue, et à laquelle nous ne conseillâmes qu'un traitement palliatif, quoique son cancer fût facile à enlever, est restée encore trois ans sous nos yeux, son mal n'ayant guère augmenté que d'un quart ; nous l'avons alors perdue de vue (1843), et je ne sais plus ce qui lui est arrivé depuis.

Une dame polonaise que j'ai visitée avec M. Lebert a un cancer du sein gauche qui date de près de vingt ans. Il me serait facile d'indiquer encore quatre ou cinq faits semblables ; mais il n'en est pas moins vrai que ce sont là des faits purement exceptionnels, sur lesquels il serait souverainement imprudent de compter. Presque constamment le cancer atrophique ne se manifeste qu'à une époque avancée de la vie ; c'est, pour ainsi dire, le squirrhe des vieilles femmes. J'en ai pourtant vu trois ou quatre exemples chez des malades qui n'avaient pas atteint l'âge de quarante-cinq ans. Quand il s'ulcère, on le voit se creuser peu à peu et fournir un suintement séreux ou ichoreux en général peu abondant. La surface en est ordinairement sèche, et quelquefois un peu veloutée. Il n'est pas très rare de voir de tels ulcères se couvrir d'une pellicule cicatricielle, de les voir même se cicatriser tout à fait dans une partie de leur étendue ; seulement, qu'ils se cicatrisent ou non, que des ulcères nouveaux s'établissent ou que ce soit le premier qui persiste, la maladie n'en continue pas moins de marcher, et elle finit tôt ou tard, comme dans les autres espèces de cancer, par envahir les organes voisins et par amener la mort des malades.

F. — Squirrhe pustuleux ou disséminé.

On observe souvent encore le squirrhe sous forme de boutons, de petites masses arrondies ou irrégulières ; ces pustules, dont le volume présente une infinité de nuances, depuis celui d'une tête d'épingle jusqu'à celui d'une noisette, se montrent chez certaines femmes à titre de maladie primitive, quoique le plus souvent elles ne se manifestent que secondairement, qu'à titre de conséquence ou d'extension d'une maladie cancéreuse antérieure. Presque toujours multiples, il n'en existe cependant parfois qu'une seule d'abord. Leur nombre, du reste, n'est guère moins variable que leur volume ; j'en ai trouvé sur la même malade depuis quatre ou cinq jusqu'à plusieurs centaines. Leur siège de prédilection paraît être la peau ; tantôt elles proéminent à la face libre, d'autres fois elles semblent partir de la face interne des téguments pour se loger dans la couche sous-cutanée ; souvent aussi elles existent réellement dans le parenchyme même de la peau. Dans le premier cas, elles se présentent sous forme de grains, d'un rouge plus ou moins pâle, durs, indolents, ayant quelque analogie avec les pustules d'ecthyma, si ce n'est qu'ils ne tendent en aucune façon à se ramollir ou à s'ulcérer. Ils se distinguent même par ce caractère, aussi bien que par leur dureté, des follicules pileux altérés et de toutes les autres pustules tégumentaires. J'ai vu des femmes qui en avaient ainsi les régions mammaires comme criblées.

Dans l'épaisseur de la peau, c'est le toucher seul qui les découvre. Pour cela, il faut promener avec précaution et doucement la pulpe de quelque doigt, d'abord au voisinage du mamelon, ensuite plus loin, vers les confins de la mamelle, et en définitive sur tout le devant de la poitrine. On arrive de la sorte sur quelques indurations bien limitées, de forme globuleuse, immobiles dans le tissu cutané, qui ne se laisse point déprimer dans cet endroit comme dans le reste de son étendue.

Au-dessous des téguments les pustules se reconnaissent par le même procédé, et ne se distinguent des précédentes que par un peu plus de mobilité et de profondeur. J'avais cru d'abord qu'elles ne s'attaquaient qu'au derme ou à la couche sous-cutanée; des observations nombreuses m'ont fait voir depuis qu'il en était autrement, que le squirrhe pustuleux se développe aussi bien dans le tissu cellulaire et dans le parenchyme glandulaire que dans la peau.

Madame Du... avait au sein gauche un squirrhe lardacé du volume d'un œuf de poule, en apparence assez bien limité. La tumeur étant enlevée, je reconnus avec effroi qu'un semis de petits tubercules de même nature, des sortes de têtes d'épingle, de grains de chénevis, de petites lentilles, étaient disséminés dans le reste de la mamelle, ainsi que dans le tissu celluleux ou fibro-celluleux du voisinage. La plaie de l'opération finit par se cicatriser néanmoins; mais il n'y avait pas quinze jours qu'elle était fermée, que les tubercules qui m'avaient effrayé d'abord purent être sentis à travers la peau, et que des pustules pareilles commencèrent à se montrer à l'extérieur, dans l'épaisseur même des téguments. Il s'en développa ainsi successivement un nombre infini; je n'ai pas besoin d'ajouter que la malheureuse dame, dont toute la région mammaire ne tarda pas à être ainsi envahie, fut emportée au bout de quelques mois par les suites de cette affreuse récidive.

Il semble, en vérité, que la puissance destructive dissémine alors à plaisir et à pleines mains dans les tissus des grains cancéreux, ou que l'économie, qui en est imbibée, cherche à s'en débarrasser en les rejetant sous forme de molécules ou de germes dans l'atmosphère de la mamelle !

Bien que dures ou d'apparence ligneuse, les pustules disséminées du squirrhe ne sont pourtant pas toujours homogènes dans leur texture. Elles sont en général moins condensées que le squirrhe en masse ou en plaques, et leur consistance, souvent égale partout, est quelquefois moindre vers le centre que dans leurs couches extérieures. Il en est qui subissent dans leur milieu une sorte de ramollissement ou dont le centre finit par contenir une matière plus blanche, plus mate, pulpeuse ou semi-purulente; le travail de destruction qui s'y fait alors ressemble un peu à celui de certains tubercules ou des petits dépôts concrets des ganglions lymphatiques malades.

Comme récidive, ces pustules occupent souvent le voisinage de la cicatrice, puis il s'en forme plus loin, en haut, en bas, en dehors, en dedans, de tous côtés enfin. J'ai vu plusieurs fois des piqûres de sangsues en devenir le siége, la moindre petite irritation ou altération de la peau en être le point de départ.

Madame de V..., que j'avais opérée une première fois d'un squirrhe lardacé au sein gauche, et qui, en apparence, en était bien guérie, fut reprise du même mal au côté interne de la cicatrice, au bout de dix mois. La tumeur existait encore sans complication, sans retentissement du côté de l'aisselle, sans la moindre apparence de tumeur accessoire dans le voisinage, chez une femme d'ailleurs robuste, jeune et d'un caractère résolu. L'extirpation du cancer fut pratiquée de nouveau au bout de six semaines. Alors que la cicatrisation était à peu près complète, je remarquai au-dessus, et bientôt après au-dessous, et, en moins de dix jours, aussi en dedans de la plaie, trois petites pustules hémisphériques, rougeâtres, du volume d'une tête d'épingle, faisant relief sur la peau à la manière d'une pustule variolique au troisième jour d'éruption, et que la malade prenait pour des piqûres de sangsues un peu indurées.

Ces pustules, qui n'empêchèrent point la plaie de se fermer définitivement, augmentèrent peu à peu en nombre, sans dépasser le volume d'un grain de chénevis ou d'un tout petit pois. Dans l'espace de trois mois, les piqûres de sangsues, suite d'applications faites autrefois pour obtenir la résolution du squirrhe, se transformèrent manifestement sous mes yeux en autant de

petits boutons squirrheux. Chose singulière, trois petites pustules
de ce genre s'établirent sur trois points différents de la cicatrice,
sans qu'il se soit formé de squirrhe sous les téguments; les
petites pustules cancéreuses se sont d'ailleurs comportées là
comme sur toutes les autres régions de la peau.

La famille de cette dame, alarmée de mon pronostic fâcheux,
finit par s'adresser à d'autres praticiens, et j'ai su qu'elle avait
succombé au printemps de 1853, après s'être soumise à toutes
sortes de médications qui, disait-on, l'avaient guérie.

G. — Squirrhe des conduits lactés.

Une espèce de cancer qui n'a été décrite nulle part, que je
sache, et que j'ai observée six ou sept fois, semble avoir pour
point de départ les canaux galactophores. La première tumeur
de ce genre que j'aie enlevée existait chez une femme traitée
par moi en 1833, à l'hôpital de la Pitié. La malade succomba
à la récidive du squirrhe. La pièce pathologique, coupée en
travers, offrait l'aspect d'une tête d'arrosoir; la pression en
faisait sortir en abondance le suc cancéreux sous forme de
gouttelettes. En la disséquant, nous la trouvâmes lardée de nombreuses tiges, dures, lardacées, creuses, occupant la place des
conduits naturels de la glande. Déjà la plaie était aux deux tiers
cicatrisée, lorsque vers son angle axillaire elle devint brusquement le siége d'un suintement ichoreux. Ayant aperçu dans
ce point trois orifices béants, d'une ligne environ de diamètre, avec l'aspect grisâtre des chancres vénériens et paraissant se continuer avec quelques conduits vasculaires ou autres, j'en conclus que le mal allait récidiver. Perdus au centre
de masses indurées, ces petits ulcères se laissèrent pénétrer à la
profondeur de 3 ou 4 lignes par la tête d'un stylet fin. Comme
ils étaient douloureux, et que les ganglions voisins commençaient
à s'engorger, je les saisis avec une érigne, et n'hésitai pas à en
faire l'extirpation. La plaie se cicatrisa; un abcès qui s'établit
bientôt dans le creux de l'aisselle fut ouvert et disparut; mais de

nouvelles masses cancéreuses revinrent au bout de quelques mois autour de la cicatrice.

Chez une femme que j'ai opérée à la Charité, la tumeur, qui datait de dix-huit mois, avait été précédée d'une lactation d'ailleurs assez régulière, et ne reconnaissait pour cause aucune violence extérieure. Un peu aplatie, à peine douloureuse, elle avait le volume d'une moitié d'œuf d'autruche, et occupait tout le sein droit. Légèrement bosselée, sans adhérence avec la peau, sans trainée celluleuse périphérique, elle offrit à la dissection une disposition toute particulière. Sa consistance ne différait pas sensiblement de celle du squirrhe, mais sa coupe, au lieu d'être homogène, se montra pointillée, sablée de taches grises comme du granit, couverte d'une infinité d'orifices béants, qui lui donnaient l'aspect d'un crible ou d'une écumoire. Ces orifices, que l'on retrouvait dans quelque sens que la tumeur fût divisée, et qui étaient au nombre de plusieurs douzaines, avaient de 1 à 3 millimètres de diamètre. En partie remplis ou comme tapissés à l'intérieur de matière caséeuse ou de concrétion tuberculeuse, ils étaient franchement confondus en dehors avec le tissu de la mamelle, et suivaient partout la direction des conduits lactés. Il était, du reste, facile d'y introduire un stylet, et de les parcourir ainsi dans l'étendue de plusieurs centimètres ; nous pûmes même arriver par plusieurs d'entre eux jusqu'à la racine du mamelon, et nous convaincre qu'il s'agissait bien des canaux excréteurs de la glande ; tous les autres éléments constitutifs de la région étaient d'ailleurs indurés, transformés comme dans le squirrhe, et il était absolument impossible de distinguer les lobules glandulaires des cloisons cellulo-fibreuses.

Nous fûmes particulièrement frappé de la teinte grise, cendrée ou même un peu rougeâtre, de l'aspect d'*œil de perdrix* ou de petit chancre des orifices de ces divers canaux. La malade, qui était encore jeune, s'est complètement rétablie. Opérée en 1835, je l'ai revue en 1836, et rien n'annonçait que l'on dût craindre chez elle une récidive.

A cette époque, le microscope n'était point encore employé à la détermination des tumeurs ; à cela près, tout, chez ces malades, indiquait l'existence du squirrhe ou du cancer. On conçoit qu'au milieu d'une masse ligneuse, de tumeurs qui offrent d'ailleurs tous les caractères du tissu squirrheux, il soit difficile de décider si de pareils canalicules sont plutôt des rameaux excréteurs de la mamelle que des veinules, des artérioles ou des lymphatiques. Avec le dernier fait dont je viens de parler, on pourrait ne point hésiter, et admettre qu'il s'agissait bien là de conduits lactés ; mais chez ma première malade, comment attribuer aux galactophores ce que j'ai rencontré du côté de l'aisselle, région si nettement séparée, déjà si éloignée de la glande mammaire ? Si M. Giraldès (1), et surtout M. Sappey (2), n'étaient pas parvenus récemment à démontrer que la mamelle renferme une grande quantité de vaisseaux lymphatiques, je regarderais comme incontestable que mes observations se rapportent bien à une dégénérescence cancéreuse du système excréteur de la mamelle ; en présence des résultats auxquels sont arrivés ces observateurs, il me paraît prudent de suspendre toute opinion décisive à ce sujet.

De quelque façon qu'on l'envisage, au surplus, cette forme de cancer n'en doit pas moins constituer une variété à part. Sa physionomie diffère tellement de celle des autres, qu'elle étonne tout d'abord, qu'elle fixe naturellement l'attention. A l'extérieur, à travers les téguments, la tumeur ne se distingue pas du squirrhe ordinaire. Chez deux femmes, elle n'occupait qu'un quart de la mamelle ; chez deux autres, elle semblait avoir envahi la glande tout entière ; dans deux cas la tumeur n'était ainsi pointillée que sur quelques parties de sa substance.

L'une de ces tumeurs était si dure, qu'en la coupant, le scalpel produisait un bruit analogue à celui que cause l'instrument qui rencontre des plaques crétacées au milieu des tissus. C'est qu'en

____

(1) *Anat. chir. de la région mammaire.*
(2) Communication verbale.

effet, dans ces cas-là, quelques uns des petits tubes, à bouche
béante, étaient comme pétrifiés ou ossifiés. La masse principale
ne pouvait point du reste en être séparée, et elle paraissait
composée de squirrhe bien caractérisé. Le suc cancéreux n'a
pas toujours pu y être distingué nettement, attendu que, exis-
tât-il, il n'eût point été possible de l'isoler de la matière concrète renfermée dans les tubes squirrheux, excepté toutefois
chez la malade de l'hôpital de la Pitié. Ne l'ayant point reconnu
avant l'opération, ne sachant pas au juste ce que sont devenues
les malades depuis que je les ai opérées, n'ayant d'ailleurs
examiné ce genre de squirrhe qu'un petit nombre de fois, l'histoire générale que j'en donnerais maintenant serait évidemment prématurée ; je n'ai donc d'autre intention pour le moment
que d'appeler sur lui l'attention des pathologistes, et d'engager
les praticiens à ne plus le confondre avec les autres variétés du
cancer.

§ IX. — Squirrhe lardacé.

Une autre variété de cancer qui me semble appartenir encore
au squirrhe, mais qui n'est plus le squirrhe ligneux, et qui
occupe presque exclusivement la mamelle, se montre en général sous forme de masse d'abord assez profonde. Il est probable qu'au début ce genre de cancer n'envahit que quelques
lobules ou quelques lames de la région ; je ne l'ai guère observé
qu'à l'état de tumeur déjà volumineuse ; il faut dire aussi que
dans le principe il doit être difficile de le distinguer de certaines indurations subinflammatoires ou hypertrophiques.

Quoi qu'il en soit, on rencontre le squirrhe lardacé sous la
forme de tumeurs hémisphériques, un peu inégales ou légèrement bosselées à la surface. Longtemps il reste indépendant de
la peau, de la couche sous-cutanée même ; une grande partie
de la mamelle en est généralement prise en même temps, et la
tumeur se continue, sans ligne de démarcation aucune avec le
parenchyme glanduleux. Aucune branche, aucune racine, ne
semble en émerger pour se perdre en rayonnant dans les tissus

voisins, à la manière du squirrhe rameux. La glande qui en est le siége est manifestement plus épaisse, plus dure dans le point malade que partout ailleurs, et la tumeur n'a d'abord aucune tendance à se déprimer, à se rétracter, soit dans un sens, soit dans l'autre. Sa densité est du reste sensiblement moindre que celle du squirrhe ligneux, et assez considérable néanmoins pour ne pas être confondue avec la mollesse du cancer encéphaloïde. Ce n'est pas non plus la consistance élastique des tumeurs fibreuses qu'elle offre ; on lui trouverait plutôt une certaine analogie, sous ce rapport, avec la densité un peu veloutée des tumeurs adénoïdes, dont elle diffère d'ailleurs essentiellement par sa continuité évidente avec les tissus normaux de la région, par son défaut de relief globuleux, de mobilité entre les éléments anatomiques qui l'entourent.

J'ai rencontré deux nuances de ce cancer, au surplus, l'une qui envahit d'emblée toute la mamelle, comme dans le squirrhe ligneux en masse, dont elle n'est guère après tout qu'une variété. La mamelle, prise de cette façon, augmente de volume, se durcit, ne tarde pas à se confondre d'une manière intime avec les téguments. Seulement, à la différence du squirrhe ligneux en masse, le cancer lardacé, sous cette forme comme sous l'autre, est susceptible d'un accroissement considérable, et n'offre point la consistance du bois. Sa dureté a quelque chose que l'épithète de lardacé m'a paru caractériser assez bien. Dans l'autre variété, que j'ai principalement rencontrée chez les femmes douées d'un certain embonpoint, la tumeur, d'abord assez profondément située, semble comme perdue au milieu du tissu cellulo-graisseux et de la glande mammaire. Elle s'accroît ensuite, tantôt avec une certaine lenteur, ordinairement très vite, dans tous les sens à la fois. A la différence du squirrhe ligneux, elle ne gagne les téguments que très tard.

Chez une malade du docteur Denis, madame L…, ce genre de tumeur resta comme perdu dans la profondeur du sein pendant plus de six mois avant d'être nettement appréciable sous la peau. La tumeur, qui dépassait le volume du poing lorsque j'en fis l'extirpation en 1848, était encore tout à fait indépendante des téguments.

Elle ne devient généralement douloureuse qu'à une période fort avancée de son développement. En vieillissant, elle se raréfie ou tend à se ramollir plutôt qu'elle ne se durcit ou tend à se rétracter. Si on lui donne le temps de suivre toutes ses phases, elle gagne enfin du côté de la peau qu'elle s'approprie, qui s'enflamme ou s'ulcère; de là une caverne, une excavation putrilagineuse, tantôt profonde et anfractueuse, tantôt superficielle et assez régulière.

Beaucoup de femmes conservent ce genre de squirrhe sans en avoir le moindre soupçon pendant plusieurs mois, et ne s'en aperçoivent qu'à une époque où la tumeur dépasse déjà le volume d'un gros œuf. Une femme de la province, qui me fut adressée par le docteur Béhier, femme forte d'ailleurs, âgée de trentedeux ans seulement, non mariée, d'une superbe apparence, avait dans le sein gauche une tumeur de ce genre presque aussi grosse que le poing sans avoir jamais pensé qu'il y eût par là une affection sérieuse.

Une autre dame, qui est venue souvent me consulter, avait la totalité du sein gauche transformée en une masse lardacée; les téguments, le tissu cellulo-adipeux, le tissu fibro-cellulaire et le tissu glanduleux y étaient confondus de manière à constituer un demi-globe homogène du volume des deux poings. Cette dame néanmoins ne se croyait pas malade, et elle parut surprise en me voyant attacher de l'importance à l'état de son sein.

A la dissection, le cancer lardacé paraît moins dur, moins ligneux que le squirrhe ordinaire; il se laisse couper plus facilement, et crie moins sous le scalpel; sa densité est à peu près homogène et non concentrique, c'est-à-dire que sa consistance n'est pas toujours plus grande, comme dans le squirrhe ligneux, vers le centre qu'à la circonférence. La périphérie de la tumeur se perd dans les tissus voisins, mais sans qu'il s'en détache de traînées ou de lames appréciables. Au lieu d'une teinte gris bleuàtre ou brunàtre, pointillé de blanc comme dans le squirrhe ligneux, la coupe du squirrhe lardacé est un peu marbrée, et offre des taches d'un brun fauve, jaunâtre, blanches ou d'un blanc rougeàtre : on dirait un mélange de tissu encéphaloïde et de squirrhe encore incomplet, associé aux éléments indurés ou transformés de la glande mammaire ; on n'en exprime qu'avec quelque peine, et ordinairement en petite quantité, le suc crémeux du cancer. Je n'ai du reste rencontré jusqu'ici ce genre de cancer que d'un seul côté sur la même femme ; tandis que le squirrhe ligneux en masse envahit souvent les deux mamelles, soit du même coup, soit successivement.

Peu de tumeurs cancéreuses marchent plus vite que celle-ci, et il en est également très peu qui paraissent porter d'abord une aussi faible atteinte à l'état général de la santé. C'est avec ce genre de cancer que j'ai le plus souvent rencontré les pustules squirrheuses disséminées sous la peau ou dans le parenchyme soit de la mamelle, soit de son enveloppe cellulo-graisseuse. Ce n'en est pas moins, comme je le ferai remarquer plus tard, une des variétés les plus redoutables de la maladie cancéreuse, une de celles qui abrégent le plus la vie des femmes, et qui, une fois enlevées, repullulent avec le plus d'opiniâtreté.

Par ce qui précéde, il est aisé de voir que le cancer squirrheux offre, au lit des malades, un assez grand nombre de formes qu'on pourrait à la rigueur résumer de la manière suivante.

SQUIRRHE LIGNEUX. — SQUIRRHE LARDACÉ.

Dans le squirrhe ligneux :

Le squirrhe *parenchymateux partiel* ou *globuleux* ;

Le squirrhe *parenchymateux diffus* ou en *masse* ;

Le squirrhe *rameux* ou *rayonné* ;

Le squirrhe en *nappe*, en *plaque* ou en *cuirasse* ;

Le squirrhe *pustuleux* ou disséminé, soit dans la peau, soit dans le parenchyme de la glande ;

Le squirrhe *atrophique ;*

Le squirrhe des *conduits lactés.*

Pour le squirrhe lardacé, deux nuances seulement :

Le squirrhe *lardacé partiel ;*

Le squirrhe *lardacé diffus* ou en masse.

Il ne faudrait pas sans doute accepter ces différentes formes de cancer comme des espèces absolument distinctes au fond. Elles ont toutes la même base, la même nature; il n'en est aucune qui ne soit comme confondue avec les tissus naturels, qui ne paraisse constituée par une dégénérescence ou une transformation des éléments anatomiques primitifs, plutôt que par un dépôt de matières étrangères. Quoique combiné avec les tissus normaux, au point d'en rendre toute distinction impossible, le squirrhe ne s'en montre pas moins dans ses nuances diverses avec les caractères qui lui sont propres; c'est-à-dire sous l'aspect de tumeurs ou de plaques dures, ridées, bosselées ou inégales, souvent adhérentes à la peau, et qui sont parfois le siége de douleurs lancinantes, tantôt vives, tantôt légères; tumeurs qui, quand elles s'ulcèrent, semblent se creuser, s'endurcir, se dessécher davantage; qui ne sont enveloppées d'aucune apparence de kyste; qui se raréfient et se perdent par degrés insensibles dans les tissus voisins; dont il est ordinairement possible de faire suinter par la pression une matière crémeuse, d'aspect caséeux ou semi-purulent.

Au début et à la fin, comme dans leur nature intime, les différentes variétés de squirrhe dont j'ai parlé sont en somme assez peu distinctes pour qu'il soit difficile de ne pas les confondre : c'est donc seulement dans leur période moyenne qu'elles peuvent être réellement bien saisies; mais aussi elles sont alors tellement tranchées, qu'elles frappent d'abord l'œil de l'observateur le moins attentif, voire même l'esprit des gens étrangers à la médecine

ARTICLE II.

ENCÉPHALOÏDE.

Le cancer encéphaloïde ou fongueux de Laënnec, le cancer

médullaire, qui comprend la *spongoid inflammation* de Burns (1800), le *fungus hématode* de Hey (1803) et de Wardrop (1809), le *pulpy medullary sarcoma* d'Abernethy (1804), est une autre forme de tumeur qui s'observe souvent aussi dans la région mammaire ; c'est même là que la nature en a pour ainsi dire placé le siége de prédilection. D'une manière absolue, il y a plus d'exemples d'encéphaloïde du sein que de toute autre région ou de tout autre organe, y compris les testicules, l'œil, la langue, où ce genre de cancer n'est pourtant pas rare ; mais, d'une manière relative, il est plus fréquent dans ces derniers organes que dans le sein. Sur un total de 250 cancers du sein dont j'ai pris note, il n'y a que 60 encéphaloïdes contre 190 squirrhes.

Les tumeurs de cette nature forment deux variétés que le clinicien est obligé d'étudier séparément, l'une qu'on peut appeler fongueuse, l'autre qui est assez ferme et comme lardacée.

Dans les deux cas, la tumeur se présente d'abord sous forme d'un petit globe, d'une petite boule, ordinairement située à une certaine profondeur dans le tissu même de la glande. Bien que roulante et mobile, elle ne paraît pas être complétement indépendante des tissus qui l'entourent ; en grossissant, elle s'étale de tous côtés sans perdre sa forme arrondie ; bientôt elle proémine à l'extérieur, et soulève la peau, qui s'amincit en se confondant avec elle, et devient rouge sans être enflammée d'abord.

L'encéphaloïde lardacé ne présente souvent qu'une bosselure sur le plan de la mamelle, bosselure qui donnerait volontiers l'idée d'une tumeur surajoutée, d'une *tête de brioche* se perdant profondément dans la masse principale, et qui conserve longtemps en pareil cas sa densité primitive.

À l'aide des doigts, on constate l'existence d'une base plus large sous la saillie extérieure, faisant corps avec le tissu mammaire, et dont les limites semblent cependant assez bien tranchées ; cette portion profonde, dont la surface est assez unie sans être parfaitement lisse , dont la consistance rappelle celle des engorgements subinflammatoires, reste ordinairement mobile sur le plan de la poitrine.

Ne proéminant qu'après une durée de plusieurs mois, le mal ressemble beaucoup jusque-là aux tumeurs adénoïdes ; néanmoins, dès le principe, comme plus tard, la tumeur n'est jamais absolument libre au sein des tissus ; par la pression on ne la déplace qu'avec la portion de mamelle qui la recèle, et qui, en définitive, se continue avec elle ; son développement est d'ailleurs assez rapide : il est rare qu'au bout de quelques mois elle ne fasse pas saillie au dehors.

Loin d'attirer la peau à elle, et de lui donner un aspect pointillé, ridé ou ratatiné, comme dans le squirrhe, elle la repousse au contraire et l'amincit, en même temps qu'elle lui donne plus de poli et un aspect luisant ; la bosselure cancéreuse devient de plus en plus rouge, d'un rouge jaunâtre, violacé ou foncé, sans jamais faire naître l'idée d'une rougeur inflammatoire ; avec sa consistance de pomme de terre, un peu moindre cependant et plus élastique, il existe des adhérences telles qu'il n'y a plus de délimitation possible, même à la dissection, entre elle et les téguments.

Hors des organes, ces tumeurs offrent un tissu concret, solide comme celui du navet, incapable de se laisser écraser entre les doigts, d'autant plus homogène, plus étranger en apparence aux tissus normaux, qu'on l'étudie plus près de ses couches extérieures ; du côté profond, leur coupe est moins *napiforme*, plus *lardacée* ; on y reconnaît encore la trame primitive des éléments mammaires, ou une masse fibro-lardacée plus ou moins dense, intimement confondue avec les tissus naturels de la région : cette coupe est généralement d'un blanc rougeâtre ou gris homogène ; la teinte brune y domine quelquefois, mais on n'y rencontre ni le pointillé gris, ni l'aspect bleuâtre ou demi-diaphane, ni le cri de l'étain, que présente si souvent le squirrhe.

La *variété fongueuse* et *pelotonnée* de l'encéphaloïde débute souvent aussi par une tumeur arrondie ou globuleuse, située tantôt profondément dans le tissu mammaire, tantôt sous la peau, avec les apparences d'une tumeur bénigne. Comme elle ne cause d'abord aucune gêne, aucune douleur, les malades et le médecin n'ont guère occasion de s'en occuper qu'à une époque avancée du mal. C'est le genre de cancer qui se développe avec le plus de rapidité. Je l'ai vu plusieurs fois atteindre le volume du poing en moins de trois mois, et il n'est pas rare de lui voir égaler à la longue les dimensions d'une tête d'enfant, d'une tête d'adulte même. C'est presque toujours au cancer encéphaloïde que se rapportent les très grosses tumeurs malignes du sein.

La tumeur paraît quelquefois molle, élastique, souple dès le début. Alors elle se bosselle presque toujours en grossissant; bientôt elle semble constituée par une série de pelotons, de lobules, ou de petits globes confondus en une même masse, et enchevêtrés dans les tissus naturels. Tendant à proéminer vers l'atmosphère plutôt qu'à gagner en profondeur, elle ne tarde point à envahir la peau, qui lui adhère promptement, mais qui ne s'amincit pas, qui ne se colore pas aussi vite sur elle que dans la forme précédente.

Il est rare néanmoins qu'à une période un peu avancée de la maladie, toutes ses bosselures aient la même consistance. Il m'est souvent arrivé d'en trouver dans la même tumeur ayant encore la densité des engorgements lardacés, pendant que d'autres étaient élastiques et fongueuses, en même temps qu'il y en avait aussi de molles et de fluctuantes. C'est avec cette espèce de cancer qu'il peut être difficile de ne pas croire à une collection, soit de sang, soit de sérum, soit de pus, quoiqu'il n'y ait en réalité que de la matière ou du tissu encéphaloïde proprement dit dans la tumeur.

A la dissection, l'encéphaloïde fongueux se montre sous forme de pelotons presque toujours multiples, quelquefois nombreux, réunis par des cloisons lardacées. D'une teinte brunâtre, assez

homogène avant d'être ramollies, ces bosselures donnent l'idée,
dans d'autres cas, de la matière grise du cerveau, et se laissent
facilement écraser sous les doigts. Outre la matière pulpeuse
qu'on en fait aisément sortir, elles contiennent une trame fibro-
cellulaire mêlée à un chevelu vasculaire en général assez riche.

Une fois ramollies, les bosselures de la tumeur sont parfois
comme transformées en une pulpe rougeâtre, en une espèce de
bouillie. L'encéphaloïde médullaire se continue d'ailleurs comme
l'encéphaloïde lardacé, avec les tissus persistants de la région
mammaire et avec les téguments, sans qu'il soit possible d'indiquer nettement leurs limites réciproques, la moindre ligne de
démarcation entre eux.

Transformations. — Les tumeurs encéphaloïdes subissent en
se développant des transformations ou des changements que le
praticien ne doit point ignorer.

Kystes. — J'ai vu le cancer encéphaloïde lardacé donner lieu
à la formation de kystes hématiques chez trois femmes, de kystes
séreux ou hydro-hématiques chez beaucoup d'autres.

Madame L..., épouse d'un médecin de Paris, m'a offert un de
ces cas. La tumeur, qui occupe le sein gauche, et qui n'avait
d'abord que le volume d'un œuf aplati surmonté d'une bosselure
grosse comme une noix, a vu petit à petit la partie proéminente
de sa tumeur se ramollir et quadrupler de volume. J'y ai pratiqué
une ponction au commencement de 1851, et j'en ai retiré environ
40 grammes de liquide séreux légèrement teint de rouge. Depuis
cette époque, la base solide de la tumeur a continué de croître,
le suintement séreux ne s'est point tari, et aujourd'hui (1853)
la nature encéphaloïde du mal n'est plus douteuse.

C'est du reste dans le cancer cérébriforme ou fongueux que
ces sortes de kystes se rencontrent le plus ordinairement ; avec
le cancer lardacé il n'y en a ordinairement qu'un, qui occupe
presque toujours la bosselure proéminente de la tumeur ; tandis
que dans le cancer fongueux la tumeur en offre souvent plusieurs à la fois, et ils existent aussi bien alors dans des masses

profondes que sous les téguments. Il faut ajouter qu'avec le cancer fongueux la matière du kyste, souvent séreuse ou simplement hématique, est quelquefois aussi constituée par un mélange de matière médullaire, de sang, de sérum, etc.

Des *dépôts purulents* sont possibles dans les deux variétés du cancer encéphaloïde; je les ai plus souvent observés cependant avec la forme lardacée que dans la forme médullaire; ils tiennent à ce qu'une des bosselures de la tumeur étant devenue le siége d'un véritable travail inflammatoire, il s'y établit une collection de pus, comme il s'en ferait dans un tissu parenchymateux naturel. Il est rare pourtant qu'en pareil cas le pus soit complet, homogène, crémeux, bien lié; le plus souvent ce n'est qu'un liquide ichoreux, lactescent, grumeleux, rougeâtre; la formation en est annoncée par de la douleur, de la chaleur, une rougeur inflammatoire réelle dans la portion de tumeur où va s'établir l'abcès.

Ulcération. — Lorsqu'il ne se forme ni kyste, ni abcès dans le cancer encéphaloïde, et qu'on le laisse marcher, il finit par s'*ulcérer*. A partir de là les deux formes de la maladie suivent une marche ordinairement assez différente.

Dans le cancer *lardacé*, la tumeur se *creuse*, s'*excave*, par la chute ou la *putrescence* de quelques unes de ses bosselures; son tissu se ramollit, semble se décomposer; les bords de l'ulcère font relief, s'arrondissent, se bossellent eux-mêmes, deviennent rouges ou livides; les adhérences, la confusion de la peau avec la tumeur fondamentale, s'étendent de jour en jour vers la circonférence; des espèces d'excavations, d'anfractuosités, se forment peu à peu sous les bords renversés de l'ulcère, dont il s'échappe chaque jour un ichor abondant et infect.

Fongosités. — Avec le cancer fongueux, le travail de destruction suit une autre marche : la peau, une fois ulcérée, laisse bientôt s'épanouir au dehors des végétations, des *champignons* mollasses, *médullaires*, rougeâtres et saignants; à mesure que ces champignons grossissent, et leur végétation est d'ordinaire très active, ils se renversent sur les téguments qu'ils excorient, de dehors en dedans, en même temps que d'autres bosselures agrandissent l'ouverture. Comme le tissu fongueux, libre alors de toute entrave, se ramollit en même temps qu'il se raréfie, on en voit souvent d'énormes pelotons se détacher d'eux-mêmes, soit sous l'influence des moindres tractions, soit après s'être mortifiés par défaut de circulation.

Il peut s'en séparer ainsi des masses considérables, des champignons gros comme le poing, sans empêcher la tumeur de conserver au fond de la mamelle une base assez large, toujours fongueuse ou un peu lardacée.

C'est avec ces végétations que des hémorrhagies successives, souvent très abondantes, surviennent au point de compromettre la vie des malades. De pareilles fongosités se laissent écraser avec la plus grande facilité, avec plus de facilité que ne le ferait la matière cérébrale elle-même; attendu que la trame vasculaire, fibrilleuse, ou cellulo-fibreuse du tissu encéphaloïde ainsi raréfiée ou épaissie, est généralement moins serrée que dans les pelotons de tissu cérébroïde encore retenus sous la peau.

Si l'on porte le doigt dans les tumeurs de ce genre, il est du reste facile de les broyer, de les vider comme une caverne remplie de matière pulpeuse. Cette particularité est loin d'ailleurs d'appartenir exclusivement aux cancers fongueux du sein. Je l'ai observée très fréquemment à l'utérus. Combien de fois n'ai-je pas trouvé le vagin rempli de masses encéphaloïdes égalant le volume d'une tête de fœtus, qu'il m'a été possible de broyer sur place et d'extraire avec la main sans faire naître d'hémorrhagie sérieuse? Combien de fois n'ai-je pas vu la cavité utérine elle-même largement distendue, occupée tout entière par des tumeurs pareilles, tumeurs assez molles, pour que j'aie pu l'en nettoyer comme un vase, soit avec les doigts, soit avec une curette, sans provoquer d'écoulement de sang notable!

Qui n'a vu, comme moi, les narines, le sinus maxillaire, l'orbite, et quelquefois toutes ces cavités ensemble remplies, distendues par des masses fongueuses ou médullaires, faciles à broyer, à chasser, soit par le pharynx, soit par le nez, à enlever enfin au moyen du doigt seul, et sans le secours d'aucun instrument tranchant? Qui ne sait que dans tous ces cas l'hémorrhagie s'arrête d'elle-même, malgré tant de déchirures apparentes?

Le cancer encéphaloïde parvenu à un certain degré tend naturellement, quoi qu'en dise M. Lebert (1), à se ramollir, et même à se liquéfier dans certains cas. Aussi est-il arrivé, quoique rarement, que toute la tumeur, s'échappant peu à peu à travers l'ulcération de la peau, se soit en quelque sorte *étranglée* elle-même *dans sa racine*, après s'être épanouie largement au dehors, sous forme d'un vaste champignon médullaire, et que la gangrène, s'en emparant, ait fini par en débarrasser pour quelque temps la malade.

Ichor. — Un autre accessoire du cancer cérébriforme ulcéré, c'est l'écoulement d'une matière ordinairement séreuse, d'une sorte de lavure de chair ou d'ichor rougeâtre, d'une odeur nauséeuse, souvent insupportable, et toujours facile à reconnaître. Cette matière, qui s'échappe parfois en quantité considérable, qui donne au linge qu'elle imbibe une teinte jaune rougeâtre, suinte sans cesse du champignon, de toute la tumeur ulcérée, au point d'imbiber chaque jour des linges épais et larges, au point que les pièces de l'appareil, et même les tissus voisins, semblent y avoir macéré. Une dame que j'ai vue avec M. Cruveilhier en novembre 1850 imbibait ainsi jusqu'à dix et douze serviettes par vingt-quatre heures! Jamais cette matière ne ressemble à du pus : c'est une eau, un sérum roussâtre, toujours très fluide et d'une odeur pénétrante.

Après tout, il suffirait, à la rigueur, pour distinguer le squirrhe de l'encéphaloïde, de deux remarques : l'un, le squirrhe, tend presque toujours à entraîner la peau de son côté, dès qu'il l'attaque ou l'envahit ; l'autre, l'encéphaloïde, repousse et fait

____

(1) *Traité du cancer*, p. 66. **Combattu** d'ailleurs sur ce point par M. Broca, *Mémoires de l'Académie*, etc., p. **542**.

proéminer cette membrane au dehors en même temps qu'il l'amincit, qu'il cherche à la perforer ou à la détruire. A ce point de vue, du moins, il me paraît utile de conserver comme espèces séparées le squirrhe et l'encéphaloïde.

ARTICLE III.

MÉLANOSE.

Quelques travaux modernes (1) tendent à faire admettre que le cancer mélanique n'est point une espèce particulière de cancer, que les tumeurs ainsi désignées sont des cancers ordinaires imprégnés de carbone, d'hématine ou de matière pigmentaire. Appuyée en partie aujourd'hui sur ce point par M. Lebert (2), qui admet cependant la mélanose au moins comme forme indépendante, et surtout par M. Broca (3), cette doctrine n'empêche point M. Maisonneuve (4) de conserver la mélanose à titre de cancer spécial.

Sans nier absolument ce qu'il peut y avoir de fondé dans les objections de M. Bérard, je ne puis pas méconnaître néanmoins ce qu'il y a de distinct dans certains cancers noirs. Il est incontestable, par exemple, que des tumeurs se montrent, sous forme de plaques, de tumeurs ou de tubercules, tantôt d'un noir jaunâtre ou roussâtre, tantôt d'un noir d'ébène, avec une consistance mollasse, lardacée ou demi-fongueuse, et que ces tumeurs, qui restent indépendantes, dont le développement est généralement rapide, qui sont souvent multiples dès le début, qui retentissent promptement dans le système lymphatique, qui, une fois ulcérées, végètent à la manière des champignons, qui se comportent d'ailleurs sous tous les rapports à la manière du cancer encéphaloïde, présentent du

(1) Bérard, *Dictionnaire de médecine*, t. VI, p. 297.
(2) Pages 11-12.
(3) *Mémoires de l'Académie de médecine*, t. XVI.
(4) *Leçons*, etc., pages 90-93.

commencement à la fin une texture d'un brun roussâtre, contiennent souvent une bouillie ou un putrilage noir comme du cirage, et ne renferment en général qu'une trame organique très pauvre. Il est difficile, à ce qu'il semble, de ne voir dans de pareilles productions qu'un accident, qu'un passage, qu'une phase des autres tumeurs cancéreuses. Des plaques, quelques grumeaux, quelques lobules charbonnés, de la matière noire comme infiltrée, se rencontrent sans doute assez souvent dans le cancer encéphaloïde, de même qu'on y voit aussi parfois du sang à l'état d'infiltration ou de caillot ; mais ces complications de la texture encéphaloïde, ne ressemblent guère, selon moi, à la combinaison intime, à la texture réelle des tumeurs mélaniques proprement dites, de ce qu'il faut, je crois, continuer d'appeler *cancer mélanique*.

Je n'ai vu, au surplus, dans la mamelle, que deux cas de cancer mélané, et encore les deux femmes qui en étaient atteintes, en avaient-elles en même temps sur plusieurs autres régions du corps : chez l'une, c'est le sein droit qui était malade, et la tumeur, large comme une pièce de 5 francs, occupant presque exclusivement la peau, épaisse de 1 centimètre seulement, était ulcérée sur deux points, et fournissait un ichor noirâtre assez abondant ; chez l'autre, le cancer, du volume d'une noix, situé en dehors du mamelon, à gauche, était en même temps bosselé et encore concret partout. Les deux femmes sont mortes sans avoir subi d'opération, avec une foule de petites tumeurs mélaniques sur la peau, dans les ganglions du cou et dans les viscères, tumeurs qui offraient toutes les mêmes caractères anatomiques, qui avaient toutes la coupe homogène et la teinte noire du cancer mélané le mieux conditionné.

Si, comme quelques personnes l'ont avancé, la teinte noire du cancer devait être rapportée à la richesse du tissu vasculaire des organes, les tumeurs qui succèdent à la tumeur primitive, mais dans des organes différents, perdraient ce caractère.

Or il n'en est pas ainsi. Un cancer mélanique du gros orteil fut suivi d'un cancer de même nature sur le côté interne de la partie inférieure de la cuisse, et les ganglions de l'aine devinrent bientôt le siége de cancers tout à fait semblables. Une tumeur mélanique de l'orbite fut suivie, après avoir été enlevée, de récidive dans la poitrine, dans le ventre, et même dans l'épaisseur des muscles ; toutes ces tumeurs, sans exception, et il en existait plusieurs centaines, étaient noires, complétement mélaniques, à la surface du péritoine, soit intestinal, soit pariétal, comme sur la vessie, comme dans l'épaisseur des parois du ventre, à l'état concret, comme à l'état de matière pultacée.

Un malade atteint d'une plaque mélanique au pied, opéré, guéri de cette plaque, eut dans l'aine correspondante un cancer aussi volumineux que le poing. Enlevée en ma présence par M. Follin, la tumeur nouvelle présenta tous les caractères de la mélanose, comme nous l'avions vue moins d'un an auparavant dans la petite tumeur du talon. Du reste, le cancer mélanique contient à côté d'une grande proportion de cellules, de noyaux ou de nucléoles cancéreux, des granulations noirâtres, fines et très abondantes, ainsi que d'autres cellules arrondies, régulières, également pourvues d'un noyau avec des granulations sembla-bles à leur intérieur.

ARTICLE IV.

CANCER CHONDROÏDE, COLLOÏDE, FIBRO-PLASTIQUE.

Les micrographes ont donné le nom de *fibro-plastiques* à une classe de tumeurs encore assez mal définies, et qui me paraissent, à moi, faire partie de la famille des cancers, du moins pour la plupart d'entre elles. Ce nom, du reste, ne doit être accepté que provisoirement ; il comprend en effet des tumeurs d'aspect, et, je crois aussi, d'éléments très différents. Ainsi des tumeurs *napi-formes*, des tumeurs *chondroïdes*, des tumeurs *colloïdes*, des *ostéophytes*, des *kéloïdes*, sont chargées d'éléments fibro-plastiques; et pourtant que de différences entre ces diverses tumeurs, quand on les suit jusqu'à la fin, au lit des malades.

§ I. — Tumeurs napiformes, ou fibro-plastiques proprement dites.

Il existe une variété de tumeurs que j'ai rencontrées plusieurs fois dans la mamelle, mais beaucoup plus souvent ailleurs, et qui constituent encore une forme réelle du cancer. Dures, comme fibreuses, plus compactes cependant que les tumeurs fibreuses, que les tumeurs adénoïdes, ces sortes de tumeurs sont plus fibrillaires, quoique tout aussi fermes et tout aussi solides que le tissu de la pomme de terre. Débutant quelquefois par les couches profondes de la région, elles peuvent rester indépendantes de la peau pendant longtemps. Soit qu'elles envahissent cette membrane, ce qui leur arrive fréquemment, soit qu'elles s'y développent primitivement, elles ne la colorent que modérément; indolentes d'abord, elles restent volontiers comme squirrheuses jusqu'à une période avancée de leur développement; elles ne se ramollissent, ne deviennent fongueuses que par exception en veillissant; l'ulcération, qui s'en empare à la fin, les détruit, les creuse plutôt à la façon du squirrhe qu'à la manière des encéphaloïdes. Si leurs bosselures se dessinent nettement à l'extérieur, elles n'en forment pas moins dans leur ensemble une masse homogène ordinairement dépourvue de cloisons, et dont la coupe ne présente aucune exsudation, aucune apparence de suc cancéreux.

Celles qui se ramollissent peuvent devenir spongieuses pour la main qui les explore, au point de donner l'idée d'une sorte de fluctuation, et de rendre assez difficile leur distinction d'avec l'encéphaloïde, quoique cependant elles altèrent ou colorent la peau; sur le cadavre, on les trouve alors composées de pelotons colloïdes, de brides, de cloisons, de détritus des tissus naturels, de matières putrilagineuses, de quelques masses encore fermes sur certains points, ramollies, à demi liquéfiées sur d'autres.

Il m'est du reste arrivé, en suivant l'évolution de ces tumeurs, de constater d'une manière évidente leur passage graduel de la forme fibreuse ou dure à la forme colloïde ou fongueuse la plus manifeste. Aussi suis-je tenté d'admettre qu'elles ne sont avec les tumeurs dites colloïdes que deux phases diverses d'une même espèce de cancer. C'est à la cuisse et à l'épaule que je les ai surtout observées. J'en ai rencontré aussi à la mamelle, où j'en ai vu qui se sont tellement généralisées, que l'économie en était comme inondée.

Ce qui me porte à les décrire à part néanmoins, c'est que, en se généralisant, elles conservent quelquefois leurs caractères physiques primitifs jusqu'à la fin, quel que soit l'organe ou le tissu qui en devienne le siége.

Voici des observations qui permettent de voir comment de tels cancers se comportent dans les parenchymes, dans les cavités séreuses, et particulièrement dans les plèvres.

OBSERVATION Iʳᵉ. — *Tumeur fibro-plastique du sein. Extirpation, récidive. Tumeurs multiples de même nature dans les cavités splanchniques.*

La femme Poirée, âgée de cinquante et un ans, d'une forte constitution, eut au sein gauche, à l'âge de trente-quatre ans, une petite tumeur inégale et dure. Cette tumeur, qui se développait rapidement, devint bientôt le siége de quelques élancements, et fut enlevée quelque temps après par A. Dubois. Huit ans plus tard, le sein droit devint à son tour le siége d'une tumeur semblable. En octobre 1823, lorsque la malade se fit admettre à l'hôpital des Cliniques, la tumeur, du volume du poing, dure, douloureuse, adhérait par le sommet de quelques unes de ses bosselures aux téguments qui étaient comme confondus avec elle; l'extirpation en fut pratiquée le 12 octobre, par Bougon, qui enleva du même coup presque tous les tissus de la région mammaire; aussi la pièce pathologique pesait-elle plus de deux livres.

La tumeur, d'un blanc bleuâtre, très dure, homogène, criant sous le scalpel, lobulée, n'était ramollie sur aucun de ses points et se trouvait enveloppée partout de tissus sains.

Tout alla bien d'abord, et la plaie était réduite des trois quarts, lorsque des douleurs lancinantes survinrent, et que la surface traumatique prit un aspect violacé ou livide. De petites tumeurs se montrèrent bientôt dans le voisinage; quelques unes d'entre elles furent extirpées; on en détruisit d'autres avec la pâte arsenicale; mais il s'en forma de nouvelles du côté de l'aisselle. L'état général s'altéra rapidement; plusieurs points des membres se gonflèrent et devinrent douloureux; la diarrhée ne tarda pas à survenir; il s'y joignit de la toux, puis une aphonie, puis l'insensibilité du bras droit;

la respiration se raccourcit de plus en plus, et la pauvre malade mourut trois mois après l'opération.

A l'autopsie, les tumeurs extérieures, bien isolées partout, entourées de tissu sain, dont elles ont écarté les lamelles sans en altérer la texture, étaient là comme autant de corps étrangers.

Leur substance est dure, lardacée, homogène. Plusieurs d'entre elles adhèrent aux côtes, contre lesquelles on en voit une traînée qui pénètre dans le thorax. La plèvre droite contient un nombre infini de tumeurs semblables à celles du dehors, et dont le volume varie entre celui d'une lentille et celui d'un œuf de poule. Pédiculées, elles sont suspendues à la face interne de la plèvre comme par autant de racines ou de fils; la surface séreuse semble d'ailleurs tout à fait saine dans l'interva'le, et sa cavité contient en outre une matière filandreuse, espèce de feutre rougeâtre dans lequel plongent plusieurs des tumeurs sus-indiquées. Le côté gauche de la poitrine offre les mêmes désordres et contient des tumeurs pareilles à celles de la plèvre droite; il en est de même de l'écartement du médiastin et du parenchyme pulmonaire. Aucune de ces tumeurs n'était ramollie, soit dans son centre, soit à sa périphérie. Elles avaient toutes l'aspect du tissu appelé napiforme, ou des tumeurs chondroïdes à l'état de crudité.

Cette observation, que j'ai publiée en 1825 (1), ne se rapporte-t-elle pas à ce que les micrographes modernes décrivent sous le titre de tumeur fibro-plastique, et ne prouve-t-elle pas sans réplique que le tissu fibro-plastique appartient bien à la classe des cancers, qu'il est susceptible comme le squirrhe et l'encéphaloïde, de se reproduire non seulement sur place, mais au sein des viscères et des cavités splanchniques?

OBSERVATION II. — *Tumeur fibro-plastique du sein. Extirpation, récidive. Nombreuses tumeurs de même nature à l'intérieur des plèvres.*

Une femme âgée de cinquante ans entre à l'hôpital de Tours en 1816, pour s'y faire traiter d'une tumeur qu'elle avait au sein droit depuis dix mois. Cette tumeur, dont la malade ignorait la cause, offrait le volume d'une tête d'enfant, et n'était point ulcérée. Couchée au n° 10 de la salle des femmes, elle fut examinée soigneusement par O. Gouraud, alors chirurgien en chef de l'hôpital; l'aisselle était saine, la santé générale paraissait bonne, rien ne put faire soupçonner la moindre lésion dans les viscères. Avec la tumeur, Gouraud enleva une couche épaisse de tissu sain. Au bout de trois semaines il ne restait plus qu'un tiers de la plaie, au milieu de laquelle on vit alors apparaître une végétation piriforme d'un rouge livide. Cette petite tumeur fut excisée, puis elle revint plus large. On lui opposa le caustique; elle reparut encore. La cachexie cancéreuse se manifesta bientôt; il survint de la toux, de la suffocation, des nausées, et la pauvre femme mourut deux mois après l'opération. A l'ouverture du cadavre, nous trouvâmes plus de deux

(1) *Revue médicale*, t. II, p. 177.

cents tumeurs dures, distinctes, pédiculées, pour la plupart, dans la plèvre, qui était pâle et sans autre altération notable. Les poumons renfermaient aussi quelques tumeurs semblables, et le foie en était comme farci; la plèvre gauche en contenait également quelques unes. Aucune d'elles n'était ramollie; leur tissu était homogène, d'un blanc bleuâtre, et leur surface raboteuse; leur volume variait depuis celui d'une noisette jusqu'à celui d'un gros marron.

Il est difficile, je crois, de ne pas voir dans ces innombrables tumeurs, toutes de même consistance, soit qu'on les examine dans la plèvre, soit qu'on les examine dans le foie ou le poumon, l'espèce appelée aujourd'hui fibro-plastique. C'est, du reste, un des faits qui m'ont le plus frappé au début de mes études médicales, et qui m'ont porté depuis à soutenir, avec M. Bretonneau, qui nous en fit la remarque en présence du cadavre, que la tumeur cancéreuse est une espèce propre qui conserve ses caractères intimes depuis le commencement jusqu'à la fin, dans quelque organe qu'elle se développe (1).

§ II. — Cancer colloïde.

J'ai décrit autrefois, sous le titre de *cancer colloïde*, un genre de tumeurs qui me paraissent avoir été englobées depuis dans la classe des enchondromes par Müller, des tumeurs ostéophytes par quelques autres pathologistes, des tumeurs napiformes par M. Cruveilhier, des tumeurs fibro-plastiques par M. Lebert, etc., et qui pourraient bien n'être qu'une nuance de l'espèce précédente.

Aux membres, où ce genre de production s'observe plus particulièrement, il constitue ces énormes masses qui donnent à l'épaule l'aspect d'un gigot, qui acquièrent à la hanche des dimensions gigantesques, et qui ont souvent pour point de départ le tissu des os ou le périoste. Dures, de la densité du cartilage dans leur première période, inégales, bosselées, adhérentes au squelette, étrangères aux téguments, les tumeurs colloïdes se développent ordinairement avec une grande lenteur, et parfois au contraire avec beaucoup de rapidité; globuleuses ou piriformes d'abord,

(1) *Revue médicale*, 1825, t. III, p. 257.

elles ne tardent pas, dès que leur volume est un peu considérable,
à changer de consistance sur certains points. Je ne les ai jamais
vues dans le sein à l'état de crudité complète. Là elles m'ont offert
un mélange singulier. Quelques uns de leurs pelotons étaient en
effet comme cartilagineux, *chondroïdes*, tandis que d'autres bosselures étaient entremêlées de lames ou de petites cloisons calcaires, de tissu comme pétrifié; puis, à côté, se voyaient des lobes
homogènes d'un blanc brunâtre ou bleuâtre, ayant à l'œil l'aspect et la consistance d'une gelée plus ou moins solide; ailleurs
leur tissu était d'un blanc jaunâtre, gluant au toucher, ou
comme caséeux. Au milieu de tout cela, une proportion plus ou
moins grande d'autres bosselures donne l'idée du tissu médullaire ou encéphaloïde; une trame fibro-celluleuse facile à
reconnaître réunit le tout par des cloisons variées, assez vasculaires dans certains points, lardacées, purement fibreuses dans
d'autres. En voici un exemple fort ancien, puisque je l'ai publié
en 1826.

OBSERVATION III. — *Tumeur colloïde décrite par moi (Arch. gén. de médecine,
t. XII, p. 512) en 1826, sous le titre de squirrhe colloïde ou hyda-
tiforme.*

Une femme de la campagne, âgée de trente-six ans, entrée à l'hôpital de
la Faculté le 10 mai 1826, était atteinte, depuis deux ans, au sein gauche,
d'une tumeur grosse comme le poing. Dure, légèrement bosselée et très
exactement circonscrite, cette tumeur, soumise à toute espèce de médication résolutive, n'était fluctuante nulle part, et continuait encore de s'accroître chaque jour. L'aisselle était dépourvue de ganglions engorgés, et la
malade jouissait d'ailleurs d'une excellente santé. L'extirpation de la tumeur
fut pratiquée quatre jours après par M. Roux, qui réunit la plaie par première intention, de manière que cette femme se trouva guérie le 10 juin.
J'eus occasion de la revoir le 10 novembre, époque à laquelle elle continuait
à jouir d'une excellente santé.

La pièce pathologique représente un demi-globe, et contient une partie
de la glande mammaire non altérée. Sa face antérieure ou convexe peut être
facilement isolée de la peau; son autre face est plane et tapissée d'une couche
épaisse de tissu cellulaire lamelleux et de graisse. Aucune racine, aucun
rayon ne s'en détache pour se continuer dans les couches environnantes;
elle est formée de lobules ou de pelotons de volume varié, séparés ou confondus par des cloisons cellulaires, plus ou moins distinctes, plus ou moins
solides. Chacune de ces bosselures est constituée par une matière demi-transparente et bleuâtre, homogène, analogue à de la gelée de fruits ou de viande,

blanchâtre, très consistante encore et non ramollie dans quelques points, en bouillie et décomposée dans quelques autres.

Aujourd'hui, je reste persuadé, comme alors, que cette tumeur appartenait à la catégorie des tumeurs colloïdes, et que la forme gélatineuse de quelques unes de ses bosselures était l'indice d'une période très avancée de la maladie, d'une tumeur primitivement adénoïde ; j'en avais du reste reconnu la nature bénigne, puisque j'ajoutais en terminant :

« Cette forme de la maladie nous paraît susceptible d'être distinguée de toute autre pendant la vie, et il n'est pas prouvé qu'elle renaisse quand on l'a enlevée en totalité. »

La matière purement colloïde existe pourtant aussi comme matière primitive dans quelques tumeurs très éloignées du reste par leurs autres caractères de la physionomie des cancers, si ce n'est dans la mamelle, du moins dans d'autres régions.

Il s'en est présenté à la Charité un exemple des plus concluants en 1851. La tumeur, qui occupait le jarret et la moitié interne de la cuisse, avait acquis le volume d'une tête d'adulte ; formée d'une infinité de masses, séparée par des cloisons complètes fort épaisses, la matière qui constituait cette tumeur n'était partout qu'une véritable gelée, qu'il a été possible d'énucléer de ses différentes loges à l'aide des doigts, et dont la consistance et les autres attributs physiques offraient la plus grande analogie avec les caillots fibrineux décolorés ou jaunâtres qui remplissent le cœur et les gros vaisseaux de beaucoup de sujets immédiatement après la mort. Il n'y avait sur aucun point de matière différente de celle que je viens d'indiquer. Le microscope, qui n'y a point trouvé de cellules cancéreuses, a permis d'y constater l'élément fibro-plastique, la cellule fusiforme, en abondance. La substance en était partout, au centre comme dans les couches extérieures, homogène, molle, sans texture, gélatiniforme, absolument comme les concrétions polypiformes du cœur.

Des tumeurs pareilles doivent être possibles dans la mamelle tout aussi bien qu'à la cuisse ou ailleurs ; de toutes façons elles doivent être admises comme de nature spéciale ; elles méritent à toutes sortes de titres l'épithète de *colloïdes* , mais elles n'ont évidemment rien de la nature du cancer ; leur physionomie tout entière est si éloignée de celle des tumeurs signalées plus haut , qu'il serait étrange de ne pas les en séparer, malgré le témoignage du microscope.

Cette matière gélatiniforme a quelque chose de bizarre dans son évolution ou dans sa distribution. Ainsi, chez le malade dont je viens de parler, elle existait seule, sans mélange aucun de quelque autre matière que ce soit, réunie en vastes pelotons, entre les mailles ou les couches des tissus normaux , comme dans autant de kystes, séparée par des cloisons d'épaisseur variable, et sous forme de véritable dépôt. Bien guéri de son opération, cet homme n'a point eu de récidive, et son observation détaillée sera publiée dans un autre travail.

Ailleurs, dans le testicule, dans le sein, je n'ai jamais rencontré la matière purement colloïde seule ; je l'y ai toujours vue associée à des lobules, à des pelotons, à des masses d'aspect tout différent. Dans la même tumeur, elle se trouve disséminée par bosselures et en proportion variable , au milieu de pelotons encéphaloïdes des mieux développés ou de foyers phymatoïdes, entremêlée de cloisons ou de débris des tissus primitifs ; il en est de même de certaines tumeurs adénoïdes où j'ai trouvé souvent, à une période avancée de leur développement, des pelotons colloïdes des plus évidents. Dans les tumeurs que j'ai observées à la racine ou dans le corps des membres, au voisinage des os, et dans lesquelles on en rencontre quelquefois des quantités énormes, cette matière est presque toujours unie à des pelotons, à des lobules de densité cartilagineuse ou même osseuse.

Il est assez étrange, au surplus, qu'au milieu de ces sortes de tumeurs, l'os, souvent détruit, soit comme dissocié, morcelé, éparpillé çà et là dans la production morbide, au point de ne plus pouvoir y être reconnu. Les fragments ostéiformes, que le scalpel finit par rencontrer dans la masse, n'y sont bientôt plus qu'à titre de parcelles intégrantes des pelotons chondroïdes ou fibroïdes de la tumeur, et les agglomérations de matière colloïde ne semblent être elles-mêmes, à la fin, que d'anciennes bosselures ramollies ou à demi liquéfiées de la substance chondroïde proprement dite.

Ainsi il existe : 1° des tumeurs *colloïdes* primitives que la présence de cellules ou de noyaux fibro-plastiques n'empêche pas d'être de nature franchement bénigne ; 2° des tumeurs *colloïdes* secondaires ayant pour base ou pour point de départ, soit une tumeur adénoïde, soit, ce qui est le plus ordinaire, le cancer fibro-plastique, le tissu napiforme ou chondroïde de certains auteurs.

La matière colloïde n'indique donc, par elle-même, ni la bénignité, ni la malignité absolue des tumeurs qui en sont composées. L'*état colloïde* des tumeurs cancéreuses n'est en général qu'un accident, le résultat d'une phase avancée de la maladie ; mais il y a des tumeurs formées dès le principe de matière colloïde, et qui ne sont point cancéreuses, ainsi que cela se voit dans l'observation précédente.

Il faut, en d'autres termes, distinguer dans ces tumeurs celles qui sont constituées en entier par la substance colloïde seule, de celles qui comprennent en même temps des matières différentes. Tout indique, en effet, que les premières ne sont pas de nature maligne, qu'elles ne tendent pas à se reproduire quand on les a bien enlevées, qu'elles doivent être distraites de la classe des cancers. Dans les secondes, il y aurait une sous-division à établir ; au sein des tumeurs adénoïdes ou purement fibroïdes, l'association ou l'adjonction de pelotons gélatiniformes n'en détruit point la bénignité, et permet de les laisser également hors du cadre des tumeurs cancéreuses ; réunies, soit à la substance encéphaloïde, soit au tissu squirrheux, qui en est du reste très rarement imprégné, soit au tissu chondroïde et fibro-plastique proprement dit, les masses colloïdes indiquent ou caractérisent un genre de tumeur de très mauvaise espèce, une catégorie de cancers excessivement redoutables, quoiqu'on n'y trouve ni les apparences de la cellule cancéreuse, ni quoi que ce soit qui y ressemble.

Pour croire, avec M. Lebert, que les cancers fibro-plastiques ne se généralisent *jamais*, ne se reproduisent que sur place, sont toujours une maladie purement locale, il faut que M. Maisonneuve (1) ait promptement perdu de vue ses malades ; car, on l'a vu plus haut, ce genre de cancer repullule au contraire avec une grande opiniâtreté, et sur place, et dans le voisinage, et partout. L'auteur de la proposition avoue d'ailleurs aujourd'hui que six exemples de cancer fibro-plastique généralisé sont parvenus à sa connaissance (2). Caractériser une maladie pareille, d'une nature aussi manifestement maligne, par une cellule, un élément homœomorphe, le même que celui du tissu fibreux naturel, de la peau, du chancre induré, des tissus épaissis par l'inflammation, des ganglions lymphatiques hypertrophiés, dégénérés, me paraît peu raisonnable. Il y a dans ces tumeurs des cellules fusiformes, il est vrai, mais la *spécificité* du mal tient à autre chose, à une inconnue qu'il importe de chercher encore. Le cancer, la matière colloïde n'étant qu'une forme transitoire de la maladie, ne peut, à mon sens, être conservée utilement comme espèce distincte, et c'est à titre de tumeur bénigne qu'il faut l'admettre, quand elle se montre dès le principe à peu près seule dans le produit pathologique ; enlevée de la sorte au groupe des tumeurs malignes, ce sera une nouvelle conquête du diagnostic au profit des tumeurs bénignes et au détriment du cancer, cet ennemi implacable de l'animalité.

N'ayant observé ni chondroïde pur, ni ostéophyte, qui puissent donner l'idée du cancer dans le sein, je crois superflu de m'occuper ici de ce genre de maladie. Il n'en est pas tout à fait de même des kéloïdes, dont je vais dire un mot après avoir indiqué le cancer épithélial.

(1) *Leçons cliniques*, etc., p. 28.
(2) *Gazette des hôpitaux*, 1852, p. 596.

ARTICLE V.

CANCER ÉPITHÉLIAL OU ÉPITHÉLIOME.

Le cancroïde ou *cancer épithélial* du sein doit être rare, car je
ne suis pas sûr de l'y avoir rencontré, et M. Hannover (1), qui
étudie l'*épithéliome* dans tous les organes, ne parle point non plus
de celui de la mamelle. La tumeur mélicérique dont j'ai donné
l'observation (page 314) permet de croire cependant à la possibilité d'un pareil cancer dans le sein, quoique la bouche, le visage,
le col de l'utérus et les téguments en soient évidemment le siége
de prédilection ; je n'aurai de la sorte à m'en occuper qu'à l'occasion des récidives et de la nature du cancer en général.

ARTICLE VI.

KÉLOÏDES.

Le tissu qui constitue les tumeurs indiquées sous le nom de
kéloïdes par Alibert a quelque chose de singulier. Tenant en
quelque sorte le milieu entre le tissu squirrheux et le tissu
fibreux, il ne renferme point de suc cancéreux ni autre. La coupe
en est sèche, un peu luisante, d'un jaune rougeâtre, et parfaitement homogène. Les tumeurs de cette espèce ne se voient
guère que dans la peau. C'est à l'extérieur, et non du côté des
tissus sous-jacents, qu'elles proéminent. Tantôt en forme de
plaques, de figure variée, oblongues, losangiques, en disque,
ou à circonférence anguleuse, elles ont souvent aussi l'aspect
d'une couture, d'une crête ou d'un bourrelet, dur, rougeâtre
ou d'un jaune un peu rosé et mat. J'en ai observé sur l'épaule,
sur le dos, sur le côté du cou, au front, sur les lèvres, sur le
poignet, sur la cuisse, aux jambes, aux bras, et principalement
sur le devant de la poitrine.

Elles m'ont présenté partout les mêmes caractères, c'est-à-
dire l'aspect d'une plaque cicatricielle, rougeâtre, lisse, d'une

(1) *Das Epitheliome*, etc., Leipzig, 1852.

densité de fibro-cartilage et indolente, faisant relief à la surface des téguments dont elles ne paraissent point dépasser l'épaisseur.

Les kéloïdes ont en général pour base d'anciennes cicatrices dégénérées, et les cicatrices de brûlure se prêtent plus que toutes autres à cette sorte de transformation. Il semble que ce soit tout simplement du tissu cicatriciel induré de plus en plus, en même temps qu'un mouvement hypertrophique notable s'en est emparé, sous l'influence d'un travail pathologique spécial.

Il ne faudrait pas croire néanmoins que la kéloïde ne se montre jamais ailleurs que dans les cicatrices. J'en ai vu et sur la poitrine, et sur d'autres régions, qui n'avaient été précédées d'aucune blessure, d'aucune solution de continuité. Une fois arrivées à un certain degré de développement, elles cessent ordinairement de croître, au point de rester indéfiniment à titre de simple difformité; n'étant ordinairement le siége d'aucune douleur, elles ne sont dès lors pour les malades que des espèces de reliefs plus ou moins bosselés, engorgés ou saillants.

Les kéloïdes sont si nettement circonscrites; la peau, comme les autres tissus qui les avoisinent, conservent si complétement les caractères du tissu sain, que, de prime abord, on reste volontiers convaincu qu'il suffira de les ébarber ou de les extirper pour en obtenir la guérison radicale; tandis qu'en fait, après leur enlèvement, on voit presque toujours la cicatrice nouvelle reprendre bientôt les caractères de la kéloïde ancienne, puis constituer au bout de quelques mois une tumeur plus grosse ou plus épaisse que ne l'était la première.

Ce qui caractérise essentiellement cette espèce de tumeur, ce qui la sépare des cancers réels, c'est qu'elle ne repullule jamais hors de la cicatrice même; c'est qu'elle n'engendre point de tumeurs pareilles dans le voisinage; c'est qu'elle ne retentit pas dans les ganglions, dans le système lymphatique; c'est qu'elle ne tend ni à s'ulcérer, ni à s'élargir indéfiniment; c'est qu'en un mot, elle semble concentrer toute son énergie morbifique sur le foyer qui lui a donné naissance.

Si les micrographes eussent appliqué à la kéloïde seule ce qu'ils disent des tumeurs fibro-plastiques en général, à savoir, que c'est un mal qui ne repullule que sur place, qui ne se généralise jamais, ils seraient restés dans le vrai ; mais la plus simple réflexion, le moindre examen clinique, suffiront toujours pour empêcher de mettre la *kéloïde*, vrai type du tissu fibro-plastique (1), dans la même catégorie que les cancers chondroïdes.

Elle n'en constitue pas moins une espèce dont la bénignité peut être révoquée en doute ; on a beau l'extirper, enlever même avec elle une large étendue de tissus sains, cela ne l'empêche pas de repulluler presque indéfiniment. Sans parler des récidives de ce genre que j'ai observées sur les lèvres, sur le poignet, sur le cou, etc., je mentionnerai le cas d'une jeune dame qui m'a consulté plusieurs fois pour une kéloïde du sein. D'une beauté remarquable, qui a fait longtemps les délices de certains salons de Paris, cette dame avait, en dedans du sein droit, une petite tumeur en forme de grosse verrue, qui ne lui causait aucune souffrance, mais dont l'existence en pareil lieu la contrariait beaucoup. Elle se la fit enlever par un chirurgien habile ; l'opération ne fut ni longue, ni difficile ; les bords de la plaie furent réunis à l'aide de deux points de suture entortillée. Un mois après la guérison, la cicatrice, loin de pâlir de plus en plus, parut au contraire devenir plus rouge, plus dure, plus saillante ; bref, au bout de six mois, la tumeur nouvelle avait acquis la largeur et l'épaisseur du doigt : d'où une difformité plus grande que la difformité qui avait nécessité l'opération.

Plus tourmentée que jamais, la malade se fit enlever de nouveau son incommode tumeur par un autre chirurgien. Craignant que la suture eût joué un rôle dans les suites fâcheuses de la première opération, on laissa cette fois la plaie se cicatriser par seconde intention. Tout alla bien d'abord ; une cicatrice régulière et plate s'établit dans l'espace d'un mois. La dame, ainsi que le chirurgien, était enchantée du résultat. Six se-

(1) Lebert, *Gazette des hôpitaux*, 1852, p. 583, 596.

maines plus tard, la cicatrice commença à s'épaissir, à rougir, à prendre la densité du cartilage, et elle ne tarda pas à égaler les dimensions et l'épaisseur du pouce. Voyageant en Allemagne, en Italie, où elle consulta les praticiens les plus distingués, la malade essaya différents traitements, et revint à Paris très désolée. Jusque-là sa tumeur avait augmenté d'un tiers ou de moitié après chaque opération. C'est alors que je la vis.

La kéloïde occupait la partie interne et supérieure du sein droit, de manière à s'étendre jusque sur la ligne médiane. Légèrement ovoïde, un peu plus large par en bas que par en haut, longue de 3 centimètres et large de 2 centimètres et demi, elle faisait un relief d'environ 1 centimètre sur le plan de la région. Sa teinte était d'un rose pâle, et sa consistance analogue à celle du tissu fibreux ou lardacé le plus solide. Aucune bosselure ne la surmontait. Son extérieur était lisse et luisant. Elle avait cessé de croître depuis quelques mois ; mais la malade, ne pouvant s'accoutumer à l'idée de rester ainsi difforme, voulut à tout prix en être débarrassée une troisième fois. J'en pratiquai l'extirpation avec le concours de M. le docteur Piron, son médecin ordinaire.

Comme cette dame avait un certain embonpoint, il fut possible, malgré l'étendue de la déperdition de substance, de réunir, de tenir en contact les lèvres de la plaie au moyen de trois aiguilles et de la suture entortillée. Les mamelles furent soutenues et repoussées en dedans à l'aide d'un bandage approprié pour prévenir toute traction incommode sur la suture. La réunion se fit régulièrement, et nous eûmes pendant quelques semaines une cicatrice régulière en apparence très souple.

Heureuse de sa guérison, qu'elle crut enfin définitive et qui me sembla telle à moi-même, madame L... quitta la France pour aller passer l'hiver en Italie. Je ne l'ai plus revue depuis, mais j'ai su que sa kéloïde était revenue, et que la pauvre dame s'était résignée à n'y plus rien faire, à se vêtir de telle façon que ses robes ne permissent plus aux yeux indiscrets d'apercevoir sa difformité.

Il paraît néanmoins, d'après ce que M. Bretonneau m'en a dit récemment (septembre 1853), que par le fait du temps ou par l'action d'un emplâtre compressif, la *calotte*, sa kéloïde s'est un peu amoindrie depuis un an ou deux.

J'ai du reste extirpé du cou d'un jeune homme soigné par M. Legroux une kéloïde qui en est aussi à sa troisième récidive, et il me serait facile de citer beaucoup d'exemples pareils.

ARTICLE VII.

CANCER ANOMAL.

Une affection du sein d'apparence bénigne d'abord, réellement cancéreuse plus tard, et que je n'ai rencontrée qu'une seule fois, s'est présentée en 1852 à l'hôpital de la Charité. J'en donne le dessin (planche VI) ; l'observation que j'en ai fait prendre par un de mes élèves, M. Labbé, et que j'ai prié un autre interne des hôpitaux, M. Duménil, de compléter à l'hôpital Saint-Louis, où la malade est allée mourir quelques mois plus tard, servira ici de description et montrera tout ce que ce fait a de bizarre, d'étrange même.

Affection vasculaire occupant toute la région mammaire gauche avec hyper-trophie de la peau et des tissus sous-jacents. — Difficultés du diagnostic ; cancers subséquents.

Frémy, cinquante-huit ans, entrée le 7 juillet 1852 à la Charité, sortie le 30 septembre ; entrée à l'hôpital Saint-Louis, le 20 avril, morte de pleu-résie en mai 1853.

L'affection date d'environ un an. Elle a débuté par des taches isolées, livides, qui deviennent peu à peu saillantes au toucher, et forment alors des tubercules ou petites tumeurs dures, indolentes, arrondies, du volume d'un grain de chènevis, rougeâtre ; ces tumeurs s'accroissent, tantôt une à une, tantôt en s'accolant à de nouvelles taches, pour former des *plaques* à surface inégale, rugueuse, mamelonnée, à bords irréguliers. D'aspect transparent, vésiculaire, ces plaques ont en réalité une consistance solide, et se laissent traverser par une épingle sans donner issue à aucun liquide. A leur niveau, l'épiderme, fort aminci, s'exfolie au moindre frottement ; un léger suinte-ment séreux, qui en est la suite, se concrète et donne lieu à des croûtes jau-nâtres ; ailleurs il n'y a qu'une simple desquamation ; ailleurs encore l'épi-derme est sain, et l'on voit au travers les varicosités des capillaires du derme, qui donnent à la peau une nuance bleuâtre, inégale, dans une étendue variable.

Ces taches variqueuses, qui ne proéminent point, ont une teinte plus foncée que les tubercules, et semblent être le point de départ des tumeurs *isolées* ou en *masse*; elles se développent toujours sur le trajet des vaisseaux variqueux, après quoi la teinte bleuâtre disparaît pour leur faire place, si l'on doit en croire la malade, et ce qu'il a été possible d'observer depuis deux mois et demi qu'elle séjourne à l'hôpital.

Le mal s'est montré d'abord en dedans, puis à la partie supérieure de la mamelle : c'est là que les plaques sont le plus épaisses ; elles sont plus disséminées à la partie inférieure et externe ; enfin le mamelon et l'auréole, longtemps restés sains, commencent depuis quelques jours à se couvrir à leur tour de tubercules tout à fait semblables aux premiers. Cette sorte de développement érectile envahit ainsi de proche en proche les deux tiers environ de la région : ici par points isolés, là sous forme de plaques plus ou moins étendues.

La peau elle-même est hypertrophiée, et sans doute avec elle les tissus cellulaire et adipeux sous-cutanés, de manière à quadrupler aujourd'hui le volume de la mamelle.

Cette affection se développe d'une manière lente, sans accès, presque à l'insu de la malade, dont la santé d'ailleurs est excellente, et qui ne ressent pas d'autres inconvénients de son mal que ceux qui résultent du volume et du poids de la mamelle. Au début, la malade éprouvait des sensations de chaleur tellement vives, qu'elles nécessitèrent l'application de la glace.

Jusque-là, le mal a été local ; mais depuis environ un mois, il survient de l'œdème aux membres inférieurs, surtout à gauche ; l'apparition de cet œdème coïncide précisément avec le développement de petites tumeurs, semblables à celles du sein, au-dessus de la malléole interne du pied gauche. Ces petites tumeurs disparaissent sans qu'il en vienne en d'autres régions. La malade a nourri trois enfants : il n'y a jamais eu d'inflammation du sein.

20 avril 1853. A l'hôpital Saint-Louis, les deux seins sont pris.

L'état du sein gauche, qui a été pris le premier, est le suivant :

Toute la surface de la mamelle représente une large plaque d'un rouge violacé, de 15 centimètres de diamètre, constituée par des végétations inégales, pressées les unes contre les autres sans interruption, sans laisser entre elles aucune partie qui rappelle l'aspect normal de la peau. Ces végétations, dont les plus volumineuses ont à peu près la grosseur d'un pois, saignent facilement quand on les irrite par le moindre frottement. Le sang s'en échappe même quelquefois spontanément, et il en suinte continuellement, en assez grande quantité, un liquide jaunâtre, ténu, d'une odeur nauséabonde.

On voit au centre des parties malades le mamelon rétracté avec son auréole, d'un rouge foncé, dure, adhérente aux tissus sous-jacents. Les végétations y existent également, mais plus petites, moins saillantes, moins nombreuses que sur les autres points. La circonférence de la plaque, nettement limitée, est marquée par une saillie notable des parties malades sur la peau voisine. Elle repose sur des tissus durs, complétement adhérents et fait corps avec eux. La mamelle est peu proéminente, sans bosselures, sans inégalités autres que la saillie des végétations dont elle est recouverte. L'altération des tissus sous-cutanés ne semble pas se propager au delà des végétations externes, car la peau y conserve sa souplesse, sa mobilité; le toucher n'y perçoit aucune induration, aucune irrégularité ; la pression n'y éveille pas de sensibilité anormale.

Mais si les tissus profonds semblent respectés en dehors du siége principal de la maladie, il n'en est pas tout à fait de même des téguments. Çà et là en effet, autour des parties où la dégénérescence est complète, on trouve des groupes de végétations semblables à celles dont nous avons déjà parlé ; la peau qui les sépare est parfaitement saine sur quelques points, mais ailleurs elle est parcourue par de petits vaisseaux variqueux ; on rencontre même quelques taches ardoisées de 1 centimètre de largeur à peu près, où le sang paraît épanché dans le derme. Ces groupes de végétations sont au nombre de cinq ou six à la partie supérieure de la mamelle ; on en trouve deux dans l'aisselle. On voit en outre sur le côté externe du sein deux de ces végétations isolées au milieu d'une petite plaque ardoisée.

Plusieurs érysipèles légers se sont développés au voisinage. On ne trouve pas de ganglions dans l'aisselle.

Cette femme a vu son autre sein devenir malade il y a trois mois, mais d'une tout autre manière. Le sein gauche avait acquis rapidement au début de la maladie un volume considérable ; le sein droit se rétracta au contraire de prime abord au centre. Le mamelon et son auréole commencèrent à se déprimer, en même temps qu'il devenait plus dur. Peu à peu l'induration et la rétraction s'étendirent du centre à la circonférence ; aujourd'hui le mal a envahi non seulement la totalité de la mamelle, mais encore les tissus qui l'entourent dans une zone de plusieurs centimètres, suivant toutefois une ligne très irrégulière. Les téguments, le tissu cellulaire sous-cutané, la glande, le tissu cellulaire profond, forment une seule masse, complétement immobile, intimement accolée à la paroi thoracique La peau est terne, sèche, comme flétrie, revenue sur elle-même, d'une dureté presque ligneuse. Le mamelon est comme perdu au centre de la tumeur. La pression n'éveille pas de douleurs ; il n'y a pas non plus de douleurs spontanées, pas de glandes axillaires.

L'état général est très bon ; bien qu'un peu pâle, la malade conserve un embonpoint notable. Toutes ses fonctions s'exécutent bien. Elle éprouve seulement de temps à autre des points douloureux dans le côté gauche de la poitrine. Trois semaines après son entrée à l'hôpital Saint-Louis, elle succombe à une pleurésie.

Autopsie. — Épanchement considérable dans la plèvre droite ; plèvre gauche complétement effacée par des adhérences.

Il existe dans le foie une dizaine de noyaux cancéreux dont les plus gros, visibles à la face supérieure de l'organe, ont le volume d'une châtaigne. Tous les autres viscères sont à l'état normal. La glande mammaire gauche est transformée en un tissu lardacé jaunâtre, avec quelques traînées blanches. Le muscle grand pectoral a subi la même dégénérescence dans sa partie interne. La tumeur du côté droit est également constituée par un tissu très dur, criant sous le scalpel.

Une tranche enlevée à la surface de la mamelle gauche et comprenant le mamelon, un autre morceau pris au milieu de la tumeur du côté droit et une des masses morbides du foie, ont été remis à M. Robin, qui, les ayant examinés au microscope, a communiqué les détails suivants :

1° *A gauche.* — La coupe des tissus présente un aspect gris, demi-transparent, n'offrant de faisceaux fibreux que dans la partie qui se confond insensiblement avec le tissu cellulaire. On en fait suinter un suc grisâtre de consistance crémeuse, du suc cancéreux en un mot ; ce liquide, aussi bien que les fragments de tissu dont on le fait sortir, aussi bien que les fragments du tissu bourgeonnant à la surface de la peau, présente les éléments cancéreux les plus caractéristiques : 1° des noyaux libres, ovoïdes, ayant généralement de $0^{mm},012$ à $0^{mm},015$, avec un et quelquefois deux nucléoles jaunes et brillants assez volumineux ; 2° des cellules cancéreuses de forme très variable, ayant un diamètre de $0^{mm},020$ à $0^{mm},089$, Renfermant toutes, un, deux, assez souvent trois et jusqu'à six noyaux semblables aux noyaux libres, les cellules sont proportionnellement plus abondantes que les noyaux libres ; les plus grandes et celles à noyaux multiples se rencontrent surtout dans les bourgeons de la surface de la peau. Les noyaux libres et les cellules nagent dans un liquide contenant des granulations moléculaires et des granulations graisseuses assez abondantes.

Une coupe au niveau du mamelon montre une ligne de démarcation assez nette entre le tissu cancéreux envahissant la peau et le tissu que forment les conduits galactophores réunis par du tissu cellulaire. Le tissu cancéreux est gris rosé, le tissu des conduits galactophores est gris blanc, fibreux. En le comprimant on en fait suinter vers la partie profonde de la coupe (dans la portion où les conduits galactophores se continuaient avec le tissu mammaire qu'on avait séparé de la peau malade) des filaments d'une matière qui a l'aspect blanc, jaunâtre, et la consistance de la matière des glandes sébacées comprises dans les tumeurs épidermiques de la face, etc. Cette matière sort manifestement des conduits galactophores.

La matière dont il s'agit est constituée : 1° par des cellules d'épithélium pavimenteux, plus irrégulières et plus granuleuses que dans l'état normal. On y trouve aussi quelques noyaux libres, un peu plus granuleux qu'à l'état normal. On y rencontre en outre : 2° une très grande quantité de granulations moléculaires formant proportionnellement une masse plus considérable que la matière sébacée, que les cellules épithéliales elles-mêmes. Les unes sont grisâtres, beaucoup sont graisseuses. Les unes et les autres sont assez fréquemment réunies en petits groupes, dont les plus gros ont les dimensions des corpuscules du pus, mais s'en distinguant facilement par l'irrégularité de leur forme.

Telle est la composition du contenu morbide des conduits galactophores, qui, ainsi qu'on le voit, n'a rien d'hétéromorphe.

2° *A droite.* — Le tissu mammaire présente une grande consistance ; il est dur, impossible à déchirer, ne donnant aucune trace de suc. Toutefois, çà et là, on en voit sortir par de petits orifices une matière entièrement semblable à la crème. Au microscope elle en offre toute la composition, c'est-à-dire qu'elle renferme : 1° des globules de lait très abondants ; 2° des corpuscules de colostrum tout à fait semblables à ceux qu'on trouve dans le lait immédiatement après l'accouchement. Il n'y a là aucun des éléments du cancer. Le tissu mammaire ne présente absolument que du tissu fibreux, et çà et là des culs-de-sac mammaires pourvus de leur épithélium, mais ne devenant visibles qu'après l'action de l'acide acétique sur le *tissu cellulaire.*

3° *Foie*. — Les tubercules du foie donnent fort peu de suc, mais leur tissu présente un très grand nombre de cellules cancéreuses, à noyaux ovoïdes, offrant tous un ou deux nucléoles jaunes et brillants. Il y a aussi des noyaux libres semblables à ceux contenus dans les cellules. Il n'est pas rare de voir des cellules contenant deux et même trois noyaux. Ces noyaux ovoïdes, leurs nucléoles jaunes et brillants, font facilement distinguer les cellules cancéreuses des cellules d'épithélium hépatique qui leur sont mélangées et qui ont quelquefois les mêmes dimensions, mais ont toutes un noyau sphérique et sont bien plus finement granuleuses.

Comme il s'agit là d'un fait dont je ne connais pas d'autre exemple, j'ai cru devoir le donner avec tous ses détails, et ne rien retrancher surtout de l'anatomie pathologique, de l'histoire microscopique qui en a été faite avec tant de soin par M. Robin.

Sa valeur scientifique me paraît plus grande encore que son importance clinique. En effet, le suc et la cellule du cancer n'ont été trouvés que dans le sein gauche, qui pourtant offrait à peine la physionomie du cancer; le sein droit, qui était au contraire cancéreux au plus haut degré, ne contenait ni suc, ni cellule spécifiques. Les matériaux du lait, dont M. Robin a constaté l'existence au milieu de la masse squirrheuse de la mamelle droite, dévoilent d'un autre côté une partie des analogies qui existent entre les tumeurs butyreuses dont j'ai parlé ailleurs (page 300) et le cancer. J'aurai donc nécessairement à revenir sur ce fait à propos du diagnostic ou du pronostic des tumeurs malignes.

CHAPITRE II.

DIAGNOSTIC DIFFÉRENTIEL.

Le diagnostic différentiel des cancers est invoqué de plusieurs façons dans la pratique. On s'en sert d'abord pour ne pas confondre les divers aspects ou variétés de tumeurs malignes les unes avec les autres : il faut y avoir recours ensuite pour distinguer le cancer des tumeurs bénignes après avoir consulté l'anatomie pathologique.

ARTICLE PREMIER.

DIAGNOSTIC DES CANCERS ENTRE EUX.

On ne peut distinguer aisément les différentes formes de cancer au lit des malades avant leur dernière période; car, hors de là, il faut en convenir, la plupart d'entre elles finissent quelquefois par se ressembler ou se confondre. Le praticien n'a pas lieu, à la vérité, de le regretter beaucoup, attendu que le diagnostic final n'est alors que trop facile, et qu'il n'y a plus aucun besoin de savoir au juste s'il s'agit de telle espèce de cancer plutôt que de telle autre. Au début, la marche du cancer diffère, au contraire, suivant qu'il s'agit d'une forme plutôt que d'une autre; de sorte qu'il serait manifestement utile de décider dès le commencement en présence de quelle variété de tumeur on se trouve.

En général, il est facile de séparer en bloc le squirrhe de l'encéphaloïde. Une mamelle prise en masse, avec dureté ligneuse ou lardacée, ne peut être confondue avec une tumeur globuleuse, mobile, élastique ou fongueuse, à quelque époque que ce soit de leur développement.

Le squirrhe a toujours quelque chose de dur, l'encéphaloïde quelque chose de mou; l'encéphaloïde donne l'idée de bosselures qui tendent à se boursoufler, à proéminer au dehors; dans le squirrhe, au contraire, la tumeur et les téguments ont un aspect ratatiné et induré; l'encéphaloïde distend, amincit, rougit et ulcère la peau, de l'intérieur vers l'extérieur; le squirrhe s'empare des téguments en les attirant à lui, en les épaississant d'abord, en les plissant, et semble les ulcérer de dehors en dedans.

L'encéphaloïde qui s'ulcère est bientôt compliqué de végétations, de fongus, de champignons mollasses, faciles à écraser; le squirrhe se creuse, ne végète point à sa surface désorganisée, et reste dur sur tous ses points.

Au début, le squirrhe peut ne pas se distinguer nettement de certaines indurations, de certains empâtements hypertrophiques des tissus normaux ; mais l'encéphaloïde, toujours sous forme de masses plus ou moins exactement arrondies, ne peut pas plus être confondu avec le squirrhe à cette époque que plus tard ; de ces dissemblances dans leurs principaux caractères physiques, il résulte en outre que l'une de ces deux tumeurs dépasse rarement un certain volume avant de s'ulcérer, de tendre en quelque sorte à se détruire elle-même, tandis que l'autre peut acquérir des dimensions énormes.

La distinction entre l'encéphaloïde et certaines tumeurs chondroïdes ou colloïdes est en réalité beaucoup plus difficile ; cependant, si l'on ne perd point de vue que les tumeurs chondroïdes sont dures et profondes jusqu'à une période fort avancée de leur développement ; qu'elles adhèrent presque constamment à quelque point du squelette ; que leur dureté est généralement analogue à celle des cartilages et donne même parfois l'idée d'exostoses un peu ramollies ; qu'elles n'envahissent et ne dénaturent la peau que très tard ; que si, à l'état colloïde, elles s'ulcèrent à la longue, il n'en résulte point de fongus, de champignons, de végétations médullaires, de cratères hémorrhagiques ; qu'elles se creusent volontiers au contraire au point de donner parfois lieu à de vastes cavernes, on ne les confondra que par inadvertance avec le cancer encéphaloïde. Celui-ci est effectivement représenté dès l'abord par une tumeur plus ou moins lardacée, toujours élastique, fréquemment de consistance fongueuse, qui reste le plus souvent mobile dans les tissus, qui se porte de préférence vers les téguments, qui envahit et s'approprie promptement la peau, qui ne s'ulcère en quelque sorte que pour végéter plus librement et plus largement au dehors. Ainsi, même à leur période extrême d'évolution, il est encore possible de distinguer ces deux formes de cancer.

En supposant que des lobules de la tumeur chondroïde se soient ramollis ou liquéfiés, que des kystes remplis de matière ou graisseuse, ou phymatoïde, ou hématique, ou même purulente, s'y trouvent entremêlés, le fond du mal n'en conserve pas moins son aspect des premiers temps, c'est-à-dire la dureté chondroïde et le défaut de trame fibreuse ou fibro-vasculaire; dans l'encéphaloïde le plus avancé, à son tour, la présence de pelotons chondroïdes ou phymatoïdes, de kystes hématiques ou séreux, n'empêche point le tissu médullaire ou fongueux d'être tout à fait reconnaissable à sa trame, à son chevelu vasculaire, et à l'aspect purement lardacé des parties de la tumeur qui ne sont point encore ramollies.

Il faut pourtant convenir que certaines tumeurs franchement chondroïdes ou colloïdes pourraient mettre le praticien dans un grand embarras; j'y reviendrai en traitant du diagnostic différentiel du cancer et des tumeurs bénignes.

La distinction entre l'encéphaloïde et la mélanose paraît d'abord facile; la teinte noire de celle-ci met immédiatement en garde contre toute erreur; cependant, comme le fongus hématode, c'est-à-dire le cancer médullaire où dominent l'infiltration sanguine et le chevelu vasculaire, est souvent coloré en noir, quoique de nature encéphaloïde, il est possible de prendre pour de la mélanose une tumeur parfaitement semblable du reste au cancer cérébriforme proprement dit. D'un autre côté, les tumeurs bénignes étant parfois infiltrées de matière pigmentaire ou charbonnée, il serait possible de prendre pour des cancers mélaniques des tumeurs de nature infiniment moins redoutable.

La tumeur mélanique ayant son siége, soit dans l'épaisseur de la peau, soit dans la couche sous-cutanée, se manifestant en général sous forme de plaques ou de pustules, n'ayant que peu de tendance à s'ulcérer, à former des masses fongueuses, on parviendra presque toujours, néanmoins, à quelque époque de son développement qu'on l'observe, à la distinguer du cancer encéphaloïde, lequel est presque constamment situé à une certaine profondeur, sous forme de globe ou de tumeur arrondie, qui végète rapidement, qui fait rougir la peau avant de l'ulcérer, et qui se boursoufle d'ordinaire avec une grande rapidité.

Les kéloïdes diffèrent par trop de caractères du cancer encéphaloïde pour qu'il soit utile de s'en occuper ici au point de vue du diagnostic différentiel. C'est avec le squirrhe plutôt qu'elles ont une certaine analogie. Elles en diffèrent néanmoins par des nuances parfaitement tranchées. Outre qu'elle n'occupe guère que la peau, qu'elle n'est le plus souvent qu'une sorte de cicatrice transformée, qu'elle forme toujours un relief circonscrit à la surface des téguments, cette tumeur est de consistance moins sèche que celle du squirrhe, d'une teinte rougeâtre et luisante, d'un aspect régulier et lisse, et la coupe en est absolument homogène, dépourvue de suc pathologique, de suc lactescent ou cancéreux.

Le squirrhe, même quand il envahit la peau, tend à déprimer cette membrane ou à l'ulcérer; il présente une fermeté plus inégale, et fournit d'ailleurs le suc cancéreux sous toutes ses formes. Au demeurant, les kéloïdes, n'ayant aucune tendance à s'ulcérer, à en faire naître de nouvelles dans le voisinage, à retentir dans les ganglions lymphatiques, ni à infecter l'économie, seront toujours faciles à distraire de la classe des squirrhes cancéreux.

Reste la catégorie des tumeurs fibro-plastiques. Analogues au squirrhe par leur consistance, elles ressemblent plutôt à l'encéphaloïde par leur forme globuleuse, par leur isolement apparent au milieu des tissus qui en deviennent le siège. Elles diffèrent du premier néanmoins en ce que, grossissant indéfiniment, elles soulèvent la peau et se bossellent sans perdre de leur consistance, au lieu de rider, de ratatiner, de plisser les téguments en les retirant vers l'intérieur, comme le font les squirrhes; à l'inverse du squirrhe enfin, les productions fibro-plastiques sont ordinairement bien limitées, dépourvues de rayons, de racines ou de continuité apparente avec les organes du voisinage. Elles se distinguent de l'encéphaloïde par leur densité fibreuse, densité homogène qui reste longtemps la même dans toutes les bosselures de la tumeur, et en ce que l'ulcération s'en fait de la surface vers le fond, à la manière de celle du squirrhe, au lieu de s'opérer de l'intérieur à l'extérieur, de donner naissance à des champignons médullaires, à des végétations fongueuses; ajoutons que la tumeur fibro-plastique ne contient ni suc lactescent ou cancéreux, ni la cellule spéciale dont je parlerai ailleurs.

Si, je le répète, ces différences permettent de distinguer assez facilement dans les deux premières périodes de la maladie les principales formes de cancer que j'ai établies, il n'en est pas tout à fait de même dans la suite; il semble en effet que plus elles s'éloignent de leur point de départ, plus ces sortes de tumeurs tendent à se rapprocher et à se confondre. C'est ainsi que le squirrhe parenchymateux partiel finit souvent par envahir toute la mamelle, et par ne plus se distinguer du squirrhe en masse ou d'emblée; le squirrhe lardacé, soit partiel, soit en masse, manque rarement aussi de devenir ligneux en vieillissant; l'un et l'autre se compliquent quelquefois, à la longue, soit de squirrhe ligneux disséminé ou en plaques des téguments, soit de squirrhe pustuleux multiple.

Une fois ulcéré, le squirrhe, soit atrophique, soit ligneux de toute nuance, soit lardacé, se combine fréquemment avec des tubercules, des bosselures de teintes variées, qui ressemblent plus ou moins à des boursouflures encéphaloïdes, colloïdes ou fibro-plastiques. J'ai souvent vu le squirrhe en masse et lardacé se creuser alors, à la manière du squirrhe ligneux, sur certains points, et se couvrir ailleurs de végétations fongueuses qu'il eût été difficile de ne pas prendre pour de l'encéphaloïde.

Dans le cours de leur évolution, ces diverses tumeurs ont d'ailleurs quelques conséquences communes; elles tendent toutes, par exemple, à dénaturer, à détruire les tissus qui les entourent : elles ont toutes aussi pour caractère de faire naître des engorgements ganglionnaires. Les squirrhes, comme l'encéphaloïde, se compliquent souvent en effet de tumeurs secondaires, sous le bord externe du grand pectoral, ou dans le creux de l'aisselle ; un peu plus tard, les ganglions de la région sus-claviculaire eux-mêmes, et ceux de la région cervicale, se prennent à leur tour. J'ai constaté cependant que le squirrhe en plaques détermine moins vite que les autres l'altération du système lymphatique, qui résiste encore un peu plus, mais non toujours, comme le prétendent à tort certains micrographes modernes, aux réactions des tumeurs chondroïdes et des tumeurs fibroplastiques.

ARTICLE II.

DIAGNOSTIC PAR L'ANATOMIE MICROSCOPIQUE.

Une longue suite de siècles s'est écoulée avant que l'anatomie pathologique se soit occupée du cancer ; les auteurs anciens s'en sont tenus aux caractères extérieurs de la tumeur, à ce qu'elle offre d'appréciable au lit des malades. Laënnec est en réalité le premier qui, armé du flambeau de l'analyse, se soit emparé de cette question : c'est lui qui a fait voir le premier que les cancers sont constitués par un tissu particulier, et que toutes les tumeurs solides du sein ne sont pas des cancers ; c'est lui qui a d'abord soutenu que, dans les cancers mêmes, il fallait admettre plusieurs espèces ; que l'encéphaloïde et le squirrhe, par exemple, représentent deux cancers essentiellement différents. Mais ce n'était là qu'un premier pas, que le résultat d'un premier effort, et la science, ainsi que la pratique, réclamait quelque chose de plus complet.

On est entré dans une nouvelle phase de cette étude depuis vingt-cinq à trente ans. Aidant à l'impulsion en 1826, luttant contre les doctrines du temps, je disais (1) : « Quand même il

(1) *Archives générales de médecine*, t. XII, p. 513.

serait vrai que toutes les dégénérescences ou productions morbides reconnaissent pour cause l'inflammation, les chirurgiens n'en seraient pas moins obligés d'admettre les diverses espèces signalées par les anatomo-pathologistes modernes comme autant de maladies de nature différente. Ceux-là seuls qui se livrent à l'étude de la médecine spéculative peuvent nier l'importance de ces distinctions; nous pensons même qu'*il reste encore beaucoup à faire* sous ce point de vue. Ainsi l'ablation de tumeurs hémorrhoïdales semblables à celles que nous avons citées plus haut, et de celles qui viennent d'être indiquées tout à l'heure (1), ne sera point suivie de productions analogues dans les viscères, tandis que cette fâcheuse reproduction a *presque constamment* lieu après l'extirpation d'une masse cérébriforme; et parmi les tumeurs cancéreuses elles-mêmes, n'en est-il pas de *bien plus dangereuses les unes que les autres?* N'est-ce pas à ces différences, quelquefois si légères en apparence, que sont dus les résultats si opposés obtenus par des praticiens également instruits, également recommandables? n'est-ce pas dans ces nuances qu'*on trouve l'explication de la diversité d'opinions qui règne encore parmi les chirurgiens, sur l'utilité ou les dangers de l'ablation de ces tumeurs, sur la possibilité ou l'impossibilité de les guérir radicalement?* »

J'avais donc senti déjà que la classification des cancers et la distribution des tumeurs du sein avaient besoin d'être profondément modifiées.

Aussi me suis-je efforcé, à partir de cette époque, de séparer des cancers les tumeurs qui n'en ont en réalité ni la composition, ni la malignité. Pour opérer ce triage, pour enlever à la catégorie des cancers les tumeurs de nature différente, j'ai invoqué tour à tour ou simultanément le concours de tous les modes possibles d'investigation : le concours de la chimie, du

---

(1) Article consacré à l'exposition des diverses sortes d'opérations pratiquées à l'hôpital de la Faculté, où je remplissais alors les fonctions de chef de clinique.

microscope, en même temps que les résultats de l'observation clinique. Si jusqu'à présent les analyses chimiques sont restées à peu près stériles sous ce rapport, il n'en a pas été tout à fait de même par bonheur du microscope et de la clinique.

Les observations que j'ai publiées de 1823 à 1830 sur les altérations du sang, soit par le pus, soit par la matière cancéreuse, m'avaient fait supposer que la chimie trouverait dans les liquides altérés des matériaux différents de ceux de l'état normal, et que peut-être on arriverait de la sorte à distinguer dans le sang les éléments du cancer; il me semblait, d'un autre côté, que le microscope ne manquerait pas de reconnaître des molécules spéciales propres soit au cancer, soit au pus, soit à quelques autres productions pathologiques, au milieu des altérations si profondes, si matérielles, si tranchées, que présente quelquefois le sang des malades affectés de cancer, altérations dont j'ai donné en 1824, 1825, 1826 et 1827 (1), des exemples étranges. Aussi ai-je sollicité vivement M. Donné, d'abord, qui le premier, il faut bien en convenir, a fait revivre, il y a vingt ans, parmi nous l'importance du microscope, puis M. Mandl, de rechercher dans le sang les molécules du pus, les molécules du cancer, les molécules de toutes les maladies à infection.

J'ai regretté, et je regrette encore qu'à ce sujet les tentatives des observateurs soient restées aussi vaines que celles des chimistes. En effet, disais-je alors, « que le microscope permette de constater dans une gouttelette de sang les molécules du cancer dont une malade peut être infectée, et l'on comprendra que l'opération chirurgicale, éclairée par ce fait, devra être acceptée ou rejetée d'une manière absolue. »

En attendant, il faut rendre grâces au microscope des efforts qu'il a faits dans un autre sens, et de quelques résultats déjà importants qu'on lui doit. C'est sur la composition intime des tumeurs elles-mêmes qu'il a porté ses investigations. Après d'assez

(1) *Archives générales de médecine*, 1825. — *Revue médicale*, 1823, t. I, p. 217-343; t. II, p. 177; t. III, p. 257, et mai 1827, etc.

nombreux tàtonnements, après des oscillations qui peut-être ne touchent pas encore à leur fin, il a permis de démontrer dans les tumeurs cancéreuses certaines formes de cellules qui ne se retrouvent point, ou que rarement, ailleurs. En 1837, un jeune savant de l'Allemagne, M. Gluge, aujourd'hui l'un des hommes distingués de la Belgique, se livra sous mes yeux, et à ma sollicitude, à des recherches qui n'étaient pas nouvelles pour lui, et qui lui faisaient déjà croire que le tissu cancéreux pouvait être distingué de tout autre sans trop de difficultés, au moyen du microscope.

Toute l'Allemagne savante s'est occupée depuis du même sujet avec une extrême ardeur ; et la littérature possède aujourd'hui là-dessus les recherches d'une infinité d'observateurs, parmi lesquels on distingue surtout celles de M. Müller, de M. Vogel, et, en dernier lieu celles de M. Virchow.

A Paris, cette voie nouvelle est explorée depuis une dizaine d'années avec un soin tout particulier, avec une insistance des plus louables, par M. Lebert, autour duquel se sont groupés M. Robin, M. Follin, M. Broca, M. Gaillet et une foule d'autres savants plus jeunes, mais également studieux. Voici où en est l'état de la science à ce sujet.

J'en ai emprunté le résumé à M. Follin, un de mes anciens internes les plus distingués ; je dirai ensuite ce qu'il faut en penser. « L'examen microscopique a montré que le cancer renferme des *cellules à noyaux*, des *noyaux libres* pourvus de *nucléoles*, enfin un ensemble de granulations qu'on connaît sous le nom de *granulations moléculaires*. Ces divers corpuscules, unis entre eux, puis à d'autres éléments de l'organisme, dans des proportions variées, constituent les différentes formes du cancer.

» Les *cellules*, quoique d'aspects divers, ont un type commun qui leur donne un cachet de spécificité. Elles sont très variables en volume : les plus petites n'ont guère que $0^{mm},007$; on en rencontre souvent qui ont $0^{mm},060$; d'ailleurs ces dimensions si différentes peuvent se rencontrer dans la même tumeur. Leur forme n'a rien d'absolu : tantôt exactement circulaires, le plus souvent très irrégulièrement arrondies, elles peuvent s'allonger suivant un de leurs diamètres, et offrir des prolongements caudiformes qui leur donnent une physionomie spéciale. Elles sont parfois exactement circonscrites par une ligne noire qui, dans certains cas, a pu paraître à double contour ; mais dans d'autres la pâleur de la cellule empêche d'y reconnaître une paroi bien distincte, et c'est seulement en variant les modes d'éclairage qu'on s'assure de son existence ; enfin, il peut être impossible d'y distinguer une paroi et une cavité.

» Les *noyaux* m'ont toujours paru jouer un rôle très important dans l'histologie du cancer, et s'il m'était permis de résumer ici toute ma pensée à leur égard, dit M. Follin, qui parle comme M. Broca (1), je dirais qu'il peut y avoir des cancers sans cellules, mais jamais sans noyaux. L'abondance des noyaux a souvent trompé les débutants en micrographie, en leur faisant prendre les corpuscules pour certaines variétés d'épithélium, et méconnaître les tumeurs cancéreuses les mieux caractérisées. Remarquables par leur régularité, leurs contours arrondis et obscurs, leur forme plus ou moins régulière, rarement anguleux ou cordiforme, ces noyaux varient de volume, et atteignent en général $0^{mm},01$ de diamètre.

» Ils sont d'une couleur toujours plus foncée que la cellule qui les renferme, et leur contenu est formé de granulations obscures, serrées les unes contre les autres : cette disposition générale les rend plus visibles que les cellules, et, de plus, ils jouissent de la propriété de n'être point atteints par l'acide acétique ; accumulés en grand nombre dans une tumeur, ils constituent une forme de cancer qu'on pourrait nommer *cancer nucléaire* (2). »

Dans les noyaux se trouvent des nucléoles. Ces globules, d'une ténuité extrême, et que, parfois, révèlent seuls certains gros-

----

(1) Mémoire cité, p. 476.
(2) Broca, p. 476.

sissements considérables, peuvent manquer cependant. En général, ils sont au nombre de 1, 2, 3, 4, etc., et réfléchissent la
lumière à l'instar des matières grasses ; quelques expériences
faites à l'aide de l'éther ont en grande partie convaincu M. Follin
de leur nature graisseuse.

En dehors du noyau, entre ce corps et la paroi cellulaire, on
rencontre un plus ou moins grand nombre de granulations moléculaires très petites. Ces granulations formant le contenu cellulaire sont variables en nombre, en coloration, en nature. De la
sorte on rencontre des cellules cancéreuses très transparentes
et d'autres plus foncées ; celles qui contiennent des granulations mélaniques se rattachent à une forme particulière du
cancer.

Telle est la constitution d'une cellule cancéreuse type ; mais à
côté du fait général se voient des exceptions. On trouve parfois
des cellules sans noyaux apparents, et à cet égard trois cas
peuvent se présenter : tantôt le noyau est masqué par des granulations moléculaires que l'acide acétique dissout ; tantôt il n'existe
pas réellement ; tantôt enfin il s'est effacé sous l'influence d'un
travail particulier opéré dans la cellule. Ces états morbides de
la cellule ne sont pas rares, et M. Follin possède des dessins qui
établissent cette dégradation progressive des noyaux. A la place
du noyau disparu, il est assez ordinaire de rencontrer quelques
gouttelettes huileuses.

Le nombre des noyaux est d'ailleurs très variable ; on en voit
le plus souvent deux ou trois. M. Broca (1) dit en avoir trouvé
vingt dans une seule cellule.

Quelques micrographes, M. Virchow (2) surtout, ont appelé
l'attention sur les cellules mères. Mais cet auteur paraît avoir
pris pour telles de grandes cellules concentriques d'épithélium,
ou peut-être ce que M. Courty (3) nomme cellules cancéreuses

<hr>

(1) *Mém. de l'Acad.*, t. XV, p. 481.
(2) *Die endogene Zellenbildund des Krebs*, von Virchow, p. 157, 1851. Dritter
Band.
(3) *Comptes rendus de la Clinique de Montpellier*, p. 135.

caduques, et qui ressemblent à des cellules épithéliales aplaties ou desséchées.

Les cellules cancéreuses subissent-elles un développement successif qui en altère les formes? une cellule cancéreuse jeune diffère-t-elle d'une cellule déjà ancienne? Plusieurs micrographes ont essayé de résoudre cette question. M. Courty (1), en particulier, paraît avoir suivi avec soin le développement de ce qu'il nomme les *éléments cancéreux embryonnaires*, jusqu'à l'état de *cellules cancéreuses caduques* : les simples noyaux, les cellules petites et transparentes, feraient partie, selon lui, de la première catégorie, et on les trouverait dans les tumeurs qui ont acquis promptement un volume considérable, et dans certaines tumeurs des os; dans la seconde, il faudrait placer quelques grandes cellules épaisses, à bords accusés, dont le noyau aurait en partie perdu sa forme, ses dimensions, sa consistance, et qui ne seraient pas rares dans certains cancers anciens du col de l'utérus.

Tout ceci donne la preuve que dans une goutte de suc cancéreux on peut rencontrer, avec une physionomie générale commune, des éléments d'ailleurs assez variés. Ainsi peuvent s'expliquer ces paroles de Vogel : « *Les caractères histologiques des tumeurs cancéreuses varient beaucoup, et fort souvent ils diffèrent dans les diverses parties du cancer* (2). »

Voilà où en est aujourd'hui la micrographie du cancer d'après les micrographes eux-mêmes. Passons maintenant à l'interprétation des faits.

Les cellules cancéreuses contiennent-elles ou non des éléments distincts de ceux qu'on rencontre dans l'organisme à l'état normal? Les histologistes allemands, M. Müller, M. Vogel, M. Virchow, semblent le nier. Ils admettent que tous les tissus se développent aux dépens de certaines cellules primaires, dont les

(1) *Comptes rendus de la Clinique de Montpellier*, 1851, p. 123 (*De la malignité relative des diverses tumeurs*).
(2) Vogel, p. 266.

éléments normaux de l'organisme ne sont que des transformations secondaires. D'après cette idée, purement spéculative, le
cancer dériverait également des cellules primaires; les cellules
cancéreuses varieraient à l'infini, et leurs différences dépen-
draient en grande partie du degré de développement qu'acquièrent les cellules primaires (1). Aussi M. Vogel n'attache-t-il
pas à l'existence de la cellule cancéreuse l'importance que d'autres lui reconnaissent. Il admet dans le cancer une substance
amorphe, ferme, ressemblant à de la fibrine coagulée, et qui
renferme des granulations moléculaires : c'est le cytoblastème
liquide du cancer. Cette substance se transforme en fibres, en
cellules, etc., et dans quelques cas rares, elle constitue le tissu
prédominant. On ne peut alors constater la nature du mal qu'en
en examinant d'autres portions plus développées, ou bien le
diagnostic devient tout à fait impossible, car la substance
amorphe et ferme n'a rien en soi qui caractérise le cancer, et
elle ne diffère point du cytoblastème solide des autres productions accidentelles.

M. Vogel reconnaît en outre dans le cancer des granulations
moléculaires et deux sortes de cellules. De celles-ci les unes,
ne pouvant jamais, dans le cours de leur évolution, dépasser
la condition de cellules, se détruisent sans avoir quitté cette
forme : ce sont les *cellules cancéreuses proprement dites;* les autres peuvent, en se développant, donner lieu à divers tissus, notamment à des fibres; par conséquent elles ne revêtent que
transitoirement la forme celluleuse : ce sont les *cellules de
développement.*

Cherchant à établir que les cellules cancéreuses varient à l'infini, depuis leurs formes primaires jusqu'à des formes plus compliquées, M. Vogel ajoute : que le nom de cellule cancéreuse ne
peut être appliqué à une forme déterminée ; qu'en examinant
une cellule au microscope on ne peut généralement dire si elle

____

(1) Vogel, p. 267.

appartient ou non à un cancer ; mais que souvent toute incertitude cesse quand on en a sous les yeux des masses, et cela
tant à cause de leur diversité qu'en raison des caractères particuliers appartenant à chacune d'elles.

L'opinion de M. Vogel est une doctrine éclectique à laquelle
se sont rattachés un grand nombre de micrographes allemands.
M. Virchow (1), qui rejette les résultats des mesures micrométri-
ques, professe que certaines cellules d'épithélium ressemblent
aux cellules cancéreuses ; que les cellules mères existent aussi
dans le cartilage ; que les cellules du cancer mélanique ressemblent à celles du pigment choroïdien ; « que le cancer n'est pas
un tissu *hétérologue*, et que les parties les plus ténues de sa substance ne se distinguent pas essentiellement de celles qui pro-
viennent de tumeurs de bonne nature ou du tissu primitif de
l'embryon. »

Pour M. H. Bennett (2), le cancer des membranes muqueuses,
de la peau et des os n'est que l'augmentation de la structure
primitive, une véritable multiplication de l'organisme normal.
L'auteur se trouve ainsi conduit à admettre une espèce d'identité entre les cellules normales du foie et les éléments microscopiques du cancer de cet organe : « Il est important de savoir,
» dit-il, que de jeunes cellules d'épithélium pavimenteux, vues
» isolées, offrent tous les caractères physiques de la cellule can-
» céreuse. C'est ce qui arrive quand elles sont restées quelque
» temps dans le sérum ou un autre fluide ; mais lorsqu'on les
» étudie en masse, on peut les distinguer aisément. Les cellules
» épithéliales ont une disposition à se réunir en groupes, à ad-
» hérer à leurs extrémités, et elles sont d'un volume uniforme.
» Les cellules cancéreuses n'ont pas cette tendance ; souvent
» séparées par de la matière granuleuse et moléculaire, elles

---

(1) Virchow, *Zur Entwickelungs Geschichte des Krebses nebts Bemerkungen
über Fettbildung im thierischen Koerper und pathologische Resorption*, von Reid,
Virchow, 1847 (*im Archiv. für pathologische Anat. und Physiolog. und für kli-
nische Medicin*, p. 108).

(2) *On cancerous and cancroid growths.*

» n'adhèrent jamais entre elles, et varient beaucoup de vo-
» lume (1). » Il est dès lors facile de voir que M. Bennet se
rapproche des idées de M. Vogel.

Nulle part la spécificité de la cellule cancéreuse n'a été aussi nettement posée que dans les ouvrages de M. Lebert (2), qui, repre-
nant les objections de M. Vogel, de M. Virchow, de M. Bennett,
cherche à montrer qu'aucune d'elles ne résiste au rigoureux
examen des faits. Ainsi « la doctrine des cellules primaires est
une fantaisie de l'esprit allemand ; la métamorphose des prétendues cellules primitives n'a, pour elle, rien qui la démontre ou
la justifie ; dans leur rigoureuse expression, les faits matériels
ne donnent point raison aux anatomistes de l'école de M. Müller.

» C'est sous l'empire d'idées spéculatives que M. Vogel a cru
voir dans le cancer deux sortes de cellules, des cellules cancéreuses proprement dites, et des cellules transitoires. »

« M. Virchow nous ramènerait à l'enfance de la mécrographie,
si l'on adoptait avec lui l'opinion que certaines cellules d'épithélium ressemblent aux cellules cancéreuses ; la forme aplatie, la
petitesse du noyau, l'irrégularité anguleuse des contours, le volume, etc., ne permettront jamais de confondre une cellule d'épithélium avec une cellule cancéreuse. Pour M. Lebert, enfin, le
cancer renferme un élément spécifique, la cellule cancéreuse,
représentée tantôt par le noyau seul, tantôt par le noyau entouré de sa cellule. »

« Les tumeurs cancéreuses peuvent s'infiltrer de graisse et
prendre un aspect tuberculeux ou de pigment, et alors elles sont
appelées mélaniques ; une substance gélatiniforme, renfermant
des fibres rares et fines, s'unit parfois à des cellules cancéreuses,
dont les unes sont simples et les autres mères ou multiples :
cette addition de substance gélatiniforme constitue la forme colloïde du cancer. Mille autres éléments peuvent donc s'ajouter au
cancer, et en masquer momentanément l'aspect ; mais le mi-

(1) *On cancerous and cancroid growths*, by Hug. Bennett.
(2) *Physiologie pathologique ; Traité pratique des maladies cancéreuses.*

croscope y fera toujours retrouver cet élément caractéristique, la cellule, dont les travaux de MM. Robin, Broca, Hannover, Sédillot et les miens, dit M. Follin, ont confirmé aussi la spécificité. »

Comme M. Lebert, j'ai pu me convaincre qu'il est généralement impossible de confondre la cellule cancéreuse avec aucune autre quand elle est parfaitement développée, ou sans altération; mais il m'a semblé aussi, comme à M. Virchow, que certaines cellules d'épithélium, de l'épithélium pavimenteux en particulier, lui ressemblaient considérablement dans quelques cas; que les altérations nombreuses de sa circonférence, que le nombre variable des noyaux, des nucléoles, des granules, qui l'infiltrent ou s'y logent, peuvent en rendre la confusion facile dans une foule de circonstances. D'ailleurs, on vient de le voir, les différents micrographes sont loin de s'entendre sur les caractères et la nature de cette cellule. L'opinion de M. Vogel diffère notablement de celle de M. Lebert, et M. Virchow n'en parle pas de son côté comme M. Müller; en France même, quelques dissidences se laissent déjà entrevoir entre M. Follin, M. Kuss ou M. Robin, par exemple, et M. Lebert ou M. Courty.

La science est encore trop nouvelle sur un pareil sujet, l'instrument est trop difficile à manier, pour que tout d'abord le fait frappe de la même manière les yeux de tout le monde.

Les recherches de M. Lebert sont nombreuses, il est vrai, et portent partout le cachet d'une grande exactitude. J'ai été témoin de ses efforts; bon nombre des observations qu'il a publiées ont été faites sur des tumeurs que je lui ai communiquées, ou qui ont été tirées de ma pratique, soit en ville, soit à l'hôpital.

D'après lui, point de cancer sans cellule cancéreuse, point de cellule dite cancéreuse sans cancer réel. Mais je m'en suis souvent expliqué dans mes leçons publiques en présence de l'auteur depuis 1845, il m'est impossible d'admettre une telle opinion d'une manière aussi tranchée; j'ai vu des tumeurs franchement cancéreuses où il n'a point été possible, pas même à M. Lebert, de constater l'existence de la cellule spécifique. Je puis citer en particulier le fait d'un jeune homme âgé de dix-sept ans, et que j'opérai d'un sarcocèle à l'hôpital de la Charité en 1848. Après l'avoir enlevée, je confiai la tumeur à M. Lebert, qui l'examina, et n'y trouvant point la cellule spécifique, en conclut, contrairement à mon opinion formelle, que cette tumeur n'était pas cancéreuse. Le malade guérit de son opération, rentra chez lui, et revint à l'hôpital au bout de quelques mois avec de nouvelles tumeurs dans le ventre. Il ne tarda pas à succomber, et nous trouvâmes son abdomen rempli de masses énormes, molles, médullaires, d'aspect cérébriforme, en partie liquéfiées.

La cellule cancéreuse, recherchée avec soin dans ces masses par M. Lebert, ne s'y trouva pas plus que dans la tumeur primitive, et le microscope ne put avoir raison en face de ce fait qu'en refusant à la tumeur la qualité cancéreuse, en la rangeant dans la classe des tumeurs fibro-plastiques !

En février 1852, j'ai enlevé du sein d'une femme un squirrhe lardacé avec mélange de pelotons encéphaloïdes et quelques masses phymatoïdes (pl. 7), dans lequel M. Lebert, M. Follin, M. Robin, M. Broca et M. Gaillet n'ont point trouvé non plus la cellule cancéreuse. Cependant cette tumeur était bien un cancer.

Avant l'opération j'avais annoncé, comme après la dissection de la tumeur, un squirrhe lardacé, un cancer de la pire espèce; en dissertant sur ce fait à l'amphithéâtre, je n'ai pas craint d'affirmer le surlendemain, malgré les renseignements qui venaient de m'être donnés par les micrographes, que nous avions sous les yeux une des variétés du cancer le plus sujettes à récidive. Or la malade, qui a fini par guérir de sa plaie, n'a pas tardé à voir de nouvelles tumeurs se former autour de la cicatrice, à tomber dans la cachexie cancéreuse la plus complète !

L'exemple de cancer anomal relaté page 471 ne donne-t-il pas de son côté un éclatant démenti aux prétentions du microscope; avec ses cellules à gauche, où le mal pouvait être bénin, et son défaut de cellules à droite, où le cancer était évident !

J'ai vu au contraire des tumeurs de nature positivement bénigne renfermer la cellule dite cancéreuse. Ainsi une petite tumeur franchement adénoïde, que j'ai enlevée en 1845 du sein d'une demoiselle, contenait des cellules cancéreuses.

OBSERVATION. — *Tumeur adénoïde, cellules cancéreuses; demoiselle de vingt-trois ans. Extirpation, guérison radicale.*

Mademoiselle M..., quai de la Mégisserie, grande, un peu maigre, bien réglée, d'ailleurs bien portante, portait au sein gauche, depuis plusieurs années, une petite tumeur pour laquelle j'avais été consulté chez moi longtemps auparavant. Cette tumeur, que la malade attribuait à une pression du corset, et qui était restée près de trois ans sans augmenter de volume, avait à peu près doublé de dimensions depuis trois mois. Quelques élancements s'y étaient fait sentir en dernier lieu, et c'est là surtout ce qui avait déterminé la malade à me demander des conseils. Elastique, un peu fongueuse, irrégulière, de la forme et du volume d'une grosse amande, cette tumeur paraissait libre dans les tissus à la manière d'un corps étranger, à 2 centimètres au-dessus du mamelon. J'en pratiquai l'extirpation avec l'aide du docteur Pichon, médecin de la famille. L'opération et ses suites n'offrirent rien de particulier; la cicatrisation s'effectua dans l'espace d'un mois. Mademoiselle M... s'est mariée un an après; elle a eu depuis deux enfants, et aucune apparence de récidive ne s'est manifestée.

Anatomie pathologique. — Par sa consistance, comme par son aspect extérieur et par sa coupe, cette tumeur ressemblait beaucoup à un gros ganglion lymphatique hypertrophié, si ce n'est qu'elle était un peu plus pâle, plus grenue, moins facile à écraser, d'une texture fibrillaire sensiblement moins homogène. Soumise à deux micrographes distingués, M. Follin et M. Lebert, elle se trouva renfermer des cellules cancéreuses ou encéphaloïdes en certaine quantité. Soit que les idées fussent moins arrêtées alors qu'aujourd'hui, soit que la cellule cancéreuse puisse exister ailleurs que dans le cancer, toujours est-il qu'aucune tumeur ne m'avait paru de nature plus bénigne, et que je persistai à croire qu'elle ne se reproduirait pas.

Une tumeur simplement hématique, qui existait dans l'épaisseur de la mâchoire supérieure d'une jeune femme de l'hôpital, et qui n'a jamais présenté, ni avant ni après l'opération, le moindre caractère du cancer, fut examinée par M. Lebert, qui la trouva remplie de cellules cancéreuses.

En 1851, j'ai excisé une partie du calcanéum et du talon d'un jeune instituteur, qui avait là depuis longtemps une carie avec dégénérescence fongueuse des tissus. Au point de vue clinique, le mal ne ressemblait en rien aux affections cancéreuses. Cependant M. Broca, qui examina ces fongosités au microscope, les trouva remplies de cellules dites cancéreuses. Le malade s'est rétabli ; ses plaies se sont cicatrisées ; il est maintenant parfaitement guéri, et je n'hésite pas à affirmer que la maladie n'avait ici rien de cancéreux.

Il serait donc imprudent d'accepter, quant à présent, la cellule sur laquelle insistent tant les micrographes, comme caractère absolu du cancer.

Pour sortir d'embarras, on dit aujourd'hui (1) que ce n'est pas avec des lambeaux de tumeur, mais bien avec la tumeur tout entière, qu'il est possible de faire un examen positif, et que hors de ces conditions, les faits n'ont aucune valeur. Les avocats absolus de la cellule n'avaient point parlé de cette difficulté d'abord ; puis, quand je leur ai donné des pièces à examiner, ce sont eux qui en ont le plus souvent choisi les morceaux, quand ils n'ont pas pris la totalité de la tumeur ; en ce qui me concerne, leur fin de non-recevoir n'est donc pas fondée.

Une remarque d'ailleurs m'a toujours arrêté quand il s'est agi de prendre un parti à l'occasion de cette cellule. Constituant l'élément cancéreux fondamental, elle devrait se retrouver dans le sang des personnes en proie à l'infection générale des cancers. Or, non seulement on n'a jamais pu en constater l'existence dans le système circulatoire, mais encore son volume, ses dimensions, en rendent absolument impossible le passage à travers les capillaires ou les porosités des vaisseaux. On objectera, il est vrai, que pour en opérer l'absorption, les organes, les tissus vivants, la décomposent ; qu'elle n'est point reprise en nature ou dans toute son intégrité ; qu'elle ne rentre, en un mot, que par ses éléments constitutifs, par ses noyaux, ses nucléoles, ses granules ou son blastème, dans la masse du sang. Mais alors, de deux choses l'une : ou bien ses éléments, son blastème, vont se reconstituer au milieu du liquide circulant, et alors on devrait l'y retrouver, dans quelques cas au moins ; ou bien, si elle ne peut se reformer dans d'autres organes qu'après être ressortie du système vasculaire,

(1) *Gazette des hôpitaux*, janvier 1853.

on est forcé d'admettre qu'avant la cellule il y a d'autres éléments cancéreux dans le sang.

M. Lebert, comme M. Courty, comme M. Broca (1), considère d'ailleurs la cellule cancéreuse comme une sorte d'entité morbide, d'être particulier, dont l'existence présente plusieurs phases (2), qui a en quelque sorte une enfance, un état adulte, une vieillesse ; qui peut être à l'état normal, ou altérée, ou malade, ou décomposée ; il admet aussi que cette cellule a besoin d'un blastème primitif (3). Mais alors d'où vient ce blastème lui-même, si ce n'est du sang, et comment pourrait-il engendrer la cellule cancéreuse, s'il n'était cancéreux lui-même avant tout ?

J'ai vu sur quelques malades, sur le cadavre d'une femme, entre autres, qui, longtemps après l'extirpation d'un cancer du sein, mourut de cancers secondaires, les gros vaisseaux, l'aorte surtout et la veine cave abdominale, remplis de matière concrète semblable à la matière cancéreuse. Partageant un doute émis dans le temps par Breschet et M. Andral sur ce fait, M. Broca (4) croit, il est vrai, que les masses intra-vasculaires n'étaient que des végétations, des prolongements des tumeurs du dehors. Mais, d'une part, la pièce, ayant macéré depuis plusieurs jours dans l'alcool, était naturellement fort altérée quand mes confrères furent appelés à l'examiner ; et, d'autre part, leur explication s'appliquerait tout au plus à l'une des masses dont j'ai parlé, attendu qu'il n'y avait évidemment aucune continuité entre plusieurs de ces concrétions et les tumeurs extérieures ; il ne serait donc pas possible de révoquer en doute l'existence de la matière cancéreuse dans le sang, chez cette malade, dont j'ai publié l'observation très détaillée (5), et dont les pièces pathologiques, dessinées avec soin, devinrent à l'Académie de médecine un sujet de discussion intéressante en 1825.

(1) *Op. cit.*, p. 503-504.
(2) *Maladies cancéreuses*, p. 22 à 29.
(3) *Physiol. pathol.*, t. II, p. 257 et suiv.
(4) Mémoire cité, p. 604.
(5) *Cas remarquable de maladie cancéreuse*, etc., 1825.

Selon moi, la cellule dite cancéreuse n'est qu'un produit secondaire, au lieu d'être l'élément *sine quâ non* de la maladie, et
il doit y avoir au-dessous quelque élément plus intime dont la
science aurait besoin pour préciser la nature du cancer.

Une fois accumulée au sein des tumeurs, la cellule cancéreuse paraît y jouer un grand rôle ; on la trouve en abondance dans les tumeurs encéphaloïdes surtout, et en proportion d'autant plus forte que le cancer est plus fongueux ; le suc
cancéreux lui-même en contient souvent une quantité prodi-
gieuse, et les pelotons de matière cérébriforme sont parfois
presque exclusivement composés de cette singulière cellule.
Avec la cellule spécifique il ne devrait y avoir qu'une seule
espèce de cancer, et c'est en effet ce que les micrographes sont
disposés à soutenir ; c'est un fait néanmoins qui paraît susceptible
de contestation, que n'admet pas M. H. Bérard (1) et que
M. Courty (2) semble aussi révoquer en doute de son côté.

Il est bien vrai que la cellule cancéreuse, que le suc cancéreux, lactescent ou crémeux, se trouvent dans l'encéphaloïde
comme dans le squirrhe, où il ne diffère en réalité que sous le
rapport des proportions ; il est vrai aussi que dans toutes les
formes du squirrhe il y a de la graisse, du tissu fibro-celluleux,
des vaisseaux, comme dans le cancer encéphaloïde ; mais il ne
résulte pas de là que ces deux sortes de tumeurs ne soient que des
nuances, de simples variétés ou des phases diverses de la même
maladie. On ne voit point, on n'a jamais vu peut-être un squirrhe
ligneux bien caractérisé devenir une tumeur encéphaloïde, ne
pas rester ligneux depuis sa naissance jusqu'à sa destruction
complète, jusqu'à la mort des malades ; je n'ai jamais vu non
plus le cancer encéphaloïde, parfaitement établi, prendre les caractères évidents du squirrhe, à quelque époque que ce soit de
son évolution. Un squirrhe bien franc et un encéphaloïde bien

(1) *Dict.*, etc., t. VI, p. 270.
(2) Page 90.

manifeste se ressemblent d'ailleurs si peu, au début comme à la fin, qu'il est vraiment difficile de ne pas admettre des différences tranchées entre ces deux sortes de tumeurs. On voit bien, il est vrai, dans quelques cas, le squirrhe et l'encéphaloïde s'associer, se mêler, soit dans la même tumeur, soit chez le même individu sur différents points; mais, même alors, chaque tumeur conserve encore la plupart de ses caractères distinctifs.

N'est-il pas vrai, en outre, que, à quelques exceptions près, chacune de ces deux tumeurs n'engendre que des tumeurs semblables. Un squirrhe, par exemple, sera suivi de tumeurs squirrheuses dans le voisinage et jusque dans les viscères, si le mal se généralise. Si la différence entre elles tenait uniquement à la proportion plus grande des cellules ou des tissus solides, pourquoi les tumeurs secondaires du foie, du poumon, du cœur, des muscles, du corps thyroïde, auraient-elles toutes la dureté lardacée, ou ligneuse, ou chondroïde, dans des organes de contexture si différente, par cela seul que le mal a débuté par un squirrhe? Pourquoi un encéphaloïde généralisé ne laisse-t-il ordinairement voir, d'un autre côté, dans quelque lieu qu'on le retrouve, que des masses encéphaloïdes?

Une femme opérée d'un squirrhe au sein mourut avec des centaines de squirrhes ou de tumeurs chondroïdes à la surface des plèvres (page 459, obs. I et II); chez le comte G..., qui avait une mélanose dans l'orbite (page 457), on ne trouva que des tumeurs mélaniques partout, à la surface externe des intestins comme dans le parenchyme des viscères. Tous les organes, tous les tissus, foie, poumon, cœur, cerveau, corps thyroïde, muscles, étaient criblés de petits squirrhes chez une femme atteinte en même temps de cancer intra-vasculaire, et tout cela parce que cette femme avait eu d'abord un squirrhe extérieur: ce qui prouve en outre, à l'encontre de Scarpa (1), que les

_____

(1) P.-H. Bérard, *Dictionnaire de médecine*, p. 288.

glandes et les téguments ne sont pas seuls sujets au squirrhe, comme d'autres faits m'ont démontré que l'encéphaloïde peut naître de prime abord à la surface libre des membranes séreuses.

En étudiant, les différentes formes du cancer, il se peut que la transition de l'une à l'autre paraisse insensible. Du squirrhe ligneux au squirrhe lardacé, du squirrhe lardacé au cancer chondroïde, du cancer chondroïde au cancer fibro-plastique, de la tumeur fibro-plastique au cancer encéphaloïde lardacé, de celui-ci à l'encéphaloïde fongueux, de l'encéphaloïde fongueux au cancer colloïde, il n'y a pas loin, et la ligne de démarcation n'est pas toujours très marquée, je le confesse ; mais cela n'empêche pas que le cancer encéphaloïde franc, parfaitement constitué, et le squirrhe bien conditionné, ne soient deux espèces dignes de rester séparées : vouloir le contraire ne me semble pas plus logique que de refuser à l'homme de former une espèce distincte, parce qu'en suivant la dégradation des êtres on arrive à trouver quelques hommes qui diffèrent à peine de l'orang-outang ou du chimpanzé, et des singes qui ressemblent à certains hommes !

Le cancer résulte d'une exsudation anormale. Très évidente, hors de toute contestation, je crois, dans le cancer encéphaloïde, dans le cancer chondroïde, dans le cancer fibro-plastique, moins manifeste, mais encore assez marquée, dans la plupart des cas de squirrhe, cette exsudation, empruntée aux liquides de l'économie, semble s'effectuer sous deux formes différentes : sous forme de dépôt, ou sous forme d'infiltration.

C'est à l'état de dépôt que la matière existe dans le cancer cérébriforme, à tel point que des masses entières de la tumeur ne contiennent quelquefois aucune trace de tissus normaux, que les éléments naturels de l'organe sont au moins tellement étalés, éparpillés ou raréfiés, qu'on a peine à en retrouver les traces. Outre les accumulations, quelquefois énormes, de cette matière dans certaines tumeurs du sein où des sortes de kystes, de loges à cloisons inégales les renferment, j'en ai vu se former sous mes yeux à la manière des épanchements de sang dans des cavités séreuses : par exemple, dans la cavité glénoïde.

Chez une jeune personne de la Havane, à laquelle j'ai dû désarticuler le bras pour une énorme tumeur encéphaloïde, et chez laquelle il ne fut pas possible de tenter la réunion immédiate de la plaie, il se fit au bout de trois semaines une exsudation si abondante de matière cérébriforme, qu'en moins de dix jours la cavité glénoïde en fut complétement remplie jusqu'à la voûte acromiale. Les pelotons encéphaloïdes étaient là sans texture aucune, et si bien dépourvus de liaisons vasculaires, que je les enlevai à trois ou quatre reprises différentes, à quelques jours d'intervalle, au moyen des doigts seuls, sans occasionner la moindre perte de sang, la moindre douleur, comme s'il se fût agi de simples caillots hématiques, et sans que la cavité glénoïde ou la voûte de l'acromion eussent contracté avec ces singuliers dépôts la moindre adhérence organique.

Sans être toujours aussi manifeste, l'exsudation de la matière cancéreuse sous forme de dépôt, au sein même des tissus, ne m'en paraît pas moins incontestable dans la plupart des cancers cérébriformes. En février 1852, un testicule cancéreux, que j'ai enlevé avec le concours de MM. Demarquay et de Laurés, nous en a offert un exemple remarquable ; toute la tumeur était composée de pelotons brunâtres, marronnés ou couleur puce, et du volume d'une grosse noisette ; encore assez fermes, et d'aspect fongueux cependant, ces pelotons étaient cloisonnés par le parenchyme testiculaire en de nombreuses et larges vacuoles. Il était évident que des agglomérations de matière hétéromorphe, éparpillées dans le tissu de l'organe comme autant de corps étrangers, en avaient étalé, écarté, tassé la substance pour s'en former des espèces de petits kystes.

Le microscope est d'ailleurs venu démontrer ce que la simple inspection ne permettait pas de méconnaître, à savoir, que toute la tumeur contenait une grande proportion de cellules cancéreuses. C'est ainsi que le cancer cérébriforme, que le cancer fibroplastique même, me semblent s'établir partout, dans la mamelle aussi bien qu'ailleurs.

Aussi arrive-t-il souvent que les tumeurs encéphaloïdes ont l'air d'être enkystées, qu'elles sont mobiles, comme roulantes au milieu des organes, soit à l'état concret, soit quand elles sont ramollies. On dirait que le blastème, que les éléments du cancer, épanchés entre les lames organiques, y forment d'abord un noyau qui s'accroît ensuite par l'addition de nouvelles exsudations analogues et d'une manière indéfinie. Toutefois ces accumulations sont loin de laisser toujours les tissus du voisinage intacts ; le plus souvent, au contraire, les folioles, les couches celluleuses, fibreuses, vasculaires, s'en infiltrent au point de se perdre et de n'être plus reconnaissables dans le cancer. C'est à cause de cette infiltration que les encéphaloïdes sont presque toujours complexes dans leur composition, et qu'on y trouve, à une période [avancée, des tissus normaux simplement lardacés, des couches organiques, comme combinées avec la matière cancéreuse, et des pelotons ou des foyers de matière exsudée presque pure. C'est là sans doute aussi ce qui fait que le cancer encéphaloïde présente si souvent dans la même tumeur des pelotons colloïdes, phymatoïdes, fibrineux ou hématiques, en même temps que des masses franchement cérébriformes, et que ces différentes accumulations offrent en outre une si grande diversité de consistance dans le même cancer.

Dans le squirrhe, tout indique un mécanisme différent. Il faut bien admettre qu'avec cette forme du cancer la matière hétéromorphe est également fournie par le sang, par une sorte d'exsudation. Cependant jamais le squirrhe ne donne l'idée d'un *dépôt*, d'une *matière* épanchée ; tout au plus permet-il de croire à une infiltration fine, très diffuse, de la substance cancéreuse ; c'est avec lui, en un mot, qu'il est permis de songer à une transformation de tissu plutôt qu'à une production véritable de matière nouvelle.

Je crains qu'à ce sujet les pathologistes modernes, qui rejettent la possibilité des tumeurs par transformation, ne se soient plus attachés au mot qu'à la chose. Les tissus normaux ne sont point susceptibles, je le sais, de passer d'une nature à une autre; le tissu musculaire ne deviendra jamais du tissu nerveux, et un os ne peut pas se transformer en une glande mais s'il est vrai que tous les organes aient une trame commune, que la fibre musculaire résulte d'un dépôt spécial de l'élément charnu dans le tissu cellulaire, qu'il en soit de même de la matière nerveuse, de la matière osseuse, de la matière glanduleuse, etc., qu'y aurait-il d'illogique à admettre une combinaison par infiltration intime du blastème cancéreux avec les tissus naturels, et pourquoi ne pas dire alors que le cancer est une transformation de l'organe malade, un *cancer par transformation?*

Lorsqu'on examine le squirrhe avec attention, on trouve l'élément cancéreux et les tissus naturels si intimement confondus, si complétement identifiés, qu'il n'est pas possible d'établir entre eux la moindre ligne de démarcation. La mamelle et ses éléments constituants, d'abord souples tout autour, sont de plus en plus durs en approchant de la tumeur où ils se perdent bientôt tous, dans laquelle ils pénètrent, et qu'ils concourent évidemment à former. Qu'on prenne un des rayons, une des cloisons, qui sortent, qui émergent de la périphérie du cancer, et qu'on dise si leur dureté, qui s'amoindrit insensiblement, ne permet pas de les comparer à des couches de tissus primitifs simplement hypertrophiées par le fait de quelque travail subinflammatoire. Est-ce que dans certaines formes de squirrhe, dans le squirrhe rameux en particulier, le mal ne débute pas réellement par une induration, par une sorte de transformation des cloisons cellulo-fibreuses de la mamelle? Est-ce que dans le squirrhe ligneux en plaque, dans le cancer squirrheux qui envahit d'emblée de larges portions de peau, sans épaississement préalable de cette membrane, il est possible de nier l'établissement du cancer par transformation? Est-ce que le squirrhe en masse, le squirrhe ligneux surtout, qui envahit en quelques jours toute une mamelle, ou les deux mamelles même quelquefois, en les durcissant, en les ratatinant, peut être autre chose qu'un cancer par transformation?

Cela ne veut pas dire, sans doute, que le squirrhe ne soit point dû à l'existence d'une matière nouvelle dans les tissus; mais cela signifie qu'alors la matière cancéreuse se borne à imbiber les parenchymes normaux de manière à se combiner en quelque sorte avec eux comme pour se les approprier, et les détruire ensuite molécule par molécule en s'y substituant.

M. Lebert se trompe, il me semble, en avançant que le squirrhe ligneux est riche en tissus fibreux de nouvelle formation. La trame solide qu'on y observe se continue si franchement avec les tissus naturels, que je n'ai pu y voir autre chose qu'une sorte de squelette des tissus primaires, invisqués de la matière nouvelle. Un fait remarquable dans cette forme de cancer, c'est la tendance de la tumeur à se durcir, à se *contracter*, à se tasser sur elle-même, de manière à atrophier, à faire disparaître par pression concentrique toutes les lamelles qui ont été atteintes par la maladie.

Il est certain au moins que, entre le squirrhe ligneux, par exemple, et l'encéphaloïde fongueux, il existe une énorme différence eu égard à l'arrangement et aux propriétés physiques de la matière cancéreuse. Sous ce rapport donc, le squirrhe est véritablement un cancer par transformation, un cancer par infiltration diffuse et condensation de la matière cancéreuse; tandis que l'encéphaloïde est un cancer par épanchement, un cancer avec accumulation en forme de dépôt simple ou disséminé de la même substance.

Quant à la tumeur napiforme ou chondroïde, bien que la cellule cancéreuse n'y ait point été vue, elle n'en constitue pas moins une espèce de cancer, une tumeur de nouvelle formation, sans analogue dans l'économie. M. Courty (1), qui se range aussi à cette opinion, et qui n'a vu dans les tumeurs dont je parle, ni cellules cancéreuses complètes, ni fibres, ni corps fusiformes, dit y avoir rencontré des noyaux ou ce qu'il appelle des cellules cancéreuses embryonnaires.

Les kéloïdes, au contraire, sont une véritable transformation de tissu, parce que les molécules nouvelles qui en font la spécificité sont parfaitement combinées avec le tissu fibreux naturel ou cicatriciel qui leur a donné naissance.

À l'état chondroïde, comme à l'état colloïde, la matière cancéreuse est manifestement une sorte de dépôt, au lieu de donner naissance à des tumeurs par transformation, et je dois en dire autant des substances phymatoïde, hématique ou même mélanique et pigmentaire.

Il résulte de ces détails que si le cancer forme une espèce pathologique unique, quant à sa nature intime, on n'est pas pour cela en droit de dire que l'encéphaloïde, le squirrhe, la mélanose, ne sont que de simples variétés de la même maladie.

Ainsi que moi, M. Courty (2) fait remarquer que la forme *squirrhe* ne tient pas d'une manière absolue à la présence ou à l'absence du tissu fibreux dans le cancer. Ce que dit M. Broca dans son beau travail ne m'a point convaincu non plus que la consistance, le volume, la couleur, dépendissent uniquement des proportions variées de cellules, de noyaux cancéreux dans la tumeur, ou du mélange plus ou moins intime de ces corpuscules avec le sang, la matière gélatineuse, les globules de graisse, accumulés dans la même loge ou le même tissu; il se trompe évidemment aussi, quand il nie la qualité cancéreuse de certaines tumeurs fibro-plastiques et des cancroïdes.

En somme, et pour rester dans le vrai, au point de vue cli-

(1) Page 134.
(2) *Oper. cit.*, p. 91.

nique surtout, il faudrait admettre dans l'état actuel de la science un cancer encéphaloïde, un cancer squirrheux, un cancer chondroïde, un cancer mélanique et un cancer épithélial.

Toutes les formes de tumeurs cancéreuses se classent facilement dans ces cinq espèces, et il n'est guère possible de contester la valeur des différences qui existent entre elles. Si, du reste, on voulait absolument que tous les cancers n'en fissent qu'un au fond, il faudrait au moins n'en plus séparer les tumeurs chondroïdes, ni les tumeurs épithéliales ; car le cancroïde, par exemple, ne diffère pas plus, à la dissection et au lit des malades, de certaines tumeurs encéphaloïdes que celles-ci ne diffèrent du squirrhe.

Il ne m'a jamais paru supposable en fait qu'une cellule homœomorphe, que la cellule épithéliale, qui constitue tant de tissus normaux, qui constitue l'épiderme, des verrues, des cors aux pieds en particulier, fût l'élément fondamental, l'élément spécifique d'un cancer quelconque, de tumeurs aussi incontestablement malignes que les tumeurs dites cancroïdes ; aussi M. Lebert (1), et après lui M. Sédillot, M. Marchal de Calvi, etc., qui l'ont bien senti, ont-ils d'abord voulu retirer ces sortes de tumeurs de la classe des cancers pour en faire des tumeurs de nature presque bénigne, faciles à guérir par l'opération, qui ne repullulent point, ou qui du moins ne repullulent que sur place. Je suis surpris que des praticiens comme M. Maisonneuve (2), comme M. Michon (3), se soient laissés prendre à cette opinion ; car le cancer épithélial est en réalité un de ceux qui repullulent avec le plus d'opiniâtreté, et sur place, et au voisinage, et même au loin.

ARTICLE III.

DIAGNOSTIC DIFFÉRENTIEL DU CANCER ET DES TUMEURS BÉNIGNES.

Les détails dans lesquels je suis entré jusqu'ici ont déjà permis d'entrevoir la plupart des différences qui existent entre

(1) *Académie des sciences, Comptes rendus.*
(2) *Leçons cliniques,* p. 16, 28.
(3) *Gazette des hôpitaux,* janvier 1853.

le cancer et toute autre maladie ; mais il est si important de ne point confondre les tumeurs bénignes avec les tumeurs malignes, qu'on me pardonnera de revenir un moment sur la question de leur diagnostic comparatif.

§ I. — Transformation des tumeurs.

S'il était démontré que le cancer n'est que la période ultime, la transformation de tumeurs primitivement bénignes, un plus ample examen, une séméiotique plus arrêtée seraient inutiles ; mais, on l'a vu plus haut, si la possibilité de certaines transformations ne peut pas être absolument niée, il est au moins incontestable qu'elles sont rares.

En parlant de *dégénérescences* à propos du cancer, j'ai simplement voulu montrer que certaines formes de la maladie tiennent plutôt à une transformation des tissus naturels qu'à une création de tissus nouveaux. A ce point de vue, le squirrhe serait, ainsi que je l'ai dit, un cancer par dégénérescence des tissus ou par infiltration, tandis que l'encéphaloïde serait un cancer par substitution, par dépôt ou par épanchement de la même substance.

Il s'agit ici d'un autre genre de transformation, de la transformation des différentes sortes de tumeurs entre elles.

Le squirrhe peut-il devenir encéphaloïde, et réciproquement ? Le cancer napiforme est-il susceptible de revêtir les caractères cérébriformes en se ramollissant, ou n'est-ce pas plutôt, comme on l'a dit, du tissu encéphaloïde à l'état de crudité ? S'il fallait opter, je me rangerais plutôt à cette manière de voir qu'à l'autre ; il n'est pas douteux pour moi, en effet, que beaucoup de tumeurs de nature encéphaloïde dès le principe ne soient d'abord dures, lardacées, presque à la façon du tissu fibro-plastique, et que les bosselures, les pelotons dont elles sont composées ne finissent souvent par se ramollir, par prendre l'aspect fongueux en vieillissant.

Le ramollissement pultacé ou putrilagineux de ces tumeurs

n'est en réalité qu'un accident de leur évolution, le résultat du travail intime qui s'opère dans leur parenchyme, qui tend à les détruire d'un côté pendant qu'elles gagnent ou cherchent à s'étendre dans un autre sens.

Il en est de même des épanchements, des infiltrations de sang qui s'opèrent dans leur propre tissu sous forme de caillots apoplectiques ou d'ecchymoses, ou même de véritables hématocèles liquides; il en est de même encore des collections séreuses ou rougeâtres, ou purulentes, qui s'y observent aussi quelquefois; mais ces divers changements peuvent être considérés comme des altérations, comme des maladies de la tumeur, et non point comme des résultats nécessaires de son évolution, de sa marche naturelle.

Avec la pensée que toute tumeur chronique du sein peut devenir cancéreuse, on devait les englober toutes dans le même anathème, et ne point se préoccuper des distinctions à établir entre elles; aussi ne trouve-t-on rien, ou presque rien dans les auteurs qui ont précédé mes premières recherches sur les caractères qui permettent au praticien de dire : Ceci est un cancer ou le deviendra, cela n'a rien de cancéreux et ne court aucun risque de le devenir. Persuadé que cette distinction était possible, je me suis sans cesse efforcé, depuis vingt-cinq ans, de soustraire au contingent du cancer différentes sortes de tumeurs qui ne lui appartiennent pas. Pour en détacher certaines variétés d'engorgement hypertrophique ou phlegmasique, j'ai dû lutter chaque jour dans mes leçons et au sein des Académies, de 1830 à 1847, contre les doctrines de Lisfranc, qui a toujours soutenu, comme on le faisait avant Laënnec (1), que toute tumeur du sein conduit au cancer. On ne dit plus aujourd'hui avec Récamier (2), qu'un engorgement devient un squirrhe, puis un encéphaloïde; on n'admet pas davantage avec M. Gerdy (3) que les squirrhes, les

(1) *Bulletin de l'Acad. de méd.*, t. IX, p. 452.
(2) *Traitement du cancer*, tome I, p. 438.
(3) *Bulletin de l'Académie*, t. IX, p. 559.

encéphaloïdes ne soient point des cancers ; ni avec M. Roux (1) ou Blandin (2), que les corps fibreux puissent dégénérer en cancer, ou qu'un coup suffise pour transformer en cancer une tumeur restée jusque-là bénigne : personne, dans la jeune génération chirurgicale, n'oserait actuellement se faire le défenseur de pareilles doctrines ; mais ce premier résultat obtenu, il fallait en rechercher un autre.

§ II. — Tumeurs adénoïdes.

Ayant remarqué que certaines tumeurs restent indéfiniment stationnaires, ou avec des caractères tellement bénins que les femmes peuvent ne pas s'en préoccuper sérieusement ; fondé d'ailleurs sur les transformations que subit le sang épanché, infiltré ou accumulé dans les tissus , transformations que subissent aussi les liquides ou autres matières sécrétées ou exsudées, telles que la lymphe plastique, les fausses membranes, les concrétions diverses, je m'arrêtai un moment à l'idée de tumeurs constituées par quelques uns de ces dépôts : de là le nom de *tumeurs fibrineuses* sous lequel je les ai décrites en 1839 (3). La proportion de ces tumeurs s'étant accrue, à mesure que j'ai pu en étudier mieux les caractères, le nombre des tumeurs cancéreuses en a été diminué d'autant. Comme d'un autre côté le nom de *fibrineuses* aurait pu donner prise à de fausses interprétations, je lui ai substitué le titre d'*adénoïde*, qui ne préjuge rien, qui s'adapte à toutes les nuances de tumeurs bénignes, autrefois confondues avec les véritables cancers. C'est un nom qui, je le sais, ne s'applique qu'à la forme. Si la nature intime de chaque tumeur était parfaitement connue, il vaudrait mieux sans doute les désigner d'après leur structure que d'après leur aspect ; mais , malgré les efforts des micrographes modernes, la science est loin encore d'en être là, et je ne crois pas

(1) *Bulletin de l'Académie*, t. IX, p. 392.
(2) *Idem*, p. 354.
(3) *Dictionnaire de médecine*, t. XIX, p. 76.

qu'il soit convenable de désigner dès aujourd'hui les tumeurs en général, les tumeurs de la mamelle en particulier, d'après leur composition micrographique, à l'instar de M. Lebert dans son dernier travail.

Les tumeurs du sein que je m'attache à isoler du cancer ont en réalité des caractères assez tranchés pour qu'il soit presque constamment possible de les diagnostiquer avec précision. A l'hôpital il est rare maintenant que j'hésite à les différencier de toute autre, que je n'en établisse pas le diagnostic ou l'existence avec autant de certitude que s'il s'agissait d'un abcès ; on me permettra même d'ajouter qu'il m'est rarement arrivé de me tromper à ce sujet, lorsque j'y apporte l'attention nécessaire. En affirmant ce fait, dont plusieurs milliers d'élèves et de jeunes médecins ont été témoins depuis une vingtaine d'années, je veux simplement prouver que, contrairement à ce qui fut dit à l'Académie de médecine en 1844 par Blandin, Lisfranc, M. Roux et quelques autres, les tumeurs adénoïdes ou bénignes sont généralement faciles à distinguer, et que pour tout homme au courant de la question, ces tumeurs ne doivent plus être confondues dans la pratique avec le cancer réel que par exception.

Élastiques, souples, mobiles, roulant sous le doigt qui les presse, sans continuité aucune avec les tissus au sein desquels elles se sont établies, presque toujours nées à l'occasion d'une violence externe, elles ne se développent souvent qu'avec une extrême lenteur et ne se compliquent presque jamais d'engorgement ganglionnaire. Quel que soit leur date ou leur forme, volumineuses ou petites, qu'elles se ramollissent ou s'abcèdent, qu'elles marchent vite ou lentement, elles n'en restent pas moins avec leurs caractères spéciaux jusqu'à la fin, qu'il s'y joigne ou non des douleurs, qu'elles s'ulcèrent ou qu'elles restent intactes, qu'elles détruisent la peau ou qu'elles la respectent.

L'encéphaloïde, qui leur ressemble un peu, avec lequel elles ont été le plus souvent confondues, se montre avec des caractères bien différents. Quoique globuleux, et quelquefois assez ferme dès le principe, il se continue déjà avec les tissus voisins; en le déplaçant, en examinant sa mobilité, on constate bientôt qu'il entraîne avec lui les tissus comme s'il en faisait partie intégrante, au lieu de glisser simplement entre eux. D'ailleurs, se développant avec une certaine rapidité, la tumeur ne reste presque jamais des années entières à l'état stationnaire; son accroissement se fait presque toujours du côté des téguments: il semble qu'elle ait besoin de s'échapper au dehors, de s'approprier la peau, qui rougit bientôt et ne tarde pas à se confondre avec elle; tandis que la tumeur adénoïde reste volontiers au milieu même des tissus normaux, et ne semble pas avoir notablement de propension à se porter, en grossissant, dans un sens plutôt que dans l'autre.

L'encéphaloïde se complique en outre si souvent de ganglions cancéreux sous le grand pectoral, dans l'aisselle ou ailleurs, qu'on a là un autre caractère distinctif d'une haute importance; ramolli, il offre ordinairement des bosselures dont la fluctuation, quoique fausse, est quelquefois si manifeste, qu'il faut une grande habitude pour ne pas s'y méprendre; dans certains cas même, il est tout à fait impossible de dire au juste ce qui en est avant d'avoir pratiqué dans la tumeur une ponction exploratrice. Dans les adénoïdes, outre les antécédents, qu'on ne doit jamais perdre de vue, il y a encore cette différence que les bosselures ou les kystes ne forment que des points isolés autour desquels la tumeur conserve toute sa densité, toute son élasticité. L'encéphaloïde ne va presque jamais jusqu'au voisinage de la peau sans la dénaturer; la tumeur adénoïde peut acquérir des dimensions extrêmes, tout en restant libre au-dessous des téguments, que souvent elle amincit excessivement, sans en détruire les caractères normaux.

En s'ulcérant, l'encéphaloïde s'épanouit en champignons fongueux, qui tendent à se ramollir de plus en plus, qui tombent facilement en putrilage ou sous forme de pelotons mollasses; tandis que l'adénoïde ulcérée reste dure, élastique, saigne peu, ne tend pas à se détruire, à se détacher, et conserve une teinte grisâtre, même en devenant fongueuse.

Ainsi, à aucune époque de leur évolution, le cancer encéphaloïde et la tumeur adénoïde ne peuvent être confondus par un praticien exercé. Si A. Bérard (1) avait pu tenir compte des remarques précédentes, il n'aurait pas pris pour une hypertrophie mammaire l'énorme cancer encéphaloïde qu'il dut enlever à Versailles chez une dame âgée de vingt-cinq ans; il n'aurait pas soutenu non plus un peu plus tard (2) que les tumeurs fibreuses ou mammaires chroniques sont impossibles à distinguer du cancer.

Toutes les formes du squirrhe sont également susceptibles d'être distinguées de la tumeur adénoïde. Et d'abord le squirrhe, bien plus encore que l'encéphaloïde, est toujours confondu avec les tissus ou les parties constituantes de l'organe affecté; jamais on n'a vu un squirrhe véritable rouler, glisser entre les lamelles organiques qui l'entourent ou qui l'avoisinent; en l'explorant, on constate qu'il fait partie de l'organe malade, dont il est simplement comme une fraction plus dure, plus développée ou altérée; en s'éloignant du point de départ, le squirrhe maintient ce caractère; en augmentant de dimension, il semble envahir les tissus et s'approprier les organes même, tandis que l'adénoïde ne fait que les étaler, les étendre, les écarter, pour se créer une loge, pour se faire une place à la manière d'un corps étranger.

L'indépendance, la mobilité, le défaut de continuité de la tumeur adénoïde avec les tissus ambiants, forment un signe diagnostique tellement important, qu'à lui seul il suffit souven pour la faire distinguer de toute autre tumeur du sein, et qu'on pourrait en quelque sorte l'admettre comme caractère pathognomonique. Les tumeurs chondroïdes, les cancers colloïdes, mélaniques, fibro-plastiques, épithéliaux, ne le présentent jamais; une partie des tissus voisins, adhérant à ces tumeurs, toujours

(1) *Thèse de concours*, 1842, p. 132.
(2) *Bulletin de l'Académie*, t. IX, p. 449.

confondus avec elles, ne pourraient point en être détachés par simple décollement.

On le voit donc, il est aujourd'hui non seulement possible, mais je le redis à dessein, facile de distinguer les tumeurs adénoïdes des tumeurs malignes, et comme elles sont en définitive assez fréquentes, c'est autant de pris encore sur le cancer.

J'ai déjà dit (page 357) les motifs qui m'empêchent d'admettre les tumeurs adénoïdes à titre de simples hypertrophies partielles de la mamelle ; plus les faits se multiplient, plus j'observe, plus j'y regarde de près, et plus je reste convaincu que les micrographes se sont trompés sous ce rapport. Comme il existe réellement des hypertrophies mammaires (page 231), on a là un objet de comparaison capable, je crois, de résoudre la question. J'ai vu en effet des tumeurs bénignes formées par le tissu mammaire lui-même, simplement induré ou hypertrophié ; j'ai même vu plusieurs nuances de ces tumeurs hypertrophiques ; j'en ai vu de partielles et de générales, de subinflammatoires, de douloureuses, d'indolentes ; quelques unes étaient survenues à la suite d'un travail phlegmasique plus ou moins manifeste, d'autres s'étaient établies lentement, sans cause appréciable. Dans tous les cas, la tumeur était inégale, rugueuse plutôt que bosselée, faisait partie évidente de l'organe, ne se déplaçait qu'avec lui et comme lui, ne glissait en aucune façon entre ses lames ou ses lobules ; elle aurait plutôt donné l'idée d'un squirrhe ou d'un encéphaloïde que de l'adénoïde proprement dite.

Si la tumeur adénoïde était une hypertrophie de quelques lobules mammaires, elle paraîtrait se continuer avec la glande, au moins par quelque point de sa périphérie ; il est pourtant positif qu'on la détache sans peine par simple énucléation des tissus qui l'entourent, et que, de quelque manière qu'on y regarde, elle ne présente point de pédicule, de racines, de prolongements appartenant à sa propre substance. Si elle est formée de plusieurs lobules, on voit que, se continuant entre eux, ils sont simplement bridés par des cloisons celluleuses ou fibreuses, dont il est possible de les dégager sans rompre la continuité de quoi que ce soit d'essentiel. En somme, la tumeur ressemble alors soit à un marron, soit à une pomme de terre, soit à une masse de ganglions lymphatiques, surmontés d'un plus ou moins grand nombre de bosselures accessoires, qui auraient été déposées ou qui se seraient développées par bour-souflement entre les lobes, les lamelles, entre les couches denses de tissus qui constituent la région mammaire.

Si la mamelle était composée de pelotons ou de lobules isolés, au lieu d'être formée par un élément glanduleux retenu, empri-sonné dans une trame fibreuse à mailles très serrées, on pour-rait invoquer ici en faveur de l'hypertrophie partielle ce qui se passe dans la formation des lipômes. Mais il est facile de voir que, sous ce rapport, aucune analogie n'existe entre la con-texture du tissu adipeux et la mamelle ou ses lobes. Restent donc la nature épithéliale ou fibro-plastique des tumeurs adénoïdes, la composition microscopique de leurs éléments, en tout semblables à ceux du tissu mammaire réel. Malgré toute mon estime pour les recherches microscopiques, je ne me crois nullement forcé de conclure à l'identité de composition des deux tissus, par cela seul que le microscope ne trouve pas de différence entre leurs cellules, lorsque j'y constate, moi, par l'observation simple, des diffé-rences si manifestes, si tranchées, des caractères si complète-ment opposés.

§ III. — Autres tumeurs bénignes.

Certains squirrhes, par exemple, ne sont pas toujours faciles à distinguer des tumeurs hypertrophiques, franchement hyper-trophiques, de la mamelle ; à leur début, les deux lésions se pré-sentent en effet sous forme d'une tumeur, ou mieux d'une tumé-faction, d'une induration vague des tissus normaux. Je ne parle ici, du reste, que du squirrhe partiel, et de l'hypertrophie par-tielle ; car le squirrhe en masse, soit ligneux, soit lardacé, ne peut pas être pris, en réalité, pour une hypertrophie de toute l'étendue de la mamelle.

Dans les cas de squirrhe et d'hypertrophie partiels, la tumeur, ordinairement peu considérable, ne dépassant que par exception le volume d'un œuf, n'a point de limites précises; inégale, aplatie, non globuleuse, elle est évidemment formée par une portion de la glande naturelle épaissie ou indurée. Toutefois, si le point altéré conserve une certaine souplesse; si rien à sa surface n'est déprimé; s'il fait, par ses diverses rugosités, un relief notable sur le plan de la mamelle; si, avec une densité élastique et douce, souvent aussi manifeste à la circonférence qu'au centre, on le trouve dépourvu d'adhérence avec les téguments; si aucune de ses bosselures ne donne l'idée d'une consistance ligneuse; si rien n'indique le ratatinement, le racornissement d'aucun rayon, d'aucune partie de la tumeur; si le mal se développe avec une certaine lenteur sans que l'économie générale paraisse en souffrir, on aura le droit de croire à une hypertrophie partielle, et de repousser l'idée d'un squirrhe. En deux mots, le squirrhe est plutôt une tumeur *sèche*, rude et ligneuse; tandis que l'hypertrophie mammaire est une tumeur *humide* et souple, quoique élastique et assez ferme. Il n'en faut pas moins avouer que, dans certains cas, ces deux espèces de tumeurs ne sont pas faciles à distinguer, et que leur confusion, à peu près inévitable au début, ôte le droit de nier absolument la possibilité d'une transformation de la tumeur hypertrophique en véritable squirrhe.

Le cancer encéphaloïde présente parfois, de son côté, des analogies notables avec l'hypertrophie générale, les indurations chroniques, subinflammatoires ou autres de la mamelle.

Une dame encore jeune (trente-cinq ans), qui est venue me consulter plusieurs fois, avait le sein gauche doublé de volume, transformé en une masse à peu près homogène, très légèrement bosselée, de consistance élastique, demi-fongueuse, comme lardacée, et douée des autres caractères de l'encéphaloïde un peu ferme. De prime abord, la tumeur ressemblait à celle que constituent quelquefois les engorgements chroniques, les hypertrophies indolentes; elle différait peu en particulier de la mamelle de cette dame espagnole dont j'ai parlé à l'article *Engorgement*. On l'en distinguait sans peine néanmoins : siége de douleurs sourdes, poignantes, elle était recouverte d'une peau grise, indurée, amincie sur certains points; des glandes existaient du côté de l'aisselle; la santé générale, les voies digestives surtout, avaient déjà subi des atteintes profondes; tandis que chez l'autre dame, il n'y avait point de douleurs, point d'engorgement axillaire, point de troubles digestifs, point d'altération dans les traits; sa tumeur, lardacée plutôt qu'élastique, de même consistance à peu près partout, n'offrait aucune bosselure et se trouvait enveloppée d'une peau plutôt distendue ou empâtée que dénaturée.

Chose singulière, les hypertrophies diffuses (page **231**) seraient plus faciles à confondre avec un encéphaloïde, ou même avec certains squirrhes en masse, qu'avec les tumeurs adénoïdes dont on a voulu faire une hypertrophie partielle. Une malade de Soissons (page **386**) avait le sein droit à peu près triplé de volume et transformé en une sorte de globe dont les téguments n'étaient point altérés; sa tumeur ressemblait assez à celle de la dame espagnole mentionnée plus haut. Cependant ses bosselures, son élasticité, sa mobilité, la souplesse et l'indépendance de la peau, n'auraient point permis à des yeux exercés de la confondre avec un cancer. J'ai rencontré assez de tumeurs adénoïdes d'un grand volume, pour avoir le droit de dire maintenant que, toujours bosselées ou lobulées, toujours mobiles au sein des tissus normaux, ces tumeurs restent distinctes jusqu'à la fin de l'hypertrophie mammaire, et que, si elles pouvaient être confondues avec quelque chose, ce serait plutôt avec le cancer encéphaloïde qu'avec l'hypertrophie proprement dite; l'hypertrophie réelle de la mamelle diffère moins, d'un autre côté, par ses caractères cliniques des tumeurs encéphaloïdes que des tumeurs adénoïdes.

Certaines *tumeurs hématiques* ressemblent aussi parfois aux tumeurs cancéreuses, mais aux tumeurs encéphaloïdes ou mélaniques seulement. Assez souvent, en effet, la tumeur encéphaloïde, conservant une base plus ou moins ferme, lardacée ou fongueuse, se trouve comme surmontée d'un kyste en général rempli de sérum rougeâtre, ainsi qu'on l'a vu chez madame L... (page 451).

D'abord élastique et bosselée, la tumeur de cette dame arriva, dans l'espace d'un an, au volume d'un gros œuf de poule; puis elle devint fluctuante au point de donner l'idée d'un kyste. J'en ai retiré deux cuillerées d'un liquide rougeâtre un peu jaune. La ponction, ne s'étant pas refermée, donne lieu à un suintement ichoreux continu, et la partie du mal restée dure conserve les caractères propres aux tumeurs encéphaloïdes.

Un cas presque en tout semblable s'est présenté à l'hôpital de la Charité en 1848. La tumeur, moitié plus grosse que chez madame L..., existait au sein droit. Je l'incisai avec le bistouri; il en sortit un demi-verre de sérum jaune noirâtre; la plaie ne s'est point refermée; la tumeur a continué de s'étendre, et la malade, qui habite Batignolles, s'étant refusée à l'extirpation du sein, est revenue souvent me voir depuis à la consultation publique: j'ai pu suivre ainsi l'évolution de sa tumeur et en constater la nature encéphaloïde jusqu'à la fin.

La jeune fille qui me fut adressée par M. le docteur Leroy-Desbarres (page 338) a offert un exemple d'hématocèle qui se rapproche beaucoup, en apparence, des tumeurs dont je viens de parler; mais, chez cette malade, la tumeur était très grosse, puisqu'on en tira plus d'un verre de liquide par la ponction; puisque, outre les tissus indurés qui en formaient la coque, elle contenait encore dans son intérieur une masse fongueuse, purement hématique, presque aussi volumineuse que le poing.

Du reste, en suivant avec attention ce qui s'est passé par

là, on est porté à se demander si la tumeur ne serait pas devenue un cancer chez une femme avancée en âge, en supposant qu'on lui eût donné le temps de se développer, de subir toutes les phases naturelles de son évolution.

Il eût été facile, on le conçoit, dans le cas suivant, de prendre l'hématocèle pour un encéphaloïde.

OBSERVATION.—*Tumeur grosse comme un melon de moyen volume, et de nature hématique. Femme de cinquante-quatre ans. Extirpation, guérison radicale.*

Madame C. ., fermière dans le Loiret, courte, grasse, vigoureuse, s'étant toujours bien portée, mère de plusieurs enfants qu'elle n'a point nourris, m'est amenée au mois de juin 1848. Je constate chez elle l'existence d'une tumeur presque aussi grosse que la tête, et qui occupe toute la région mammaire droite. Attribuée à un coup reçu cinq ou six ans auparavant, cette tumeur s'était développée lentement et sans causer de souffrance ; globuleuse ou hémisphérique dans son ensemble, elle était formée de bosselures assez volumineuses dans sa moitié libre. Deux de ses bosselures seulement étaient d'un rouge pâle, sous une peau amincie et adhérente ; partout ailleurs elles étaient libres sous les téguments, et toute la masse restait mobile contre la poitrine.

Bien que cette masse eût été prise pour une tumeur encéphaloïde, pour un cancer très avancé, je pensai qu'elle n'avait rien de malin ; l'absence de ganglions dans l'aisselle, avec une tumeur de date si ancienne, la fraîcheur, la bonne physionomie, la belle apparence de la malade, le maintien des téguments et leur mobilité sur presque toute l'étendue de cette masse, l'absence de douleur, et sur deux points une fluctuation non douteuse, qu'il ne me parut pas possible de confondre avec la fausse fluctuation des fongosités cérébroïdes, me firent diagnostiquer une tumeur de nature bénigne, à base hématique peut-être.

L'opération fut pratiquée avec le concours du docteur Thirial. Je plongeai d'abord le bistouri dans le foyer fluctuant, que je fendis largement. Il sortit par cette première incision environ un verre de liquide roussâtre, puis j'en arrachai, à l'aide des doigts, gros comme les deux poings de bouillie concrète ou de pulpe ressemblant un peu aux masses qu'on retire de la tunique vaginale dans certains cas d'hématocèle. Mais comme je n'avais amoindri de la sorte la tumeur que d'un tiers, je terminai par l'amputation de toute la masse et d'une grande partie de la mamelle.

Les suites de l'opération, qui eut lieu quelques jours avant les journées de juin, furent d'ailleurs très simples ; la plaie, pansée à plat, suppura d'abord abondamment ; la détersion s'en fit assez vite, et la cicatrisation en était complète à la fin de juillet. Il n'y a point eu de récidive, et madame C... se porte encore très bien aujourd'hui (novembre 1853).

A la dissection, je ne trouvai dans la pièce enlevée qu'une masse lardacée de tissus naturels. Quelques pelotons fibreux, d'aspect adénoïde, en formaient les principales régions ; le liquide, la matière pultacée que j'en avais retirés en commençant étaient contenus dans l'une de ses moitiés comme dans un vaste sac à parois épaisses. Les parois de la caverne étaient d'ailleurs combinées avec une couche encore assez épaisse de matière exsudée, dont elles semblaient être fortement imbibée. Il n'y avait pas de ligne de démarcation entre les parois du sac et cette matière d'apparence réellement hématique.

Ici, comme ailleurs, la tumeur hématique se distingue néanmoins des cancers par son apparence de bénignité, par l'état stationnaire où elle peut rester pendant des années, par sa coïncidence avec un état général naturel, par son indolence absolue, par son indépendance des parties voisines, avec lesquelles elle se continue cependant sans ligne de démarcation notable.

Les *kystes séreux* ou sanguinolents, simples ou multiples, qui ne sont point rares à la mamelle, ainsi qu'on l'a vu pages 317-342, se distinguent des cancers, parce que leur développement est à peu près toujours insensible et très lent, parce qu'ils sont disséminés sous forme de bosselures dans le tissu mammaire luimême, parce que la peau qui les recouvre reste généralement intacte, parce que le tissu qui leur sert de gangue conserve presque toujours un certain degré de souplesse et d'élasticité, parce que, enfin, ils n'ont ni la mollesse fongueuse de l'encéphaloïde, ni la dureté ligneuse du squirrhe.

Abcès. — Deux erreurs sont possibles dans le diagnostic différentiel des cancers et des abcès. On peut prendre un cancer pour un abcès, et aussi un abcès pour un cancer. Je l'ai déjà dit, certaines tumeurs encéphaloïdes deviennent tellement molles, tellement fluctuantes, que si elles sont en outre régulières ou globuleuses, si la peau qui les recouvre est rouge et amincie, on peut y plonger le bistouri, croyant ouvrir un abcès. Je ne saurais dire combien de fois cette erreur a été commise.

Une femme de trente et quelques années vient me consulter en 1849, à la Charité, pour une tumeur du volume des deux poings qu'elle avait au milieu de la partie antérieure de la cuisse, dans l'épaisseur du triceps, près du fémur. Cette tumeur me parut tellement fluctuante, que je diagnostiquai un abcès froid ou une tumeur hématique liquide ; M. Michon, qui en avait eu la même opinion, y plongea le bistouri : c'était un énorme fongus cérébriforme qu'il fallut extirper et dont la femme finit par mourir.

Nulle part peut-être l'erreur que je signale n'a été commise plus souvent qu'à la mamelle. Pour ce qui est des abcès réels, j'ai vu un des chirurgiens les plus habiles de notre temps extirper un sein qu'il croyait cancéreux, quoiqu'il n'y eut en réalité qu'un large abcès chronique sous la mamelle. J'ai su par les journaux de médecine et par quelques témoins oculaires, qu'une méprise semblable avait été commise dans un des grands hôpitaux de Paris, il y a quelques années seulement. M. Roux (1) dit avoir commis lui-même cette méprise, et M. Cruveilhier (2) attribué à A. Cooper une semblable erreur.

L'une de ces erreurs, au surplus, n'est guère plus étonnante que l'autre ; si le cancer encéphaloïde peut donner l'idée d'un abcès, il n'y a pas de raison pour que certains abcès ne fassent pas naître la pensée d'un encéphaloïde. C'est dans ces cas que l'intervention d'une ponction exploratrice peut être de rigueur avant de se prononcer sur la nature du mal.

En tenant compte cependant des antécédents, du développement, des caractères antérieurs de la tumeur, des causes qui semblent en avoir provoqué l'apparition, et des phénomènes concomitants, il sera presque toujours possible d'éviter la confusion. Un encéphaloïde fluctuant est ordinairement dépourvu d'accidents inflammatoires, et, avant d'être fluctuante, la tumeur a été dure, inégale ; en même temps que certaines bosselures donnent l'idée d'un dépôt, il en est d'autres qui conservent leur dureté, leur élasticité ou leur consistance lardacée, sans parler des accidents accessoires et de la physionomie générale de la maladie. Avec un abcès, la tumeur, plus égale, molle d'une manière plus franche, est moins intimement confondue avec la peau, qui reste

____

(1) *Bulletin de l'Académie*, t. IX, p. 391.
(2) *Ibid.*, p. 419.

d'un gris sale, sans aspect gaufré ; si quelques bosselures surmontent les autres, elles s'amincissent promptement, et se laissent déprimer sans résistance ; c'est tout autour, et sur une grande partie de son étendue, que la tumeur est comme empâtée ou un peu lardacée. Les malades y ressentent un travail sourd, quelques battements, un peu de chaleur, et, en recherchant bien, on arrive presque toujours à constater que le mal a débuté par certains phénomènes inflammatoires.

Les *tumeurs érectiles*, artérielles ou veineuses, diffèrent trop complétement des cancers, quoique susceptibles peut-être de transformation maligne, pour qu'à la région mammaire en particulier il soit utile d'en étudier le diagnostic différentiel.

Que dire des tumeurs *épithéliales?* Une femme que j'en ai opérée à l'hôpital avait au-dessous de l'auréole une sorte de *morille*. Grosse comme le pouce, un peu pédiculée, appartenant au tissu cutané, cette tumeur était de nature bénigne. Chez deux autres malades j'ai vu sur le mamelon, ou dans le voisinage, des ulcères fendillés, gris, végétants, analogues aux boutons cancéreux des lèvres. Sans être sûr d'avoir vu le cancer épithélial à la mamelle, je suis donc disposé à l'y admettre. Il n'y aurait pas grande utilité d'ailleurs à en établir le diagnostic comparatif, puisqu'il constitue aussi par lui-même une tumeur de nature maligne.

Je ne connais qu'un exemple de tumeur *mélicérique* dans l'épaisseur du sein (page 314). Son volume, sa forme, tous ses caractères physiques enfin, auraient pu faire naître l'idée d'un kyste hématique, d'un kyste séreux ou, à la rigueur, d'un lipôme, mais nullement d'un cancer, soit encéphaloïde, soit squirrheux. Cependant je possède l'exemple d'une vaste tumeur mélicérique, à la région parotidienne, qui a fini par devenir un cancer et par tuer le malade. Dans le fait précédent, les parois de la tumeur étaient fort épaisses ; la matière épithéliale et la matière sébacée y étaient dans un état de décomposition assez avancée pour faire craindre qu'abandonnée à elle-même cette tumeur n'eût pas tardé à devenir maligne.

Les tumeurs *butyreuses* solides ont été trop peu étudiées jusqu'ici pour permettre de bien dire en quoi elles se distinguent ou se rapprochent des cancers. Si elles pouvaient être confondues avec le cancer, ce serait avec les tumeurs encéphaloïdes, et non avec les squirrhes. A en juger par les faits qui me sont propres, on évitera l'erreur en remarquant que la tumeur butyreuse est *empâtée* et lobulée tout à la fois, au lieu d'être fongueuse, élastique ou fluctuante ; qu'elle est mobile dans les tissus, comme les tumeurs adénoïdes, et que la peau ne s'y colle qu'à une période très avancée. On la distinguera de la tumeur adénoïde à son tour, en ce qu'elle n'en a ni l'élasticité, ni la fermeté ; en ce qu'au lieu de rebondir sous le doigt, elle se laisse en quelque sorte déprimer à la façon du beurre ou de la graisse.

Au fait, les tumeurs butyreuses méritent-elles le titre de tumeurs bénignes, ne rentrent-elles pas en définitive dans la catégorie des cancers ? Il est certain au moins que, dans la première observation que j'en ai recueillie, le mal s'est comporté et a fait périr la malade à la manière des tumeurs malignes. La matière crémeuse ou butyreuse trouvée par M. Robin dans le cancer anomal relaté page 471 plaide plus vivement encore dans le même sens.

En somme, il faudrait admettre peut-être que des tumeurs butyreuses primitivement bénignes, des hypertrophies partielles primitivement simples de la mamelle, des tumeurs mélicériques ou sébacées, des tumeurs adénoïdes même, ont fini par revêtir le caractère des tumeurs malignes, par se transformer en cancer. Sans donner cette conclusion comme le dernier mot de la science sur la question des transformations cancéreuses, je crois cependant utile de la rappeler afin d'empêcher des conclusions trop absolues dans le sens opposé.

§ IV. — Symptômes spéciaux.

A côté du diagnostic comparatif des tumeurs du sein, il me paraît utile de placer l'examen de quelques symptômes spéciaux.

A. *Douleur*. — Un des signes auxquels on attache le plus d'importance dans l'étude des cancers, c'est la douleur. Beaucoup de praticiens, presque tous les praticiens, aussi bien que les gens du monde, regardent la douleur comme un des signes les plus essentiels du cancer ; à les entendre, il n'y aurait guère de cancer sans douleur, et ils croient volontiers qu'une tumeur du sein non douloureuse ne doit pas être un cancer. On est là-dessus dans une erreur complète. Presque toutes les tumeurs bénignes du sein sont quelquefois accompagnées de douleurs. Les nodosités de la glande, quoique de nature bénigne, ont précisément pour caractère d'être très douloureuses. J'ai vu je ne sais combien de femmes tourmentées pendant des mois, quelquefois pendant des années, de douleurs vives dans un point de la mamelle, sans qu'il soit jamais survenu chez elles la moindre tuméfaction de mauvaise nature, sans même qu'il y eût de tumeur réelle dans l'organe douloureux.

Combien de fois n'ai-je pas vu des tumeurs encéphaloïdes énormes parcourir au contraire toutes leurs phases chez des femmes qui n'en souffraient en aucune façon, et qui, par cela même, se croyaient à peine malades. Le squirrhe lui-même, le squirrhe lardacé surtout, le squirrhe en masse, existent souvent pendant plusieurs mois, sans être accompagnés de douleur ; le squirrhe pustuleux en est presque constamment dépourvu, de même que le squirrhe en nappe, le squirrhe en plaque ou en cuirasse des téguments, et il n'y a guère que le squirrhe partiel, que le squirrhe ligneux, soit hypertrophique, soit atrophique, que le squirrhe rayonné, auxquels la douleur s'associe presque constamment.

Loin de moi, toutefois, le projet de soutenir que le cancer n'est jamais douloureux : appuyé sur un grand nombre d'observations cliniques, j'affirme simplement qu'il ne l'est pas toujours, que la plupart des cancers ne le sont qu'à une période avancée de leur développement, et que dès lors la douleur ne peut pas servir à distinguer le cancer des tumeurs bénignes.

Aujourd'hui encore, j'ai vu dans mon cabinet une dame anglaise, âgée de soixante ans, qui a le sein gauche complétement transformé en squirrhe, avec une foule de pustules dans le voisinage, et jusque dans le tissu même de la mamelle ; cette dame, dont le mal paraît dater de cinq ans, a si peu souffert, qu'elle s'est décidée à consulter pour la première fois il y a un mois, donnant pour raison de son incurie que, n'éprouvant aucune douleur, elle n'a point eu la pensée qu'elle était malade.

Au commencement de 1852, j'ai vu avec le docteur Goujon une dame âgée de soixante-douze ans, qui me faisait appeler pour une fracture du col du fémur, sans songer à une tumeur qu'elle avait au sein droit. Or cette tumeur, dont le commencement remonte à une dizaine d'années, n'est rien moins qu'un squirrhe ligneux entouré de bosselures rouges largement ulcérées, qui envoie des prolongements du côté de l'aisselle, et qui a fait naître un engorgement considérable de tout le bras. La malade cependant n'en avait jamais parlé à sa famille ni à personne ; elle s'est bornée à de simples pansements imaginés et exécutés par elle ; tout **cela** dit-elle, parce qu'elle n'en souffre point, et n'en a jamais souffert !

J'insisterais moins sur ces faits, si la doctrine commune était sans inconvénient. Préoccupés de la douleur, qu'ils admettent volontiers à titre de signe essentiel, les médecins considèrent longtemps comme bénignes des tumeurs de nature réellement maligne ; donnant au malade des conseils basés sur cette opinion, ils laissent la maladie faire des progrès, et lui permettent de se généraliser. De leur côté, les pauvres femmes, persuadées que leur mal de sein n'est point dangereux tant que la douleur ne s'y ajoute pas, restent souvent dans une sécurité fatale, en ne s'occupant pas de leur tumeur à l'époque où il serait facile de les en débarrasser.

Il ne se passe pas de semaine où je ne rencontre de ces malades qui, au reproche que je leur adresse d'avoir gardé si longtemps leur mal sans en parler, me donnent pour principale réponse : « Mais je n'en souffrais point, je n'y éprouvais pas de douleur. » Devant y revenir au chapitre des indications, je me bornerai à dire par avance qu'un axiome pourrait être ainsi posé à ce sujet : « Dans la mamelle, comme ailleurs, il peut exister des douleurs de toute sorte, sans qu'il y ait de maladie grave, de même qu'il peut y avoir des maladies redoutables, des cancers, sans que la femme éprouve la moindre douleur. Rien n'est dangereux comme de mesurer la malignité ou la bénignité de la maladie par l'intensité ou l'absence de la douleur dans un organe quelconque. »

Ceci ne s'applique cependant qu'aux premières périodes de l'affection, car il est généralement vrai, je ne le conteste pas, qu'à une période avancée, les cancers deviennent presque tous le siége de douleurs quelquefois très vives ; mais alors la douleur n'a plus aucune importance diagnostique, attendu que l'existence des autres caractères spécifiques ne permet plus de méconnaître la maladie.

Quant à la nature de la douleur dans les tumeurs cancéreuses du sein, elle n'a rien non plus de spécifique au début ; différant à peine de certaines douleurs névralgiques, des douleurs ou des élancements qui traversent parfois les tumeurs bénignes, et même le sein absolument dépourvu de tumeurs, elle ne peut pas être d'un grand secours dans la détermination de la nature du mal.

Plus tard néanmoins les douleurs, bien étudiées, ne seraient pas sans valeur, si les autres caractères de l'affection ne suffisaient pas. La douleur des cancers est ordinairement pongitive, sourde, constrictive. Il semble à la femme que sa tumeur soit entourée de liens qui tendent à la briser, ou bien à en augmenter la fixité, le poids. D'autres fois elle existe sous forme d'élancements ; il semble que le sein soit traversé par des rayons, ou, comme le disait Dupuytren, par des éclairs de douleur. Pour les malades, c'est comme si on leur donnait des coups de canif dans le sein ; quelques unes se plaignent d'un sentiment de brûlure, d'autres d'une sensation de froid très prononcée. En général, cette douleur se répand par des irradiations dont le cancer est le foyer ou le centre. Au demeurant, c'est le squirrhe bien plus que l'encéphaloïde qui en est accompagné. Les tumeurs chondroïdes, fibro-plastiques, le cancer épithélial et le cancer mélanique, en sont souvent exempts, n'en sont du moins guère plus accompagnés que les tumeurs de nature bénigne.

B. *Suintement par le mamelon.* — Un signe ou symptôme qui n'avait guère été signalé d'une manière spéciale jusqu'ici vient d'être étudié par M. A. Richard (1). Je veux parler de certains écoulements qui se font par le mamelon. Ayant observé cinq ou six fois, sur une trentaine de tumeurs du sein, qu'à une période encore peu avancée de la maladie il s'était effectué par le mamelon un suintement hématique ou séreux, M. Richard s'est demandé à quelle nature de tumeurs devait être rapporté ce suintement. Ses recherches l'ont conduit à croire que les tumeurs de nature bénigne, que les tumeurs adénoïdes, pouvaient seules lui donner naissance ; que dès lors ce serait un signe diagnostique d'une grande valeur, puisqu'il servirait ainsi à distinguer les tumeurs non cancéreuses des véritables cancers.

Sans rejeter absolument les conclusions de l'auteur, je ne voudrais pourtant pas que jusqu'à plus ample informé on leur accordât trop de confiance. Le suintement par le mamelon est un phénomène que j'ai rencontré un grand nombre de fois ; plusieurs des malades qui me l'ont présenté étaient atteintes de cancer : mais j'avoue n'y avoir pas attaché assez d'importance pour être en droit d'en juger complétement la valeur aujourd'hui. J'ajouterai, d'un autre côté, que d'autres obser-

(1) *Revue médico chirurgicale de Paris*, 1852.

vateurs qui l'ont également remarqué, que M. Lebert (1), entre
autres, qui en cite trois exemples, ne le mentionne, comme
Boyer (2), comme A. Bérard (3), qu'à l'occasion de tumeurs cancéreuses ; Bérard ajoute qu'il peut exister sans être suivi de
cancer. C'est, du reste, un suintement dont il existe plusieurs
espèces importantes à ne pas confondre. Ainsi on doit d'abord
en élaguer le suintement des affections eczémateuses. Il ne
peut pas être question non plus du suintement sanguinolent
ou ichoreux qui se fait par les gerçures, les crevasses ou
les exulcérations de la racine du mamelon, chez les femmes
atteintes de squirrhe confirmé. C'est un écoulement de liquide
tantôt analogue à du sang, tantôt semblable à du café léger,
ou à de la bière, ou à de la sérosité roussâtre, qui s'écoule
de l'intérieur de la mamelle par le mamelon lui-même, sans solution de continuité apparente : tout indique que ce liquide
s'échappe par les conduits lactés.

Maintenant pourquoi sa présence serait-elle plutôt un signe
de tumeurs bénignes que de tumeurs cancéreuses. L'auteur qui, comme M. Lebert, rapporte les tumeurs adénoïdes à l'hypertrophie de la mamelle, laisse entendre qu'étant
représentées par un développement exagéré du tissu glandulaire, elles doivent tout naturellement fournir la sécrétion et le suintement dont il parle ; mais j'ai déjà dit et prouvé, je
crois, que ces tumeurs ne se continuent point avec le tissu mammaire, qu'elles ne sont point une partie du tissu sécréteur, qu'il
n'en part aucun canal excréteur, que du commencement à la fin
elles se comportent à la manière des tumeurs de nouvelle formation.

Au point de vue de l'expérience, M. Richard, qui n'a vu le
suintement ichoreux du mamelon que chez des femmes atteintes
de tumeurs bénignes, rapporte pourtant un fait puisé dans mon

(1) *Maladies cancéreuses*, page 343.
(2) Page 223, t. VII, édit. 1818.
(3) Thèse, etc., p. 96.

service à l'hôpital de la Charité, qui ne laisse pas, à mon sens, que d'être embarrassant, puisqu'il avait existé d'une manière évidente, quoiqu'il s'agit bien cependant d'une tumeur dont la nature cancéreuse a été constatée par le microscope et par l'inspection simple.

Tout entier à son opinion, M. Richard dit bien que dans cette tumeur tout n'était pas cancéreux, qu'il existait une sorte de tumeur adénoïde, d'hypertrophie partielle de la mamelle au milieu du cancer, et que c'est de la portion bénigne que venait le suintement du mamelon; mais outre que l'association de tumeurs semblables n'a jamais été rencontrée dans le sein jusqu'ici, il n'en faudrait pas moins admettre que ce genre de suintement peut avoir lieu quand la tumeur est cancéreuse. Il ne servirait pas à grand'chose de pouvoir dire, en pareil cas, qu'il existe dans la masse morbide une portion de tumeur bénigne en même temps que du cancer.

Il faut remarquer, du reste, que les tumeurs adénoïdes ne seraient pas seules à le faire naître, puisque M. Richard parle d'une malade qui l'a présenté, et qui était affectée d'une tumeur constituée par une simple agglomération de kystes. C'est en somme un suintement que j'ai rencontré plus souvent avec le squirrhe ou l'encéphaloïde qu'avec les tumeurs bénignes, et qu'il faudrait peut-être rapporter d'une manière générale à la dilatation ou à l'irritation de certains galactophores troublés dans leurs rapports ou dans leurs fonctions par la présence des tumeurs, quelles qu'en soient l'espèce ou la nature, développées dans le tissu mammaire.

C. *Etat général*.—Bien peu de praticiens aujourd'hui diagnostiquent la nature cancéreuse d'une tumeur du sein d'après la physionomie de la femme ou la teinte des téguments. A l'exception de quelques cas rares, les femmes atteintes de cancer au sein ne présentent d'abord rien dans l'état général qui puisse faire supposer la nature de leur maladie. Lorsque la teinte jaunâtre ou bistre du visage, la physionomie qui caractérise ce qu'on appelle la cachexie cancéreuse existe, c'est que l'infection générale est établie, c'est qu'un coup d'œil sur la tumeur ne laisse plus de prise au doute, c'est que la nature du cancer n'est que trop évidente depuis longtemps. C'est donc encore là un signe à mettre de côté; car il ne fournit quelque lumière qu'à partir du moment où elle est inutile.

Toutes les difficultés du diagnostic sont accumulées en effet sur le point de départ, sur la première période de la maladie; c'est alors que les signes spéciaux seraient nécessaires, c'est alors aussi qu'ils manquent ordinairement, et c'est pour cette raison qu'on aurait tort d'attacher une grande valeur à ceux qui ont été empruntés à la douleur, à la cachexie, etc.

D. Jusqu'à quel point les résultats fournis par le *microscope* dans l'étude des tumeurs peuvent-ils éclairer le diagnostic des cancers du sein? Si à l'aide de cet instrument il était possible de caractériser la nature intime des produits pathologiques, il deviendrait, on le conçoit, d'un secours inappréciable dans la pratique. Il serait si facile d'enlever quelques fragments des tumeurs ulcérées, il y aurait si peu de danger à extraire une certaine quantité du tissu des tumeurs occultes à l'aide d'une aiguille, d'un trocart ou d'une canule portés par ponction dans leur profondeur, il faut si peu de substance au microscope, que le diagnostic du cancer n'aurait plus rien d'embarrassant ni de vague. Quelques micrographes n'hésitent point aujourd'hui à admettre de telles merveilles; mais ce que j'ai dit (page 491) de la cellule cancéreuse a dû mettre en garde déjà contre cette prétention.

Que les recherches microscopiques soient invoquées pour aider à caractériser le cancer séparé du malade, je le veux bien; mais au point de vue clinique, elles exposeraient, quant à présent, à de dangereuses erreurs, si on leur accordait une véritable importance. Quoi qu'en dise M. Broca (1), la cellule cancéreuse existe, d'après le témoignage des micrographes eux-mêmes, dans des produits qui n'ont absolument rien de cancéreux. Le malade

(1) *Op. cit.*, p. 461.

auquel j'ai réséqué le talon fongueux en est un exemple concluant. On verra d'un autre côté, comme je l'ai déjà montré (page 492), qu'elle manque dans des tumeurs dont la nature maligne ou cancéreuse ne donne prise à aucun doute. Si, interrogé au lit du malade, le microscope répond qu'il y a ou qu'il n'y a point de cellule cancéreuse dans la tumeur, qu'en conclura le praticien? Quel chirurgien osera prendre un parti, d'après un pareil renseignement, sur un témoignage aussi incertain?

Ce n'est pas tout : quand même la cellule constituerait l'élément fondamental, l'élément *sine quâ non* du cancer, qui pourrait affirmer qu'elle manque dans la tumeur qu'on vient d'examiner, par cela seul que le microscope n'en aura pas trouvé dans les fragments qui lui ont été soumis? Ne se peut-il pas que l'instrument explorateur, plongé avec soin dans les tissus, n'entraîne que des parcelles bénignes, quoique la tumeur contienne en réalité beaucoup de cellules cancéreuses? Une tumeur cancéreuse est en définitive composée d'éléments variés ; elle contient du tissu cellulaire, de la graisse, des vaisseaux et souvent du tissu mammaire encore peu altéré. Qui ne voit que dans l'observation de M. Richard, par exemple, où la tumeur comprenait à la fois une masse adénoïde et un cancer non douteux, l'instrument explorateur eût pu amener du tissu non cancéreux tout aussi bien que la cellule maligne? Que serait devenu dans ce cas le diagnostic?

Dans une tumeur chondroïde enlevée de la cuisse d'un de mes malades, M. Lebert (1) a trouvé d'un côté au microscope tous les éléments du tissu fibro-plastique, et sur d'autres points disséminés le suc cancéreux avec les caractères types de l'encéphaloïde.

Les micrographes les plus habiles conviennent qu'il faut, pour se prononcer sur la nature d'une tumeur, la possibilité de l'examiner tout entière, d'en étudier les différentes couches ou les

____

(1) *Union médicale*, 1853, p. 15.

différents lobules. Pour être sûr qu'une tumeur ne contient point de cellules cancéreuses, ne faudrait-il pas en effet l'avoir morcelée à l'infini, en avoir en quelque sorte passé l'une après l'autre toutes les parcelles au foyer de la lentille?

On peut donc dire du microscope ce que j'ai dit de la douleur : il n'éclaire rien et n'engendre que doute et incertitude, alors qu'on aurait le plus besoin de son concours, dans la première période des tumeurs cancéreuses; le diagnostic de la maladie est suffisamment clair, au contraire, quand il est en mesure de donner un témoignage affirmatif ou négatif.

Ainsi je n'admets pas qu'il soit encore possible de diagnostiquer le cancer du sein à l'aide du microscope, mieux qu'au moyen de la séméiologie ordinaire et de l'observation purement clinique.

CHAPITRE III.

NATURE, ÉTIOLOGIE DU CANCER.

Autrefois on admettait volontiers que des irritations répétées, que l'inflammation, pouvaient faire naître le cancer. Broussais et son école ont fait revivre un instant cette doctrine, abandonnée aujourd'hui, et qui, dans le sens absolu, ne supporte pas en effet le moindre examen. Les coups, les violences extérieures, souvent invoqués en pareil cas, sont également insuffisants, d'une manière générale, pour expliquer la naissance de cette fâcheuse maladie ; peut-être cependant la question a-t-elle besoin d'être revue sous ce rapport.

Violences extérieures. — S'il suffisait, a-t-on dit, de coups, de chutes, d'irritations mécaniques répétées pour produire les cancers, on pourrait en faire naître à volonté; or, tout le monde sait qu'il n'est pas plus possible d'en produire exprès que d'en guérir les malades.

Aux malades qui rapportent leur tumeur à une violence

externe, et beaucoup de femmes atteintes de cancer au sein sont dans ce cas, on répond que la tumeur préexistait, que la malade ne s'en était point aperçue auparavant, que la violence a été l'occasion et non la cause du mal. Ce raisonnement peut être fondé, mais l'opinion contraire n'est pas insoutenable. Si nombre de femmes ne se souviennent de rien comme cause de leur tumeur, il ne s'ensuit point qu'il n'y ait pas eu là quelque pression, quelque froissement. Une contusion, un pincement s'oubliant très vite, peuvent devenir ainsi la source de maladies qui ne se montrent que plus tard. Il me paraît si difficile, dans quelques cas de cancers de la bouche, des lèvres ou de la langue, de nier l'influence d'une irritation longtemps prolongée par l'effet de dents gâtées ; tant de malades rapportent le cancer des lèvres au contact de la pipe, et cette étiologie paraît si évidente dans certains cas, que je n'oserais pas en nier la réalité chez tous les cancéreux.

On a souvent invoqué l'exemple des vésicatoires, des cautères permanents pour prouver l'insuffisance des irritations répétées dans la production du cancer. Jamais peut-être, a-t-on dit, depuis Bayle et M. Cayol, on n'a vu un cautère ni un vésicatoire se transformer en cancer ; combien de malheureux ont les jambes criblées d'ulcères toute leur vie sans qu'il leur vienne de cancer ! et qui a jamais vu un ulcère des jambes non cancéreux dès le principe le devenir par la suite ?

J'ignore ce que les autres praticiens ont pu observer sous ce rapport ; quant à moi, j'ai déjà rencontré dix exemples de cautères ou de vésicatoires devenus cancéreux au bras ou à la jambe. J'en ai opéré six et vu opérer deux autres. Ils appartenaient tous à la forme épithéliale, il est vrai ; mais ils n'en ont pas moins suivi les phases de l'espèce cancéreuse jusqu'au bout. L'un des malades, homme fort et robuste, que j'ai longtemps traité par la cautérisation avec l'acide sulfurique, a éprouvé trois récidives sur place. M. Jobert, qui l'a soigné plus tard, dut en venir à la désarticulation du bras. Des tumeurs nouvelles se développèrent au-dessus de la clavicule et sur le côté de la poitrine, puis le pauvre patient est mort avec tous les signes de tumeurs semblables à l'intérieur du thorax.

Une dame que j'avais guérie d'un ulcère pareil au bras gauche à l'aide du caustique sulfurique fut reprise un an après de tumeurs lancinantes dans le creux de l'aisselle. J'allai la voir près de Gisors, où elle habitait l'été, et je la trouvai en proie au développement d'une masse dure et bosselée, très douloureuse, qui occupait toute la cavité axillaire. Ramenée à Paris, cette dame, entourée des plus tendres soins, consulta tout le monde, essaya de tous les traitements, et n'en vit pas moins sa tumeur en engendrer bientôt de nouvelles au-dessus des clavicules et du côté de la poitrine, puis s'ulcérer, revêtir tous les caractères du cancer, et amener en définitive la mort après d'atroces souffrances. Chez une autre dame, que j'ai vue avec M. Vidal, c'était un cautère de la jambe qui avait subi la transformation cancéreuse ; j'en ai opéré deux à l'hôpital qui l'avaient l'un sur un ancien cautère, l'autre sur un ancien vésicatoire du bras. Le seul des malades de cette espèce qui soit guéri, ne l'est encore du reste que depuis cinq ans ; son cancer, *épithélial*, avait déjà été attaqué vainement par les caustiques ; j'en fis l'extirpation avec le concours de M. le docteur Delatre, son parent, au printemps de 1848, et la plaie, qui se cicatrisa régulièrement, n'a jamais inspiré de craintes depuis, quoique le malade soit sujet à des accès d'asthme ou de suffocation, et que, pendant la cure, les ganglions de l'aisselle se soient gonflés, soient devenus douloureux au point d'exiger cinq ou six applications de sangsues à une dizaine de jours d'intervalle.

Pour ceux qui ont imaginé que le *cancroïde* n'est pas un cancer, ces faits, qui appartiennent tous aux cancers épithéliaux, ne prouveront rien peut-être ; mais pour le véritable chirurgien ils seront, je crois, sans réplique.

Sans nier absolument l'influence des causes externes dans la production des cancers, quelques auteurs se bornent à dire qu'il

faut au moins une prédisposition spéciale ; que sans une prédisposition, la cause externe n'aurait point eu de résultat.

Il fallait bien, en effet, puisqu'on ne peut point le faire naître
à volonté, que les individus affectés de cancer eussent dans leur
organisme une certaine prédisposition à le contracter ; mais
cette prédisposition étant admise comme un fait, la science n'en
est guère plus avancée. Toutes les maladies pourraient invoquer
la même particularité. Sans la prédisposition, la phthisie ne
s'établit que rarement. L'affection dite scrofuleuse n'exige-t-elle
pas aussi une prédisposition organique ? Est-ce que certains individus ne sont pas prédisposés aux lipômes, aux tumeurs et aux
stéatomes ? est-ce que la pneumonie elle-même n'a pas besoin,
chez la plupart des personnes qu'elle atteint, d'une prédisposition spéciale ? Survenant à l'occasion de causes les plus légères,
tandis que des causes semblables, beaucoup plus intenses, ne
produisent rien de pareil sur une infinité d'autres personnes,
il est naturel d'admettre pour le cancer une prédisposition spéciale ; mais cela n'empêche en aucune façon la nécessité d'une
cause occasionnelle, sans laquelle il ne se manifesterait point.

ARTICLE PREMIER.

CAUSES PRÉDISPOSANTES.

Rien ne prouve jusqu'ici que la cause prédisposante du cancer
existe sous forme de matière hétérologue à l'état latent. Ce n'est
ni dans l'âge, ni dans le sexe, ni dans la constitution, ni dans
l'état de santé général, ni dans le régime, ni dans le climat,
ni même dans la nature des tissus qu'elle se trouve.

S'il est vrai que le jeune âge y soit moins exposé que la vieillesse, il est également certain qu'aucune période de la vie n'est
absolument exempte de cancer. Le cancer du sein en particulier
est moins rare qu'on ne le dit avant l'âge de trente ans. J'en ai
vu un exemple en 1849 chez une jeune fille de dix-sept ans. La
tumeur, franchement encéphaloïde, avait le volume d'une tête
de nouveau-né. On en fit l'extirpation : elle repullula, et la jeune

fille succomba à l'infection cancéreuse générale. J'ai rencontré plusieurs faits de même nature chez des femmes âgées de vingt-cinq, vingt-six, vingt-sept, vingt-huit et trente ans. C'est entre quarante et soixante ans qu'on rencontre le plus souvent les cancers du sein; mais les autres périodes de l'existence n'en préservent point. L'époque la plus avancée de la vie n'en est pas exempte elle-même. Plusieurs femmes âgées de soixante-quinze, de quatre-vingts et même de quatre-vingt-dix ans, m'en ont offert la preuve. J'ai donné des soins, entre autres, à deux dames, deux sœurs, mesdames C...., âgées, l'une de quatre-vingt-cinq ans, l'autre de quatre-vingt-neuf ans, qui avaient chacune un squirrhe bien conditionné dans le sein gauche. D'ailleurs si le cancer du sein est plus commun à partir de trente ans que dans la jeunesse, n'en est-il pas de même de toutes les maladies un peu graves de cet organe? Plus disposée aux inflammations de quinze à trente ans, la mamelle se prête mieux ensuite aux affections purement organiques.

Sur 212 squirrhes de la mamelle observés à l'hôpital, j'en trouve :

De 20 à 30 ans.	2
De 30 à 40	25
De 40 à 50	76
De 50 à 60	62
De 60 à 80	30

Les autres sans indication d'âge.

Pour l'encéphaloïde, sur 62 :

De 20 à 30 ans.	5
De 30 à 40	6
De 40 à 50	19
De 50 à 60	17
De 60 à 80	7
Après 80	7

En sorte que c'est de quarante à cinquante ans, puis de cinquante à soixante ans, que le sein des femmes est incontestablement le plus exposé aux cancers, soit sous forme de squirrhe, soit avec les caractères de l'encéphaloïde.

L'une des mamelles y est-elle plus exposée que l'autre? Mon tableau montre que sur 212 squirrhes il y en avait 116 à gauche, 75 à droite et 6 des deux côtés, avec 15 sans indications; mais sur les 62 encéphaloïdes 33 étaient à droite et 23 seulement à gauche; en sorte que, pour l'ensemble, la proportion est à quelque chose près la même des deux côtés.

Le sexe n'explique point la prédisposition au cancer, car si l'homme y est moins sujet à la mamelle que la femme, la différence des fonctions de l'organe rend parfaitement compte du fait, en même temps que le cancer n'est pas moins fréquent chez l'homme que chez la femme dans une foule d'autres régions.

On a souvent parlé de la santé habituelle, de certaines constitutions, comme cause prédisposante du cancer. Rien ne m'a paru vrai dans ce qui a été dit sous ce rapport. Les cancers du sein se développent tout aussi bien chez les femmes dont la santé n'a d'ailleurs laissé rien à désirer jusque-là, que chez les femmes débiles et valétudinaires. Combien de fois n'ai-je pas rencontré le cancer chez des femmes robustes, bien constituées, chez des femmes qui auraient fait envie à tout le monde par leur bonne mine : chez des femmes sanguines, bien musclées, aussi bien que chez des femmes nerveuses, faibles ou impressionnables ; chez des femmes lymphatiques, grasses, aussi bien que chez les femmes brunes, sèches, atrabilaires !

En somme, mes observations autorisent à dire que nulle constitution organique, nul état de santé, générale ou habituelle, ne met à l'abri du cancer ; qu'il n'y a pas lieu dès lors à chercher de ce côté la cause prédisposante de la maladie. Je dois en dire autant de l'état moral ; la tristesse, les chagrins, les peines de l'âme, les angoisses de toute sorte, tant invoqués par le public et même par certains observateurs, ne jouent absolument aucun rôle dans la production du cancer, et s'il est permis d'en tenir compte, c'est, en réalité, plutôt pour complaire au malade que pour satisfaire un besoin scientifique.

Ce que l'on a dit du régime n'est guère plus concluant. En

supposant que l'abus des spiritueux, que l'habitude des mets épicés, des aliments irritants, des écarts de régime, soient pour quelque chose dans la production du cancer de l'estomac ou des intestins, il est au moins douteux que les personnes adonnées à ce genre d'excès soient plus exposées que les autres aux cancers externes. Le cancer du sein, incontestablement le plus commun de tous, s'observe précisément chez le sexe dont le régime alimentaire reste étranger aux infractions dont je viens de parler.

Les habitudes générales de la vie, le genre d'occupations, les exercices divers, sont également étrangers à la cause prédisposante du cancer, quoique le contraire ait été admis par quelques auteurs. Il en est de même des climats, des conditions hygiéniques en général. J'ai vu le cancer du sein chez les habitants des villes aussi bien que chez les femmes de la campagne; chez les femmes riches comme chez celles qui sont pauvres ou qui vivent dans la misère; chez les femmes de tel département aussi bien que de tel autre. Tout indique que la fréquence proportionnelle de cette maladie est à peu près la même en Angleterre, en Russie, en Allemagne, en France, en Italie, en Suisse, en Portugal, en Espagne; et les habitants des deux Amériques, des Indes et de l'Afrique, ne sont pas plus exempts du cancer que les populations d'Europe. Comment en serait-il autrement d'ailleurs, puisque, ainsi que le démontre la médecine comparée, les animaux, les animaux domestiques comme les animaux restés sauvages, les carnivores surtout, y sont eux-mêmes sujets.

Quant à la texture ou aux fonctions de certains organes, il n'y a pas à en contester le rôle dans la production du cancer. Il est certain que le testicule chez l'homme et la mamelle chez la femme, que l'œil, les lèvres dans les deux sexes, parmi les organes externes, y sont plus sujets qu'aucune autre partie du corps. La texture si compliquée du testicule et de la mamelle, de ce dernier organe surtout, rend facilement compte du fait; la densité, la *sécheresse* de son tissu cellulo-fibreux ; sa trame vasculaire où entre en si forte proportion le système lymphatique ; la consistance de son parenchyme , le nombre des conduits lactifères ; l'entrelacement de ses divers éléments ; la présence d'une doublure muqueuse dans ses radicules excréteurs; ses fonctions spéciales : tout se réunit dans le sein pour y appeler en quelque sorte les productions hétéromorphes. Rien de tout cela cependant ne peut constituer la cause prédisposante du cancer. Pour ceux qui ne veulent pas se repaître d'illusions, ou se payer de mots vides de sens, le mieux est d'avouer que la science ignore encore complétement la nature de cette cause.

ARTICLE II.

CAUSES OCCASIONNELLES.

La science n'est guère plus avancée au point de vue des causes occasionnelles que sous le rapport de la cause prédisposante. Ce qu'il y a de plus clair, c'est que le cancer joue dans l'organisme le rôle d'un être parasite, d'une espèce organique dont le but est de se substituer aux autres. Un antagonisme général a existé de tout temps dans la nature ; la matière, éternelle dans son essence, change perpétuellement de forme et de place pour constituer des êtres, des espèces destinées à rester perpétuellement en lutte, qui n'ont d'autre but que de se détruire les unes les autres, en attendant que chacune d'elles soit détruite à son tour par des substitutions incessantes.

Si l'homme tend à faire disparaître les espèces qui menacent le plus son existence, si les êtres les plus forts ou les plus intelligents tendent à se substituer partout aux espèces moins favorisées par le Créateur, il est bien évident aussi que notre organisme est menacé de toutes parts et continuellement attaqué par des espèces qui le minent en empruntant au nombre ou à la malignité ce qui leur manque d'un autre côté. Qui ne devine, en y réfléchissant, la puissance des molécules innombrables, des êtres microscopiques au milieu desquels nous vivons, qui nous imbibent et nous pénètrent en tout sens? Qui ne voit que le but naturel de ces myriades d'organismes imperceptibles est de dissocier les éléments de notre composition propre, de se substituer aux molécules dont l'agglomération représente l'homme et les grandes espèces animales !

Voyez ce cancer sous forme d'un globule, d'une vésicule, le voilà du volume d'une tête d'épingle ; laissez-le marcher, suivez-le ; tout infime que soit son volume, que paraisse sa force ou sa puissance, rien ne l'arrêtera : il va s'étendre, augmenter de masse ; les parcelles qui le composent vont se multiplier ; il va s'approprier l'organe qui l'a reçu, le détruire, se substituer à lui, le faire disparaître sans en laisser de trace ; si, un peu plus tard le cancer en vient à réagir sur sa propre substance, à se détruire lui-même, il n'en continuera pas moins d'attaquer sans cesse l'organisme au sein duquel il s'est établi, de manière à en continuer la destruction, jusqu'à ce que la vie s'y trouve éteinte.

Une fois installé dans l'économie, il ne se borne plus à la région qui lui a d'abord été sacrifiée ; il se répand, soit dans le voisinage par toutes sortes de voies, soit dans le système vasculaire, pour être disséminé, éparpillé ensuite partout, et pour déposer des germes de destruction ou de mort dans tous les lieux où la nature va le déposer.

Dire avec Klenke (1), que le cancer, que la cellule cancéreuse est un organisme indépendant, un demi-individu susceptible de se développer, de se multiplier une fois qu'il est établi dans les tissus, ou bien avec Baron et d'autres, que c'est un animal réel, une hydatide, ce n'en est pas moins aller se perdre dans le champ des suppositions sans profit pour la science. L'observation apprend que le cancer agit en parasite, par substitution de matière active, mais elle ne permet pas d'aller plus loin.

L'*hérédité*, qui découle du principe précédent, est une cause

____

(1) Broca, *Op. cit.*, p. 195.

incontestable de cancer. J'ai vu une infinité de femmes chez lesquelles cette cause n'était que trop évidente. Plus du tiers des malades que j'ai observées me l'ont présentée. Pour les unes, c'était le père qui était mort d'un cancer au pylore, au foie, à la langue ou aux organes génitaux. Chez le plus grand nombre, la maladie cancéreuse avait existé chez la mère, soit à l'utérus, soit au sein. J'ai vu des familles où les trois sœurs, filles d'une mère morte d'un cancer à la mamelle, ont été atteintes, entre trente et quarante ans, de tumeurs cancéreuses au sein. Mais comment l'hérédité s'établit-elle? On ne le sait point, et rien n'indique d'abord qu'elle aura ou qu'elle n'aura pas de manifestation dans la descendance des individus qui ont le malheur de la posséder.

Un fait à ne point perdre de vue dans l'étude des causes occasionnelles du cancer, c'est que cette maladie ne se montre guère de prime abord que dans les organes susceptibles d'être atteints, irrités, violentés, d'une manière quelconque par les objets extérieurs; c'est que la fréquence du cancer est précisément en rapport avec l'aptitude des organes à recevoir l'influence des violences externes. Qu'y a-t-il de plus exposé aux froissements que le testicule et la mamelle, de plus exposé aux excitations de toutes sortes que l'utérus, les lèvres ou la langue; de plus exposé à l'action irritante des boissons ou des aliments, des matières ingérées, que l'isthme du gosier, l'œsophage, l'estomac, le pylore, quelques points de l'intestin grêle, l'S iliaque du côlon et le rectum ou la vessie? Pourquoi, si les causes externes étaient étrangères à la naissance du cancer; pourquoi, si cette maladie était d'abord une affection constitutionnelle, débuterait-elle presque constamment par un point très limité de l'économie, et se maintiendrait-elle là si longtemps, quand les malades jouissent d'ailleurs d'une santé si parfaite? Pourquoi l'altération générale de l'économie ne précéderait-elle pas la manifestation extérieure du cancer, au lieu de la suivre, d'en être la conséquence?

Hypothèse pour hypothèse, n'est-il pas rationnel, puisqu'au début il paraît local, d'admettre que le cancer naît réellement sous l'influence d'une cause externe quelconque? Une fois établi, il tend sans cesse à infecter l'économie de sa substance sans perdre de son action destructive. N'est-ce pas de la sorte que procèdent les virus, les poisons? n'est-ce pas ainsi qu'agit le virus syphilitique, le virus rabique, le poison de la morve, etc.? Une tumeur cancéreuse étant admise, on conçoit qu'un mouvement exosmotique en éparpille assez vite les molécules dans une atmosphère dont l'étendue ne saurait être précisée. Qui peut nier que ces molécules ne puissent rester en incubation ou à l'état latent dans l'économie pendant un temps variable? Pourquoi les lymphatiques n'en prendraient-ils pas quelques parcelles pour les déposer dans les ganglions? Pourquoi les molécules du cancer ne passeraient-elles pas aussi dans les veinules qui avoisinent ou qui traversent la tumeur? Qu'y a-t-il d'étonnant que cette tumeur devienne assez vite la source d'une foule de tumeurs semblables, soit aux environs de la première, soit même dans des régions fort éloignées. N'est-il pas tout simple que l'économie tout entière finisse par en être infectée? Quel besoin a-t-on en définitive d'admettre que les tumeurs cancéreuses ne peuvent être que la manifestation *locale* d'une maladie générale préexistante?

On se demande, il est vrai, ce qui fait qu'une violence extérieure amène la formation d'un cancer plutôt que de toute autre production morbide, et comment une matière pareille, une entité si complète, si nettement dessinée, peut être la conséquence d'une action commune, comment une *spécificité* si manifeste peut résulter d'un phénomène qui n'a rien de spécifique. A cela je n'ai rien à répondre de satisfaisant, je le sens tout le premier; mais le voile dont toutes ces questions paraissent enveloppées en couvre bien d'autres en pathologie, sans que la science s'en préoccupe sérieusement.

Il serait si important de connaître l'étiologie du cancer, qu'on pardonne volontiers à ceux qui s'en occupent toutes les suppositions possibles. Presque tous les anciens, et encore aujourd'hui un certain nombre de praticiens, croient, ainsi que je l'ai dit, que la plupart des tumeurs, quelle qu'en soit la nature première, sont susceptibles de subir la transformation ou la dégénérescence cancéreuse; qu'une induration lardacée, de quelque tissu ou de quelque organe que ce soit, peut n'être que le premier degré d'un cancer : pour eux, le mot *squirrhe*, par exemple, s'applique à toutes les tumeurs dures ou élastiques. Aussi les voit-on encore donner le nom de squirrhe aux tumeurs fibreuses de l'utérus, par exemple, et ne point distinguer du squirrhe proprement dit les tumeurs adénoïdes du sein, ou les hypertrophies partielles de cet organe. Dans l'école de Laënnec, à laquelle se rattachent, comme moi, sous ce rapport, les micrographes modernes, tout cela n'est, au contraire, qu'erreur et mensonge; le cancer est distinct dès le principe comme à la fin, alors que la tumeur ne dépasse pas le volume d'une tête d'épingle, aussi bien que lorsqu'elle arrive à égaler le volume de la tête; à toute époque, enfin, les cancers forment une espèce aussi distincte des autres tumeurs qu'une cerise le serait d'une poire, par exemple, et il n'y a pas plus possibilité de transformation en cancer d'une tumeur de nature primitivement différente qu'entre une fraise et une groseille, je suppose.

Chaque classe de tumeurs a manifestement son existence propre, qu'elle soit homologue ou hétérologue. Un corps fibreux n'est pas plus susceptible de devenir un cancer qu'un kyste mélicérique de se transformer en lipôme; il est douteux qu'on ait jamais vu le cancer se substituer aux stéatomes, aux kystes sébacés, aux tumeurs graisseuses, aux exostoses, et l'analyse des faits invoqués à l'appui de l'ancienne doctrine montre qu'ils ne se rapportent point au cancer.

Un exemple de prétendu cancer succédant à un stéatome du crâne, apporté en 1844 à l'Académie comme preuve d'une transformation incontestable, était tout simplement un cas de tumeur atéromateuse décomposée. Dans les observations de Dupuytren, il est facile de voir qu'au lieu d'une dégénérescence cancéreuse, la tumeur avait subi la décomposition putride, comme je l'ai rencontré souvent dans les polypes de l'utérus, deux fois encore dans le courant de l'année 1852, à l'hôpital de la Charité.

Il m'est arrivé plusieurs fois aussi d'enlever des polypes utérins que des praticiens notables avaient qualifié du titre de cancer. L'erreur tenait alors à ce que la tumeur, ramollie, tombant en putrilage, donnait lieu à une sécrétion infecte au sein des organes génitaux.

Il ne m'a jamais été possible d'établir la moindre relation plausible entre le cancer et d'anciennes affections phlegmasiques du sein. Des abcès multiples, finissant par cribler la mamelle de fistules et de bosselures indurées, peuvent exister des années entières ; le tissu glanduleux et ses cloisons interlobulaires peuvent s'hypertrophier, s'indurer, se bosseler, subir toutes sortes d'altérations ; mais il n'en résultera rien qui ressemble en quoi que ce soit au cancer.

C'est surtout dans le cancer secondaire, dans les cas de cancer multiple ou disséminé, qu'il est facile de saisir la spécificité de l'élément cancéreux. Est-il possible, en effet, de songer à une transformation de quelque élément pathologique préalable, en présence des cancers pustuleux, par exemple, ou des plaques squirrheuses de la peau ? est-il possible qu'une tumeur qui a la propriété d'en faire naître partout de semblables ne soit pas une maladie spécifique absolument distincte de toute autre ?

Cependant, en soutenant ces principes au sein de l'Académie en 1844 (1), principes que je proclame dans mon enseignement public depuis 1820, j'ai fait quelques réserves (pages 362-364) ; il m'est venu à l'esprit quelques scrupules. Frappé des

____

(1) *Bulletin*, t. IX, p. 362.

rapprochements que la nature semble établir parfois entre des tumeurs dont la nature et l'espèce semblaient d'abord fort éloignées, je me suis demandé s'il ne faudrait pas admettre que, dans quelques cas au moins, le cancer réel peut avoir été primitivement une tumeur bénigne. Au point de vue du pronostic et de la thérapeutique, ce fait aurait une telle importance, qu'il n'est pas permis de l'éluder, de s'en tenir envers lui à de simples fins de non-recevoir.

Une femme a pendant vingt ans dans le sein une tumeur du volume d'une noix, tumeur globuleuse, indolente, mobile, dépourvue d'adhérence avec les tissus voisins, sans s'en préoccuper; est-il possible de nier que ce soit là une tumeur adénoïde ou bénigne? Ayant acquis le volume des deux poings dans l'espace de six mois (1), extirpée par Blandin, cette tumeur se trouva cependant constituée par du tissu encéphaloïde. On n'a point invoqué, il est vrai, le secours du microscope pour en vérifier la nature; mais les caractères en étaient si tranchés, qu'aucun doute n'est vraiment possible à son égard.

Je suis porté à croire, en outre, que le cancer a quelquefois pour point de départ un caillot ou une parcelle de matière plastique, sécrétoire ou hématique, exsudée. Les cancers de l'œil, par exemple, m'ont souvent paru se rapporter à une violence externe, à du sang épanché entre les membranes, dans l'épaisseur de la choroïde surtout : quelques uns de ces cancers ne résultent-ils pas de la transformation d'une concrétion hématique ou autre, établie préalablement dans l'œil.

Il se développe assez souvent dans l'épaisseur des os des tumeurs qui deviennent bientôt le siége de battements et d'un bruit de forge; rien ne ressemble au cancer comme ces sortes de tumeurs; il n'est pas douteux néanmoins qu'elles ne soient constituées par du sang caillé, par de la fibrine dénaturée. J'en ai trouvé d'aussi grosses que le poing et même da-

____

(1) *Bulletin de l'Académie*, t. IX, p. 355.

vantage dans les condyles du fémur, dans l'épaisseur du tibia, voire même dans l'épaisseur des os du crâne. J'ai vu des pelotons variqueux se transformer en une masse du volume d'un œuf, et le sang renfermé dans leurs vacuoles se concréter, se durcir, à tel point qu'une fois extirpées, ces tumeurs donnaient une coupe homogène d'un noir roussâtre, d'un aspect semblable à celui de la truffe ; il n'était pourtant pas douteux qu'elles ne fussent formées par du sang dénaturé ou transformé. J'ai vu des tumeurs érectiles, des tumeurs érectiles veineuses principalement, subir à la longue une transformation telle qu'elles ont fini par ressembler beaucoup au cancer. J'ai enlevé de la racine du doigt médius d'une jeune fille de treize ans une tumeur grosse comme une noix, venue à la suite d'un coup, datant de trois ans, tumeur qui repullula à la façon des cancers : évidemment composée de matériaux hématiques, cette tumeur conservait cependant toute la physionomie d'une masse de sang concrète, très solide, des plus homogènes.

J'ai vu, en outre, des tumeurs constituées par du sang solide, au milieu des vacuoles veineuses, et labourées par le tissu sous-cutané dans toutes sortes de directions. Ayant pour trame fondamentale un réseau fibro-vasculaire ou fibro-celluleux, elles devaient leur volume et leur existence à de la matière hématique épanchée, infiltrée, solidiée, confondue d'une manière intime avec ce réseau. Il n'est pas enfin jusqu'à des tumeurs franchement hématiques, encore molles ou pultacées, dans lesquelles on n'ait cru trouver à l'inspection simple du tissu cérébriforme, en même temps que le microscope y constatait l'existence de la cellule cancéreuse.

Si, comme je le crois, les tumeurs adénoïdes résultent souvent d'une violence externe, ont fréquemment pour point de départ un peu de sang épanché, un grumeau de matière concrète venue soit du système vasculaire, soit des canaux excréteurs ou du tissu glanduleux lui-même, il y aurait ainsi une échelle facile à suivre dans l'évolution des tumeurs par exsudation en général : 1° la tumeur simplement variqueuse, mais concrète ; 2° la tumeur érectile veineuse ; 3° la tumeur hématique réticulée ; 4° la tumeur hématique homogène ; 5° la tumeur adénoïde ; 6° la tumeur mélanique ; 7° la tumeur encéphaloïde ; échelle ou cordon dont le premier terme se trouverait dans la varice, tandis que le dernier aboutirait au cancer.

Il ne m'en coûte nullement de convenir au surplus que de telles suppositions sont loin encore de la démonstration. Il est d'ailleurs assez piquant de voir les anatomo-pathologistes les plus habiles, tels que MM. Cruveilhier, Lebert, Broca, s'emparer de la doctrine de l'indépendance du cancer, doctrine que j'ai soutenue toute ma vie, et la défendre d'une manière absolue, alors que, pour ma part, je commence à douter de son exactitude : personne, du reste, n'a invoqué plus de preuves et de bonnes raisons en sa faveur que M. Broca (1).

ARTICLE III.

CONTAGION.

La manière dont le cancer se comporte dans les organes, l'espèce d'hérédité qu'on lui attribue avec raison, ont porté les pathologistes à se demander s'il ne pourrait pas naître par contagion. Quelques recherches ont été faites dans le but d'éclaircir cette question. Dupuytren, Alibert, qui, les premiers, ont fait des expériences à ce sujet, sont restés convaincus que le cancer n'est point contagieux ; il en a été de même de Vogel et de Valentin. Il paraît cependant que Langenbeck, injectant du suc cancéreux dans les veines d'animaux sains, est arrivé à un résultat positif.

Voici, sous ce rapport, un fait plus concluant, je crois, qu'aucun de ceux qui l'ont précédé. La matière cancéreuse tirée d'un sein que je venais d'opérer a été injectée dans la veine jugulaire d'un chien par MM. Follin et Lebert. Toutes les précautions avaient

(1) Page 504, 511.

été prises pour s'assurer que le liquide injecté était bien de nature cancéreuse. A l'autopsie de l'animal, au bout de quinze jours, on a trouvé dans les parois du cœur de petites tumeurs du volume d'un pois, d'un haricot, d'une tête d'épingle, et qui contenaient toutes des cellules cancéreuses.

Les antagonistes de la contagion objecteront peut-être qu'il n'y a eu là qu'une simple coïncidence, que le chien était infecté de cancer avant l'opération ; mais outre qu'un tel raisonnement serait difficile à soutenir, il ne faut pas oublier que Langenbeck a réussi de la même façon.

Il y a longtemps, du reste, que, pour mon compte, je regarde la contagion du cancer, non comme démontrée, mais comme possible.

Il m'est arrivé trois fois entre autres de voir le cancer de la verge envahir le gland, juste et seulement dans le point tenu en contact avec une partie du prépuce qui en était depuis longtemps affectée. L'organe était resté sain tout autour, et nulle part il n'y avait de continuité entre la surface cancéreuse du gland et la surface cancéreuse du prépuce.

C'est au vagin que ce mode de développement du cancer est surtout assez fréquent. Lorsque de la lèvre postérieure le cancer du col utérin gagne de proche en proche le vagin, il n'y a rien que de très naturel ; mais il arrive aussi que la paroi vaginale devient le siége d'une plaque cancéreuse juste sur le point habituellement en contact avec le cancer du museau de tanche ; de telle façon qu'entre cette plaque et la racine du col il peut y avoir une étendue notable de tissus restés tout à fait sains.

On dira, je le sais, que ce n'est point là de la contagion, que c'est le cancer qui se répète sur plusieurs points chez le même individu, et sous l'influence d'une même cause. Mais je me demande pourquoi la cause générale du cancer en fait précisément naître juste sur les points qui touchent la tumeur primitive plutôt que partout ailleurs.

Conclure que le cancer n'est point contagieux parce qu'on a vainement essayé de le transmettre par inoculation, par ingestion dans les voies digestives, ou par injection dans le torrent circulatoire, serait conclure sans motif; car de quel droit veut-on que ce soit là le mode génésique du cancer? De ce que la matière cancéreuse, qu'on peut considérer comme *morte* une fois détachée de l'individu, ne produit point d'effet, il ne s'ensuit pas que, maintenue longtemps en contact avec une autre partie vivante, elle ne se reproduise pas. Le fait de Bellanger qui, au dire de Peyrilhe, aurait eu un cancer pour avoir respiré de l'icher d'un cancer, et celui de Schmidt qui, selon Lassus (1), eut un cancer au bout de la langue pour avoir goûté de la matière cancéreuse, sont insignifiants sans doute, comme ceux d'Alibert, de Dupuytren et de Biett en sens contraire; s'il est vrai que, dans ses rapports avec une femme dont l'utérus est cancéreux, l'homme ne gagne point le cancer; qu'il en soit de même du contact des lèvres; que l'on puisse toucher impunément toute espèce de cancer, soit avec la peau saine, soit avec des organes dégarnis d'épiderme, ainsi que le font si souvent les chirurgiens, les malades, ou les gardes-malades, cela prouve que la contagion du cancer n'est pas facile, qu'elle exige des conditions encore inconnues; mais non que le cancer n'est pas contagieux. Les faits cliniques que j'ai observés, confirmés par les expériences de Langenbeck, par l'observation remarquable de MM. Follin et Lebert, me paraissent de nature à ébranler au moins la croyance générale sous ce rapport, et à faire voir que la contagion du cancer est une question qui mérite de nouvelles recherches. En donnant l'éveil sur un sujet qui en est d'ailleurs digne à tous égards, mon but n'est autre, du reste, que de faire naître l'idée de quelques réserves, quant aux rapports des individus sains avec les individus cancéreux.

(1) *Pathologie*, t. 1, p. 438.

CHAPITRE IV.

PRONOSTIC DU CANCER.

Abandonné aux ressources de la nature, le cancer ne disparaît jamais ; ceux qui ont cru ou qui disent le contraire, se trompent ; leurs assertions tiennent à des erreurs de diagnostic, ou bien à ce qu'ils confondent des tumeurs de natures diverses sous le titre de cancer. Je m'étonne qu'un savant de la valeur de M. Bennett (1) conserve encore cette croyance. Un squirrhe, un encéphaloïde, une tumeur napiforme, une tumeur fibroplastique, le cancer épithélial, le cancer mélanique, bien caractérisés, suivent fatalement leur évolution destructive jusqu'à ce que la mort du malade s'ensuive. Une fois né, on ne voit jamais le cancer rétrograder ; il n'y a pas plus lieu d'espérer la disparition spontanée d'un cancer quand il est petit, du volume d'une pointe d'épingle, par exemple, qu'à partir du moment où il égale le volume du poing ou de la tête.

C'est là une proposition dont l'exactitude n'est malheureusement que trop facile à constater ; malheur au chirurgien, au médecin, malheur au malade surtout, qui se font illusion à ce sujet, qui se bercent d'une espérance tout à fait vaine en pareil cas, et qui mettent ainsi leurs désirs à la place de la triste vérité. Des deux genres de guérison spontanée du cancer indiqués comme possibles, le premier se rapporte au cancer encéphaloïde, le second au squirrhe. Voici à quoi tient l'illusion dans les deux cas.

Une fois ulcérés, certains cancers encéphaloïdes se boursouflent, s'épanouissent en forme de champignon et finissent quelquefois par se mortifier, par tomber spontanément (voy. page 452). L'ulcère que la chute de ces champignons laisse à nu peut se déterger, se régulariser, se cicatriser même en partie, et donner pour un instant l'espoir d'une guérison qui, hélas ! ne se réalise

____

(1) *On cancerous and cancroid growths*, etc. Edimb., 1849.

point ou n'est du moins jamais de longue durée, comme chez cette princesse russe dont parle Boyer (1), et qui mourut cancéreuse au bout de huit mois.

On a là ce qui a été décrit sous le titre de *destruction des cancers par la gangrène;* j'en ai vu moi-même deux exemples ; mais comme la gangrène laisse à peu près toujours sur place une partie du mal, ce n'est point là ce que l'on peut entendre par guérison spontanée du cancer; ce n'est, après tout, qu'une sorte de destruction opérée accidentellement par la nature, ou plutôt par la tumeur elle-même dont l'évolution se trouve mécaniquement troublée.

La guérison spontanée du squirrhe a été admise d'une autre manière. Chez certaines femmes, le squirrhe ligneux partiel une fois ulcéré, se déprime, se dessèche si complétement, qu'il finit par se couvrir d'une pellicule qu'on a pu prendre pour une cicatrice. On voit parfois le squirrhe atrophique se ratatiner, se creuser de rainures si profondes, entraîner de son côté les téguments avec tant de force, que toute la peau du voisinage en est comme plissée profondément. Quelques pathologistes en ont conclu qu'il s'opérait alors dans le cancer un travail de rétraction analogue à celui que présentent les tissus cicatriciels.

Pour M. Virchow, ce travail a pour but d'éliminer, par un effort interstitiel ou moléculaire profond, la matière cancéreuse, de faire disparaître petit à petit la tumeur et d'en effectuer la guérison. Il faut ne point avoir suivi les malades ou avoir observé bien superficiellement la marche des cancers, pour se payer de semblables suppositions, pour tomber dans de si étranges illusions.

Les squirrhes ne se cicatrisent jamais qu'à la surface, et le doigt porté sur leurs prétendues cicatrices trouve toujours qu'elles reposent sur une masse ligneuse, sur un véritable squirrhe qui

____

(1) Tome VII, p. 234, édit. de 1821.

a gagné en largeur ou en épaisseur, au lieu de se réduire ou de disparaître.

Si la tumeur s'est amoindrie d'un côté, elle s'est étendue dans un autre sens, ou bien il s'en forme de nouvelles, soit dans des régions, soit dans des organes plus ou moins éloignés. Il en est de même des plissements, du travail atrophique qui ont tant impressionné M. Virchow. Le 9 octobre 1852, j'ai vu avec le docteur Blatin une malade atteinte de squirrhe rayonné, dont le sein droit s'est amélioré à tel point depuis trois mois, que la famille comprend à peine la gravité du pronostic porté par nous dès le principe. C'est que le sein gauche avait été envahi à son tour par le cancer et que l'intérieur de la poitrine, commençait à se prendre aussi.

Sous ces rayons, dans ces profondes rainures, la densité du squirrhe, sa dessiccation, ont augmenté plutôt que diminué; soyez sûrs que le tissu de la tumeur n'a point changé de nature, que dans un sens ou dans l'autre, le squirrhe gagne au lieu de s'amoindrir. Que l'esprit donc ne s'arrête point à ce fol espoir de la guérison du cancer par les ressources seules de l'organisme, car la mort est le terme naturel de cette cruelle maladie. Seulement, pour y conduire les malades, elle ne suit pas toujours la même route; elle n'y met pas toujours le même temps. Ainsi le cancer épithélial, du reste fort rare à la mamelle, est compatible, dans certains cas, au visage, par exemple, avec une longue existence; l'encéphaloïde, au contraire, qui accorde rarement plus de deux à quatre ans, marche souvent beaucoup plus vite; il en est de même de la mélanose.

La marche de certains squirrhes, du squirrhe ligneux, du squirrhe atrophique en particulier, est quelquefois très lente. C'est lui qui dure, chez certaines femmes, jusqu'à dix, quinze ou vingt ans avant d'éteindre la vie. Le squirrhe lardacé, au contraire, marche presque aussi vite que l'encéphaloïde. Il en est de même du squirrhe ligneux en masse, du squirrhe ligneux en plaques ou en cuirasse.

Avec le squirrhe pustuleux disséminé, comme avec le cancer fibro-plastique et le cancer chondroïde, on peut vivre plusieurs années. Tous ces cancers tuent, ou bien en infectant l'économie de leurs principes destructeurs, ou bien par l'envahissement progressif des tissus et des organes.

Le pronostic du cancer est d'ailleurs le même à tous les âges, dans les deux sexes, dans toutes les conditions individuelles ou générales de la vie sociale. Il est vrai pourtant que les jeunes sujets en meurent un peu plus vite que les personnes avancées en âge, quoique certains vieillards cependant y succombent tout aussi rapidement que les malades âgés de trente à quarante ans.

Il n'est point démontré que l'âge critique des femmes exerce une influence manifeste sur la marche du cancer, qu'elle en augmente la gravité ou la fréquence. C'est de quarante à soixante ans qu'on voit le plus de cancers du sein chez les femmes ; mais c'est aussi à cette période de la vie qu'on voit le plus de cancers chez l'homme. On n'en observe pas plus, d'ailleurs, de quarante-cinq à cinquante ans que de quarante à quarante-cinq, que de cinquante à cinquante-cinq ans. Au demeurant, le pronostic du cancer est aussi grave qu'on puisse le supposer pour la plus terrible maladie qui afflige l'espèce humaine. C'est un mal qui ne fait grâce à personne ; si la thérapeutique devait rester aussi impuissante que l'organisme en présence du cancer, il n'y aurait plus qu'à désespérer de nos semblables en l'apercevant !

Une fois *ulcérés*, les cancers du sein se généralisent de plus en plus, et finissent par menacer la vie en suivant une marche qui est loin d'être la même pour tous. Tantôt, par exemple, les tumeurs se multiplient à l'infini ; il s'en développe successivement au cou, aux aisselles, sur différents points de la poitrine, à la surface du ventre, dans les membres et partout ; tantôt, au contraire, le squirrhe en masse et le squirrhe en plaques s'associent au point d'envelopper toute la poitrine et d'étouffer les malades. Quelquefois le mal ne semble gagner qu'un des côtés du thorax, et s'attaquer principalement à l'aisselle. Souvent alors d'énormes plaques ligneuses ou lardacées occupent tout le creux axillaire sans que les malades s'en doutent, quoiqu'il n'y ait encore qu'une tumeur peu volumineuse au sein. Récemment il est venu me consulter d'Étampes une malade qui se croit à peine indisposée, parce qu'elle n'a dans le sein gauche qu'un ulcère large comme un décime, et qui a pourtant le creux de l'aisselle entièrement rempli d'une masse ligneuse épaisse de plus de 3 centimètres. En pareil cas le bras correspondant ne tarde pas à être douloureux. La circulation y devient difficile; aussi le voit-on bientôt s'œdématier, enfler au point de doubler de volume dans toute sa longueur chez certaines femmes, et ressembler à la fin à un membre éléphantiaque.

Au lieu d'attaquer simplement les parties extérieures ou les enveloppes du squelette, le cancer du sein envahit souvent les organes internes, sans que ses apparences du dehors soient devenues beaucoup plus effrayantes.

Une dame de Versailles, madame B..., est venue me consulter souvent, en 1850 et 1851, pour un squirrhe lardacé, ulcéré, mais partiel, du sein gauche, qui la faisait à peine souffrir. Ayant reconnu chez elle un prolongement squirrheux jusqu'au sommet de l'aisselle, et un petit ganglion au-dessus de la clavicule, je la dissuadai de toute idée d'opération, et ne lui conseillai que des moyens palliatifs. D'une constitution et d'une santé délicates, elle est restée dans cet état pendant plus d'un an, avec des douleurs lancinantes parfois assez vives, mais sans que ses tumeurs fissent beaucoup de progrès, sans rien perdre de sa bonne coloration, de son agilité, de sa gaieté, de sa sécurité même. Le bras finit par s'engorger pourtant; une tuméfaction distincte s'établit entre le sein et la clavicule. Quelques semaines plus tard, et sans apparition de tumeurs nouvelles au dehors, madame B... cessa de pouvoir digérer, éprouva quelques douleurs dans le ventre, pâlit rapidement et perdit ses forces. J'allai la voir à Versailles : tout l'épigastre, une grande partie de la région ombilicale et du flanc droit, étaient occupés par une énorme masse cancéreuse, qui ne lui accorda plus que quelques semaines d'existence.

Chez d'autres malades, les cancers, sans envahir préalablement le système lymphatique, ou après avoir envahi la plupart des ganglions des régions voisines, se disséminent dans presque tous les organes, en ne troublant parfois les fonctions centrales que d'une façon assez peu marquée. Que de fois il m'est arrivé de trouver des tumeurs cancéreuses dans différentes régions du ventre, dans le foie, dans les poumons, dans les muscles, chez des femmes dont la santé ne s'était réellement altérée que depuis peu de temps. J'en ai vu aussi qui étaient tellement infectées de cancers, qu'elles en avaient jusque dans les os de la poitrine et de tous les membres. J'ai vu, en 1850, derrière l'hôtel de ville, une pauvre femme qui avait refusé trois ans auparavant de se laisser enlever un petit squirrhe partiel du sein droit, et qui, clouée sur son lit, sans possibilité d'exécuter aucun mouvement, était criblée de plaques ou de masses cancéreuses de la tête aux pieds. Elle en avait partout, la malheureuse, dans la peau, dans les muscles, dans les ganglions lymphatiques, dans l'épaisseur des membres, à la tête, au cou, à la poitrine, dans l'aisselle, dans l'épaisseur des cuisses et des jambes; tous les organes contenus dans le ventre semblaient en être eux-mêmes comme lardés.

Telle femme qui a débuté par n'avoir que des tumeurs encéphaloïdes dans le sein, peut finir par être criblée de toutes les formes de cancer à la fois. J'ai vu une dame anglaise dont le sein gauche avait été le siège d'un volumineux cancer encéphaloïde d'abord, cancer qu'on enleva, dont la plaie guérit, et chez laquelle survinrent plus tard de nouvelles fongosités squirrhoïdes, puis des plaques ligneuses, puis un énorme gonflement des bras, puis des pustules, puis des plaques dans la peau du devant de la poitrine, puis des pelotons ou des masses dures, lardacées, comme fibro-plastiques, sous les épaules et dans l'épaisseur des parois du ventre.

A ce degré de la maladie, si les femmes ne meurent pas d'hémorrhagie, ne sont pas emportées par l'abondance de la suppuration, par la continuité ou l'intensité des douleurs, elles prennent généralement une teinte jaunâtre, jaune-paille, indice de la cachexie, de l'infection cancéreuse ; cessant de digérer, elles s'énervent, s'étiolent de plus en plus, et arrivent à la longue à un état de maigreur squelettique ; ou bien elles s'infiltrent, principalement aux membres inférieurs, deviennent bouffies du côté du visage, et meurent anémiques ou épuisées par des souffrances de toutes sortes.

Tel est, en résumé, le sort qui attend les malheureuses femmes atteintes de cancer au sein, que ce soit un squirrhe, un encéphaloïde, une tumeur fibro-plastique, une tumeur chondroïde, ou une tumeur épithéliale.

CHAPITRE V.

TRAITEMENT DES CANCERS DU SEIN.

La gravité bien connue du cancer ne justifie que trop les tentatives incessantes auxquelles on se livre depuis des siècles pour en trouver le remède.

Insoluble par elle-même, douée d'une puissance de destruction telle, que si l'art ne parvient pas à en arrêter le développement, elle finit toujours, tôt ou tard, par l'emporter sur la résistance de l'organisme, la tumeur cancéreuse du sein diffère en cela de la plupart des autres maladies. Ainsi la syphilis, dont la qualité virulente n'est point contestable, qui produit en général tant de ravages quand l'art n'intervient pas, n'en est pas moins de nature à s'arrêter, à s'éteindre d'elle-même, chez un certain nombre des individus qu'elle affecte. Il n'est pas jusqu'au principe de la rage, dont personne ne peut contester l'effroyable gravité, qui ne puisse s'éteindre sur place.

Seule donc, entre toutes, la maladie cancéreuse a constamment une terminaison fatale, si la thérapeutique n'y met point obstacle.

Les cancers du sein, comme le cancer en général, ont été attaqués par toutes sortes de remèdes ou de médications. Il faudrait des volumes pour indiquer ou passer simplement en revue ce qui a été imaginé en ce sens. Comme la plupart des chirurgiens, j'ai admis d'abord l'efficacité de quelques uns de ces moyens; mais, après les avoir soumis à une épreuve rigoureuse, chez un grand nombre de malades, j'ai acquis la désolante conviction qu'aucun d'eux ne triomphe du cancer réel, du cancer parfaitement caractérisé. L'opinion contraire ne se maintient que par suite d'erreurs de diagnostic.

On ne croit avoir guéri des cancers que parce qu'on n'a pas su ou pas voulu distinguer d'abord les tumeurs malignes des tumeurs bénignes. Confondant avec le squirrhe ou l'encéphaloïde, soit l'hypertrophie partielle, soit l'hypertrophie totale, soit des kystes, soit des tumeurs adénoïdes, etc., on a pu croire que des cancers avaient disparu, alors qu'on avait simplement guéri des tumeurs bénignes ou des engorgements non cancéreux. La science était si peu avancée sous ce rapport parmi nous, il y a quelques années à peine, que la pratique ne pouvait point éviter une telle confusion. Aujourd'hui encore, les pathologistes qui regardent le cancer comme une terminaison d'affections ou de tumeurs primitivement bénignes doivent y retomber sans cesse.

Aussi est-ce une question qui a besoin d'être reprise par sa base, et rien, en pathologie, ne montre mieux l'importance d'un bon diagnostic, l'indispensable nécessité, pour sortir du vague ou de l'incertain, de ne tenir compte que des faits relatifs à des tumeurs préalablement bien diagnostiquées.

ARTICLE PREMIER.

MÉDICATION GÉNÉRALE.

Les remèdes ou les médications du cancer sont naturellement de deux ordres, internes ou externes. Parmi les premiers, se présentent d'abord les émissions sanguines, locales ou générales.

§ Iᵉʳ. Les *saignées* du bras souvent répétées, et qui ont joui à diverses époques d'une certaine réputation, ne sont plus conseillées maintenant par personne, à moins que ce ne soit pour remplir quelques indications spéciales. Les sangsues ne sont pas tout à fait dans le même cas. Broussais et ses élèves, persuadés que l'inflammation était la source du cancer comme de presque toutes les autres maladies, avaient une grande confiance en ce moyen, dont Lisfranc a plus que personne fait usage dans le traitement des tumeurs du sein. Mais il suffit de jeter un coup d'œil sur ce qui a été publié au nom de ces praticiens, pour être aussitôt convaincu qu'ils confondaient sous le titre de cancer à peu près toutes les tumeurs de la mamelle, et qu'ils n'ont jamais guéri de cancer réel au moyen des applications répétées de sangsues.

Il ne faudrait pas néanmoins rejeter l'emploi des sangsues d'une manière trop absolue dans le traitement des cancers du sein. Je dirai plus loin ce qu'on est en droit d'en attendre. Pour le squirrhe pustuleux, le squirrhe ligneux en masse, en plaques ou en cuirasse, les tumeurs encéphaloïdes, il est inutile d'y songer; le véritable squirrhe ligneux partiel, ou lardacé diffus, n'en éprouve également aucun bien. Tout au plus, les applications de sangsues peuvent-elles en pareil cas modérer un peu le développement des tumeurs malignes, jouer le rôle de remède palliatif dans certains cas.

§ II. Les *purgatifs* et les *vomitifs* n'ont jamais été beaucoup employés seuls à titre de remède curatif du cancer; mais ils ont été mis en usage concurremment avec d'autres moyens, avec les émissions sanguines elles-mêmes, avec une alimentation légère, avec le *cura famis* préconisé par Pouteau. Une diète sévère et les purgatifs sont incapables de guérir les cancers; si un tel régime amenait une diminution dans le volume de la tumeur comme dans la masse totale du corps, le cancer reprendrait bien vite son excès de volume, dès qu'on se relâcherait de la rigueur primitive de l'alimentation. Les faits invoqués par Pouteau sont d'ailleurs parfaitement insignifiants, et la méthode vantée par ce chirurgien n'est plus suivie par personne. Elle est digne en tous points de l'oubli dans lequel elle est tombée.

§ III. Les *préparations de ciguë*, mises en renom, il y a un siècle, par Stoerk, inspirent encore quelque confiance aux médecins, et peu de cancéreux succombent sans avoir pris pendant un temps variable de l'extrait ou de la poudre de ciguë. J'ai, pour ma part, prescrit les préparations de ciguë, de même que l'aconit, à plusieurs centaines de malades, et j'ai trouvé ces médicaments parfaitement incapables de guérir les tumeurs franchement cancéreuses de la mamelle. Que l'on mette de côté tous les engorgements, toutes les tumeurs étrangères au cancer, et l'on aura promptement la preuve de l'impuissance de la médication de Stoerk. Il est d'ailleurs facile de voir, en lisant ce qui a été écrit par les partisans de la ciguë, qu'elle n'a jamais réussi entre leurs mains que dans des cas d'affection bénigne. La semence, les *séminoïdes* de ciguë, donnés comme plus efficaces que le reste de la plante ou son extrait, ne m'ont pas mieux réussi. Je suis donc disposé à croire que MM. Devay et Guillermond (1) sont tombés dans une illusion complète à ce sujet. La *conicine*, à la dose de 1 à 20 centigrammes par jour, est restée elle-même complétement inefficace entre mes mains contre les véritables cancers.

§ IV. Beaucoup d'autres substances ont obtenu aussi un certain crédit. Des solutions diverses ont été préconisées dans le dernier siècle, et même dans le siècle actuel. C'est le fer, le carbonate de fer surtout, qui a produit des merveilles entre les mains de Carmichaël. On connaît sous le titre de *liqueur fondante et résolutive de Kœchlin* une solution de sulfate de cuivre ammoniacal qui passe pour guérir les cancers. Quelques praticiens recommandables m'ayant assuré s'en être bien trouvés, j'ai dû mettre cette liqueur à l'épreuve. Les résultats n'ont point répondu à mon désir : des 150 femmes auxquelles je l'ai prescrite

____

(1) *Maladies cancéreuses*, etc., 1853.

jusqu'ici, aucune n'a éprouvé la moindre amélioration, et si je m'en sers encore quelquefois, c'est uniquement pour ne pas laisser sans quelque espérance de secours les malheureuses qui me consultent.

§V. L'*arsenic* lui-même a eu ses partisans; la liqueur ou solution de Fowler ne pouvait point être oubliée en pareil cas; M. Walsh donne en quelque sorte comme spécifique du cancer une préparation d'iodure d'arsenic; mais il est clair, par ce qui a été publié à ce sujet, que les préparations arsenicales ne guérissent point les tumeurs réellement cancéreuses. Mon peu de goût naturel pour l'emploi de ces substances m'a d'ailleurs empêché de les prescrire à personne. Ne pouvant être utile par leur intervention, j'aurais craint de nuire en les essayant.

Toutefois, on en a tant vanté la propriété neutralisante, la spécificité en pareil cas, que peut-être y aurait-il lieu de soumettre l'arsenic à une expérimentation rigoureuse. Un décigramme d'arsenic dans un litre d'eau; une cuillerée de cette solution chaque matin d'abord; deux cuillerées au bout de huit jours; après quatorze jours, trois cuillerées; un purgatif tous les huit jours: voilà la formule de Lefèvre, et à peu près celle que préconisent si fortement Hill, Pouteau. Six bouteilles du médicament suffisent pour chaque malade (1).

§VI. L'action bien connue, la puissance incontestable du *mercure* sur l'économie animale a dû promptement faire naître la pensée de l'appliquer au traitement des cancers. J'ai essayé, faute de mieux, plusieurs centaines de fois, soit la liqueur de Van Swieten, soit le mercure soluble, soit les pilules de Dupuytren, de Sédillot, soit le cyanure de mercure, soit le proto-iodure, soit le deuto-iodure de la même substance, soit le calomel à l'intérieur, soit l'onguent mercuriel en frictions, soit le sulfure de mercure en fumigations, soit le sublimé en bains; et il est résulté de mes essais un fait malheureusement trop manifeste, à savoir, que le

(1) Littré, *Dictionnaire de médecine*, t. VI, p. 315.

cancer ne cède pas plus aux médications hydrargyriques qu'aux autres remèdes indiqués plus haut. Je n'ai point remarqué que de tels remèdes aggravassent la maladie, comme le croit M. Roux, mais il est parfaitement vrai de dire qu'ils ne la font point rétrograder. Il en est de même de la décoction de *Zittemann* que Rust trouve si efficace (1).

§ VII. Les *substances alcalines*, qui ont eu aussi leur vogue, ne méritent que trop, sous ce rapport, l'oubli où elles sont déjà tombées. Personne, de nos jours, n'oserait conseiller sérieusement, à titre de remède curatif, les eaux de Vichy ou le bicarbonate de soude contre une tumeur cancéreuse. Le chlorhydrate de baryte que Crawford a tant préconisé, il y a un demi-siècle, n'a eu qu'un éclair très passager de réputation. Inutile de mentionner une série de moyens encore plus insignifiants que ceux-ci, et dont les médicastres seuls vantent quelquefois les merveilles.

§ VIII. Ce qu'on a dit des *préparations d'or* contre la syphilis a donné l'idée de les essayer aussi contre le cancer. Le caractère si complètement rebelle du cancer ne m'a donné que trop d'occasions de voir ce qu'il y avait de fondé dans les résultats publiés par les partisans de la méthode du docteur Chrestien. Or, il m'a été bientôt démontré que le muriate d'or était absolument sans valeur contre le cancer. Bien plus, il ne guérit point non plus de la syphilis, il se borne ici à ne point empêcher la maladie de s'étendre. Les succès qui lui sont attribués n'ont eu lieu que chez des malades préalablement traités par les mercuriaux, et il est très loin de posséder, en définitive, l'activité qu'on lui a si naïvement accordée. Au lieu de le donner à la dose de quelques milligrammes, ou tout au plus d'un centigramme une ou deux fois le jour, comme le prescrivent Chrestien et ses élèves, je l'ai administré tout d'abord chez quelques malades, à la dose de 25, de 30, de 50 et 60 centigrammes, sans qu'il en soit résulté d'effet plus évident que de l'ingestion de quelques pilules de matière

____

(1) Littré, *Dictionnaire de médecine*, t. VI, p. 316.

inerte. En vue de l'imagination des malades, j'ai donné une ou deux pilules de mie de pain en place de muriate d'or, ou de muriate d'or en place de mie de pain : les phénomènes produits ont eu lieu aussi souvent à l'occasion de la mie de pain qu'à l'occasion du muriate d'or. Je ne voudrais pas conclure de là, sans doute, que le chlorhydrate double d'or et de soude soit une substance inerte, mais on m'accordera du moins qu'il est sans effet réel dans le traitement des cancers, des cancers de la bouche, de la langue en particulier, comme des cancers de la mamelle.

§ IX. Le *quinquina*, la *salsepareille*, les sudorifiques, les amers en général, ne méritent pas qu'on s'arrête à en discuter l'utilité. Ils n'ont rien, absolument rien de spécifique contre la maladie dont je m'occupe, et il n'y a pas lieu de réfuter les thérapeutistes qui ont émis de nos jours encore une opinion contraire.

§ X. *Les iodures.* — Le cancer est une si désastreuse maladie, que tout moyen nouveau qui vient à se faire jour dans la matière médicale ne tarde pas à être essayé contre elle. L'efficacité de l'iode ou de ses préparations contre une nombreuse classe de maladies autorisait certainement à l'essayer contre le cancer. Aussi l'iode a-t-il été mis en usage sous toutes les formes et à toutes les doses, chez un nombre infini de cancéreux. Son action supposée contre les engorgements purement hypertrophiques ou tuberculeux des ganglions lymphatiques, contre les tubercules pulmonaires, contre certaines suppurations des os, etc., a pu faire espérer un instant que les tumeurs cancéreuses en général, que les tumeurs du sein en particulier, ne lui résisteraient pas. En ce qui me concerne, je n'ai point essayé la teinture d'iode, ni l'iode en nature, à l'intérieur, contre le cancer ; mais j'ai très fréquemment mis en usage les iodures de potassium, de fer et d'amidon. J'ai certainement prescrit l'iodure de potassium à plusieurs centaines de femmes atteintes de tumeurs cancéreuses au sein. La vérité est que je n'ai jamais vu ce médicament modifier d'une manière évidente dans le sens de la guérison un seul squirrhe,

un seul encéphaloïde, un seul cancer chondroïde ou fibro-plastique, une seule mélanose ou un seul cancer épithélial, soit à la
mamelle, soit ailleurs. L'efficacité de l'iodure d'amidon ou de
l'iodure de fer est restée tout aussi complétement négative que
celle de l'iodure de potassium, et Ullmann, qui dit avoir guéri
tant de malades, depuis 1823, à l'aide de ce remède, se fait
illusion ou se trompe évidemment.

§ XI. Une autre substance dont l'emploi s'est rapidement généralisé depuis quelques années, l'huile de foie de morue, est venue
aussi se heurter contre la nature intraitable du cancer. J'ai dû
l'essayer néanmoins; car, en pareil cas, il est permis de tout
essayer : j'en ai donné des doses considérables pendant des mois
entiers, à des femmes de tout âge, contre des cancers de toute
espèce, et l'huile de foie de morue, si utile dans une foule d'affections des os ou du système lymphatique, est restée sans effet
contre les cancers. La préparation que M. Personne ou M. Marchal (de Calvi) ont voulu substituer à l'huile de foie de morue,
sous le titre d'huile iodée, n'aurait aucune action efficace non
plus sur les tumeurs cancéreuses du sein, étant donnée à
l'intérieur.

Pour le dire en deux mots, la nature cancéreuse de la maladie
étant bien établie, la pratique ne possède encore aujourd'hui
aucun remède, aucune médication générale ou interne qui en ait
jamais amené la guérison. Il convient de comprendre dans cet
anathème général jusqu'à certaines eaux minérales, les eaux de
Selles en particulier, qui conservent aux yeux des gens du monde
et de quelques médecins une certaine valeur sous ce rapport.

Outre ma propre expérience, j'ai, à l'appui de l'opinion que je
viens d'émettre, l'examen de beaucoup de faits appartenant à la
pratique des autres. Toutes les fois que j'ai voulu vérifier les
observations invoquées en faveur de telles eaux minérales ou de
tel prétendu traitement curatif, je suis arrivé à me convaincre
qu'on s'était mépris sur la nature de la tumeur, ou bien que la
prétendue guérison n'était pas réelle.

ARTICLE II.

MOYENS EXTERNES.

On a tant proposé de pommades, d'onguents, d'emplâtres, de cataplasmes, de poudres, de solutions, de topiques de toute espèce contre le cancer, qu'il serait fastidieux de les énumérer tous, de les examiner en détail.

§ I⁵. Que dirai-je des *pommades* d'iodure de potassium, de mercure, de plomb, des emplâtres de savon, de ciguë, de Vigo, etc., des cataplasmes de farine de lin, de mie de pain, de pulpe de carotte, d'oignons de lis, de jaunes d'œufs et de miel, de tous les onguents, emplâtres ou cataplasmes maturatifs, résolutifs, détersifs enfin, si ce n'est qu'aucun d'eux ne possède la moindre action curative contre le cancer?

Comme il n'est pas possible de rester les bras croisés près des malheureux atteints du cancer, j'ai dû, comme tout le monde, invoquer le secours de ces divers moyens; et comme la plupart des autres chirurgiens aussi, je ne me suis que trop vite convaincu de leur inefficacité, quand on les oppose à des cancers véritables. Il n'y a d'exception, sous ce rapport, pour aucun topique, encore moins pour les topiques mystérieux proposés à titre de secret par des fanatiques ou par d'ignorantes commères. La confiance des hommes sérieux qui vantent de tels remèdes tient toujours à la même cause, à ce que l'on confond le cancer réel avec des tumeurs de nature bénigne. Ce serait donc s'exposer à de douloureuses déceptions que d'accorder la moindre confiance aux remèdes externes dans le traitement des cancers bien caractérisés; je dirai bientôt à quel titre ils peuvent cependant être mis en usage, et ce qu'il est permis d'en espérer.

§ II. D'après ce que j'ai dit de la *compression* dans une foule d'écrits depuis 1823, on peut supposer que j'étais fort enclin à ne rejeter *à priori* ce moyen du traitement d'aucune maladie. Aussi en ai-je suivi l'emploi contre les cancers du sein avec le désir bien vif et bien sincère de le trouver efficace. Les observations publiées par Young en 1818 ne m'ont point fait oublier toutefois ce que Charles Bell en disait déjà en 1809, et j'étais resté avec la crainte que le cancer ne fût réfractaire à la compression comme à tout le reste.

Bien que les faits de Récamier ne m'aient jamais paru concluants, qu'ils soient tous très incomplets, qu'il soit le plus souvent impossible de décider s'ils se rapportent à de véritables cancers plutôt qu'à des tumeurs de nature bénigne; bien qu'une partie des malades dont il rapporte l'histoire aient été perdus de vue avant d'être guéris; en un mot, bien que tout ce qu'en raconte ce célèbre praticien soit de nature à n'inspirer que peu de confiance, à laisser des doutes nombreux dans l'esprit de l'observateur attentif, je me suis mis à expérimenter moi-même la compression dans le traitement des cancers du sein. Je n'ai pas tardé, par malheur, à reconnaître qu'il n'y avait encore de ce côté qu'erreur et déception. De quelque façon qu'on l'applique, exercée avec des plaques superposées d'agaric ou d'amadou, avec des compresses convenablement disposées et graduées, avec des plaques métalliques rembourrées, avec des bandes de linge ou avec des bandages spéciaux, avec des lanières de diachylon même qui ne manquent cependant pas d'efficacité dans d'autres cas, la compression ne guérit point les cancers du sein. Elle peut les aplatir, les refouler dans la profondeur des tissus ou des espaces intercostaux, les masquer en partie, ce qui en a sans doute imposé à quelques esprits prévenus sous ce rapport, mais elle n'en amène pas la résolution. Je ne m'explique en aucune façon les succès que dit en avoir obtenus M. Maisonneuve (1), et je me demande si, malgré son talent bien connu, ce chirurgien n'a pas commis une erreur de diagnostic dans le cas particulier dont il parle.

En y réfléchissant, on peut même supposer que la compression ne serait point alors sans danger. Sans tenir compte des em-

____

(1) *Leçons cliniques*, p. 12.

barras de la respiration qu'elle provoque, des douleurs qu'elle cause, des écorchures qu'elle occasionne quelquefois, que ferait-elle, si jamais elle parvenait, par son action purement mécanique, à dissiper un véritable cancer du sein? Il faudrait donc que les molécules de la tumeur fussent reprises par la circulation, d'où une infection générale à la place d'une maladie locale. Cette pensée seule n'aurait-elle pas dû en éloigner *à priori*? En présence d'un cancer, le but du praticien ne doit-il pas être de reporter le mal vers le dehors, au lieu de le refouler vers l'intérieur? J'ai vu des tumeurs cancéreuses disparaître en quelque sorte sous la compression, et le chirurgien, comme la malade, chanter victoire; mais, en y regardant de près, on arrivait sans peine à constater qu'en s'aplatissant, la tumeur avait déprimé les tissus et s'était simplement enfoncée entre deux côtes. Aussi lui suffisait-il de quelques jours après l'enlèvement du bandage pour reparaitre plus grosse et plus développée qu'auparavant.

Ainsi, je le dis sans hésiter aux praticiens, qu'ils ne comptent en aucune façon sur l'efficacité de cette ressource dans le traitement des cancers. Si elle réussit quelquefois, ce n'est, soyez-en sûrs, que dans des cas d'engorgements bénins ou de tumeurs non cancéreuses.

ARTICLE III.

MÉTHODE A SUIVRE.

Peut-être, dira-t-on, si le cancer résiste à chacun de ces remèdes pris isolément, serait-on plus heureux en les associant, en les combinant? Un médecin de Paris, Tanchou, a eu un instant cette prétention; attaquant les cancers du sein par des médications variées, générales et locales, appropriées à chaque cas particulier et changées de nature selon les indications de chaque jour, il a soutenu que l'on parvenait, ou à les guérir, ou du moins à les rendre compatibles avec une longue existence. J'ai vu assez de femmes traitées ainsi par Tanchou, les unes près desquelles il m'avait fait appeler lui-même, d'autres qui venaient me consulter dans mon cabinet, pour être sûr que les espérances de ce praticien n'étaient nullement fondées : n'ayant point une idée nette de ce qu'on entend aujourd'hui par cancer, il confondait sous ce titre toute espèce de tumeur ou de tuméfaction du sein, et les nombreuses observations, on ne peut plus incomplètes du reste, qu'il a empruntées à différents auteurs, ne laissent aucun doute à cet égard.

Suit-il de là qu'on doive renoncer absolument au traitement médical des cancers du sein ? Telle n'est point ma pensée. Quoique rien jusqu'ici n'ait pu maîtriser cette affreuse maladie, on n'en est pas moins obligé de lui opposer quelque remède, au moins à titre de palliatifs, depuis le commencement jusqu'à la fin. D'ailleurs tout ce que je viens de dire ne s'applique qu'au cancer évident. Or, pour le praticien qui n'est pas sûr de son diagnostic, et pour les périodes ou les espèces de la maladie qui permettent encore d'hésiter, il y a évidemment lieu de ne pas laisser les femmes sans traitement.

S'il s'agit d'un squirrhe ligneux partiel, d'un squirrhe ligneux en masse, d'un squirrhe pustuleux en plaques, disséminé ou en cuirasse ; d'un cancer encéphaloïde, d'un cancer épithélial, d'un cancer mélanique, chondroïde ou fibro-plastique parfaitement caractérisé, ne comptez sur rien ; rien n'y fera, les palliatifs seuls doivent être mis en usage. Mais s'il s'agit d'une tumeur dont le diagnostic soit incertain, d'une de ces tumeurs qui semblent encore tenir le milieu entre le squirrhe et l'hypertrophie de la mamelle, entre le squirrhe et d'anciennes indurations phlegmasiques, entre le squirrhe lardacé, soit partiel, soit en masse, et les indurations lardacées simples, alors il faut agir.

L'action me paraît d'autant mieux indiquée en pareil cas, que j'ai vu le traitement amener chez un certain nombre de femmes la guérison réelle de tumeurs qui ressemblaient considérablement au squirrhe, en supposant qu'elles ne fussent pas des squirrhes véritables.

*Cas douteux de squirrhe du sein chez une dame de quarante-huit ans,
guérie sans opération.*

Madame D..., âgée de quarante-huit ans, épouse d'un de mes collègues
à l'Académie des sciences, naturellement forte et bien constituée, courte et
un peu grasse, encore menstruée, me fit appeler en 1843, conjointement
avec M. Michon qui l'avait déjà vue plusieurs fois ; elle avait le sein droit
malade depuis six mois ou un an. La date précise de son mal ne put pas être
indiquée, parce qu'il n'était certainement pas nouveau quand madame D... s'en
aperçut pour la première fois. Au premier coup d'œil, le sein de cette dame
ne nous offrit rien de particulier ; il conservait sa forme et son volume naturels ; seulement il présentait, au-dessous et un peu en dehors du mamelon, une plaque sur laquelle la peau était légèrement déprimée. Les doigts
constatèrent que cette plaque de téguments se continuait avec une tumeur
dure, demi-ligneuse, du volume d'un œuf de poule, mal limitée et comme
perdue au milieu des tissus ; il n'était pas possible de l'isoler de la
mamelle, dont elle paraissait être une portion indurée ou dégénérée ; de
moins en moins dense, ou de plus en plus souple, à mesure qu'on s'éloi-
gnait de son centre qui seul avait quelque chose de la densité du squirrhe,
elle se perdait insensiblement dans le reste de la région, par des lames
ou des rayons dépourvus eux-mêmes de limite fixe et de mobilité distincte.
Siège de quelques élancements depuis deux ou trois mois, cette tumeur
avait pris un développement plus rapide en dernier lieu.

Prévenu par le mari des terreurs de la malade, eu égard à toute espèce
d'opération, sachant aussi que madame D... apprendrait avec une grande
affliction qu'elle était atteinte d'un squirrhe, nous résolûmes, M. Michon et
moi, ne fût-ce que pour gagner du temps, de tenter chez elle la médication résolutive avec une certaine énergie. 10 sangsues furent appliquées
tous les quinze jours au-dessous et en dehors du sein ; on fit matin et soir
de larges onctions avec la pommade d'iodure de plomb sur toute la région
malade ; il fut convenu aussi qu'on remplacerait ces onctions un mois ou deux
par l'emplâtre de savon, et l'emplâtre de ciguë. Madame D... dut prendre
deux fois le jour de 40 à 60 centigrammes d'iodure de potassium, et se
purger tous les huit ou dix jours. On lui administra, en outre, des bains
d'eau de son, ou amidonnés, additionnés de sous-carbonate de potasse deux
fois par semaine. La tumeur cessa aussitôt de s'accroître ; au bout de deux
mois ses dimensions étaient évidemment moindres ; son noyau central se ré-
duisit peu à peu, et la souplesse de ses rayons augmenta insensiblement.
L'aspect gaufré des téguments disparut aussi par degrés. Bref, au bout de huit
mois, le sein avait repris partout sa souplesse, son état naturel, et madame D..., qui existe encore (1853), n'a plus rien ressenti qui soit de nature
à l'inquiéter sur l'état de son sein.

Il m'est arrivé si rarement depuis quinze ans de me méprendre
sur la nature du squirrhe, qu'il m'est difficile de ne pas croire
que madame D... avait réellement un squirrhe dans le sein ;

d'après ce que j'ai vu tant de fois, il m'est si difficile, d'un autre côté, d'admettre une guérison radicale du squirrhe sans opération, que je donne ici cette observation à titre de renseignement plutôt qu'à titre de preuve irréfragable.

Une dame des environs de Bordeaux, dame replète, âgée de cinquante-six ans, se présente à mon observation au mois de mai 1851, avec une tumeur au sein gauche. Cette tumeur offre les caractères du squirrhe rayonné; le mamelon est déprimé et sa racine est entourée d'une excoriation rougeâtre. Trois plis en partent sous forme de rainure en dehors et en bas. Les doigts perçoivent une masse vaguement circonscrite, du volume d'un œuf, inégale, légèrement bosselée, et çà et là, au centre surtout, d'une dureté ligneuse, d'une consistance qui diminue insensiblement du foyer central à la circonférence, et qui se perd complétement dans la mamelle. Traitée comme la malade précédente, cette dame est allée aussi de mieux en mieux, et à chaque quinzaine je constatai un peu d'assouplissement, un peu de diminution dans les dimensions de sa tumeur. Peu à peu le mamelon s'est relevé, l'excoriation qui l'entourait s'est cicatrisée; la mamelle est devenue graduellement homogène, et la malade, que je craignais d'être obligé d'opérer, s'en est retournée dans sa province, sinon complétement guérie, du moins dans un état qui permet d'espérer une guérison radicale. Je l'ai revue en octobre 1852 et en juin 1853 avec les apparences d'une guérison complète.

Une autre dame, grande, bien constituée, âgée de quarante-neuf ans, et qui était exactement dans le même cas au mois de juin 1851, a éprouvé aussi une telle amélioration, que maintenant il ne lui reste plus au sein gauche, un peu au-dessus de la mamelle, qu'un petit noyau comme perdu dans le milieu des lobules glandulaires. Je pourrais indiquer quelques autres faits analogues, mais je crois inutile d'en multiplier le nombre, par la raison qu'en les signalant, mon but est moins de prouver qu'on peut guérir les squirrhes, que d'engager les praticiens à ne pas nier absolument la possibilité du fait au début de la maladie et sous les formes que j'ai indiquées.

ARTICLE IV.

APPRÉCIATION DES MOYENS CURATIFS.

Voici, du reste, la médication qui m'a inspiré le plus de confiance en pareil cas. Je fais appliquer de 6 à 12 sangsues, non sur le sein, mais en dehors ou au-dessous, du côté de l'aisselle, tous les quinze jours, tous les vingt jours, ou au moins une fois par mois, quelques jours après les règles : dans cet endroit les sangsues m'ont paru plus efficaces que sur la tumeur même ou son contour. On tient sur la région malade, soit un emplâtre de savon qui doit être renouvelé deux fois par semaine, soit un emplâtre de ciguë, soit un emplâtre de Vigo, qu'on ne change que tous les huit jours, emplâtres que l'on varie suivant que l'un d'eux cause plus ou moins d'irritation, ou simplement pour ne pas employer le même pendant trop longtemps.

Au lieu d'emplâtres, je prescris souvent de larges onctions avec la pommade d'iodure de plomb, ou bien avec la pommade mercurielle ou la pommade d'iodure de potassium à moindre dose.

Des bains mucilagineux, rendus alcalins par l'addition des sels de potasse ou de soude, ou même d'une certaine quantité de savon, sont ajoutés à ces premières prescriptions.

Comme médicaments internes, je donne plutôt l'iodure de potassium ou l'huile de foie de morue que les préparations de ciguë : les malades prennent ainsi de 30 à 60 centigrammes d'iodure de potassium, ou deux à trois cuillerées d'huile de foie de morue deux fois le jour, et je les engage à se purger tous les huit à quinze jours, soit avec une eau magnésienne, soit avec l'huile de ricin. Elles doivent écarter de leur régime le vinaigre, les salaisons, les aliments très épicés. Telle est la médication qui m'a procuré les meilleurs résultats contre les tumeurs solubles de

la mamelle et dans quelques cas où il y avait lieu de craindre
l'existence d'un cancer commençant.

J'y ajouterais volontiers la compression, qui m'a réussi un certain nombre de fois, assez souvent même, contre des engorgements non cancéreux, et un certain nombre de tumeurs évidemment de nature bénigne; mais je craindrais, en conseillant
formellement ce moyen, qu'il ne fût appliqué à des tumeurs
réellement cancéreuses, où, comme je l'ai déjà dit, je le crois
plutôt dangereux qu'utile.

La médication que je viens d'indiquer est d'ailleurs celle qui
convient non seulement aux tumeurs de nature douteuse, mais
encore à tous les engorgements, à toutes les tumeurs ou affections chroniques de nature bénigne, d'espèce non cancéreuse,
auxquelles le sein est exposé. On conçoit du reste que l'emploi
de semblables moyens doit être subordonné à une foule de circonstances individuelles : ainsi, telle femme ne pourra pas supporter l'iodure de potassium et s'accommodera de l'huile de foie
de morue, de l'iodure d'amidon ou de l'huile iodée, tandis que
chez telle autre ce sera tout le contraire. Le traitement ayant
d'ailleurs besoin d'être longtemps continué, il peut être utile
d'employer à tour de rôle ou alternativement chez la même personne ces divers médicaments.

Les purgatifs, n'étant pas supportés par tout le monde, ne doivent être prescrits qu'avec réserve, qu'après avoir consulté l'état
de l'estomac ou des entrailles de la malade. Les préparations de
quinquina ne seront mises en usage que chez les personnes à
fibres molles, ou dont l'action organique a besoin d'être un peu
activée. Il en doit être de même des amers en général. Les ferrugineux conviennent de préférence aux femmes mal réglées, à
celles dont le sang est appauvri, soit par le fait de la maladie,
soit par suite de quelques hémorrhagies.

Les eaux minérales en boissons ne sont pas à dédaigner en pareil cas, ni aux sources, ni chez soi. J'ai l'habitude de prescrire :
soit les eaux iodées de Chales, par exemple, aux femmes lym-

phatiques; soit les eaux de Bussang, de Châteldon, ou de Pougues, aux malades qui tendent à la chlorose ou dont les voies digestives fonctionnent mal; soit les eaux de Spa ou de Forges, s'il existe de l'anémie; soit les eaux d'Ems, d'Évian, de Contrexeville, quand la constipation est à redouter et s'il faut ménager l'estomac. Toutes ces eaux, étant plutôt agréables à boire que de mauvais goût, se prennent aux repas, avec le vin, ou pures, ou mêlées d'eau simple ou de lait.

Les bains généraux viennent ici comme accessoires et ne doivent pas être négligés. J'emploie des bains à l'eau de son, à l'amidon ou à la gélatine, chez les femmes maigres, irritables, nerveuses. J'y ajoute, chez les autres, du sous-carbonate de potasse ou de soude, à la dose de 200 à 500 grammes par bain. Les bains aromatiques et les bains de Baréges ne sont pas à rejeter non plus chez les femmes lymphatiques ou de constitution molle.

Quand il s'agit de cancers non douteux, c'est encore à cette médication qu'il est le plus sage de recourir. Seulement alors, il y a une distinction à établir entre le praticien au courant de la science, et le praticien qui maintient l'ancienne confusion, eu égard au diagnostic des tumeurs de la mamelle. Celui-ci, plus heureux que l'autre, du reste, met ces divers moyens en usage, avec l'espoir d'en obtenir de véritables guérisons, tandis que l'autre, sachant à quoi s'en tenir, ne les emploie qu'à titre de palliatifs.

Il importe encore, néanmoins, de ne pas confondre sous ce rapport toutes les formes ou tous les degrés du cancer. Ainsi, avant l'ulcération, les tumeurs encéphaloïdes s'accommodent en tout point du traitement dont je viens d'indiquer les bases. À l'aide d'une médication semblable, on ralentit, dans quelques cas, les progrès du mal d'une manière notable. Parmi les topiques, il n'y a guère que la pommade d'iodure de plomb qui convienne alors; les emplâtres, les cataplasmes, seraient, dans la plupart des cas, plus nuisibles qu'utiles. La tumeur n'étant presque jamais douloureuse, il est inutile d'invoquer le secours des narcotiques, soit à l'intérieur, soit à l'extérieur.

Si le cancer encéphaloïde est ulcéré, il y a souvent lieu de mettre en usage les topiques astringents. C'est ici que conviennent l'eau de Saturne, l'eau de Goulard, la décoction de feuilles de noyer, la solution de tannin, et, à titre de désinfectant ou d'antiputride, la solution de nitrate de plomb, les solutions chlorurées, la décoction de quinquina, les poudres de quinquina, de charbon, d'alun. A cette période de la maladie, les sangsues ne conviennent plus, les purgatifs et les iodures pourraient nuire; c'est plutôt aux préparations d'opium, à la ciguë, à la belladone ou à la jusquiame qu'il convient de recourir.

Les hémorrhagies étant possibles, il peut devenir utile de détruire les fongosités saignantes de la tumeur au moyen des caustiques, ou de tenir la plaie couverte de charpie imbibée d'eau hémostatique ou de solutions astringentes, en même temps que l'alun, le seigle ergoté ou l'ergotine sont donnés à l'intérieur.

S'agit-il de mélanose, de tumeurs chondroïdes ou de tumeurs fibro-plastiques, il y a lieu de se comporter comme dans les cas de cancer encéphaloïde, sans oublier que la thérapeutique ici ne paraît pas de nature à entraver sérieusement les progrès de la maladie, pas même à ralentir, à modérer d'une manière sensible la rapidité de son développement. Le squirrhe ne repousse en aucune façon la médication précédente. C'est même contre cette forme du cancer, que les sangsues placées comme je l'ai dit, que la ciguë donnée à l'intérieur, que les iodures, que les emplâtres fondants, semblent être quelquefois utiles; c'est alors aussi que les préparations narcotiques peuvent être indiquées.

Le squirrhe en masse, ligneux ou lardacé, le squirrhe pustuleux et le squirrhe en plaques, disséminé ou en cuirasse, sont les plus intraitables de tous. Les saignées, les émissions sanguines, doivent en être écartées, à moins d'indications spéciales, comme inutiles, nuisibles même. Parmi les topiques, il n'y a guère que la pommade d'iodure de plomb, l'emplâtre de savon, l'onguent Canet ou l'onguent de la mère, qu'il soit permis d'employer;

tous les autres favorisent plutôt qu'ils n'empêchent l'ulcération et l'arrivée des douleurs. Parmi les médicaments intérieurs, il n'y a que les hypnotiques dont il soit utile d'invoquer le secours, quand le mal est accompagné de douleurs, et les seuls bains applicables dans ce cas sont les bains simples, les bains mucilagineux.

Une fois que les différentes formes du squirrhe se compliquent d'ulcération, les topiques et les médicaments fondants en général cessent d'être indiqués sérieusement; c'est la ciguë, l'aconit, la belladone, la jusquiame, le laudanum, les gouttes noires, l'extrait d'opium, les sels de morphine, les sirops de Karabé, de codéine, de pavot blanc, ou diacode, qui conviennent, soit par la bouche, soit en lavement. Comme topiques, l'onguent de la mère, l'onguent Canet peuvent être conservés. Les gâteaux de charpie enduits de cérat simple, saturné, opiacé, de pommade d'iodure de plomb, soulagent aussi quelquefois. Des cataplasmes de farine de lin dans de l'eau de guimauve, de pavot blanc, de morelle, ou dans du vin rouge, sont quelquefois utiles à leur tour. C'est également ici que sont indiqués la pulpe de carotte ou de pomme de terre, les cataplasmes de fécule, toutes les applications laudanisées, de même que la créosote employée par Græfe, et les lotions astringentes, détersives ou antiseptiques dont j'ai parlé à l'occasion du cancer encéphaloïde ulcéré, ainsi que les feuilles de chou ou de poirée, des plantes grasses en général, vantées autrefois, encore préconisées par quelques médicastres ; j'en dirai autant des tranches de lard, de quelques autres graisses mises en usage par les anciens, qui croyaient assouvir de la sorte la voracité du cancer.

Tel est, en réalité, le bilan des ressources que nous possédons contre les tumeurs cancéreuses véritables. Qu'on y joigne les divers moyens empruntés à la thérapeutique générale, et qui s'appliquent aux épiphénomènes, à toutes les affections intercurrentes, et l'on aura l'exposé à peu près complet de la fortune médicale vis-à-vis de cette redoutable affection !

Si l'insuffisance curative de tant de médications diverses n'est que trop bien démontrée, peut-être n'en sera-t-il pas de même de la médecine opératoire, de la chirurgie proprement dite.

ARTICLE V.

MOYENS CHIRURGICAUX.

Détruire une tumeur cancéreuse par les moyens chirurgicaux, est en général chose facile, et peu dangereuse en soi, mais y a-t-il chance, en agissant ainsi, de guérir radicalement les malades ? Voilà un problème dont la solution est encore en suspens, bien qu'il soit en discussion depuis Hippocrate. Il ne faut point extirper les cancers, dit le père de la médecine, et cette opinion, qui paraît avoir été aussi celle de Celse, et plus tard celle de Mercatus et de Trioën, est soutenue avec force par de Houpeville (1) ; mais personne ne l'a défendue par d'aussi puissantes raisons que Monro d'Édimbourg, dans le siècle dernier. Combattue d'un autre côté par presque tous les chirurgiens des temps passés, par Vacher, par l'Académie royale de chirurgie tout entière, par Sabatier, par Deschamps, elle avait été rejetée d'une manière à peu près générale.

Les dissidences à ce sujet sont, après tout, faciles à comprendre. Ne distinguant point dans la mamelle les tumeurs de nature bénigne d'avec les tumeurs de nature maligne, les praticiens pouvaient, ils devaient même nécessairement soutenir l'une ou l'autre de ces deux doctrines, selon que, en opérant, ils avaient eu affaire au cancer ou aux affections non cancéreuses. Comme il y a des formes de cancers qui repullulent toujours, il devait suffire au praticien d'en rencontrer successivement un certain nombre de cette espèce pour adopter l'opinion d'Hippocrate ; tandis que tel autre chirurgien, favorisé par le hasard, tombant sur une série de tumeurs adénoïdes, je suppose, devait rester convaincu qu'il faut extirper les cancers.

Aujourd'hui, qu'il est possible de distinguer les tumeurs béni-

(1) *La guérison du cancer*, etc., 1696.

gnes des tumeurs malignes, la question change naturellement de face. Avec les caractères que j'ai indiqués, on peut, actuellement, retirer de la catégorie des cancers une foule de tumeurs, qui seront toutes enlevées avec succès, et dont on n'a point à craindre la récidive après l'opération.

§ Ier. — Indications et contre-indications.

En attendant que de nouveaux progrès permettent d'en resserrer encore le cercle, il reste à voir si le cancer lui-même peut être guéri radicalement par l'opération. Ceux qui soutiennent que non, se fondent aujourd'hui sur trois sortes de raisons : sur l'observation d'abord, sur la théorie ensuite, et en troisième lieu, sur la nature microscopique du mal.

A. — Preuves tirées de l'observation et de la théorie.

L'*observation* est invoquée surtout par les médecins qui ont trouvé dans M. Cruveilhier un ardent défenseur. À les entendre, le mal revient toujours après avoir été enlevé, et l'opération ne fait qu'en accélérer la marche, la terminaison fatale. C'est à peu près l'opinion de Boyer (1), qui, sur 100 opérées, n'en compte que 4 dont la guérison se soit maintenue. Scarpa, qui n'a vu que 3 succès complets; Mayo, qui signale 95 cas de récidive sur 100, et M. Mac Farlane, qui, sur 118 opérations, ne connaît pas une seule guérison définitive, sont allés, sous ce rapport, aussi loin que possible.

Cette opinion ne peut pas être le fruit d'une observation rigoureuse; une simple réflexion suffit pour en amoindrir considérablement la valeur, pour en expliquer d'ailleurs l'origine et la propagation. Les malades qu'on opère consultent les chirurgiens d'abord, et ne s'adressent aux médecins que plus tard. Celles qui ont été opérées et guéries n'ont pas de raison d'en parler aux médecins. Celles, au contraire, chez lesquelles le mal renaît, finissent par invoquer le secours de

(1) Tome VII, p. 337.

tout le monde. Ne voyant guère que celles-là, les médecins en sont naturellement frappés et concluent volontiers à l'impuissance de l'opération. J'en demande pardon aux confrères que cette objection concerne, mais s'ils veulent bien y songer un instant, ils verront qu'ils ne sont pas en position de résoudre convenablement une semblable question. Il ne leur en coûtera point, j'espère, d'admettre que, naturellement appelés à examiner les tumeurs du sein dans toutes les conditions possibles, au début comme à la fin, avant comme après l'opération, les chirurgiens seuls doivent posséder les éléments nécessaires à la solution du problème, et qu'à égalité d'intelligence, de talent, d'expérience, de savoir et de bonne foi, ils doivent mieux savoir que les médecins si l'opération peut ou ne peut pas guérir les cancers.

D'ailleurs, invoquant aussi leur expérience, Hill, Flajani, sont d'une opinion toute contraire, outre que l'état encore peu avancé de la science, soit au point de vue de l'anatomie pathologique, soit au point de vue clinique à l'époque où Monro et Scarpa écrivaient, ne permet pas d'attacher une grande importance à leur manière de voir sous ce rapport.

La *raison théorique* invoquée par les antagonistes de l'opération est d'une tout autre valeur. Appartenant à la pathologie générale, cette raison ressort de la médecine aussi bien que de la chirurgie. Il faut donc la discuter d'abord, car il est impossible de faire un pas sans l'avoir décidée d'un côté ou de l'autre.

Si, au lieu d'être une maladie locale, le cancer est le résultat d'une affection générale, l'extirpation des tumeurs cancéreuses doit être inutile, repoussée même comme dangereuse.

On ne peut nier qu'une foule de faits, de considérations, ne se réunissent pour faire admettre le cancer à titre de maladie générale : sa naissance sans cause appréciable, sans violence extérieure que l'on puisse suivre chez une foule de malades ; sa dissémination sur plusieurs points à la fois et d'emblée chez certains sujets ; son développement à l'intérieur en même temps qu'à l'extérieur ; son existence au sein des parenchymes, des viscères importants sans autre maladie ; la fatalité de son évolution, l'impossibilité d'en obtenir la résolution une fois qu'il s'est établi quelque part ; sa repullulation à travers les organes , sa dissémination dans toute l'économie quand il date de loin , ou qu'on en a détruit chirurgicalement les premières manifestations, ne se comprennent guère autrement : le mémoire de M. Broca et l'ouvrage de M. Lebert donnent à ce sujet une foule de raisons difficiles à réfuter.

Cependant, comment admettre qu'une femme qui se porte parfaitement bien, dont aucune fonction n'est troublée, dont les règles se maintiennent sans perturbation, qui digère bien, qui dort bien, dont la respiration et la circulation sont libres, qui a toute la bonne mine, toute la fraîcheur, toute la gaieté, toute la physionomie d'une personne en bonne santé, soit infectée de cancer, par cela seul qu'elle a dans le sein un petit squirrhe ou une petite tumeur encéphaloïde? Comment supposer que la santé générale puisse rester ainsi parfaitement intacte quand il y a dans le sang les éléments d'une affection aussi meurtrière? Et comment veut-on que cette petite tumeur de nature si redoutable soit venue du sang, si le sang est assez pur pour n'avoir amené aucun trouble dans quelque endroit que ce soit de l'économie? Et puis pourquoi n'y aurait-il pendant si longtemps, souvent pendant plusieurs années, qu'une seule tumeur extérieure tenant à une infection primitive? Est-ce que la tuberculisation chez les phthisiques, est-ce que l'affection dite scrofuleuse chez les lymphatiques, tenant à un état général du sujet, se bornent à la formation d'un seul tubercule dans le poumon ou ailleurs, au gonflement, à l'altération d'un seul ganglion pendant des années entières ?

L'absence de causes extérieures est loin, en outre, d'être bien démontrée. Il est d'abord incontestable qu'on observe plus souvent les cancers à l'extérieur qu'à l'intérieur ; et à l'extérieur, c'est dans les organes les plus exposés à l'action des objets du dehors qu'on les rencontre surtout, dans le testicule, les mamelles, les lèvres, l'œil et l'orbite. A l'intérieur même, c'est dans la bouche, dans le pharynx, dans l'œsophage, aux orifices de l'estomac, à l'anus, dans le rectum, au col de la vessie, au col de la matrice, qu'ils se montrent de préférence; partout enfin où des objets venus du dehors passent ou s'arrêtent plus volontiers, partout où les matières, soit alimentaires, soit de toute autre nature, peuvent produire le plus d'irritation soit chimique, soit mécanique.

En troisième lieu, comment avoir la certitude qu'une tumeur du sein, dont la date précise échappe presque toujours, est tout à fait indépendante de violences extérieures? Y a-t-il dans l'économie un organe plus exposé que le sein à être froissé, comprimé, pressé, heurté, contusionné de toutes les façons? Est-il réellement possible qu'une femme quelconque ait la certitude que ses mamelles n'ont jamais été violentées ni par les baleines de son corset, ni par son busc, ni par les cordons de sa chemise, ni par les rubans de sa robe, par quelques unes des pièces de sa toilette, en un mot? Qui ne sait, d'autre part, tout ce qui s'effectue au point de vue fonctionnel dans le sein des femmes; qu'en dehors de la gestation, de la puerpéralité, de la lactation et du mariage, les mamelles se congestionnent à chaque époque menstruelle? Pourquoi ces perturbations passagères ne seraient-elles pas suivies quelquefois d'une exsudation pouvant servir de point de départ à une tumeur? Qui oserait nier qu'un peu de sang, de lymphe plastique, de lait, puisse, échappé des voies naturelles, s'épancher sous forme d'infiltration ou de dépôts dans la mamelle chez certaines femmes, à de certaines époques et dans de certaines conditions?

Je sais que la cause invoquée en pareil cas par les femmes peut n'avoir été qu'une coïncidence, qu'au moment du coup la tumeur datait peut-être déjà de loin; que, sous ce rapport, les malades peuvent se tromper et qu'elles se trompent en effet très fréquemment; mais il serait imprudent d'affirmer qu'elles se trompent toujours. Par contre, qui n'a cent fois été heurté, froissé, contusionné, sans qu'il en reste le moindre souvenir dans l'esprit au bout de quelques mois ou même de quelques semaines. Ne se peut-il pas qu'une induration causée par de telles violences ne soit point aperçue d'abord, et qu'en la reconnaissant plus tard, on ait complétement oublié son origine, sa cause et sa date? Croit-on qu'une femme qui se sera violenté le sein en s'habillant ou en s'occupant du ménage, s'en souviendra toujours au bout de six mois, si la douleur n'a été ni de longue durée, ni vive? Il se peut donc qu'une tumeur née de la sorte existe longtemps sans que la malade s'en doute, et qu'en la remarquant tout à coup, au bout d'un an, je suppose, il lui soit impossible de savoir d'où elle vient.

Il suit au moins de ces remarques que si l'on n'est pas en droit de soutenir que les cancers du sein dépendent ordinairement d'une cause extérieure, d'une exsudation locale dans le tissu mammaire, on n'est pas en droit non plus de le nier absolument.

La difficulté qui se présente ici se retrouve d'ailleurs dans l'étiologie d'une foule d'autres maladies chroniques. Qui n'a remarqué, par exemple, le gonflement des ganglions lymphatiques, soit dans l'aisselle, soit sous la mâchoire, soit dans l'aine, à l'occasion de la plus petite lésion des doigts ou de la main, de la bouche, de la tête, ou des organes sexuels? Tous les praticiens savent qu'une dent gâtée, qu'une douleur de gencive, que la plus légère écorchure, qu'une piqûre de sangsue, qu'un vésicatoire, que la moindre altération de la peau retentit souvent dans le système ganglionnaire. Il faudrait n'y avoir jamais regardé, pour ne pas savoir que le ganglion engorgé préoccupe beaucoup plus les malades alors que la légère affection qui en a été la cause, cause souvent oubliée au bout de quelques jours, et que beaucoup de blessés, n'y ayant jamais fait attention, sont même très disposés à ne pas admettre.

Cette étiologie des tumeurs ganglionnaires, sur laquelle

j'appelle l'attention depuis vingt ans (1), étant à l'abri de toute contestation, je ne vois pas pourquoi on ne l'admettrait pas aussi bien à l'occasion des cancers.

Toute affection par vice interne qui peut amener à la longue une manifestation locale indique son existence de deux façons : 1° ou bien, ainsi que cela se voit dans les cachexies, dans le scorbut en particulier, l'état général est altéré avant que le mal s'établisse sur un point plutôt que sur un autre ; 2° ou bien le mal s'annonce d'abord par une perturbation dont la manifestation locale n'est en quelque sorte que la crise.

Rien de semblable évidemment ne peut être dit du cancer ; avec lui, au contraire, c'est d'abord une tumeur extérieure qui sert de foyer primitif au mal, et c'est à partir de ce moment seul que le reste de l'économie commence à s'infecter ; il a enfin toutes les allures d'un vice, d'un mal local qui tend à se généraliser, et non d'un vice ou d'un mal général qui tend à se localiser.

Il y a tant de suppositions à faire, on conçoit tant de circonstances susceptibles de donner naissance au cancer ; le début, la marche, toutes les phases de cette maladie s'expliquent si facilement par l'admission d'une cause extérieure, d'un principe venu du dehors, qu'il n'y a réellement pas lieu de s'obstiner à en faire une affection primitivement générale, à le rattacher, comme le veut encore M. Baumès (2), à une diathèse cancéreuse préexistante.

Il se fait sous l'influence d'une action extérieure quelconque, ou par le fait d'un travail moléculaire, une légère infiltration, une exsudation hématique, albumineuse, plastique, sécrétoire, ou de toute autre nature, dans les mailles ou les interstices d'un tissu quel qu'il soit ; que cette matière, échappée de ses voies naturelles, forme une masse notable ou se réduise à quel-

----

(1) *Archives générales de médecine*, 1836.
(2) *Des diathèses*, etc., 1852, p. 375.

ques parcelles, peu importe, elle devient corps étranger, et c'en est assez pour constituer le germe d'une maladie; imbibant l'organe, elle n'y restera point à l'état inerte : la vie, si elle s'en était éloignée, va s'y établir de nouveau; des molécules nouvelles vont s'associer aux molécules premières; et voilà une tumeur pouvant avoir son existence propre. Cette tumeur va croître, se développer aux dépens de l'organisme qui l'entoure, qui la pénètre, qui l'a engendrée; mille changements peuvent s'opérer dans sa forme, dans son volume, dans sa composition même, et tout cela, sans qu'elle perde nécessairement ses qualités de maladie locale. Supposons qu'elle ait subi des transformations telles qu'il se soit joint à ses éléments primitifs des molécules hétéromorphes, de nature maligne; ces molécules, dont le repos absolu n'est guère possible au sein de l'économie, doivent être fort disposées à sortir de leur enceinte primitive, à se propager dans le voisinage, à gagner les divers courants qui partent de leur foyer, à envahir les ganglions lymphatiques, à se répandre enfin dans tout l'organisme, soit de proche en proche, soit par infection.

Quelques savants, M. Cruveilhier entre autres, nient que le *sang épanché* puisse jamais se *transformer* au point de constituer des tumeurs organisées. Personne plus que moi n'estime les travaux de M. Cruveilhier, mais j'ai vu tant de tumeurs diverses évidemment constituées par du sang épanché, qu'il m'est impossible d'accepter son opinion sur ce point. J'ai vu des polypes de l'utérus formés en quelque sorte sous mes yeux, et dans lesquels le caillot hématique était encore parfaitement reconnaissable d'un côté, tandis que son autre moitié était déjà vascularisée. J'ai vu des concrétions fibrineuses collées au museau de tanche, pendantes sous forme de languette, se couvrir peu à peu d'une pellicule fine, puis se vasculariser et devenir un véritable polype. J'ai vu pareille chose s'établir dans le cœur, sur les valvules mitrales ou tricuspides. J'ai vu dans la mâchoire supérieure d'une jeune fille un caillot hématique dont la transformation en tumeur organisée était si manifeste, que les plus habiles micrographes y ont trouvé la cellule cancéreuse.

En 1852, j'avais déjà vu six fois, dans l'épaisseur des condyles du fémur ou du tibia, de volumineuses tumeurs qui ont nécessité l'amputation du membre, et qui, formées par d'énormes masses hématiques, étaient survenues à l'occasion d'une violence extérieure. Ces tumeurs, que M. Broca (1) range parmi les cancers, qu'il appelle *fongus hématodes*, et dans lesquelles lui et M. Lebert ont trouvé d'abondantes cellules cancéreuses, n'ont point repullulé cependant chez les malades que j'en ai débarrassés par l'amputation. Chez une jeune personne, Mlle P. A..., qui avait dans le condyle externe du tibia une tumeur pulsatile qu'on pouvait prendre, qu'on avait prise pour un anévrisme, et qui nécessita l'amputation de la cuisse en 1838, j'ai trouvé une coque osseuse remplie d'une masse aussi volumineuse que le poing, et qui avait toute la physionomie d'un énorme caillot de sang en partie transformé en matière médullaire ou cérébroïde.

Une dame des Andelys, madame C..., avait également une tumeur pulsatile dans l'un des condyles du fémur ; la ligature de l'artère fémorale, qui parut éteindre un moment les battements de la tumeur et en amener l'affaissement, ne réussit pas cependant à la guérir. Deux ans plus tard, en 1842, il fallut en venir à l'amputation de la cuisse. Comme chez la malade dont je viens de parler, la cavité osseuse, siége du mal, contenait une masse grosse comme le poing, qui avait tous les caractères d'un ancien caillot d'aspect encéphaloïde. Que pouvaient être ces tumeurs, si l'on ne peut pas dire qu'elles fussent cancéreuses ? Et comment nier qu'elles fussent constituées presque en totalité par du sang ! Chez une autre dame, Mme J..., dont j'ai amputé la cuisse en 1852 pour un mal absolument semblable, la tumeur était si bien cancéreuse, que M. Lebert y a trouvé la cellule et tous les autres éléments du cancer. On ne peut donc pas se le dissimuler, il y a là une question encore fort obscure d'anato-

____
(1) *Oper. cit.*, p. 478.

mie pathologique, d'étiologie générale des tumeurs, à étudier et à résoudre.

J'ai vu aussi des *tumeurs érectiles* se concréter, se décomposer, revêtir la forme de cancer ; leur trame imbibée de sang, la matière exsudée et les éléments primitifs étaient parfaitement confondus. J'ai vu des tumeurs d'apparence mélanique, ou d'apparence fongueuse, débuter par des pelotons variqueux, et dans lesquelles le sang concret, induré, se trouvait si intimement mêlé au tissu veineux, que le tout ne constituait plus qu'un globe homogène, d'une coupe assez analogue à celle de la truffe. Si c'en était le lieu, je pourrais rappeler, à cette occasion, une infinité de faits de tous genres, observés depuis ma première publication sur les transformations du sang ; mais j'en ai déjà dit assez, il me semble, pour montrer qu'un caillot de sang, un fragment de fibrine, un grumeau de toute autre matière, une fois épanchés dans les tissus, peuvent s'y durcir, et y former le noyau, le commencement, la source de différentes sortes de tumeurs, de quelques tumeurs cancéreuses en particulier.

Je me trouve ainsi ramené à la question de savoir si le cancer est toujours de nature maligne dès le principe, ou s'il ne succède pas, au moins quelquefois, à des tumeurs primitivement bénignes. Au point de vue de l'opération, ces diverses questions ont une telle importance, qu'on me pardonnera d'y être revenu plusieurs fois. La conscience du chirurgien, autant que son savoir, y est effectivement engagée, et l'humanité ne permet pas d'en négliger la solution. Si le cancer est d'abord un vice local au lieu d'être une maladie générale, si les tumeurs bénignes peuvent subir la dégénérescence cancéreuse, l'indication formelle, péremptoire, doit être d'enlever toutes ces tumeurs le plus tôt possible ; ce serait une sorte de crime de les traiter autrement, de leur laisser le temps de se généraliser ou de revêtir les caractères de la malignité.

J'ai dit plus haut que, sans avoir de conviction absolue sur la possibilité des transformations cancéreuses, j'étais loin, cependant, d'être aussi décidé qu'autrefois dans le sens négatif sur cette question; les faits, se multipliant dans ma pratique, ont fini par ébranler mes croyances à ce sujet.

M. Lebert, comme M. Broca (1), n'admet pas qu'une tumeur non cancéreuse puisse jamais devenir un cancer. Pour ce pathologiste, le cancer est au début ce qu'il sera toujours, une espèce, une entité distincte ; il ne peut naitre que de lui-même, et ce qui lui est étranger d'abord ne l'engendrera jamais.

C'est ainsi que je l'ai soutenu et entendu autrefois ; mais en vieillissant, j'ai été témoin de faits qui ne semblent point se prêter à de telles doctrines. J'ai vu dans le sein des tumeurs devenir cancéreuses après avoir conservé si longtemps les caractères de tumeurs bénignes, qu'il m'est difficile de ne pas y voir deux phases différentes d'une même maladie. L'observation recueillie dans mon service par M. A. Richard (voy. page 520) est une des plus curieuses sous ce rapport. En effet, presque partout, la tumeur était franchement cancéreuse, même pour le microscope, quoiqu'une de ses portions conservât néanmoins tous les caractères de la tumeur adénoïde.

M. Richard en conclut, il est vrai, qu'il y avait à la fois, chez la malade, une tumeur bénigne et une tumeur cancéreuse. Mais les deux tumeurs n'en faisaient qu'une, rien ne les séparait, jamais elles n'ont été distinctes ; je n'ai jamais vu dans la mamelle une tumeur adénoïde en même temps qu'un cancer, et il semble y avoir incompatibilité entre ces deux sortes de productions, si elles ne sont pas la suite l'une de l'autre. Dans le cas cité par M. Richard (2), la tumeur était d'un tissu continu ; la portion bénigne n'était qu'une *région* de la masse totale; rien ne la séparait nettement de la partie réellement cancéreuse.

J'ai vu d'autres cas semblables. Une femme que j'ai opérée en février 1852 m'en a offert un nouvel exemple : du volume

(1) Op. cit., p. 504-511.
(2) *Revue médico-chirurgicale*, 1852.

du poing, sa tumeur était formée de pelotons encéphaloïdes disséminés, et séparés çà et là par des masses considérables de tissu mammaire hypertrophié; l'élément cancéreux s'était infiltré ou épanché dans le tissu de nature bénigne, dans l'organe naturel, qui ne formait point par lui-même une tumeur réelle.

B. — Données fournies par le microscope.

Avant l'intervention du microscope dans le diagnostic des tumeurs, la composition intime du cancer avait été si peu étudiée, qu'il n'y avait guère lieu de s'en occuper au point de vue de l'opération. Les quelques essais de Scarpa (1) sous ce rapport ne sont plus d'aucune valeur. La science, je me hâte de le reconnaître, a subi, à ce point de vue, de sérieux changements. Tout en soutenant qu'il serait dangereux de prendre un parti en médecine opératoire sur le simple témoignage du microscope, je n'en suis pas moins d'avis qu'on doit tenir compte des idées nouvelles qui ressortent de l'emploi de cet instrument.

L'existence de la cellule cancéreuse dans une tumeur autorise-t-elle à dire que cette tumeur repullulera nécessairement après avoir été enlevée? indique-t-elle absolument un vice général?

Me trouvant chaque jour en présence de femmes atteintes de cancers, j'ai dû songer souvent à cette question, et la méditer sans cesse. Or, je crois l'avoir prouvé déjà, la cellule dite cancéreuse n'indique ni l'incurabilité absolue, ni la bénignité certaine des tumeurs. On a vu, par plusieurs observations, par celle de M. Richard en particulier, comment cette cellule peut échapper à l'observateur, quoiqu'elle existe en réalité dans la tumeur explorée; pour être absolument sûr qu'elle n'existe pas, il faudrait que toutes les molécules de la tumeur eussent été posées successivement sous le microscope. « Une cellule isolée étant donnée, dit M. Lebert (2), peut-on toujours

<hr>

(1) *Archives générales de médecine*, t. X, p. 283.
(2) *Maladies cancéreuses*, p. 16.

reconnaître par l'examen microscopique si elle appartient à un cancer ou non? Nous n'hésitons pas à répondre par la négative. » Mais si on lui dit : « Un tissu morbide étant donné, peut-on reconnaître au moyen de l'inspection microscopique s'il est cancéreux ou non? » Il répond hardiment par l'affirmative.

Il résulte de là que l'examen microscopique le plus attentif permet, tout au plus, de désigner comme malignes les tumeurs où il a montré la cellule cancéreuse, sans que l'absence de cette cellule autorise à affirmer que la maladie n'est pas cancéreuse. Le microscope conduirait de la sorte à promettre une guérison radicale alors que la récidive est très probable, et à donner au chirurgien une sécurité fautive; puis, quand même l'existence de la cellule cancéreuse aurait été constatée, il ne s'ensuivrait point que la guérison fût réellement impossible? Des observations nombreuses m'ont pleinement édifié depuis longtemps à ce sujet.

La jeune femme (page 493) qui avait au sein une tumeur adénoïde dans laquelle on a trouvé la cellule cancéreuse est guérie depuis 1844. Mademoiselle D..., que j'ai opérée en 1843 puis en 1845, d'un énorme encéphaloïde chargé de cellules cancéreuses, est également restée guérie, et se porte encore bien (1853) malgré son âge avancé, malgré sa gibbosité, malgré sa constitution chétive, malgré le volume de ses tumeurs. Il n'y a point eu de récidives non plus chez une jeune femme qui avait dans la mâchoire supérieure une tumeur hématique infiltrée de cellules cancéreuses. Il serait puéril de redouter la récidive chez le malade auquel j'ai enlevé une partie du talon, et dont les fongosités renfermaient cependant des cellules cancéreuses en assez grand nombre, au dire des micrographes les plus distingués. La tumeur de madame D..., opérée en 1847, contenait une énorme proportion de cellules cancéreuses; cela n'empêche pas la malade d'être bien guérie et de jouir actuellement encore d'une très bonne santé. Madame de L..., madame de J..., dont je donne ici les observations, avaient aussi le sein et l'aisselle remplis de masses encéphaloïdes des mieux caractérisées, et leurs tumeurs contenaient de la cellule cancéreuse en quantité considérable. Ces dames cependant se sont promptement rétablies, et n'ont point cessé de se bien porter depuis.

Observation Ire. — *Encéphaloïde lardacé, en partie ramolli, extirpé et guéri radicalement.*

Madame D..., cinquante-cinq ans, grasse, d'une bonne santé habituelle, avait au sein droit une tumeur pour laquelle elle vint me consulter en 1847. Du volume du poing, un peu proéminente et ramollie vers sa partie moyenne, c'est-à-dire en dehors du sein droit, cette tumeur était venue sans cause appréciable ; la malade s'en était aperçue deux ans auparavant : alors il ne s'agissait que d'une tumeur grosse comme une noix et indolente. S'étant accrue graduellement, surtout depuis six mois, elle avait envahi la moitié externe de la mamelle. Un prolongement de même aspect existait au-dessous du grand pectoral, sans aller jusqu'au sommet de l'aisselle.

Après quelques jours de préparatifs, je procédai à l'opération en ayant soin de prolonger l'incision jusqu'à l'aisselle pour enlever du même coup la totalité de la tumeur du sein et les racines qu'elle envoyait en dehors. Les suites de l'opération n'offrirent rien de particulier ; la plaie, qui ne fut point réunie par première intention, se nettoya peu à peu ; la cicatrisation en fut lente, mais enfin elle s'opéra complétement, et madame D... put quitter sa maison de ville au mois de juin 1847, deux mois et demi après l'opération. Elle est revenue me voir une fois chaque année depuis, et jusqu'ici la guérison chez elle est restée radicale.

La tumeur était formée d'un tissu homogène, lardacé, sans cloisons ni brides distinctes, sans lobules susceptibles d'être isolés. Sa consistance allait en diminuant de la circonférence à la base, où l'on retrouvait encore quelques lamelles de tissu cellulo-fibreux, jusqu'au centre. Là existait un foyer rempli d'une bouillie grise, grumeleuse, semi-purulente, mêlée à un liquide séreux et rougeâtre. La coupe des parties solides de cette tumeur fournissait par la pression le suc cancéreux caractéristique, la matière lactescente ou crémeuse du squirrhe ou de l'encéphaloïde, et M. Houel, qui en fit l'examen de son côté au musée d'anatomie pathologique, y trouva comme moi tous les caractères du cancer le mieux conditionné.

Observation II. — *Tumeur encéphaloïde ulcérée. Soixante-dix ans. Extirpation ; constatation par le microscope de la cellule cancéreuse. Guérison sans récidive.*

Madame la comtesse de L..., grande, brune, ayant eu plusieurs enfants, demanda mon avis, au mois d'octobre 1850, pour une tumeur qu'elle avait au sein gauche depuis plusieurs années. Largement ulcérée, occupant une grande partie du sein, avec une base dure et comme lardacée, cette tumeur était encore mobile sur le grand pectoral. L'ulcère qui l'avait envahie offrait de profondes anfractuosités, et se trouvait entouré de bosselures rougeâtres confondues avec la peau, ramollies sur certains points, concrètes et encore dures sur d'autres. L'ulcère avait 6 centimètres de largeur, et la base sous-cutanée de la tumeur 12 à 15 centimètres dans ses principales dimensions. On sentait en outre sous le bord du grand pectoral, près de l'aisselle, un peloton ganglionnaire du volume d'une grosse noix, autant du moins que l'embonpoint assez prononcé de la malade permettait de le constater.

Tissu adipeux très abondant, digestions difficiles, entrailles délicates, cancer encéphaloïde des mieux caractérisés et des plus avancés, avec retentissement du côté de l'aisselle, âge de la malade, qui consultait plutôt par résignation que par confiance; il était difficile de réunir plus de conditions défavorables. Cependant, comme les symptômes de la cachexie manquaient encore, que d'ailleurs le mal était absolument sans remède de toute autre façon, l'opération fut faite en décembre 1850, avec le concours de M. A. Cazenave, médecin de madame de L..., de M. le docteur Chenu qui devait suivre les pansements, et de deux de mes internes, à Passy. En ce qui concerne la mamelle, je ne trouvai rien que ce qui avait été prévu; mais la tumeur sous-pectorale était aussi grosse qu'un œuf, et il en existait une autre non moins volumineuse jusque dans le creux de l'aisselle. Comme ces dernières étaient enveloppées d'une épaisse couche de graisse molle, je les enlevai bien plus par énucléation que par l'action du bistouri. Nous eûmes dès lors sous les yeux une vaste caverne où la tête se serait en quelque sorte logée. Rien de particulier ne survint dans le cours des quinze premiers jours; la plaie se comblait et se rétrécissait régulièrement, lorsqu'au bout de trois semaines un érysipèle se manifesta au-dessus et au-dessous, à quelque distance de ses bords. Couvert matin et soir d'onguent mercuriel, cet érysipèle n'eut pas de suite, et disparut au bout de quatre jours. La cicatrisation n'éprouva plus de perturbation, et marcha régulièrement de manière à être terminée vers la fin du deuxième mois.

J'ai revu depuis madame de L... plusieurs fois; elle est redevenue fraîche, robuste et gaie; sa cicatrice est blanche et régulière; aucune apparence de récidive ne se voit ni du côté de l'aisselle, ni du côté du sein, ni sur aucune autre partie du corps.

Les tumeurs, examinées au scalpel et à l'œil nu, étaient composées d'un tissu si franchement, si manifestement encéphaloïde, qu'elles ne purent laisser de doute à ce sujet dans l'esprit de personne. Fongueuses, rougeâtres, vasculaires, remplies de suc crémeux, lobulées, faciles à écraser sous le doigt, dans les pelotons que j'avais retirés de l'aisselle comme dans les couches servant de base ou de voisinage à l'ulcère, elles étaient lardacées et confondues d'ailleurs avec le tissu mammaire, qui se retrouvait insensiblement avec ses caractères normaux autour de la masse principale. Pour ne négliger cependant aucun élément de conviction, je fis soumettre diverses tranches des pièces pathologiques au microscope. M. Follin et M. Lebert y trouvèrent tous deux la cellule cancéreuse en proportion énorme.

Observation III. — *Vaste champignon encéphaloïde fournissant chaque jour une effrayante quantité de liquide sanieux chez une dame âgée de cinquante-huit ans. Extirpation; examen microscopique. Guérison sans récidive.*

Madame de J...., d'un caractère résigné, quoique impressionnable à l'excès, me consulta au commencement de 1850 pour une tumeur qui s'était développée en dehors du sein gauche, du côté de l'aisselle, depuis quelques mois déjà. Cette tumeur, dont la cause était ignorée, n'était alors guère plus grosse qu'une noix. J'en conseillai l'extirpation, que la malade rejeta bien loin, et je n'en entendis plus parler. Ayant consulté d'un autre côté M. Paul Guersant, qui lui donna le même conseil, madame de J... resta quelques mois à se traiter d'après l'avis de diverses personnes du monde. Ne voyant point sa tumeur diminuer, elle s'adresse à M. Cruveilhier, qui la soumet aux diverses médications usitées en pareille occurrence. Le volume de la tumeur s'accroît rapidement. Les téguments se détruisent peu à peu. Un champignon d'un gris rougeâtre, fongueux, saignant, envahit bientôt toute la région axillaire. La malade s'affaiblit de plus en plus; des hémorrhagies successives amènent un dépérissement extrême, et, au moment où je fus prié de la revoir, je la trouvai dans l'état suivant: Le pouls était petit, à 96; la peau était partout comme collée sur les os. Les digestions, devenues très pénibles, ne permettaient plus que quelques aliments légers. La tumeur, encore très mobile néanmoins, ne paraissait envoyer aucune racine en dehors de sa base, soit sous le bord du grand pectoral, soit dans le sommet de l'aisselle. Mais elle formait à l'extérieur un champignon du volume des deux poings, qui avait cela de particulier qu'une sérosité sanieuse, d'une odeur nauséeuse très repoussante, en sortait en quantité telle, que dix à quinze serviettes en étaient complétement imprégnées chaque jour. La malade et M. Cruveilhier, qui continuait à lui prodiguer ses soins, m'affirmèrent que la quantité de ce liquide devait être de plus d'un litre dans les vingt-quatre heures depuis quinze jours.

La malade, sa famille et M. Cruveilhier, demandaient avec instance une opération, pour peu qu'il fût permis d'en espérer le moindre succès. Il me sembla difficile que dans l'état où je la voyais madame de J... pût y résister, et qu'à ce degré extrême de développement le cancer ne revînt pas, en supposant l'opération heureusement terminée. Malgré ces remarques, l'opération sembla être une nécessité, les hémorrhagies et l'abondance du suintement ichoreux ne permettant ni de temporiser, ni de compter sur le maintien de la vie au delà de quelques jours; elle fut donc décidée pour le surlendemain. Pour comble de malheur, quand nous arrivâmes, un commencement d'érysipèle s'était établi sur le côté de la poitrine, là où la peau était incessamment souillée par le liquide sanieux venant de l'aisselle. Nous passâmes outre néanmoins, et le cancer fut enlevé sans éthérisation, vu l'état de faiblesse extrême de madame de J..., qui supporta d'ailleurs cette pénible et douloureuse opération avec un rare courage et sans éprouver de syncope. Les premières vingt-quatre heures la laissèrent entre la vie et la mort; elle reprit un peu de force au deuxième jour, malgré l'extension de l'érysipèle. Nous donnâmes quelques aliments; les couleurs reparurent au visage; la force revint peu à peu, et madame de J..., heureuse de ne plus se sentir l'énorme foyer qu'elle portait depuis si longtemps dans le côté, n'étant plus épuisée par l'énorme sécrétion signalée plus haut, revint à la vie avec une rapidité d'autant plus surprenante que son érysipèle, parcourant les différentes régions de la poitrine, du bas-ventre et des membres thoraciques, dura près de vingt jours. En somme, la plaie se détergea, se régularisa petit à petit et se ferma définitivement au bout de la onzième semaine. Depuis cette époque, madame de J..., qui est redevenue fraîche et forte, n'est plus reconnaissable. La cicatrice lui tient le bras un peu roide pour les mouvements d'élévation ; mais elle ne songe plus à son ancienne tumeur, et rien n'autorise à craindre pour l'avenir une repullulation du mal.

La pièce anatomique était, pour le scalpel et pour l'œil, formée à peu près en entier par du tissu cérébriforme le plus pur, le mieux conditionné qui se puisse voir : on aurait réellement dit de la pulpe cérébrale. C'étaient des pelotons gris rougeâtre, confondus les uns avec les autres, réduits en bouillie sur quelques points, fongueux, se laissant écraser, et contenant une trame vasculaire dans quelques autres. M. Follin et M. Lebert, qui en soumirent des parcelles au microscope, constatèrent de leur côté qu'elles étaient formées de matière encéphaloïde.

Nous étions en définitive tellement convaincus, M. Cruveilhier et moi, de la repullulation prochaine de ce cancer, que nous n'avions pris sur nous de l'enlever que dans le but de reculer la mort de quelques jours, de remédier pour quelques moments au moins à une maladie que nous croyions incurable ; c'était, en un mot, par nécessité, pour ne pas fuir le combat, c'était une opération *in extremis*, comme le serait, je suppose, une opération de hernie étranglée chez un phthisique au dernier degré, l'amputation d'un membre broyé chez un cancéreux d'ailleurs incurable.

Voici, à l'appui de mon opinion, une preuve qu'on ne récusera pas, j'espère ; elle m'est donnée par M. Follin, l'un des micrographes les plus estimés et l'une des espérances de la chirurgie nouvelle.

OBSERVATION IV. — *Squirrhe du sein extirpé ; pas de récidive.*

« Madame P..., trente ans, d'une assez bonne santé antérieure, portait depuis un an et demi, lorsque je la vis au mois de mai 1848, une petite tumeur du volume d'un œuf de poule dans le sein gauche.

» Cette femme est née de parents qui n'ont jamais présenté de tumeurs sur aucun point du corps. Son père a succombé à une affection pulmonaire et dans un âge avancé ; sa mère, quoique très vieille, est encore en bonne santé. Mariée depuis quelques années, elle a eu, il y a deux ans, un enfant qu'elle n'a point allaité ; ses couches n'ont offert rien d'anormal ; elle n'a eu ni engorgement, ni inflammation du sein.

» La tumeur s'est montrée sans cause connue. La malade a bien le souvenir d'un coup reçu sur le sein en tournant autour de son lit, mais ses explications sont trop peu précises pour qu'on puisse les faire servir à l'étiologie de son affection. La tumeur, d'abord très petite, a grossi peu à peu, et aujourd'hui elle égale le volume d'un œuf ; occupant la partie inférieure et externe du sein gauche, elle a une surface assez irrégulièrement lobulée. Sa consistance dure, et ses contours, mal limités, ne permettent pas de l'isoler facilement des autres parties du sein. Elle ne roule pas sous la peau comme certaines tumeurs adénoïdes, et elle est accompagnée d'élancements assez vifs qui empêchent assez souvent la malade de dormir.

» J'enlevai cette tumeur le 4 juillet 1848. Elle avait un peu augmenté de volume, et les douleurs y étaient aussi vives qu'auparavant.

» J'étais assisté dans cette opération par M. le docteur Marchal et par un de mes collègues des hôpitaux, M. Porchat.

» Les suites de l'opération n'offrirent rien de particulier. La cicatrisation fut complète au bout d'un mois.

» *Examen de la tumeur*. — Cette tumeur, coupée en travers, montre un tissu d'un blanc grisâtre très mou, tout à fait comparable pour l'aspect à la *substance grise cérébrale*. Ce tissu se laisse facilement déprimer par le doigt et racler par le scalpel. La surface de la tumeur est lobulée, et partout circonscrite par une enveloppe fibreuse assez dense. Les caractères généraux de ce tissu se rapprochent de certaines variétés d'encéphaloïde. A l'examen microscopique, j'y ai vainement cherché des lobules glandulaires. Tout le tissu était formé par des cellules larges à un ou deux noyaux, renfermant des nucléoles bien accentués. M. Robin, qui a bien voulu dans ce cas m'aider de ses lumières, y a comme moi reconnu les caractères de la cellule cancéreuse. » La malade, revue en 1853, n'a rien éprouvé depuis son opération.

« Si, à propos de ce fait, ajoute M. Follin, j'étais appelé à formuler mon opinion sur la récidive des tissus homœomorphes et hétéromorphes, je dirais que le cancer, le tissu fibro-plastique, les tumeurs cancroïdes (épithéliales), récidivent sur place et dans l'économie. Imbu d'abord d'idées exclusives sur la non-récidive des tumeurs fibro-plastiques et des tumeurs épithéliales, j'ai dû céder à l'évidence des faits qui se sont montrés à moi, surtout l'an dernier, à l'Hôtel-Dieu, où j'ai vu la récidive dans le poumon d'une tumeur fibreuse de la cuisse ; où j'ai vu plusieurs récidives d'autres tumeurs fibro-plastiques. En résumé, le microscope nous aura appris à mieux connaître les éléments anatomiques des tumeurs qui se développent dans l'économie ; mais il doit garder une prudente réserve quand il s'agit de trancher la question des récidives. »

Je n'en demande pas davantage, et voilà ce que j'accorde au microscope chaque jour à ma clinique, depuis dix ans.

Je ne parle ici, pour le moment, que des observations où le témoignage du microscope a été invoqué, que des tumeurs où l'existence de la cellule cancéreuse a été constatée, soit par M. Lebert, soit par M. Follin, soit par M. Robin, soit par ces trois micrographes simultanément : non, la présence de la cellule cancéreuse n'autorise pas à déclarer qu'une tumeur est absolument incurable, qu'elle repullulera nécessairement après l'opération.

Du reste, il n'est point indispensable que le microscope intervienne pour décider que telle ou telle tumeur enlevée est ou n'est pas de nature cancéreuse. Que l'on mette les tumeurs bénignes d'un côté, les tumeurs malignes de l'autre, et je ne crains pas d'affirmer que, à l'aide des notions cliniques que je m'efforce

de populariser depuis si longtemps, un praticien exercé distinguera sans peine la tumeur cancéreuse de celle qui ne l'est pas.
Là-dessus, j'en appelle volontiers aux micrographes eux-mêmes,
et en particulier aux plus habiles d'entre eux, à M. Lebert, à
M. Follin, qui m'ont suivi pendant plusieurs années : ne m'ont-
ils pas vu cent fois, à l'hôpital, poser le diagnostic de pareilles
tumeurs, soutenir avant et après l'opération que celle-ci était
de nature bénigne, que celle-là était de nature maligne, et sous
ce rapport, leur microscope a-t-il jamais fait autre chose que
confirmer ce que j'avais énoncé auparavant? Quand j'ai affirmé
positivement le fait, m'ont-ils jamais vu me tromper? L'embarras du diagnostic n'est guère possible qu'au début de la maladie; plus tard les cas douteux sont rares. Alors si le clinicien
expérimenté hésite, les renseignements fournis par le microscope ne seraient point de nature par eux-mêmes à rassurer ni à
effrayer eu égard à l'opération.

Au fait, le microscope et la cellule cancéreuse n'ont donc encore rien donné d'assez incontestable pour servir de base à la
détermination du chirurgien, quand il s'agit d'extirper ou de
respecter les tumeurs de la mamelle. Ce qu'on peut accorder
jusqu'ici, c'est que la présence des cellules dites cancéreuses
dans une tumeur qui offre d'ailleurs les autres caractères du
cancer, est de nature à augmenter les craintes de la récidive après
l'opération, comme leur absence serait de nature à rassurer, si
la tumeur enlevée se rapportait en outre, par le reste de sa physionomie, à la classe des tumeurs bénignes.

C. — Faits cliniques.

Les antagonistes de l'opération invoquent aussi les faits cliniques, l'observation directe. A les entendre, l'opération ne
réussirait absolument chez aucune femme, souvent même elle
abrégerait la vie au lieu de la prolonger; elle aurait l'inconvénient d'activer la maladie, de faire naître des tumeurs nouvelles
qui ne seraient point survenues sans cela, et dont le développe-

ment ou la marche sont beaucoup plus rapides que ne l'était la marche de la tumeur première. Des statistiques ont même été invoquées à l'appui de ce raisonnement. M. Leroy d'Étiolles (1), entre autres, ayant rassemblé 2,784 faits qui lui ont été communiqués par 174 médecins français, trouve que sur 1,492 malades non opérés, 18 ont vécu plus de 30 ans, et que les autres ont prolongé leur existence pendant 2, 4, 6, 10, 20 et 25 ans. Parvenue à un certain degré de développement, la maladie est restée stationnaire et indolente. De 804 femmes opérées, 4 seulement ont vécu près de 30 ans, 15 un peu plus de 20 ans; 88 de 6 à 20 ans; et voilà ce qui tend à prouver, dit l'auteur, que l'opération est plutôt nuisible qu'utile !

Pour quiconque connaît la difficulté de faire une bonne statistique, celles qui ont été invoquées jusqu'ici, celle de M. Leroy comme celle de Monro, etc., dans la question du cancer, resteront sans valeur. Depuis près de quarante ans que je fréquente les hôpitaux ou que je pratique la chirurgie, j'ai certainement observé plus de mille cas de tumeurs du sein. Il est clair cependant que je n'ai pu en suivre jusqu'à la fin qu'une assez faible proportion. Dans la clientèle privée, il en est un grand nombre que je n'ai vues qu'une fois ou deux; chez moi, il en a souvent été de même. Cela m'a suffi sans doute pour en établir le diagnostic; mais s'il me fallait dire au juste ce que sont devenues ces tumeurs, combien de temps les femmes ont pu vivre, ou ce qui leur est arrivé après l'opération, je ne le pourrais pas, évidemment. La même difficulté existe pour les cas où j'ai été chargé moi-même de pratiquer l'opération. Une fois la tumeur extirpée en effet et la plaie cicatrisée, le chirurgien et les malades se perdent facilement de vue. Beaucoup de femmes ainsi traitées m'étaient venues de la province où elles sont retournées. Quelques unes même ne résidaient pas et ne sont point restées en France. Il n'est pas jusqu'à celles de Paris qu'on peut ne plus revoir. Dans une grande capitale, où la population se déplace sans cesse, où

_____

(1) *Bulletin de l'Académie de médecine*, t. IX, p. 454-458.

les relations se croisent, se multiplient ou changent d'un moment à l'autre, le chirurgien perd aisément les traces de semblables malades. L'embarras est encore plus grand à l'hôpital. Venues dans ces asiles de tous les coins de la France ou de la ville, les malades en ressortent bientôt après leur guérison, pour n'être plus revues par le chirurgien qui les a opérées, surtout si la guérison se maintient.

Qui oserait admettre comme démontrée la cure permanente d'un cancer, uniquement parce que la malade, guérie d'abord, cesse de correspondre avec l'opérateur? S'il est vrai que les femmes atteintes de récidive manquent rarement de revenir solliciter les conseils de leur chirurgien, il est certain aussi que plusieurs d'entre elles, mécontentes du résultat de l'opération, s'adressent souvent à d'autres. Comment, avec des éléments pareils, construire une statistique vraiment utile? Telle est pourtant la position de tous les chirurgiens.

Si l'on fait attention, d'un autre côté, au défaut de précision dans le diagnostic des tumeurs du sein, à la confusion qui règne encore dans l'esprit de presque tous les médecins ou chirurgiens sur ce sujet, on comprendra que les renseignements obtenus de tant de sources diverses ne peuvent être d'aucun secours dans la question en litige, pas plus pour que contre l'opération.

En ce qui me concerne, j'ai opéré un grand nombre de femmes qui sont restées guéries; mais il me serait impossible de dire au juste dans quelle proportion. J'ai perdu de vue au bout d'un, deux, trois, six ou dix mois, une foule de celles qui m'ont paru définitivement sauvées. Quant à celles que j'ai pu suivre au delà d'un certain nombre d'années, et que je connais encore, on m'objectera peut-être que la science étant alors imparfaite, que le témoignage du microscope n'ayant pas été invoqué, j'ai pu me tromper comme les autres et prendre pour des cancers ce qui appartenait à la classe des tumeurs bénignes.

Il ne m'est point possible d'accepter une pareille fin de non-recevoir. Il y a plus de trente ans que je cherche à distinguer parmi les tumeurs du sein celles qui sont cancéreuses de celles qui ne le sont pas ; et depuis plus de vingt ans, j'ai une assez grande habitude de ce diagnostic pour être sûr de ne pas confondre, quand il s'agit de les opérer, les tumeurs malignes avec les tumeurs bénignes.

A. *Observation.* — Une semblable confusion ne serait supposable, au surplus, que pour certaines tumeurs à caractère vague, incertain ou mal déterminé, et ce n'est point de celles-là que je parle, quand je dis avoir enlevé un véritable cancer. Le cancer bien conditionné, soit sous forme d'encéphaloïde, soit sous forme de squirrhe, est si facile en somme à bien diagnostiquer, soit avant, soit après l'opération, que je n'ai jamais besoin, et qu'un chirurgien, tenant compte de ce que j'ai dit, n'aura jamais besoin du microscope pour être en mesure d'affirmer qu'il s'agit bien d'un cancer. Mettre ainsi de côté les observations antérieures comme incomplètes ou sans valeur, parce que le microscope n'a pas pu en dire son mot, est une prétention que je repousse de toutes mes forces, et vouloir renouveler ainsi la science à l'occasion de chaque homme qui croit avoir découvert un élément nouveau en pathologie, est une ambition trop dangereuse pour ne pas devoir être combattue à sa naissance. Ce n'est pas parce qu'on ne se servait pas du microscope que les observations anciennes restent souvent sans signification ; car pour peu qu'il y ait de description, il est généralement facile de voir s'il s'agissait d'un cancer ou de toute autre maladie. C'est parce qu'elles se réduisent souvent à de simples assertions ; parce qu'elles font voir que les auteurs n'étaient point en mesure de distinguer la tumeur bénigne de la tumeur maligne, pas plus dans le sein qu'ailleurs ; c'est aussi, et surtout parce que les malades guéris d'abord ont été perdus de vue trop peu de temps après l'opération.

Il n'en est pas moins vrai qu'un assez grand nombre des faits éparpillés dans les ouvrages prouvent sans réplique que des femmes ont été radicalement guéries ainsi de véritables cancers ; pour mon compte, j'en possède plus de vingt exemples parfaitement constatés, sans parler de ceux que j'ai perdus de vue, et qui, tout en cessant d'être aussi certains, n'en sont pas moins excessivement probables.

Voici l'abrégé de quelques unes des observations dont j'ai pu vérifier encore l'exactitude récemment.

OBSERVATION Ire. — *Squirrhe ramolli du sein gauche ; femme de quarante-quatre ans ; extirpation ; examen microscopique. Guérison sans récidive.*

Madame N..., femme de confiance, de courte stature, un peu grasse, se portant généralement bien, encore réglée, n'ayant jamais eu d'enfants, me consulta, en 1847, pour une tumeur déjà ancienne qu'elle avait au sein gauche. Attribuée à un coup, cette tumeur, dont la malade s'était aperçue cinq ans auparavant, s'était développée d'abord avec une grande lenteur. A l'époque où je la vis, elle était grosse comme un œuf de poule ; les douleurs ne s'y étaient manifestées que depuis six mois. Située au-dessus et un peu en dehors du mamelon, elle représentait une masse ovoïde, confondue avec le tissu mammaire ; adhérente par son centre à la peau, qui était amincie et un peu rouge dans cet endroit, dure, comme lardacée, près de sa circonférence, plus ferme et un peu ligneuse dans son corps, elle était le siége d'une légère fluctuation au milieu. Rien d'anormal n'existait du côté de l'aisselle. Après quelques jours de préparatifs, la tumeur fut enlevée en totalité avec une certaine épaisseur des tissus ambiants. La plaie, réunie par des bandelettes, suppura pendant un mois, et ne fut complétement cicatrisée qu'au bout de six semaines. Depuis lors la guérison ne s'est pas démentie, et madame N... continue de jouir d'une très bonne santé.

La pièce pathologique était légèrement pulpeuse vers le milieu de sa face cutanée. Ailleurs elle offrait la densité et tous les autres caractères du squirrhe. Sa coupe était d'un gris mat, et l'on en faisait exsuder par la pression une quantité notable de suc lactescent et cancéreux. Sa périphérie, un peu moins dense, ou plus franchement fibreuse, se perdait insensiblement dans les tissus normaux.

M. Follin, qui m'avait servi d'aide et que je priai d'en faire l'examen au microscope, constata dans la tumeur une proportion considérable de cellules cancéreuses, ainsi qu'il résulte de la figure 2, planche VIII.

OBSERVATION II. — *Squirrhe non ulcéré du sein gauche ; extirpation. Guérison sans récidive.*

Madame G..., âgée de quarante-six ans, naturellement un peu maigre et de santé assez délicate, sans être positivement malade cependant, me consulta en 1841 pour une tumeur du volume d'un œuf de poule, un peu allongée, située dans la moitié externe et inférieure de la mamelle droite. Mère de plusieurs enfants, et encore réglée, madame G... ne savait à quoi attribuer l'origine de son mal. Sa tumeur était dure, rugueuse, plutôt que

bosselée, et manifestement confondue avec le tissu mammaire ; en bas et en
dehors, la peau qui lui était adhérente commençait à se gaufrer et à se rider.
Il n'y avait aucun engorgement dans l'aisselle. L'opération, décidée par
Baron, médecin de la famille, et par moi, n'offrit d'ailleurs rien de
particulier. Madame G..., que j'ai revue plusieurs fois et dernièrement encore (1853), ne s'aperçoit plus de rien.

La masse enlevée avait tous les caractères d'un squirrhe, d'un squirrhe
ligneux, dont le noyau central était comme lardacé et un peu moins dur dans
ses couches extérieures ou périphériques. Il n'était d'ailleurs légèrement
ramolli que dans l'étendue de 1 centimètre environ, un peu en dehors
de l'endroit où la peau s'était confondue avec lui. Sa dureté, la teinte pointillée, brune ou grisâtre de sa coupe, le suc demi-crémeux et jaunâtre qui
en exsudait sous la pression ou par le raclage du scalpel, sa continuité sans
ligne de démarcation aucune avec le tissu glanduleux, avec le tissu fibro-
celluleux de la région, ne permettaient pas au surplus de conserver le
moindre doute sur sa nature cancéreuse.

OBSERVATION III. — *Squirrhe ligneux rétracté ; femme de soixante-dix ans ;*
extirpation. Guérison sans récidive.

Mademoiselle M..., soixante-dix ans, de petite stature, courbée, d'une
santé chétive, me consulta en 1837 pour une tumeur au sein gauche datant
de cinq ans. D'abord petite et assez mobile, cette tumeur s'était insensiblement accrue, au point de représenter quand je la vis une plaque large de
près de 1 décimètre transversalement, et de 5 à 6 centimètres de haut en
bas. Son épaisseur la plus grande était d'environ 3 centimètres. Ulcérée
par en bas, elle était dans ce point comme cachée au-dessous et en dehors
de la mamelle. D'un gris rougeâtre, secs, légèrement bosselés ou inégaux,
les bords de l'ulcère étaient taillés à pic, sans offrir cependant une grande
épaisseur. Toute la masse était dure, ligneuse et confondue avec les téguments en avant. Sa circonférence se perdait dans les tissus normaux de la
région. Deux petits ganglions, du volume d'une noisette, lui servaient de
prolongement du côté de l'aisselle, sous le bord du grand pectoral.

Je crus devoir procéder à l'enlèvement de cette tumeur, malgré les
mauvaises conditions d'âge et de constitution, soit locales, soit générales,
où je voyais mademoiselle M..., et après avoir fait remarquer que l'opération en pareil cas offrait peu de chances de succès. Quoique obligé
d'enlever une grande partie des téguments voisins avec la tumeur, il fut
pourtant possible de rapprocher les côtés de la solution de continuité au
point de ne laisser à la plaie qu'environ 3 centimètres d'étendue dans sa plus
grande largeur.

Aucun accident ne survint ; la cicatrisation marcha lentement, mais enfin
elle se fit, et au bout de deux mois et demi, mademoiselle M... se trouva
complétement guérie au grand étonnement de tout le monde.

La pièce pathologique nous offrit tous les caractères du squirrhe ligneux
le mieux conditionné : tissu dur, inextensible, homogène, excavé dans sa
coupe, d'un gris brunâtre, pointillé de blanc, fournissant un suc roussâtre
dans son noyau central, et se continuant par des rayons avec le tissu glanduleux ou celluleux de sa circonférence. Cette demoiselle, qui a encore vécu

neuf ans sans qu'il lui soit rien revenu au sein, est morte d'une affection cérébrale n'ayant rien présenté qui eût le moindre rapport avec son affection
squirrheuse d'autrefois.

OBSERVATION IV. — Tumeur encéphaloïde ulcérée chez une femme de quarante ans, guérie radicalement par l'extirpation.

Madame L..., bouchère, rue de Sèvres, près de laquelle je fus appelé en
1834, encore réglée, ayant eu plusieurs couches, avait au sein droit une
tumeur grosse comme une tête d'enfant, un peu conique, occupant toute la
mamelle, présentant d'énormes bosselures confondues avec la peau, qui était
rouge et amincie, et dont quelques unes d'entre elles, largement ulcérées,
étaient épanouies en champignons fongueux. Mobile sur le devant de la poitrine, contre laquelle elle était comme plaquée, cette tumeur ne laissait la
peau libre et intacte que vers sa base; partout ailleurs les tissus de la région étaient confondus avec la production pathologique; d'une consistance
assez ferme vers sa périphérie et dans les portions homogènes de sa masse,
elle était fongueuse, molle, comme fluctuante dans ses principales bosselures. Il suintait des champignons ulcérés une matière infecte, ichoreuse
et sanguinolente. Depuis quelques jours des hémorrhagies, qui menaçaient
de devenir inquiétantes, se faisaient par là, et des pelotons de matière médullaire, détachés parfois avec les linges du pansement, étaient aussitôt
remplacés par des végétations nouvelles; il n'y avait point encore de ganglions malades dans l'aisselle, ni sous le bord du grand pectoral, et le reste
de la santé n'avait pas subi de dérangement notable. J'enlevai toute cette
masse, avec le concours de M. Thirial, quelques jours après. Comme la peau
dut être sacrifiée dans une grande étendue, il ne nous fut point possible de
rapprocher les lèvres de la plaie et de tenter la réunion immédiate. La guérison se fit attendre près de deux mois, mais enfin elle s'effectua sans encombre, et madame L... est restée guérie si complétement, qu'elle se porte
encore très bien aujourd'hui (1853).

La tumeur enlevée se compose à la base, et çà et là dans d'autres
points de son épaisseur, d'un tissu lardacé, gris, jaune ou rougeâtre, dans
lequel on reconnaît du tissu graisseux, du tissu celluleux induré et quelques restes de la mamelle aplatie et déformée. Ailleurs ce sont des pelotons, séparés par des cloisons ou confondus entre eux, qui, pour quelques
uns, sont encore solides et difficiles à écraser sous le doigt, tandis que
d'autres ressemblent tout à fait à la substance cérébrale; il en est aussi de
diffluents comme une bouillie d'un gris rougeâtre. La pression en fait
suinter en abondance le suc lactescent ou semi-purulent caractéristique
de la matière encéphaloïde. On y trouve aussi presque partout le chevelu
du cancer médullaire. Il n'est pas possible, en un mot, de rencontrer une
masse encéphaloïde ou cérébriforme, un cancer fongueux mieux caractérisé; et si jamais diagnostic d'une tumeur cancéreuse peut être facile et
sûr, c'est certainement dans le cas dont il s'agit.

OBSERVATION V. — Squirrhe avec ganglions dans l'aisselle; extirpation.
Guérison.

Une femme âgée de cinquante-huit ans, admise le 10 juin 1826 à l'hôpital des Cliniques, avait depuis dix-huit mois au sein gauche une tumeur

très dure, adhérente à la peau, comme plaquée contre les côtes, allongée transversalement, du volume du poing, accompagnée de fréquents élancements, et dont la cause était inconnue ; plusieurs petites tumeurs arrondies et mobiles formaient une sorte de chapelet qui allait en suivant la face profonde du bord du grand pectoral jusqu'au fond de l'aisselle ; quelques ganglions engorgés se remarquaient au-dessus de la clavicule correspondante. Cette complication, qui avait fait reculer plusieurs chirurgiens, n'arrêta point M. Roux, qui, encouragé par les sollicitations et la bonne constitution de la malade, pratiqua l'extirpation de la tumeur du sein et de tous les ganglions axillaires le 18 juin. L'étendue de la plaie et l'inextensibilité de la peau ne permirent pas de songer à la réunion immédiate.

Nulle réaction générale ne survint ; la cicatrisation, déjà très avancée le 30 juin, était presque complète le 6 juillet. Un rhume, survenu le 8, vint entraver un instant la guérison, qui néanmoins se trouva achevée le 20. Les tumeurs sus-claviculaires ont disparu, et jusqu'à présent, 15 novembre 1853, rien n'annonce que la maladie doive se reproduire.

Les tumeurs de l'aisselle étaient de véritables ganglions transformés en tissus lardacés, mêlés avec de la matière caséeuse très dure ; celle du sein, constituée par la glande mammaire dégénérée et se continuant avec les tissus environnants, offrait une partie des caractères du tissu fibreux mêlé au véritable squirrhe ; mais ses limites étaient bien déterminées, et aucune traînée de tissu cellulaire endurci ne se voyait à sa circonférence.

Voilà donc des guérisons qui, comme celles dont il a été question dans d'autres chapitres, se maintiennent depuis vingt, quinze, douze, six et quatre ans, chez une foule de femmes opérées de tumeurs dont la nature cancéreuse ne peut pas être révoquée en doute.

Si, d'ailleurs, la tumeur cancéreuse n'était que la manifestation physique d'un vice général, comment expliquer ce retour à la santé, cette guérison au moins temporaire qui succède si souvent à l'opération, et pendant laquelle des femmes étiolées, amaigries, dont la physionomie s'était profondément altérée sous l'influence de leur maladie locale, reprennent si vite de la force, de l'embonpoint, des couleurs, de la fraîcheur, une santé générale merveilleuse ? Si l'économie tout entière avait été primitivement infectée, la guérison du mal extérieur ne serait pas de nature à améliorer l'état général. Cette guérison, même temporaire, ce retour à la plus belle santé désirable après l'amputation de plusieurs cancers du sein est cependant un fait très fréquent.

Quand la récidive survient ensuite, n'est-ce pas dix-huit fois sur vingt au moins, par de petites tumeurs au voisinage de la cicatrice ou de la plaie qu'elles s'annoncent? Quelle raison a-t-on d'attribuer cette repullulation à un effort excentrique de l'économie, plutôt qu'à des germes venus de la tumeur elle-même par expansion, éparpillés par différentes voies dans l'atmosphère organique dont cette tumeur constituait le centre?

De toutes ces difficultés, de tous ces embarras, et d'une foule d'autres remarques qu'il serait facile d'accumuler ici, il ressort selon moi :

1° Qu'aucune raison réellement plausible n'a été donnée en faveur du cancer comme maladie primitivement générale ;

2° Qu'on doit incliner, au contraire, à l'admettre à titre d'affection primitivement locale ;

3° Que certaines tumeurs de nature bénigne *semblent* pouvoir subir, dans quelques cas, la transformation maligne ;

4° Que des tumeurs bénignes ou malignes, adénoïdes et même cancéreuses du sein, reconnaissent *probablement* pour cause une exsudation plastique, hématique, ou sécrétoire, soit spontanée, soit par violence externe dans les tissus normaux ;

5° Que l'existence ou la non-existence de la cellule cancéreuse dans les tumeurs n'est point une preuve sans réplique que la maladie repullulera ou ne repullulera point après l'opération ;

6° Qu'il serait, par conséquent, imprudent de se décider uniquement d'après le témoignage du microscope, à opérer ou à ne pas opérer ;

7° Que l'observation et les statistiques sont loin de prouver que l'extirpation des tumeurs du sein est toujours suivie de récidive, toujours inutile ou même nuisible ;

8° Enfin, que des faits assez nombreux, que des observations tirées de ma propre pratique, démontrent sans contestation possible l'existence de guérisons radicales par l'opération de cancers les mieux conditionnés.

B. *Formes du cancer.* — Cela ne veut pas dire néanmoins

qu'on doive espérer la cure définitive de toutes sortes de cancers
en les opérant. Une longue expérience m'a fait voir, au contraire,
que certaines formes, que le cancer à certains degrés, que le
cancer accompagné de certains signes repullule toujours ou à
peu près toujours.

Ainsi le squirrhe en plaques, disséminé ou en cuirasse, ne
doit point être soumis à l'opération ; même à son début et avec
une seule plaque, l'opération ne peut point en guérir les malades, car il revient toujours et, en général, avec une grande
rapidité. Il faut en dire autant du cancer pustuleux, soit discret,
soit confluent. Jamais, j'en ai la certitude, on n'a guéri de cancers
de cette espèce en les extirpant.

Le squirrhe ligneux en masse et le squirrhe lardacé diffus sont
tout à fait dans le même cas. Je l'avais déjà remarqué il y a près
de trente ans. Quand même les téguments ne seraient pas encore envahis, ces espèces de cancers repullulent inévitablement
et ne cèdent pas plus au bistouri qu'à tout autre médication.

Toutes les fois que le squirrhe et la peau se confondent sous
forme diffuse, que le squirrhe est plutôt bombé que déprimé,
que la dégénérescence tégumentaire n'a point de limites appréciables, que toute la mamelle est plus ou moins empâtée, il n'y
a rien à espérer non plus de l'opération. Quand même il serait
possible alors d'enlever avec certitude toutes les parties altérées
d'une manière appréciable, quand même il n'existerait aucune
apparence de tumeur soit dans l'aisselle, soit sous le bord du
grand pectoral, soit sous la clavicule, soit autour de la maladie
principale, on peut être sûr que le mal repullulera.

L'expérience permet d'affirmer d'une manière plus générale encore que tout cancer, soit à forme de squirrhe, soit à
forme d'encéphaloïde qui se présente avec l'aspect d'une tumeur
diffuse ou disséminée, repullule infailliblement après l'opération.
Je dirais volontiers du cancer, à cette occasion, ce que j'ai dit
de la gangrène : Tant que l'affection ne s'est pas localisée, tant
qu'elle continue de s'étendre en nappe ou en masse dans les

téguments, ou même dans la glande, l'opération n'en arrête point le développement, ne réussit point à en débarrasser les malades.

J'ai souvent extirpé ces différentes sortes de cancers; long-temps je n'ai eu pour règle vis-à-vis d'eux que la possibilité ou l'impossibilité d'enlever toutes les parties ostensiblement malades. Quand les téguments s'étaient confondus avec la tumeur, je n'en opérais pas moins, au risque d'être obligé d'emprunter aux régions voisines des tissus souples pour refermer la plaie. Si les pustules squirrheuses n'étaient pas trop multipliées, trop éloignées les unes des autres, je les enlevais une à une ou ensemble dans une plaque de la peau ou de la mamelle. Il en était de même des plaques ligneuses tégumentaires. Les ganglions axillaires, les tumeurs sous-pectorales, ne m'arrêtaient même pas dans ces diverses circonstances; et c'est pour y avoir été pris bien des fois, que j'ai fini par renoncer à l'opération, que je conseille aux jeunes chirurgiens de ne point opérer de semblables tumeurs.

Il faut, du reste, distinguer sous ce rapport, et distinguer soigneusement le squirrhe ligneux partiel avec rétraction du mamelon, ou avec plissement de la peau, le squirrhe rayonné même, du squirrhe ligneux en masse, du squirrhe lardacé diffus, compliqué de squirrhe pustuleux ou de plaques squirrheuses disséminées. Dans ces dernières espèces, en effet, l'opération doit être proscrite d'une manière absolue, quand même il n'y aurait encore rien du côté de l'aisselle, quand même il serait possible et assez facile d'enlever les parties dégénérées tout entières. Si l'anathème de Boyer (1) contre l'opération ne s'appliquait qu'à cette catégorie de tumeurs, au lieu de porter sur le cancer en général, j'y applaudirais. En disant que, dans le cancer réel, la récidive est à peu près inévitable, M. Vidal (2) n'a également raison que pour les formes sus-indiquées.

(1) *Op. cit.*, p. 238.
(2) Tome III, 3ᵉ édit., p. 806.

Dans les autres espèces, au contraire, si les limites du mal sont évidentes, si les ganglions dégénérés sous le grand pectoral ou du côté de l'aisselle sont encore mobiles, s'il ne paraît pas trop difficile, en un mot, d'enlever sûrement toutes les tumeurs, l'opération est permise, elle offre encore quelques chances de succès, elle doit être pratiquée. Que le cancer encéphaloïde soit ulcéré ou non, que la tumeur soit encore intacte, ou qu'elle se soit étalée au dehors en forme de champignon, qu'elle soit mobile ou non dans les tissus, l'extirpation en est indiquée tant qu'il n'y a point de tumeurs cancéreuses ailleurs, ni sous forme de pustule, ni sous forme de plaque au voisinage, tant que l'état général de la femme ne donne pas la preuve d'une cachexie, d'une affection intérieure.

L'opération ne doit être rejetée pour ceux-là que s'il existe des engorgements au-dessus des clavicules, le long du cou, ou dans quelque autre région plus éloignée. Il faudrait y renoncer cependant, si l'aisselle était remplie soit de ganglions disséminés, soit de masses situées profondément sous la clavicule ou entre les muscles pectoraux.

En somme, l'extirpation doit être la règle, en dehors des cancers naturellement réfractaires, tant qu'elle permet sans trop de difficulté ou de danger d'emporter toute la tumeur ou toutes les tumeurs appréciables à l'extérieur; il faut au contraire y renoncer pour celles qui se trouvent dans des conditions contraires. Instruit ainsi par la clinique, j'ai dû reculer devant l'opération chez une infinité de femmes, de telle façon que je renvoie chaque année de la consultation publique ou de l'hôpital même, sans vouloir les opérer, un nombre de malades presque égal à celui des cas que je crois devoir traiter. Sur un tableau de 52 encéphaloïdes, j'ai refusé l'opération à 14 femmes, et sur 183 squirrhes, j'ai conseillé à 54 malades de ne point se faire opérer. Dans mon cabinet et dans la pratique privée, dans les consultations de la ville, je rencontre certainement au moins 50 cas de cette espèce chaque année. Bon nombre de ces femmes ont été opérées par d'autres chirurgiens plus hardis ou plus confiants que moi, mais toutes les fois qu'il m'a été donné de connaître la suite de leur histoire, j'ai appris, ou qu'elles étaient mortes par le fait de l'opération, ou que le cancer s'était promptement reproduit.

Les tumeurs squirrheuses ou encéphaloïdes lardacées ont quelque chose de perfide sous ce rapport. On les dirait exactement limitées; il est facile d'en pratiquer l'ablation totale; les jeunes chirurgiens, des chirurgiens très habiles, très exercés même, qui n'ont point envisagé la question au même point de vue que moi, s'y laissent facilement prendre et tombent journellement dans le piége. Quand les malades atteintes de ces sortes de tumeurs viennent me consulter, soit à l'hôpital, soit chez moi, ou qu'elles me font appeler chez elles, soit seul, soit avec d'autres médecins, je ne leur conseille point l'opération, je les engage à ne point se faire opérer. Soit d'elles-mêmes, soit par leur famille ou leurs amis, elles s'adressent alors à d'autres praticiens qui conseillent et pratiquent l'opération. Tout se passe bien d'abord : la plaie se déterge, se cicatrise même ; on chante volontiers victoire ; mais les pauvres femmes et le chirurgien ne jouissent pas longtemps de leur bonheur. Le cancer repullule bientôt, soit autour de la cicatrice, soit dans l'aisselle, soit au-dessus ou au-dessous de la clavicule.

A partir de là, les regrets prennent la place de la joie, et je ne connais rien de plus cruel, de plus affreux que l'image de pauvres opérées chez lesquelles le cancer repullule. Les revoir, chaque jour ou chaque semaine, et ne savoir que leur dire, de quelles phrases se servir pour les consoler, quelles drogues leur conseiller pour qu'elles prennent patience, quelle figure, quelle contenance se donner pour les empêcher d'apercevoir le désespoir dont on est pénétré, est un véritable cauchemar !

Il faut s'être trouvé un certain nombre de fois dans cette douloureuse conjoncture, avoir vieilli dans la pratique, pour sentir toute l'importance de ne pratiquer l'extirpation des tumeurs cancéreuses que dans les cas où il y a du moins quelques chances de guérir radicalement les malades, d'éviter la récidive. C'est là, plus que partout, qu'il importe de songer au lendemain : assez de cancers repullulent après l'amputation de tumeurs qui offrent quelques chances de guérisons radicales, sans extirper encore ceux dont la forme permet de dire d'avance qu'ils repullulent toujours.

Ce n'est point parce que le cancer est ulcéré, ou ancien, ou fongueux, ou douloureux, ou volumineux, ou très étendu, qu'on doit éloigner toute idée d'opération : mais bien parce qu'il est de telle ou telle nature, ou plutôt de telle ou telle forme. J'ai opéré des encéphaloïdes largement ulcérés, d'énormes champignons sanieux, qui n'ont point repullulé, et j'ai vu la récidive après l'ablation de tumeurs encéphaloïdes encore petites ou recouvertes de téguments intacts. J'ai vu la maladie repulluler après de petits squirrhes indolents, encore cachés sous la peau, et j'ai vu d'autre part la guérison radicale suivre l'extirpation de cancers squirrheux largement excavés par l'ulcération. Je ne puis trop le redire, c'est la nature, c'est la forme du cancer qui doit diriger dans l'appréciation des cas où l'opération doit intervenir, et non point les autres caractères de la maladie.

J'ai remarqué que les tumeurs de nature squirrheuse, de nature encéphaloïde surtout, qui se développent avec rapidité et auxquelles on pourrait donner le titre de cancers aigus, repullulent avec une effrayante opiniâtreté. Il en est qui acquièrent dans l'espace de quelques mois le volume d'un œuf ou du poing, souvent sans que les malades s'en doutent, et en faisant naître promptement des tumeurs de même nature, soit dans l'aisselle, soit sous le bord du grand pectoral, soit même dans la mamelle du côté opposé. Ces tumeurs, qui appartiennent presque toutes au squirrhe et à l'encéphaloïde diffus ou en masse, sont de la plus terrible espèce. Sans opération, elles tuent rapidement, et l'opération n'en arrête en aucune façon le développement : leur marche, en quelque sorte *galopante*, permet de les comparer sous ce rapport à la phthisie dite aiguë ; et c'est pour avoir constaté ce fait malheureux une infinité de fois que j'ai renoncé depuis plus de dix ans à les opérer.

Si l'on veut tenir compte des contre-indications étrangères à la nature ou à la forme seule de la tumeur, il en existe encore de nombreuses. Toutes les fois que le cancer, quelle qu'en soit l'espèce, ne peut point être détruit sans l'ablation d'une grande étendue de téguments, il vaut mieux ne pas y toucher ; l'opération ne réussirait pas. Si la tumeur adhère aux côtes ; si, à plus forte raison, quelques côtes se trouvent comprises dans le cancer, ce serait plus que de la témérité, ce serait de la barbarie que d'en tenter l'extirpation, et l'on a peine à comprendre aujourd'hui l'espèce de célébrité qui s'attacha un moment au nom de Richerand, en 1818, à l'occasion d'une opération de ce genre. Il est certain, en effet, qu'avant d'envahir les côtes, le cancer s'est généralisé ; que, son extirpation dût-elle réussir comme opération, il repullulerait. Comme l'opération alors, sans être par cela même très difficile, sans exiger un grand talent chirurgical, est extrèmement dangereuse, puisqu'elle conduit à ouvrir la poitrine, il faudrait être doué d'un vif *prurigo secandi* pour se décider à la pratiquer.

C. Une complication plus embarrassante ressort de l'existence des *ganglions de l'aisselle*. Les tumeurs cancéreuses repullulent si souvent, alors même qu'elles sont isolées, uniques, et qu'on a pu enlever avec elles une couche de tissus parfaitement sains, qu'il doit y avoir peu de chances d'en obtenir la cure radicale, quand des tumeurs secondaires se sont développées dans le voisinage. On peut extirper dans la même séance, il est vrai, tous les grains glanduleux, toutes les masses dégénérées qui longent ou remplissent la région sous-pectorale, qui occupent le creux de l'aisselle ; mais qui peut donner la certitude alors, qu'aucun germe de tumeur pareille, qu'aucun ganglion lymphatique dégénéré n'a échappé au bistouri scrutateur du chirurgien ?

Si le système lymphatique s'est chargé des éléments du cancer au point de les transporter à une certaine distance, comment croire qu'il n'y en a aucune trace au delà de celles qu'on aperçoit, de celles qu'il a été possible à nos sens de constater? Comment être sûr qu'il n'y a pas là dans les environs quelque molécule de cancer égarée? toutes ces tumeurs qu'on aperçoit n'ont-elles pas été assez petites d'abord pour qu'il fût impossible à l'observateur le plus attentif d'en reconnaître l'existence? À quel signe sera-t-il permis de reconnaître un cancer du volume d'une tête d'épingle, par exemple, et pourtant qui peut douter qu'une foule de tumeurs cancéreuses n'aient débuté par un volume encore moindre?

Il suffit donc d'y réfléchir un instant pour rester convaincu que la présence d'engorgements ganglionnaires dans l'aisselle est une condition fâcheuse. La contre-indication, cependant, n'est pas absolue. Beaucoup de chirurgiens rapportent des exemples de succès, alors qu'ils avaient été forcés de pénétrer jusqu'au fond du creux axillaire. Quelques uns ont même obtenu des succès, malgré la présence de ganglions au-dessus de la clavicule.

Il importe toutefois de s'expliquer sur ce point. Rien ne prouve d'abord que, dans tous les cas indiqués, les tumeurs extirpées fussent réellement des cancers; il est permis de supposer que, chez quelques femmes au moins, il ne s'agissait que de tumeurs bénignes. Une autre question, question sérieuse de pathologie générale, est d'ailleurs soulevée par ce genre de faits. Il n'est pas impossible que chez une femme atteinte de cancer au sein, des tumeurs ganglionnaires, par hypertrophie simple, par inflammation ordinaire, s'établissent ou préexistent, soit dans le creux de l'aisselle, soit dans le creux sus-claviculaire.

D'un autre côté, la tumeur cancéreuse retentit dans les ganglions voisins de deux façons différentes : 1° En cédant quelques unes de ses molécules au système lymphatique, le cancer ainsi transporté engendrera de toute nécessité des tumeurs de même nature ; 2° il se peut, au contraire, que les ganglions se gonflent sous l'influence du travail irritatif que le cancer détermine dans la mamelle, comme ils le feraient à l'occasion de tout autre état pathologique, de toute irritation de nature bénigne.

Il serait tout simple, dans ce dernier cas, que la coïncidence de tumeurs semblables n'eût point empêché l'opération de réussir complétement. J'ai souvent vu des engorgements pareils diminuer notablement avant l'opération sous l'influence d'applications répétées de sangsues ou de topiques, soit émollients, soit résolutifs. J'ai vu aussi, un petit nombre de fois il est vrai, les ganglions lymphatiques de l'aisselle se dégonfler après l'opération par le fait de la même médication. Enfin quelques femmes qui avaient dans l'aisselle des tumeurs concomitantes qu'il a fallu enlever, et qui étaient bien positivement cancéreuses, on l'a vu plus haut, n'en sont pas moins guéries radicalement.

Ainsi, sans être une contre-indication formelle, les ganglions axillaires engorgés rendent le succès de l'extirpation des cancers du sein infiniment douteux. On ne doit donc, quand elle a lieu, se décider à l'opération que si toutes les autres conditions favorables existent.

D. *Organes sexuels*.—Il est bon de savoir aussi dans quel état se trouvent les organes génitaux.

Après la mamelle, c'est la matrice, on le sait, qui est le plus souvent affectée de cancer. Il est clair qu'on doit renoncer à toute opération curative du côté du sein, quand la malade est en même temps atteinte d'un cancer de l'utérus. La coïncidence de l'affection dans les organes génitaux et dans la mamelle m'a d'ailleurs paru assez rare ; je ne l'ai guère rencontrée que chez les malades en proie depuis longtemps à la cachexie cancéreuse bien caractérisée. J'ai même été frappé d'un fait à cette occasion, c'est que le cancer du sein se répète moins souvent dans les organes génitaux que partout ailleurs. J'ai vu souvent l'infection dans le poumon, dans le foie, dans les os, dans les muscles, partout enfin, sans qu'il y en eût la moindre trace dans l'utérus, chez des femmes atteintes primitivement de cancer à la mamelle.

Il est certain, d'un autre côté, que le cancer de la matrice, soit en dépôt, soit par infiltration, soit encéphaloïde, soit épithélial, est infiniment moins susceptible que le cancer du sein, de se reproduire dans les autres organes. Il ronge, il détruit, il désorganise sur place et de proche en proche la matrice, le vagin, la vessie, le rectum, toutes les parties contenues dans le bassin, mais il fait rarement naître des productions pareilles dans le reste du ventre ou dans les régions éloignées. Tout au plus amène-t-il quelquefois une transformation cancéreuse des ganglions lymphatiques de l'aine, du bassin ou des lombes. En général, il se comporte plutôt à la façon des cancers de la face, des cancers épithéliaux des lèvres, qu'à la manière des cancers du sein.

La présence d'un cancer dans la mamelle n'autorise donc pas à supposer une maladie pareille dans l'utérus ; et si rien d'ailleurs n'indique une lésion sérieuse de ce côté, il n'y a pas lieu de s'en préoccuper.

E. La présence d'un *second cancer, inopérable*, suffira toujours du reste pour faire renoncer à l'opération de celui de la mamelle. Avec la pensée qu'il en existe dans la poitrine, dans l'estomac, dans le foie ou dans tout autre point du ventre, il est évident que le cancer du sein ne serait plus qu'une maladie secondaire, et qu'il serait inutile de l'attaquer par des moyens chirurgicaux.

Dans les deux mamelles à la fois, le cancer m'a toujours paru le signe d'une généralisation de la maladie. Je ne l'ai du reste rencontré que 10 fois sur plus de 200 exemples de squirrhes, et plus rarement encore pour l'encéphaloïde. Le squirrhe ligneux en masse ou en plaques, le squirrhe et l'encéphaloïde lardacés diffus, sortes de cancers qui, selon moi, se refusent sans distinction à toute opération chirurgicale, s'y sont ainsi montrés seuls. L'observation, si souvent invoquée, de Ledran amputant les deux seins d'une femme le même jour, n'est point de nature à ébranler ma

conviction sur ce point ; car si la malade opérée par ce chirurgien était réellement atteinte de cancer, je ne trouve nulle part
la preuve qu'elle en ait été radicalement guérie.

Le cancer multiple n'autorise l'opération qu'autant que les
tumeurs existent dans le même sein, c'est-à-dire quand, conséquences l'une de l'autre, elles sont le résultat d'une transmis-
sion par continuité.

F. *L'hérédité*. — Il est certain que le cancer chez une femme
dont la mère est morte de cancer doit inspirer plus de craintes
encore pour l'avenir, que celui de malades qui se trouvent dans
des conditions contraires. On aurait tort néanmoins d'admettre
l'hérédité par elle-même comme une contre-indication formelle à
l'opération. D'abord tous les enfants d'une mère cancéreuse ne
sont pas fatalement voués au cancer ; ensuite la guérison radicale
du cancer est possible chez des femmes issues de parents cancéreux. J'en pourrais citer plusieurs exemples ; en voici un des
plus concluants :

Deux sœurs, deux femmes superbes d'ailleurs, madame de V...
et madame L'h..., qui ont perdu leur mère d'une affection cancéreuse, sont prises toutes les deux, l'une à l'âge de trente-
quatre ans, l'autre à l'âge de trente-cinq ans, de tumeurs au sein.
Chez toutes les deux, c'est le sein gauche qui est atteint. La
tumeur occupe le côté externe de la mamelle chez toutes les
deux. Il n'y a de ganglions engorgés dans l'aisselle ni chez
l'une ni chez l'autre. Je les opère à un an de distance, l'une en
1848, l'autre en 1849. Chez madame de V..., la tumeur était
un squirrhe partiel un peu lardacé ; chez madame L..., c'était
un encéphaloïde également lardacé à la base, ramolli, presque
liquéfié au sommet. Ici la tumeur dépassait le volume du poing ;
là elle offrait les dimensions d'un œuf de poule.

Les suites de l'opération ont été simples et régulières dans les
deux cas. La santé générale s'est bien rétablie de part et d'autre,
mais au bout de neuf mois, le cancer a reparu chez madame
de V.... Une opération nouvelle est devenue nécessaire six mois

plus tard. La plaie de cette seconde opération était à peine cicatrisée, que des tubercules squirrheux, que des pustules cancéreuses disséminées se sont montrés çà et là autour de la cicatrice. Madame L..., au contraire, est restée guérie, et, aujourd'hui encore, elle jouit d'une santé parfaite.

La raison de Monro qui repousse l'opération partout où le cancer ne peut point être nettement rattaché à une cause externe est mal fondée. J'ai déjà fait voir qu'une lésion locale peut bien avoir été le principe de la tumeur, sans que la malade le sache, sans qu'il soit possible au chirurgien d'en avoir connaissance ; de telle sorte que, s'il n'est pas permis d'affirmer que tel cancer résulte d'une violence externe ou d'un travail primitivement local, on est rarement en mesure aussi de pouvoir soutenir absolument le contraire. On ne doit par conséquent se servir d'un pareil argument, ni pour admettre ni pour repousser l'opération. J'ai vu la maladie repulluler chez des femmes qui attribuaient leur cancer à un coup, aussi bien que chez celles qui ne peuvent pas en indiquer la cause ; et j'ai vu quelques unes de ces dernières guérir radicalement après l'opération tout aussi bien que les autres.

Le raisonnement seul a pu faire dire que le cancer ulcéré, que le cancer douloureux ne doit point être extirpé. Quelques unes des femmes que j'ai opérées, et qui restent guéries, étaient atteintes ou de squirrhe très douloureux, ou d'encéphaloïde largement ulcéré. L'absence de douleurs est une condition si peu rassurante, que le cancer encéphaloïde, qui repullule avec tant d'opiniâtreté, est précisément le plus indolent de tous les cancers.

Pour ceux qui donnent au cancer une origine extérieure, qui en font une maladie primitivement locale, point de difficulté, point de divergence sur le parti à prendre, il faut opérer le plus tôt possible ; ceux, au contraire, qui font du cancer une maladie primitivement générale, qui ne l'admettent qu'à titre de manifestation d'un état spécial de toute l'économie, se divisent

en deux classes. Les uns ne veulent de l'opération à aucun prix,
à aucune époque ; pour eux, elle serait dangereuse, puisqu'elle
ne peut pas guérir. Les autres, sans en nier l'utilité , n'en veulent qu'à une époque avancée de la maladie.

M. Baffos, auquel j'ai entendu soutenir cette dernière doctrine, croit que plus on opère tard, plus on a de chance de succès ; sa raison est que la tumeur sert en quelque sorte d'émonc-
toire à l'organisme, et qu'à un moment donné, toutes les molécules cancéreuses peuvent s'être déposées ou accumulées dans
la tumeur extérieure. L'opération enlèverait ainsi la masse des
principes hétérogènes, dont la tumeur avait fini par débarrasser
le corps en les concentrant sur un seul point. Mais je ne crois pas
qu'il soit besoin de discuter les éléments de cette opinion étrange
qu'adopte, que défend aussi M. Hervez de Chégoin (1), ni de la
réfuter en détail. Si la maladie cancéreuse est d'abord une
affection générale, il n'y a rien à espérer de sa durée, et plus on
attend, plus elle se répand, plus il y a de risques de voir les cancers se multiplier.

Puisque ce n'est ni d'après les sensations, ni d'après l'âge ou
les antécédents des malades, ni d'après le volume, l'indolence ou
l'ulcération de la tumeur, mais bien d'après la nature ou la
forme spécifique du mal qu'on doit se décider, il saute aux yeux
que plus tôt on opère, plus on doit avoir de chances d'obtenir
une guérison radicale ; et M. Moreau, discutant cette question (2), n'a pu dire « on ne doit pas opérer d'abord les
tumeurs du sein, on est toujours à temps pour le faire, » que
faute d'y avoir songé.

Boyer (3) aurait voulu qu'il fût possible de distinguer les
tumeurs qui ressemblent au cancer, sans être cancéreuses, du
cancer véritable. Alors, dit-il, on renoncerait à l'opération pour
celles-ci, et l'on opérerait celles-là avec fruit. Du reste, l'opinion

(1) *Bulletin de l'Acad. de méd.*, t. IX, p. 535-546.
(2) *Bulletin de l'Académie*, t. IX, p. 367.
(3) Tome VII, p. 337.

de l'auteur est encore mal assurée sur ce point; car, dans la page même où il proscrit l'opération, et dans divers autres passages de son article, il semble dire le contraire. Je crois d'ailleurs avoir mis les praticiens à même de faire les distinctions réclamées par Boyer.

Si la tumeur *réellement cancéreuse* est dans des conditions peu favorables, le chirurgien doit, en tous cas, mettre beaucoup de prudence et de circonspection dans les conseils qu'il donne. Au lieu d'insister en faveur de l'opération, d'y pousser les malades, il fera bien de se borner à dire, que « sans l'opération la tumeur ne guérira pas, tandis qu'avec l'opération on a quelque chance d'en triompher, » et d'avertir en outre quelques uns des parents qu'avec l'opération, la récidive est fort à craindre. Ainsi éclairée, si la famille passe outre, le chirurgien opère sans crainte de reproches; il a fait selon sa conviction, tout en restant dans les limites du devoir et de la science.

Il se peut, d'un autre côté, que des cancers qu'il n'y a aucune chance de guérir radicalement existent chez des femmes qui en réclament à tout prix l'extirpation. Les chirurgiens se trouvent même assez souvent dans cette position; attendu que les malades qui s'y sont refusées dans le principe finissent presque toutes par demander l'opération avec instance.

Le nombre de celles auxquelles j'ai dû refuser le secours du bistouri, dans des conditions pareilles, est considérable. J'en rencontre certainement plus de 30 par année, soit à l'hôpital, soit dans les consultations. S'il s'agit de la catégorie des cancers que j'ai mis tout d'abord en dehors du cercle de l'opération, ou d'une de ces contre-indications sans réplique énumérées précédemment, pour rien au monde le praticien consciencieux et prudent ne devra céder aux sollicitations dont il peut être l'objet : sur 183 femmes entrées à l'hôpital pour des squirrhes, j'ai refusé l'opération à plus de 50. Mais, dans les cas où la contre-indication laisse le plus petit doute, où l'opération par elle-même ne semble pas exposer à beaucoup de dangers, l'homme de l'art peut, ses réserves faites, céder aux désirs de la malade ou de son entourage.

. Un mot encore. Pour le cancer, il y a des opérations en quelque sorte palliatives, comme il y a des topiques, des remèdes internes palliatifs. Ainsi, il y a tels squirrhes ulcéreux qu'il convient d'attaquer par le caustique dans le but unique d'en mortifier une partie trop douloureuse. Un encéphaloïde boursouflé, couvert de larges champignons, peut exiger qu'on détache quelques unes de ses bosselures pour soulager un instant. Un tubercule squirrheux, une végétation cérébroïde limitée, facile à saisir et à extirper, sont quelquefois enlevés aussi, même alors qu'il existe ailleurs des tumeurs de même nature auxquelles on ne veut pas toucher, parce que ces petites opérations rassurent la malade, et lui redonnent de l'espoir sans aggraver sa position. Il faut cependant en être extrêmement sobre, et n'y avoir recours qu'autant qu'elles n'effraient personne, en se servant d'ailleurs tantôt du bistouri, tantôt des caustiques, tantôt du fer rouge, tantôt de la ligature. Cette conduite, que je suis depuis plus de vingt ans, est aussi celle de M. Laugier, et la pratique absolue de M. Maisonneuve (1), qui propose l'opération dans tous les cas, même quand il n'est possible ni de tout enlever, ni de guérir, ne me paraît acceptable que pour des cas de ce genre.

§ II. — Dangers de l'opération.

En résumé, ceux qui repoussent l'opération par principes, invoquent deux raisons principales :

1° Elle ne sert de rien. On a vu par les détails précédents que ce motif n'est pas fondé.

2° Elle est dangereuse. Ici on est tombé dans une grande exagération.

(1) *Leçons cliniques*, p. 51.

L'extirpation des tumeurs du sein n'est pas très dangereuse par elle-même ; quelques chirurgiens, les médecins, les gens du monde surtout, confondent à ce sujet les dangers de la maladie avec les dangers de l'opération. Écoutez ce qui se dit dans le monde, au sein des familles : On a vu ici ou là, dans vingt endroits différents, telle ou telle femme affectée de cancer, qui s'est laissé opérer, et qui en est morte. Questionnez, pénétrez un peu plus profondément dans le fait, et vous apprendrez que ces femmes sont mortes en réalité, non pas de l'opération, mais bien, pour la plupart, au bout de quelques mois, d'un an ou plus, par suite de la repullulation du cancer.

L'opération n'est grave, ne compromet sérieusement la vie, que dans les cas où le cancer est très avancé, où il faut pénétrer dans le creux de l'aisselle ; dans les cas compliqués, graves par eux-mêmes, en un mot. Quand les tumeurs sont limitées, mobiles, uniques, d'apparence locale, l'opération n'est ni dangereuse, ni difficile. En d'autres termes, le danger n'appartient point à l'opération ; c'est dans la possibilité des récidives qu'il existe. La preuve, c'est que, en général, la plaie se cicatrise et guérit promptement, c'est que les femmes s'en trouvent bien d'abord, et que, si elles meurent ensuite, c'est en général par le fait de nouvelles tumeurs et de la généralisation du cancer. Avec toutes ces mauvaises conditions, au milieu des érysipèles et de la pourriture d'hôpital, j'ai eu 32 morts sur 167 opérations : c'est 1 sur 6 environ.

Dans les cas simples et pour les tumeurs de nature bénigne, l'opération est si peu grave (je l'ai dit page 398), qu'elle cause à peine de la fièvre, que les femmes qui l'ont subie n'ont pas besoin d'être privées d'aliments, qu'au bout de quelques jours il est permis de les laisser sortir du lit, et qu'en moins d'un mois elles peuvent être rétablies. Un fait qui juge d'ailleurs la question, c'est que dans un tableau de près de 60 tumeurs adénoïdes opérées par moi, il n'y a qu'un exemple de mort ! Et encore, de quelle façon ? Une jeune femme opérée depuis huit jours, qui se croyait guérie, qui se promenait dans le jardin depuis quatre jours, et qui après un refroidissement est prise du tétanos, auquel elle succombe le cinquième jour !

Même à l'occasion des cancers, je n'ai vu la pleurésie par contiguïté ou par voisinage, la gangrène, l'infection purulente, que par suite d'opération complexe, que dans les cas graves par eux-mêmes enfin.

J'ai bien vu, il est vrai, deux femmes mourir dans l'espace de quelques jours d'accidents singuliers, sans que l'examen du cadavre ait pu nous en expliquer la nature, après l'extirpation de tumeurs cancéreuses, de squirrhes lardacés, isolés, assez peu volumineux, après une opération d'ailleurs assez simple; mais ce sont là des faits exceptionnels tout à fait insolites, qui, comme les érysipèles, peuvent arriver à l'occasion d'un vésicatoire, d'une brûlure ou d'une ventouse scarifiée aussi bien qu'à la suite d'une grande opération chirurgicale.

Ainsi ce n'est pas par les dangers, par la gravité de l'opération qu'il faudra se laisser arrêter toutes les fois qu'à son aide on aura quelque chance de détruire les cancers du sein, et comme cette opération est d'autant moins grave que la tumeur qui la nécessite est plus simple ou moins volumineuse, on doit s'y décider le plus tôt possible.

Au lieu de guérir, quand elle ne réussit pas, l'opération active, au contraire, et précipite, dit-on, le progrès du mal dont elle augmente en outre la violence. Cette proposition résulte comme la précédente d'une confusion qu'il importe de dissiper. Vraie, lorsque l'opération est pratiquée pour l'une des formes du squirrhe qui repoussent l'opération et que j'ai signalées, elle est fausse presque partout ailleurs. J'ai vu le mal augmenter d'intensité plutôt que rétrograder, alors que j'enlevais le squirrhe ligneux en masse, le squirrhe ou l'encéphaloïde lardacé diffus, le squirrhe tuberculeux ou pustuleux, le squirrhe tégumentaire disséminé; et c'est précisément pour cette raison que j'ai renoncé depuis longtemps à opérer de semblables cancers. Les cancers dont l'opération active généralement la marche sont les encéphaloïdes, qui naissent d'emblée ou qui se développent avec rapidité, l'encéphaloïde aigu, le cancer galopant, tous ceux enfin qui se perdent dans les tissus sans limites précises ; partout ailleurs l'opération ralentit plutôt qu'elle ne hâte l'explosion du principe cancéreux.

Alors même qu'il doit repulluler, les malades qu'on vient de débarrasser d'un cancer du sein guérissent souvent, au moins pour quelques mois, si ce n'est pour quelques années. Il me serait facile de relater ici l'histoire d'une foule de femmes qui, après l'opération, ont repris, je l'ai déjà dit, de la fraîcheur, de l'embonpoint, une bonne santé remarquable, à partir du moment où leur cancer a été détruit par l'opération.

Madame S...., que j'opérai au mois de janvier 1851, elle avait un squirrhe largement ulcéré, comme plaqué près du sternum sur le devant des cartilages sterno-costaux, à gauche. Les douleurs qu'elle éprouvait, les inquiétudes dont elle était dévorée l'avaient amaigrie ; ses digestions se faisaient mal, et déjà elle avait une teinte légèrement cachectique.

A trois reprises différentes, sa plaie s'est recouverte de plaques grises, fongueuses, qui m'ont inspiré de véritables craintes, et que j'ai prises un moment pour de nouvelles végétations cancéreuses. La cicatrisation de la plaie s'est effectuée cependant. Une fois rassurée, madame S... a pu digérer librement, a repris sa gaieté habituelle, puis de l'embonpoint, de la fraîcheur, et toutes les apparences d'une santé parfaite. Elle a traversé ainsi l'été, et malgré des tourments, des inquiétudes de toute nature, trop bien justifiés par la mort de son mari, elle n'avait encore rien perdu de ses bonnes apparences au mois de janvier 1852, alors qu'une tumeur nouvelle s'est montrée au-dessus de la clavicule droite.

Au lieu d'un an, quelques autres femmes ont eu de la sorte deux, trois, ou même quatre ans de guérison réelle.

Comme exemple de récidive tardive, je puis citer entre autres un malade de Dunkerque qui, traité par l'amputation de la tumeur, d'un sarcocèle bien caractérisé, resta guéri pendant quatorze ans. Il est mort en 1851, et l'autopsie a montré que la mort avait été produite chez lui par une tumeur cancéreuse développée dans l'intérieur du bassin.

J'ai vu à l'hôpital de la Charité une femme mourir d'un cancer ulcéré de l'aisselle, après être restée douze ans en bonne santé, à partir du moment où on l'avait débarrassée, par l'opération, d'un squirrhe également ulcéré de la mamelle.

Il est par conséquent inexact d'affirmer d'une manière générale que l'opération hâte la terminaison malheureuse au lieu de l'éloigner, quand on l'applique aux tumeurs de nature cancéreuse, si la guérison ne doit pas être radicale.

On trouve en outre dans ces guérisons temporaires une preuve de plus en faveur de la doctrine qui veut que le cancer soit primitivement une affection locale.

Aujourd'hui que la douleur peut être évitée dans les opérations, il n'y a vraiment pas de raison de refuser aux malades l'extirpation de leurs cancers, pour peu que ces tumeurs soient dans les conditions que j'ai indiquées. Avant la découverte de l'éthérisation, la douleur était un véritable épouvantail; il pouvait paraître cruel de soumettre les femmes à de semblables tortures, dans le but unique de prolonger de quelques mois leur triste existence. Il ne faut pas se le dissimuler, l'état des choses, sous ce rapport, a bien changé. Sans l'opération, non seulement le mal est incurable, mais encore en avançant il finit par torturer les pauvres malades. Se résigner à ne point guérir, ne suffit pas; la tumeur cancéreuse, squirrhe ou encéphaloïde, s'ulcérera; la suppuration s'y établira; elle deviendra le siége ou le point de départ d'hémorrhagies, de vives douleurs; elle ne conduira au tombeau qu'après mille souffrances, qu'après avoir fait naître d'autres tumeurs ou d'autres ulcères, des engorgements, des névralgies dans le bras, de l'anorexie, des vomissements, l'émaciation, l'insomnie, la diarrhée, des infiltrations, etc., c'est-à-dire que, par lui-même le mal engendrera lentement ou par saccades tout ce qu'il est permis de reprocher à l'opération dans les cas malheureux avant d'amener la mort.

Si cette douloureuse perspective était en quelque sorte balancée jadis par l'horreur qu'inspire naturellement une opération sanglante, il n'en est évidemment plus de même aujourd'hui.

§ III. — Traitement préparatif.

Faut-il tenter d'autres médications avant d'en venir à une opération ? D'après les anciens préceptes, d'après les opinions qui gouvernent encore les esprits à ce sujet, l'opération ne doit être pratiquée qu'en désespoir de cause, qu'après avoir vainement épuisé toutes les ressources de la thérapeutique résolutive.

La plupart des malades trouveraient étrange qu'on leur proposât l'extirpation avant d'avoir essayé un grand nombre de remèdes, et les médecins en général, une foule de chirurgiens même, raisonnant là-dessus comme les gens du monde, blâment volontiers ceux qui se décident de bonne heure à l'opération. *Il y a plus d'humanité à guérir dix tumeurs sans opération qu'à en extirper habilement cinquante*, est leur axiome.

Axiome banal, aussi faux que ridicule, bon pour les praticiens qui, ne sachant rien distinguer, confondent journellement les cancers avec les tumeurs bénignes. Ceux-là ne sauraient prendre un parti, en effet, puisqu'ils ne concluent à l'existence du cancer qu'après avoir vainement épuisé contre la tumeur qu'on leur soumet toutes les ressources de leur arsenal thérapeutique !

La question, au fond, est tout autre : si la tumeur est positivement cancéreuse, si le chirurgien est en mesure d'en bien établir le diagnostic, à quoi servirait de lutter contre elle ; il est parfaitement établi qu'aucune médication connue ne peut en triompher, pas plus lorsque cette tumeur est petite ou nouvelle qu'aux dernières limites de son développement? J'insiste sur ce fait ; il faut que les médecins sachent, une fois pour toutes, que le cancer, le véritable cancer est réfractaire, de tous points réfractaire aux topiques comme aux remèdes internes vantés contre lui jusqu'à présent. Quand un cancer existe, il n'y a qu'une chose à faire, c'est de l'enlever, et de l'enlever le plus tôt possible. Temporiser alors, ce n'est pas seulement perdre son temps en efforts inutiles, c'est aussi s'exposer à troubler la santé générale de la femme. Si les médicaments sont énergiques, ils peuvent jeter de la perturbation dans l'économie tout entière, déranger les fonctions digestives en particulier. Des érysipèles, des écorchures, naîtront sous l'emploi des topiques résolutifs, et, ce qui est plus malheureux, le mal, de local qu'il était, deviendra général.

Vice primitivement local, le cancer ne peut point être laissé au sein des tissus sans danger, sans une imprudence extrême. Comment ne pas être effrayé à l'idée que les éléments intimes de la tumeur peuvent d'un instant à l'autre passer dans le système circulatoire, et empoisonner tout l'organisme? Comment ne pas craindre que cette tumeur, encore unique, devienne bientôt le germe de tumeurs semblables autour d'elle, dans une atmosphère dont il est impossible de mesurer les rayons ? Qui ne frémit à la pensée de voir ainsi se généraliser une maladie qu'on aurait pu facilement enlever d'abord, et qui, une fois échappée de son foyer primordial, ne fait plus grâce à personne, ne peut plus être atteinte ni par la médecine, ni par la chirurgie?

En supposant même qu'envisagée ainsi, l'opération s'attaque quelquefois à des tumeurs non cancéreuses, quel inconvénient peut-il en résulter ? Si, par exemple, on venait à enlever des tumeurs adénoïdes au lieu de tumeurs franchement cancéreuses, le pire serait d'avoir pratiqué une opération qui, peut-être, n'était pas indispensable, mais qui, en pareil cas, est encore le meilleur remède.

Plus j'y réfléchis, moins je comprends qu'on puisse mettre en balance les dangers de l'opération avec ceux qui résultent de la temporisation. D'un côté, on a, en cas de tumeur bénigne, une simple incision dont la femme sera guérie sans retour au bout de quinze jours à un mois, incision qui enlève avec la tumeur les tourments de la malade et de son entourage, qui, autorisant à promettre une guérison radicale, à rassurer tout le monde, met à l'abri de toute crainte de cancer pour la suite.

Quelle perspective a-t-on de l'autre côté, quand même la maladie serait de nature bénigne? Une tumeur qui, une fois sur cinquante peut-être, disparaîtra spontanément ou par l'effet de mille moyens d'un emploi plus ou moins fatigant, plus ou moins susceptible de déranger la santé; qui, en tout cas, sera un objet perpétuel d'inquiétudes; qui restera stationnaire pendant six mois, pendant un an; qui peut ensuite s'accroître comme par saccades ou insensiblement, avec lenteur ou rapidement; qui, le plus souvent, n'en exigera pas moins, après avoir été ainsi attaquée pendant des mois ou des années, qu'on en fasse l'extirpation; qui, enfin, dans certains cas, paraît pouvoir changer de caractère, et se rapprocher singulièrement de la nature des cancers.

Quel est en définitive le praticien ayant passé sa vie au milieu des malades, au milieu des craintes de leurs familles, qui ne se reprocherait pas amèrement d'avoir conseillé des médications impuissantes ou l'expectative contre des tumeurs qu'il était facile de guérir par l'opération, quand elles finissent par prendre sous ses yeux la physionomie du cancer, des caractères de malignité tels que la chirurgie elle-même n'ait plus aucune chance d'en débarrasser l'économie?

En somme, de quelque façon, de quelque côté qu'on l'envisage, l'opération, 1° est préférable à toutes les autres médications contre les cancers et même contre les tumeurs adénoïdes ou bénignes de la mamelle, 2° elle doit être appliquée à ces tumeurs le plus tôt possible.

Il existe cependant quelques tumeurs qui doivent être traitées autrement que par l'opération. Ce sont les tumeurs purement hypertrophiques, les divers engorgements, épaississements ou indurations dues à d'anciennes inflammations ou sub-inflammations et dont j'ai traité dans d'autres chapitres.

Les indurations légèrement douloureuses, comprenant quelques lobules, quelques rayons de la mamelle, et qui pourraient être, à la rigueur, considérées comme un commencement de squirrhe, mais sans en avoir encore tous les caractères et la véritable physionomie, permettent aussi le traitement résolutif externe et interne pendant plusieurs mois. J'en ai obtenu en pareil cas d'heureux résultats. Trois raisons principales justifient cette conduite. 1° on a grande chance de guérir les malades ainsi affectés ; 2° On est sûr de la bénignité du mal ; il est du moins permis de douter de sa malignité ; 3° dans tous les cas la tumeur étant diffuse ou sans limites précises, il faudrait une grave opération pour être sûr d'emporter tout le mal.

S'il ne s'agit point d'un cancer, la tuméfaction rétrogradera, changera de physionomie, ne tardera pas à rentrer dans la catégorie des produits phlegmasiques ou purement hypertrophiques ; dans le cas contraire, ses caractères intimes ne tarderont pas à se dessiner au point de ne plus permettre d'hésitation.

Je me hâte d'ajouter qu'en temporisant de la sorte, mon intention est de faire tout ce qui est possible pour guérir des tumeurs de nature douteuse, bien plus que d'élucider l'essence de la maladie par la médication. De ce que le traitement reste sans succès, il ne s'ensuit point, en effet, que la tumeur soit réellement de nature maligne, puisque les tumeurs adénoïdes, puisque beaucoup de tumeurs hypertrophiques simples, quoique de nature bénigne, résistent opiniâtrément, et presque cons-

tamment, aux médications résolutives soit internes, soit externes.

Aussitôt donc que la tumeur s'est montrée sous son véritable
jour, que j'y ai reconnu le caractère franchement cancéreux, je
cesse d'en essayer la résolution, et je donne le conseil d'en pratiquer l'extirpation; en d'autres termes, je ne pense pas qu'il y
ait lieu de soumettre à aucun traitement *curatif* les tumeurs du
sein, dès qu'il a été possible d'en diagnostiquer avec certitude
la nature cancéreuse.

Du reste, mon but n'est point de repousser absolument la
médication résolutive, avant d'en venir à l'opération; je veux
seulement prémunir les jeunes chirurgiens contre une temporisation qui peut être dangereuse. Si le diagnostic a été nettement établi, et s'il s'agit de tumeurs adénoïdes, les tentatives
de résolution n'auront guère d'autre inconvénient que d'être
inutiles; mais si l'on s'adresse ainsi à de véritables can-
cères, il est certain qu'on s'expose à laisser échapper le
moment favorable, à ne plus attaquer qu'une maladie généralisée. Les seules circonstances qui paraissent autoriser les médications résolutives se rapportent, en définitive, à certaines formes
vagues de la maladie, formes qui peuvent rendre l'opération
difficile, en même temps qu'elles cèdent parfois au traitement
dont il s'agit, et qui, sans cela, continueraient de croître ou de
s'aggraver.

Aux ressources thérapeutiques signalées plus haut, il convient
même d'ajouter le vésicatoire volant. Appliqué sur la région
engorgée, tuméfiée, hypertrophiée, lardacée ou indurée, c'est un
des résolutifs les plus utiles, les plus puissants que je connaisse.

On en couvre la partie malade tous les quinze jours, tous
les vingt jours, ou tous les mois; dans l'intervalle, on a recours
aux pommades, aux emplâtres fondants; ce qui n'empêche pas
de mettre en usage les sangsues, les résolutifs, les médicaments internes.

Il est inutile de rappeler que la nature cancéreuse du mal

étant bien constatée, je ne conseille pas plus l'essai de ce remède que de tout autre. Il est parfaitement incapable aussi de
résoudre les tumeurs adénoïdes; c'est tout simplement aux
tuméfactions hypertrophiques ou de nature douteuse que je
l'applique.

On le voit, l'opération est la seule ressource curative qu'on
puisse opposer au cancer véritable, avec quelques chances
de succès. Encore faut-il que ces cancers soient choisis, puisqu'il
y en a près de la moitié qu'il faut d'abord mettre de côté, qui
sont incurables de toute façon.

Par le mot opération, on entend la destruction, par les divers
moyens chirurgicaux, de tumeurs qui peuvent, à la rigueur,
être broyées, étranglées, brûlées ou extirpées.

Quoique le broiement ait été vanté, essayé même, dit-on, avec
succès, il ne m'a jamais paru constituer une méthode digne
d'être discutée ou réfutée sérieusement.

La ligature est dans le même cas. Tout au plus serait-il permis de la préférer pour les petites tumeurs pédiculées. Passer
une ligature autour de la tumeur sous les téguments serait
évidemment plus difficile, plus incertain, que l'opération véritable ou la cautérisation franche. Il n'y a donc, en résumé, que
l'extirpation qui, en pareil cas, mérite un examen attentif,
un article distinct devant être consacré à l'emploi des caustiques.

§ IV. — Manuel opératoire.

L'opération proprement dite porte le nom d'*extirpation* quand
on enlève une portion du sein avec la tumeur, ou la tumeur
seule. S'il est utile d'emporter toute la mamelle, on lui donne le
nom d'*amputation*. Toutes choses égales, d'ailleurs, l'amputation
est plus grave que l'extirpation, et ne doit être préférée que
quand il est impossible de faire autrement.

Sans avoir la gravité, sans exposer à tous les dangers que
les gens du monde et beaucoup de médecins lui attribuent,

l'ablation des cancers du sein n'en doit pas moins, je le répète, être rangée le plus souvent parmi les opérations sérieuses de la chirurgie.

Elle peut être pratiquée à toutes les époques de l'année ; seulement, comme elle n'est que rarement urgente, il est généralement permis de ne pas y recourir en temps d'épidémie, quand les plaies se compliquent facilement d'érysipèle, de pourriture d'hôpital, quand la température est très chaude ou très froide.

Le manuel opératoire varie d'ailleurs suivant une foule de circonstances, et aussi suivant le goût ou les doctrines du chirurgien. Ainsi, la position qu'il convient de donner à la malade, la forme, la direction des incisions, la quantité de tissus à enlever, la manière d'arrêter l'hémorrhagie, de panser les plaies, sont loin d'être les mêmes pour tous les opérateurs et pour tous les cas.

A. *Position de la malade.* — Nul doute qu'on ne puisse, comme le font encore plusieurs chirurgiens, comme je l'ai vu souvent faire à Richerand, placer la femme sur une chaise, sur un tabouret ou sur un fauteuil ; mais cette position, qui expose à la syncope, qui est très incommode, pour peu que l'opération soit longue et difficile, n'a, d'ailleurs, aucune espèce d'avantages.

C'est sur un lit, sur un lit un peu élevé même, ou sur une table à opérations, convenablement garnie, que la malade doit être couchée. Une fois là, personne ne songe à mettre dans l'aisselle une pelote pour repousser la glande en avant d'après le conseil de Bidloo (1), ni à lui tenir les bras écartés à l'aide d'un bâton placé de chaque côté, comme l'indique S. Cooper (2).

Qu'elle ait la tête suffisamment élevée, que le côté de la tumeur soit incliné vers l'opérateur, que le bras correspondant soit légèrement porté en arrière et en haut, qu'une alèze passée derrière la poitrine soit ramenée au-dessous du sein pour pro-

____

(1) Sprengel, *Histoire de la médecine*, t. VIII.
(2) *Dict. de Chirurgie*, trad. fr., 2ᵉ partie, p. 130.

téger le lit et les vêtements, c'est tout ce qu'on a besoin de demander.

B. *Aides*. — Un aide veille au mouvement de la tête et des épaules ; un autre se charge du bras ; un troisième fixe le bassin et le bras du côté sain. Il est bon d'en avoir un aussi pour présenter les instruments ; un dernier est chargé de tendre les parties pendant que le chirurgien les divise, et d'absterger le sang au moyen d'une éponge à chaque coup de bistouri.

Lorsque tout est prêt, le premier aide place sous le nez de la malade, si elle doit être éthérisée, une éponge concave imbibée de chloroforme. Un mouchoir, un tampon de charpie, un linge quelconque, au lieu des nombreux appareils inventés à ce sujet, peuvent être substitués à l'éponge.

C. *Incisions* — Les incisions ne peuvent pas être disposées de la même façon dans tous les cas. Si, par exemple, la peau est assez altérée pour devoir être sacrifiée, il faudra leur donner tantôt une forme, tantôt une autre. Ce n'est que pour les tumeurs libres sous les téguments qu'il est quelquefois permis de choisir entre les différentes méthodes proposées à ce sujet. Personne ne conseille aujourd'hui de passer deux fils en croix à travers la tumeur pour la soulever et l'exciser d'un seul trait, ni d'ajouter à ces fils une ligature fortement serrée pour engourdir les tissus, ni d'enfoncer, soit un double crochet, soit le bident d'Helvétius, soit les morailles de Harteman, dans la masse cancéreuse, avant d'en faire l'extirpation.

Il en est de même de l'excision circulaire décrite par Dionis, de l'incision cruciale que d'autres ont préconisée, de l'incision en T adoptée par Chopart.

A moins d'indications spéciales, il faut s'en tenir à l'incision simple, soit droite, soit courbe, ou bien à l'incision elliptique : à l'incision simple s'il est possible, s'il convient de conserver la totalité des téguments ; à l'incision elliptique, toutes les fois que, pour une raison quelconque, on veut enlever une portion plus ou moins étendue de la peau en même temps que la tumeur.

A ce sujet, il ne faut point perdre de vue la nature du mal ; presque constamment, en effet, une partie des téguments doivent être extirpés avec le cancer, que ce soit un squirrhe, un encéphaloïde, une tumeur fibro-plastique ou une tumeur colloïde, attendu que la peau est presque toujours confondue sur un ou plusieurs points avec ces sortes de tumeurs et qu'il y aurait danger à ne pas emporter tout ce qui est altéré. Avec les adénoïdes, au contraire, même quand elles sont volumineuses, il est rare qu'on ne puisse pas en détacher les téguments plus ou moins bien doublés de tissus adipeux, et comme ces tumeurs n'ont rien de malin, il n'y a aucun inconvénient à conserver tout ce qui les entoure.

Si la tumeur est petite, une incision droite suffit ; pour peu qu'elle ait de volume, au contraire, j'ai depuis longtemps l'habitude de la découvrir au moyen d'une incision courbe, d'une sorte d'incision en demi-lune. Cette incision, que j'ai substituée presque partout aux incisions en croix, en T, en V, en L ou en étoile, est extrêmement commode. En ayant soin d'en tourner la convexité vers le point déclive, elle permet de découvrir, sans effort, sans difficulté, les tumeurs les plus volumineuses comme les plus petites. Il en résulte une plaie très favorable à l'issue des liquides, dont le lambeau retombe en quelque sorte de lui-même sur le fond de la solution de continuité, dont les bords sont faciles à tenir en contact, et dont la cicatrice se réduit toujours à une simple ligne.

D. *Choix des instruments.* — Pour effectuer les incisions, on ne se sert plus du rasoir ni du couteau à amputation, ni même du bistouri à extrémité large imaginé jadis par A. Dubois. Le bistouri convexe pour l'incision des téguments, le bistouri droit pour le reste de l'opération, remplissent mieux toutes les indications que les divers instruments spéciaux. On aurait tort, du reste, d'accorder une importance extrême à une espèce de bistouri plutôt qu'à une autre. Que l'instrument coupe bien, et, quelle qu'en soit la forme, il suffira toujours entre des mains habiles pour terminer l'opération.

Il m'est souvent arrivé de me servir du bistouri convexe depuis le commencement jusqu'à la fin, sans que l'opération en ait été plus difficile. En général, j'emploie le bistouri droit dès le début, c'est-à-dire pour l'incision de la peau comme pour le reste de l'opération. Ceci, en définitive, est plutôt une affaire de goût que de nécessité.

E. *Direction des incisions.* — Le sens de l'incision est un autre point qui a divisé les chirurgiens. Benjamin Bell la veut de haut en bas, tandis que d'autres la placent en travers; Pempernelle, au dire de Sprengel, veut qu'elle suive le sens des fibres du grand pectoral.

Rien d'absolu encore de ce côté. La situation, le volume, la forme de la tumeur, exigent que l'incision soit dirigée tantôt dans un sens, tantôt dans un autre. Si la tumeur est plus longue que large, l'incision devra être placée de préférence dans le sens de son grand diamètre. Autrement le mieux est de lui donner une direction analogue à celle des faisceaux du grand pectoral.

C'est aussi dans ce sens que doit être placée l'incision courbe toutes les fois que la tumeur existe au-dessus ou au-dessous du mamelon. Si c'est en dedans, la convexité de l'incision doit regarder le sternum ou un peu vers l'ombilic; au-dessus du mamelon, l'incision droite devra être parallèle à l'axe du corps; la convexité de l'incision courbe sera tournée en dedans ou en dehors et en bas, selon le volume ou la disposition du diamètre principal de la tumeur.

Au demeurant, il faut tout faire pour que l'une des extrémités de l'incision corresponde à l'un des points déclives de la région, afin que les liquides ne puissent point stagner au fond de la plaie dans la position où se posent naturellement les malades après l'opération. L'incision oblique a du reste un avantage sérieux toutes les fois qu'il s'agit de tumeurs cancéreuses : qu'elle

permet d'aller séance tenante aussi loin que cela peut devenir nécessaire, sous le bord antérieur et dans le creux de
l'aisselle lui-même sans déranger notablement l'économie primitive de l'opération. La direction parallèle à l'axe du corps est
plus favorable que les autres au rapprochement des bords de la
plaie par le moyen des emplâtres, mais aujourd'hui qu'on se sert
plutôt de la suture ou des serres-fines, c'est là un avantage de
minime importance.

Diviser les téguments en demi-lune pour glisser ensuite
l'instrument de bas en haut, entre la poitrine et la tumeur,
afin de le ramener de haut en bas, entre la tumeur et les
téguments, est une méthode employée autrefois par Ledran, et
qui mérite l'oubli dans lequel elle est tombée aujourd'hui. Personne non plus ne prend la peine de marquer le trajet des incisions avec de l'encre ou autrement avant de commencer; seulement il est bon de débuter par l'incision la plus déclive, afin
de ne pas être gêné par le sang de la première en pratiquant la
seconde.

De toute manière, l'aide doit tendre les tissus dans le sens
opposé à celui vers lequel la tumeur est entraînée par le chirurgien, de façon que la peau ne puisse être ni plissée, ni déplacée par la pression du bistouri qui la divise. Dès que les
téguments sont coupés d'un côté, l'aide ou l'opérateur tire la
tumeur dans ce sens pour procéder à la seconde incision d'après
les mêmes règles.

Saisie par les doigts ou à l'aide d'une érigne, la tumeur est
ensuite tirée dans le sens opposé à celui que le chirurgien incise. L'opérateur reporte dès lors le bistouri dans l'incision inférieure, puis dans la plaie supérieure, qu'un aide écarte soigneusement et absterge à chaque instant. Arrivé à la face profonde de la tumeur, on la dissèque à grands traits, soit de bas
en haut, soit de haut en bas, soit d'un angle vers l'autre, selon
qu'il paraît plus commode ou plus sûr. Pour ne rien laisser de
malade, le chirurgien s'assure, au moyen du doigt, de l'état

des parties qu'il divise, sans oublier jamais qu'il faut toujours, si elle est cancéreuse, emporter avec la tumeur une certaine épaisseur de parties saines.

Du reste, quand il s'agit d'un véritable cancer, j'ai l'habitude de pratiquer les incisions avec moins de précautions. Un bistouri droit, enfoncé par ponction, me sert à diviser du même coup tous les tissus jusqu'au niveau de la face profonde du mal, et dans toute l'étendue des parties à inciser. Deux incisions pareilles permettent de cerner la tumeur dans une ellipse, et de la détacher, comme on le ferait d'une tranche de melon. On a ainsi une plaie plus nette et une opération plus prompte; mais ce procédé n'est acceptable que dans les cas où il convient d'emporter une grande épaisseur de tissus sains avec le tissu malade.

En cas de tumeurs adénoïdes, j'opère souvent aussi par ponction, de manière à pénétrer du même coup jusqu'à la tumeur, dont je ne crains point alors d'atteindre d'abord la surface. Mise à nu sur l'un de ses points, cette sorte de tumeur est aussitôt accrochée par une érigne. Je divise ensuite les parties, les filaments qui l'entourent, de manière à en opérer l'énucléation pure et simple, sans chercher du moins à enlever avec elle beaucoup de tissus.

Cette différence dans l'opération découle naturellement du diagnostic. Avec l'idée d'une adénoïde, les tissus sains pouvant être conservés, il suffit d'enlever la tumeur toute seule; avec une tumeur de nature maligne, on ne doit jamais se contenter de ce qui est *visiblement* altéré; il faut que, séparée du corps, la tumeur reste enveloppée de parties non cancéreuses si l'on veut avoir quelques chances de succès.

F. Plus désireux d'aller vite que de bien faire, quelques chirurgiens ont proposé d'appliquer aux tumeurs du sein les incisions dites par *transfixion*, sorte de méthode qu'on a vantée aussi pour les tumeurs de toute autre nature, comme de toute autre région du corps, et qui est souvent mise en usage depuis longtemps pour l'amputation des membres, pour l'amputation à lambeaux en particulier.

Cette méthode, qui comprend deux nuances, et que j'ai mise à l'épreuve un certain nombre de fois, exige un petit couteau ou un long bistouri, selon que la tumeur est petite ou volumineuse. Ayant soulevé la tumeur comme pour l'écarter de la poitrine, à l'aide de la main gauche, le chirurgien se sert de la main droite pour traverser les tissus avec l'instrument, de part en part, entre les parties malades et le thorax, comme s'il s'agissait de passer un séton. Cela fait, 1° le bistouri, tourné par en bas, détache aussitôt la moitié inférieure de la tumeur, pour être ramené dans la plaie, et en trancher par en haut, de la même façon, l'autre moitié; l'opération se compose de trois temps : une ponction, l'incision inférieure, puis l'incision supérieure; 2° au lieu de trancher ainsi la tumeur, d'autres la divisent perpendiculairement en deux moitiés égales d'arrière en avant, et en isolent successivement ensuite les deux lobes séparément.

Règle générale, je suis peu partisan des plaies qu'on effectue de dedans en dehors, des opérations par transfixion: avec elles on agit toujours un peu en aveugle; leurs bords ne sont jamais très réguliers; on coupe ou plus ou moins qu'il ne faudrait. Le premier procédé, par exemple, entraine une déperdition de substance considérable ; dans le second, la dissection successive des deux moitiés distinctes de la tumeur n'est ni plus facile, ni plus prompte que par les procédés ordinaires. En résumé, comme il est toujours plus facile de donner aux incisions la forme, la direction et l'étendue qu'on désire quand le bistouri est promené de l'extérieur vers l'intérieur, les incisions par transfixion ne doivent point être préférées, et le vain désir de faire briller une dextérité mal entendue aux yeux des assistants, doit faire place là comme ailleurs à la sécurité de l'opération, à l'intérêt réel des malades.

G. *Examen de la plaie.*—Enlevée d'une façon ou d'une autre, la tumeur laisse une plaie dont il faut sur-le-champ explorer attentivement tous les recoins, de l'œil et du doigt. Si la moindre parcelle de tissu dégénéré avait échappé, il faudrait l'accrocher sans désemparer, soit avec les doigts, soit avec la pince, soit avec l'érigne et l'exciser d'un coup de bistouri ou de ciseaux. Sous ce rapport, on ne doit pas craindre d'aller loin; si la maladie l'exige, le muscle grand pectoral ne doit point arrêter; il faut absolument faire disparaître jusqu'à l'ombre du mal si l'on tient à ne pas perdre toute chance de succès.

Seulement, si le besoin de ruginer les os ou de réséquer les côtes se fait sentir, il ne faut pas se faire d'illusion : la récidive alors est inévitable, et il aurait mieux valu ne point entreprendre l'opération. Ayant dit, en parlant des contre-indications, ce que l'on doit penser de ces cas malheureux, il est inutile que j'y revienne en ce moment.

II. *Tumeurs accessoires.*—Dans les cas ordinaires, l'opération est ainsi terminée; mais il se peut qu'il y ait des tumeurs accessoires ou secondaires, soit dans la rainure sous-pectorale, soit dans le creux de l'aisselle. Avec les tumeurs bénignes, ces ganglions, d'ailleurs très rares, doivent être respectés, s'ils sont peu volumineux et encore souples. Si elles résultent d'une irritation purement sympathique, les tumeurs axillaires peuvent aussi n'être pas emportées, même quand il s'agit de véritables cancers du sein; car si elles continuent de croître, si elles prennent plus tard un mauvais caractère, on pourra les attaquer sans crainte au moyen d'une opération distincte, et l'on se donne ainsi la chance de ne pas aggraver inutilement l'opération primitive.

L'extirpation des tumeurs secondaires peut, du reste, être effectuée de deux manières :

1° Si la tumeur occupe la rainure sous-pectorale; si, dans l'aisselle, elle n'est pas très éloignée de l'incision principale, il suffit de prolonger l'angle externe de la division première pour permettre de découvrir, d'accrocher, de disséquer et d'emporter le mal.

2° Si une étendue notable de tissus sains existe au contraire entre les tumeurs de l'aisselle et la plaie du sein, il vaut mieux pratiquer des incisions nouvelles, indépendantes de la première division.

Par ce dernier procédé, il faut pénétrer plus profondément qu'on ne le croirait d'abord, et l'incision doit être plutôt longue que trop courte. Accrochés avec une érigne et attirés au dehors par l'aide, les ganglions ainsi saisis doivent être isolés, soit à coups de bistouri, soit avec les doigts, soit avec le manche d'un scalpel, en ayant grand soin d'éviter les vaisseaux du côté de l'épaule et du bras surtout.

Règle générale, j'aime mieux, quand c'est possible, à cause des hémorrhagies, détacher la tumeur avec les doigts, l'énucléer, déchirer les tissus que les couper.

Les ganglions malades sont quelquefois si profondément situés du côté de la clavicule ou du plexus brachial, qu'il y aurait danger réel d'atteindre les gros vaisseaux en poursuivant la tumeur jusqu'à ses dernières racines avec la pointe du bistouri. Il vaut mieux alors porter une ligature sur le pédicule de la masse à enlever et l'étrangler fortement. On la sépare ensuite sans crainte au-dessous de la ligature, avec l'instrument tranchant.

I. *Remarques.* — Il est inutile de rappeler que le manuel dont je viens d'indiquer les règles doit être modifié chaque fois que la forme ou les dimensions de la tumeur semblent l'exiger, et que le chirurgien doit toujours être libre de mettre l'opération en rapport avec les cas individuels qui la réclament.

Ainsi, l'incision courbe, généralement réservée pour les tumeurs bénignes, doit être substituée à l'incision elliptique, si, comme on le voit souvent, chez les femmes avancées en âge surtout, le cancer existe dans la rainure sous-mammaire. Une incision en demi-lune permet en effet de détacher les parties saines de bas en haut; la tumeur, une fois à découvert, est ensuite facile à enlever, également de bas en haut, au moyen d'un seconde incision courbe portée au-dessous du mal. On obtient de la sorte un grand lambeau, une espèce de tablier qui retombe de lui-même sur le fond de la plaie.

Si une grande partie de la mamelle avait été envahie, il vaudrait mieux enlever toute la glande que d'en conserver quelques lobules. Des chirurgiens ont même établi que, règle générale, la mamelle tout entière doit être sacrifiée quand il s'agit de cancer, la tumeur fût-elle petite. J'ai souvent entendu M. Roux dire que, dans les organes parenchymateux, la récidive est surtout à craindre quand on n'en n'excise qu'une portion au lieu d'en pratiquer l'amputation totale. Malgré toute ma déférence pour M. Roux, je ne crois pas pouvoir me ranger à son avis sous ce rapport. Les cancers du testicule ne repullulent guère moins que ceux de la langue ou de la mamelle; il en est de même des cancers de l'œil, et pourtant, quand on se décide à l'opération de ce côté, on enlève l'organe tout entier.

Si rien ne s'y oppose, il est bon de conserver le mamelon, surtout chez les femmes qui n'ont point encore atteint l'âge de retour. Ce qui reste de la glande peut encore fonctionner sans obstacle, et la forme de la gorge en est moins dérangée. Sans le mamelon, au contraire, les portions de mamelle conservées seraient plus nuisibles qu'utiles. Ayant perdu leurs conduits excréteurs, le produit du travail physiologique pourrait y devenir une source d'accidents auxquels il vaut mieux ne pas s'exposer. Après la cessation des règles, les mamelles tendant à s'atrophier, n'ayant plus de rôle à remplir, on peut en conserver impunément telle ou telle portion, soit que le mamelon ait été respecté, soit qu'il ait été sacrifié par l'opération.

J. *Arrêter le sang.* — De quelque manière qu'on l'ait pratiquée, l'extirpation des tumeurs du sein est accompagnée d'un écoulement de sang ; le conseil de lier les artères à mesure qu'on les divise n'est suivi que par un très petit nombre de chirurgiens. On allongerait ainsi sans avantages réels l'opération, tout en augmentant les angoisses de la malade.

Peut-être y aurait-il lieu, cependant, de se comporter de la sorte si la dissection devait être démesurément longue ; mais on conçoit difficilement un besoin pareil à l'occasion des tumeurs du sein. Il est plus naturel, plus commode, de faire placer le doigt d'un aide sur chaque artère un peu volumineuse jusqu'à la fin des incisions. La tumeur étant détachée, on saisit à l'aide d'une bonne pince chaque vaisseau dont le sang jaillit. Un aide armé d'une éponge absterge par de petits coups secs, rapides, et successivement, les différentes régions de la plaie, pendant que le chirurgien ou un autre aide en étend et dédouble soigneusement les lèvres. Après avoir lié toutes les artères visibles, il est prudent de laisser la malade se remettre un peu. Pendant l'anesthésie et la perturbation, soit stomacale, soit cardiaque, soit respiratoire qui en est souvent la suite, le sang cesse parfois de couler pour reparaître volontiers un peu plus tard. Il est même bon, quand on veut tenter la réunion immédiate, de s'en tenir d'abord à un léger pansement provisoire, et de ne procéder au pansement définitif qu'au bout de quelques heures. On est plus sûr alors de ne laisser échapper aucune artériole, d'être parfaitement en garde contre l'hémorrhagie.

Avant que la ligature des vaisseaux fût rendue facile, on s'en tenait souvent à la compression au moyen de l'agaric, ou aux styptiques pour arrêter le sang après les amputations du sein. J.-L. Petit, Théden, qui vantaient encore ces moyens, ne sont plus écoutés par personne aujourd'hui. Tout au plus pourrait-on s'en tenir à la compression dans les cas où le bistouri n'aurait divisé que quelques artérioles insignifiantes ; quand on veut panser la plaie à plat, des boulettes de charpie sèches ou imbibées de substances astringentes, soutenues par un bandage convenable, suffiraient assez souvent.

K. *Torsion*. — Quant à la *torsion*, bien que suffisante dans quelques cas, elle n'offre cependant, ni assez d'avantages, ni assez de sécurité, ni assez de facilité, pour mériter la préférence sur la ligature. Aussi est-ce une ressource qui a déjà fait son temps, et qui court risque d'être bientôt oubliée. S'il paraissait néanmoins très important d'obtenir une réunion parfaitement immédiate, et qu'il n'y eût qu'un petit nombre de vaisseaux à fermer, elle mériterait d'être tentée. A son aide, on arrête l'hémorrhagie, on oblitère les vaisseaux sans être obligé de maintenir le moindre corps étranger dans la plaie.

En général, on saisit les artères dans l'ordre où elles se présentent à l'œil de l'opérateur. A moins qu'il ne soit dirigé par le sang qui en jaillit, le chirurgien doit chercher les artères, d'abord du côté de l'aisselle où elles sont fournies par la mammaire externe, puis du côté interne où se rencontrent les branches que donne la mammaire interne. Si, après avoir lancé des jets, les artères cessent de se laisser apercevoir, par suite de leur rétraction dans les tissus, de leur courbure à angle, ou à cause des caillots qui en compriment ou en bouchent l'orifice, il convient de passer sur elles une éponge avec une certaine force, afin d'enlever toutes les concrétions hématiques qui masquent ou embarrassent la surface traumatique.

Sous la peau, dans le tissu cellulo-graisseux, les artères sont en général faciles à saisir. Il peut ne pas en être de même dans le tissu musculaire, dans le parenchyme glanduleux. Alors il y a souvent avantage à se servir du ténaculum. Toute artériole qui, divisée, lance du sang par jet, doit être liée ou tordue. Si du fond de la plaie, le sang sort simplement en nappe, s'il ne suinte de là que du sang noir ou veineux, si le tamponnement doit être préféré, il n'y a rien à craindre de l'hémorrhagie ; les boulettes de charpie bien appliquées et un bandage convenable mettent sous ce rapport à l'abri de tout danger.

Les poudres, les solutions *hémostatiques*, l'ergotine, l'eau de Binelli, l'eau de Brocchieri, l'eau de Pagliari, tant vantées et si peu efficaces au fond, pourraient être essayées ici, de même que le perchlorure de fer, dont l'action est en réalité un peu moins contestable sans être encore, je le crains, d'une grande utilité pratique.

§ V. — **Pansement**.

Tout ce qui a été dit du pansement des plaies en général s'applique aux plaies qui résultent des extirpations de tumeurs mammaires. La réunion immédiate et les pansements à plat se sont disputé la prééminence là comme partout ailleurs. Il peut paraître étrange, du reste, qu'on se soit souvent fondé sur les mêmes motifs pour vanter l'un de ces modes de pansement au détriment de l'autre.

A. *Réunion médiate*.—La plupart de ses partisans soutiennent que la réunion immédiate est un des meilleurs moyens de prévenir la récidive du cancer. En refermant la plaie sur-le-champ, on débarrasse la malade, dit-on, de toute réaction locale sérieuse, de tout ébranlement, et l'opérée a dès lors toutes les chances possibles de guérir radicalement. Vacher et beaucoup d'autres attribuent les mêmes avantages à la réunion secondaire. Refermer la plaie, c'est se priver de l'issue donnée par l'opération aux éléments délétères qui peuvent être restés dans l'économie. En se comportant ainsi, on favorise la reproduction du mal au lieu de l'empêcher. Pour guérir radicalement, il vaut mieux enlever la peau en même temps que la tumeur, et faire suppurer la plaie. Je ne crois pas que de telles doctrines vaillent la peine aujourd'hui d'être sérieusement discutées. La repullulation des cancers tient à la nature même du mal, et nullement au mode de pansement de la plaie. C'est donc pour de tout autres motifs qu'il faut adopter ou rejeter la réunion immédiate après l'enlèvement des tumeurs du sein.

Le mode de pansement est souvent indiqué par la plaie même. Si, par exemple, il a fallu enlever beaucoup de téguments, et que le sujet soit maigre, il n'y a pas moyen, le plus souvent, d'éviter le pansement à plat. En cas pareil, un linge criblé, enduit de cérat, est étalé à nu sur la division; des gâteaux épais de charpie souple sont placés par-dessus, puis recouverts de compresses.

Quand la tumeur est volumineuse, lorsqu'il a fallu prolonger les incisions du côté de l'aisselle, et qu'au lieu d'une solution de continuité à bords homogènes, on a une cavité anfractueuse, un tamponnement modéré et la réunion par seconde intention doivent être préférés. Il n'y a guère de discussion possible que pour les cas où il serait facile d'ailleurs de mettre les bords de la plaie en contact sans laisser derrière eux de cavernes ou de tissus trop fortement mâchés.

Il n'est point vrai, du reste, que le pansement à plat, que la réunion par seconde intention, que le tamponnement même occasionnent notablement plus de réaction ou plus de douleur que la réunion immédiate. En général, une plaie du sein pansée à plat cesse vite d'être douloureuse, et ne se complique que rarement d'accidents sérieux. La fièvre traumatique est souvent à peine marquée. Son contour s'enflamme et se boursoufle peu; les érysipèles, les phlegmons diffus, les inflammations de toute sorte, sont moins à craindre. La suppuration, d'abord abondante, diminue bientôt, et la cicatrisation, une fois commencée, marche assez promptement pour que la plaie soit fermée au bout de quatre à huit semaines.

Quant à la douleur du premier pansement, on peut l'éviter dans la plupart des cas, et la rendre au moins très légère dans les circonstances les plus compliquées. Avec un linge criblé enduit de cérat, rien ne pouvant être collé sur la plaie, le premier pansement n'expose pas plus à la douleur que les pansements subséquents. Dans les plaies profondes, le linge cératé devient une sorte de sac qui empêche partout la charpie de s'enchevêtrer dans la surface traumatique. Au bout de trois ou quatre jours, dès que la suppuration est établie, les premières pièces de l'appareil doivent être enlevées; il suffit de tirer ensuite doucement sur les bords du linge criblé pour extraire la charpie sans occasionner de déchirure ni de véritable douleur.

En supposant que la plaie soit assez anfractueuse, assez inégale, assez profonde, ou qu'on redoute un écoulement de sang assez abondant pour nécessiter le tamponnement à nu, il y a encore moyen de ne pas faire souffrir beaucoup les malades au premier pansement. Pour cela, il suffit de n'enlever d'abord que les pièces de l'appareil qui n'ont point contracté d'adhérence avec les tissus, tels que la bande, les compresses et les gâteaux de charpie extérieure, objets qu'on renouvelle et qu'on replace par-dessus les autres, comme si tout avait été changé. Le lendemain on enlève à leur tour les boulettes de charpie, qui, préalablement imbibées de liquide, d'eau tiède, ou ramollies par le pus, se laissent facilement détacher.

Au troisième pansement, il est rare que la suppuration n'ait pas isolé tout le reste, qu'il soit nécessaire de rien tirailler, de rien déchirer. En somme, rien n'oblige à enlever de force la charpie ainsi mise à nu sur les plaies, et comme il n'y a aucun danger à la laisser décoller par la suppuration, on arrive à rendre cette sorte de pansement aussi doux, aussi peu douloureux que les autres. Sous ce rapport donc, la réunion immédiate ne l'emporte pas autant que quelques chirurgiens le disent sur la réunion par seconde intention.

B. La *réunion immédiate* frappe plus agréablement l'œil des gens étrangers à la médecine. Elle donne à la plaie une apparence de guérison qui plaît d'abord et qui enchante. Il semble qu'en remettant ainsi les bords de la solution de continuité en contact, la malade va être guérie dans l'espace de quelques jours, et que la cicatrice ne laissera que très peu de difformité ; mais pour obtenir de tels avantages, on a trop souvent oublié qu'alors la malade et le chirurgien jouent quitte ou double. Si la réunion immédiate, si la cicatrisation par première intention se fait d'une manière complète, si la plaie ainsi fermée se cicatrise sans suppuration, on a raison d'en être émerveillé ; mais cela est rare : je ne l'ai obtenue que quatre ou cinq fois, deux fois chez l'homme, trois fois chez la femme ; toujours après l'ablation de tumeurs petites ; chez des malades plutôt maigres que gras ; quand aucune ligature n'avait été nécessaire ; alors qu'il s'agissait de plaies parfaitement nettes et de peu d'étendue. Hors de là, j'ai toujours vu la plaie suppurer, de telle façon qu'il a presque constamment fallu de trois à quatre ou cinq semaines pour obtenir une cicatrisation complète. D'ailleurs, en y regardant de près, on voit que par la cicatrisation secondaire, la plaie se ferme presque en aussi peu de temps que par la réunion primitive ; à moins d'être très large, la plaie pansée à plat est à peu près toujours guérie en effet au bout d'un mois ou six semaines.

Si le recollement de tous les points de la division ne se fait pas, et il est difficile qu'il se fasse puisqu'il porte sur des tissus de densité, d'épaisseur, de vascularité, de vitalité très différentes, puisque la plaie est presque toujours plus ou moins anfractueuse et fort inégale, la réunion immédiate expose manifestement à des dangers dont la réunion par seconde intention met à l'abri.

Que du sang, que des produits d'exsudation quelconque s'accumulent dans un coin, sous quelques lambeaux, et cela suffit pour faire naître un érysipèle, un phlegmon diffus, ou pour transformer la plaie en une sorte d'abcès traumatique. De là de la douleur, de la chaleur, de la fièvre, une réaction générale intense, et des accidents qui vont quelquefois jusqu'à compromettre la vie. En voici un exemple recueilli et publié par moi il y a près de trente ans.

Squirrhe rayonné, extirpation ; réunion par première intention. Mort par phlegmon diffus.

Une paysanne, cinquante-trois ans, solidement constituée, très grasse, entra à l'hôpital des Cliniques le 25 juin 1824. Quinze mois auparavant, elle s'était heurtée le sein gauche contre une table. Une petite dureté se laissa bientôt apercevoir dans la profondeur de la mamelle. Encore très mobile, comme perdue au milieu d'une grande quantité de graisse, cette tumeur offre maintenant le volume d'un gros œuf de poule. L'extirpation en est pratiquée le 30. Le volume du sein permet d'emporter en même temps une assez grande partie de tissus non altérés. M. Roux referme la plaie, dont les bords s'affrontent sans difficulté. Un rayon phlegmoneux se laisse apercevoir au-dessus du grand pectoral et sous l'aisselle dès le quatrième jour. Bientôt le phlegmon gagne vers la clavicule et l'épaule jusqu'au cou. La plaie se désunit ; du pus fluide, noirâtre s'en écoule en grande quantité, l'adynamie se déclare, et la mort a lieu douze jours après l'opération.

De vastes clapiers qui communiquent avec la plaie avaient décollé les muscles pectoraux et grand dorsal ; d'autres traînées s'étaient glissées dans la couche graisseuse, surtout le devant du thorax et dans la région sous-claviculaire. Quant à la tumeur, elle était rameuse avec un noyau central de squirrhe pur ; il n'y avait nulles traces de tumeurs cancéreuses dans les viscères.

Mettant en balance de pareils dangers avec l'avantage de voir la plaie se fermer quelques jours plus tôt, je me demande s'il est prudent de préférer comme méthode générale la réunion immédiate au pansement à nu, à la réunion par seconde intention. Qu'importe en effet à la femme d'être guérie huit jours plus tôt ou huit jours plus tard d'une plaie qui, à partir des dix ou quinze premiers jours, ne l'empêche ni de se lever ni de sortir, qui n'est plus pour elle qu'une blessure de peu d'importance, si elle est ainsi mise à l'abri des accidents auxquels l'autre mode de pansement l'expose ?

J'ai pour habitude cependant de tenter la réunion immédiate toutes les fois que les bords de la plaie, d'une plaie non caverneuse, peuvent être facilement ramenés au contact. Seulement j'ai soin, pour peu qu'il me reste de doutes sur la possibilité d'un recollement complet, de laisser une voie libre au pus vers le point déclive de la plaie.

C'est du reste un mode de pansement qui exige de grandes précautions. On y procède à l'aide de bandelettes emplastiques, de la suture ou des serres-fines.

I. *Avec les bandelettes.* — Si les bords de la plaie sont épais et homogènes, s'il a été permis de tailler les tissus à pic, comme pour enlever une tranche de melon, les bandelettes de diachylon gommé, larges de 2 centimètres et un peu longues permettent d'atteindre parfaitement le but. Le seul reproche sérieux

qu'elles méritent, c'est de favoriser le développement des érysipèles. Comme il importe de mettre aussi les deux moitiés de la
plaie en contact par le fond, il est souvent utile de placer, soit
sous les bandelettes, soit par-dessus, des compresses graduées ou
des rouleaux de charpie, afin d'exercer par là une sorte de compression expulsive. Les ligatures étant fixées sur un point de la
peau voisine, au moyen d'un fragment de sparadrap, il n'y a
plus, pour compléter le pansement, qu'à jeter sur la ligne qui
représente la division un linge criblé enduit de cérat, puis les
gâteaux de charpie, les compresses et le bandage.

II. *Avec la suture.*—Pour peu qu'il y ait de lambeaux souples,
flasques ou amincis sur quelques points, la réunion s'opère
mieux par la suture que par les bandelettes.

Trop négligée depuis Pibrac, la suture soit à points passés,
soit entortillée, rend de véritables services dans le traitement des
divisions dont il s'agit. Elle n'expose pas, comme les bandelettes, les bords de la plaie, à se déplacer, à s'écarter. N'étant
pas obligée de prendre son point d'appui très loin, elle laisse
au chirurgien toute liberté pour le reste du pansement. J'en ai
obtenu des résultats qu'il ne m'eût point été permis d'espérer
d'un autre mode de réunion.

Comme elle ne porte que sur la partie tégumentaire de la division, et qu'on n'a point à en craindre le relâchement, on peut,
on doit même appliquer sur la face externe des lambeaux, soit
des tampons de charpie, soit des compresses graduées, afin d'é-
tablir une compression régulière et douce qui tienne les deux
faces correspondantes et profondes de la plaie partout en
contact.

III. *Avec les serres-fines.*—Un moyen de réunion qui ne tardera
sans doute pas à remplacer la suture dans une foule de cas, et
qui a été récemment introduit dans la pratique par M. Vidal
(de Cassis), est aujourd'hui connu sous le nom de serres-fines. Ces
petits instruments embrassent, en effet, si bien les deux bords
d'une plaie, les tiennent si exactement en contact, sans les

percer, qu'ils procurent une agglutination extrêmement rapide. Le recollement des tissus se fait si vite sous la pression des serres-fines, qu'elles peuvent être retirées au bout de douze heures, de vingt-quatre heures ou tout au plus de deux jours.

La peau n'ayant été traversée sur aucun point, les blessures ainsi réunies se cicatrisent souvent sans la moindre apparence de suppuration. Autant que possible il faut, avec les serres-fines, se dispenser de tout autre pansement, et laisser la région malade libre ou couverte d'un simple linge mouillé ; s'il le fallait cependant, elles permettraient l'addition de compresses graduées, de masses de charpie, de l'appareil compressif dont je parlais tout à l'heure. Si les bords de la plaie sont épais ou lardacés, s'ils ont besoin d'une certaine force pour être maintenus, on ne doit cependant pas trop compter sur l'efficacité des serres-fines ; alors les bandelettes ou la suture valent mieux.

C. Pansements subséquents. — De quelque façon qu'on s'y soit pris, si rien d'anormal ne se manifeste, on ne renouvelle le pansement qu'au bout de trois ou quatre jours. Les bandelettes doivent être laissées longtemps en place, si elles ne se sont pas dérangées, si l'état de la plaie ne s'y oppose pas. Quelques uns des points de suture sont enlevés dès le surlendemain, et les autres du troisième au sixième jour ; on les remplace par des bandelettes, s'il y a crainte de voir les bords de la division se désunir, précaution qui est également utile après l'enlèvement des serres-fines.

Si du pus, si des liquides se sont accumulés derrière, il faut rouvrir la plaie sur quelques uns de ses points et donner une issue libre aux produits pathologiques. Les cataplasmes émollients sont alors substitués à tout autre pansement. Une saignée du bras, si une réaction vive était survenue ; des sangsues autour du foyer, en cas de violente inflammation, de menace de phlegmon diffus ; des onctions mercurielles ou des compresses imbibées d'eau de sureau, en cas d'érysipèle ou d'angioleucite, ne devraient point être négligées.

41

D. *Anaplastie.* — Lorsque l'opération a nécessité l'excision d'une étendue considérable de téguments, les partisans de la réunion immédiate ont proposé d'emprunter aux régions voisines un lambeau de peau saine assez large pour recouvrir toute la plaie. C'est, comme on le voit, l'anaplastie ou l'autoplastie appliquée aux déperditions de substance de la région mammaire. Parmi les chirurgiens qui ont proposé ou mis à l'épreuve cette méthode, il en est dont le but était uniquement de pouvoir tenter la réunion par première intention, d'éviter la suppuration, d'avoir une cicatrice moins tiraillée, plus souple, moins susceptible d'excoriations ou de déchirures.

D'autres, portant plus loin leurs prétentions, se sont imaginé qu'on préviendrait ainsi la récidive du cancer. L'anaplastie par décollement des côtés de la plaie, l'anaplastie par lambeau en tablier, par lambeau latéral, l'anaplastie par opercule ou par la méthode indienne, ont été essayées et vantées en pareil cas.

Je n'ai tenté que l'anaplastie par la méthode française, soit par simple décollement des côtés de la solution de continuité, soit à l'aide de lambeaux en tablier taillés par en bas et remontés, ou par en haut et abaissés sur la plaie, l'anaplastie par glissement en un mot. Aujourd'hui je n'ai plus recours à ce complément de l'opération. Pour qu'il paraisse nécessaire, en effet, il faut que les téguments qui recouvrent la tumeur aient été enlevés avec elle, que l'opération ait laissé une plaie dont il soit impossible de rapprocher les bords. Or, cela ne se rencontre que dans les cas de tumeurs largement ulcérées, d'encéphaloïde lardacé diffus, de squirrhe ligneux ou lardacé en masse, toutes formes de cancer que je n'opère plus. Comme ces sortes d'anaplasties aggravent, compliquent d'ailleurs l'opération, il vaut mieux s'en passer; il vaut encore mieux ne point songer à l'ablation des tumeurs qui pourraient en donner l'idée.

C'est M. Martinet qui a imaginé qu'un lambeau taillé à une

certaine distance, et ramené sur la plaie, empêcherait le cancer de se reproduire.

Un certain nombre de faits ont été invoqués par lui en faveur de sa doctrine, et quelques chirurgiens, même à Paris, sont venus depuis lui prêter l'autorité de leur nom. Ce n'est pas sans quelque surprise, quoique depuis longtemps rien ne me surprenne plus en fait de bizarrerie de l'esprit humain, ce n'est point sans quelque surprise, dis-je, que j'ai vu se répandre une semblable invention dans la pratique chirurgicale.

A quel titre, je le demande, le transport d'un lambeau emprunté aux régions voisines peut-il mettre à l'abri des récidives du cancer? Si l'économie est infectée de ce mal cruel, de quel secours peut-être l'anaplastie? S'il est resté dans le fond de la plaie quelques germes du cancer, pourquoi le lambeau d'emprunt empêcherait-il une tumeur nouvelle de se former? S'il existe dans le voisinage quelques semences du mal primitif, comment veut-on qu'une portion de peau transportée dans la plaie empêche le développement ou l'évolution de tumeurs secondaires?

Il faut, en vérité, avoir bien besoin de se faire illusion, ou être doué d'une grande dose de crédulité, pour accepter ce qui a été dit depuis une vingtaine d'années en faveur de cette supposition, supposition qui ne m'aurait même pas paru digne d'être rappelée, si un chirurgien distingué de nos hôpitaux n'était venu, à l'instar de Blandin et de M. Sédillot, l'étayer de quelques faits nouveaux. M. Chassaignac invoque sous ce rapport l'exemple d'une femme chez laquelle la récidive eut lieu dans le voisinage du lambeau anaplastique, qui, lui, fut respecté par le cancer.

J'en demande pardon à mon honorable confrère, mais ce fait ne prouve en aucune façon que l'anaplastie puisse mettre à l'abri de la récidive après l'ablation des cancers. Il sait aussi bien que moi, que les cancers *bien opérés* reviennent plutôt à une certaine distance, ou dans l'aisselle, ou plus loin encore, que sur la place même de l'opération; de sorte que, l'anaplastie eût-elle en réalité la vertu d'empêcher le mal de renaître sur place, les opérées n'en seraient guère plus avancées. Qu'y a-t-il ensuite d'étonnant que de nouvelles tumeurs s'établissent plutôt autour du lambeau déplacé que dans l'épaisseur même de ce lambeau?

D'après ce que l'on sait du cancer, n'est-il pas permis d'affirmer qu'un squirrhe ou un encéphaloïde, dont le germe aurait été laissé dans le fond de la plaie, ne serait ni étouffé ni arrêté par une semblable digue. Non, ce n'est point ainsi que la récidive des cancers peut être prévenue; il serait bien temps qu'une fois pour toutes, les chirurgiens en prissent leur parti, restassent convaincus que la repullulation après l'ablation des cancers dépend de la nature intime des tumeurs, des modifications locales ou générales qu'elles ont imprimées à l'économie, et nullement du mode opératoire, du mode de pansement mis en usage pour guérir la plaie. Là-dessus donc, je ne dirai plus simplement aujourd'hui comme je le disais en 1839, comme je l'avais déjà dit plus tôt à l'occasion des observations de M. Martinet :

Le vrai peut quelquefois n'être pas vraisemblable.

Je dis formellement : « L'anaplastie, quelle qu'en soit la forme, n'est pas un moyen d'empêcher la récidive après l'extirpation des cancers. »

§ VI. — Régime de l'opérée.

Quel que soit le mode de pansement, la malade doit être portée au lit, et y rester couchée à l'aise, le bras soutenu par un coussin et légèrement écarté de la poitrine.

Si la plaie n'est pas très étendue, ou si elle est très régulière, qu'on en ait tenté la réunion immédiate ou qu'on l'ait pansée à plat, il n'est pas nécessaire que l'opérée soit tenue à une diète sévère : dès le premier jour, j'accorde en pareil cas, du bouillon ordinaire, et quelquefois même des potages. Lorsque tout marche bien, je donne dès le lendemain de la soupe, et à partir du troisième ou du quatrième jour, une portion de pain avec des œufs, du poisson ou de la viande. Une privation plus complète d'aliments n'est vraiment utile que par exception, que s'il s'agit de plaies vastes ou complexes, que chez les femmes dont les voies digestives sont sérieusement troublées.

Si l'opération a causé beaucoup d'angoisses ou d'agitation, il peut être utile de donner une potion antispasmodique, ou une potion narcotique en cas de douleurs vives. Les boissons ne doivent être offertes qu'autant qu'il y a de la soif, et elles peuvent être prises parmi les infusions douces comme parmi les limonades ou les eaux gazeuses, selon le goût de la malade, l'état de sa poitrine ou de son estomac.

Procéder au premier pansement dès le lendemain comme le voulait Blandin, ne peut être d'aucune utilité. La doctrine de ces sortes de pansements ne m'a jamais paru reposer sur rien de valable ; leur unique but est de permettre à l'œil de constater ce qui se passe autour de la plaie, curiosité qui expose d'abord à des mouvements, à des tiraillements capables de troubler une agglutination encore trop peu avancée. D'ailleurs, que veut-on voir ? les accidents locaux, quand il en doit venir, ne naissent pas si vite ; les phlegmons, les érysipèles, les angioleucites, n'arrivent qu'après trois, quatre ou cinq jours. Si quelque chose de sérieux s'établissait tout d'abord à titre de complication locale, le chirurgien en serait averti par de la fièvre, par des douleurs, par une réaction inaccoutumée : il n'est, en aucune façon, nécessaire d'enlever l'appareil pour savoir que rien d'anormal ne s'établit sous le bandage ou que le siége de l'opération se transforme en un foyer inflammatoire.

Ce qu'il y a de mieux en faveur de cette méthode, c'est qu'elle peut être adoptée sans grand danger, c'est qu'elle ne vaut pas la peine d'être blâmée, ni vantée, ni discutée longuement. A cet égard, au surplus, la seule règle raisonnable est celle-ci. Si rien de particulier ne s'annonce, le premier pansement ne doit avoir lieu que le troisième ou le quatrième jour, encore faut-il ne se livrer à aucun effort pour détacher à cette époque les pièces de charpie ou de linge dont la suppuration ou les imbibitions aqueuses n'auraient pas suffisamment détruit les adhérences. A la moindre alerte, au contraire, il convient d'enlever l'appareil, quitte à le réappliquer selon les règles.

Avec les serres-fines, il n'y a, pour ainsi dire, point de pansement, puisqu'elles ne comportent en général que la pose d'une compresse mouillée sur la plaie. On y regarde alors tous les jours ; il en est de même avec la suture.

A partir du premier pansement, la plaie doit, règle générale, être visitée, nettoyée, pansée toutes les vingt-quatre heures au moins. Elle ne se distingue plus ensuite des autres blessures, et tout ce qui concerne les plaies suite d'opérations lui étant exactement applicable, il est inutile que je m'y arrête davantage.

§ VII. — Accidents.

Dans les cas simples, l'opérée d'une tumeur au sein est à peine malade ; elle peut se lever et rester assise quelques heures chaque jour à partir de la première semaine. J'en ai vu qui avaient retrouvé leurs forces et les apparences d'une bonne santé au bout de quinze jours. Cependant la guérison, rarement complète en moins d'un mois, met souvent six semaines à s'effectuer. En général, la plaie se ferme dans l'espace de trois à six semaines, rarement moins, rarement plus ; mais des accidents viennent quelquefois se jeter à la traverse et donner une tout autre physionomie aux suites de l'opération.

A. *Cas de mort inexplicables.* — J'ai vu, à la suite d'extirpations de tumeurs du sein, des femmes succomber dans l'espace de trois jours.

L'une d'elles, grosse paysanne robuste, était venue naïvement des environs de Compiègne, me prier de lui enlever une tumeur qu'elle avait au sein, et de lui permettre de s'en retourner aussitôt après l'opération ! J'eus quelque peine à lui faire comprendre que les choses ne se faisaient pas si lestement, qu'il fallait entrer et rester à l'hôpital. Je l'opérai le surlendemain : il s'agissait d'un squirrhe ; l'opération fut simple. Le jour même, un frisson suivi de fièvre intense et de douleurs dans le ventre s'empara de la malade, que je trouvai en proie le lendemain matin à une violente péritonite. Le troisième jour, cette pauvre femme, qui, en partant de chez elle, croyait venir se faire enlever une tumeur du sein comme on va se faire extraire une dent, était à la salle des morts ! Chez elle, la mort s'explique par une lésion évidente due à une de ces malheureuses coïncidences qui étonnent toujours, quoiqu'elles soient loin d'être rares dans la pratique ; mais dans les deux cas qui vont suivre, cette ressource manque.

Une femme qui m'avait été conduite par son médecin, le docteur Parent, femme forte, grasse, âgée de quarante ans, et que j'avais débarrassée d'un encéphaloïde non ulcéré moins volumineux que le poing, fut prise le jour même d'angoisses, d'agitation, de fièvre, de chaleur à la peau, de soif intense. A la visite du lendemain, je la trouvai en proie à une extrême anxiété, à de l'agitation, à une sorte d'étouffement, au besoin de se remuer sans cesse, à une vive douleur de reins, à quelques nausées, et à des douleurs vagues par tout le corps. Le second jour, le délire était survenu, la langue était sèche ; rien pourtant de particulier ne s'était développé du côté de la plaie que je m'étais hâté de découvrir dès la veille. L'auscultation, la percussion, n'indiquaient rien d'anormal du côté du cœur ou des poumons ; aucune lésion spéciale ne se laissait apercevoir vers l'abdomen. La malade n'en succomba pas moins dans la nuit du troisième jour, et l'ouverture de son cadavre ne nous apprit absolument rien de satisfaisant sur les causes d'une mort aussi prompte.

A la fin de 1851, un fait semblable s'est présenté de nouveau à l'hôpital. Éclairé par l'observation précédente, je fus effrayé cette fois, beaucoup plus que la première, dès le principe, et je fis part de mes craintes aux élèves en plein amphithéâtre. Comme l'autre femme, celle-ci resta anxieuse, agitée, brûlante, tourmentée depuis le soir même de l'opération jusqu'au troisième jour, sans qu'il y eût chez elle d'érysipèle, de phlegmon, de symptôme de péritonite, de pleurésie, de péricardite ou de lésion abdominale. L'autopsie, qui fut faite vingt-quatre heures après la mort, ne nous fit découvrir aucune lésion matérielle.

Ici, comme la première fois, la mort est restée pour moi une sorte de mystère. J'ajouterai que ces deux femmes se portaient bien auparavant ; qu'elles n'étaient pas plus effrayées que beaucoup d'autres, que leur caractère n'avait rien d'extraordinaire ; que l'opération avait été assez simple ; que si une réunion immédiate trop exacte avait pu être accusée chez la première, il n'en pouvait pas être de même chez la seconde. La malade de 1851 avait été éthérisée, il est vrai ; mais à l'époque où l'autre fut opérée, l'éthérisation n'était point encore inventée.

Inutile de dire que ces deux malheureuses ont été traitées énergiquement. Saignées, sangsues, vésicatoires, sinapismes, eau de Seltz, boissons acidules, potions antispasmodiques ou opiacées, imbibitions narcotiques ou émollientes de l'appareil, tout fut inutilement tenté.

B. *Pleurésie.* — Il se fait quelquefois, chez les opérées de tumeurs du sein, des épanchements dans la plèvre correspondante. Ces épanchements m'ont paru naître de deux manières. Chez quelques sujets, ils s'établissent sourdement, sans symptôme inflammatoire assez sérieux pour éveiller l'attention, et comme si le travail pathologique était venu par continuité de la plaie. Alors, néanmoins, la malade n'est point restée sans fièvre. Le pouls a conservé ou repris de la fréquence, sans cesser d'être petit ou faible. Si l'on y fait attention, on voit que la femme respire mal, ou qu'elle pâlit ; mais comme la présence d'une plaie peut, à la rigueur, expliquer de pareils symptômes, il se peut que l'accident ne soit pas reconnu dès le principe.

Les épanchements pleurétiques n'en sont pas moins annoncés le plus souvent par les signes ordinaires de la pleurésie. Un frisson, puis de la douleur en même temps que de la fièvre et de l'anxiété fixent d'abord l'attention. C'est tantôt la plaie même qui, par son voisinage, amène évidemment l'inflammation interne; d'autres fois, au contraire, l'opération n'est là que comme cause prédisposante, et la pleurésie reconnaît comme cause occasionnelle, soit un refroidissement, soit un écart de régime. C'en est assez pour que le chirurgien prenne sous ce rapport les précautions convenables au moment des pansements. Je n'ai guère vu, au surplus, cet accident qu'après l'extirpation de tumeurs cancéreuses, lorsqu'une large dissection avait été nécessaire, ou chez des femmes dont l'économie était d'ailleurs fortement ébranlée d'avance. Il a eu lieu 4 fois sur 167 dans ma pratique de l'hôpital.

Je ne parle point, du reste, des pleurésies ni des épanchements dus à une infection purulente, à une récidive intérieure ou à une infection générale du cancer.

Le praticien se trouve d'ailleurs mal à l'aise ici. La plaie gêne considérablement l'auscultation et la percussion. Souvent l'état de la malade empêche de recourir librement aux émissions sanguines générales. Les sangsues, les vésicatoires sont d'une application difficile ; il en est de même des ventouses. Aussi ces épanchements sont-ils des plus graves. On les traite cependant par les méthodes ordinaires, et en insistant d'une manière toute spéciale sur les médications internes.

C. La *phlébite*, l'*infection purulente* sont assez rares après les amputations du sein ; je n'en trouve que 5 exemples bien constatés dans le cours de ma longue pratique, sur 235 cas de cancer dont j'ai pris note. J'ai vu deux fois une sorte de rhumatisme articulaire et musculaire tout à la fois, après l'extirpation d'une tumeur au sein. Chez l'une des malades, l'inflammation se termina par résolution, sous l'influence de deux saignées et d'onctions mercurielles, au bout de cinq jours ; chez l'autre, il

se forma successivement trois abcès, deux sur l'avant-bras,
l'autre sur le devant de la jambe, mais en dehors de l'articulation, et l'accident n'eut pas d'autre suite.

D. *Infection cancéreuse*. — Un accident général assez fréquent, qui d'habitude se montre un peu plus tard, se rattache
à l'infection cancéreuse.

Ce n'est point de l'infection qui s'établit insensiblement
dans toute l'économie, et qui finit par constituer ce que l'on
connaît sous le titre de *cachexie cancéreuse*, que je veux parler,
mais bien d'un accident aigu qui arrive avant la cicatrisation de la plaie, ordinairement dans le courant des trois premières semaines. J'ai vu trois ou quatre fois cette infection survenir du dixième au vingtième jour; elle s'annonce par un
frisson, un mouvement fébrile peu prononcé, la perte des forces
et de l'appétit. La plaie, qui se détergeait ou se cicatrisait jusque-
là, change d'aspect, devient grise ou blafarde, s'élargit au lieu
de s'amoindrir; la figure pâlit et s'affaisse.

Si avec ces symptômes rien n'indique une pleurésie, une
péricardite ou une pneumonie, s'il n'y a pas de signe évident
d'entérite, il est à peu près sûr qu'on a sous les yeux le début
d'une affection cancéreuse généralisée.

Le mal alors continue sous les mêmes formes avec des alternatives de mieux ou d'exacerbation. Sa marche, généralement
moins rapide que celle de l'infection purulente, n'en conduit
pas moins inévitablement, plus inévitablement encore, s'il
est possible, à la mort. S'il accorde quelques semaines d'existence à la malade, on peut s'attendre à trouver sur le cadavre
des masses cancéreuses dans l'un ou plusieurs des organes
internes. Les accidents généraux semblent quelquefois se calmer
un moment, quand une tumeur nouvelle vient à s'établir loin de
l'organe qui a subi l'opération. On dirait que les éléments toxiques, repoussés en quelque sorte du système circulatoire, se
sont déposés là comme pour accorder une trêve à l'organisme.
C'est ainsi que l'*infection cancéreuse, aiguë* dans le principe,

peut devenir chronique et n'entraîner la mort qu'après plusieurs mois de durée, tandis que l'infection purulente n'est guère compatible avec la vie au delà d'une semaine ou deux.

En présence d'une complication pareille, que faire? La thérapeutique ne possède absolument rien contre le cancer généralisé. Tout consiste donc à lutter le plus longtemps possible contre les symptômes dominants, à mettre en pratique la médecine des indications, à se servir à propos des divers palliatifs.

E. *L'érysipèle.* — L'accident le plus commun sans contredit après l'ablation des tumeurs du sein, c'est l'érysipèle; non qu'il survienne plus fréquemment au sein qu'ailleurs, mais parce que c'est en quelque sorte l'épée de Damoclès de toutes les plaies, de toutes les opérations : il a eu lieu 54 fois sur 235 malades. J'en ai observé plusieurs nuances assez distinctes.

Provoqué par les bandelettes de diachylon seules, l'érysipèle a cela de particulier, qu'il dessine exactement les points qui ont été couverts par l'emplâtre, alors que tout le reste de la peau conserve ses caractères normaux.

Sous cette forme, l'érysipèle n'est pas grave; ce n'est encore qu'une affection locale qui disparaît souvent d'elle-même, qui s'éteint sur place dans l'espace de trois ou quatre jours; que l'on guérit du moins avec de simples topiques chez un grand nombre de malades.

Qu'il soit né par le fait des bandelettes ou sous l'influence d'une autre cause, l'érysipèle du sein présente tout d'abord la physionomie de l'érysipèle ordinaire : tantôt précédé, d'autres fois suivi de fièvre, il revêt à peu près constamment le caractère ambulant, et c'est cette dernière particularité qui en fait surtout la gravité.

L'érysipèle est partout ambulant, il est vrai, mais toutes les régions du corps ne se prêtent pas également bien à ce caractère de la maladie. A la tête, par exemple, l'érysipèle ne met guère qu'une semaine à envahir successivement les surfaces qu'il doit atteindre, et après avoir parcouru toutes les régions

de la face ou du crâne, il s'arrête souvent sans descendre sur le
cou. Aux pieds, aux mains, aux jambes et aux bras, il s'éteint
volontiers avant d'avoir envahi le tronc. Au sein, il n'en est
pas de même. Là, il parcourt peu à peu toute la poitrine, ce
qui exige parfois jusqu'à dix et quinze jours. Rien ne l'empêche
ensuite de se porter sur le ventre, sur les épaules, puis sur les
cuisses, ou sur les bras, et jusqu'aux extrémités des membres.
Il n'est pas rare non plus de le voir remonter sur le cou et
gagner la tête.

Comme il tient en général trois ou quatre jours sur la même
place, on comprend que, s'il procède par petites saccades ou avec
une certaine lenteur, l'érysipèle peut durer un mois et plus. Je
l'ai vu parcourir toute la surface du corps chez quelques femmes,
et ne disparaître complétement qu'au bout de six semaines.
Les malades ainsi atteintes ne résistent pas toutes, on le conçoit, à une affection si longue, qui trouble si profondément, dès
le principe, toute l'économie.

L'érysipèle, même simple, est donc un accident grave après
les extirpations de tumeurs au sein. Outre qu'il favorise les
épanchements pleurétiques, il peut, comme je l'ai vu, devenir cause de péritonite. Se développant chez une femme
dont l'organisme est déjà ébranlé, il rencontre moins de résistance vitale que dans les cas ordinaires. Cependant, comme il ne
se maintient guère que trois jours à la même place, le voisinage
de la plaie en est généralement débarrassé au bout d'une
semaine. S'il respecte la tête, et que rien de particulier ne soit
survenu au bout de huit jours, on peut espérer que la malade en
reviendra. Dans le cas contraire, c'est-à-dire lorsqu'après avoir
parcouru le thorax, et envahi ou non les membres, l'érysipèle se porte à la tête, on a tout à craindre. Affaiblie, déjà épuisée, la femme est bientôt prise de délire et ne tarde pas à succomber. Rien n'égale sa gravité quand, après avoir envahi
diverses régions, l'érysipèle revient ou reparaît sur quelques
unes de celles qu'il avait occupées d'abord, puis abandonnées.

Le traitement de l'érysipèle est le même ici que partout ailleurs. Si du pus ou des matières morbifiques tendent à stagner
dans quelque recoin de la plaie, il faut leur donner issue, soit
à l'aide d'incisions, soit en écartant les lèvres de la division, si
la réunion immédiate en avait été tentée, et en substituant les
cataplasmes émollients à tout autre pansement.

Si rien ne paraît emprisonné, il est inutile de détruire une
agglutination déjà commencée. L'érysipèle n'en serait pas
amoindri ; c'est à une certaine distance qu'il se trouve au bout
de trois à quatre jours. Alors, il suffit de tenir la région enflammée couverte de compresses imbibées d'infusion de sureau ;
des onctions avec la pommade mercurielle ou avec l'axonge
fraîche, ne sont pas à dédaigner, quand la rougeur est intense.

Une pommade avec le sulfate de fer ou des linges imbibés
d'une solution de la même substance sont encore de meilleurs
résolutifs ; mais, il ne faut pas se faire illusion à ce sujet, les topiques ne sont que d'un faible secours : c'est par l'altération des
fluides, et non à titre de maladie locale, que l'érysipèle est dangereux. La plaie ne laisse pas d'ailleurs au praticien la même
liberté d'action, eu égard au traitement, que dans l'érysipèle
spontané. Les femmes qu'on vient d'opérer pourraient ne pas
supporter sans inconvénients les émissions sanguines générales,
et l'expérience m'a démontré l'inutilité des applications de sangsues contre l'érysipèle, dans quelque lieu qu'elles soient posées.
L'état de la poitrine ne permet guère non plus de songer aux
vomitifs ; c'est donc aux boissons, au régime, à quelques purgatifs qu'on est forcé de s'en tenir.

La preuve que les érysipèles ne sont pas graves en tant qu'inflammation, c'est que les plus dangereux sont ordinairement
ceux qui, sur place, paraissent le moins intenses. J'en ai vu se
prolonger pendant plusieurs semaines, se promener sur toute la
poitrine, et faire mourir les femmes sans jamais avoir été
véritablement rouges. Se réduisant à une teinte rose clair ou
simplement jaunâtre, l'érysipèle n'était réellement caracté-

risé que par la bordure festonnée, le très léger relief de sa circonférence.

Une inflammation externe, qui ne dure que trois jours sur le même point, ne peut pas être par elle-même une maladie bien dangereuse ; c'est donc du côté de l'ébranlement général que le praticien doit tourner ses regards.

Erysipèle bronzé. — Une forme d'érysipèle qui n'a pas fixé suffisamment l'attention, est celle qui se montre dès le principe sous forme de plaques brunâtres, ou d'une teinte bronzée plutôt que rouge ou jaunâtre ; je l'ai observée cinq ou six fois après des opérations sur le sein. La peau, qui en est le siége, paraît beaucoup plus épaisse que dans les cas ordinaires, et l'érysipèle fait un relief assez considérable à sa surface. Les bords en sont, du reste, exactement festonnés et limités.

C'est en quelque sorte l'érysipèle ordinaire vu au microscope ou amplifié. Les plaques en sont larges dès le commencement, et il s'accompagne, également dès le début, d'un cortége de symptômes alarmants. Le pouls devient rapidement fréquent ; des nausées existent souvent ; les femmes sont agitées, brûlantes, tourmentées par la soif ; elles se plaignent d'angoisses ou de suffocation ; du délire survient, et si la vie résiste, des plaques gangréneuses s'établissent parfois assez vite sur un ou plusieurs points des régions envahies par l'érysipèle.

Une jardinière, opérée par moi d'un encéphaloïde du sein droit à Montreuil, en 1847, fut ainsi prise le second jour, avec une telle violence, que le sixième elle était morte. Madame D..., que j'ai opérée rue Hauteville, dans le courant de la même année, mourut de la même façon, dans le même espace de temps. La première de ces femmes était une paysanne bien constituée, du reste, et d'un embonpoint médiocre. La seconde était âgée de soixante-dix ans, et douée d'un embonpoint considérable.

Toutes les deux avaient été soumises aux inhalations d'éther. Je me demandai s'il fallait s'en prendre de ce résultat fâcheux

aux conditions soit d'obésité, soit d'âge, soit d'habitudes hygiéniques, ou bien à l'éthérisation ; mais j'ai vu, en 1850, un érysipèle pareil chez une femme encore jeune, d'un embonpoint
très médiocre, et qui avait été éthérisée au moyen du chloroforme. Bien plus, il s'est développé sous mes yeux un érysipèle
de ce genre chez un homme qui avait subi l'extirpation d'un
simple lipôme, et qui n'avait point été éthérisé du tout. Je ne
sais donc point à quoi attribuer cette physionomie singulière et
si redoutable de l'érysipèle. Ce que je ne sais que trop, c'est
qu'il est extrêmement dangereux, qu'il tue avec une grande rapidité, même alors qu'il reste confiné sur la poitrine ou sur le
ventre, et sans que je puisse indiquer un bon remède pour le
combattre.

Règle générale, du reste, l'érysipèle, quelle qu'en soit la
forme, est plus grave chez les femmes grasses que chez les
femmes maigres, après cinquante ou soixante ans que dans un
âge moins avancé, chez des femmes chétives ou maladives que
chez celles qui sont fortes, robustes ou d'un caractère résolu.

Un fait assez singulier, c'est que si l'érysipèle guérit, la cicatrisation de la plaie n'est pas beaucoup plus longue à se faire
que s'il n'était point survenu. Après quelques jours d'arrêt dans
le travail de réparation ou de détersion, on voit la solution de
continuité se nettoyer, se cicatriser comme chez les malades qui
n'ont point eu d'érysipèle.

F. *Angioleucite*. — Ce que je viens de dire doit s'entendre
de l'érysipèle proprement dit, et ne s'applique en aucune façon
au phlegmon diffus, à l'angioleucite, que tant de praticiens confondent journellement avec lui.

L'angioleucite proprement dite est assez rare après l'amputation du sein. Les plaques rouges, sans bordures festonnées,
les espèces de noyaux disséminés, le retentissement douloureux dans les ganglions de l'aisselle qui la caractérisent et
permettent de la reconnaître, n'entraînent pas, du reste, les
mêmes dangers que l'érysipèle. C'est une inflammation que l'on

combat avantageusement par la saignée, par les sangsues, par les onctions mercurielles, par les topiques émollients tenus en permanence sur la plaie.

G. Le *phlegmon diffus* dépend presque toujours de quelque tentative malheureuse de réunion par première intention. Les bords trop rapprochés de la plaie, dont le fond se laisse écarter par l'accumulation de sang ou de liquide pathologique, en deviennent très facilement la cause. Partant des couches profondes, des couches sous-mammaires, l'inflammation gagne au large, au-dessous de la mamelle qu'elle ne tarde pas à déborder en conservant le caractère diffus. La douleur est vive, sourde, pongitive alors ; la peau est halitueuse, le pouls fort et fréquent, la soif intense et la langue sèche ; tout un côté de la poitrine est endolori, chaud, rouge, gonflé.

Ici, il faut sans hésiter, rouvrir largement la plaie, la remplir mollement de charpie, la recouvrir d'un large cataplasme à nu. C'est là que des sangsues, *loco dolenti*, ne doivent pas être ménagées ; qu'à la moindre apparence de suppuration dans quelque point que ce soit, il convient de recourir aux incisions. Beaucoup de phlegmons diffus sont arrêtés de la sorte ; mais il arrive cependant quelquefois que la phlegmasie prend d'abord une telle extension, que la thérapeutique la plus énergique échoue, et que la femme succombe sous l'influence d'une trop large infiltration de pus.

ARTICLE VI.

LES CAUSTIQUES.

L'opération proprement dite a causé de tout temps et cause encore généralement une telle frayeur, que les praticiens n'ont jamais abandonné l'idée de guérir sans elle les tumeurs du sein. Sous ce rapport, on s'est adressé à tous les genres de caustiques possibles. Pouvant désorganiser, détruire les tissus, les caustiques ont effectivement dû être souvent invoqués à cette occasion. Aussi la pratique en possède-t-elle un nombre infini. La question aujourd'hui est bien moins de savoir si les cancers du sein *peuvent* être guéris, que s'ils *doivent* être attaqués par les caustiques. Le premier fait n'est ni contestable ni contesté : on peut détruire un cancer à l'aide de substances chimiques ; c'est le second point qui est en litige.

§ Iᵉʳ. — Valeur des caustiques en général.

Deux raisons militent en faveur des caustiques aux yeux du public : 1° les malades en sont moins effrayées ; 2° on croit leur action moins douloureuse que celle de l'instrument tranchant.

Là-dessus, les pauvres femmes se trompent : aucun caustique ne peut désorganiser une tumeur du sein sans causer de vives douleurs, et des douleurs prolongées. Comme il est toujours possible actuellement d'éthériser les malades, les caustiques doivent perdre leur prestige sous ce rapport ; car la lenteur même de leur action les prive des bénéfices de l'éthérisation. Il faut ajouter que, devant se prolonger pendant des heures, pendant toute une journée, et se renouveler à chaque application du remède, la douleur occasionnée par eux est, dans quelques cas, si violente, que j'ai vu maintes femmes la trouver beaucoup plus insupportable que celle de l'opération qu'elles avaient subie auparavant avec tant de peur.

Sachant que les malades redoutent infiniment le bistouri, des médicastres et même des médecins, flattant leur faiblesse, exploitant leurs craintes, espèrent capter leur confiance en promettant de les guérir *sans opération*. Presque tous les remèdes, tous les spécifiques, tous les arcanes de ces *guérisseurs* sont de véritables caustiques. On me permettra d'ajouter que la vogue des caustiques dépend en outre un peu de ce que ceux qui les emploient sont généralement incapables de se servir de l'instrument tranchant. Un traitement qui n'exige point de connaissances anatomiques ou chirurgicales, qui ne réclame aucune habitude de médecine opératoire, doit aller mieux au commun des praticiens que des opérations qu'il n'est pas donné à tout le monde de savoir ou de pouvoir pratiquer.

A. *Avantages*.—Cela ne veut pas dire pourtant que personne parmi les chirurgiens n'ait attribué de bonne foi aux caustiques des avantages réels, et qu'on n'ait rien invoqué de scientifique en leur faveur.

Détruisant les tissus sans les diviser, transformant en escarres les parties qu'ils désorganisent, les caustiques n'ouvrent point de vaisseaux, ne font point naître d'hémorrhagie, n'exigent point de ligatures artérielles, de pansements, de bandages spéciaux ; si la plaie qu'ils laissent ne se cicatrise pas à mesure que les escarres s'en détachent, elle se déterge, se mondifie du moins en général très promptement après l'élimination des tissus mortifiés.

L'absence de division des vaisseaux fait qu'on redoute également moins la phlébite, l'infection purulente, qu'après l'opération. On a dit aussi que les caustiques exposaient moins aux érysipèles, soit à cause de leur action propre, soit parce qu'ils dispensent de l'usage des bandelettes emplastiques. On est allé enfin jusqu'à soutenir qu'ils s'opposaient mieux à la récidive que l'instrument tranchant.

La plupart de ces avantages ne sont point démontrés ; l'infection purulente, j'en ai eu la preuve, est possible avec l'emploi des caustiques, et les caustiques ne préservent point de l'érysipèle. L'exemple d'un de nos jeunes collègues enlevé il y a quelques années à la science et à la pratique, par une mort prématurée, en serait une preuve piquante si elle n'avait pas causé tant de deuil.

Dans un mémoire remarquable d'ailleurs, ce chirurgien avait longuement insisté sur l'innocuité des caustiques. Il s'était efforcé de prouver en particulier que les caustiques appliqués au traitement des tumeurs, des varices, n'exposent point à l'érysipèle.

Atteint d'une petite tumeur de nature douteuse au sein, il se soumet à la cautérisation. Comme si la nature eût voulu le punir de sa prétention, le caustique fit promptement naître chez lui un

érysipèle ambulant, bientôt suivi d'accidents graves ! Si d'autres
faits étaient nécessaires pour ôter toute illusion à cet égard, j'en
tirerais un certain nombre de ma propre pratique. Mais à quoi
bon? est-ce que les cautères du bras, de la jambe, n'engendrent
jamais l'érysipèle? N'ai-je pas vu, entre autres, à l'hôpital, la cautérisation d'un cancer de l'occiput faire naître un érysipèle du
tronc, et la cautérisation d'un stéatome du cuir chevelu chez un
homme, la cautérisation d'un ulcère syphilitique derrière
l'oreille chez un autre, produire la même inflammation? Est-ce
qu'il n'est pas de l'essence des brûlures de produire une sorte
d'érysipèle autour d'elles?

L'infection purulente étant assez rare après l'extirpation du
sein, je ne pourrais pas dire, d'après mes seules observations,
si les caustiques y exposent encore moins ou la font plus souvent naître. Ce qu'il y a de sûr, c'est qu'ils n'en préservent pas
absolument, puisque je possède au moins deux exemples de cette
infection pendant la destruction d'une tumeur du sein par les
caustiques.

De prime abord on ne comprend pas que la récidive puisse
être moins à craindre après les caustiques qu'après l'extirpation.
Nulle raison théorique ne peut être invoquée en leur faveur
sous ce rapport, et rien dans la pratique, dans les écrits de ceux
qui emploient de préférence le caustique, ne semble justifier,
n'autorise à admettre jusqu'ici une semblable immunité.

J'ai souvent employé les caustiques, et il m'est venu plusieurs fois à la pensée, je l'avoue, qu'ils préservaient mieux
les ganglions lymphatiques du cancer secondaire que l'extirpation. J'ai vu deux fois des ganglions volumineux et indurés
de l'aisselle diminuer notablement, au lieu d'augmenter, pendant que j'attaquais un cancer du sein par les caustiques. Il en
a été de même de certains ganglions sous-maxillaires, pendant
que je traitais par le caustique des cancroïdes de la lèvre.
Mais, comme des faits contraires se sont aussi montrés dans
ma pratique, comme j'ai vu quelquefois la même chose après

l'extirpation, il se peut qu'il n'y ait eu là que de simples coïncidences. La question mérite qu'on y revienne néanmoins, et qu'on la soumette à une expérimentation plus suivie.

B. *Inconvénients*. — Si les avantages attribués aux caustiques sont pour la plupart très contestables, il n'y a pas lieu, d'un autre côté, d'en révoquer en doute les inconvénients. Chose assez étrange, la raison qui avait surtout fait rechercher les caustiques peut être maintenant retournée contre eux. Leur principal avantage, en effet, aux yeux des malades, avantage sur lequel insistent avec une extrême complaisance les guérisseurs qui les ont vantés, consiste dans le peu de douleurs qu'ils déterminent comparativement à l'opération. D'abord cela n'est point vrai : parmi les caustiques assez actifs pour détruire un cancer, il n'en est aucun qui puisse agir utilement sans occasionner infiniment plus de douleur que l'instrument tranchant. Mais, enfin, c'était un fait admis dans le public, et l'on était toujours mal venu à soutenir le contraire. Il n'en est plus de même aujourd'hui. Les malades savent actuellement, comme les médecins, que l'éthérisation permet de pratiquer les plus graves opérations sans produire de douleur.

Pour enlever un sein cancéreux, il faut si peu de temps, que l'éthérisation peut être prolongée sans danger jusqu'à la fin de l'opération ; l'action des caustiques devant au contraire durer des heures ou même des journées entières, il n'y a pas moyen d'appliquer le chloroforme ; d'où il suit que les malades renoncent maintenant aux caustiques par crainte de la douleur, comme elles les réclamaient jadis, dans l'espoir de moins souffrir !

Un chirurgien de bonne foi n'a jamais pu soutenir que les caustiques valent mieux que l'instrument tranchant, quand il s'agit de tumeurs non ulcérées, encore mobiles, plus ou moins profondément cachées sous les téguments. En pareil cas, leur action est toujours longue et inégale ; on est obligé d'en faire une première application pour détruire les téguments, puis une ou plusieurs autres pour atteindre et faire tomber la tumeur.

Les escarres qu'ils produisent exigent de huit à vingt ou trente jours pour se détacher. S'il faut trois ou quatre applications de l'escarrotique, on voit tout de suite où cela mène. A la chute des dernières escarres tout n'est point encore fini ; on a alors une plaie semblable à celle de l'opération, et cette plaie dont il n'est pas possible de mettre les bords en contact, peut n'être définitivement guérie qu'au bout d'un mois ou même plus ; en sorte que les caustiques mettent souvent deux ou trois mois à guérir une malade qui eût été complétement débarrassée de son cancer en quinze jours ou trois semaines.

Avec l'opération, il est souvent possible de ne sacrifier aucune portion des téguments ; il est à peu près toujours possible au moins de conserver une certaine étendue de la peau qui recouvrait la tumeur. Il en résulte que la plaie peut être réunie par première intention, ou du moins qu'il est facile d'en rapprocher notablement les bords par réunion secondaire.

Obligés au contraire de détruire les téguments jusqu'au delà des racines ou de la circonférence de la tumeur, les caustiques ne peuvent atteindre celle-ci qu'après l'avoir en quelque sorte dépouillée ; aussi occasionnent-ils d'énormes déperditions de substance, nécessairement suivies de grandes cicatrices.

Cet inconvénient des caustiques est surtout manifeste quand on les applique au squirrhe, au squirrhe rayonné ou rameux en particulier. Dans cette espèce de cancer, en effet, la tumeur envoie quelquefois si loin ses rayons, que, pour tout atteindre, les escarrotiques seraient obligés de dénuder une grande partie de la poitrine, tandis que, par l'incision, la tumeur est facile à déraciner en conservant les portions de téguments restées saines.

Ainsi, avec les caustiques : douleurs prolongées, vives, répétées, contre lesquelles l'éthérisation est impuissante ; durée du traitement deux ou trois fois plus considérable ; destruction forcée de la peau jusqu'en dehors des limites de la tumeur ; cicatrices nécessairement larges et plus ou moins difformes.

Par le bistouri, la douleur peut être évitée ; la guérison est souvent prompte ; les téguments peuvent être conservés s'ils ne sont point eux-mêmes dégénérés ; cicatrices étroites, quelquefois linéaires, et en général peu difformes.

C. *Valeur réelle.* — Néanmoins les caustiques possèdent quelques avantages qu'il ne faut pas nier. Ne donnant point l'idée d'une opération, ils ébranlent moins l'esprit des malades ; on les accepte avec plus de sang-froid, avec infiniment moins d'effort que l'action du couteau. Mortifiant les tissus de proche en proche, ils ne donnent lieu à aucun écoulement de sang, et ne remuent pas aussi profondément l'économie que l'opération proprement dite. Les femmes traitées de la sorte ne sont pas obligées de se tenir au lit, de se considérer comme malades. Les pansements exigent peu de soins et ne nécessitent pas absolument l'intervention du chirurgien. La plaie se déterge en général très vite, et, une fois détergée, elle marche rapidement vers la cicatrisation. Sans mettre complétement à l'abri de l'érysipèle, de la phlébite ou de l'infection purulente, comme l'ont prétendu quelques chirurgiens, il y a pourtant lieu de supposer qu'ils exposent un peu moins que l'opération à ces fâcheuses complications.

On le voit, rien ne peut être encore formellement décidé en pratique sur la valeur réelle des caustiques. Venant d'hommes d'une insigne partialité, d'une ignorance ou d'une incapacité notoires, les observations publiées à ce sujet ne peuvent rien prouver, et la question des caustiques dans le traitement des cancers est une question à refaire de tout point. Je les ai beaucoup étudiés depuis 1830 ; je n'ai pas craint, malgré l'espèce d'anathème général lancé contre eux, de les soumettre à un grand nombre d'épreuves dans ma pratique de l'hôpital comme dans ma pratique privée, et je vois avec plaisir que M. Maisonneuve (1) en a fait autant de son côté.

Il résulte de mon expérience qu'ils ne doivent pas être rejetés d'une manière absolue comme moyen curatif. Ils sont préféra-

____

(1) *Leçons cliniques,* p. 54 à 67.

bles à l'instrument tranchant : 1° lorsque le cancer est ulcéré, en plaques et plus large qu'épais; 2° lorsque, même par l'instrument tranchant, il n'y aurait pas lieu de conserver une partie des téguments envahis par la tumeur; 3° toutes les fois que le cancer est fongueux, exactement limité, et que la malade redoute beaucoup plus l'action du bistouri; 4° des squirrhes ulcérés, anfractueux ou disséminés peuvent être atteints par le caustique mieux que par l'opération; 5° il en serait de même d'ulcères cancéreux adhérents au sommet de l'aisselle, sous la clavicule, au voisinage des os.

Hors de là, les caustiques ne doivent être employés que sur les instances de la malade ou de sa famille, et sans oublier que la facilité de leur application est cause qu'une foule de praticiens qui n'oseraient pas ouvrir un bistouri, les vantent outre mesure, pour se donner le droit de les conseiller partout

§ II. — Caustiques en particulier.

Les substances caustiques dont on s'est servi sont d'ailleurs très nombreuses et très diverses. On doit d'abord mettre de côté tous les caustiques de faible énergie. Ce n'est point avec le nitrate d'argent, le nitrate de mercure, l'ammoniaque, l'acide chlorhydrique, le précipité rouge, les sels de fer, etc., que l'on attaquerait utilement un cancer. C'est aux acides concentrés, à la potasse, à l'arsenic, au chlorure de zinc, au chlorure d'antimoine, etc., que l'on a volontiers recours.

Ceux qui ont traité des caustiques au point de vue clinique, en parlent généralement comme si de tels agents ne différaient que par leurs degrés de puissance. Alors il serait presque indifférent de se servir de tel ou tel caustique plutôt que de tel autre. Cette manière de voir est tout à fait contraire à la vérité. Chaque caustique exerce sur les tissus une action qui lui est propre; tous modifient, chacun à leur manière, l'organe qui en a été touché; chacun d'eux forme un agent spécial et peut être étudié comme un remède particulier.

A. Ainsi, le *beurre d'antimoine*, qui est d'une énergie extrème, qui détruit profondément, rapidement les tissus, n'est que rarement employé, à cause de sa déliquescence rapide, et parce qu'il est, pour cette raison, difficile d'en diriger, d'en limiter l'action.

B. Le *caustique de Vienne*, qui résulte d'un mélange par parties à peu près égales de chaux et de potasse, qu'on délaie, avant de s'en servir, dans un peu d'alcool, a l'avantage de se maintenir facilement sur les parties où on l'applique, de pouvoir être contenu dans un cadre de diachylum ou même de charpie, de ne pas fuser beaucoup ; mais il a l'inconvénient de provoquer rapidement une exsudation sanguine qui le soulève et en atténue considérablement l'action.

Le caustique de Vienne ne m'a ainsi paru préférable que pour escarrifier la peau non ulcérée, pour préparer en quelque sorte la voie à l'un des autres caustiques dont je vais parler.

Cependant, si le cancer n'est pas très épais, le caustique de Vienne en triomphe quelquefois, malgré l'ulcération ou l'état fongueux de la tumeur. Je m'en suis servi avec quelque avantage pour cautériser certaines cavernes, en en chargeant une boulette de charpie que je fixe au fond de l'anfractuosité, et qu'on peut y laisser sans inconvénient jusqu'au lendemain.

C. La *potasse caustique* elle-même n'est pas à dédaigner dans certains cas, soit qu'on en saisisse un fragment avec des pinces, comme M. Bourgeois (d'Étampes) paraît l'avoir fait souvent, soit qu'on en fabrique des crayons analogues à ceux de nitrate d'argent, crayons qu'on enveloppe de tubes ou de lames de plomb. Avec cette substance, il est possible de transformer rapidement les tissus en une sorte de savon, soit qu'on la tienne en place pendant quelques minutes, soit par des frottements doux et continus. Seulement, il est difficile d'agir ainsi sur une large surface, et il faut racler, enlever à mesure les tissus détruits pour réappliquer incessamment le crayon caustique jusqu'à effet complet. Puis on a également ici, comme avec le caustique de Vienne, l'embarras de l'exsudation sanguine. De sorte que la potasse en crayons ou en fragments n'est vraiment préférable que pour les petits cancers, ou pour les cancers profondément situés.

D. Le *caustique de Vienne solidifié,* connu sous le nom de *caustique Filhos,* et dont on forme aussi des crayons maintenus dans un tube de plomb, mérite les mêmes éloges et les mêmes reproches que la potasse proprement dite. Tous les caustiques à base de potasse ont l'inconvénient commun d'amener facilement une exsudation sanguine en touchant les tissus vivants.

Il n'en est pas de même des acides nitrique et sulfurique.

E. L'acide *azotique monohydraté,* qui escarrifie promptement, profondément, est naturellement d'un emploi difficile. Je m'en suis cependant servi quelquefois en en imbibant de la charpie que l'on fixe pendant quelques minutes à l'aide de pinces sur les parties à détruire. Un praticien de Paris, Rivaillé, en a même fait de cette façon une espèce de spécifique qu'il regarde comme bien supérieur à tous les autres caustiques, et dont M. Maisonneuve (1) se sert fréquemment. Il est vrai que réduit en une sorte de pâte au moyen de linge, d'étoupes, d'ouate ou de charpie, l'acide nitrique est assez facile à porter partout, et que, son action étant pour ainsi dire instantanée, il y aura lieu dorénavant de s'en servir plus souvent qu'autrefois.

F. *Caustique noir ou sulfurique.* — Un caustique que j'ai souvent employé, dont j'ai obtenu des résultats remarquables, est l'acide sulfurique. A l'état liquide, cet acide serait trop difficile à manier; j'en fais une pâte avec le safran. On mêle dans un mortier de verre l'acide et le safran par trituration, de manière à en faire une pâte homogène, qui devient bientôt d'un beau noir d'anthracite.

Il importe que cette pâte ne soit pas diffluente, sans être non plus trop compacte, trop épaisse; il faut que ce soit une sorte de bouillie qui se tienne facilement liée. Ce caustique détruit tout ce qu'il rencontre, les téguments intacts comme les tumeurs

(1) *Op. cit.,* p. 65.

ulcérées. On en dépose une couche d'une épaisseur variable suivant l'épaisseur des tissus à détruire, et le caustique est laissé en place jusqu'à ce qu'il s'y soit desséché et transformé en une escarre noire ou rousse très dure.

Il convient de laisser le tout à l'air pendant au moins quatre ou cinq heures. On obtient à son aide un affaissement incroyable de la tumeur, surtout quand elle est ulcérée, quand elle est fongueuse. J'ai vu des cancers, des fongus encéphaloïdes, plus gros, plus épais que le poing, s'affaisser ainsi complétement dans l'espace de vingt-quatre heures et descendre au niveau des plans voisins. L'escarre ne tarde pas ensuite à se déprimer, à représenter une excavation noire et sèche, comme charbonnée, à la place de la tumeur.

Au lieu de provoquer l'écoulement du sang, ce caustique réprime plutôt les hémorrhagies ; la douleur qu'il cause est vive, prolongée, mais, en général, il ne fait point naître d'inflammation, ni d'engorgement. Le lendemain, ou le surlendemain, l'escarre est parfaitement sèche ; les téguments du voisinage, ni rouges ni gonflés, ne sont guère plus sensibles que sur les parties saines du corps. On dirait, en un mot, que la malade est guérie, et que l'escarre repose sur une cicatrice déjà faite.

Cette escarre reste ainsi pendant huit à douze jours ; puis elle commence à s'isoler sans se ramollir notablement, par sa circonférence, de manière à se détacher en entier vers le quinzième ou le vingtième jour. Assez souvent, la cicatrisation se fait en même temps, sans réaction sérieuse, et toute la plaie se trouve quelquefois complétement guérie huit jours plus tard.

Aucun caustique ne m'a offert de tels avantages : action prompte, énergique, aussi profonde, aussi large qu'on le désire ; facile à limiter sans provoquer de suintement hématique ; point de réaction inflammatoire, ni de rougeur, ni de douleur, ni de gonflement, sur place ni autour de l'escarre, à partir du lendemain. On est quelquefois émerveillé en voyant une vaste surface fongueuse donnant chaque jour issue à une grande quantité de liquide ichoreux, se transformer en moins de vingt-quatre heures en une croûte noire et sèche qui ne laisse plus rien exsuder du tout.

Par malheur, le caustique sulfo-safranique est souvent d'un emploi difficile ; le safran en fait une masse si légère, qu'il s'attache plus facilement aux instruments dont on se sert pour l'étaler, qu'aux tissus qu'il importe d'en recouvrir. J'espérais éviter cet inconvénient en substituant la poudre de lycopode, de charbon ou d'amiante au safran, dont le prix est d'ailleurs assez élevé. Mais je n'ai point été satisfait de mes essais, qui semblent, toutefois, avoir mieux réussi à M. Maisonneuve. D'un autre côté, comme rien ne résiste à l'action de ce caustique, on ne l'encadre pas facilement sur l'espace où on veut le circonscrire. Il brûle si promptement la charpie, le linge, les emplâtres, le diachylum, que les tissus voisins ne peuvent guère être protégés par ces diverses substances ; il faudrait, pour en arrêter l'action, du verre, de la faïence ou de la porcelaine, ou, ce qui est plus commode, un rouleau de cire molle.

Ne s'attachant d'abord que très peu à la tumeur, il est presque impossible de le fixer sur les organes dont la surface est déclive et ailleurs que sur les points qui peuvent le garder dans une situation horizontale. La nécessité de tenir la partie ainsi cautérisée immobile et à l'air, fait que, chez les enfants et toutes les personnes indociles, son emploi ne serait pas sans danger. Peut-être qu'à force d'essais, on se mettra à l'abri de ces divers inconvénients. Ce serait alors, sans contredit, un des caustiques les plus précieux de la matière médicale.

G. *Chlorure de zinc.* — Un caustique qui a promptement acquis une certaine vogue, c'est le chlorure de zinc. Vanté en Allemagne par Haenck, de Breslau, comme un excellent caustique dans le traitement des cancers, le chlorure de zinc était inconnu en France sous ce rapport, lorsque M. Canquoin annonça au *public* qu'il guérissait les tumeurs du sein *sans opération*, au moyen d'un emplâtre nouveau.

Cet emplâtre, dont l'auteur faisait un secret, fut examiné par les chimistes. M. Trousseau put bientôt en donner la composition : on sut alors que le caustique de M. Canquoin était formé de chlorure de zinc et de farine, dans des proportions déterminées. 50 parties de chlorure et 100 parties de farine avec un peu d'eau et de mucilage, par exemple, permettent de composer une pâte homogène, bien liée, extensible, d'un gris brunâtre ou roussâtre, qui a quelque chose de la souplesse, de l'élasticité, de la coloration même des feuilles de caoutchouc, quand elle est bien faite.

Ce caustique est un des plus énergiques. On peut, à son aide, escarrifier les tissus à une profondeur considérable. On peut du reste en mesurer aisément l'action : avec une lame caustique de 2 millimètres d'épaisseur, on aura une escarre de près de 4 millimètres ; pour une escarre d'un centimètre, il faut une feuille de pâte de zinc épaisse de 5 à 6 millimètres, et ainsi de suite, selon que l'on veut agir profondément ou superficiellement. C'est d'ailleurs un caustique facile à manier, dont l'action se limite exactement aux tissus qu'il touche, qui agit, pour ainsi dire, à la façon d'un emporte-pièce ; qui se place et se fixe sur les tumeurs, sur les tissus, tout aussi facilement qu'une plaque de sparadrap ; qui n'a aucune tendance à fuser ; qui n'est guère plus diffluent que les emplâtres les plus compactes ; qui, pour ces motifs, peut être porté partout, dans les cavités profondes, sur les plans anfractueux comme sur les saillies et sur les tumeurs extérieures.

N'exerçant aucune action sur la peau saine, sur la peau non dénudée, sur les membranes muqueuses recouvertes de leur épithélium, il peut être étendu, coupé, morcelé, moulé de toutes les façons avec les mains, entre les doigts, et l'on peut ainsi le tailler, lui donner toutes les formes désirables avec des ciseaux comme on le ferait d'un morceau de linge.

Son élasticité, sa souplesse, son inaltérabilité à l'air, permettent de l'avoir dans sa poche ou dans son portefeuille comme une lame de taffetas ou comme une feuille de sparadrap.

La pâte de zinc offre un autre avantage précieux : son action s'éteint complétement dans les tissus ; il ne s'en fait aucune absorption ; elle n'expose par conséquent en aucune manière à l'intoxication générale. Cet avantage, qui lui est commun avec les acides sulfurique et azotique, avec le chlorure d'antimoine et les divers caustiques potassiques, explique, en grande partie, la vogue dont la pâte de Canquoin jouit encore maintenant.

Son emploi présente néanmoins quelques difficultés, quelques inconvénients. Ainsi, étant sans action sur l'épiderme, le chlorure de zinc exige que la peau sur laquelle on veut l'appliquer soit préalablement dénudée. Sans cette précaution, il resterait indéfiniment comme une feuille inerte, sans produire la moindre altération des tissus. Placé sur des champignons, des bosselures fongueuses, il glisse et ne s'y fixe que difficilement ; le suintement que son contact provoque peut en gêner considérablement l'action.

C'est sans contredit l'un des caustiques qui causent le plus de souffrances. Les douleurs qu'il fait naître persistent souvent au delà de vingt-quatre ou de trente-six heures. Solidement invisquée dans la pâte, la substance caustique ne pénètre qu'avec lenteur. De là évidemment une prolongation proportionnelle de la douleur. La plupart des malades que j'y ai soumis s'en sont plaints avec tant de vivacité, qu'ils se seraient résignés sans hésiter à l'emploi du bistouri plutôt que de recommencer.

Il ne m'en paraît pas moins digne d'être préféré, lorsqu'il s'agit de cerner la racine d'une tumeur un peu épaisse, solide ou large, et aussi quand on veut détruire un squirrhe d'une certaine étendue.

Après avoir enlevé l'épiderme au moyen d'un vésicatoire, ou détruit une couche mince des téguments par l'application du caustique de Vienne, on taille avec des ciseaux une feuille de pâte de zinc, de la largeur des tissus qu'on veut détruire, en ayant soin de lui donner une forme et une épaisseur en rapport avec l'effet qu'on veut en obtenir.

Cette feuille, appliquée absolument comme un emplâtre simple, puis recouverte de charpie ou de compresses, est maintenue au moyen d'un bandage convenable. Bientôt une douleur d'abord sourde, puis plus vive, puis profonde et comme térébrante, se développe pour ne s'éteindre qu'au bout d'un jour ou deux, à moins que ce qui reste de la pâte caustique ne soit retiré plus tôt.

Il est utile de n'enlever le bandage qu'au bout de vingt-quatre heures ; la pâte alors se trouve réduite en une sorte de pulpe grumeleuse qui rappelle un peu le cataplasme de mie de pain ; on nettoie la région malade de toutes les matières qui en exsudent ou qui ne lui adhèrent pas, après quoi on la recouvre d'un pansement simple.

Le contour de la partie cautérisée se gonfle, devient douloureux, le siège enfin d'une réaction locale assez vive. Après quelques jours ce travail périphérique s'amoindrit en se resserrant de plus en plus ; l'escarre ne commence guère qu'au bout de huit à dix jours à se détacher, et sa chute définitive n'arrive souvent qu'au quinzième ou au vingtième jour.

Si toute la tumeur a été atteinte, la plaie se nettoie, se déterge et se cicatrise ensuite avec une grande rapidité. S'il reste quelques pelotons ou quelques plaques de tissu de nature douteuse, on les attaque à leur tour séparément à l'aide de fragments nouveaux de la pâte de zinc, et en s'y prenant de la même façon que précédemment.

Au lieu de 1 partie de chlorure contre 2 parties de farine, on pourrait mettre le caustique par parties égales ou par quart seulement, si l'on voulait le rendre ou plus énergique, ou plus doux. Il importe de ne pas oublier non plus que, pour avoir une pâte de zinc parfaitement convenable et malléable, il est besoin d'une manutention, d'un tour de main que tous les pharmaciens ne possèdent pas au même degré. La plus parfaite que j'aie pu obtenir m'a toujours été donnée par M. Bouchardat, alors que ce professeur était pharmacien en chef de l'Hôtel-Dieu.

II. *Arsenic*. — Un des caustiques les plus anciens contre le cancer, c'est l'arsenic. Fusch, dont parle Houpeville, employait déjà l'acide arsénieux en 1594, sous forme de poudre, dans laquelle entraient de la suie et de la racine de grande serpentaire. Fernel parle d'un mélange d'arsenic blanc et de sublimé corrosif qui servait aussi à détruire les cancers. Une foule de formules ayant l'arsenic pour base existent aujourd'hui dans la science à titre de caustiques anticancéreux. Les plus célèbres ou les plus connues sont celles de Rousselot, du frère Côme, d'Antoine Dubois, auxquelles il faut ajouter l'onguent d'Hellemund, la poudre italienne et la poudre de Dupuytren.

Dupuytren se servait de 4 parties d'arsenic blanc mêlé avec 95 parties de calomel; mais les praticiens n'ont point conservé ce caustique, dont l'énergie n'était pas suffisante, et qui n'en causait pas moins de très vives douleurs. L'onguent d'Hellemund comprend 89 centièmes de poudre de Rousselot, qu'on incorpore avec un peu d'acétate de plomb, de laudanum, d'extrait de ciguë et de baume du Pérou dans 32 grammes de cérat simple. Avec cet onguent on cause moins de douleurs, mais on obtient aussi beaucoup moins d'effet qu'avec les autres caustiques arsenicaux.

La poudre italienne, composée par parties égales d'acide arsénieux, de bol d'Arménie et de chaux délitée, est un caustique très énergique, qui cause de violentes souffrances et une tuméfaction considérable des tissus voisins. Dans la poudre de Rousselot, il y a 8 parties d'arsenic, 64 de cinabre et 64 de sang-dragon.

Celle de frère Côme contient 64 parties de cinabre, 16 de sang-dragon, 8 d'arsenic et 16 de poudre de savate brûlée. Celle d'A. Dubois enfin est un mélange de 4 parties d'arsenic blanc, de 64 parties de cinabre et de 34 de sang-dragon.

On fait de ces poudres, de celle de Dubois en particulier, une pâte en les imbibant de salive, et en les triturant avec une spatule. Le caustique est alors étendu comme du cérat un peu épais sur la surface que l'on veut détruire; puis on recouvre toute la pâte caustique d'une feuille un peu épaisse de toile d'araignée. On a bientôt, en procédant de la sorte, une escarre d'une profondeur généralement assez considérable et toujours en rapport avec l'épaisseur de la couche de pâte employée.

Aucun caustique ne provoque plus de réaction locale que les caustiques arsenicaux; tout le contour de la partie atteinte se gonfle, se tuméfie, s'enflamme, comme si elle était prise d'une sorte de phlegmon. Les douleurs qu'ils causent sont d'ailleurs très vives; il en résulte même en général une fièvre assez intense, de la céphalalgie et souvent des nausées. Du reste, une fois ce premier orage passé, c'est-à-dire après quatre ou cinq jours, l'escarre, d'abord assez humide, se dessèche, se rétracte. Quand le moment de l'élimination arrive, il n'est point rare de voir la plaie se cicatriser à mesure, de sorte que la guérison est quelquefois terminée au moment où l'escarre tombe tout à fait.

De tous les caustiques, le caustique arsenical est sans contredit le plus dangereux. Il est parfaitement établi aujourd'hui, et on l'a d'ailleurs remarqué de tout temps, qu'une partie de l'arsenic ainsi employé pénètre dans le sang et peut empoisonner les malades. Des observations parfaitement authentiques démontrent que la mort est arrivée plusieurs fois de la sorte. Toutefois, comme il n'y a, en général du moins, qu'une faible proportion d'arsenic absorbée, et comme ce caustique est d'ailleurs excellent, il n'a jamais cessé d'être employé par quelques personnes.

Un chirurgien distingué des hôpitaux de Paris, M. Manec, a même essayé de le remettre en vogue tout nouvellement. Les expériences, les observations déjà nombreuses de ce praticien l'ont porté à admettre deux faits d'une grande valeur : 1° Qu'il est en quelque sorte possible de déterminer à l'avance quelle sera la quantité d'arsenic absorbé, d'après la masse de pâte arsenicale employée; 2° que le caustique arsenical, tel qu'il l'emploie, et qui n'est que la poudre du frère Côme un peu modifiée, a pour les tissus anormaux une sorte d'affinité, une prédilection telle, qu'il va les chercher au milieu des tissus sains, pour les empoisonner et les mortifier.

« Conseillée pour les cancers superficiels, la pâte arsenicale peut aussi, dit M. Manec, être employée avec succès alors qu'ils ont une épaisseur considérable. Son action n'est pas seulement escarrotique, comme on le croyait ; au delà de l'escarre, elle frappe de mort les tissus morbides dans une étendue qui peut aller jusqu'à quatre ou cinq centimètres et quelquefois davantage. Ceux-ci conservent dans ce qui n'est pas escarrifié leur texture propre, et sont séparés des parties saines par une suppuration éliminatrice qui s'établit successivement à leur périphérie.

» Chose remarquable, ce puissant remède qui frappe de mort des corps pathologiques épais et d'une texture serrée, appliqué à doses égales, sur des ulcères rongeants superficiels, ne détruit que le tissu morbide, quelque mince qu'il soit, et respecte toujours les parties restées saines.

« On évitera sûrement les accidents qui pourraient résulter de l'absorption d'une trop grande quantité d'arsenic, en circonscrivant avec soin la pâte arsenicale sur une surface qui ne doit jamais dépasser celle d'une pièce de 2 fr., quelle que soit d'ailleurs l'étendue du mal.

« La quantité d'arsenic absorbé, alors, ne trouble que légèrement les fonctions vitales.

» C'est en analysant les urines jour par jour que je suis arrivé à connaître l'époque à laquelle on pouvait sans danger faire une nouvelle application caustique.

» Lorsque l'absorption a été rapide, l'élimination par les urines cesse du quatrième au sixième jour : elle se prolonge jusqu'au septième et huitième jour, si l'absorption a été lente, comme cela arrive lorsqu'on a eu affaire à des tissus durs squirrheux.

» Ainsi, huit à dix jours au plus après une première application, l'excès d'arsenic absorbé est éliminé : les urines n'en contiennent plus. On peut donc sans crainte procéder à une nouvelle application qui, faite dans les limites indiquées, ne saurait, pas plus que la première, donner lieu à des accidents toxiques. »

Le bon esprit de M. Manec m'a porté à essayer son caustique sur quelques malades ; mais jusqu'ici il ne m'a pas paru agir autrement que le caustique de Rousselot, que la pâte employée sous mes yeux autrefois par A. Dubois, et que j'ai si souvent mise en usage moi-même. J'essaierai encore cependant.

M. Manec ne contestant pas qu'une partie de l'arsenic soit absorbée, les praticiens auront toujours quelque peine à ne pas craindre, en usant de ce caustique, d'empoisonner leur malade. Tant qu'à essayer une substance escarrotique, je trouve plus naturel de recourir au caustique nitrique, à la pâte sulfurique, ou au caustique de zinc, qui n'ont pas cet inconvénient, qui possèdent une énergie égale, qui ne causent pas plus de douleur, dont l'action paraît aussi facile à limiter, qui ont enfin les avantages du caustique arsenical sans en avoir les dangers.

Si l'auteur n'a point vu d'accidents résulter de l'emploi de son caustique, M. Maisonneuve (1), qui l'a essayé, a été moins heureux, quoiqu'il se soit conformé de tous points aux préceptes établis par M. Manec. Ce praticien a en outre observé comme moi qu'une inflammation très douloureuse s'établit bien vite autour de l'escarre et quelquefois à une assez grande distance de la partie cautérisée.

Deux propriétés le rendraient préférable à tout autre, néanmoins, si elles étaient bien constatées. S'il était démontré, en effet, que l'arsenic concentre son action sur les tissus morbides seuls, il deviendrait le plus précieux de tous les caustiques. Si, passé dans le torrent circulatoire, il conservait cette action élective, n'offrirait-il pas la chance d'atteindre les dernières molécules du mal, de mettre à l'abri des récidives en modifiant l'économie tout entière ?

(1) *Leçons cliniques*, page 60.

I. *Chlorure d'or.* —On a aussi parlé du chlorure d'or dissous dans l'eau régale; mais Récamier, qui a d'abord employé ce remède, ne paraît pas s'y être arrêté, et personne, que je sache, ne s'en sert aujourd'hui. C'est d'ailleurs un caustique d'un emploi difficile, qui ne présente aucun avantage sur les autres.

Des escarrotiques tirés du règne végétal, tels que certaines renoncules, quelques euphorbiacées, le bulbe du colchique, etc., ont aussi été mis à l'épreuve. Un travail vient encore (1852) d'être présenté à l'Académie de médecine par un praticien des départements en faveur d'une pommade composée de bulbes de colchique, d'axonge et de sulfate de zinc dans certaines proportions; mais ce sont des remèdes dont je n'ai rien obtenu de bon, ou plutôt, dont je me suis servi sans aucun succès, et qui, selon toute apparence, ne méritent point d'être substitués aux autres caustiques indiqués précédemment.

J. En *résumé*, pour détruire une tumeur peu épaisse, et qui n'est point ulcérée, le caustique de Vienne est le meilleur. On l'encadre dans une lunette de diachylum, et on le laisse en place pendant dix minutes. Si la tumeur est plus épaisse, ou large et bosselée, la préférence doit être donnée à la pâte de zinc, que la peau soit ulcérée ou non.

Pour les tumeurs fongueuses, épaisses ou larges, la pâte sulfurique l'emporte de beaucoup sur les autres, surtout quand il est possible de mettre la région à cautériser dans une position horizontale, c'est-à-dire sur les différentes régions des membres et du tronc. Mais elle n'est d'un emploi facile, ni dans le creux de l'aisselle, ni autour des mâchoires, ni autour des yeux, ni dans la bouche.

La potasse pure, le caustique de Vienne solidifié, conviennent aux cancers anfractueux ou profonds toutes les fois qu'il importe d'agir vite et sur un point déterminé. Je ne vois aucune raison, jusqu'à plus ample informé, de mettre en usage les caustiques arsenicaux à l'exclusion des précédents.

K. *Action spécifique de certains caustiques.* —Comme il n'est pas absolument impossible que les caustiques potentiels déterminent dans les tissus, autour d'eux, une modification importante, comme les tissus restés sains réagissent bientôt de manière à refouler au dehors ce qui les excite, comme il n'est pas impossible non plus, d'après cela, que quelques uns d'entre eux s'opposent un peu mieux que le bistouri à l'extension du principe cancéreux, comme enfin ils exposent moins d'abord la vie des malades que l'opération proprement dite, je suis loin d'en rejeter définitivement l'emploi.

Ils sont d'ailleurs nécessaires, de préférence à l'instrument tranchant, quand il s'agit de végétations nouvelles, de plaques ou boutons de nature douteuse, dans les plaies ou autour des plaies qui résultent de l'ablation des cancers. On est heureux de les trouver, en outre, à titre de palliatifs, pour détruire les champignons, les exubérances fongueuses qui végètent si souvent à la surface des cancers inopérables. Si, à ces indications, on ajoute les cancers plats et ulcérés, et ceux où les femmes ne veulent, à aucun prix, entendre parler de l'opération, on aura encore une série assez nombreuse de cancers qui réclament ou permettent l'emploi des caustiques. C'en est assez, il me semble, pour que les praticiens raisonnables étudient avec soin l'action de cette ressource, et pour justifier les quelques pages que je viens de lui consacrer.

ARTICLE VII.

CONGÉLATION.

Peut-être y aura-t-il quelque parti à tirer aussi de la congélation.

La réfrigération, dont la médecine pratique fait depuis longtemps un fréquent usage, a été présentée récemment sous une forme nouvelle par M. Arnott, de Brighton. Ce médecin qui, à l'aide d'un mélange de glace pilée et de sel marin, obtient une congélation prompte et passagère, m'a dit avoir traité ainsi un grand nombre d'inflammations; il soutient que, tenu pendant quelques minutes sur l'organe malade, son mélange frigorifique éteint rapidement l'érysipèle, entre autres, et le phlegmon diffus.

À l'aide de ce moyen, on peut en outre produire une véritable anesthésie locale. Je m'en suis servi pour l'arrachement de l'ongle incarné, pour la cautérisation transcurrente, pour les incisions qui ne comprennent que les téguments, pour la ponction ou l'excision de certains kystes.

Je n'ai point à m'occuper ici des cas variés où j'ai cru devoir l'essayer, des expériences diverses que j'ai faites, ni de celles qui ont été tentées d'après mes indications par MM. Foucher et Béraud pour connaître la valeur de la congélation ou en étendre les applications, ni des résultats généraux qu'elle m'a fournis; mais j'ai pensé qu'on pourrait s'en servir avec quelques avantages à titre de palliatif, au moins, si ce n'est comme moyen curatif dans certains cas de cancer.

Puisque le mélange de glace et de sel refroidit les parties au point d'y éteindre rapidement, complétement la sensibilité et toute circulation, pourquoi ne pas en user pour mortifier réellement certaines tumeurs? Quand, après avoir congelé les tissus pendant deux ou trois minutes on en retire le corps réfrigérant, la vie ne tarde pas à s'y rétablir; mais si le mélange était maintenu en place pendant un quart d'heure, au lieu de deux ou trois minutes seulement, la mortification serait probablement définitive.

Tout porte donc à croire que des plaques, des tumeurs cancéreuses ulcérées, des végétations, des fongosités encéphaloïdes, pourraient à la rigueur être ainsi détruites. À ce point de vue, la glace et le sel auraient sur les caustiques un avantage évident : leur action étant subite ou instantanée, *guérir le cancer sans opération, sur-le-champ, et sans faire souffrir*, cesserait d'être une annonce de charlatan. Quoique je n'en aie fait usage contre les cancers du sein qu'un petit nombre de fois, les effets que j'en ai obtenus, me portent néanmoins à penser qu'il n'y a pas lieu de rejeter, sans l'avoir examiné, l'emploi de ce moyen comme succédané des caustiques.

4 parties de glace bien pilées et 1 ou 2 parties de sel gris forment un bon mélange. On met le tout dans un sac de mousseline fine ou de gaze. Puis on couvre la partie à congeler de ce sac qu'on place et déplace continuellement pour que la glace n'ait point le temps de se réchauffer par son contact avec les parties vivantes. Au sein, l'opération exige d'autres précautions. Il faut encadrer exactement la tumeur à l'aide de rouleaux solides de linge ou de charpie, puis absorber soigneusement, tout autour, le liquide glacé à mesure qu'il s'écoule, pour sauvegarder les régions voisines. Le corps frigorifique ne tarde pas à congeler les parties, et les malades se plaignent bientôt d'une sensation de froid qui fait promptement place à une insensibilité absolue.

Les parties blanchissent, prennent une teinte mate, se durcissent, et pour peu que la congélation soit continuée au delà d'un quart d'heure, elle transforme les tissus en une véritable escarre qu'une réaction inflammatoire élimine plus tard. On peut craindre, en outre, qu'il ne soit pas aussi facile de limiter, de diriger ou de maitriser la congélation que les caustiques, à cause de la diffusion inévitable du mélange réfrigérant; mais on parviendrait sans aucun doute à en régulariser l'application, si son efficacité était une fois bien établie. Comme elle supprime, pour le moment au moins, tout écoulement de sang, le suintement de toute espèce de fluides, c'est un remède qu'on peut appliquer, que j'ai plusieurs fois appliqué avec avantage sur des cancers ulcérés, sur des encéphaloïdes fongueux. Pour ne point sortir des limites de la stricte observation, je dois convenir cependant que la congélation, à titre de succédané des caustiques, est un moyen encore à l'étude bien plus qu'un moyen positivement éprouvé.

ARTICLE VIII.

RÉCIDIVES.

Que tous les accidents aient été conjurés, ou qu'il ne s'en soit présenté aucun, que la plaie elle-même soit entièrement cicatrisée, et la pauvre femme n'est point encore en droit de se croire tout à fait guérie : il lui reste toujours la triste perspective des récidives quand on l'a opérée d'un véritable cancer.

§ Ier. — Moyens préventifs.

Les praticiens des siècles passés et bon nombre de médecins ou de chirurgiens de nos jours pensent qu'il est possible, à l'aide de certaines précautions ou de certains traitements, d'empêcher la repullulation du cancer. Les uns croient atteindre le but à l'aide des médicaments vantés comme curatifs de la maladie. Une fois établi, le cancer résiste, disent-ils, mais employés avant la naissance du mal, de tels remèdes en préviennent la manifestation nouvelle. D'autres soumettent la femme aux médications dépuratives. Toutes les tisanes altérantes ont eu leur vogue sous ce rapport. Les décoctions de douce amère, de bardane, de patience et de salsepareille, sont journellement prescrites dans ce but. Les purgatifs répétés, les jus d'herbe ont eu de tous temps de nombreux partisans.

A. *Exutoires*. — Une opinion très générale est que, après la guérison d'un cancer, la malade a besoin d'un exutoire. Aussi la plupart des opérées sont-elles les premières à demander qu'on leur établisse soit un vésicatoire, soit un cautère au bras.

Il est malheureusement vrai que rien de tout cela ne peut empêcher la réapparition du cancer. J'ai vu ces ressources à l'œuvre chez une infinité de femmes qui n'ont point échappé à la récidive, tandis que plusieurs des malades restées guéries sous mes yeux n'en avaient point fait usage. Il y a là une illusion dont il est prudent peut-être de ne pas priver les

gens du monde, mais que les médecins ne doivent point conserver.

Nous ne savons rien, absolument rien, dans l'état actuel de la
thérapeutique qui soit de nature à prévenir la récidive des cancers. C'est après avoir tout essayé, fréquemment tenté inutilement les diverses panacées, les diverses médications proposées
aux diverses époques de la science, que j'en suis venu à me faire
un devoir d'ôter à mes confrères le reste de foi qu'ils pourraient
avoir conservé sous ce rapport.

B. Le seul *régime* qui m'ait paru d'une certaine utilité est
le suivant. Je fais appliquer de six à dix sangsues entre l'aisselle
et la cicatrice tous les quinze jours d'abord, tous les mois un
peu plus tard. Je donne en même temps un purgatif tous les
huit jours, et deux ou trois tasses d'une tisane altérante par jour ;
la malade prend un bain mucilagineux ou émollient une ou deux
fois par semaine. Il m'a semblé que , chez quelques femmes
ainsi traitées, la récidive ne se faisait pas ou se faisait moins vite ;
mais ce n'est là, je le crains bien , qu'un soupçon fondé sur de
simples coïncidences.

C. *Syphilisation.* — Que dirai-je d'une proposition singulière
qui vient de surgir, à savoir que, pour prévenir, que dis-je , que,
pour guérir le cancer, il suffit de *syphiliser* la malade, de soumettre les sujets cancéreux à une infection syphilitique artificielle ? Cette proposition, sérieusement émise dans quelques journaux de médecine, et qu'on n'a pas craint de discuter au sein
d'une Académie, a un tel caractère d'étrangeté que j'ose à peine
en dire quelques mots.

Le cancer a des caractères si tranchés, soit dans son origine,
soit dans son évolution, soit dans sa composition matérielle, qu'il
est difficile d'en révoquer en doute la nature spéciale. Dès lors,
il y a lieu de supposer, je ne le nie pas, qu'un principe contraire existe dans la nature, et que peut-être on en rencontrera
un jour le préservatif comme on a fini par trouver l'antidote de la
variole. Aussi suis-je moins disposé que personne à repousser

sans examen les efforts dirigés dans ce but ; mais il ne suffit pas
que l'idée en elle-même puisse être acceptée, pour en autoriser
sans discernement toutes les applications. Or qu'y a-t-il de sensé
dans la pensée d'infecter de syphilis les malades atteints ou me-
nacés de cancer ? Sur quoi se fonde-t-on pour soutenir qu'il y a
antagonisme entre la syphilis et le cancer ? N'est-il pas démontré
par des faits, par des observations sans nombre, que le cancer
atteint aussi bien les individus qui ont eu la syphilis une ou plusieurs fois, que ceux qui sont restés étrangers à cette maladie ?
Qui ne sait que les personnes atteintes de tumeurs cancéreuses gagnent la syphilis comme les autres quand elles s'y
exposent ? De quelle expérience a-t-on réellement besoin, en
présence de ces résultats tant de fois mis hors de doute par l'observation ?

Un homme qui a été atteint de la syphilis n'est pas plus à
l'abri qu'un autre de la maladie cancéreuse.

Le malade atteint actuellement de cancer s'infectera aussi
facilement que qui que ce soit de la vérole.

La syphilis et le cancer établis chez le même individu semblent s'entr'animer, s'entre-exaspérer plutôt que s'annihiler
réciproquement.

Voilà trois propositions dont j'ai constaté la justesse un
nombre infini de fois.

S'il ne s'agissait que d'une vaccination aussi complétement
inoffensive que celle qui se pratique à l'aide du cowpox, je ne ver-
rais aucun inconvénient à laisser passer cette fantaisie d'expérimentation sans la combattre ; mais comme la syphilis peut avoir
par elle-même des suites graves, il n'est pas permis, il me semble,
de la donner de gaieté de cœur à de pauvres malades qui ne
peuvent vraiment en retirer aucun bien. Je me demande encore
si un homme raisonnable aurait le courage, au milieu d'une famille quelconque, de donner à une femme respectée une véritable maladie vénérienne dans le but, insaisissable d'ailleurs, de
mettre cette femme à l'abri du cancer pour le reste de sa vie

Ainsi que l'a fait remarquer un praticien distingué de la Belgique, M. Fallot, tout au plus pourrait-on tolérer une pareille vaccination autour d'une tumeur déjà existante, dans une intention curative.

La syphilisation, dans le but de guérir ou de prévenir le cancer, est donc une de ces mille chimères qui passent, de temps à autre, comme une vapeur par la tête de certains hommes.

Quoique je désire plus que je ne l'espère voir un jour la pratique en possession d'un spécifique du cancer, je n'en suis pas moins attristé en voyant des médecins, ordinairement jeunes et pleins d'activité, gaspiller ainsi un talent dont la société ne manquerait pas de profiter, s'ils employaient mieux les ressources dont la nature les a doués.

D. En définitive, la science n'a rien encore qui puisse servir de préservatif au cancer, qui mette en garde contre la repullulation de ce terrible mal.

Quand elle survient, la récidive est loin de se montrer à époque fixe. Tantôt la plaie n'est encore cicatrisée qu'au quart, à moitié, aux deux tiers, et de nouvelles productions de mauvaise nature frappent déjà l'œil du chirurgien. Tantôt, au contraire, ce n'est que plusieurs mois, plusieurs années même après la cicatrisation complète qu'on voit la repullulation poindre et se développer. Dans le premier cas, le cancer nouveau s'annonce souvent par une sorte de plaque ou de fongosité grisâtre, violacée, d'un aspect grenu, qui tranche au milieu du bourgeonnement naturel de la solution de continuité. Une, deux, trois ou un plus grand nombre de ces plaques se montrent, soit successivement, soit ensemble, pour marcher isolément ou se confondre bientôt entre elles. Après la guérison, les nouveaux cancers se présentent ou derrière la cicatrice, ou vers ses angles, ou en dehors de ses bords; souvent aussi ce sont de petites masses disséminées, un semis de petites pustules squirrheuses ou encéphaloïdes qui se manifestent sur la peau ou sous la peau des environs.

S'il existait déjà au moment de l'opération quelques ganglions engorgés, soit dans le creux de l'aisselle, soit à la racine du cou, ils ne prennent en général un développement notable qu'au bout de quelques semaines, au bout même de plusieurs mois chez un certain nombre de femmes.

Quant à la récidive par infection générale, elle n'arrive souvent qu'au bout d'un an ou deux. Madame B... que j'ai déjà citée (page 551), n'a été prise d'une affection cancéreuse au foie qu'au bout de trois ans environ. Chez Madame S... dont l'opération avait eu d'abord un succès inespéré (page 615), et dont la santé générale s'était maintenue si florissante pendant un an, on a vu d'abord un ganglion cancéreux se développer au-dessus de la clavicule gauche, puis, au bout de trois mois, une énorme tumeur s'établir dans le foie, en même temps que toutes les fonctions importantes de l'économie se sont fortement troublées.

§ II. — Moyens curatifs.

Puisque la science ne sait rien contre la repullulation du cancer, puisque la pratique est toujours à la recherche d'un préservatif de cette cruelle maladie, y a-t-il au moins possibilité d'en débarrasser encore les femmes par une nouvelle opération ? En face d'une récidive, compter sur l'efficacité des médications, soit locales, soit générales, indiquées dans le chapitre relatif au traitement du cancer primitif, serait de la naïveté, et l'on se trouve alors réduit à deux termes de la thérapeutique : une nouvelle opération, ou le traitement purement palliatif.

Ce qu'on a dit contre l'*opération*, appliquée une première fois, reparaît avec beaucoup plus de force, il ne faut pas se le dissimuler, quand il s'agit d'une tumeur par repullulation. Pour ceux qui regardent le cancer comme le symptôme d'une maladie générale, la récidive est une preuve sans réplique à l'appui de leur doctrine. Je n'ai point à revenir ici sur les motifs qui m'ont fait adopter une opinion contraire. J'ajouterai seulement que les cancers par repullulation ne sont point la preuve irréfragable d'une infection générale tant qu'ils ne se voient qu'autour ou dans le voisinage de la cicatrice, dans la région occupée par la première tumeur. De petites tumeurs cancéreuses ont pu si facilement échapper à l'opérateur et rester perdues dans les tissus sains, que l'apparition d'une tumeur nouvelle est un fait naturel, qui ne peut, en aucune façon, surprendre le médecin. Aussi ai-je toujours pensé que l'opération devait être appliquée aux cancers secondaires comme au cancer primitif. J'y mets une condition néanmoins, c'est que la tumeur ou les tumeurs soient mobiles, faciles à extraire, et que la femme ne présente encore aucun symptôme d'infection générale.

En me conduisant de la sorte, j'ai guéri radicalement des femmes après trois opérations successives, et quelques autres après la seconde.

En voici entre autres un exemple remarquable :

Tumeur encéphaloïde, extirpée trois fois et guérie enfin radicalement.

En 1841, je fus appelé rue Saint-Georges, près de madame V... Cette dame, âgée de cinquante-six ans, grande, forte, bien constituée, très impressionnable, m'apprit qu'un an auparavant, un de mes collègues des hôpitaux de Paris lui avait enlevé une tumeur du sein droit, et que peu de temps après la cicatrisation de la plaie il s'en était montré une seconde. La tumeur nouvelle existait dans le bord inférieur et externe de la cicatrice. Elle avait le volume d'un gros œuf de poule, et une large base ; son sommet, en forme de bosselure globuleuse ou de tête de brioche, était d'un rouge violacé et fluctuant. Des arborisations veineuses en couvrent la surface et se perdent par leur racine dans le reste de la région. Cette bosselure reposait sur une plaque un peu empâtée, assez ferme, comme lardacée, qui se continuait avec le tissu glanduleux au-dessous de la cicatrice, en conservant du reste une grande mobilité du côté de la poitrine. L'aisselle était libre, et aucune autre tumeur ne se remarquait ailleurs. La tumeur enlevée un an auparavant avait été conservée. Elle était formée par un foyer central, d'apparence encéphaloïde, et par une masse lardacée qui servait de coque à ce foyer. Le tout paraissait d'ailleurs être enveloppé d'une couche assez épaisse de tissu sain, de manière à faire croire que rien d'altéré n'avait été laissé sur place. Cet examen m'inspira des craintes, il est vrai, mais le bon état constitutionnel de madame V..., et les limites encore très circonscrites du mal, ne me permirent pas d'hésiter. Je conseillai une seconde opération, que je pratiquai huit jours après.

La tumeur fut enlevée comme une tranche de melon dans un ellipse de tissu sain. Une suppuration abondante survint et la cicatrisation ne fut complète qu'au bout de six semaines. La pièce pathologique nous offrit tous les caractères du tissu encéphaloïde. Ramollie, fongueuse, médullaire, rougeâtre, vasculaire dans sa bosselure externe, elle était lardacée, homogène, brunâtre par place, continue partout avec la couche épaisse de tissu mammaire que j'avais enlevé du même coup.

Dix-huit mois après cette opération, madame V... me pria de la revoir, il lui était revenu une troisième tumeur au sein droit. Cette tumeur nouvelle s'était montrée à 5 centimètres au-dessus et en dehors de la dernière cicatrice, en avant du bord antérieur de l'aisselle. Un peu moins grosse que la dernière, elle lui ressemblait d'ailleurs sous tous les autres rapports. Les cicatrices étaient restées intactes ; rien encore n'existait dans l'aisselle ; l'état général n'était pas plus altéré que la première fois ; aucun signe de cachexie cancéreuse ne se laissait apercevoir ; nous pensâmes donc, M. Marc Moreau et moi, qu'il y avait lieu de tenter une troisième opération. Cette opération, que la malade accepta avec résignation, et qu'elle soutint, comme elle avait fait pour les autres, avec un grand courage, fut d'ailleurs simple et très facile. L'embonpoint naturel de la malade, et la souplesse des tissus sains, permirent de mettre les lèvres de la plaie en contact. Six semaines furent encore nécessaires pour compléter la cicatrisation, qui se fit, du reste, sans être troublée par aucun incident sérieux. Pour cette fois la guérison s'est maintenue ; j'ai revu madame V... chaque année, et elle a cessé depuis longtemps de craindre le retour de sa maladie du sein. Aujourd'hui encore, 1853, elle continue de se bien porter. Inutile d'ajouter, je pense, que la dernière tumeur était exactement semblable aux autres par sa composition anatomique et sa texture comme par ses apparences cliniques.

M. Roux (1) dit même avoir réussi une fois après six récidives.

Alors même qu'on n'obtiendrait pas une guérison radicale, il y aurait encore utilité chez certaines femmes à enlever de nouveau leur cancer. J'ai ainsi prolongé la vie de quelques unes d'entre elles d'un assez grand nombre d'années. Une dame de Brest, opérée une première fois en 1842, puis une année plus tard par Foulloi, vint à Paris en 1845, où je l'opérai d'un cancer fibro-plastique placé sur l'ancienne cicatrice. Bien guérie de cette troisième opération, la malade est retournée à Brest, d'où elle est revenue deux ans plus tard avec une nouvelle tumeur que j'ai encore extirpée et guérie facilement. En 1852, elle a subi l'opération pour la cinquième fois, et son état général n'ôte pas tout espoir de lui procurer enfin une guérison radicale.

Il est incontestable, au moins, que cette femme serait morte

____

(1) *Bulletin de l'Académie de médecine*, t. IX, p. 593.

depuis six à huit ans si l'on avait refusé de l'opérer après la première récidive.

Madame H… (de Besançon), vient de retourner dans ses foyers
après une opération subie pour la cinquième fois, dans l'espace
de cinq ans. Sa première tumeur était de nature encéphaloïde
comme la seconde et les suivantes. Les plaies de l'opération se
sont bien cicatrisées, et la santé générale est chaque fois devenue
meilleure, au moins pour quelques mois, de telle sorte que sans
ces opérations répétées la malade aurait certainement succombé
il y a trois ou quatre ans.

Parmi les malades de l'hôpital, il en est une qui a subi l'opération sept fois. Deux fois sur le sein, deux fois dans la rainure
sous-pectorale, trois fois dans le creux de l'aisselle. Venant d'elle-
même réclamer avec instance les secours de la chirurgie, cette
femme reprenait ainsi de la vie, des forces, et son existence a
été prolongée de la sorte pendant plus de six ans.

Aujourd'hui surtout, que la possibilité de ne point faire souffrir est un fait acquis, l'opération doit être proposée, ne doit pas
être refusée du moins aux malades qui la réclament quand elles
se trouvent dans les conditions que j'ai indiquées plus haut. Il
n'en est pas moins vrai que, pour des récidives, les chances sont
encore moindres que celles de l'opération appliquée au cancer
primitif, tout étant d'ailleurs égal, au point de vue de la nature
et de la forme du mal, comme de la constitution et des autres
particularités individuelles de la malade.

Si la récidive se manifeste sous forme de végétations, de fongosités au fond ou à la surface des plaies, c'est par le caustique
qu'il convient de l'attaquer de préférence. En cas pareil, il faut
se servir ou du caustique sulfurique ou de la pâte de zinc.

Après sa cinquième opération, madame H…, dont j'ai dit un
mot plus haut, a vu son cancer repulluler sous forme d'un fongus
qui a promptement acquis le volume de la tête. N'osant plus me
servir du couteau, et désireux cependant de soustraire la pauvre
malade à cet énorme foyer d'infection, j'ai eu recours au caus-

tique sulfurique. Attaquant la tumeur par portions à cause de ses vastes dimensions, je l'ai détruite tout entière en quatre fois. Il a fallu aller jusqu'aux os ; la plaie s'est cicatrisée en courbant le thorax sur le devant. C'était au mois de mars, et madame H... reste, pour tout embarras jusqu'à présent, avec une sorte de cautère au fond de son excavation cicatricielle (décembre 1853).

Le caustique de Vienne est trop diffluent, provoque trop facilement l'écoulement du sang pour être applicable ici.

Pour peu, au contraire, que la tumeur soit globuleuse et mobile, il vaut mieux, si elle n'est point ulcérée, en pratiquer l'extirpation avec l'instrument tranchant.

C'est encore le bistouri qui mérite la préférence, à moins qu'elle ne soit plate et plus large qu'épaisse, quand elle est ulcérée.

Une dame B..., que j'ai opérée une première fois en 1850 avec l'instrument tranchant, et trois fois depuis, tantôt avec le fer, tantôt avec le caustique sulfurique, continue de vivre avec les apparences d'une bonne santé, avec une sorte de petit cautère dans le creux de l'aisselle.

L'opération exige au surplus les mêmes précautions, les mêmes préparatifs et le même manuel alors qu'à l'occasion d'une tumeur primitive. Il est bon de remarquer cependant qu'en général, l'opération provoque d'autant moins d'ébranlement que la femme s'y est soumise un plus grand nombre de fois ; on dirait presque que l'économie s'y est habituée, qu'il ne s'agit plus, en quelque sorte pour l'organisme, que d'une atteinte purement locale et passagère.

ANNÉES.	VARIÉTÉS.	AGE.	PROFESSIONS.	SIÉGE.	DATE et apparition.	CAUSES.	COMPLICATIONS avant le traitement.	TRAITEMENT.
1824	Rayonné	53	journalière	s. gauch	—	cont. . .	—	Extirpation . . . .
»	id.	48	—	—	2 ans . .	—	—	id. . . . . .
»	—	35	—	s. droit.	15 mois. .	coup. .	Tum. dans l'aiss.	id. . . . . .
1826	—	58	—	s. gauch	18 mois. .	—	id.	id. . . . . .
1831	—	60	—	id. .	—	—	id.	id. . . . . .
1835	—	58	ouvrière	s. droit.	2 ans . .	coup . .	—	id. . . . . .
»	Lardacé . . .	41	coutelière. . . .	s. gauch	qq. mois. .	—	—	id. . . . . .
»	—	46	domestique . . .	s. droit.	—	—	Tuberc. de la p.	Mercure et comp.
»	—	38	id.	s. gauch	8 mois. .	coup . .	—	Extirpation. . . .
»	—	24	id.	id. .	id. . . .	—	Engorg. du sein	id. . . . . .
»	—	37	blanchisseuse . .	id. .	—	—	Ulcéré	Pâte chl. de zinc.
1836	Ligneux . . .	47	couturière. . . .	id. .	—	chute. .	Tum. dans l'aiss.	Extirpation. . . .
»	—	72	domestique. . . .	id. .	15 ans . .	—	Ulcéré	id. . . . . .
»	Lardacé . . .	40	—	s. droit.	2 ans . .	—	—	id. . . . . .
»	—	60	—	s. gauch	6 mois. .	coup . .	—	id. . . . . .
»	Lardacé . . .	58	bordeuse	id. .	5 mois. .	—	—	id. . . . . .
»	—	44	journalière . . .	les 2 s.	8 mois. .	—	—	id. (s. gauche). .
»	Ligneux . . .	56	gantière	s. gauch	—	—	—	id. . . . . .
1837	id.	70	—	id. .	5 ans . .	—	—	id. . . . . .
»	—	28	femme de chambre	s. droit.	—	—	—	id. . . . . .
»	Lardacé . . .	50	cuisinière. . . .	id. .	10 mois. .	coup . .	—	id. . . . . .
»	—	61	domestique . . .	s. gauch	—	coups répétés .	—	—
»	En masse et dis-séminé	48	couturière. . . .	id. .	—	—	—	Extirpation . . . .
»	—	47	cultivateur. . . .	id. .	1 an. . .	coup . .	—	id. . . . . .
»	—	72	garde-malade . .	id. .	—	—	—	id. . . . . .
»	Rameux . . .	44	couturière. . . .	id. .	16 ans . .	—	—	id. . . . . .
»	—	47	ménagère. . . .	id. .	—	coups répétés.	—	—
»	Rameux et gé-néral. . . .	—	cuisinière. . . .	s. droit.	—	—	Tuberc. squirrh. dissém. engor-gement axill. .	Extirpation . . . .
»	—	39	—	s. gauch	22 ans . .	—	Phthisie pulm. .	id. . . . . . .
»	—	48	lingère.	id. .	—	—	—	id. . . . . .
1838	En masse . . .	36	—	id. .	—	coup . .	—	Frict. iodure plomb
»	—	37	blanchisseuse . .	id. .	—	—	—	Pâte chl. zinc. . .
»	En plaques. . .	48	vigneronne . . .	id. .	—	—	—	—
»	—	40	domestique . . .	s. droit.	4 ans . .	—	Ulcéré	—

COMPLICATIONS après le traitement.	SÉJOUR		TERMINAISON.	RÉCIDIVES.	ANATOMIE pathologique.	ACCOUCHEMENTS.	OBSERVATIONS.
	complet.	depuis le traitement.					
Phlegmon diffus	—	12 j.	Mort (phleg. diffus)	—	Car. du squirrhe. Traces de cancer dans les viscères	—	
—	qq.m.	—	Mort	—	Pas de canc. dans les viscères . .	—	Du poids de 2 livres.
—	—	—	id.	—	—	—	A succombé aux suites de l'affection cancéreuse.
—	32 j.	—	Guérison	—	—	—	Pas de récidive . . . .
—	—	—	En voie de guérison	—	—	—	Du vol. d'un œuf.
—	75 j.	49 j.	Guérison	—	—	—	
—	35 j.	—	Gérison incomplète	—	—	2 enf.	Du vol. d'un œuf.
—	20 j.	—	Même état . . .	—	—	—	Très étendu en surface.
Erysipèle phleg.	21 j.	19 j.	Mort	—	Foyer purul. et corps fib. dans la poitrine. . .	—	Du vol. d'un œuf.
—	77 j.	73 j.	En voie de guérison	—	Purulence des can. lactés avec indurat. squir.	1 enf.	
—	2 j.	—	Même état . . .	Récidiv.	—	0 enf.	Incurable.
—	52 j.	40 j.	En voie de guérison	—	—	5 enf.	
—	34 j.	31 j.	Guérison . . .	—	—	—	
—	17 j.	14 j.	En voie de guérison	—	—	—	
Érysipèle. . .	59 j.	51 j.	Guérison incompl.	—	—	8 enf.	Du vol. du poing.
id.	39 j.	33 j.	Guérison . . .	—	—	—	Du vol. du poing.
id.	40 j.	36 j.	id.	—	—	—	
—	10 j.	—	En voie de cicatris.	Récidiv.	—	6 enf.	Récidive. — Applic. caustique infructueuse.
—	—	2 m. 1/2	Guérison . . .	—	Car. du squirrhe	—	Morte 7 ans après sans récidive.
Grippe, . . .	48 j.	45 j.	id. . . .	Récidiv.	—	—	
—	24 j.	14 j.	En voie de guérison	—	Tissu lardacé. .	—	
Hémorrhagie . .	2 m.	50 j.	Guérison . . .	—	—	—	Du vol. d'un œuf de poule.
Sympt. dynamiq.	—	—	Mort	—	—	—	
Érysipèle, Abcès	57 j.	49 j.	Guérison . . .	—	—	—	
—	5 j.	—	Même état . . .	—	—	—	Incurable.
—	6 m.	100 j.	Cicatrisation . .	Récidiv.	—	1 enf.	Récidive dans le s. droit.
Érysipèle. . .	45 j.	40 j.	Guérison . . .	—	—	1 enf.	Du vol. du poing.
—	74 j.	66 j.	id. . . .	—	—	1 enf.	
—	26 j.	16 j.	Mort	—	Tuberc. ramollis dans les poumons et le mésentère. . . .	—	Sanie roussâtre par le mamelon.
—	1 j.	—	Même état . . .	—	—	—	Incurable.
—	4 j.	—	id. . . .	—	—	1 enf.	Pas d'opération.
—	1 m.	—	id. . . .	—	—	—	Incurable.
—	3 j.	—	id. . . .	—	—	—	Inopérable.
—	—	—	id. . . .	—	—	1 enf.	id.

ANNÉES.	VARIÉTÉS.	ÂGE.	PROFESSIONS.	SIÈGE.	DATE et apparition.	CAUSES.	COMPLICATIONS avant le traitement.	TRAITEMENT.
1838	En masse....	53	journalière....	s. droit.	—	—	Engorg. axill.	—
»	—	61	blanchisseuse...	id.	—	coup..	—	Pâte zinc....
1839	Lardacé....	40	couturière....	id.	1 an...	—	—	Extirpation...
»	En plaques...	47	cuisinière....	s. gauch	9 mois..	—	Ulcéré....	—
»	—	36	tailleuse....	id.	1 an...	—	id....	—
»	Ligneux....	54	vigneronne....	s. droit.	—	—	Engorg. axill.	—
»	Lign. en masse.	30	couturière....	s. gauch				
1840	—	50	ouvrière....	s. droi.	4 mois..	coup..	Tum. dans l'aiss.	id....
»	—	48	—	s. gauch	—		Ulcéré....	—
1841	M. —	46		s. droit.	qq. mois..			Extirpation...
»	—	47	fermière....	—	—	—		id....
»	—	38		s. droit.	—	—	Ulcéré....	id....
»	En masse...	47	march. 4 saisons.	s. gauch	—	—	Engorg. axill.	—
»	id....	52	cuisinière.	s. droit.	—	—	Tum. axill...	—
»	Ligneux....	32	domestique....	s. gauch	—	—	—	Iodure plomb...
»	—	43		s. droit.	—	—	Tum. axill	—
»	—	18	lingère....	—	—	—	Infiltr. du bras.	—
1842	—	45	coloriste....	s. gauch	9 mois..	coup..	S'étendant dans l'aiss.	Extirpation...
»	—	40	—	id.	—	—	Engorg. axill.	id....
»	Rameux....	58	fruitière....	s. droit.	8 mois..	—	S'étend. au loin.	id....
»	—	64	matelassière.	s. gauch	—	—	—	—
1843	—	38	lingère....	—	16 mois..	—	—	Extirpation...
»	—	65	—	s. droit.	—	—	Gangrène.	Caustique noir...
»	Ligneux....	52	—	s. gauch	9 mois.	—	—	Extirpation...
»	Rameux....	42	marchande....	s. gauch	9 mois.	—	—	Extirpation...
»	—	72	—	s. droit.	—	—	Ulcéré....	Caustique sulfuriq.
»	Rameux....	44	journalière....	id.	10 mois..	—	—	Extirpation...
»	—	53	—	id.	5 ans..	—	Ulcéré....	Caustiques...
1844	—	48	—	id.	12 mois..	—	—	Méd. résol.—Sangsues. — Iodure plomb. — Empl. ciguë, etc...
»	En masse. Lign.	72	—	s. gauch	9 mois.	mère morte d'un canc. au s., coup.	—	Iodure de plomb..
»	Ligneux.	41	cultivateur....	id.	18 ans..	—	—	—
»	Ligneux	56	id....	id.	10 ans..	coup et chute	Tab. squirrheux.	Iodure de plomb..
»	En masse....	62	—	s. droit.	—	—	Ulcéré. Engorg. axillaire....	Extirpation...
»	Squirrho-encéphal....	40	vigneronne....	s. gauch	1 an..	—	Tum. dissémin.	—
»	Ligneux....	35	—	s. droit.	2 ans..	—	Tum. dans l'aiss.	Extirpation...
»	Id....	62	domestique....	id.	1 an..	coup..	id....	id....
»	Squirrho-encéphal....	45	—	—	—	—	—	—

COMPLICATIONS après le traitement.	SÉJOUR		TERMINAISON.	RÉCIDIVES.	ANATOMIE pathologique.	ACCOUCHEMENTS.	OBSERVATIONS.
	complet.	depuis le traitement.					
—	3 j.	—	Même état.			—	Inopérable.
Érysipèle. . . .	—	32 j. .	Mort.			—	
—	30 j.	24 j. .	Guérison.			qq. enf.	
—	1 m.	—	Même état. . . .	—	—	—	Incurable.
—	4 j.	—	id.	—	—	—	Id.
—	5 j.	—	id.	—	—	—	Id.
—	75 j.	—	Guérison.	—	—	—	
Érysipèle. Abcès	7 sem	—	id.	—	—	—	Du vol. d'un œuf.
—	3 j.	—	Même état. . . .	—	—	—	Incurable.
—	6 sem	—	Guérison	—	Car. squirrhe. .	pl. enf.	Du vol. d'un œuf. Pas de récidive.
—	22 j.	—	En voie de guérison	—	—	—	
—	—	—		—	—	—	Obs. incomplète.
—	7 j.	—	Même état. . . .	—	—	—	Incurable.
—	14 j.	—	id.	—	—	—	Id.
—	11 j.	—	id.	Récidiv.	—	—	Id.
—	1 j.	—	id.	—	—	—	Id.
—	1 j.	—	id.	—	—	—	Id.
—	39 j.	35 j.	Guérison.	—	—	—	Du vol. d'un demi-poing.
—	36 j.	30 j.	—	—	—	—	Obs. incomplète.
—	34 j.	29 j.	Guérison.	—	Encéph. et squirrhe.	—	
—	3 j.	—	Même état. . . .	—	—	—	Aliénation mentale. Pas d'opération.
Érysipèle. Abcès	19 j.	16 j.	Guérison	—	—	—	Du vol. d'une noix.
—	30 j.	29 j.	En voie de guérison	—	—	—	
—	45 j.	40 j.	id.	—	—	—	Du vol. d'une petite pomme.
Érysipèle. . . .	—	—	—	—	—	—	Obs. non terminée.
—	38 j.	28 j.	En voie de guérison	Récidiv.	—	—	Récidive après la chute de l'escarre.
Érys. Pleurésie; péricardite . . .	18 j.	9 j.	Mort	—	—	—	
—	—	—	Même état	—	—	—	
—	8 m.	—	Guérison	—	—	—	Pas de récidive.
—	14 j.	—	Même état	—	—	—	Comprenant tout le sein.
—	1 j.	—	id.	—	—	4 enf.	Liquide roussâtre par le mamelon. — Inopérable.
—	9 j.	—	id.	—	—	—	Inopérable.
Érysip. intense.	29 j.	21 j.	Mort (érysip.) . .	—	—	—	Comprenant tout le sein.
—	5 j.	—	Même état	—	—	4 enf.	Inopérable.
—	22 j.	—	En voie de guérison	—	—	3 enf	
Érysip. Pleur .	—	22 j.	Mort (pleurésie).	—	—	—	
—	—	—	Même état. . . .	Réc. av.	—	—	Récidive avant son entrée. — Inopérable.

ANNÉES.	VARIÉTÉS.	ÂGE.	PROFESSIONS.	SIÉGE.	DATE et apparition.	CAUSES.	COMPLICATIONS avant le traitement.	TRAITEMENT.
1845	En masse. — Ligneux.	55	journalière	s. gauch	5 mois.	—	Tum. de l'aiss.	Extirpation
»	—	59	id.	s. droit.	—	—	—	—
»	—	40	lingère	id.	1 an.	—	Ganglions axill.	Extirpation
»	2 squirrhes.	—	employ. aux tabacs.	id.	—	—	Tum. dans l'aiss.	—
»	Ligneux	40	—	s. gauch	3 ans	—	Ulcéré. Phthisie.	—
»	id.	48	—	les 2 s.	—	—	Gangl. axill. engorgés. Tuméfact. du bras.	—
»	—	52	—	s. droit.	3 ans	coup	Gangl axill. engorgés	—
»	Ligneux	51	cuisinière.	id.	5 ans	id.	—	Caust. safcano-sulfurique
1846	Rameux	50	domestique	s. gauch	3 ans	—	Ramificat. vers le plexus axill. Le sternum, les hypochondres. Ulcéré.	Extirpation
»	—	52	dame de compagn.	id.	3 mois.	mère m. d'un canc. au s.; sœur m. d'un canc. à l'utérus; coup.	—	id.
»	Lardacé	52	—	s. droit.	2 ans	—	—	id.
»	—	59	journalière	id.	18 mois.	—	Ulcéré. Ganglions engorg.	id.
»	Ligneux?	50	—	—	10 ans	—	—	id.
»	En plaques.	40	laitière.	—	—	...	Ulcéré.	id.
»	En masse.	42	domestique	s. droit.	qq. années	—	—	Extirpation
»	—	38	—	id.	—	—	Tum. dans l'aiss.	—
»	—	78	—	—	qq. mois.	—	—	Extirpation
»	En masse.	46	—	s. gauch	3 ans	—	Tub. squirrheux. Engorgement gangl.	Caust. sulfurique
»	Rayonné	43	femme de ménage.	id.	id.	coup	Ulcéré. Engorg. gangl.	id.
1847	—	—	—	id.	5 ans	id.	—	Extirpation
»	—	58	—	s. droit.	qq. mois.	—	Tub. squirrheux.	id.
»	Lardacé	55	—	s. gauch	4 ans	—	—	id.
»	—	60	marchande	—	—	—	—	id.
»	Ulcér. squirrh.	35	—	—	10 mois.	—	—	Précipité bl., puis caustique sulfurique

COMPLICATION après le traitement	SÉJOUR		TERMINAISON.	RÉCIDIVES.	ANATOMIE pathologique.	ACCOUCHEMENTS.	OBSERVATIONS.
	complet.	depuis le traitement.					
Pourrit. d'hôpit.	87 j.	75 j...	Guérison.....	—	—	—	
—	23 j.	—	—	Réc. A.	—	—	Inopérable.
—	26 j.	19 j...	Guérison.....	—	—	4 enf.	
—	16 j.	—	Même état.....	—	—	—	Pas d'opération.
—	6 j.	—	id.	—	—	—	Id.
—	1 j.	—	id.	—	—	—	Id.
—	7 j.	—	id.	—	—	—	Id.
—	3 m.	—	En voie de guérison	—	—	—	
Érysipèle. Infection purul...	15 j.	11 j...	Mort (inf. purul.).	—	Épanch. purul. dans la poitr..	—	
Érysipèle Pneumonie. Phrénitis.....	16 j.	9 j...	Mort (pneumonie).	—	Pneum. Phr..	—	
—	25 j.	24 j...	En voie de guérison	Réc. A.	—	—	Opérée de cancer aux s. droit et gauche il y a 2 ans.
—	32 j.	29 j..	Guérison.....	id...	—	—	Opérée il y a 2 ans.
Érysipèle.....	7 j.	5 j...	Mort (érysipèle)..	—	—	—	Pas d'opération.
—	10 j.	—	Même état....	—	—	—	Id.
—	7 j.	—	id.	—	—	—	
—	2 m.	—	Guérison.....	—	—	—	
—	19 j.	7 j...	En voie de guérison	Réc. A.	—	—	
—	8 j.	—	Même état....	—	—	—	Pas d'opération.
—	79 j.	74 j...	Guérison.....	—	—	—	Du vol. d'un œuf.
—	—	6 sem.	id.	—	Cellules cancér.	—	
—	50 j.	—	id.	—	—	—	Du vol. d'un 1/2 œuf de poule.
—	32 j.	26 j..	id.	—	—	—	
—	10 j.	4 j...	Mort.......	—	Cancéreuse. Hypertrophique (Lebert).	—	
—	17 j.	—	En voie de guérison	Réc. A.	—	—	Opérée il y a 1 an.

ANNÉES.	VARIÉTÉS.	AGE.	PROFESSIONS.	SIÉGE.	DATE et apparition.	CAUSES.	COMPLICATIONS avant le traitement.	TRAITEMENT.
1847	—	52	—	s. gauch	—	—	—	Extirpation.
»	—	52	—	id.	—	—	Gangl. axill. engorgés	id.
1848	—	61	fileuse	id.	—	—	—	id.
»	En plaques	44	lingère	id.	8 ans	coup	Tum. dans l'aiss.	id.
»	2 squirrhes	44	—	id.	3 ans 1/2	—	—	id.
»	Lardacé	48	culottière	id.	5 mois	—	Tum. de l'aiss.	id.
»	—	45	id.	id.	3 mois	—	Engorg. axill.	—
»	—	49	blanchisseuse	id.	—	—	id.	Extirpation
»	—	48	concierge	—	—	coup	—	id.
»	—	37	aubergiste	s. gauch	18 mois	—	—	id.
»	En masse	52	défileuse	id.	qq. années	coup violent	Tub. carc. de la peau	—
»	Ligneux	51	concierge	s. droit	3 a	—	—	Extirpation
»	—	49	couturière	s. gauch	118	—	—	id.
»	—	48	culottière	id.	—	—	—	id.
»	—	50	couturière	s. droit	qq. années	—	Engorg. axill.	id.
»	—	48	culottière	s. gauch	—	—	—	id.
»	—	54	domestique	id.	—	—	Engorg. axill.	id.
1849	—	49	couturière	id.	—	—	Tum. axill.	id.
1850	—	42	id.	id.	6 mois	—	Engorg. axill.	id.
»	—	36	domestique	s. droit	2 ans	—	Tum. squirrh. de l'aiss.	id.
»	Ligneux	46	marchande	s. droit	—	coup	Noyaux à l'aiss.	Extirpation
»	Lardacé	58	lingère	id.	6 ans	—	Tum. de l'aiss.	id.
»	—	34	journalière	id.	4 ans	—	Abcès	id.
»	—	45	marchande	s. gauch	3 mois	coup	—	—
»	—	44	—	id.	—	—	—	Extirpation
1851	—	48	lingère	id.	—	coup	—	id.
»	Ligneux	68	journalière	s. droit	4 ans	id.	Ulcéré	id.
»	En masse	33	couturière	s. gauch	16 ans	—	—	Iodure de plomb.
»	—	51	lingère	id.	—	coup violent	—	Extirpation
»	Ligneux	53	journalière	id.	—	—	Engorg. axill.	id.
»	Lign. et dissém.	48	id.	les 2 s.	2 ans	—	id.	—
»	—	35	domestique	s. droit	—	coup	—	Extirpation
»	—	48	maîtresse de pens.	s. gauch	6 mois	—	Kyste	id.
»	Ligneux	53	lingère	s. droit	—	coup	Tum. axill.	—
»	—	53	journalière	id.	—	id.	id.	Extirpation
»	—	56	domestique	s. gauch	—	id.	id.	id.
1852	—	42	id.	id.	1 an	—	—	id.
»	En plaques	50	femme de ménage	les 2 s.	4 ans	—	Engorg. axill.	—
»	—	46	journalière	s. droit	7 ans	—	id.	Extirpation
»	Ligneux	35	—	id.	2 ans	coup	id.	—

COMPLICATIONS après le traitement.	SÉJOUR complet.	SÉJOUR depuis le traitement.	TERMINAISON.	RÉCIDIVES.	ANATOMIE pathologique.	ACCOUCHEMENTS.	OBSERVATIONS.
—	—	—	—	—	—	—	Obs. incomplète.
Pleuro-pneumonie. Péritonite.	16 j.	—	Mort.	—	—	—	
Érysipèle.	61 j.	50 j.	Guérison.	—	Cellules cancér.	—	
id.	24 j.	8 j.	Mort (érysipèle).	—	id.	—	
—	31 j.	26 j.	En voie de guérison	Réc.	—	—	
—	12 j.	6 j.	id.	3e réc.	Cellules cancér.	—	Du vol. d'un œuf.
—	3 j.	—	Même état.	—	—	—	
—	1 m.	—	Guérison	—	—	—	
—	33 j.	29 j.	id.	—	—	—	
Érysipèle.	47 j.	43 j.	En voie de guérison	—	—	—	Pas d'opération.
—	10 j.	—	même état.	—	—	11 enf.	Pas d'opération.
—	37 j.	32 j.	Guérison apparente	2e réc.	Cellules cancér.	2 enf.	
—	73 j.	69 j.	id.	3e réc.	id.	—	
—	70 j.	61 j.	Cicatrisation	2e réc.	id.	3 enf.	
—	70 j.	36 j.	Guérison	—	—	—	
—	1 m.	—	id.	—	—	—	
Érysipèle.	—	4 j.	Mort (érysipèle).	—	—	—	
Érysipèle. Choléra.	129 j.	108 j.	Cicatrisation	3e réc.	—	—	Apparition d'une nouvelle tumeur.
Érysipèle. Abcès.	55 j.	43 j.	En voie de guérison	—	—	—	
Érysip. Infect. purul.	25 j.	13 j.	Mort (inf. pur.).	—	—	enceinte	
—	40 j.	34 j.	Guérison	—	Cellules cancér.	6 enf.	Du vol. d'un œuf de pig.
Érysipèle.	33 j.	28 j.	id.	—	id.	id.	Liquide transparent abondant par le mamelon.
Érys. Abcès.	48 j.	43 j.	id.	—	—	pl. enf.	Liquide sanguinol., purulent, par le mamelon.
—	34 j.	—	Même état	—	—	—	Pas d'opération.
—	30 j.	—	Guérison	3e réc.	—	—	
Pourrit. d'hôpit.	22 j.	20 j.	En voie de guérison	—	Cellules cancér.	—	
Érysipèle.	20 j.	—	Mort (érysipèle).	—	id.	5 enf.	Du vol. d'une pomme.
—	15 j.	—	Même état.	—	—	—	Pas d'opération; occupant tout le sein.
Érysip. Pourrit. d'hôpital	57 j.	49 j.	Cicatrisation	Réc. P.	—	3 enf.	Pleuro-pneumonie (pas en méd.)
Pourrit. hôpital.	68 j.	64 j.	En voie de guérison	—	—	—	Du vol. d'une orange.
—	4 j.	—	Même état.	—	—	—	Pas d'opération.
2 érysipèles.	47 j.	49 j.	En voie de guérison	—	—	—	De la grosseur d'un œuf.
—	43 j.	11 j.	Guérison	—	Cellules cancér. et hyp.	—	
—	4 j.	—	Même état.	—	—	2 enf.	Pas de traitement.
Pourrit. hôpital.	42 j.	29 j.	En voie de guérison	—	—	4 enf.	
Érys.; 2 pourrit. hôpital	3 m.	84 j.	Guérison	—	—	—	
—	35 j.	29 j.	id.	—	—	—	
—	5 j.	—	Même état.	—	—	pl. enf.	Pas de traitement.
Érysipèle; abcès.	2 m.	55 j.	Guérison	—	—	2 enf.	
—	10 j.	—	Même état.	—	—	—	Pas de traitement.

ANNÉES.	VARIÉTÉS.	AGE.	PROFESSIONS.	SIÉGE.	DATE et apparition.	CAUSES.	COMPLICATIONS avant le traitement.	TRAITEMENT.
1852	—	56	marchande	s. gauch	15 ans . .	coup. . .	—	—
»	Ligneux	64	journalière	id. .	1 an. . .	—	—	Extirpation . . .
»	Lardacé	51	domestique	id. .	5 mois. .	—	—	id. . . . . . .
»	—	48	id.	id. .	1 an. . .	—	—	id. . . . . . .
»	Ligneux	44	—	s. droit.	2 ans . .	—	Tum. axill. . .	id. . . . . . .
»	Lardacé.	47	—	s. gauch	16 ans . .	coups. .	—	id. . . . . . .
»	id.	30	chiffonnière. . . .	id. .	3 mois. .	id. . .	Engorg. axill. .	—
»	id.	42	concierge.	id. .	—	id. . .	—	Extirpation . . .
»	Ligneux	58	journalière	id. .	—	—	—	id. . . . . . .
»	id.	61	id.	id. .	1 an. . .	—	—	id. . . . . . .
»	Rameux	63	—	s. droit.	18 mois. .	coup . .	Engorg. axill. .	id. . . . . . .
»	En plaques. . .	36	couturière.	les 2 s.	18 mois. .	—	id.	—

Dans ces tableaux pris par année on trouve, pour :

1824. . . 5 cas.	1838. . . 8 cas.	1843. . . 10 cas.	1848. . . 17 cas.
1826. . . 1	1839. . . 9	1844. . . 14	1849. . . 4
1831. . . 1	1840. . . 2	1845. . . 12	1850. . . 9
1835. . . 7	1841. . . 11	1846. . . 19	1851. . . 16
1836. . . 10	8142. . . 3	1847. . . 7	1852. . . 18
1837. . . 15			

La date indiquée du mal a été de :

1 an pour 36	6 ans pour 6	15 ans pour 2
2 — 20	7 — 2	16 — 4
3 — 15	9 — 1	18 — 1
4 — 12	10 — 5	qq. années 7
5 — 6	11 — 1	

La forme a été : ligneuse, 48 fois ; en masse, 26 ; lardacé, 21 ; rayonné, 20 ; en plaques, 5 ; disséminé, 5.

Sur 197, 57 n'ont pas été opérées ; l'opération ou la cautérisation ont eu lieu 140 fois ; 70 restaient guéries ou en voie de guérison quand je les ai perdues de vue. La

COMPLICATIONS après le traitement.	SÉJOUR		TERMINAISON.	RÉCIDIVES.	ANATOMIE pathologique.	ACCOUCHEMENTS.	OBSERVATIONS.
	complet.	depuis le traitement.					
—	13 j.	—	Même état.	—	—	—	Pas de traitement.
Léger érysipèle.	23 j.	17 j. . .	Guérison	—	Car. du squirrhe; cellules cancér.	2 enf.	
Érysipèle. . . .	36 j.	30 j. . .	Mort	—	id.	4 enf.	
—	35 j.	29 j. . .	Guérison	—	—	—	
—	51 j.	45 j. . .	id.	—	Car. du squirrhe; cellules cancér.	14 enf.	
Érysipèle. . . .	76 j.	66 j. . .	Id.	—	id.	6 enf.	Avec kyste séro-sanguin.
—	25 j.	—	Même état.	—	—	—	Du vol. d'un œuf de poule ; pas de traitement.
—	29 j.	25 j. . .	Guérison	—	Car. du squirrhe; cellules cancér.	—	
Érysipèle. . . .	1 m.	24 j. . .	id.	—	id.	—	
—	57 j.	47 j. . .	En voie de guérison	—	—	—	
—	69 j.	54 j. . .	Guérison	—	—	—	
—	21 j.	—	Aggravation de la maladie.	—	Car. du squirrhe; cellules cancér.	—	

récidive se montrait déjà chez 22 autres. L'érysipèle est survenu 45 fois, et la plaie a été envahie par la pourriture d'hôpital 7 fois : 4 fois en 1844, 1 fois en 1845, et 5 fois en 1851.

30 femmes sont mortes :

5 en 1824	4 en 1844	2 en 1848
1 — 1835	2 — 1845	1 — 1850
3 — 1837	4 — 1846	2 — 1851
1 — 1838	2 — 1847	1 — 1852
2 — 1843		

18 d'érysipèle ; 4 d'infection cancéreuse ; 2 d'adynamie ; 3 sans lésions appréciables ; 2 de phlegmon diffus ; 1 d'infection purulente.

Le mal s'est compliqué de pleurésie, 5 fois ; de pneumonie, 1 fois ; de péritonite, 1 fois ; de péricardite, 1 fois ; d'adynamie, 1 fois; d'infection purulente, 1 fois.

1853 en a fourni 17 chez des femmes âgées de : 61, 71, 53, 65, 62, 70, 40, 50, 73, 45, 64, 44, 45, 69 et 54 ans.

ANNÉES.		ÂGE.	PROFESSIONS.	SIÉGE.	DATE et apparition.	CAUSES.	COMPLICATIONS avant le traitement.	TRAITEMENT.
1834	M.	40	bouchère	s. droit.	—	—	Ulcéré	Extirpation . . . .
1836		43	journalière. . . .	s. gauch	—	coup . .	id.	id. . . . . . .
1837		45	—	id.	9 mois . .	—	—	id. . . . . .
»	M.	52	—	s. droit.	—	—	—	—
»		48	cuisinière.	—	18 mois . .	—	Ulcéré	—
»		39	cartonnière	s. droit.	—	—	Tumeur axill. . .	
»		40	—	id.	17 mois . .	coup . .	Ulcéré	Frict. iodhyd. de potasse. . . . .
1838		54	journalière. . . .	s. gauch	5 mois . .	—	Ulc.; tum. axill.	Extirpation . . . .
»		59	ouvreuse de loges.	s. droit.	—	—	Engorg. axill. . .	id. . . . .
»		76	—	s. gauch	2 ans . .	—	—	id. . . . .
»		40	journalière	id.	—	—	—	—
»		39	id.	s. droit.	4 mois. . .	—	Tumeur axill. . .	—
»		47	—	id.	4 mois . .	—	—	—
1839		50	domestique	id. .	—	—	Engorg. axill. . .	Extirpation . . . .
»		62	—	—	—	—	Cancer du foie.	—
»		—	vigneronne	s. gauch	4 ans . . .	—	Engorg. axill. . .	Extirpation . . . .
1840		58	épicière.	id. .	1 an. . . .	coup . .	—	id. . . . .
1841		21	passementière. . .	s. droit.	6 mois . .	id. .	Tum. de l'aiss.	id. . . . .
»		34	couturière.	s. gauch	—	—	Ulcéré	id. . . . .
»		39	journalière	id. .	—	—	—	id. . . . .
»		53	domestique	id.	1 an . . .	—	Ulc.; eng. axill.	—
1842		38	—	s. droit.	4 ans . .	—	Ulc. hémorrhag.	Extirpation . . . .
»		54	ouvrière.	id. .	8 mois . .	—	—	id. . . . .
1844		46	couturière.	id. .	5 ans. .	—	Ulcéré	id. . . . .
»		50	—	s. gauch	2 ans. .	—	—	id. . . . .
»		38	découpeuse	s. droit.	—	—	Encéph. de la paroi abdominale.	—
1845		59	blanchisseuse. . .	id. .	3 ans. . .	—	Ulc.; plaq. diss.	Pâte de zinc . . .
1846		56	journalière	s. gauch	5 mois. . .	coup . .	Ulc.; eng. axill.	Traitem. palliatif. .
»		66	fleuriste.	id. .	1 an . . .	id. .	—	Extirpation . . . .
»		27	cuisinière.	s. droit.	id. . . .	—	Engorg. axill.	id. . . . .
»		49	id.	s. gauch	—	—	—	id. . . . .
1847	M.	55	—	s. droit.	2 ans. . .	—	—	id. . . . .
1848		47	profess. de langues.	id. .	—	—	—	id. . . . .
»		29	—	s. gauch	—	—	—	id. . . . .
»		68	couturière.	s. droit.	—	—	—	—
»		47	concierge.	id. .	2 ans. . .	—	—	Extirpation. . . .
1849		58	—	s. gauch	—	—	—	id. . . . .
»		40	cuisinière.	s. droit.	—	—	Tumeur axill. . .	id. . . . .
»		46	—	id. .	—	—	Ulcéré.	id. . . . .
»		49	—	s. gauch	—	—	—	id. . . . .
1850	M.	62	—	id. .	pl. années.	—	Ulcéré.	id. . . . .

COMPLICATIONS après le traitement.	SÉJOUR complet.	SÉJOUR depuis le traitement.	TERMINAISON.	RÉCIDIVES.	ANATOMIE pathologique.	ACCOUCHEMENTS.	OBSERVATIONS.
—	—	2 m.	Guérison	—	Car. encéph.	pl. enf.	Pas de récidive (1852).
Mortif. du tissu cellulaire ; sig. de pleurésie.	35 j.	—	Non guérie	—		—	Plaie très vaste.
	39 j.	34 j.	Cicatrisation	Réc. P.	—	—	Plus vol. que la tête d'un nouveau-né.
	—	—	—			—	Opérée trois fois et guérie enfin radicalement.
—	1 j.	—	Même état.			—	Occupant tout le sein.
—	13 j.	—	id.	Réc. A.		—	Opérée il y a un an. Inc.
—	4 j.	—	id.	—		—	Hémiplégie. Incurable.
Infect. purulente	40 j.	35 j.	Mort	—		10 enf.	
Erysipèle	31 j.	21 j.	id.	—			
—	—	15 j.	Guérison	—			
—	1 j.	—	Même état.	Réc. A.		—	Opérée il y a 18 mois. Inc.
—	3 j.	—	id.	id.		—	Opérée il y a 5 mois. Inc.
—	2 j.	—	id.	id.		—	Id.
Erysipèle	21 j.	12 j.	Mort	id.		—	Opérée il y a 4 ans.
—	[illegible] j.	—	Mort				
—	41 j.	37 j.	En voie de guéris.	—		—	
—	23 j.	—	id.	Réc. A.		—	Opérée il y a 1 an.
Erysipèle	5 m.	71 j.	Guérison	—			
—	51 j.	33 j.	id.	Réc. A.		—	Opérée il y a 8 mois.
Erysipèle	30 j.	24 j.	id.	id.		—	Déjà opérée.
—	5 j.	—	Même état.	—		4 enf.	Inopérable.
—	41 j.	35 j.	En voie de guéris.	—		—	Du vol. de deux poings.
—	55 j.	51 j.	id.	—		15 enf.	Du vol. d'un œuf.
—	54 j.	42 j.	Guérison	—		—	Du vol. du poing.
—	26 j.	23 j.	id.	2 réc. A.		—	
—	50 j.	—	Mort	—	—	—	Opérée de 2 tum., l'une au s. droit, l'autre au s. gauche. — Il y a 3 ans et 2 ans.
Pneum., pleurés.	79 j.	—	Mort (en voie de guérison)	—		—	
—	8 j.	—	Même état.	—		—	Pas d'opération.
—	24 j.	19 j.	Guérison	—		—	
—	53 j.	—	id.	—		—	
—	48 j.	—	id.	Réc. A.		—	Opérée il y a 7 ans.
—	75 j.	—	id.	—	Car. encéph. lardacé	—	Pas de récidive (1852).
Abcès	41 j.	36 j.	Cicatrisation	Réc. P.	Cell. cancér.	pl. enf.	
4 récidives	95 j.	—	Non guérie	id.	—	1 enf.	4 repullulations. — Extirpation et cautérisation safrano-sulfurique. Pas de guérison.
—	14 j.	—	Même état.	—		—	Pas d'opération.
—	40 j.	38 j.	Cicatrisation	—		—	Craintes de récidives.
Choléra	38 j.	35 j.	Guérison	—		—	
Erysipèle	130 j.	112 j.	Cicatrisation	Réc. P.	—		
Choléra	45 j.	39 j.	En voie de guéris.	—	Cell. cancér.	—	Du vol. de la tête d'un enfant.
Infect. purulente	49 j.	40 j.	Mort	—		pl. enf.	
Erysipèle	—	2 m.	Guérison	—	Cell. cancer.	—	Pas de récidive.

ANNÉES.		AGE.	PROFESSIONS.	SIÉGE.	DATE et apparition.	CAUSES.	COMPLICATIONS avant le traitement	TRAITEMENT.
1850	M.	58	—	s. gauch	—	—	Hémorrhagies. .	Extirpation . . . .
»		49	cuisinière.	id. .	—	—	Ulc.; engorgem. axill. et sous-claviculaire.	id. . . . . .
»		46	id.	s. droit.	10 ans. . .	coup . .	Engorg. axill . .	id. . . . . .
1851		49	marchande de vins.	id. .	3 ans. . .	—	Ulc. et ramoll. .	id. . . . . . .
»		67	femme de ménage.	id. .	2 ans. . .	—	—	id. . . . . .
»		48	journalière	—	—	—	—	—
»		65	—	s. droit.	9 ans. . .	coup . .	Tumeur axill. .	Extirpation . . .
»		55	aubergiste	id. .	—	—	—	—
»		49	—	id. .	—	—	Ulc. et ramoll. .	Extirpation . . .
»		51	blanchisseuse . . .	s. gauch	—	—	Tumeur axill. .	id. . . . . .
»		53	aubergiste.	id. .	—	—	Ulcéré.	id. . . . . .
1852	Encéph. lardacé.	54	giletière.	s. droit.	8 mois . .	—	—	id. . . . . .
»		25	conturière	id. .	18 mois. .	—	—	id. . . . . .

En portant ce tableau jusqu'au 1ᵉʳ septembre 1853, je pourrais y ajouter 8 cas nouveaux, 3 de l'année dernière et 5 de l'année courante , d'où un total de 62. Du reste, je ne donne point de pareils tableaux pour complets ; ils ne contiennent pas la moitié des faits que j'ai observés ; le diagnostic différentiel des formes diverses du cancer n'a pas toujours pu y être nettement posé ; la cause, la date du mal, les suites définitives de l'opération manquent souvent ; mais ce qu'ils contiennent est exact, et je puis garantir qu'aucune tumeur bénigne n'y a été inscrite comme cancer, et que sous ce point de vue ils sont à l'abri de tout reproche. C'est donc eu égard à la proportion entre les squirrhes et les encéphaloïdes qu'ils laissent surtout à désirer.

COMPLICATIONS après le traitement.	SÉJOUR complet.	SÉJOUR depuis le traitement.	TERMINAISON.	RÉCIDIVES.	ANATOMIE pathologique.	ACCOUCHEMENTS.	OBSERVATIONS.
—	—	10 sem.	Guérison	—	Cell. cancér. .	—	Pas de récidive.
—	34 j.	32 j. .	Cicatrisation . . .	Réc. P. p. pust.	—	—	
Érysipèle, abcès.	48 j.	43 j. .	Guérison	—	—	—	
Pourrit. hôpital.	2 m.	49 j. .	Guérison apparente	Réc. P. / Réc. A.	—	—	La récidive postérieure est attaquée par le caustique safrano-sulfurique.—La guérison arrive au bout de 20 jours.
—	39 j.	37 j. .	En voie de guéris.	—	—	—	Écoulement de sang par le mamelon.
Infect. purulente	8 j.	—	Mort	—	Cell. cancér. . .	—	Du vol. du poing d'un enf.
—	14 j.	—		—	—	10 enf.	
—	36 j.	—	En voie de guéris.	—	Cell. cancér. . .	—	
Pourrit. hôpital.	63 j.	40 j. .	id.	—	—	—	
Pourrit. hôpital. Erysipèle . . .	16 j.	12. j. .	Mort	—	Cell. cancér. . .	pl. enf.	
—	60 j.	55 j. .	Guérison apparente	Réc. P.	Pas de cellules cancéreuses au microscope.— Cancer encéphaloïde. . .	—	Traces de récidive.
Erys.; accidents cérébraux. . .	39 j.	30 j. .	Mort	Réc. A.	—		

Ici, sur 45 opérées en :

1834 . . . 1	1841 . . . 3	1848 . . . 3
1836 . . . 1	1842 . . . 2	1849 . . . 4
1837 . . . 1	1844 . . . 2	1850 . . . 4
1838 . . . 2	1845 . . . 4	1851 . . . 6
1839 . . . 2	1846 . . . 3	1852 . . . 4
1840 . . . 1	1847 . . . 1	1853 . . . 3

9 sont mortes : d'érysipèle, 3 ; d'infection purulente, 3 ; de pleurésie, 2 ; de pourriture d'hôpital, 4.

2 sont mortes sans opération ; 6 ont été prises d'érysipèle ; 2 de pourriture d'hôpital ; 2 de choléra et 1 de pleurésie.

20 sont sorties guéries ; il y a eu récidive chez 18 ; 18 avaient un cancer ulcéré.

DEUXIÈME PARTIE.

MALADIE DE LA MAMELLE CHEZ L'HOMME.

Restant toute la vie à l'état rudimentaire, la mamelle de l'homme n'est que rarement atteinte de maladies sérieuses.

M. J. Cloquet cite un infirmier de l'hôpital Saint-Louis (1), qui avait presque autant de gorge qu'une femme. M. Renaudin (2) a publié l'histoire d'un garçon qui était dans le même cas. On a vu à Pavie (3) un homme dont les mamelles, longues de dix-huit pouces, étaient si lourdes qu'il fallut les extirper. J'ai vu de mon côté, à l'instar de M. H. Larrey (4), plusieurs hommes dont les mamelles étaient très volumineuses. Il paraît que chez les Grecs c'était un fait assez commun, puisque Paul d'Égine en parle et dit qu'on traitait cette disposition par l'instrument tranchant; mais parmi nous ce ne sont là que des exceptions, et en pareil cas, le sein de l'homme est constitué par le tissu adipeux bien plus que par la glande mammaire elle-même.

Il est cependant vrai que les principales maladies dont il a été question à propos des mamelles de la femme peuvent, à la rigueur, se développer aussi chez l'homme.

(1) *Nouvelle bibliothèque médicale*, 1828, t. I, p. 420.
(2) *Société médicale d'émulation*, t. I, p. 397.
(3) Pétrequin, *Anatomie médicale*, p. 231 ; Vidal, t. III, p. 810.
(4) Robelin, thèse, 1852, p. 32.

SECTION PREMIÈRE.

MALADIES BÉNIGNES.

Les phlegmasies, les abcès, les indurations, les kystes, les tumeurs, présentent du reste dans les mamelles de l'homme quelques différences que le praticien a besoin de connaître.

CHAPITRE PREMIER.

INFLAMMATIONS ET ABCÈS.

Que les inflammations aient leur point de départ entre la glande et les téguments, entre la glande et la poitrine ou dans le tissu même de la mamelle, il est assez rare qu'elles ne reconnaissent pas pour cause une violence extérieure. Un garde municipal, qui reçut, aux journées de juin 1834, une balle sur la plaque de son uniforme, eut ainsi la mamelle violemment contusionnée, et bientôt après un abcès profond du sein. Chez un autre malade, le phlegmon avait été produit par des frottements répétés de la poitrine contre des corps durs; dans un autre cas, l'inflammation résultait de la chute d'un moellon sur le mamelon.

Il n'en est pas moins vrai que la mamelle de l'homme s'enflamme quelquefois sans cause extérieure appréciable, surtout dans le jeune âge, avant la puberté en particulier. J'ai constaté en outre que les maladies de la mamelle se ressemblent beaucoup chez le jeune garçon et chez la jeune fille. A cette époque de la vie, je n'ai guère vu dans le sein que des inflammations de l'auréole, des inflammations sous-mammaires ou des adénites; dans un cas, cependant, l'abcès était réellement sous-cutané.

Le tissu mammaire de l'homme est si dense, la glande a si peu d'épaisseur, que les inflammations, si elles y deviennent purulentes, ne peuvent guère amener de collection qu'entre la poitrine et le sein ou dans la couche sous-cutanée. Jamais les abcès idiopathiques de la mamelle de l'homme n'acquièrent un grand volume ; ils marchent ou se développent avec une certaine lenteur ; leur diagnostic est ordinairement facile ; ils n'exposent point aux suites fâcheuses de certains abcès du sein des femmes. La lactation n'est plus là pour en alimenter la source, pour en empêcher la détersion et la cicatrisation ; aussi se comportent-ils à peu près comme de simples phlegmons ordinaires et ne méritent-ils pas d'autre traitement.

Appelé de bonne heure, le chirurgien pourra presque toujours en obtenir la résolution. Pour cela, il faut recourir sur-le-champ aux applications de sangsues autour de la partie tuméfiée, si ce n'est sur la partie enflammée elle-même. Des cataplasmes émollients, des onctions avec la pommade mercurielle, viennent en aide aux émissions sanguines locales ; c'est alors aussi qu'un large vésicatoire volant sur toute la région malade éteint souvent l'inflammation. Si, malgré ce traitement, ou parce que le médecin a été appelé trop tard, un abcès survient, il n'y a point lieu, comme chez la femme, d'en préférer l'ouverture spontanée à l'ouverture chirurgicale dans certains cas. En effet, quand même l'abcès occuperait le parenchyme de la glande, il n'en serait pas moins indiqué d'en pratiquer l'incision dès que la fluctuation y est évidente. Une fois ouverts convenablement, les abcès du sein chez l'homme ne tendent ni à se multiplier, ni à persister sous forme de fistules pendant des mois entiers comme chez la femme ; à moins de complications spéciales, ils guérissent vite et radicalement.

Du reste, les abcès symptomatiques aigus ou chroniques sont pour le moins aussi fréquents dans la région mammaire de l'homme que dans le sein de la femme. Un jeune homme, entré pour un abcès aigu de l'aisselle droite à l'hôpital, avait en même temps la mamelle soulevée par une large collection de pus. Un autre malade âgé de quarante-sept ans avait, dans la région mammaire gauche, une tumeur bosselée, rouge, presque indolente, grosse comme la tête, d'aspect encéphaloïde, tumeur qui n'était cependant qu'un vaste dépôt rempli de pus et de caillots de sang ayant pour source une carie du sternum. Voici le résumé d'un autre fait encore plus remarquable.

Tumeur du sein tendue, fluctuante, douloureuse à une forte pression, sans changement de coloration à la peau; tumeur du cou, sous-aponévrotique, fluctuante, moins résistante et plus douloureuse que la première. Incision de la tumeur du cou; sortie d'un pus séreux, grumeleux; vésicatoire sur la tumeur du sein, qui s'étale de plus en plus. Paralysie du mouvement dans les membres inférieurs, la vessie, le rectum, les membres supérieurs, conservation de la sensibilité; formation d'un abcès aux lombes. Escarres du sacrum. Amaigrissement, marasme. Mort. Rien dans le cerveau; pas de tubercules pulmonaires; viscères sains; veines des membres inférieurs remplies de caillots anciens; carie des sixième et septième vertèbres cervicales, et des deux dernières côtes; épaississement et ramollissement du périoste des deuxième et troisième côtes gauches; moelle comprimée en avant au niveau des cinquième, sixième, septième vertèbres cervicales, première et deuxième dorsales, par une matière tuberculeuse ou du pus concret.

Maximilien Gérard, dix-neuf ans, ébéniste, s'aperçut, il y a cinq semaines environ, d'un léger gonflement de la région mammaire gauche. Peu douloureux au toucher, ce gonflement augmenta rapidement; en quinze jours il atteignit le volume que nous lui voyons aujourd'hui. A peu près en même temps, quelques douleurs se faisaient sentir dans la partie latérale gauche et inférieure du cou, là où une autre grosseur s'était montrée depuis assez longtemps déjà. C'est pour ces tumeurs que le malade est entré hier à la Charité.

De taille au-dessous de la moyenne, faiblement musclé, maigre, ce jeune homme n'a jamais craché de sang ni saigné du nez; il ne s'enrhume pas souvent; ses parents sont ordinairement d'une bonne santé.

En général, sa santé est bonne; il ne se plaint que de quelques douleurs au travers de la poitrine, dans le cou, dans les épaules.

La tumeur du sein est tendue, fluctuante; douloureuse quand on la déprime de manière à arriver jusqu'aux côtes. Sans changement de couleur à la peau, elle paraît située au-dessous du grand pectoral dont les attaches inférieures la limitent en bas. Proéminant d'environ 0^m,02 à 0,03, régulièrement arrondie, elle offre 0^m,10 de diamètre.

La tumeur du cou, dans la partie inférieure du triangle sus-claviculaire gauche, sous-aponévrotique, est fluctuante aussi, moins résistante et plus douloureuse que la tumeur du sein; elle proémine peu, et n'a guère que les dimensions d'une moitié de noix.

Aucune souffrance ailleurs. Bon appétit, bon sommeil.

A l'auscultation on ne trouve rien, si ce n'est de la faiblesse dans le murmure respiratoire vers le sommet du poumon droit.

9 février 1845. Quelques jours après l'arrivée du malade, on plonge le bistouri dans la tumeur du cou ; il en est sorti un pus grumeleux, mêlé de sérosité. (Cataplasmes ; puis onguent de la mère.) Un peu de sérosité par l'ouverture devenue fistuleuse le 13. On applique sur la tumeur du sein un large vésicatoire. Une diarrhée assez intense a forcé de suspendre la limaille de fer que l'on donnait deux fois par jour à la place du tannin. Grand appétit. Trois portions d'aliments.

17. Le vésicatoire est sec ; la tumeur du sein s'étale et s'amollit.

Le malade maigrit ; son état général n'est point satisfaisant. Depuis quelque temps, le matin au réveil, des sueurs abondantes lui couvrent le visage et le haut de la poitrine. Ses jambes sont faibles ; il ne peut sortir du lit. (15 grammes de sirop de pavot blanc.)

25. Sueurs excessives la nuit et le matin. Affaiblissement marqué ; peau plus pâle, yeux enfoncés. L'abcès du cou reste fistuleux ; la tumeur du sein s'étale encore du côté de l'aisselle. Le malade ne peut plus se remuer dans son lit. Depuis quatre jours, il lui est impossible de lever les jambes, surtout la gauche ; le bras droit est plus faible que l'autre. L'appétit diminue. Il y a constipation et douleurs dans le ventre. Du reste, le pouls est ordinaire.

3 mars. Paralysie, qui des membres inférieurs s'étend à la vessie et au rectum ; il n'y a point de selles depuis longtemps. Ventre douloureux et tendu. Faiblesse générale augmentant chaque jour. La paralysie semble marcher de bas en haut ; les membres supérieurs perdent de leur force depuis quelque temps. La myotilité seule est atteinte ; la sensibilité est conservée dans les parties frappées de paralysie.

L'appétit est presque perdu.

20. Il semble qu'il y ait du mieux. La vessie a repris ses fonctions ; les selles se font bien ; l'appétit est meilleur. Les forces semblent revenues dans les bras et les mains, qui ne servaient plus à la préhension ; et pourtant l'affaiblissement général augmente toujours.

La peau du sacrum est devenue rouge et menace de se mortifier. Nouvel abcès dans la région lombaire gauche.

2 avril. Maigreur extrême. L'intelligence est nette ; le moral bon. Le malheureux ne voit point que sa fin approche.

La tumeur du sein est presque effacée, tant elle s'est élargie.

Le sentiment est toujours intact.

Les pieds et les jambes commencent à s'œdématier. Le malade se plaint depuis quelque temps de douleurs et de fourmillements dans les membres pelviens.

Escarre large comme la paume de la main, allant jusqu'aux os.

21. Suffocation, douleurs dans le côté ; les poumons se prennent, râles sous-crépitants.

Le corps n'est qu'un squelette recouvert de peau.

Les jambes et les cuisses, œdématiées, ont plus du double de leur volume normal. Les mains commencent à se tuméfier aussi.

Les urines et les selles s'échappent involontairement.

Sensibilité conservée. Les bras se soulèvent encore, mais les mains ne peuvent plus serrer les objets.

Le cœur, quoique faible, fait bondir la paroi thoracique amaigrie, et produit un mouvement de flot dans l'abcès du sein presque totalement affaissé.

22. Mort ce matin à trois heures.

23. Autopsie.

Le cerveau est sain. Un peu de sérosité dans les ventricules.

Abcès du sein. Il s'en écoule environ huit onces d'un pus blanc, crémeux, épais. Sa paroi antérieure est formée par la peau et quelques pâles fibres du grand pectoral. La poche qui s'étend vers l'aisselle a pour paroi postérieure les muscles intercostaux et les côtes. Par une destruction d'un point de ces muscles entre la deuxième et la troisième côte en avant, l'abcès envoie un prolongement sous le sternum ; au milieu de ce prolongement les plèvres viscérale et pariétale réunies empêchent le pus de s'épancher dans la cavité pectorale.

Poitrine. Poumons engoués à leur base et en arrière surtout ; quelques points de pneumonie lobulaire à la base du poumon droit ; point de tubercules. Le sommet du poumon gauche est fortement adhérent à la paroi thoracique.

Le *cœur*, flasque, pâle, petit, contient quelques caillots assez mous. Les autres viscères sont sains. La rate, un peu grosse, se déchire plus facilement qu'à l'ordinaire.

Les *veines* des membres inférieurs, les veines iliaques, la veine cave jusqu'à son passage en arrière du foie, sont remplies de caillots fibrineux anciens, jaunes, rouges, bruns et adhérents aux parois, qui elles-mêmes adhèrent fortement à la gaîne et au tissu cellulaire voisin induré et épaissi.

Dans la région lombaire gauche est un vaste foyer fluctuant, dont on fait sortir plus d'un litre d'un pus blanc, crémeux, bien lié. Borné en bas par la crête iliaque, en dedans par la colonne vertébrale, cet abcès passe en haut sous la dernière côte cariée dans toute sa face antérieure, puis en arrière de la première, flottante, cariée aussi dans une partie de sa face postérieure. La paroi antérieure du clapier est formée par le péritoine, dont le *fascia propria* est épaissi.

Le pus commençait à fuser en bas dans le bassin, sous le *fascia iliaca.*

Canal rachidien. Au niveau des cinquième, sixième, septième vertèbres cervicales, première et deuxième dorsales, est une couche de matière plastique, grumeleuse, d'un gris jaune, tuberculeuse ou de pus concret. D'un peu plus d'une ligne d'épaisseur, adhérant assez fortement au grand surtout ligamenteux postérieur en avant, et en arrière à la dure-mère, cette couche s'arrête à la limite des trous de conjugaison, excepté au niveau des cinquième et sixième cervicales, où une petite masse allongée de même matière tapisse la paroi latérale gauche du canal et la partie correspondante de la dure-mère. La moelle, *comprimée en avant* par cet épanchement, est saine du reste. Les apophyses transverses gauches de la sixième et de la septième vertèbre cervicale sont dénudées par places, et baignent dans le pus d'un foyer qui communique d'une part avec la masse latérale gauche du canal rachidien, et de l'autre avec l'abcès ouvert quand le malade est entré à l'hôpital, et qui est demeuré fistuleux.

———

CHAPITRE II.

INDURATIONS.

Une induration avec hypertrophie légèrement irritative de la mamelle se voit assez souvent avant la puberté, chez la jeune fille comme chez le garçon. Je l'ai principalement rencontrée vers l'âge de quinze ans, quelquefois à dix et à douze ans, quelquefois aussi à seize et dix-huit ans, mais toujours chez des sujets dont le système ou les fonctions sexuels étaient encore mal établis. Ce genre d'affection se rencontre dans la pratique sous deux formes assez tranchées, à l'état aigu, à l'état chronique. L'état aigu, de beaucoup le plus commun, est annoncé par du prurit, de la chaleur, souvent même par une douleur sourde, fatigante, dans l'un des seins. Le mamelon est plus saillant que de coutume, et la coloration de son auréole est manifestement augmentée ; la glande elle-même est épaissie, comme soulevée ; en la touchant, on sent qu'elle est dure, bosselée, large, mobile, chaude, douloureuse, le siége d'une inflammation qui peut être le point de départ des abcès dont il a été question tout à l'heure.

En définitive, cette irritation n'est guère que la première phase du phlegmon proprement dit de la mamelle. On en triomphe facilement à l'aide de topiques émollients et de quelques émissions sanguines locales ou générales.

A l'état chronique, le mal ne diffère guère de l'induration aiguë que par l'absence de douleur, de sensibilité, de coloration inflammatoire. La mamelle est alors dure, inégale, épaissie, mobile comme dans le cas précédent, mais il faut exercer sur elle une pression assez forte pour amener de la douleur. Sous cette forme, l'induration de la mamelle ressemble un peu à l'induration squirrheuse, et je l'ai vu traiter comme telle plusieurs fois, même par des praticiens distingués.

Un jeune homme âgé de dix-sept ans était atteint de ce genre

d'induration depuis quatre mois. Ayant employé l'extrait de
ciguë à l'intérieur, les cataplasmes de carotte râpée, l'emplâtre de Vigo en topique, et guéri son malade dans l'espace de
deux mois, le médecin resta persuadé qu'il avait triomphé ainsi
d'une tumeur cancéreuse du sein. En pareil cas, la mamelle est
ordinairement prise en totalité; la tumeur se distingue du
squirrhe en ce qu'elle n'adhère point à la peau, et ne tend nullement à entraîner les téguments par rétraction; en ce qu'elle
est élastique et un peu flexible, au lieu d'être ligneuse et in-
coercible. En somme, avec un peu de réflexion, il est facile de
ne la confondre ni avec le squirrhe, ni avec l'encéphaloïde.

Les indurations du sein de l'homme cèdent en peu de semaines
aux médications antiphlogistiques ou révulsives ordinaires. Une
saignée générale, si l'état constitutionnel de la personne ne s'y
oppose pas; un petit nombre de sangsues appliquées deux ou
trois fois à huit jours d'intervalle autour de la tuméfaction;
quelques purgatifs; des tisanes amères, pour peu qu'il reste
d'irritation, dissipent assez vite cette affection. Le plus souvent
même, il suffit, pour en triompher, de recourir à de simples topiques, aux cataplasmes de farine de lin dans de l'eau de guimauve ou dans de l'eau de Goulard, ou dans de gros vin rouge,
suivant les cas. L'onguent mercuriel ou la pommade d'iodure de
plomb en frictions peuvent être utiles aussi pour en faire jus-
tice. Une compression bien faite pourrait être indiquée de son
côté avec avantage, et M. H. Larrey (1) en a obtenu de véritables succès.

Souvent encore le mal disparaît spontanément par le fait seul
des progrès de l'âge, sous l'influence de l'établissement de la
puberté, chez la jeune fille comme chez le jeune homme. Le
chirurgien devra donc rassurer sans crainte les parents ou les
malades qui, en pareil cas, se tourmentent généralement outre
mesure.

____

(1) Robelin, thèse 1852, n° 32, p. 19.

CHAPITRE III.

KYSTES.

Les kystes de la mamelle sont rares chez l'homme ; aussi n'en a-t-il été publié qu'un très petit nombre d'exemples. Je n'en possède, pour ma part, que trois observations. Le plus remarquable, du volume d'une tête d'enfant, s'était développé sans cause connue, sans douleur, sans inflammation préalable, et avait acquis les dimensions que je viens d'annoncer en moins d'une année. Il occupait la moitié externe du sein droit chez un jeune paysan âgé de quinze ans. Ses parois, minces, sans coloration anormale, étaient sillonnées par quelques veines variqueuses.

De prime abord, ces tumeurs donnent l'idée d'une mamelle ferme et rebondie, comme on l'observe souvent à l'état naturel chez les jeunes filles de quinze à vingt ans. La transparence y était aussi manifeste que dans un hydrocèle de même volume. Une ponction me permit d'en extraire six onces de sérosité légèrement citrine. J'y injectai 15 grammes de teinture d'iode mêlée à 30 grammes d'eau. Six jours après, je traitai de la même manière une bosselure qui s'était reproduite à la partie externe et supérieure de la tumeur primitive ; tout se passa ici comme dans l'hydrocèle des bourses, et le recollement des parois du kyste se trouva complet au bout de trois semaines.

Les deux autres exemples ne diffèrent du précédent que par un peu moins de volume de la tumeur, ou par l'âge des malades, moins avancé dans un cas, plus avancé dans l'autre ; ils ont d'ailleurs été traités et guéris de la même façon.

C'est donc ainsi qu'il convient d'attaquer les grands kystes uniloculaires de la mamelle de l'homme ; s'il en survenait d'une autre espèce, il y aurait évidemment lieu de les soumettre aux mêmes ressources chirurgicales que chez la femme (1).

____

(1) Voyez p. 321.

CHAPITRE IV.

TUMEURS.

Je n'ai rencontré dans le sein de l'homme qu'un cas de tumeurs adénoïdes. En voici l'observation.

Tumeur adénoïde en forme de chou-fleur chez un homme âgé de quatre-vingt-cinq ans. Destruction de la tumeur par la ligature ; guérison.

M. D..., officier de santé, ancien chirurgien des armées, me pria de lui donner des soins pour une maladie du sein qui le tourmentait depuis longtemps. Je fus d'abord frappé de l'odeur et de l'aspect de son mal. C'était au sein gauche ; il y avait là une masse large de 15 centimètres environ, lobulée ou granulée à la façon du chou-fleur, d'un gris sale ou légèrement rougeâtre et de laquelle exsudait une matière ichoreuse semi-purulente. Des anfractuosités divisaient profondément cette tumeur presque jusqu'à ses adhérences au thorax, de telle sorte qu'elle paraissait formée de plusieurs végétations collées l'une contre l'autre. Toutes ses parties cependant étaient confondues en une seule racine d'environ 4 centimètres d'épaisseur, et qui occupait la région mammaire. On retrouvait dans cette masse l'élasticité, la densité des tumeurs adénoïdes, et non pas la mollesse, la consistance fongueuse ou médullaire des tumeurs encéphaloïdes. Le malade, qui la portait depuis quinze ans, chez lequel elle s'était ulcérée depuis trois ans, s'en inquiétait beaucoup moins d'ailleurs, par suite des douleurs assez légères qu'elle occasionnait, qu'à cause du suintement dont elle était le siége, et de l'odeur désagréable qu'elle répandait. A son âge, il était peu désireux de se soumettre à l'action des instruments tranchants ; j'insistai peu moi-même sur l'emploi de cette ressource, et nous convînmes qu'une ligature jetée sur la racine de la tumeur serait serrée de plus en plus chaque jour au moyen du serre-nœud de Dessault. La chute du champignon s'effectua ainsi sans accident dans l'espace de quinze jours, et la plaie mit ensuite trois semaines à se cicatriser. M. D... a encore vécu quatre ans sans qu'il lui soit rien revenu au sein ; il est mort d'une maladie tout à fait étrangère à sa tumeur mammaire.

Les tumeurs épithéliales, les tumeurs butyreuses, y sont encore plus rares. Les seules tumeurs bénignes que j'y aie vues rentraient dans la catégorie des indurations hypertrophiques ou inflammatoires, ou enfin dans la classe des kystes sus-indiqués.

SECTION DEUXIÈME.

MALADIES MALIGNES OU CANCÉREUSES.

Je n'avais encore vu en 1839 d'autres cancers dans le sein de l'homme que des squirrhes. Bartholin (1), qui parle de l'extirpation d'une mamelle chez l'homme ; M. Sédillot (2), qui raconte deux faits pareils ; M. Pétrequin, qui, en visitant Padoue, a su aussi qu'on avait pratiqué dans cette ville l'extirpation de la mamelle chez un homme adulte, se servent tous du mot *squirrhe* pour désigner la tumeur qui avait nécessité l'opération. Il en existe en outre deux exemples dans l'ouvrage de M. Warren (3) ; mais les observations sont données ici de manière à laisser des doutes sur la nature réelle du mal. M. Walsh (4) croit que le cancer de la mamelle chez l'homme est toujours de nature squirrheuse (5).

J'ai pour ma part rencontré neuf à dix exemples de ces cancers, dont un m'a laissé dans l'incertitude sur la question de savoir s'il ne s'agissait pas plutôt d'une tumeur fibro-plastique que d'un squirrhe. Du reste, j'ai pu constater aujourd'hui l'existence de tumeurs véritablement encéphaloïdes un certain nombre de fois dans la mamelle de l'homme. Une fois la tumeur, qui n'était point encore ulcérée, offrait le volume des deux poings, existait chez un homme d'une cinquantaine d'années et commençait à se ramollir sur une de ses principales bosselures.

Un homme de quarante-huit ans, qui vint me consulter en 1850, avait le sein gauche occupé par de larges fongosités cérébroïdes, en même temps que l'aisselle était remplie de tumeurs de même nature et non ulcérées.

(1) Bonnet, t. IV, p. 451.
(2) *Presse médicale*, t. I, p. 140.
(3) *On tumours*, etc., p. 282.
(4) Annoté par M. Mason Warren. Boston, 1844.
(5) *Ibid.*, page 202.

J'ai dû extirper du creux de l'aisselle en 1847 une masse cancéreuse ulcérée, chez un homme qui avait subi, dix-huit mois auparavant, l'ablation d'un large encéphaloïde de la mamelle.

En 1851, j'ai vu, avec le docteur Vignolo, un ecclésiastique dont la mamelle droite était aussi le siége d'un cancer fongueux ulcéré, anfractueux, large d'un décimètre, qui a été attaqué et guéri par le caustique sulfurique. M. Vidal (1) en a extirpé un de son côté chez un malade de mon service à la Charité, et A. Bérard (2) en a rencontré deux le même jour au bureau central des hôpitaux. Blandin (3), M. Deguise (4), M. H. Larrey (5), en ont aussi montré des exemples.

C'en est assez, il me semble, pour prouver que la mamelle de l'homme est sujette, comme la mamelle de la femme, quoique moins fréquemment, aux différentes sortes de cancers. Il faut ajouter que le cancer de la mamelle est également possible chez les enfants. Carmichaël (6) dit même avoir vu le squirrhe sur les deux seins d'un sujet âgé de douze ans.

Actuellement je ne dirais plus comme autrefois, et comme d'autres l'ont cru, que les cancers du sein chez l'homme ne tendent ni à se disséminer, ni à gagner au large, ni à se répéter dans les viscères comme chez la femme, attendu que j'ai eu plusieurs fois l'occasion de constater le contraire depuis. Ainsi un homme opéré par A. Bérard, et qui eut une récidive dans l'aisselle, succomba à une infection cancéreuse générale dix-huit mois après avoir été opéré par moi d'un cancer axillaire. J'ai déjà dit, du reste, que plusieurs des malades avaient en outre des tumeurs cancéreuses dans l'aisselle, et même au-dessus de la clavicule. J'incline cependant à croire que l'extirpation ou la destruction par les caustiques, des cancers de la mamelle, offrent

<hr>

(1) *Pathologie chirurg.*, t. III, p. 811.
(2) *Thèse de concours*, 1842, p. 145.
(3) Lebert, *Phys. path.*, t. II, p. 317.
(4) *Gaz. des hôp.*, décembre 1850.
(5) Robelin, thèse, p. 26.
(6) Walsh, *On cancer.*, etc., p. 203.

quelques chances de plus chez l'homme que chez la femme
Aux cas de guérison radicale que j'ai indiqués en 1839, je pourrais en ajouter deux autres aujourd'hui sur cinq opérations. A
part ces légères différences, le cancer du sein se comporte chez
l'homme comme chez la femme; il doit en conséquence y être
soumis au même traitement, aux mêmes précautions. D'un côté
comme de l'autre, c'est un genre de tumeurs qui ne guérissent
point spontanément; qui, abandonnées à elles-mêmes, tendent
fatalement à déterminer la mort, et qui doivent être extirpées
aussitôt que possible.

Voici du reste une observation que j'ai recueillie il y a trente
ans, et qui prouve que, dans la mamelle de l'homme, certaines
tumeurs d'aspect cancéreux peuvent être, comme chez la femme,
d'un diagnostic très embarrassant

Tumeur prise pour un cancer et qui n'était probablement qu'un abcès chro-
nique. Extirpation ; guérison.

Teisso, quarante-quatre ans, jardinier, fort, bien constitué, n'ayant
jamais eu de maladie grave, tomba, il y a vingt mois, le sein droit sur un
tonneau. L'accident passa d'abord inaperçu; mais, quinze jours plus tard, le
malade constata sur le point qui avait reçu le coup l'existence d'une tumeur
du volume d'un œuf qu'il négligea complétement. Entré, salle Sainte-Côme,
à l'hôpital de perfectionnement, en février 1824, il portait, sur la moitié
antérieure droite du thorax, une tumeur du volume de la tête d'un adulte.
Bosselée, cette tumeur offre en bas quelques éminences qui s'avancent vers
les huitième et neuvième côtes. Dans l'intervalle de ces bosselures la masse
est comme ramollie. La peau qui la recouvre est parfaitement saine, et sans
adhérence sur aucun point. Du côté de l'aisselle on remarque une saillie
fermée par le bord inférieur du grand pectoral, et le sternum, qui est enfoncé,
fait ressortir les cartilages, de sorte qu'au premier coup d'œil on dirait que
la tumeur fait corps avec cette partie du thorax. Cependant, en l'examinant
de près, on voit qu'elle en est distincte et qu'elle est située tout entière
dans les parties molles. Comme des élancements s'y font sentir depuis
quelques jours, et que d'ailleurs la santé générale est parfaite, on proposa
l'opération, qui fut pratiquée le 22 février.

La tumeur adhère aux côtes et aux muscles intercostaux sur lesquels on
en laisse quelques parcelles.

Le bras droit, qui était gonflé, se dégorge bientôt ; le pouls reprend de la
force ; l'appétit commence à se faire sentir vers le 12 mars. — Le 15, on remarque quelques duretés dans les lambeaux de la plaie qui sont recollés par
points et cicatrisés. La suppuration continue d'être abondante. Le 24, on
aperçoit quelques végétations rougeâtres et molles, indolentes, purement cel-

luleuses, végétations qui s'affaissent peu à peu et finissent par disparaître. Le malade quitte l'hôpital le 25 avril, ne souffrant plus, et très heureux d'être débarrassé de sa tumeur.

Cette tumeur, prise pour un cancer cérébriforme par Bougon, me laissa quelques doutes sur sa nature cancéreuse, car il y a dans mes notes une parenthèse où je dis d'une part :

« La réunion par première intention est tentée. » Dans la journée il y a comme un resserrement de poitrine ; le pouls est petit, la figure reste pâle. Le 25, le malade est bien ; il n'y a pas eu de fièvre. Le 26, on procède au premier pansement : il y a peu de suppuration, et les lèvres de la plaie sont recollées dans une assez grande étendue ; une légère teinte érysipélateuse se remarque cependant au voisinage, et se maintient jusqu'au 1er mars. On constate alors que du pus s'est accumulé sous les lambeaux, dont les lèvres deviennent grisâtres sur quelques points. Le pouls, à peine sensible du côté droit, est très petit aussi à gauche ; cependant le malade se trouve bien. Le foyer purulent se fait jour entre les lèvres de la plaie d'une manière incomplète jusqu'au 9. Le pus, d'abord séreux et floconneux, devient peu à peu de bonne nature. La tumeur pouvait donc être un abcès dont la matière concrète se serait décomposée, transformée. Si ce n'était pas un cancer, le malade guérira ; si c'était de la matière encéphaloïde, il y aura repullulation dans les viscères, et le malade mourra. »

D'autre part, on voit dans la description que j'en faisais et que voici : « La tumeur est de nature cérébriforme, du moins » elle en offre la plupart des caractères, mais elle contient aussi » de la matière colloïde, fluide dans quelques points, et encore à » l'état de crudité dans d'autres. » J'ajoutais enfin : « Ne serait-» ce pas un vaste abcès ! »

En résumé, les maladies du sein de l'homme ressemblent trop aux maladies de la mamelle chez la femme ou aux lésions des autres régions du corps pour exiger ici un plus long chapitre ou de plus nombreux détails.

TROISIÈME PARTIE.

MALADIES DE LA MAMELLE CHEZ LES NOUVEAUX-NÉS ET LES ENFANTS.

Il convient de mentionner aussi certaines nuances d'affections mammaires propres aux nouveaux-nés ou aux jeunes enfants. Les accoucheurs ont souvent l'occasion d'observer en effet, quelques jours après la naissance, un engorgement, une tuméfaction bizarre du sein. Toute la région mammaire se gonfle, devient le siége d'une douleur assez vive; puis on voit ce léger travail phlegmasique se dissiper de lui-même. D'autres fois néanmoins le mal continue, l'inflammation augmente et se termine par un abcès. Ce qu'il y a d'étrange, c'est que le mal se comporte jusqu'à un certain point à la manière de l'engorgement laiteux des femmes enceintes ou des nouvelles accouchées. M. Birkett (1), qui dit que les jeunes filles atteintes de mammite ont en même temps un écoulement vaginal, a vu chez un enfant de vingt-cinq jours un abcès du sein être précédé d'une sécrétion laiteuse notable. (2) Le même auteur parle en outre d'un abcès observé dans la mamelle d'un enfant de trois mois (3).

Toujours est-il que, par la pression, on fait quelquefois suinter un liquide laiteux du mamelon. J'ai fait remettre dans le temps de ce liquide à M. Donné, qui l'a examiné au microscope, et qui m'a dit y avoir constaté l'existence de tous les éléments du lait. Les réactifs chimiques invoqués alors ont d'ailleurs confirmé en tous points le témoignage du microscope.

Les nouveaux-nés peuvent donc être affectés d'une sorte d'engorgement laiteux à la manière des nourrices; il faudrait, en conséquence, les soumettre aux médications indiquées à l'article

(1) *Diseases of the breast,* etc. London, 1850, p. 11.
(2) Page 12.
(3) Page 15.

des inflammations de la mamelle ou du poil en général. Le liniment ammoniacal belladoné, les cataplasmes tantôt émollients, tantôt résolutifs, selon qu'il y a plus ou moins d'irritation, sont alors les principaux moyens à essayer; il est d'autant moins permis de songer aux émissions sanguines, que la maladie a une extrême tendance à se terminer par résolution.

A l'appui de ce qui précède, et qui date de 1839 (1), je puis invoquer maintenant le travail que M. N. Guillot (2) vient de présenter à l'Institut. Les recherches de ce savant prouvent, du reste : 1° Qu'au lieu d'être un accident, une exception, la sécrétion du lait est un fait naturel chez les nouveaux-nés; 2° que le phénomène s'observe aussi bien chez les garçons que chez les filles; 3° qu'il s'effectue à partir de la chute du cordon ombilical, du huitième au dix-septième jour; que les enfants malades n'y sont pas seuls sujets, et que des inflammations ou des abcès en sont plus souvent la suite que la cause.

Je n'ai jamais rencontré d'hypertrophie soit générale, soit partielle, ni de tumeurs adénoïdes, ni de cancers dans la mamelle des nouveaux-nés. Ces sortes de tumeurs exigeraient au surplus les mêmes remarques chez les très jeunes sujets que chez la femme. Il est dès lors superflu d'en traiter plus au long, de leur consacrer de nouveau un article spécial.

(1) *Dict. de méd.*, t. XIX, p. 104.
(2) *Académie des sciences (Comptes rendus*, t. XXXVII, p. 609).

FIN.

TABLE DES MATIÈRES.

PREMIÈRE PARTIE.

MALADIES DE LA RÉGION MAMMAIRE CHEZ LA FEMME.

DEUXIÈME PARTIE.

MALADIES DE LA MAMELLE CHEZ L'HOMME.

TROISIÈME PARTIE.

EXPLICATION DES PLANCHES.

———

PLANCHE I.

Fɪɢ. 1. Hypertrophie générale et purement glanduleuse de la mamelle
gauche chez une femme non mariée (page 238, observ. II).

Fɪɢ. 2 et 3. Globules épithéliaux et corps fusiforme, figurés par
M. Follin et pris dans la tumeur adénoïde de M. T... (obs. IV,
page 386).

PLANCHE II.

Fɪɢ. 1. Coupe d'une tumeur bénigne formée de kystes nombreux et alvéolaires (observation de M. A. Richard, page 526).

Fɪɢ. 2. Grosse tumeur adénoïde vue par sa face antérieure (décrite page 402,
observation XII), enlevée du sein d'une demoiselle adulte.

PLANCHE III.

Tumeurs adénoïdes.

Fɪɢ. 1. Tumeur lobulée, énorme, sans continuité aucune avec les tissus
ambiants, enlevée par énucléation (7 avril 1852).

Fɪɢ. 2. Tumeur adénoïde fendue par le milieu, de texture comme charnue,
à coupe homogène (mars 1853).

PLANCHE IV.

Tumeurs adénoïdes.

Fɪɢ. 1. Tumeur du volume d'un œuf de poule, grenue et lobulée dans son
parenchyme, mais régulière à l'extérieur (août 1847, jeune
fille de dix-neuf ans).

FIG. 2. Tumeur formée de plusieurs pelotons agglomérés et réunis par du tissu cellulo-fibreux, mais sans continuité avec la mamelle; enlevée le 1er mars 1852.

FIG. 3 et 4. Coupe d'une tumeur adénoïde homogène dont la pression a fait sortir des globules de lait (indiquée page 358, et par erreur comme faisant partie de la planche V).

FIG. 5 et 7. Corps fusiformes du tissu fibro-plastique venant d'une tumeur adénoïde.

FIG. 6. Culs-de-sac et cellules épithéliales du tissu mammaire venant de la même tumeur.

PLANCHE V.

Squirrhe.

FIG. 1. Squirrhe *lardacé*, femme de 46 ans opérée le 27 avril 1852.

FIG. 2. Squirrhe rayonné ou rameux.

FIG. 3. Cellules des tumeurs sus-indiquées.

PLANCHE VI.

Cancer anomal.

Le sein est représenté ici tel qu'il était lorsque la malade (page 471) est entrée à la Clinique, longtemps avant sa mort par conséquent. Le sein gauche, seul malade encore, donnait plutôt l'idée de taches et de végétations vasculaires que d'un cancer.

PLANCHE VII.

Encéphaloïde lardacé.

Coupe d'une tumeur du sein enlevée en mars 1852. Cinq micrographes distingués l'ont examinée avec soin et n'y ont point trouvé de cellules cancéreuses. J'avais cependant diagnostiqué un encéphaloïde lardacé, un cancer de la plus mauvaise espèce, avant l'opération comme après l'inspection anatomique de la pièce pathologique. La repullulation a eu lieu au bout de deux mois et demi, et la malade est morte un an plus tard d'une infection cancéreuse générale.

PLANCHE VIII.

Squirrhe en cuirasse.

Fig. 1. Squirrhe ligneux en plaque comprenant les téguments de toute la poitrine et les deux mamelles chez une femme encore jeune et d'une forte constitution (observ. II, page 429).

Fig. 2. Variétés de cellules cancéreuses avec leurs noyaux et nucléoles.

A gauche du chiffre 2, cellules d'une tumeur du sein opérée rue Madame, en 1847, et qui n'a point récidivé.

Au-dessus du chiffre, noyaux isolés de la même tumeur.

A droite du même chiffre, cellules et noyaux cancéreux, encéphaloïde lardacé, récidive au bout de trois mois (madame L..., 1848).

Au-dessous, cellules, fibrilles du squirrhe, et noyaux d'un cancer des canaux galactophores, récidive (dame Fabr...).

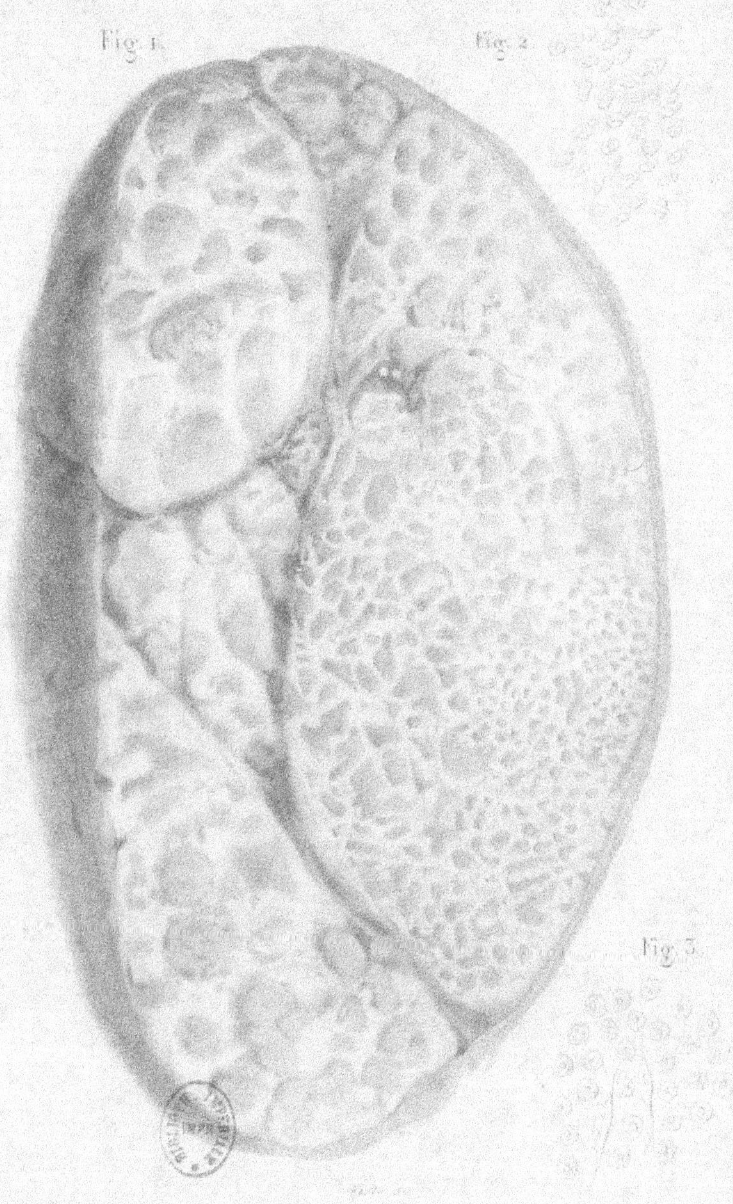
Fig. 1.
Fig. 2.
Fig. 3.

Fig. 2.

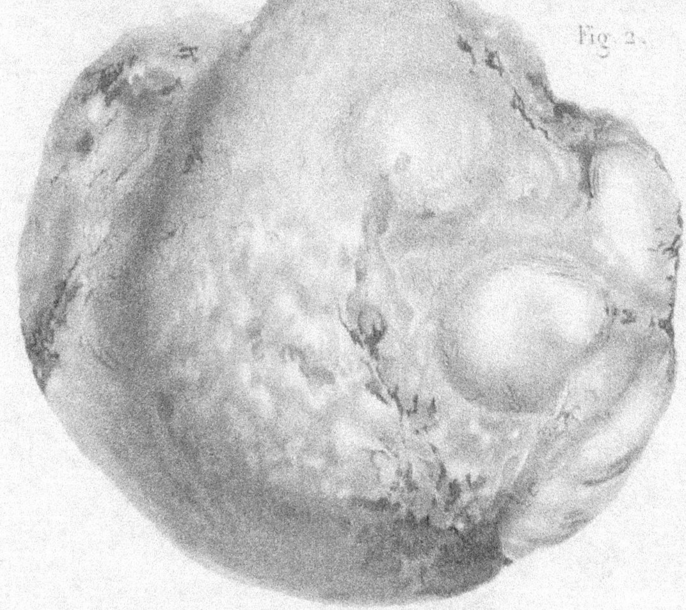

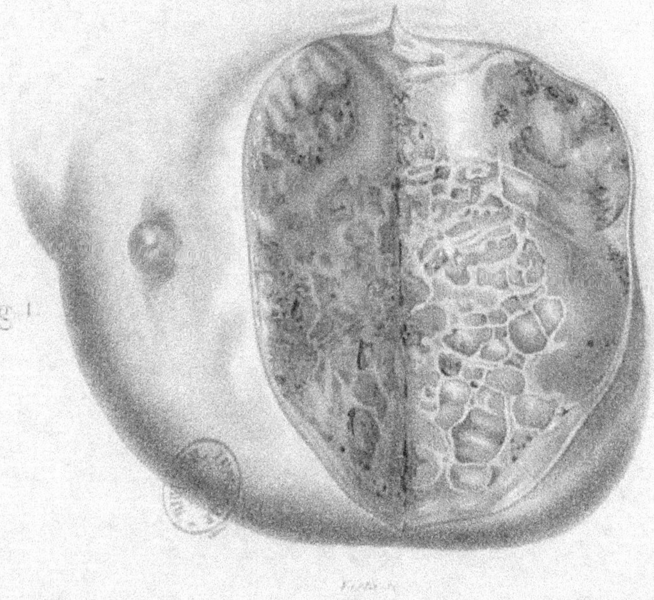

Fig. 1.

Publié par Victor Masson

Imp. par X. Hamel

Fig. 2.

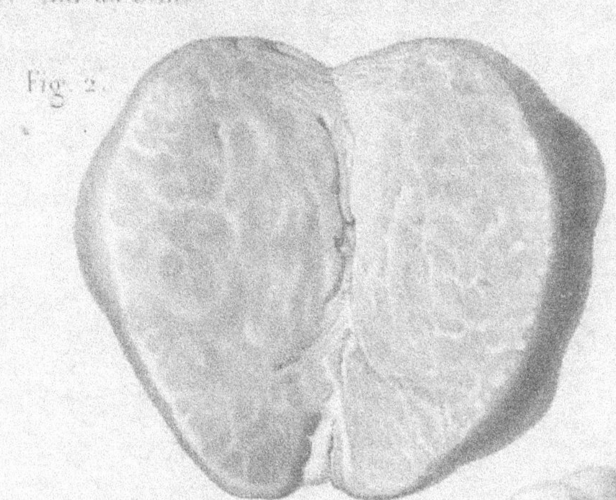

Fig. 1.

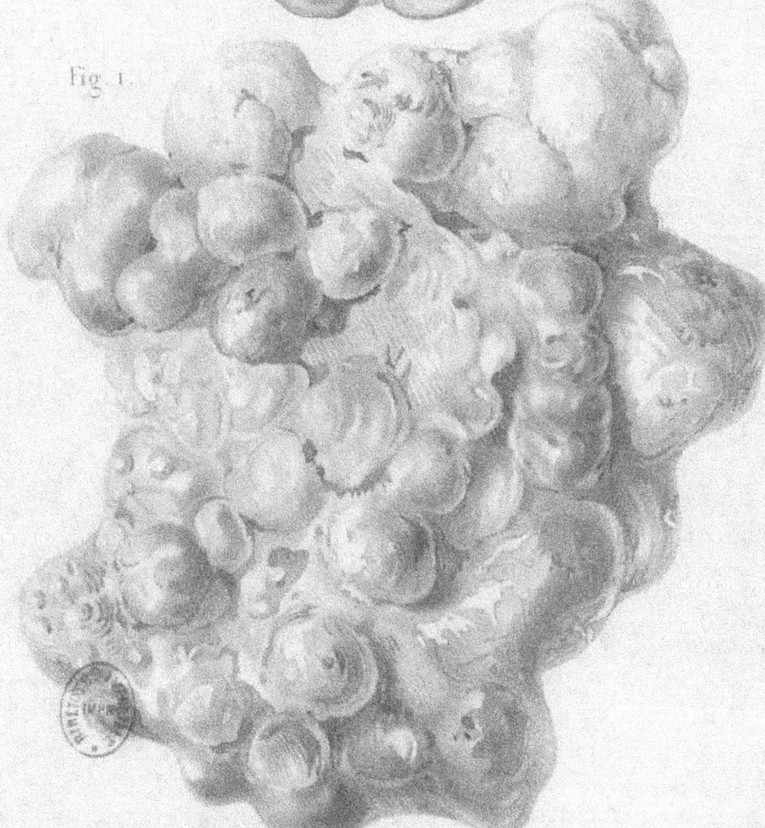

Publié par Victor Masson.

Imp. par X. Rémond

Fig. 1.

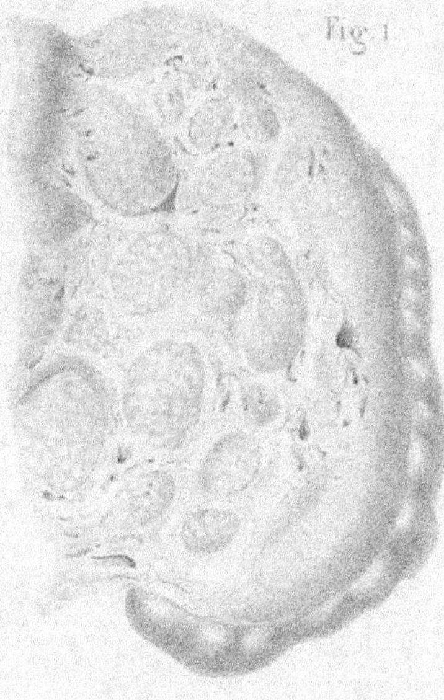

Fig. 2.

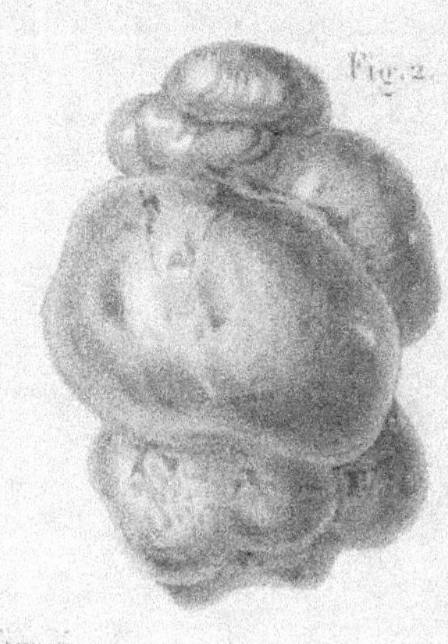

Fig. 5.

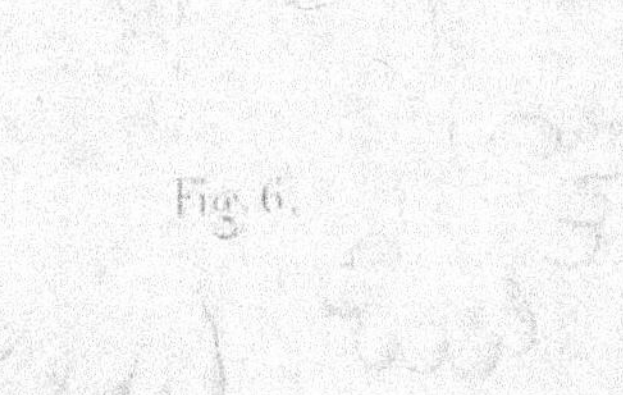

Fig. 7.

Fig. 6.

Fig. 4.

Fig. 3.

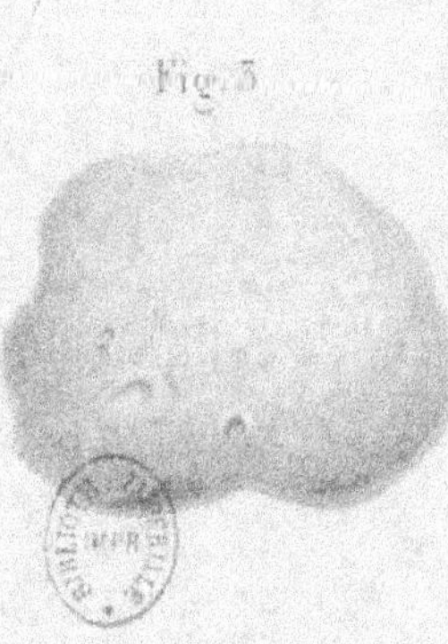

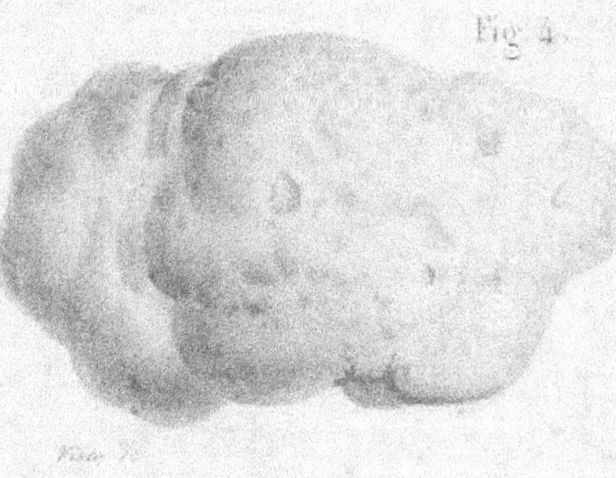

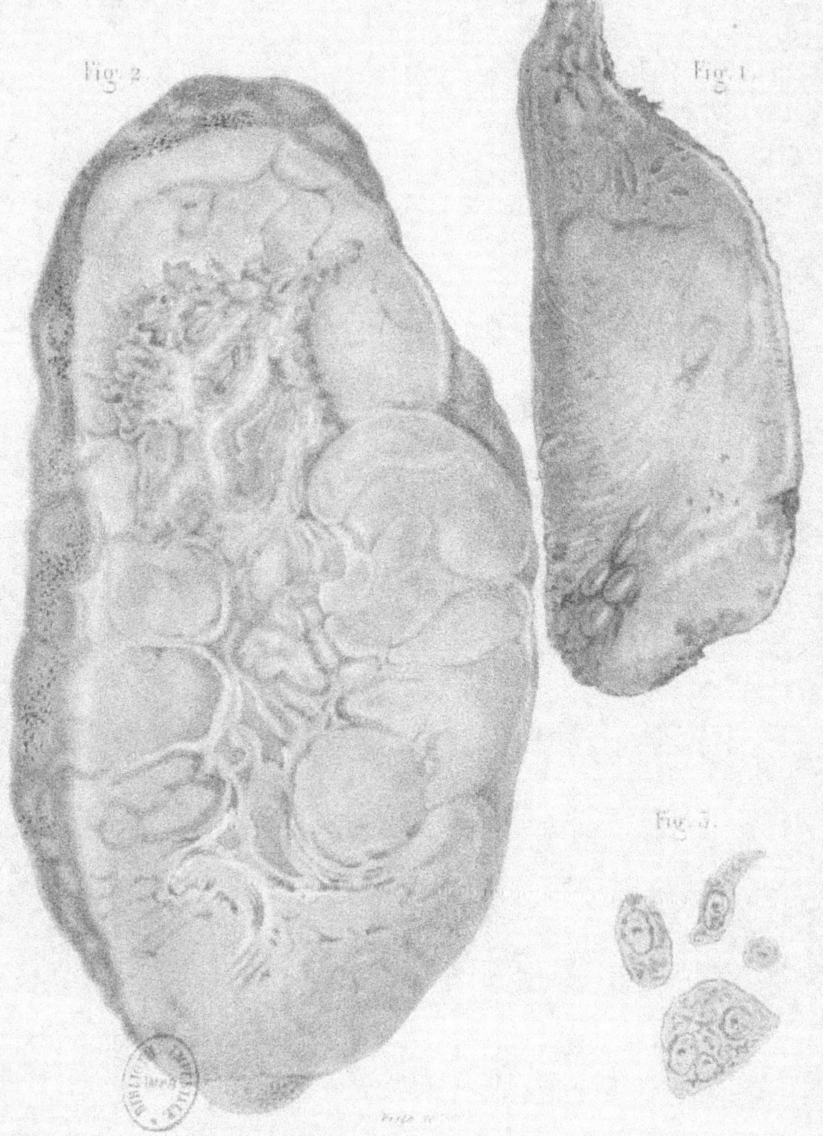

Publié par Victor Masson.   Imp. par H. Grimmard.

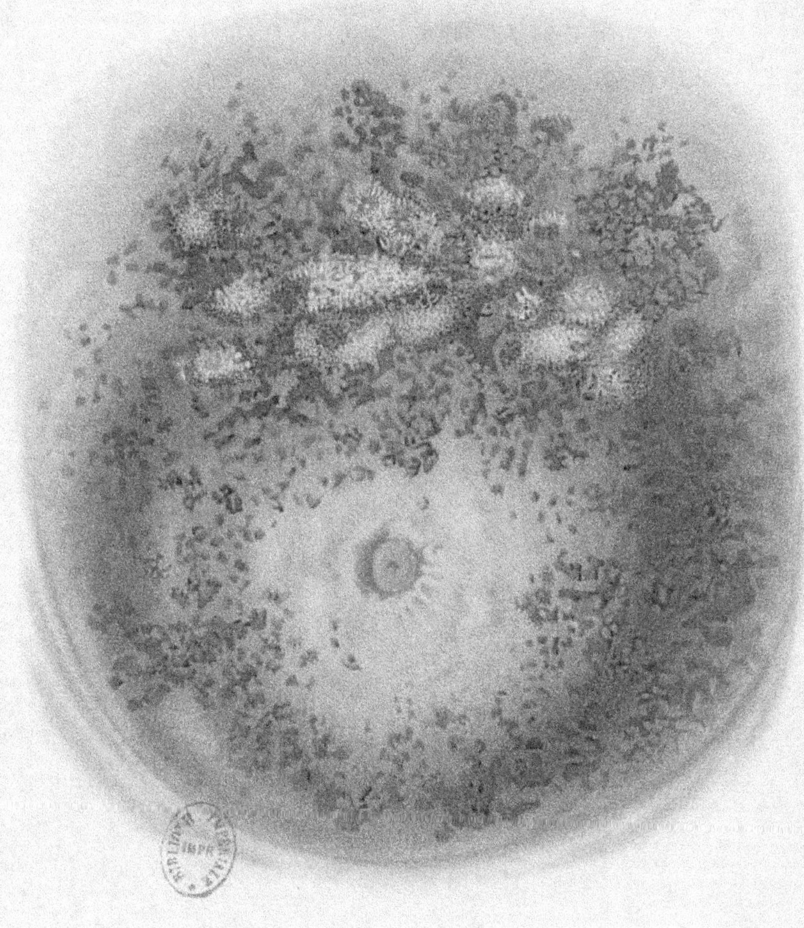

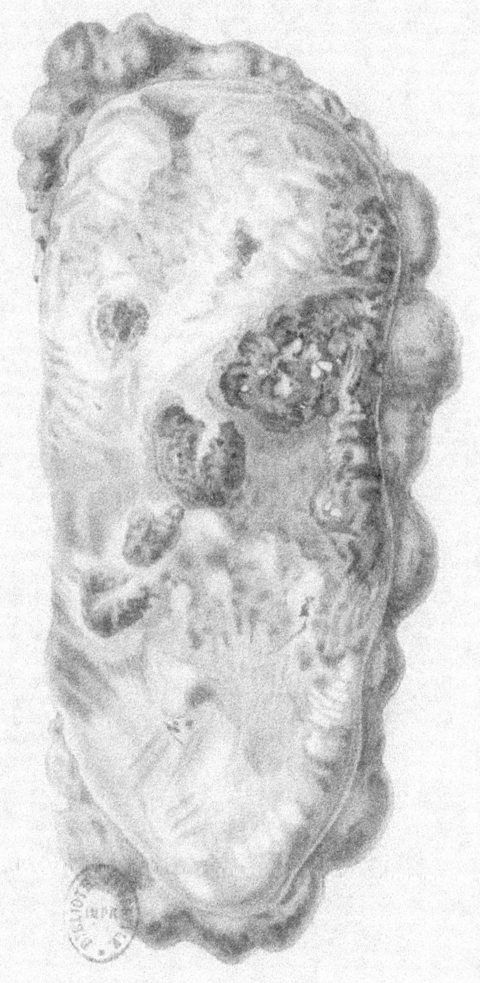